J. Einwag, K. Pieper, K. Bekes (Hrsg.)

Kinderzahnheilkunde

Johannes Einwag, Klaus Pieper, Katrin Bekes (Hrsg.)

Kinderzahnheilkunde

4., vollständig überarbeitete Auflage

Mit Beiträgen von:
Jürgen Becker, Kathrin Becker, Katrin Bekes, Monika Daubländer, Christof Dörfer, Johannes Einwag, Jacqueline Esch, Andreas Filippi, Roland Frankenberger, Antje Geiken, Christian Graetz, Blend Hamza, Toni Heidrich, Barbara Hofstadler, Nicoleta Ilie, Anahita Jablonski-Momeni, Chris Köbel, Gabriel Krastl, Jan Kühnisch, Christopher J. Lux, Axel Maag, Jutta Margraf-Stiksrud, Nicola Meißner, Emeka Nkenke, Sebastian Paris, Klaus Pieper, Ralf J. Radlanski, Uta Salomon, Andreas G. Schulte, Hubertus van Waes, Roland Weiger, Matthias Widbiller, Diana Wolff

ELSEVIER

Elsevier GmbH, Bernhard-Wicki-Str. 5, 80636 München, Deutschland
Wir freuen uns über Ihr Feedback und Ihre Anregungen an kundendienst@elsevier.com

ISBN 978-3-437-23801-7
eISBN 978-3-437-06072-4

4. Auflage 2023

Wichtiger Hinweis für den Benutzer
Die medizinischen Wissenschaften unterliegen einem sehr schnellen Wissenszuwachs. Der stetige Wandel von Methoden, Wirkstoffen und Erkenntnissen ist allen an diesem Werk Beteiligten bewusst. Sowohl der Verlag als auch die Autorinnen und Autoren und alle, die an der Entstehung dieses Werkes beteiligt waren, haben große Sorgfalt darauf verwandt, dass die Angaben zu Methoden, Anweisungen, Produkten, Anwendungen oder Konzepten dem aktuellen Wissensstand zum Zeitpunkt der Fertigstellung des Werkes entsprechen. Der Verlag kann jedoch keine Gewähr für Angaben zu Dosierung und Applikationsformen übernehmen. Es sollte stets eine unabhängige und sorgfältige Überprüfung von Diagnosen und Arzneimitteldosierungen sowie möglicher Kontraindikationen erfolgen. Jede Dosierung oder Applikation liegt in der Verantwortung der Anwenderin oder des Anwenders. Die Elsevier GmbH, die Autorinnen und Autoren und alle, die an der Entstehung des Werkes mitgewirkt haben, können keinerlei Haftung in Bezug auf jegliche Verletzung und/oder Schäden an Personen oder Eigentum, im Rahmen von Produkthaftung, Fahrlässigkeit oder anderweitig übernehmen.

Für die Vollständigkeit und Auswahl der aufgeführten Medikamente übernimmt der Verlag keine Gewähr.
Geschützte Warennamen (Warenzeichen) werden in der Regel besonders kenntlich gemacht (®). Aus dem Fehlen eines solchen Hinweises kann jedoch nicht automatisch geschlossen werden, dass es sich um einen freien Warennamen handelt.

Bibliografische Information der Deutschen Nationalbibliothek
Die Deutsche Nationalbibliothek verzeichnet diese Publikation in der Deutschen Nationalbibliografie; detaillierte bibliografische Daten sind im Internet über https://www.dnb.de abrufbar.

23 24 25 26 27 5 4 3 2 1

In ihren Veröffentlichungen verfolgt die Elsevier GmbH das Ziel, genderneutrale Formulierungen für Personengruppen zu verwenden. Um jedoch den Textfluss nicht zu stören sowie die gestalterische Freiheit nicht einzuschränken, wurden bisweilen Kompromisse eingegangen. Selbstverständlich sind **immer alle Geschlechter** gemeint.

Planung: Dr. Andreas Dubitzky, München
Projektmanagement: Elisabeth Märtz, München
Redaktion: Stephanie Kaiser-Dauer, Heidelberg
Rechteklärung: Katja Sieger-Schauer, München
Herstellung: Der Buchmacher, Arthur Lenner, Windach
Satz: STRAIVE, Puducherry/Indien
Druck und Bindung: Printer Trento s.r.l.

Umschlaggestaltung: SpieszDesign, Neu-Ulm
Titelfotografie: Nadine Krier Fotografie, Wien

Aktuelle Informationen finden Sie im Internet unter www.elsevier.de

Vorwort

Vor 25 Jahren, im Jahr 1997, erschien die erste Auflage des Buches *Kinderzahnheilkunde*. Seit der Veröffentlichung der dritten Auflage sind fast 15 Jahre vergangen. Das ist ein langer Zeitraum, in dem sich im Bereich der Forschung und der Klinik wichtige Entwicklungen und Veränderungen ergeben haben. Die nachhaltige Wirkung des Buches und vor allem die vermehrte Nachfrage von Kolleginnen und Kollegen nach einer aktualisierten Auflage haben uns dazu bewogen, das Buch auf den neuesten Stand zu bringen. Auch die neue vierte Auflage gibt einen systematischen Überblick über die unterschiedlichen Themengebiete der Kinderzahnheilkunde.

Die große Zeitspanne seit dem Erscheinen der letzten Auflage gab nicht nur Anlass für die Erweiterung des bestehenden Herausgeberteams durch Frau Prof. Dr. Katrin Bekes und die Einbeziehung neuer Autorinnen und Autoren, sondern auch für eine umfassende Überarbeitung bestehender sowie das Neuverfassen vorhandener und Einfügen zusätzlicher Kapitel, um dem wissenschaftlichen und fachdidaktischen Anspruch als Lehrbuch und Standardnachschlagewerk weiterhin gerecht zu werden.

So gibt es mittlerweile nicht nur umfassendere und differenziertere Daten zur Epidemiologie der Karies, mit denen beispielsweise bei 12-Jährigen im Zeitraum 1994 bis 2016 eine Verringerung der Karieslast um mehr als 80 % dokumentiert wurde. Der daraus folgende geringere Bedarf an invasiver restaurativer Therapie im bleibenden Gebiss führte dazu, dass sich der Fokus der Kinderzahnmedizin verstärkt auf andere Krankheitsbilder wie die MIH richtete, die in der Presse bereits als „neue Volkskrankheit" bezeichnet wurde. Sie stellt uns aufgrund ihrer klinischen Variabilität vor neue Herausforderungen und wird deshalb in der Neuauflage in einem eigenständigen Kapitel behandelt.

Auch sind im Bereich der zahnmedizinischen Diagnostik neben den klassischen Röntgenverfahren neue Systeme verfügbar. Hinsichtlich der Therapie der Karies, die von der Aktivität und Größe einer Läsion abhängt, haben sich in jüngster Zeit weitere Ansätze v. a. in der Kariesexkavation ergeben, die es zu beleuchten gilt. Zudem gibt es Weiterentwicklungen bei den Dentalmaterialien wie z. B. in der Endodontie, der Füllungstherapie oder der Versorgung mit Kronen.

Die Erkenntnisse aus der psychologischen und soziologischen Forschung haben obendrein eine stärkere Beachtung gefunden. So ist beispielsweise die frühzeitige Erkennung und die bedarfsgerechte Betreuung von Risikogruppen ein zentrales versorgungspolitisches Thema, auf das im Buch eingegangen wird.

Die früheren Auflagen des Buches haben die Theoriebildung und Praxis in der Kinderzahnheilkunde nachhaltig geprägt und dazu beigetragen, dass sich die Kinderzahnheilkunde auch in Deutschland als eigenständige Disziplin etabliert hat. Neben der Forschung sind aber auch aus der Praxis über diese Zeit hinweg zahlreiche neue Anregungen und Konzepte entstanden, die in die Neubearbeitung des Buches eingeflossen sind.

Mittlerweile sind Kolleginnen und Kollegen, die sich nach ihrem Staatsexamen und weiterführender Qualifikation allein oder in Form von Praxisgemeinschaften als „Kinderzahnärzte" niederlassen, essenzieller Bestandteil der zahnärztlichen Versorgung geworden. Ihre Fortbildung erfolgt überwiegend auf der Basis von Curricula, die u. a. von Zahnärztekammern und Fachgesellschaften angeboten werden. Zudem konnten in den letzten Jahren an den Universitäten Marburg und Gießen sowie Greifswald berufsbegleitende Weiterbildungs-Masterstudiengänge Kinderzahnheilkunde eingerichtet werden, die den Berufsalltag in der Praxis mit den neuesten wissenschaftlichen Erkenntnissen als Grundlage für evidenzbasiertes Arbeiten verbinden und zugleich eine Reaktion auf den dringenden Bedarf an qualifizierten Spezialistinnen und Spezialisten im Bereich der Kinderzahnheilkunde ermöglichen.

Als Herausgeberteam bedanken wir uns an dieser Stelle herzlich bei allen Autorinnen und Autoren sowie beim Team des Elsevier Verlags. In intensiver mehrjähriger Zusammenarbeit konnten die wesentlichen Aspekte der „Kinderzahnheilkunde 2022" in fachlich angemessener und zeitgemäßer Form zusammengestellt werden. Wir freuen uns, auf diese Weise einen weiteren Beitrag zur Verbesserung der Zahngesundheit unserer Kinder und Jugendlichen leisten zu können.

Prof. Dr. Katrin Bekes
Prof. Dr. Johannes Einwag
Prof. Dr. Klaus Pieper

Diese Kästen markieren Wichtiges:

Hintergrundinformation

Hintergrundwissen und vertiefende Informationen laden dazu ein, das Wissen zu erweitern.

BEISPIEL

Patienten-, Praxis- oder Anwendungsbeispiele

MERKE

Wichtige Zusatzinformationen

Fehler gefunden?

An unsere Inhalte haben wir sehr hohe Ansprüche. Trotz aller Sorgfalt kann es jedoch passieren, dass sich ein Fehler einschleicht oder fachlich-inhaltliche Aktualisierungen notwendig geworden sind.

Sobald ein relevanter Fehler entdeckt wird, stellen wir eine Korrektur zur Verfügung. Mit diesem QR-Code gelingt der schnelle Zugriff.

https://else4.de/978-3-437-23801-7

Wir sind dankbar für jeden Hinweis, der uns hilft, dieses Werk zu verbessern. Bitte richten Sie Ihre Anregungen, Lob und Kritik an folgende E-Mail-Adresse: kundendienst@elsevier.com

Adressen

Univ.-Prof. Dr. Jürgen Becker
Poliklinik für Zahnärztliche Chirurgie und Aufnahme
Universitätsklinikum Düsseldorf
Moorenstraße 5
40225 Düsseldorf
Deutschland

Priv.-Doz. Dr. Kathrin Becker
Poliklinik für Kieferorthopädie
Universitätsklinikum Düsseldorf
Moorenstraße 5
40225 Düsseldorf
Deutschland

Univ.-Prof. Dr. Katrin Bekes, MME
Fachbereich Kinderzahnheilkunde
Universitätszahnklinik
Medizinische Universität Wien
Sensengasse 2a
1090 Wien
Österreich

Univ.-Prof. Dr. Dr. Monika Daubländer
Hinkelsteinerstraße 8
55128 Mainz
Deutschland

Univ.-Prof. Dr. Christof Dörfer
Klinik für Zahnerhaltungskunde und Parodontologie im Universitätsklinikum Schleswig-Holstein, Campus Kiel
Arnold-Heller-Straße 3 (Haus B)
24105 Kiel
Deutschland

Prof. em. Dr. Johannes Einwag
Trautenauer Straße 24
97074 Würzburg
Deutschland

Dr. med. dent. Jacqueline Esch
Internationale Praxis für Kinderzahnheilkunde
Baierbrunner Straße 87
81379 München
Deutschland

Prof. Dr. Andreas Filippi
Klinik für Oralchirurgie/Zahnunfallzentrum
Universitäres Zentrum für Zahnmedizin Basel (UZB)
Mattenstrasse 40
4058 Basel
Schweiz

Univ.-Prof. Dr. Roland Frankenberger
Poliklinik für Zahnerhaltung
Philipps-Universität Marburg und Universitätsklinikum Gießen und Marburg
Georg-Voigt-Straße 3
35039 Marburg
Deutschland

Dr. Antje Geiken
Funktionsbereich Kinder- und Jugendzahnmedizin, Klinik für Zahnerhaltungskunde und Parodontologie im Universitätsklinikum Schleswig-Holstein, Campus Kiel
Arnold-Heller-Straße 3 (Haus B)
24105 Kiel
Deutschland

Prof. Dr. Christian Graetz
Funktionsbereich Parodontologie
Klinik für Zahnerhaltungskunde und Parodontologie im Universitätsklinikum Schleswig-Holstein, Campus Kiel
Arnold-Heller-Straße 3 (Haus B)
24105 Kiel
Deutschland

Dr. Blend Hamza
Klinik für Kieferorthopädie und Kinderzahnmedizin
Zentrum für Zahnmedizin
Universität Zürich
Plattenstrasse 11
8032 Zürich
Schweiz

Toni Heidrich
Kinderzahnärzte am Ostpark MVZ GmbH
Albert-Schweitzer-Straße 66
81735 München
Deutschland

Dr. Dr. Barbara Hofstadler
Univ.-Klinik für Mund-, Kiefer- und Gesichtschirurgie, Medizinischen Universität Wien
Währinger Gürtel 18–20
1090 Wien
Österreich

Prof. Dr. Nicoleta Ilie
Poliklinik für Zahnerhaltung und Parodontologie
Klinikum der Ludwig-Maximilians-Universität München
Goethestraße 70
80336 München
Deutschland

Prof. (apl.) Dr. med. dent. Anahita Jablonski-Momeni
Abteilung für Kieferorthopädie, Medizinisches Zentrum für Zahn-, Mund- und Kieferheilkunde, Fachbereich Medizin Philipps-Universität Marburg
Georg-Voigt-Straße 3
35039 Marburg
Deutschland

Dr. med. dent. Chris Köbel
Mund-Zahn-Kieferklinik
Universitätsklinikum Heidelberg
und Kieferorthopädische Praxis
Carl-Goerdeler-Straße 2a
08066 Zwickau
Deutschland

Univ.-Prof. Dr. Gabriel Krastl
Poliklinik für Zahnerhaltung und Parodontologie/Zahnunfallzentrum
Universitätsklinikum Würzburg
Pleicherwall 2
97070 Würzburg
Deutschland

Prof. Dr. Jan Kühnisch
Klinikum der Ludwig-Maximilians Universität München
Poliklinik für Zahnerhaltung und Parodontologie/Kinderzahnheilkunde
Goethestraße 70
80336 München
Deutschland

Univ.-Prof. Dr. med. dent. Christopher J. Lux
Mund-Zahn-Kieferklinik
Universitätsklinikum Heidelberg
Im Neuenheimer Feld 400
69120 Heidelberg
Deutschland

Rechtsanwalt Axel Maag
Landeszahnärztekammer Baden-Württemberg
Albstadtweg 9
70567 Stuttgart
Deutschland

Dr. Jutta Margraf-Stiksrud
Vormals Fachbereich Psychologie der Philipps-Universität Marburg, im Ruhestand
Georg-Voigt-Straße 33
35039 Marburg
Deutschland

Dr. Nicola Meißner
Kinderzahnordination Salzburg
Innsbrucker Bundesstraße 35
5020 Salzburg
Österreich

Univ.-Prof. Dr. Dr. Dr. Dr. h.c. Emeka Nkenke, MA
Univ.-Klinik für Mund-, Kiefer- und Gesichtschirurgie, Medizinischen Universität Wien
Währinger Gürtel 18–20
1090 Wien
Österreich

Univ.-Prof. Dr. Sebastian Paris
Abteilung für Zahnerhaltung, Präventiv- und Kinderzahnmedizin
Centrum 3 für Zahn-, Mund- und Kieferheilkunde
Charité – Universitätsmedizin Berlin
Aßmannshauser Straße 4–6
14197 Berlin
Deutschland

Univ.-Prof. Dr. Klaus Pieper
An der Haustatt 58
35037 Marburg
Deutschland

Univ.-Prof. Dr. Dr. Ralf J. Radlanski
Charité – Universitätsmedizin Berlin
Abteilung für Orale Struktur- und Entwicklungsbiologie
Aßmannshauser Straße 4–6
14197 Berlin
Deutschland

Dr. Uta Salomon, M.Sc.
Wendelgardstraße 21
88045 Friedrichshafen
Deutschland

Univ.-Prof. Dr. Andreas Schulte
Abteilung für Behindertenorientierte Zahnmedizin, Universität Witten/Herdecke
Alfred-Herrhausen-Straße 50
58448 Witten
Deutschland

Dr. Hubertus van Waes
Klinik für Kieferorthopädie und Kinderzahnmedizin
Zentrum für Zahnmedizin
Universität Zürich
Plattenstrasse 11
8032 Zürich
Schweiz

Prof. Dr. Roland Weiger
Klinik für Parodontologie, Endodontologie und Kariologie/Zahnunfallzentrum
Universitäres Zentrum für Zahnmedizin Basel (UZB)
Mattenstrasse 40
4058 Basel
Schweiz

Priv.-Doz. Dr. Matthias Widbiller
Poliklinik für Zahnerhaltung und Parodontologie
Universitätsklinikum Regensburg
Franz-Josef-Strauß-Allee 11
93053
Regensburg
Deutschland

Univ.-Prof. Dr. Diana Wolff
Poliklinik für Zahnerhaltungskunde, Klinik für Mund-, Zahn- und Kieferkrankheiten
Universitätsklinikum Heidelberg
Im Neuenheimer Feld 672
69120 Heidelberg
Deutschland

Abkürzungen

BF	Bissflügel-Röntgenaufnahme
BOP	Bleeding on Probing (Blutung bei Sondierung)
CT	Computertomografie
DVT	Digitale Volumentomografie
EAPD	European Association of Paediatric Dentistry
FOTI	Faseroptische Transillumination
FOV	Field of View
FRS	Fernröntgenseitenbild
GNE	Gaumennahterweiterung
ICDAS	International Caries Detection and Assessment System
ITN	Intubationsnarkose
MIH	Molaren-Inzisiven-Hypomineralisation
MMH	Milchmolaren-Hypomineralisation
MRT	Magnetresonanztomografie
MTA	Mineraltrioxidaggregat
OK	Oberkiefer
OPG/OPT/OPGT	Orthopantomogramm
PB	Prämolarenbreiten
PFE	Primary Failure of Eruption
PGU	Parodontale Grunduntersuchung
PMPR	Professional Mechanical Plaque Removal (professionelle mechanische Plaquereduktion)
PRRS	perikanaläre resorptionsresistente Schicht
StrlSchV	Strahlenschutzverordnung
SZG	Schmelz-Zement-Grenze
TSD	Tell-Show-Do
TST	Taschensondierungstiefen
UK	Unterkiefer
UPT	Unterstützende Parodontaltherapie

Abbildungsnachweis

Der Verweis auf die jeweilige Abbildungsquelle befindet sich bei allen Abbildungen im Werk am Ende des Legendentextes in eckigen Klammern. Alle nicht besonders gekennzeichneten Grafiken und Abbildungen © Elsevier GmbH, München.

E1081 Meyer-Lückel, H. et al.: Karies. Thieme, 2012
E1085 Quintessenz Verlags-GmbH, Berlin
F1104 Bekes K. Milchzahnendodontie. Zahnmedizin Up2date. 2018;12:395–411, mit freundlicher Genehmigung von Thieme
F1105-002 Bekes K, Krämer N, van Waes H, Steffen R.: The Wuerzburg MIH concept: Part 2. The treatment plan. Oralprophylaxe & Kinderzahnheilkunde. 2016; 38(4):171–175. mit freundlicher Genehmigung der DGKiZ
F1106 Bekes K. Vitalamputation – Die etablierte Alternative zur Wurzelkanalbehandlung am Milchzahn. Quintessenz. 2021; 772–9, mit freundlicher Genehmigung von Quintessenz
F1107 Bekes K. Indirekte Restaurationen. In: K. Bekes (eds.). Molaren Inzisiven Hypomineralisation. Berlin: Quintessenz Verlag; 2021. S. 117–137
F1108 Graetz C, El-sayed KF, Sälzer S et al.: Die neuen S3-Leitlinien zur Parodontitistherapie: Häusliches mechanisches Biofilmmanagement in der Prävention parodontaler Erkrankungen. ZM 2019; 3: 46–49
H266 Caton, J. G. et al.: A new classification scheme for periodontal and peri-implant diseases and conditions – Introduction and key changes from the 1999 classification. Journal of Clinical Periodontology 45(S20: 8). John Wiley and Sons, Jun. 2018
H267 Fejerskov, O./Thylstrup A.: Clinical appearance of dental fluorosis in permanent teeth in relation to histologic changes. In: Community Dentistry and Oral Epidemiology. 6(6): 315–328. John Wiley and Sons, Dez. 1978
L106 Henriette Rintelen, Velbert
L143 Heike Hübner, Berlin
M1117 Prof. Dr. med. dent. Roland Frankenberger, Marburg
M1118 Prof. Dr. med. dent. Klaus Pieper, Marburg
M1119 Prof. Dr. med. dent. Jan Kühnisch, München
M1120 Prof. Dr. Christopher J. Lux, Heidelberg
M1121 Dr. Chris Köbel, Zwickau
M1122 Prof. Dr. Nicoleta Ilie, München
M1123 Dr. med. dent. Blend Hamza, Zürich
M1124 Dr. Hubertus van Waes, Zürich
M1125 Prof. Dr. Katrin Bekes, Wien
M1126 Prof. Dr. Diana Wolff, Heidelberg
M1127 Dr. Julia Winter, Marburg
M1128 Dr. Nicola Meißner, Salzburg
M1129 Dr. Uta Salomon, Friedrichshafen
M1130 Dr. Toni Heidrich, München
M1131 Prof. Dr. Christian Graetz, Kiel
M1132 Dr. Sonja Sälzer, Kiel
M1133 Dr. Claudia Springer, Kiel
M1134 Prof. Dr. Dr. Dr. Dr.h.c. MA Emeka Nkenke, Wien
M1135 Dr. Matthias Widbiller, Regensburg
M1136 Prof. Dr. med. dent. Becker, Düsseldorf
M1137 Dr. Kathrin Becker, Düsseldorf
M1138 Prof. Dr. Sebastian Paris, Berlin
M1139 Prof. Dr. med. dent. Johannes Einwag, Würzburg
M1141 Dr. Jutta Margraf-Stiksrud, Marburg
M1142 Prof. Dr. Dr. Monika Daubländer, Mainz
O708 Cornelia Jungwirth, Wien
O709 Sarra Altner, Wien
O711 Angelika Schönborn, Marburg
P1208 Dr. Jacqueline Esch (Internationale Praxis für Kinderzahnheilkunde und Kieferorthopädie), München
P275 Prof. Dr. Dr. Ralf Johannes Radlanski, Berlin
R152 Bärbel Kahl-Nieke: Einführung in die Kieferorthopädie. 2. Auflage, Urban & Fischer, 2001
R463 Einwag, J. et al.: Kinderzahnheilkunde. Elsevier/Urban & Fischer. 3. Aufl. 2005.
R464 Horch, H. et al.: Zahnärztliche Chirurgie. Urban & Fischer/Elsevier. 4. Aufl. 2005
R465 Sergl, H. G. (Hrsg.): Psychologie und Psychosomatik in der Zahnheilkunde. München: Urban & Schwarzenberg. 1996
S700 Sobotta-Archiv: Sobotta. Atlas der Anatomie des Menschen, div. Aufl., Elsevier Urban & Fischer
T1232 Universitäres Zentrum für Zahnmedizin UZB, Basel
T1235 Zahnunfallzentrum Würzburg
T1236 Zahnunfallzentrum Basel
T1237 Prof. Vera Soviero, Rio de Janeiro, Brasilien
U399 Spitta GmbH, Balingen
V979 I. C. Lercher, Stockach
W1002 Aktion Zahnfreundlich e. V., Berlin
W1186 Deutsche Gesellschaft für Kinderzahnheilkunde (DGKiz), Würzburg
W1187 Netzwerk Gesund ins Leben (Bundeszentrum für Ernährung – BZfE), Bonn
W1188 BLZK/Zahnärztlicher Kinderpass, München
W1189 BLZK/KAI-Lernkarte, München
W1190 Deutsche Gesellschaft für Parodontologie e. V. (DG Paro), Regensburg
W1190-001 Deutsche Gesellschaft für Parodontologie e. V. (DG Paro), Regensburg/Bettina Dannewitz

Inhaltsverzeichnis

KAPITEL

1

Ralf J. Radlanski

Wachstum und Entwicklung

1

1.1 Pränatale Entwicklung

1.1.1 Embryonalentwicklung des Kopfes

MERKE
Embryonale Gestaltentwicklung ist das Ergebnis von lokal verschieden starkem Zellwachstum und unterschiedlicher Zelldifferenzierung.

Auf diese Weise ist von der befruchteten Eizelle über das Embryonalstadium bis zur Geburt und darüber hinaus während des weiteren Wachstums der Vorgang der Größenzunahme immer mit einem **Gestaltwandel** verbunden.

Die Entstehung des menschlichen Gesichts ist eine Folge der anfangs überproportional großen Hirnanlage [2] [3] [6]. Durch das starke Wachstum des Neurektoderms werden die Zellmassen im anterioren Bereich der Kopfanlage gegen den auch schon sehr großen Herzwulst zusammengepresst und aufgefaltet. Auf diese Weise entsteht das Hoch- und Tiefrelief des Maxillarwulstes und der Viszeralbögen [6]. In jedem Viszeralbogen bildet sich im Inneren eine Knorpelspange, an der entlang Nerven und Gefäße verlaufen. Das Mesenchym steht zur Bildung des Weichgewebes wie z. B. Muskulatur und zur nachfolgenden Knochenbildung zur Verfügung. Aus dem ersten Viszeralbogen entwickeln sich die Mandibula sowie Malleus und Incus, der zweite bleibt im Wachstum weit zurück und bietet das Material zur Bildung des kleineren Anteils des Zungenbeins, des Proc. styloideus und des Stapes. Die weiteren Viszeralbögen bilden die Grundlage zur Entwicklung der Strukturen im Bereich des Zungenbeins und des Kehlkopfes [2] [3] [6] [7] [13].

1.1.2 Oberkiefer

In dem Bereich unterhalb der Augen und seitlich der knorpeligen Nasenkapsel entsteht beim Embryo von etwa 16 mm SSL (Scheitel-Steiß-Länge) auf jeder Seite eine **Mesenchymalverdichtung mit Verknöcherung.** Sie nimmt zunächst eine kompakte Gestalt an (➤ Abb. 1.1), mit Ausläufern, die sich später nach medial und kranial zwischen Augen und Nasenkapsel (Proc. frontalis), nach anterior und posterior sowie nach lateral in Richtung des späteren Arcus zygomaticus ausdehnen (➤ Abb. 1.2). Später fusionieren die beiden Anlagen der Maxilla, wobei die Sutura palatina mediana bei der Geburt noch offen ist und noch lange bis ins jugendliche Alter nicht verknöchert.

Die Kieferhöhlen entstehen erst mit 2–3 Jahren durch Einsenkung des Nasenepithels im Bereich unterhalb der Concha nasalis media.

1.1.3 Unterkiefer

Lateral vom Meckel-Knorpel entsteht durch Scherbewegung [3] zwischen der Gesichtshaut und dem wachsenden Knorpel im Embryo von etwa 16 bis 18 mm SSL die erste Knochenanlage im Bereich des späteren **Foramen mentale** (➤ Abb. 1.1). Durch weiteres Knochenwachstum wird der N. alveolaris inferior von kaudal her eingefasst und auf diese Weise das Foramen mentale gebildet. Außerdem dehnt sich die Knochenanlage nach anterior und nach posterior aus (➤ Abb. 1.2), wobei im Bereich der Symphysis mentalis bis zur Geburt keine feste Verknöcherung erfolgt.

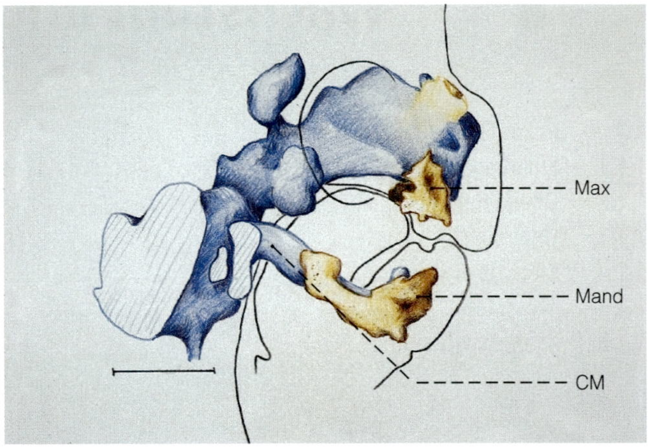

Abb. 1.1 Das Gesichtsskelett eines menschlichen Embryos von 20 mm SSL in der Ansicht von lateral. Die Maxilla (Max) entsteht in jeder Gesichtshälfte zunächst als jeweils einzelne Verknöcherung. Lateral vom Meckel-Knorpel (CM) entsteht die Verknöcherung der Mandibula (Mand). Das übrige Gesichtsskelett besteht zu dieser Zeit noch im Wesentlichen aus knorpeligen Vorformen. Die schwarzen Linien geben die Konturen des Gesichts, der Mundhöhle mit Zunge in der Mittsagittalen und das Auge an (Maßstabsmarke: 1 mm). [P275]

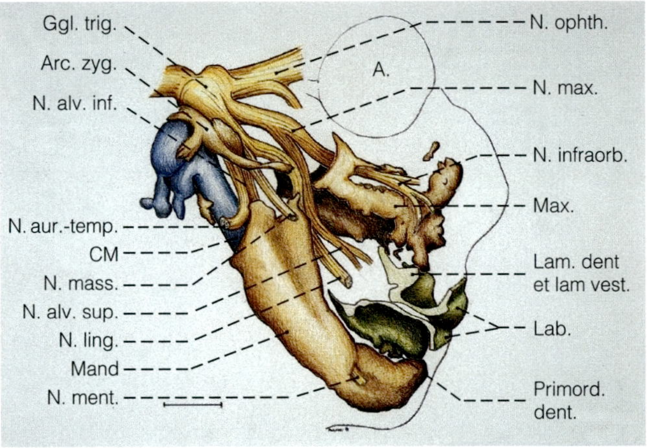

Abb. 1.2 Das Gesichtsskelett eines menschlichen Embryos von 53 mm SSL in der Ansicht von lateral. In der Maxilla beginnt bereits die Bildung des Foramen infraorbitale, anterior ist der Proc. frontalis zu erkennen, und nach lateral und dorsal hin steht die Maxilla kurz vor der Verbindung mit dem Arcus zygomaticus. Am kraniodorsalen Ende der Mandibula sind bereits die Proc. coronoideus und condylaris zu erkennen (Maßstabsmarke: 1 mm).
A = Auge; Arc. zyg. = Arcus zygomaticus; CM = Meckel-Knorpel; Max = Maxilla; Mand = Mandibula; Ggl. trig. = Ganglion trigeminale; N. alv. inf. = N. alveolaris inferior; Nn. alv. sup. = Nn. alveolares superiores; N. aur.-temp. = N. auriculotemporalis; N. infraorb. = N. infraorbitalis; N. ling. = N. lingualis; N. mass. = N. massetericus; N. max. = N. maxillaris; N. ment. = N. mentalis; N. ophth. = N. ophthalmicus; Primord. dent. = Zahnanlagen im Unterkiefer; Proc. cond. = Proc. condylaris; Proc. coron. = Proc. coronoideus; Lam. dent. et lam. vest. = Zahnleiste und Vestibularleiste im OK; Lab. = Lippen [P275]

Am dorsalen Ende der Mandibula werden etwa mit 25 mm SSL der Processus coronoideus und der Processus condylaris erkennbar. Weiterhin wird der Meckel-Knorpel von kaudal her von Knochen umwachsen, und es entsteht eine Rinne, in der der N. alveolaris inferior und seine Begleitgefäße verlaufen. Anfangs ist diese Knochenrinne noch sehr weit, sodass sich auch die Zahnanlagen hier hineinsenken, bevor mit etwa 65 mm SSL der Beginn der knöchernen Kompartimentierung und die Bildung der frühen Alveolen zu beobachten sind. Vom Meckel-Knorpel bleibt nur sein dorsales Ende in Form des Malleus und Incus erhalten, ansonsten wird er resorbiert und durch Knochen ersetzt. Dieser Vorgang beginnt etwa mit 60 mm SSL im Bereich unterhalb der Frontzahnanlagen [10].

1.1.4 Kiefergelenk

Die Mandibula wächst nach dorsal und kranial (➤ Abb. 1.2), um sich mit dem Processus coronoideus am Unterrand des Os temporale gelenkig anzulagern.

Die knöchernen Bereiche des Processus coronoideus enthalten nicht immer knorpelige Anteile. Im Gelenkfortsatz der Mandibula (Processus condylaris) finden wir aber spätestens im Embryo von 65 mm SSL ein knorpeliges Zentrum. Zu dieser Zeit werden schon Bewegungen der Mandibula, die über den Meckel-Knorpel im Bereich des Innenohrs gelenkig mit dem Schädel verbunden ist, festgestellt.

Der **untere Gelenkspalt** entsteht vor dem oberen (65 mm SSL). Dabei ist er zu Beginn stark kompartimentiert, und die einzelnen Hohlräume verschmelzen erst später. Er liegt dem kondylären Blastem eng an.

Der **obere Gelenkspalt** entsteht etwas später, mit etwa 70 mm SSL, und dehnt sich weit nach dorsal und medial, über den Meckel-Knorpel hinweg, entsprechend der Kontur der späteren Fossa aus. Aus dem verdichteten Mesenchym zwischen den Spalträumen entwickelt sich der faserknorpelige Diskus. Seine bikonkave Form ist schon zu Beginn zu erkennen und wird später noch deutlicher ausgeprägt [13].

Der M. pterygoideus lateralis nimmt schon früh seinen typischen Verlauf und inseriert mit seinen Fasern im Diskus und im kondylären Blastem. Bei der Geburt ist die Fossa articularis noch sehr flach, was den eher sagittal ausgerichteten Bewegungen der Mandibula des Säuglings entspricht. Mit zunehmender Bezahnung vertieft sich die Fossa im Lauf des Kindesalters.

1.1.5 Muskulatur

Wenn man die Anordnung der Muskulatur betrachtet, so fällt auf, dass die Faserrichtung die embryonalen Wachstumsbewegungen der skelettalen Anteile widerspiegelt [2] [3].

So verlaufen die Fasern des M. mylohyoideus transversal, was der Breitenentwicklung der Mandibula entspricht, ihr sagittales Wachstum ist erkennbar am Verlauf der darunter und darüber verlaufenden Mm. geniohyoideus und genioglossus. Die sagittale Vergrößerung des Mundraums wird deutlich am Faserverlauf des M. buccinator, dessen Fasern kontinuierlich in den M. orbicularis oris hinüberkreuzen. Der Verlauf der Mm. risorii und levator anguli oris nach schräg vorn unten entspricht dem Wachstum des Untergesichts in die gleiche Richtung. Auch der M. temporalis, dessen Fasern weit gefächert ausstrahlen, repräsentiert letztlich die Ausdehnungsrichtung des darunter liegenden Hirnschädels. Der M. masseter und der medial verlaufende M. pterygoideus medialis lassen in ihrer Verlaufsrichtung die Entstehung des Kieferwinkels und des aufsteigenden Astes erkennen. Auch die Ausrichtung des M. pterygoideus lateralis lässt sich mit Entwicklungsbewegungen des nach dorsolateral wachsenden Kondylus und Diskus erklären.

Diese Feststellungen legen den Schluss nahe, dass Muskulatur als Folge der Dehnung des Mesenchyms entsteht [3]. Hervorgerufen wird die Dehnung durch Wachstum und Verlagerung der skelettalen Anteile, in die die Muskeln inserieren. Schon im Embryo von 15 mm SSL sind die einzelnen Muskeln in ihrer Anlage und Ausrichtung erkennbar.

1.1.6 Zahnentwicklung

Als Folge der Einrollbewegung der wachsenden Lippen entsteht etwa in der 6. Woche eine **Verdickung des embryonalen Mundhöhlenepithels** etwa in dem Bereich, in dem später auch die Zähne stehen werden (➤ Abb. 1.3 a). Aufgrund der rapiden Zellvermehrung wächst dieser Zellwulst in die Tiefe und teilt sich in eine Vestibularleiste und eine Zahnleiste (➤ Abb. 1.3 b, c).

Aus der Vestibularleiste entsteht später der Mundvorhof. An der epithelialen Zahnleiste entsteht für jeden Milchzahn je eine runde Verdickung, die **epitheliale Zahnknospe** (➤ Abb. 1.3 d, ➤ Abb. 1.4 und ➤ Abb. 1.5). Mit zunehmender Größe wächst die Zahnanlage an ihren Rändern, dellt sich an ihrer Unterseite ein und erreicht so das Stadium der Kappe (➤ Abb. 1.3 e). Sie wächst weiter, bis die Form der **Zahnglocke** entstanden ist (➤ Abb. 1.3 f, ➤ Abb. 1.6, ➤ Abb. 1.7 und ➤ Abb. 1.8).

MERKE

Jede Zahnglocke entspricht bereits der Form des Zahnes, der später aus ihr hervorgehen wird [10].

Bevor Hartsubstanz abgelagert wird [12] [14] sind die Frontzahnanlagen schon entsprechend den späteren Schneidekanten flach. Nach distal hin erhalten die Zahnanlagen mehr Raum zur Einsenkung. Je größer die Molarenanlagen werden, desto mehr Einfaltungen entwickeln sich im Glockenstadium zur Bildung des Höcker-Fissurenreliefs [10].

Die Zellen an der Innenseite der Zahnglocke wandeln sich um in Ameloblasten, die den Zahnschmelz bilden. Hierzu nehmen sie längliche Gestalt an und werden in ihrem Zusammenhang als **inneres Schmelzepithel** bezeichnet. Zunächst produzieren die Ameloblasten die glykoproteinreiche Schmelzmatrix, die später durch Einlagerung von Kalzium und Phosphat mineralisiert wird. Die Zellen im Inneren der Zahnglocke bilden ein lockeres Netzwerk (Stratum reticulare), in dessen Interstitium sich stoffwechselrelevante Verbindungen für die Schmelzbildung befinden.

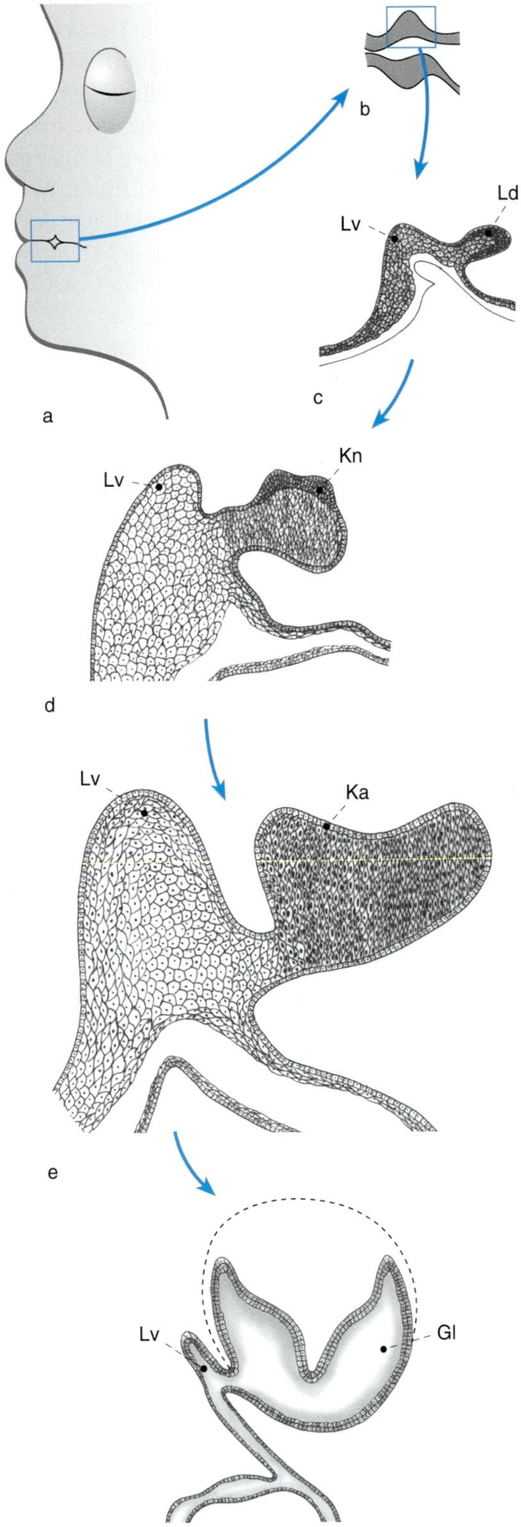

Abb. 1.3 a–f Schematische Darstellung der Zahnentwicklung [R463/L106]
a) Übersicht
b) Erste Einsenkung von Vestibular (Lv)- und Zahnleiste (Ld)
c) Trennung von Zahn- und Vestibularleiste
d) Zahnanlage im Knospenstadium (Kn)
e) Zahnanlagen im Kappenstadium (Ka)
f) Zahnanlage im Glockenstadium (Gl) mit Zahnsäckchen

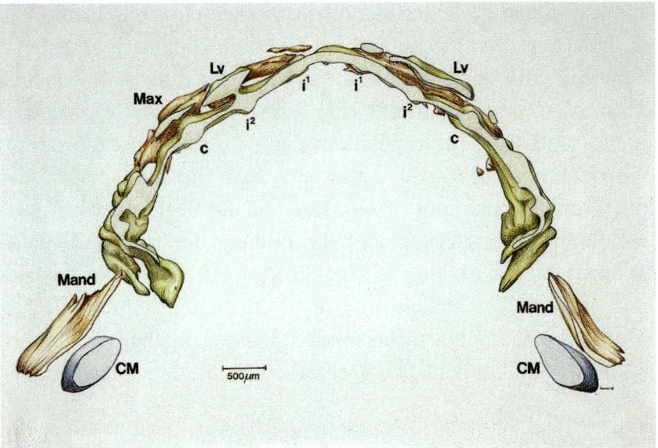

Abb. 1.4 Übersichtsdarstellung von Teilen der Vestibularleiste (Lv) und der Zahnanlagen (Knospenstadium) der ersten Dentition des Oberkiefers eines menschlichen Embryos von 21 mm SSL in der Ansicht von kaudal. Dorsal stößt die Zahnleiste an nach kranial ragende Anteile der Mandibula (Mand) und des Meckel-Knorpels (CM). Außerdem im Bild: Anteile der Maxilla (Max) [P275; E1085]

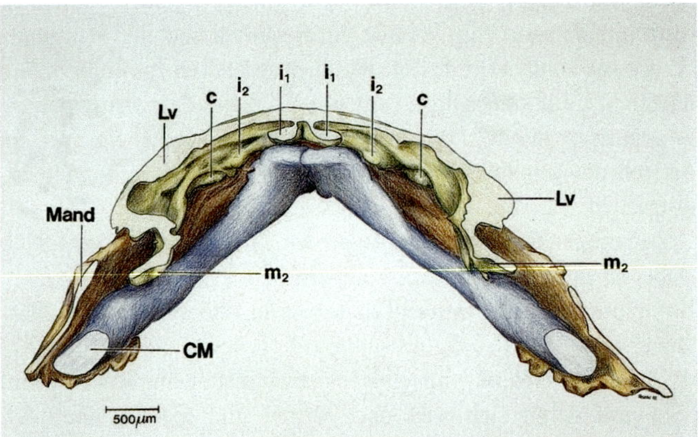

Abb. 1.5 Übersichtsdarstellung der Lagebeziehung von Teilen der Vestibularleiste (Lv), der Zahnleiste (Knospenstadium, Anlagen m_1 verdeckt) der Mandibula (Mand) und des Meckel-Knorpels (CM) eines menschlichen Embryos von 21 mm SSL in der Ansicht von kranial [P275; E1085]

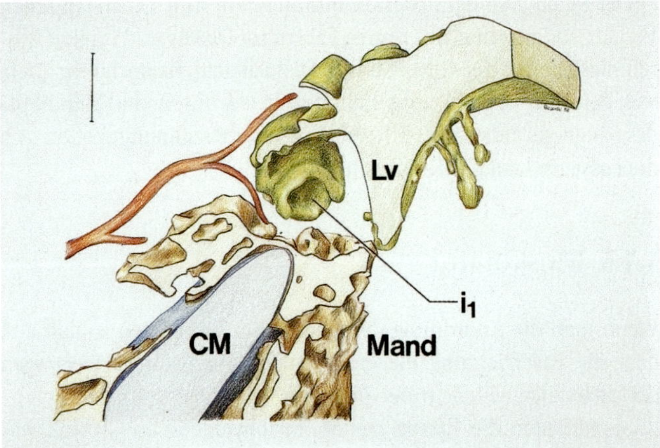

Abb. 1.6 Darstellung der Zahnglocke des rechten i_1 mit der Vestibularleiste (Lv) und dem darunter liegenden Meckel-Knorpel (CM) mit Mandibula (Mand) eines menschlichen Embryos von 64 mm SSL in der Ansicht von lateral (Maßstabsmarke: 250 µm) [P275; E1085]

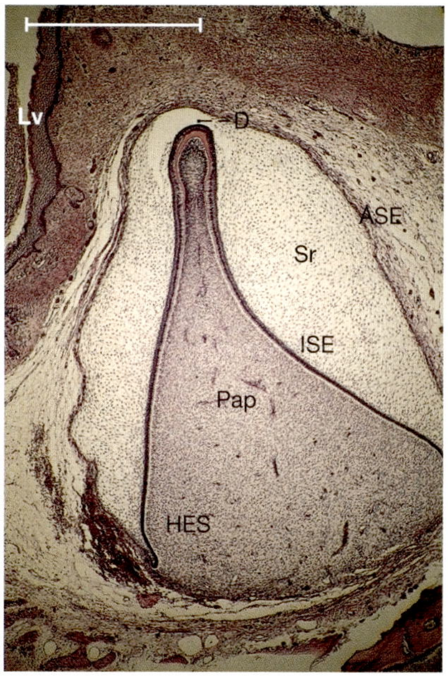

Abb. 1.7 Sagittalschnitt (Färbung HE) durch die Frontzahnanlage i_1 im sezernierenden Glockenstadium bei einem Fetus von 250 mm SSL. Die Schmelzbildung und die Dentinbildung haben begonnen. Die Vestibularleiste (Lv) ist tief eingerissen. ISE: inneres Schmelzepithel; ÄSE: äußeres Schmelzepithel; Sr: Stratum reticulare; Pap: Papille; D: Dentin mit Schmelzauflagerung; HES: Hertwig-Epithelscheide) (Maßstabsmarke: 1 mm [P275]

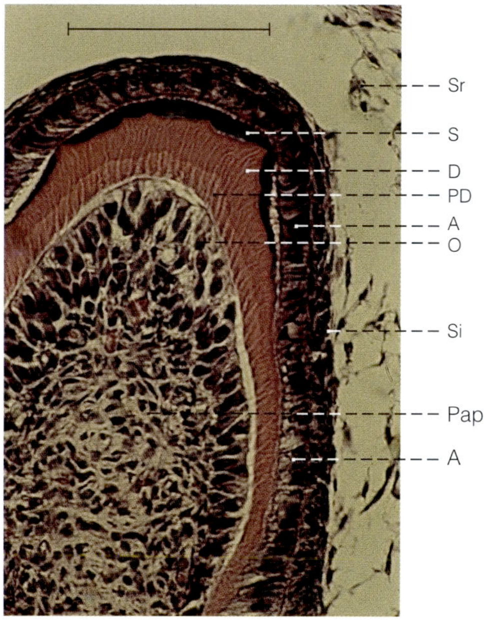

Abb. 1.8 Ausschnitt aus Abb. 1.7: Sr: Stratum reticulare (teilweise artifiziell eingerissen); Si: Stratum intermedium; A: Ameloblasten; S: Zahnschmelz; D: Dentin; PD: Prädentin; O: Odontoblasten; Pap: Papille (Maßstabsmarke: 250 µm) [P275]

An den Rändern der Zahnglocke führt heftige Mitoseaktivität einerseits zum Nachschub für die Ameloblasten, andererseits werden durch Tiefenwachstum die Ränder verlängert und damit die **Hertwig-Epithelscheide** gebildet (➤ Abb. 1.7). Auf diese Weise wird die Form für die Wurzelbildung der Zähne vorgegeben. Der Bereich des Mesenchyms, das von der Zahnglocke umgriffen wird, verdichtet sich und wird von da an als Zahnpapille bezeichnet.

Die äußersten Zellen der Zahnpapille wandeln sich in Odontoblasten um, die Dentin produzieren. Sie liegen zunächst den Ameloblasten gegenüber und entfernen sich von der Schmelz-Dentin-Grenze mit zunehmender Produktion von Dentin. Im Gegensatz zu Schmelz kann Dentin zeitlebens nachgebildet werden, sodass die Pulpahöhle nach und nach kleiner wird [1] [12] [14].

Ins Innere der Zahnpapille ziehen Gefäße und Nerven, und es bildet sich die **Pulpa**. Die Zellen rund um die Zahnanlage herum bilden ein festes Geflecht, das die wachsende Zahnanlage einhüllt und als Zahnsäckchen bezeichnet wird. Später gehen aus ihr die Fibroblasten zur Bildung des Desmodonts hervor [12].

Im Embryo von 180 mm SSL (etwa im 4.–5. Monat) beginnt die Bildung der **Zahnhartsubstanzen**. Nachdem eine initiale Dentinschicht abgelagert ist, wird die Schmelzmatrix sezerniert. So wie die Zahnglocke wächst, schichtet sich Zahnschmelz von innen nach außen auf, was im Inneren des Schmelzmantels in Form von Zuwachslinien (Retzius-Streifen) und an der zervikalen Schmelzoberfläche in Form von Perikymatien sichtbar wird [1] [12]. Dagegen wird Dentin von außen nach innen abgelagert, sodass die Pulpahöhle nach und nach kleiner wird.

Nachdem die Zahnentwicklung für die Milchzähne so weit fortgeschritten ist, dass sich ihre Verbindungen zur generellen Zahnleiste auflösen, bilden sich etwa im 5. Embryonalmonat die **Ersatzzahnanlagen für die bleibenden Zähne.** Ihre Knospen entstehen lingual von den jeweiligen Milchzahnanlagen, und sie entwickeln sich im Prinzip ähnlich wie die Milchzähne. Am distalen Ende der Milchzahnleiste entstehen die Zahnanlagen für die bleibenden Molaren, die keinen Milchzahnvorgänger haben. Sie werden als Zuwachszähne bezeichnet. Etwa zur Zeit der Geburt ist von den bleibenden Schneidezähnen und ersten Molaren bereits der dentinnahe Schmelz der Höcker und der Schneidekanten mineralisiert [11] [12].

➤ Abb. 1.9 gibt den jeweiligen Zustand der Zahnentwicklung im Lauf der Zeit wieder. Allerdings muss berücksichtigt werden, dass die Zeitangaben in der Literatur sehr variabel sind [11] [12] [16] und die klinische Erfahrung zeigt, dass sie mit zunehmendem Lebensalter des Kindes immer mehr streuen.

MERKE

Angesichts der unterschiedlichen Durchbruchszeiten wird klar, dass sich der Prozess der Zahnentwicklung keineswegs nur auf die Zeit der menschlichen Fetalentwicklung beschränkt, sondern bis zur Fertigstellung der Weisheitszähne während der ersten beiden Lebensjahrzehnte andauert (➤ Abb. 1.9).

1.2 Postnatale Entwicklung

1.2.1 Allgemeine Zunahme der Körpergröße

MERKE

Wachstum ist keineswegs ein gleichmäßig fortschreitender Prozess, sondern verläuft je nach Lebensalter, Gewebetyp und Region individuell unterschiedlich [5] [8] [15].

Vor der Geburt ist die Wachstumsgeschwindigkeit viel größer als in der Zeit nach der Geburt. Die Kurve der Wachstumsgeschwindigkeit (➤ Abb. 1.10) flacht nach der Geburt zunächst ab, um dann zur Zeit der Vorpubertät noch einmal anzusteigen. Dieser **präpuberale Wachstumsspurt** erfolgt bei Mädchen mit 11 Jahren etwas früher als bei Jungen, bei denen er zuweilen erst mit 14 Jahren erreicht wird (➤ Abb. 1.11). Die Phase des präpuberalen Wachstumsspurts wirkt sich auch auf das Wachstum des Gesichts aus, und in der Kieferorthopädie wird diese Zeit besonders zum Ausgleich von skelettal bedingten Dysgnathien, vor allem der Angle-Klasse II (Distalbiss), ausgenutzt [15].

1.2.2 Gesichtswachstum

Abgesehen von der allgemeinen Größenzunahme ist mit dem Gesichtswachstum auch eine Veränderung der Gesichtsproportionen verbunden (➤ Abb. 1.12). Dabei ergibt es sich aus der typischen Gestalt der einzelnen Knochen des Gesichtsskeletts, dass Wachstum nicht einfach nur ein Aufschichten von Knochensubstanz ist, sondern ein regional und zeitlich unterschiedlich balanciertes Wechselspiel zwischen Abbau und Aufbau von Knochen **(Remodelling)** darstellt. Nur so kann eine Größenzunahme bei gleichzeitiger

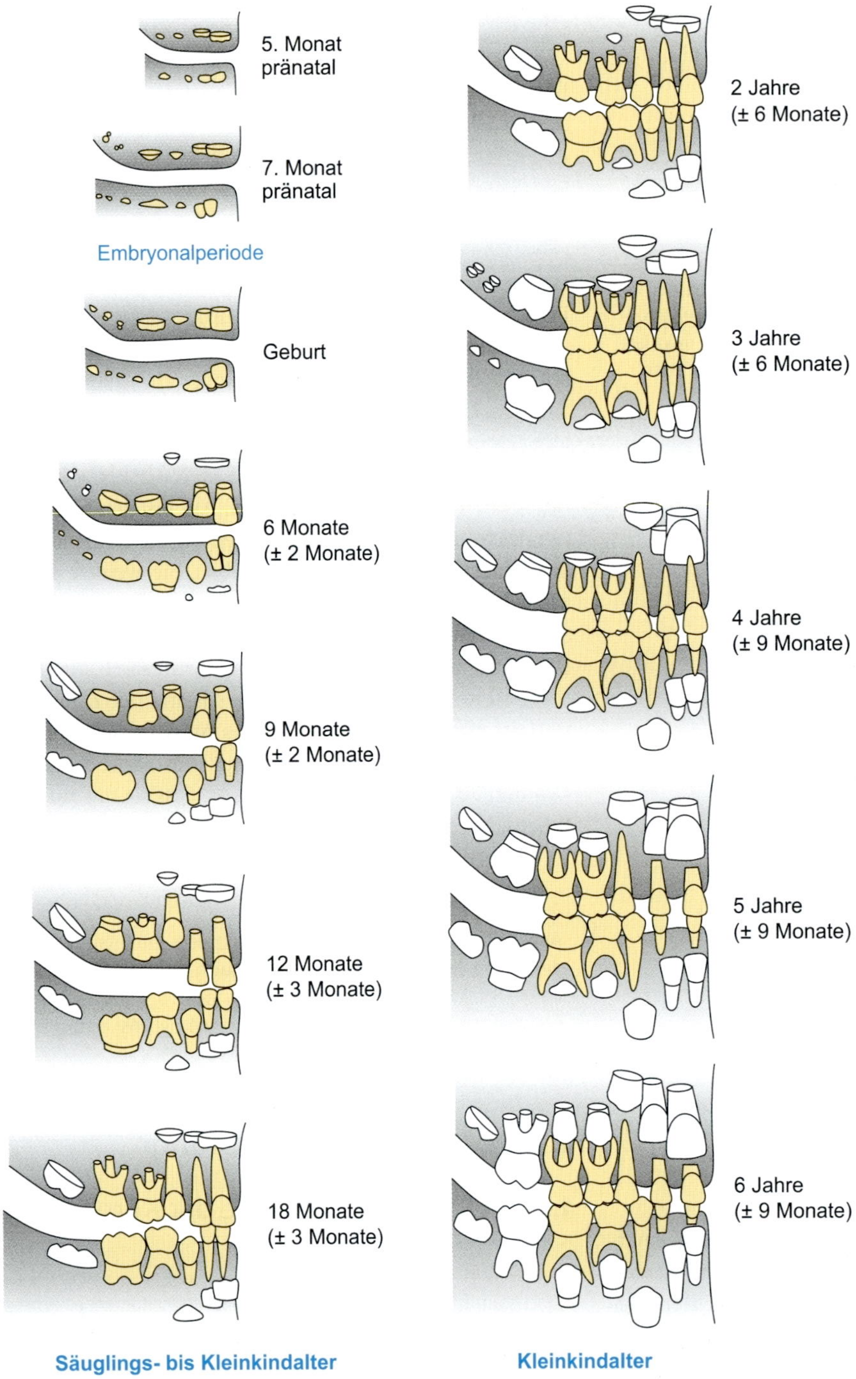

Abb. 1.9 Schematische Darstellung der Zahnentwicklung des Menschen vom 5. Fetalmonat bis zum 35. Lebensjahr (nach Schour und Massler). Die Zähne der ersten Dentition sind gelb dargestellt, die der zweiten Dentition weiß. Die Zeitangaben sind nur grobe Anhaltswerte, die aufgrund der interindividuellen Variation erheblich stärker streuen können als angegeben. [R152-L143]

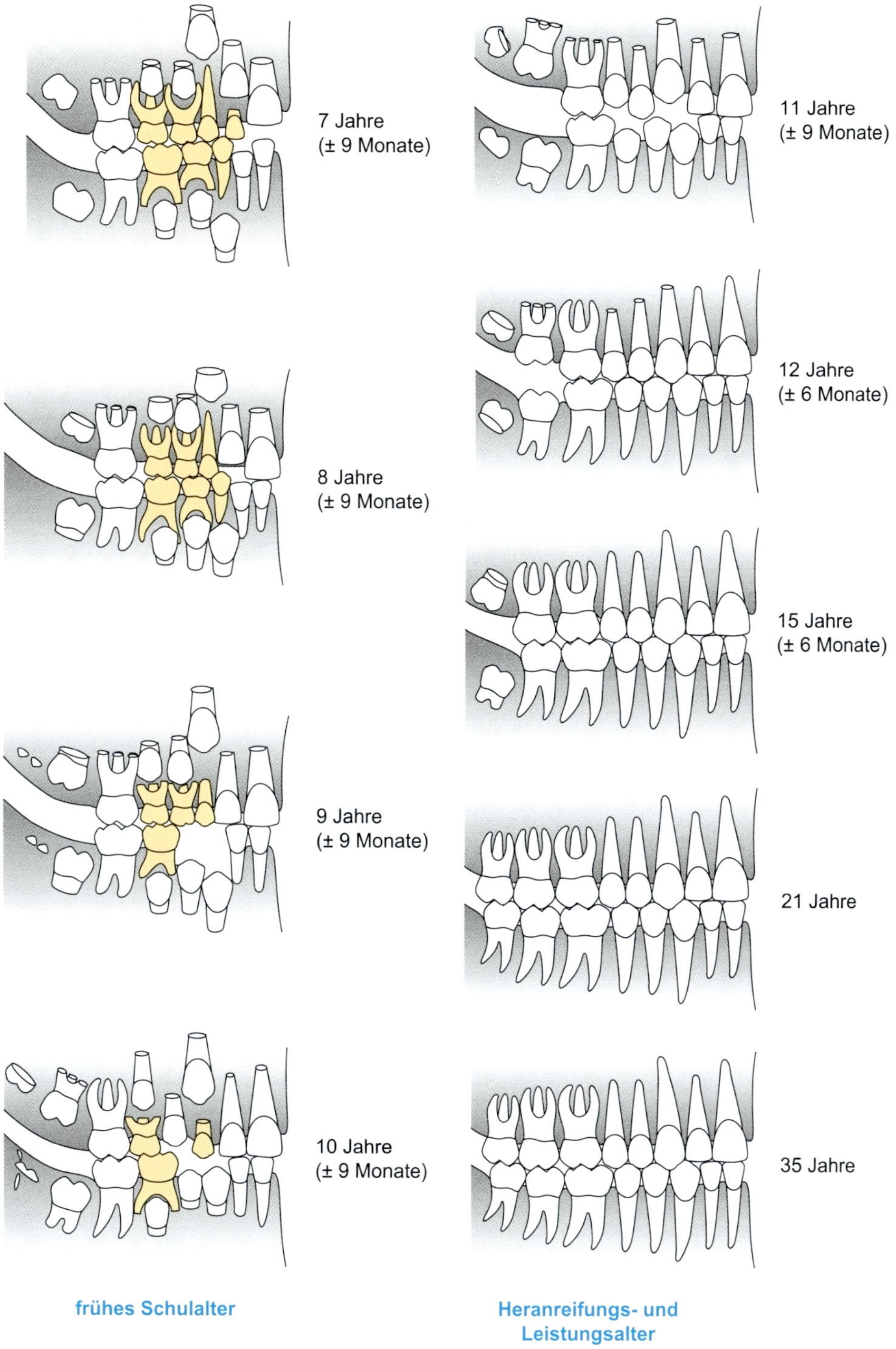

Abb. 1.9 Forts.

Erhaltung der Grundgestalt erfolgen. ➤ Abb. 1.13 und ➤ Abb. 1.14 liegt eine große Anzahl von Dünnschliffpräparaten zugrunde, anhand derer die Relation von Osteoblasten und Osteoklasten für jeden Bereich des Gesichtsskeletts ermittelt wurde [4].

Im Bereich der Schädelbasis erfolgt relativ weniger Wachstum als im Gesichtsbereich. Die Remodellations- und Wachstumsvorgänge führen zu einer Verlagerung der Kinnspitze nach schräg vorn unten [5] [9]. Je nach individuellem Wachstumsmuster kann dabei die mehr vertikale oder die mehr horizontale Komponente überwiegen, aber immer wird eine Proportionsveränderung des Gesichts durch eine **Zunahme der Vertikaldimension des Viszerokraniums** beobachtet.

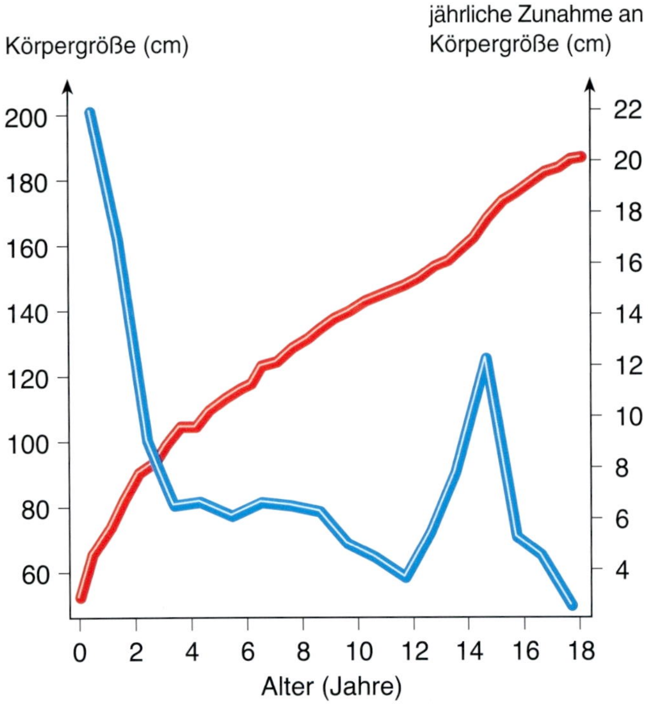

Abb. 1.10 Die Zunahme der Körpergröße des Sohnes von de Montbeillard (1759–1777) von der Geburt bis zum Alter von 18 Jahren (nach [8]) [R463/L106]
rote Kurve: Zunahme der Körpergröße
blaue Kurve: Zunahme der Körpergröße pro Jahr (Darstellung der Wachstumsgeschwindigkeit als 1. Ableitung der roten Kurve)

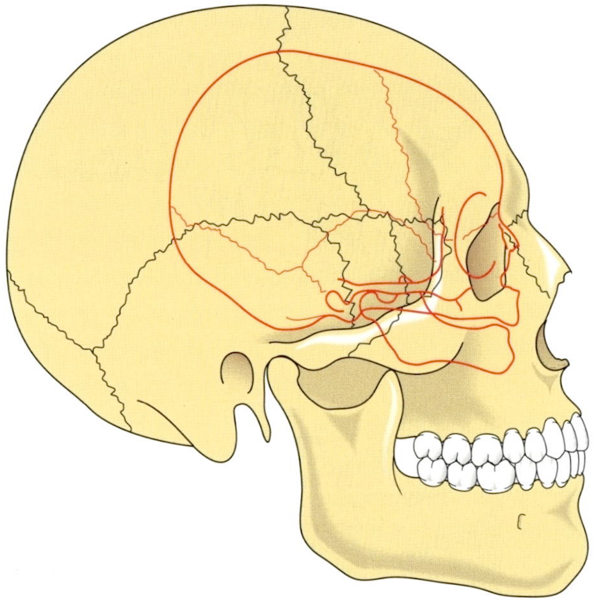

Abb. 1.12 Darstellung der Proportionsunterschiede des Schädels eines Erwachsenen im Vergleich zum Schädel eines Neugeborenen. Die Überlagerung erfolgt im Bereich des N-Punktes (anteriore Region der Sutura nasofrontalis) (nach [5]). [R463]

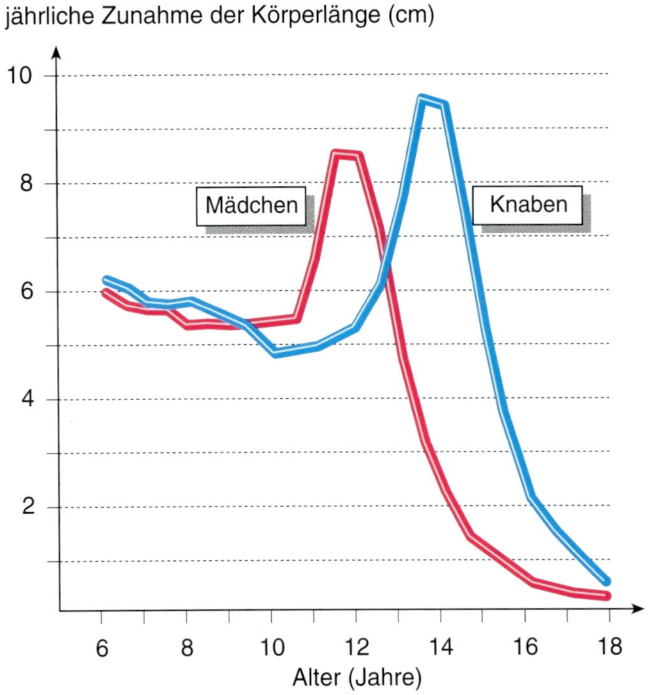

Abb. 1.11 Bei Mädchen erfolgt der präpuberale Wachstumsspurt etwa 2 Jahre früher als bei Jungen (nach [8]). [R463/L106]

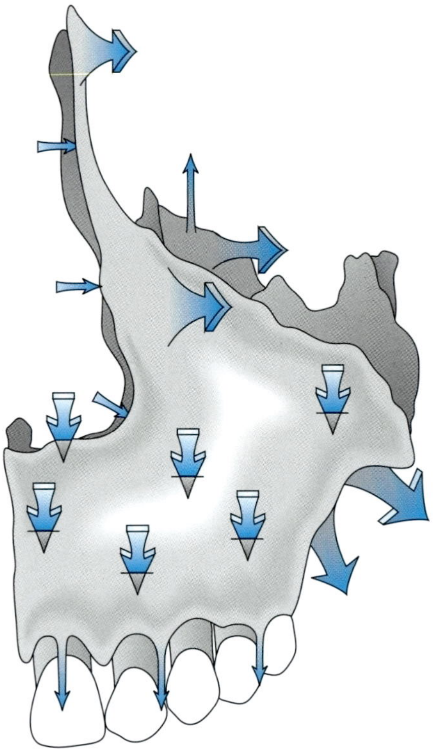

Abb. 1.13 Darstellung der Remodellationsvorgänge während des Wachstums der Maxilla. Resorption ist durch Pfeile dargestellt, die in den Knochen eindringen, Apposition durch Pfeile, die vom Knochen ausgehen. Linke Hälfte der Maxilla in der Ansicht von anterior (nach [5]) [R463]

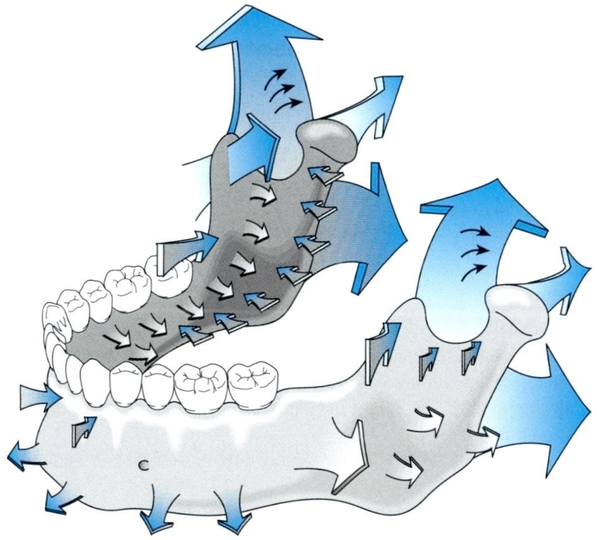

Abb. 1.14 Darstellung der Remodellationsvorgänge während des Wachstums der Mandibula. Resorption ist durch Pfeile dargestellt, die in den Knochen eindringen, Apposition durch Pfeile, die vom Knochen ausgehen (nach [5]). [R463]

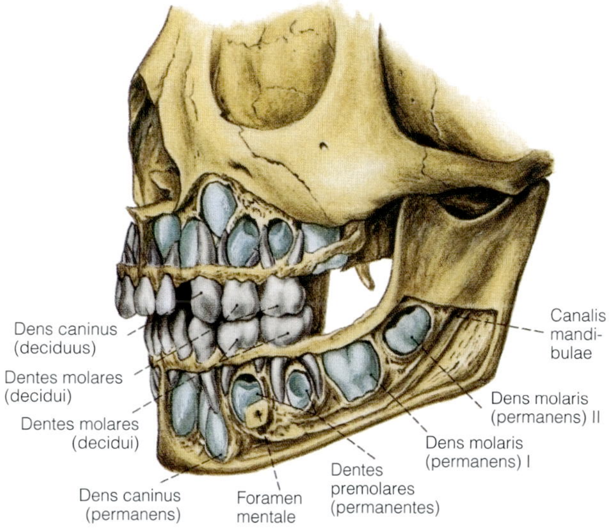

Abb. 1.15 Darstellung der Lagebeziehungen zwischen den Zahnanlagen der bleibenden Zähne und den Milchzähnen. Die Schneidezähne, Eckzähne und Prämolaren der zweiten Dentition sind Ersatzzähne, die ersten bis dritten Molaren der zweiten Dentition sind Zuwachszähne. [S700]

MERKE

Neben den rein skelettalen Veränderungen ist der Zahndurchbruch und die damit verbundene Bisshebung ein wesentlicher Faktor für die Veränderung der Gesichtsproportionen [9] [16]. Auch in transversaler und sagittaler Richtung trägt der Durchbruch der Zähne zur Vergrößerung der Zahnbögen und Veränderung der Gesichtsproportionen bei.

1.2.3 Zahndurchbruch, Zahnwechsel

Die zeitliche Abfolge des Zahndurchbruchs ist in ➤ Abb. 1.9 wiedergegeben. Dabei ist zu bedenken, dass aufgrund der interindividuellen Variation klinisch **Abweichungen von bis zu eineinhalb Jahren** beobachtet werden können, die noch als normal bezeichnet werden. Dentitio praecox bzw. Dentitio tarda wären pathologische Zustände eines zu früh bzw. zu spät erfolgenden Zahndurchbruchs.

Auch die **Reihenfolge** des Durchbruchs einzelner Zähne kann individuell variieren. Normalerweise beginnt der Zahndurchbruch der Milchzähne im Unterkiefer im Frontzahnbereich, kurz danach werden die oberen Frontzähne erwartet. Mit 2 Jahren sollten die ersten Milchmolaren und die Milcheckzähne durchgebrochen sein, und mit spätestens 4 Jahren sollte das Milchgebiss komplett sein [8] [9] [11] [16].

Die bleibenden **Frontzahnanlagen** entwickeln sich zunächst lingual bzw. palatinal von ihren Vorgängern (➤ Abb. 1.15). Dabei nehmen sie zunächst eine verschachtelte Lagebeziehung zueinander ein, aber das weitere Wachstum der Zahnanlagen für die bleibenden Zähne führt zu einer entsprechenden Größenzunahme des Zahnbogens vor allem in der Breite [8] [9] [16]. Auch das Wachstum der Zunge nimmt Einfluss auf diesen Prozess. Auf diese Weise kommt es zu einer Lückenbildung im Milchgebiss.

Da das Kieferwachstum zeitlich und regional unterschiedlich stattfindet, ändern sich die Interkuspidationsverhältnisse, und es wird eine zunehmende Abrasion im Milchgebiss beobachtet. Bei einer mangelhaften oder fehlenden Abrasion im Milchgebiss, vor allem im Bereich der Eckzähne, besteht die Gefahr, dass ein Kreuzbiss mit lateralem Zwangsbiss der Mandibula resultiert, der sich ohne rechtzeitiges Eingreifen (z. B. Abschleifen der Milchzahnhöckerspitzen, transversale Erweiterung der Mandibula) meist ins bleibende Gebiss überträgt und bis hin zu einer skelettalen Manifestation führen kann. Im lateralen Bereich der Zahnbögen liegen die bleibenden Zahnanlagen mehr apikal bzw. im interradikulären Raum der weit gespreizten Wurzeln ihrer Vorgänger (➤ Abb. 1.15).

Mit etwa 6 Jahren ist der Durchbruch des ersten Molaren zu erwarten. Kurz danach beginnt der Zahnwechsel der zentralen Incisivi, zuerst meist im Unterkiefer. Der Bereich zwischen der distalen Kante des lateralen Incisivus und der mesialen Fläche des ersten Molaren wird in der Kieferorthopädie als **Stützzone** bezeichnet. Bis ins Alter von etwa 9 Jahren bleiben hier noch die Milcheckzähne und die Milchmolaren stehen. Ihre Ausdehnung in mesiodistaler Richtung ist stets größer als der erwartete Platzbedarf der bleibenden Nachfolger. Zwar ist der bleibende Eckzahn deutlich größer als sein Milchvorgänger, aber die Prämolaren sind regelmäßig kleiner als die entsprechenden Milchmolaren. Diese Platzreserve wird als **Leeway** bezeichnet und beträgt im Oberkiefer etwa 1,8 mm, im Unterkiefer etwa 2,3 mm.

Inzwischen werden von den nachfolgenden bleibenden Zähnen in dieser Region die Milchzahnwurzeln resorbiert, und mit etwa 9 Jahren beginnt der Verlust der ersten Milchmolaren und der Milcheckzähne. Die zweiten Milchmolaren können bis ins 12. Lebensjahr oder länger erhalten bleiben, bis auch sie herausfallen. Bis dahin muss unbedingt darauf geachtet werden, dass die Milchzähne ihre Platzhalterfunktion erfüllen können.

1

MERKE

Stützzonenverlust durch ausgedehnte Karies oder gar frühzeitigen Milchzahnverlust muss durch rechtzeitige Prophylaxe- oder Restaurationsmaßnahmen oder den Einsatz von Lückenhaltern vermieden werden.

Bevor die Prämolaren und die bleibenden Eckzähne durchbrechen, muss dafür gesorgt werden, dass die bleibenden Frontzähne regelrecht verzahnt sind. Da die Leitkante für den Durchbruch der permanenten Eckzähne die distale Fläche der zweiten Schneidezähne ist, sollten Engstände im Frontzahnbereich ausgeglichen werden, bevor sie durch den Durchbruch der Eckzähne und der nachfolgenden Prämolaren nur noch schwer therapierbar werden.

Isolierte Kreuzbissrelationen im Molarenbereich sollten ebenso rechtzeitig korrigiert werden wie eine eventuelle Abweichung in sagittaler Richtung, bevor sich diese Okklusion definitiv falsch verschlüsselt und sich eine Malokklusion auf weitere Teile des Zahnbogens ausdehnt [9].

Im Alter von etwa 11 bis 13 Jahren erfolgt der Durchbruch des zweiten Molaren, und mit 17 bis 21 Jahren sind die Weisheitszähne zu erwarten. Sie brechen aber nicht in jedem Fall zeitgerecht durch, aufgrund ihrer Lage können sie sich erheblich verspäten, bleiben zuweilen lebenslang retiniert oder sind gar nicht angelegt. Aber auch andere Zähne können von Retention oder Aplasie betroffen sein, insbesondere Prämolaren und laterale Incisivi im Oberkiefer [8] [9] [12].

Die Mechanismen des Zahndurchbruchs sind bis heute nicht schlüssig geklärt. Weder die Wurzelbildung noch die desmodontale Verankerung, möglicherweise aber das Zahnsäckchen ist verantwortlich für den Ablauf des Zahndurchbruchs [12].

MERKE

Der Durchbruch der Zähne hat entscheidenden Anteil an der Vergrößerung der Vertikaldimension des Gesichts.

Schon im Zusammenhang mit dem Durchbruch der Milchmolaren spricht man von der **ersten physiologischen Bisshebung**. Die **zweite Bisshebung** erfolgt mit dem Durchbruch der ersten bleibenden Molaren, und jeder weitere durchbrechende Molar bewirkt eine nochmalige Hebung des Bisses.

In dem Maß, wie die Vertikaldimension im Bereich der Kiefer zunimmt, vertieft sich auch die Ausprägung der Fossa articularis im Kiefergelenk.

LITERATUR

[1] Berkovitz BKB, Boyde A, Frank RM, Höhling HJ, Moxham BJ, Nalbandian J, Tonge CH. Teeth. In: Oksche A, Vollrath L (Hrsg.). Handbook of Microscopic Anatomy, Vol. V/6. Springer: Berlin; 1989.
[2] Blechschmidt E. The Stages of Human Development before Birth. Karger: Basel: 1960.
[3] Blechschmidt E. Anatomie und Ontogenese des Menschen. Quelle und Meyer: Heidelberg; 1978.
[4] Broadbent BHSr, Broadbent BHJr, Golden WH. Bolton Standards of Dentofacial Developmental Growth. Mosby: St. Louis; 1975.
[5] Enlow D. Facial Growth. Saunders: Philadelphia 1990.
[6] Hinrichsen K. The Early Development of Morphology and Patterns of the Face in the Human Embryo. Advances in Anatomy, Embryology and Cell Biology 98, 1; 1985.
[7] Hinrichsen K (Hrsg.). Humanembryologie. Springer: Berlin; 1990.
[8] Hotz RP. Zahnmedizin bei Kindern und Jugendlichen. Thieme: Stuttgart; 1976.
[9] Nanda S. The Developmental Basis of Occlusion and Malocclusion. Quintessence: Chicago; 1983.
[10] Radlanski RJ. Contributions to the Development of Human Deciduous Tooth Primordia. Quintessence: Chicago; 1993.
[11] Schour I, Massler M. Studies in the tooth development: The growth pattern of human teeth. J. Amer. dent. Ass. 27, 1918; 1949.
[12] Schroeder HE. Orale Strukturbiologie. Thieme: Stuttgart; 2000.
[13] Sperber GH. Craniofacial Embryology. Wright: London; 1989.
[14] Suga S (Hrsg.). Mechanisms of Tooth Enamel Formation. Quintessence: Tokyo; 1983.
[15] van der Linden FPGM. Gesichtswachstum und faziale Orthopädie. Quintessenz: Berlin; 1984.
[16] van der Linden FPGM, Duterloo HS. Die Entwicklung des menschlichen Gebisses. Quintessenz: Berlin; 1980.

KAPITEL

2 Epidemiologie der Gebisserkrankungen

Klaus Pieper

2

2.1 Einleitung

Allgemein befasst sich die Epidemiologie mit der Verteilung und Ausbreitung von Erkrankungen innerhalb der Bevölkerung. Epidemiologische Untersuchungen zur Mundgesundheit liefern wichtige Grundlagen für die Planung der zahnmedizinischen Versorgung. Dies gilt auch für präventive und therapeutische Konzepte bei Kindern.

Deshalb sollen im Folgenden die wichtigsten Ergebnisse epidemiologischer Studien aus Deutschland, die sich mit der Verbreitung von Zahnkaries und Gingivitiden befassen, dargestellt werden.

2.2 Epidemiologie der Zahnkaries

Da in der Kinderzahnheilkunde überwiegend kariesbedingte Schäden der Zähne zu behandeln sind, wird im Folgenden zunächst die Epidemiologie der Zahnkaries behandelt.

2.2.1 Dynamik der Kariesentwicklung

Kariöse Läsionen können nur dort entstehen, wo sich Plaque entwickelt. Deshalb treten kariöse Defekte bevorzugt an Zahnoberflächen auf, die habituell nicht sauber sind. Ob eine Zahnfläche frei von bakteriellen Belägen und anderen Ablagerungen ist, hängt entscheidend von makromorphologischen Faktoren ab. Da sich vor allem an Fissuren und Grübchen verstärkt Plaque anlagert, entstehen kariöse Läsionen häufig an diesen Prädilektionsstellen.

Hintergrundinformation

Prinzipiell spiegelt die Zahl der befallenen Zähne, die in einem bestimmten Alter festgestellt wird, die Schwere der kariösen Angriffe in der Vergangenheit wider. Fissuren erkranken – wenn überhaupt – bevorzugt in den ersten 3 Jahren nach dem Zahndurchbruch.

Generell lässt sich feststellen, dass die unteren Molaren kariesanfälliger sind als die oberen und dass die 6-Jahr-Molaren häufiger an Karies erkranken als die 12-Jahr-Molaren, sofern keine gezielten Prophylaxemaßnahmen eingesetzt werden.

Aus diesem epidemiologischen Bild ergeben sich beispielsweise Konsequenzen für die Planung von Versiegelungsmaßnahmen.

Wie ältere Studien zeigten, sind die zweiten Prämolaren hinsichtlich ihres Kariesrisikos ähnlich einzuschätzen wie die zweiten Molaren. Die unteren ersten Prämolaren weisen wesentlich seltener Karies auf als die oberen ersten Prämolaren. Ähnliches gilt für die Schneide- und Eckzähne.

Die geringere Kariesanfälligkeit der unteren Schneidezähne wird vor allem auf die anatomischen Gegebenheiten zurückgeführt: Da sich in ihrer unmittelbaren Nähe die Ausführungsgänge der Glandulae sublinguales befinden, profitieren sie am ehesten von den Schutzsystemen des Speichels.

Auf der Basis von Flächentypen ist die Situation etwas schwieriger zu beschreiben: Ist das Mundmilieu entsprechend kariogen, entstehen im **bleibenden Gebiss,** sofern die Fissuren nicht versiegelt sind, nach der Fissurenkaries approximale Läsionen an Molaren (da hier die Tiefe des Approximalraums am größten ist), danach an Frontzähnen und oberen Prämolaren. Dabei werden i. d. R. mehrere Jahre bis zur Entwicklung einer Dentinläsion benötigt, nur in Ausnahmefällen – bei Kindern mit extrem hohem Kariesrisiko – können sich an Approximalflächen manifeste Dentinläsionen innerhalb eines Jahres nach dem Zahndurchbruch entwickeln.

MERKE

Entwickelt sich Karies an freien Glattflächen, so ist dies immer als Zeichen dafür zu werten, dass bei dem betreffenden Patienten ein hohes Kariesrisiko vorliegt.

An **Milchmolaren** war in den letzten Jahren immer häufiger zu beobachten, dass als Folge einer günstigen Kauflächenmorphologie zunächst keine Fissurenkaries entsteht, dafür aber später (im Alter von 5–6 Jahren) kariöse Läsionen an den Approximalflächen, die bei der Untersuchung mit Spiegel und Sonde nur schwer zu entdecken sind. Deshalb sollte bereits bei Vorschulkindern die zahnmedizinische Untersuchung durch eine Inspektion mit der Kaltlichtsonde (➤ Kapitel 5.2.3) oder durch Bissflügel-Röntgenbilder (➤ Kapitel 5.2.2) ergänzt werden.

Als Bezeichnung für die früh auftretende Karies bei Säuglingen und Kleinkindern waren in den englischsprachigen Ländern bis in die 1990er-Jahre Begriffe wie „nursing bottle caries" gebräuchlich. Im deutschsprachigen Schrifttum wurde neben den englischen Termini auch der Begriff „Zuckertee-Karies" verwendet.

Das US Center for Disease Control and Prevention (CDC) empfahl 1994 als Ergebnis einer Expertenkonferenz, zukünftig den Begriff **Early Childhood Caries (ECC)** zu verwenden, wenn es um die Beschreibung jeglicher Form von Karies im Milchgebiss geht.

Da sich die **ECC** teilweise mit großer Dynamik entwickelt, schlug Wyne 1998 die folgende dreistufige Klassifizierung vor [1]:

- **ECC-Typ I:** Im Milchgebiss des betroffenen Kindes finden sich einzelne kariöse Läsionen an Molaren und/oder Schneidezähnen, hervorgerufen durch halbfeste oder feste kariogene Nahrungsmittel und mangelhafte Mundhygiene. Dieser ECC-Typ wird üblicherweise bei 2- bis 5-Jährigen gefunden.
- **ECC-Typ II:** Es finden sich kariöse Läsionen an den labialen oder palatinalen Glattflächen der Milchschneidezähne im Oberkiefer ohne oder mit Beteiligung der Molaren. Dieses Krankheitsbild ist auf elterliches Fehlverhalten bei der Ernährung (Cave: verlängerte Zufuhr zucker- und/oder säurehaltiger Getränke über Saugerflaschen) zurückzuführen, meist in Kombination mit unzureichender Mundhygiene. Auch die Verwendung anderer Trinkhilfen (Schnabeltassen, Radfahrerflaschen u. Ä.) oder prolongiertes Stillen können zu entsprechenden Zahnschäden führen. Dieser ECC-Typ tritt häufig bereits kurz nach dem Durchbruch der ersten Zähne, im 1. oder 2. Lebensjahr, auf. Ohne geeignete Behandlung in Kombination mit Präventivmaßnahmen können sich die Schäden zu einem ECC-Typ III weiterentwickeln.

- **ECC-Typ III:** Bei diesem ECC-Typ sind fast alle Milchzähne einschließlich der unteren Schneidezähne betroffen. Ursächlich ist meistens eine Kombination aus ausgeprägt kariogener (zunächst flüssiger) Kost und schlechter Mundhygiene. Dieser ECC-Typ wird üblicherweise bei 3- bis 5--Jährigen gefunden.

Die American Academy of Pediatric Dentistry (AAPD) publizierte im Jahr 2008 eine überarbeitete Definition der Early Childhood Caries und listete folgende Kriterien auf [2]: „Die Anwesenheit einer oder mehrerer kariöser Läsionen mit oder ohne Kavitation oder wegen Karies fehlender oder gefüllter Zahnflächen an irgendeinem Milchzahn eines Kindes, das das 6. Lebensjahr noch nicht vollendet hat."

In ihrer Publikation führte die AAPD zusätzlich den Begriff **severe Early Childhood Caries** (**sECC**) ein, die durch folgendes Erscheinungsbild gekennzeichnet sei: „Bei einem Kind, das das 3. Lebensjahr noch nicht vollendet hat, deutet jede Karies an einer Glattfläche auf das Vorliegen einer sECC hin." Auch bei Kindern im Alter zwischen 3 und 5 Jahren, deren Oberkiefer-Frontzähne mindestens an einer Glattfläche Karieserfahrung aufweisen, liegt nach der Definition der AAPD eine sECC vor.

2.2.2 Der DMF-T/S-Index als Maß für den Kariesbefall

Epidemiologische Studien können nur dann sinnvoll ausgewertet werden, wenn der Zustand der Zähne/Gebisse quantitativ erfasst wird. Deshalb wurden für Kariesstudien verschiedene Indizes entwickelt. Will man registrieren, welche Kariesschäden ein Individuum im Laufe der Zeit kumuliert hat (**„life time caries experience"**/Karieserfahrung), so muss man die aktiven, die inaktiven und die behandelten Läsionen erfassen.

Bei der Entwicklung eines brauchbaren Kariesindex wurden verschiedene Modelle diskutiert. Üblicherweise wird für die Gesundheitsberichterstattung heute der DMF-Index verwendet, der sich im bleibenden Gebiss auf 28 Zähne bezieht. Die Weisheitszähne bleiben meist unberücksichtigt. Die Buchstaben „DMF" stehen als Abkürzungen für **D = decayed** (kariös), **M = missing** (wegen Karies fehlend), **F = filled** (gefüllt). D + M + F entspricht somit der Summe der nicht (mehr) naturgesunden Zähne. Da der einzelne Zahn als kleinste Beurteilungseinheit häufig ein zu grobes Raster darstellt, wurde, um genauere Aussagen zu ermöglichen, eine Bewertung der einzelnen Zahnflächen eingeführt. Somit wird an bleibenden Zähnen zwischen dem DMF-T (**T = Teeth** [Zähne]) und dem DMF-S (**S = Surfaces** [Flächen]) unterschieden.

Dieser Index gilt abgewandelt auch für das **Milchgebiss.** Zur Kennzeichnung werden dabei kleine Buchstaben verwendet: **dmf-t** bzw. **dmf-s.**

Da der Kariesbefall in Europa in den letzten Jahrzehnten stark rückläufig war, wurden in neuerer Zeit Aufzeichnungssysteme entwickelt, die mit einem mehrstufigen Diagnosesystem arbeiten und somit eine differenzierte Beurteilung der einzelnen Läsion ermöglichen. In diesem Kontext ist vor allem das International Caries Detection and Assessment System (ICDAS) zu nennen, das von einer internationalen Forschergruppe erarbeitet wurde (➤ Kapitel 5.2.1).

2.2.3 Ergebnisse epidemiologischer Studien

In den letzten Jahrzehnten wurde in vielen westlichen Staaten bei Kindern und Jugendlichen ein Kariesrückgang beobachtet. Dabei nahm die Glattflächenkaries stärker ab als die Fissurenkaries. Steiner et al. [3] sowie Menghini et al. [4] beschrieben die Entwicklung des Kariesbefalls bei 14-Jährigen aus Zürich: Waren 1970 bei dieser Altersgruppe im Mittel noch 17,2 Zahnflächen gefüllt oder kariös, so waren es im Jahr 2000 nur noch 1,7 Flächen. Entfielen 1970 51,4 % der kariösen Flächen auf Fissuren und Grübchen, lag dieser Anteil 30 Jahre später bei 77 %.

Parallel zu diesem allgemeinen Kariesrückgang war ein **verändertes Erscheinungsbild der Okklusalkaries zu beobachten:** Unter Fissuren, die klinisch gesund oder nur leicht verfärbt erscheinen, verbergen sich zum Teil ausgedehnte Kavitäten (➤ Abb. 2.1). An Molaren ohne Fissurenversiegelung, die klinisch als gesund eingestuft wurden, steigt der Anteil von Zähnen, bei denen röntgenologisch an den Okklusalflächen eine unterminierende Dentinkaries festzustellen ist.

Um allen Ländern einen Anreiz zu geben, speziell bei Kindern für eine Verbesserung der Mundgesundheit zu sorgen, hatte die Vollversammlung der WHO im Jahre 1979 eine Resolution mit Gesundheitszielen für das Jahr 2000 verabschiedet [5]. Bezüglich der Zahngesundheit war für die 12-Jährigen ein erstrebenswerter Richtwert von 3 DMF-Zähnen vorgeschlagen worden. Ein Jahr später ergänzte die Fédération Dentaire Internationale (FDI) diesen Vorschlag um weitere Punkte und veröffentlichte folgende „Global goals for oral health in the year 2000" [6]:

- 50 % der 5-Jährigen sollen naturgesunde Gebisse haben.
- Der mittlere DMF-T bei den 12-Jährigen soll nicht mehr als 3 betragen. Für Europa wurde diese Forderung auf 2 DMF-Zähne reduziert.
- Bei 85 % der 18-Jährigen soll noch kein Zahn wegen Karies extrahiert worden sein.

Auf der Basis der Vorgaben von WHO und FDI für das Jahr 2020 [7], die für Deutschland durch die Bundeszahnärztekammer modifiziert wurden [8], sollten zu diesem Zeitpunkt folgende **Mundgesundheitsziele** erreicht sein:

- Bei 6- bis 7-Jährigen sollten 80 % der Gebisse kariesfrei sein.
- Der mittlere DMF-T bei den 12-Jährigen sollte < 1 sein.

Obwohl in Deutschland bereits seit mehr als 50 Jahren epidemiologische Studien zur Kariesverbreitung durchgeführt werden, liegen erst seit dem Jahr 1991 repräsentative Daten für Schulkinder vor. Bei Kindern bis zum Vorschulalter wurden bisher keine Untersuchungen durchgeführt, die den für repräsentative Erhebungen geforderten methodischen Standards genügen.

DMS-Studien Eine breite Bestandsaufnahme zur Kariesverbreitung lieferten die bundesweiten bevölkerungsrepräsentativen Studien, die durch das Institut der Deutschen Zahnärzte (IDZ) in den Jahren 1989 (Deutschland West) und 1992 (Deutschland Ost) sowie als gesamtdeutsche Studien in den Jahren 1997 (DMS III), 2005 (DMS IV) und 2014 (DMS V) durchgeführt wurden [9] [10].

DAJ-Studien Den Vorgaben des §21 Sozialgesetzbuch V entsprechend werden seit 1994 an den 6-bis 7- und 12-Jährigen

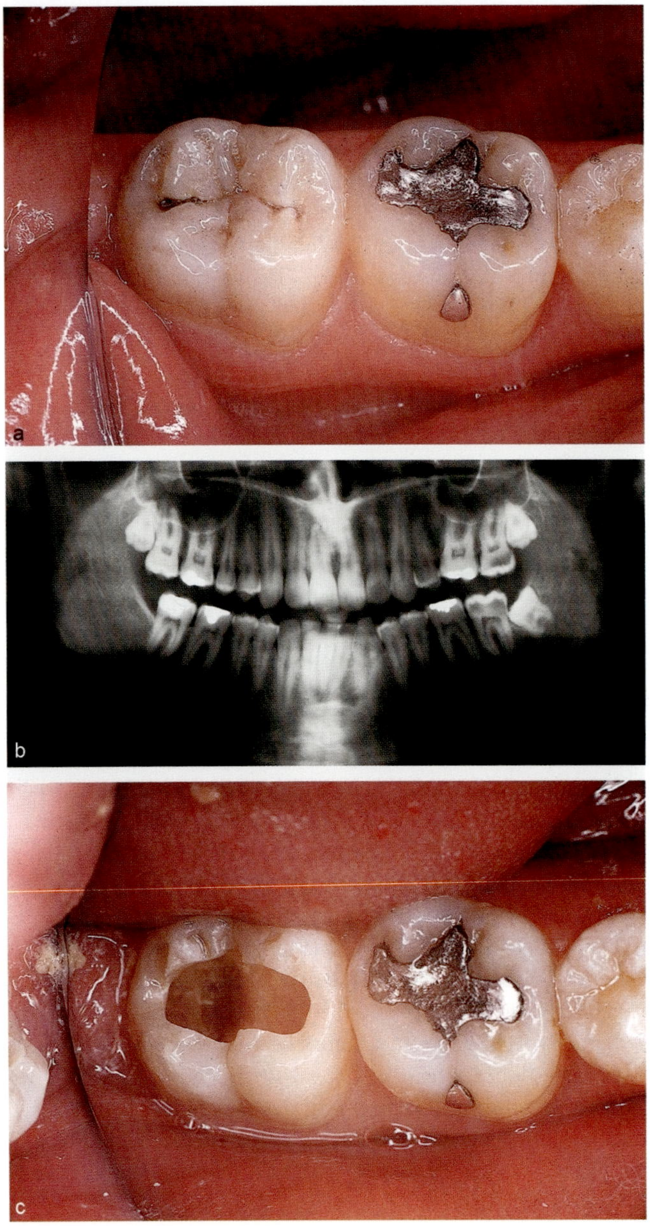

Abb. 2.1 a–c [R463]
a) Fissurenkaries an Zahn 37 bei einem 21-jährigen Patienten.
b) Die Röntgenaufnahme zeigt eine Caries profunda an Zahn 37 mit weitgehender Zerstörung des Dentinkerns.
c) Darstellung des Defekts nach Teilexkavierung

(den Referenzgruppen der WHO für internationale Vergleiche) wiederholt repräsentative Daten auf Ebene der Bundesländer erhoben. Die entsprechenden Studien wurden auf Initiative der Deutschen Arbeitsgemeinschaft für Jugendzahnpflege (DAJ) in den Jahren 1994/1995, 1997, 2000, 2004, 2009 und 2016 durchgeführt [11] [12].

Im Folgenden wird dargestellt, wie sich die epidemiologische Situation in den verschiedenen Altersgruppen entwickelte, und es wird geschildert, welche speziellen Probleme sich daraus ergeben.

Kleinkinder

Generell lässt sich in dieser Altersgruppe seit den 1970er-Jahren ein Trend des **Kariesrückgangs** erkennen.

Allerdings bereitet bei den Kleinkindern das gehäufte Auftreten der **ECC-Typen II und III,** unter denen je nach Region und Setting bis zu 10 % der 2- bis 3-Jährigen leiden, besondere Probleme. Dieses Krankheitsbild ist auf elterliches Fehlverhalten bei der Ernährung (Cave: verlängerte Zufuhr zucker- und/oder säurehaltiger Getränke über Saugerflaschen) zurückzuführen. Aus diesem epidemiologischen Bild ergibt sich hinsichtlich der zahnärztlichen Versorgung, dass bei der Mehrheit der Kleinkinder die **Primärprophylaxe** im Vordergrund stehen muss. Allerdings sind bei einer kleinen Gruppe bereits komplexe Sanierungsmaßnahmen (multiple Extraktionen, Füllungen, Kronen, Kinderprothesen) erforderlich.

Vorschulkinder

Auch für diese Altersgruppe zeigten einzelne Regionalstudien einen **Trend des Kariesrückganges.** So führten Born et al. in den Jahren 2003/2004 eine Querschnittstudie an 3- bis 5-jährigen Kindern in Hessen durch [13]: Bei den 3-Jährigen lag der Anteil naturgesunder Gebisse bei durchschnittlich 80 %, bei den 4-Jährigen bei 68 % und bei den 5-Jährigen bei 58 %. Das Ziel der WHO für das Jahr 2000 – Kariesfreiheit bei 50 % der 5-Jährigen – wurde somit in den meisten Regionen erreicht.

Anlässlich der DAJ-Studie 2016, an der erstmalig auch die **3-Jährigen** beteiligt waren, wurden (ohne Berücksichtigung von Initialläsionen) bei 86,3 % der Kinder naturgesunde Milchgebisse festgestellt, der mittlere gewichtete dmf-t lag bei 0,48. 17,3 % der Milchzähne mit vorausgegangenen Dentindefekten waren mit einer intakten Füllung versorgt und 8,7 % extrahiert worden [12]. Der Prozentsatz unbehandelter kariöser Zähne lag bei 73,9 %. Auch hier gilt, dass die meisten Patienten nur präventive oder kleine restaurative Maßnahmen benötigen. Lediglich eine kleine Gruppe, die 15–20 % der Kinder umfasst, bedarf umfangreicher Sanierungsmaßnahmen.

6- bis 7-Jährige

Wie die DAJ-Studien zeigten, war bei 6- bis 7-Jährigen in der Bundesrepublik Deutschland zwischen 1994 und 2016 ein Kariesrückgang von 40,1 % zu verzeichnen (➤ Abb. 2.2) [12]. Der deutschlandweite Anteil der Kinder mit dmf-t = 0 stieg von 35 % im Jahr 1994 auf 56,4 % im Jahr 2016. Die Vorgabe der Bundeszahnärztekammer [8], nach der 80 % der 6- bis 7-Jährigen im Jahr 2020 kariesfreie Gebisse haben sollten, wurde somit weder in einem der Bundesländer noch in Deutschland insgesamt erreicht.

Die Spanne der für die einzelnen Bundesländer ermittelten Werte für Kinder mit naturgesunden Gebissen reichte von 42,6 % (Mecklenburg-Vorpommern) bis 61,5 % (Schleswig-Holstein). Das heißt, ein relativ **großer Prozentsatz** der Schulanfänger benötigt noch **keine restaurativen Maßnahmen,** sondern eine gute präventive Betreuung.

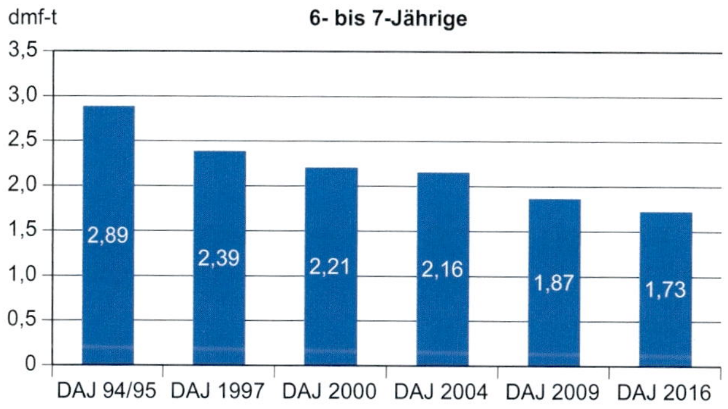

Abb. 2.2 Mittlere dmf-t-Werte bei 6- bis 7-Jährigen in den Jahren 1994 bis 2016. [L143]

Umso größer ist der Behandlungsbedarf bei den Kindern mit kariösen Defekten, denn der Anteil unbehandelter Milchzahnkaries lag zwischen 33,7 % (Hessen) und 61,8 % (Rheinland-Pfalz). Diese Daten unterstreichen die Notwendigkeit einer verstärkten Milchzahnbehandlung.

12-Jährige

In der Zeit vor 1994 wurden in der Bundesrepublik Deutschland keine repräsentativen Erhebungen an 12-Jährigen durchgeführt. Somit liegen nur die Ergebnisse der DAJ-Erhebungen 1994/95, 1997, 2000, 2004, 2009 [11] und 2016 [12] sowie die Ergebnisse der DMS-Studien des IDZ aus den Jahren 1997 (DMS III) [9], 2005 (DMS IV) und 2014 (DMS V) [10] vor (➤ Abb. 2.3). Dabei zeigten die DAJ-Studien, dass der mittlere DMF-T der 12-Jährigen im Jahr 2016 mit 0,44 um 82 % niedriger lag als 1994/95 (DMF-T-Mittelwert: 2,44) [12]. Während im Rahmen der DAJ-Studien in den Schulen auch Kinder mit ausländischer Staatsbürgerschaft untersucht wurden, fokussierten die bevölkerungsrepräsentativen DMS-Studien auf alle deutschsprechenden Zielpersonen mit deutscher Staatsbürgerschaft. Dies erklärt wahrscheinlich den niedrigeren mittleren DMF-T, der im Jahr 2005 festgestellt wurde. Auch in dieser Altersgruppe ist die positive Entwicklung vermutlich auf die weite Verbreitung der Fissurenversiegelungen zurückzuführen. Die mittlere Zahl versiegelter Zähne im Jahr 2004 betrug bei 12-Jährigen 2,23.

Der ausgeprägte Rückgang der mittleren DMF-T-Werte, bei deren Berechnung nur Dentinläsionen berücksichtigt wurden, darf aber nicht darüber hinwegtäuschen, dass bei Jugendlichen zusätzlich eine relativ große Zahl von Schmelzläsionen festzustellen ist. So zeigte die im Jahr 2016 durchgeführte DAJ-Studie, dass jeder Jugendliche durchschnittlich 0,52 Zähne mit Initial- oder Schmelzkaries aufwies [12]. Ohne geeignete Präventionsmaßnahmen können aus kleinen Läsionen innerhalb weniger Jahre bis in das Dentin reichende Defekte entstehen. Deshalb sollten bedarfsgerechte Prophylaxeprogramme darauf abzielen, initiale Kariesläsionen zu remineralisieren (➤ Kapitel 8).

2.2.4 Ursachen des Caries Decline

Welche Faktoren lassen sich mit der erfreulichen Entwicklung der Zahngesundheit in Deutschland in den letzten Jahrzehnten in Zusammenhang bringen?

Seit 1989 verbesserte die Bundesregierung durch Änderungen der Sozialgesetzgebung schrittweise die Voraussetzungen für die zahnmedizinische Prophylaxe. Dies betraf auch die Finanzierung gruppenprophylaktischer Maßnahmen durch die gesetzlichen Krankenkassen. In der Folge wurden die präventiven Aktivitäten in Kindergärten und Schulen systematisiert und verstärkt.

In der DAJ-Studie 2000 wurden, zusätzlich zu den epidemiologischen Begleituntersuchungen zur Gruppenprophylaxe, an einer Substichprobe von Kindern die individuelle Prophylaxeexposition sowie die präventive Exposition im Rahmen der Gruppenprophylaxe erfasst. Im Ergebnis zeigte sich, dass die bleibenden Zähne der 12-Jährigen in der Gruppenprophylaxe vor allem von Fluoridierungsmaßnahmen profitiert hatten. Dabei konnte die Überlegenheit der Fluorid-Gruppe nur für Fluoridlack statistisch gesichert werden. Fluoridlack könnte im Routinebetrieb in der Gruppenprophylaxe deshalb eine höhere Wirksamkeit entfalten, weil er ausschließlich von Prophylaxepersonal appliziert und in der Regel über mehrere Jahre angewendet wird.

12-Jährige, die Prophylaxeimpulse zum Thema Ernährung erhalten hatten, wiesen signifikant *höhere* DMF-T-Werte auf als Gleichaltrige ohne Ernährungsberatung. Dieses überraschende Ergebnis könnte man dahingehend interpretieren, dass diese Form der gruppenprophylaktischen Betreuung vor allem in sozial problematischen Settings angeboten wird.

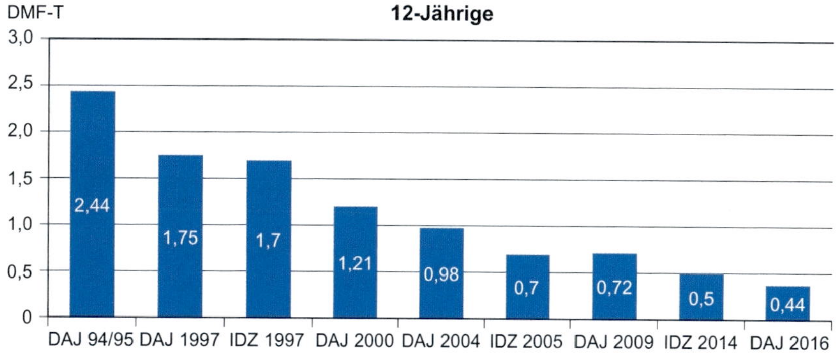

Abb. 2.3 Mittlere DMF-T-Werte bei 12-Jährigen in den Jahren 1994 bis 2016. [L143]

Zur Erfolgsgeschichte der Prophylaxe in Deutschland hat sicherlich auch die intensivere Nutzung präventiver Maßnahmen in den Familien beigetragen, die vermutlich durch Aufklärungsaktionen im Rahmen der Gruppenprophylaxe (wie Elternabende etc.) gefördert wurde. Auf Basis der DAJ-Studie 2000 konnte die Bedeutung der häuslichen Zahnpflege durch bivariate Analysen untermauert werden: Kinder, die mindestens einmal täglich die Zähne putzten, hatten eine signifikant geringere Karieserfahrung als diejenigen, die seltener putzten. Die vorliegenden Ergebnisse stehen somit in guter Übereinstimmung mit den Resultaten der 2014 durchgeführten DMS-V-Studie [10].

Zur Rolle der Individualprophylaxe in den zahnärztlichen Praxen ist anzumerken, dass seit 1991 präventive Leistungen im Rahmen der Individualprophylaxe (IP) über die gesetzliche Krankenversicherung abgerechnet werden können. Dazu gehört seit 1993 auch die präventive Versiegelung der Fissuren von Molaren bei Kindern ab dem 6. Geburtstag.

Primär bedingt durch den Confounder „Anwendung von Fluoriden" lässt sich in immer mehr Studien kein oder nur noch ein schwacher Zusammenhang zwischen dem Konsum von Zucker und einer zunehmenden Karieserfahrung nachweisen, ein Trend, der sich bereits seit Jahrzehnten abzeichnet [14]. Somit zeigt sich, dass gezielt eingesetzte Fluoridierungsmaßnahmen helfen können, einen durch steigenden Zuckerkonsum hervorgerufenen Anstieg der Karieserfahrung zu nivellieren.

Wie wir in einer eigenen Studie nachweisen konnten, modifiziert auch die präventive Versiegelung von Fissuren als Confounder den Zusammenhang zwischen Zuckerkonsum und Entwicklung der Karieserfahrung [15]. Insofern haben die gesetzlichen Regelungen in Deutschland entscheidend zur Verbesserung der Zahngesundheit von Kindern und Jugendlichen beigetragen, da sie ab einem Alter von 6 Jahren die Inanspruchnahme von Fissurenversiegelungen und Lokalfluoridierungen ermöglichen.

2.3 Epidemiologie der Gingivitiden

Da Jugendliche in Deutschland und Mitteleuropa nur selten an Parodontitiden erkranken, richtet sich der primäre Fokus in dieser Altersgruppe vor allem auf gingivale Entzündungen, die mit dem Papillen-Blutungs-Index (PBI) erfasst werden [16] [17].

Wertvolle Hinweise auf die Prävalenz der Gingivitis bei 12-Jährigen lieferte die DMS-V-Studie [10]: Entzündungsfreie Gebisse fanden sich bei 22,3 % der Untersuchten und geringe Entzündungszeichen (Grade 1 und 2) bei 86,5 %. Ausgeprägte Entzündungen (Grade 3 und 4) traten mit einer Prävalenz < 10 % auf, wobei der Grad 4 mit 0,1 % kaum vorkam.

Im Vergleich zu den früher durchgeführten DMS-Studien zeigte sich somit eine Verbesserung entzündlicher Veränderungen der Gingiva. Insbesondere im Vergleich zur DMS-IV-Studie wurde eine deutliche Zunahme von Gebissen dokumentiert, die frei von Gingivitis sind. Außerdem halbierte sich die Prävalenz des Grades 3, und Entzündungsgrade 4 bleiben nahezu vollständig aus.

Unabhängig von diesem positiven Trend ist anzumerken, dass eine Gingivitisprävalenz von annähernd 78 % immer noch zu hoch ist, auch wenn die Entzündungsgrade überwiegend gering sind. Deshalb sollte in zahnärztlichen Praxen und Kliniken die Individualprophylaxe auch auf Jugendliche mit einem diesbezüglich erhöhten Risiko fokussieren.

2.4 Verbesserung der epidemiologischen Lage durch evidenzbasierte Präventionsmodelle

Anlässlich der DAJ-Studien bestätigte sich, dass die Krankheitslast der Zahnkaries – wie bei vielen anderen Erkrankungen auch – höchst ungleich verteilt ist: Einer großen Gruppe von Kindern mit naturgesunden Gebissen steht eine kleine Gruppe von „Kariesproduzenten" gegenüber. Bei 12-Jährigen beispielsweise fanden sich 100 % der Zahnschäden auf Defektniveau (DMF-T > 0) bei nur 21,2 % der untersuchten Kinder. Man spricht in diesem Zusammenhang von einer „Polarisierung des Kariesbefalls", ein Phänomen, das aus der Literatur schon seit Längerem bekannt ist [18]. Dies ist darauf zurückzuführen, dass die Inanspruchnahme präventiver und kurativer (zahn)medizinischer Maßnahmen stark von der sozialen Schichtzugehörigkeit der betreffenden Familien abhängt.

Die Polarisierung der Karieserfahrung in bestimmten sozialen Gruppen macht die Einführung von Intensivprophylaxe-Programmen für Kinder aus diesen Gruppen notwendig. 1993 wurde der § 21 SGB V mit dem Ziel novelliert, die Arbeitskreise Jugendzahnpflege in Deutschland als Präventionsanbieter zur Einführung einer Intensivprophylaxe für Kinder mit erhöhtem Kariesrisiko zu bewegen. Dieser Aufforderung des Gesetzgebers kamen aber nur sehr wenige Arbeitskreise nach, sodass eine „Selektive Intensivprophylaxe" (SIP), mit der Defizite im familiären Umfeld kompensiert werden können, bisher nur in wenigen Regionen realisiert wurde, z. B. im Landkreis Marburg-Biedenkopf.

Hier war mit dem „Marburger Modell" bereits im Schuljahr 1992/93 eine flächendeckende Basisprophylaxe in den Schulen realisiert, bei der u. a. ein Fluoridlack eingesetzt wird. Diese Basisprophylaxe ist sehr gut evidenzbasiert und wurde deshalb im Jahr 2000 von den Spitzenverbänden der Krankenkassen als Standardmodell für die Gruppenprophylaxe empfohlen [19]. In vielen anderen Regionen Deutschlands wurden zum damaligen Zeitpunkt mit vergleichsweise hohem Kostenaufwand Gruppenprophylaxe-Programme durchgeführt, deren Einzelkomponenten kaum evidenzbasiert waren.

Im Folgenden wird exemplarisch über zwei Präventionsprogramme berichtet, deren Wirksamkeit in sorgfältig durchgeführten Begleitstudien validiert wurde.

2.4.1 Das Marburger Modell der Basis- und Intensivprophylaxe

Ausgehend von dem Ziel, den von Prof. H.F.M. Schmidt in Marburg entwickelten Fluoridlack Duraphat® einer großen Zahl kariesaktiver Kinder zugänglich zu machen, wurde im Schuljahr 1981/82 ein

Basisprophylaxe-Programm für Grundschüler etabliert, zunächst für die Schulanfänger in der Stadt Marburg. Das anfangs auf die Stadt beschränkte Programm wurde sukzessive auf den gesamten Landkreis Marburg-Biedenkopf ausgedehnt. Seit dem Schuljahr 1992/93 umfasst die präventive Betreuung alle Schüler bis einschließlich der 6. Klasse. Abhängig vom Schultyp und vom Einzugsgebiet der Schulen nehmen zwischen 75 % und 95 % der Kinder an diesem Programm teil. Dabei sind die Teilnehmerzahlen in Einrichtungen mit einem hohen Anteil sozioökonomisch benachteiligter Kinder am höchsten. Seit 2001 können in allen Haupt- und Realschulen der Stadt Marburg auch die Schüler der Klassen 7–10 weiter an der Fluoridprophylaxe in der Schule teilzunehmen.

Basisprophylaxe

Die **Basisprophylaxe** umfasst im Rahmen von halbjährlichen Schulbesuchen des jugendzahnärztlichen Teams

- die kindgerechte Darstellung von Kurzthemen über Zahngesundheit und Ernährung,
- das gemeinsame Zähneputzen nach der KAI-Technik,
- eine zahnärztliche Untersuchung und
- Fluoridlackapplikationen (➤ Abb. 2.4).

Selektive Intensivprophylaxe (SIP)

Ungeachtet der guten Erfolge des Marburger Modells hatten sowohl die Arbeit in den Schulen als auch die wissenschaftliche Begleitung gezeigt, dass nicht alle Schüler gleichmäßig von der Basisprophylaxe profitierten. Bei kariesaktiven Kindern, wie man sie in überdurchschnittlicher Anzahl in den sozialen Brennpunkten antrifft, fiel der Kariesrückgang am geringsten aus. Aufbauend auf den mit der Marburger Basisprophylaxe gesammelten Erfahrungen wurde 1995 damit

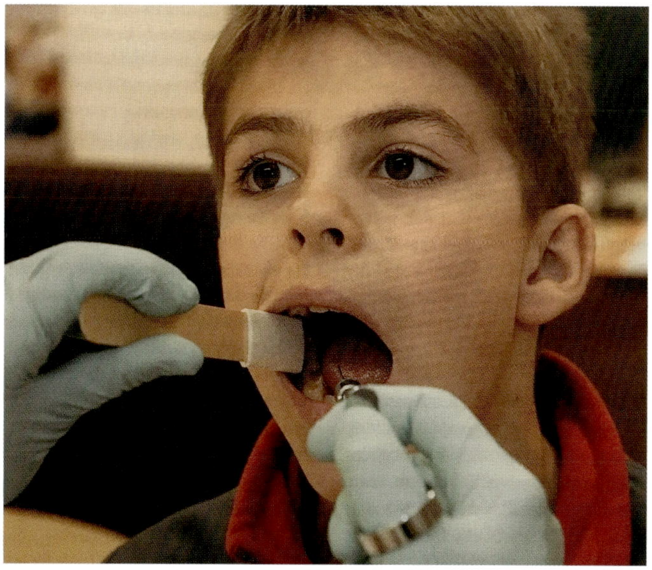

Abb. 2.4 Fluoridlackapplikation in der Schule [W1186]

begonnen, an Schulen in sozialen Brennpunktbereichen ergänzend eine Intensivprophylaxe einzuführen. Im Hintergrund stand die Erkenntnis, dass insbesondere bei der zahnmedizinischen Primärprophylaxe für Kinder mit erhöhtem Kariesrisiko ein Setting-Ansatz verfolgt werden muss, weil Kinder aus sozialen Brennpunkten über die Zahnarztpraxis nur schwer zu erreichen sind. Denn das Inanspruchnahmeverhalten ihrer Familien ist meistens unregelmäßig und vor allem auf die Beseitigung von Schmerzzuständen ausgerichtet.

Welche Kindergärten und Schulen in eine Intensivprophylaxe einbezogen werden müssen, lässt sich mit Hilfe des Significant Caries Index (SiC) [20] oder anhand von Sozialdaten einer Region ermitteln.

Um der zunehmenden Polarisierung der Karieserfahrung der Kinder entgegenzuwirken, wurde das Angebot des Basisprogramms in ausgewählten Schulen um zwei Besuche im Schuljahr erweitert.

Die **Intensivprophylaxe** umfasst zusätzlich zur Basisprophylaxe

- zwei weitere Schulbesuche des jugendzahnärztlichen Teams,
- erweiterte Darbietungen von Aufklärungsthemen (Filme, Bilderbuchkino, Elmex-Gelee-Zahn) und das Anfärben von Belägen,
- zwei zusätzliche Zahnputzübungen nach der KAI-Technik,
- zwei zusätzliche Fluoridlackapplikationen (d. h. insgesamt vier F-Lack-Anwendungen pro Jahr).

Im Jahr 2005 bot sich die Chance, beim Bundesministerium für Bildung und Forschung (BMBF) im Rahmen des „Förderschwerpunkts des BMBF zur Präventionsforschung" Forschungsmittel zu beantragen, die eine qualifizierte Evaluation der selektiven Intensivprophylaxe als Bestandteil des Marburger Modells und damit die Schaffung von Evidenz ermöglichten [21].

Mit der Feldstudie wurden folgende Ziele verfolgt:

1. im Vergleich zu einer Kontrollregion (Landkreis Osnabrück) zu ermitteln, wie groß der Gesamteffekt des erweiterten Marburger Modells bei Kindern mit erhöhtem Kariesrisiko ist, und
2. zu überprüfen, welche Wirkung die einzelnen Bausteine des Programms entfalten.

Im Detail wurde überprüft, ob ein positiver Effekt der Intensivprophylaxe bei den teilnehmenden Kindern hinsichtlich der Mundgesundheit, des Mundhygieneverhaltens, des Ernährungswissens, der Einstellung zur Mundgesundheit sowie der Zahnbehandlungsangst festgestellt werden kann.

Die Studie zielte primär darauf ab, die Effektqualität der Programmmodule des Intensivprophylaxe-Programms für Kinder aus Kariesrisikogruppen zu überprüfen und diese ggf. zu optimieren.

Zur Beurteilung der Wirksamkeit einzelner Programm-Module wurden neben dem „harten" Kriterium Zahnstatus auch das Prophylaxe-, das Ernährungs- sowie das Inanspruchnahmeverhalten weiterer Präventionsangebote (z. B. von Fissurenversiegelungen) untersucht.

Die Frage, ob sich die Intensivierung der präventiven Betreuung positiv auf die Mundgesundheit der beteiligten Kinder auswirkt, wurde im Vergleich zu einer Kontrollregion (Landkreis Osnabrück) untersucht, in der zuvor keine Intensivprophylaxe stattgefunden hatte. Bei Erst-, Viert- und Sechstklässlern wurde mit dem **ICDAS-System der Kariesdiagnose** (➤ Kapitel 5.2.1) als wichtigste Zielgröße die Karieserfahrung erfasst. Für die Beurteilung der Parodontalgesundheit wurde der Gingiva-Index (GI) eingesetzt [22]

Ergänzend wurden psychometrische Untersuchungen (mit Eltern- und Kinderfragebögen) durchgeführt, die der Erfassung von sozialen und prophylaxebezogenen Einflussgrößen dienten: Variablen wie Mundhygieneverhalten, Zahngesundheitswissen, Einstellungen zur Mundgesundheit und Zahnbehandlungsangst.

Alle Variablen wurden mit selbst entwickelten und teststatistisch geprüften, dem Alter der befragten Gruppen angemessenen Fragebögen erhoben. Zahnbehandlungsangst wurde mit dem FEZ-Ki [23] gemessen.

Die **Prüfgruppe** wurde durch Schülerinnen und Schüler des Landkreises Marburg-Biedenkopf gebildet. In dieser Gruppe erfüllten 1078 Schüler (Erst-, Viert- und Sechstklässler) die Einschlusskriterien. Für die **Kontrollgruppe** wurden Kinder aus einer Region in Deutschland rekrutiert, in deren Schulen keine zahnmedizinische Intensivprophylaxe durchgeführt wurde. Der Landkreis Osnabrück stellt eine solche demografisch vergleichbare Region ohne Intensivbetreuung dar. Als Kriterium für die Auswahl der „Brennpunktschulen" (als Stichprobenschulen) dienten erhöhte dmf-t- bzw. DMF-T-Mittelwerte. 56 Schulen mit insgesamt 3561 Schülerinnen und Schüler aus den drei Altersgruppen der Region Osnabrück nahmen im Schuljahr 2007/2008 an der Studie teil.

Im allgemeinen Teil des Eltern-Fragebogens wurden demografische Informationen, wie z. B. Alter, Geschlecht, Familienstand, Bildung, Angaben zu beruflicher Stellung oder ethnischer Herkunft erhoben. Diese Daten wurden sowohl zur Datenanalyse als auch zur **Bildung statistischer Zwillinge („Matching")** verwendet.

Um wesentliche Einflussfaktoren auf die Zahngesundheit kontrollieren zu können und die Aussagekraft der statistischen Analysen zu erhöhen, wurden Probandenpaare gebildet. Jeweils ein Kind aus Prüf- und Kontrollgruppe, die in den dazu verwendeten Kriterien („Matching-Kriterien") übereinstimmten, bildeten ein „statistisches Zwillingspaar". Dabei wurden folgende **Matching-Kriterien** berücksichtigt: Geschlecht, Alter, Schulbildung der Mutter und ethnische Herkunft (Angabe der Eltern zur Sprache in der Familie).

Die erfassten Zielvariablen lieferten die Basis für die Berechnung der folgenden Indizes: D_{3-6}MF-T (unter Einschluss der ICDAS Codes 3–6), $D_{5,6}$MF-T, $D_{1,2}$F-S and D_{3-6}F-S.

Im **Ergebnis** wurden in den untersuchten Altersgruppen unterschiedliche Effekte beobachtet:

- Bezüglich der Zahngesundheit unterschieden sich die **Erstklässler** in Marburg und Osnabrück kaum (d_{3-6}mf-t-Index Prüfgruppe: 3,12, Vergleichsgruppe: 3,28, $p = 0{,}415$). Da die umfassende Intensivbetreuung im Rahmen des Marburger Modells im 1. Schuljahr beginnt, war in der Altersgruppe der 6- bis 7-Jährigen noch kein Effekt der SIP zu erwarten. Die Ergebnisse in den beiden anderen Altersgruppen zeigten eine deutliche Wirkung der SIP auf die Zielgröße „Karieserfahrung".
- Bei den **Viertklässlern** betrug der Mittelwert für den D_{3-6}MF-T-Index in der Prüfgruppe 0,7, in der Vergleichsgruppe 0,94. Der Unterschied erwies sich bei einseitiger Testung als signifikant ($p < 0{,}045$).
- Dabei fiel der Effekt mit einem mittleren D_{3-6}MF-T-Index der Prüfgruppe von 0,88 und der Vergleichsgruppe von 1,73 ($p < 0{,}005$) bei den **Sechstklässlern,** die am längsten von der SIP profitiert hatten, am deutlichsten aus (➤ Abb. 2.5).

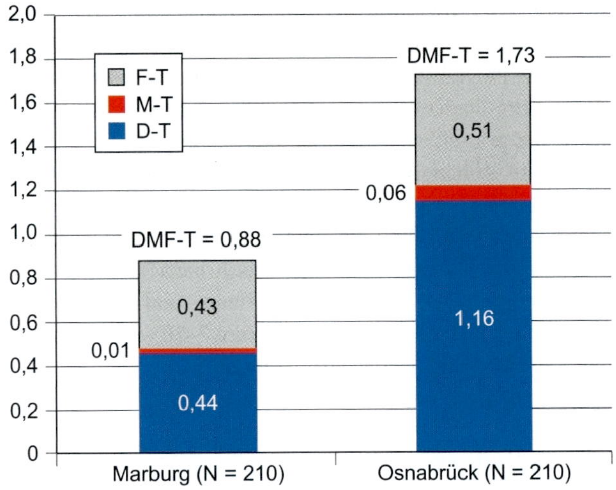

Abb. 2.5 Sechstklässler: DMF-T Mittelwerte und Einzelkomponenten in der Prüf- und Vergleichsgruppe [L143]

Mit der in Marburg-Biedenkopf durchgeführten Selektiven Intensivprophylaxe konnte also ein außerordentlich positiver Effekt erreicht werden. Bei den Sechstklässlern wurde für die Prüfgruppe im Vergleich zur Kontrollgruppe eine Kariesreduktion von 48,1 % ermittelt, d. h. die Karieserfahrung der Sechstklässler ohne SIP war annähernd doppelt so groß wie die der Marburger Schüler.

Die Ergebnisse der Studie von Pieper et al. legen den Schluss nahe, dass mit der SIP vor allem die Weiterentwicklung kleiner Schmelzläsionen (ICDAS-Codes 1 und 2) zu Läsionen mit oberflächlichen Verlusten der Schmelzstruktur (ICDAS-Code 3) oder deutlicher Schattenbildung im Dentin mit oder ohne Schmelzeinbruch (ICDAS-Code 4) verhindert wird [21].

Bei den psychologischen Effektivitätskriterien zeigte sich bei der Zahnbehandlungsangst in allen Altersgruppen eine positive Wirkung der SIP, weil die Kinder wiederholt mit Themen rund um Zähne konfrontiert werden. Diese Gewöhnung ist ein wichtiger Vorteil der Teilnahme an der SIP, da sie ein unvoreingenommenes Verhalten in der individuellen zahnärztlichen Behandlung ermöglicht.

Zwar wirkt sich die SIP bei Kindern aus Kariesrisikogruppen ausgesprochen positiv auf die Zahngesundheit und die Reduktion von Zahnbehandlungsangst aus, doch können die pädagogischen Module anscheinend nicht dazu beitragen, Wissen und Pflegeverhalten erkennbar zu verändern. Somit ist der Effekt des Programms wohl in erster Linie auf die frequenten Anwendungen des Fluoridlacks und die Gewöhnung an zahnärztliche Untersuchungen zurückzuführen. Besonders bei Kariesrisikogruppen wäre eine weitere Verbesserung der kindlichen Einstellung und des kindlichen Verhaltens vermutlich über Programmbausteine zu erreichen, die aufsuchende Elemente enthalten. Maßnahmen, die im Setting Schule angeboten werden, reichen offensichtlich allein nicht aus, eine nachhaltige Wissens- und Verhaltensänderung in den Familien zu bewirken. Deshalb sollten Familien in sozial schwierigen Lagen zusätzlich aufsuchend betreut werden, wenn möglich durch geschulte Angehörige ihrer ethnischen Gruppe.

Die unterschiedliche Wirkung der SIP auf die zahnmedizinische Outcome-Variable einerseits und die psychologischen Zielgrößen andererseits legen den Schluss nahe, dass die **viermalige Fluoridierung pro Jahr** – eine verhaltensunabhängige Maßnahme – **wichtigstes Element der Intensivprophylaxe** ist. Eine **SIP für Kinder mit erhöhtem Kariesrisiko** ist deshalb zwingend durch eine **Lokalfluoridierung im Setting Schule** zu ergänzen.

Die Evaluation des Marburger Modells verdeutlicht, dass sich sowohl in zahnmedizinischen als auch in psychologischen Zielgrößen die erwarteten Unterschiede zwischen den untersuchten ethnischen Gruppen und sozialen Schichten zeigen: Deutsche Schüler und Familien mit hohem sozioökonomischem Status weisen eine bessere Zahn- und Mundgesundheit auf. Allerdings spricht die fehlende Wechselwirkung zwischen Gruppenzugehörigkeit und Region dafür, dass die SIP gleich gut auf Schüler verschiedener Schichten und Ethnien wirkt.

2.4.2 Das Modell Dormagen: „Gemeinsam gegen Karies"

Obwohl sich die Zahngesundheit von Kindern und Jugendlichen in Deutschland in den letzten Jahrzehnten erheblich verbessert hat, stellt die frühkindliche Karies (ECC) immer noch ein bedeutsames Problem im Public-Health-Bereich dar. Trotz der insgesamt positiven Entwicklung der Zahngesundheit bei Jugendlichen und Schulkindern rücken die Stagnation des „caries decline" im Milchgebiss und die unzureichende Versorgung kariöser Milchzähne immer mehr in den Fokus.

Deshalb wurde von Bartsch et al. ein **interdisziplinäres Präventionskonzept zur Vermeidung der frühkindlichen Karies (ECC)** entwickelt [24] und in der Projektregion Stadt Dormagen, die zu den sozioökonomisch schwächeren Regionen im Rhein-Kreis Neuss gehört, eingeführt und wissenschaftlich evaluiert. Der niedrige Sozialstatus von vier Stadtgebieten korrelierte mit einer hohen Kariesprävalenz und Karieserfahrung der Grundschüler.

Das Programm „Gemeinsam gegen Karies" ist durch eine persönliche, umfangreiche und wiederholte Aufklärung junger Eltern zum Thema Mundhygiene und Ernährungsverhalten durch ein Team bestehend aus Gynäkologen, Hebammen, Pädiatern, Zahnärzten und Mitarbeitern des städtischen Sozialdienstes gekennzeichnet. Projektinitiator und -koordinator ist der zahnärztliche Dienst des Kreisgesundheitsamtes.

Die Intervention startet durch die Gynäkologen mit Beginn der Schwangerschaft und wird kurz nach der Geburt durch die Hebammen und Sozialdienste der Stadt Dormagen fortgesetzt. Zur Früherkennungsuntersuchung U5 bzw. UZ1 im 6. Lebensmonat des Kindes, zur U6-Untersuchung (ca. 12. Lebensmonat) und zur U7- bzw. UZ2-Untersuchung im Alter von ca. 2 Jahren des Kindes übernehmen die Pädiater und Zahnärzte die Aufgabe der klinischen Untersuchung, Instruktion und Motivation zum Thema ECC. Einen Überblick des Programmablaufs zeigt ➤ Abb. 2.6.

Basierend auf einer verstärkten interdisziplinären Zusammenarbeit verschiedener Partner im Gesundheitswesen sollen wiederholte Beratungen bei Schwangeren und jungen Eltern Wissensdefizite zum Thema ECC reduzieren und eine positive Verhaltensänderung bewirken.

Informationsmaterialien

Um eine einheitliche und abgestimmte Informationsvermittlung durch alle Projektpartner sicherzustellen, wurden Medien gestaltet, die die Akteure bei der Beratung verwenden. Da diese Informationen vor allem Familien mit niedrigem sozialen Status, geringem Bildungsstand und Migrationshintergrund erreichen sollen, wird bewusst auf umfangreiche und komplizierte Erklärungen verzichtet und stattdessen mit allgemein verständlichen Abbildungen gearbeitet. Die Flyer liegen in deutscher und türkischer Sprache vor.

Nachfolgend eine Zusammenstellung der wichtigsten **Flyer:**

- Der Flyer „Tipps für die Schwangerschaft" klärt über Themen wie beispielsweise „Folgen der Hormonumstellung wie Schwangerschaftsgingivitis oder Neigung zum Erbrechen und die damit notwendige angepasste Zahnpflege" auf. Außerdem werden regelmäßige Kontrollbesuche beim Zahnarzt und die Inanspruchnahme professioneller Zahnreinigungen während der Schwangerschaft empfohlen.
- Die meisten Eltern fühlen sich unzureichend über die optimale Pflege der ersten Dentition aufgeklärt. Der Flyer „Ab jetzt putz mit, dann bleiben die Zähne fit" vermittelt Tipps zur Vermeidung der Nuckelflaschenkaries. Hierzu zählen das Putzen ab dem Durchbruch des ersten Milchzahnes, Informationen zum Stillen und der Ernährung mit der Flasche sowie die Aufforderung zum ersten Zahnarztbesuch ab dem 6. Lebensmonat.
- Der „Zahnärztliche Vorsorgepass für Mutter und Kind" ist in 5 Rubriken (Beginn der Schwangerschaft, Ende der Schwangerschaft, Geburt, U5/UZ1-Untersuchung, U7/UZ2-Untersuchung) aufgeteilt und fasst für die entsprechenden Lebensabschnitte die wichtigsten Informationen kurz zusammen. Er ist als Stempelkarte gestaltet, sodass die Eltern eine Übersicht über die Projektpartner haben und die Kooperationspartner die durchgeführten Informationseinheiten dokumentieren können.

Zur Aufklärung und Erinnerung der Eltern an den ersten zahnärztlichen Besuch mit ihrem Kind im 6. Lebensmonat wurde eine **Pinnwandkarte** gestaltet, auf der die zahnärztlichen Untersuchungs- und Beratungstermine notiert werden können.

Um die Informationsimpulse interessanter zu gestalten, werden die Flyer zusammen mit gesponserten zahnärztlichen Präsenten (Zahnpasta, Zahnbürste, Beißring, Zahnseide, Zahnputzuhr) überreicht. Von Beginn der Schwangerschaft bis zur U7-Untersuchung im Alter von 2 Jahren werden den Eltern durch die Projektpartner insgesamt 7 Geschenk- und Informationspäckchen ausgehändigt.

Projektpartner und deren Aufgaben

Aufgrund der Ungleichverteilung der Karieslast sollen vor allem sozial schwache Familien für die Teilnahme an dem Programm gewonnen werden, ohne diese jedoch zu stigmatisieren. Als Mediatoren mussten daher Partner gewonnen werden, die eine hohe Akzeptanz genießen und von Angehörigen aller sozialen Schichten aufgesucht werden. Dazu gehören z. B. Mitarbeiterinnen im städtischen Krankenhaus, in dem jeder Gebärenden eine *Hebamme* zur

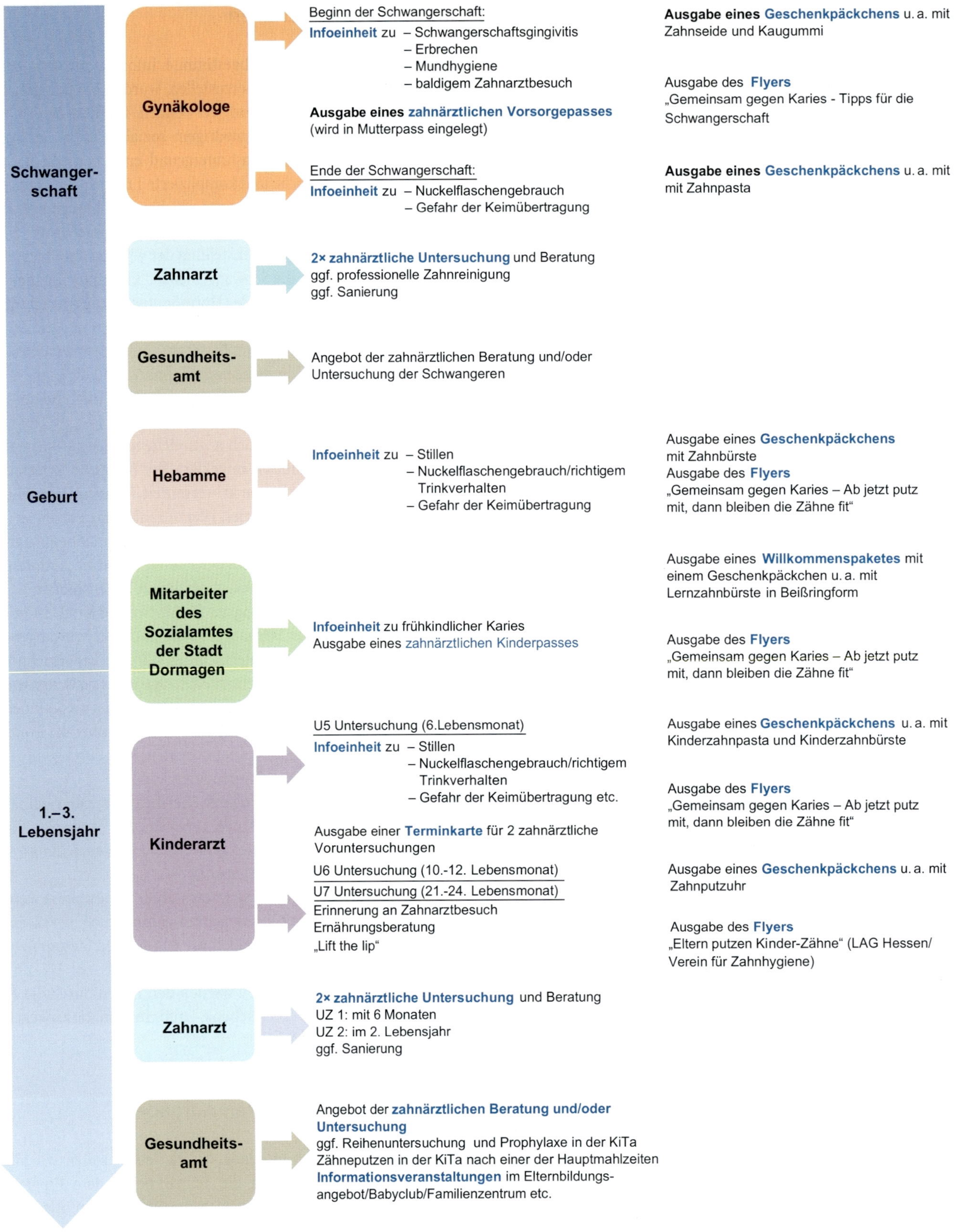

Abb. 2.6 „Gemeinsam gegen Karies“: Präventive Maßnahmen im Zeitverlauf [M1118/L143]

Seite gestellt wird. Zusätzlich besucht der *städtische Sozialdienst* jede Familie mit einem Neugeborenen. Diese Berufsgruppen wurden daher als interdisziplinäres Team in das Projekt eingebunden, sodass fast 100 % aller Eltern erreicht werden.

Gynäkologen (1. und 2. Informationsimpuls) Durch die Vorgaben des Bundesausschusses der Ärzte und Krankenkassen wurden die Gynäkologen verpflichtet, im letzten Drittel der Schwangerschaft über die Bedeutung der Mundgesundheit für Mutter und Kind aufzuklären. Zu Beginn der Schwangerschaft *(1. Informationsimpuls)* klärt der Gynäkologe über Schwangerschaftsgingivitis sowie Parodontitis auf. Er gibt Tipps zum Verhalten nach Erbrechen und fordert die Schwangere zum regelmäßigen Zahnarztbesuch auf. Am Ende der Schwangerschaft *(2. Informationsimpuls)* wird die Gefahr der Übertragung kariogener Keime auf das Kind thematisiert.

Hebammen (3. Informationsimpuls) Die *3. Beratung* zu den Themenbereichen Stillen, Ernährung und Trinkverhalten erfolgt im Kreiskrankenhaus Dormagen durch die *Hebammen.*

Städtische Sozialdienste (4. Informationsimpuls) Die *Sozialdienste der Stadt Dormagen* besuchen im Rahmen des Programms „Willkommen im Leben" jede Familie mit einem Neugeborenen und überreichen das *4. Geschenk- und Informationspäckchen,* das unter anderem auch den zahnärztlichen Kinderpass der KZV Nordrhein enthält. Das Programm ist seit Jahren etabliert, sodass über diesen Weg ca. 98 % der Familien erreicht werden.

Kinderärzte (5.–7. Informationsimpuls) Im Rahmen der U5- (6.–7. Lebensmonat), U6- (10.–12. Lebensmonat) und U7-Untersuchung (21.–24. Lebensmonat) übernehmen die *Kinderärzte* die Motivation und Instruktion zur Mundhygiene beim Kleinkind und die Beratung rund um die Themen Nuckelflaschenkaries, Ernährung und Trinkverhalten *(5.–7. Informationseinheit).* Das 5. Informationspäckchen (mit Kinderzahnbürste, Kinderzahnpasta und dem Flyer „Eltern putzen Kinderzähne") wird im 6. Lebensmonat des Kindes ausgegeben. Dabei werden die Eltern daran erinnert, mit der Zahnpflege bei Durchbruch des ersten Milchzahnes zu beginnen.

Zahnärzte Die Zahnärzte der Stadt Dormagen wurden vor Beginn des Projektes zu zwei Informationsveranstaltungen eingeladen und erhielten schriftliche Erläuterungen. Neben der Beratung und Untersuchung der Mutter während der Schwangerschaft erfolgen hier die zahnärztlichen Erstuntersuchungen des Kindes ab dem 6. Lebensmonat mit umfangreicher Aufklärung der Eltern rund um das Thema ECC.

Gesundheitsamt, zahnärztlicher Dienst Das Gesundheitsamt Dormagen koordiniert das gesamte Projekt und führt im Rahmen des Gesetzes zur frühen Bildung und Förderung von Kindern (KiBiz § 10 Abs. 3) und nach § 21 SGB V jährliche zahnärztliche Untersuchungen in den Kindertagesstätten durch. Bei ausbleibender Behandlung eines Kindes erfolgt eine Einladung in das Gesundheitsamt zu einem Beratungsgespräch, in Ausnahmefällen wird sogar das Jugendamt beteiligt. Karitative Einrichtungen wie z. B. Schwangerenberatungsstellen, Babyclubs, Familienzentren etc. sind in das Programm eingebunden. Dort veranstaltet das Gesundheitsamt regelmäßig Elternabende.

Wissenschaftliche Begleitung des Projektes

Im Fokus der Begleitstudie stand die folgende Frage: Lässt sich mit einem interdisziplinären Präventionskonzept auf der Basis wiederholter Informationsimpulse die Entstehung der frühkindlichen Karies (ECC) verhindern bzw. eindämmen?

Die präventive Wirkung des Vorsorgeprogramms in der Prüfgruppe wurde im „historischen" Vergleich zu einer Kohorte gleichaltriger Kinder (Kontrollgruppe) geprüft, die nicht von dem neu eingeführten Programm profitiert hatten. Um den „secular trend" des Kariesrückgangs nicht außer Acht zu lassen, wurde die Kariesentwicklung in der Projektstadt zusätzlich mit der in benachbarten Kommunen ohne ein entsprechendes Vorsorgeprogramm verglichen.

Hauptzielgrößen der Studie waren die Karieserfahrung (gemessen mit dem d_{3-6}mf-t-Index) und die Kariesprävalenz bei 3- bis 4-Jährigen, die an der ECC-Prävention teilgenommen hatten, im Vergleich zu Gleichaltrigen ohne entsprechende Vorsorgemaßnahmen. Die Erhebung der Zahnbefunde der 3- bis 4-Jährigen erfolgte im Rahmen der zahnärztlichen Reihenuntersuchungen in Kindergärten in folgenden Zeiträumen:

- Kontrollgruppe: Geburtszeitraum 06/2007–12/2008, Untersuchungszeitraum 01/2012–07/2012
- Prüfgruppe: Geburtszeitraum 03/2011–09/2012, Untersuchungszeitraum 10/2015–03/2016

Die Befundung der Kinder erfolgte durch zwei kalibrierte Zahnärztinnen auf der Basis des „ICDAS collapsed", bei dem die ICDAS Scores 1 + 2, 3 + 4 sowie 5 + 6 zusammengeführt werden.

Zur Untersuchung der primären Hypothese, dass der d_{3-6}mf-t-Index in der Prüfgruppe geringer ist als in der Vergleichsgruppe, wurde der Mann-Whitney-U-Test als nichtparametrischer Signifikanztest durchgeführt.

Zahnmedizinische Ergebnisse und Diskussion

Die Kontrollgruppe umfasste 661 und die Prüfgruppe 706 3- bis 4-Jährige. Der mittlere d_{3-6}mf-t war in Prüfgruppe (0,46) nur halb so hoch wie bei der Kontrollgruppe (0,92) ($p < 0,001$) (➤ Abb. 2.7).

Besonders stark sank der Anteil der Kinder mit sECC: Der prozentuale Anteil der 3- bis 4-Jährigen mit diesem Krankheitsbild war in der Prüfgruppe (mit 7,9 %) nur ca. halb so hoch wie in der Kontrollgruppe (14,5 %) (➤ Abb. 2.8). Der Vergleich der einzelnen Kariesstadien nach ICDAS ergab für alle drei „ICDAS collapsed"-Stadien signifikante Verbesserungen.

Sowohl beim berichteten Ernährungs- als auch beim Zahnpflegeverhalten unterschied sich die Prüfgruppe positiv und signifikant von der Kontrollgruppe. Somit konnte durch das Präventionsprogramm „Gemeinsam gegen Karies" eine signifikante Verhaltensänderung bei den Eltern und in der Folge eine deutliche Verbesserung der Zahngesundheit ihrer Kinder erreicht werden. Der starke Rückgang des Auftretens von sECC-Fällen bestätigt den Erfolg des Programms in dem Bestreben, insbesondere die Kariesrisikogruppe zu erreichen. Dies gelang vor allem durch die Kombination aus aufsuchender Betreuung durch den Sozialdienst der Stadt und die Hebammen

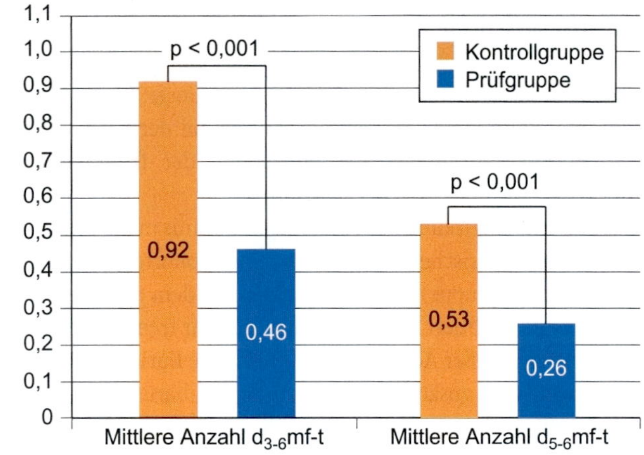

Abb. 2.7 Vergleich der Mittelwerte von d_{3-6}mf-t und d_{5-6}mf-t in der Kontroll- und in der Prüfgruppe [L143]

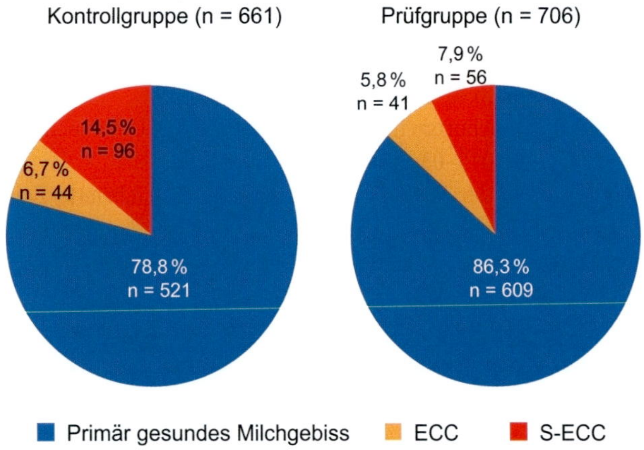

Abb. 2.8 Prozentuale Verteilung der Kinder in der Kontroll- und in der Prüfgruppe mit primär gesundem Milchgebiss oder ECC bzw. sECC [L143]

mit Elementen einer niedrigschwelligen „Komm"-Struktur. Die Ergebnisse der hier vorgestellten Studie bestätigen somit die Hypothese, dass sich durch möglichst früh einsetzende wiederholte Informationsimpulse die frühkindliche Zahngesundheit deutlich verbessern lässt. Auch Feldens et al. erzielten mit einem Interventionsprogramm, das auf einer aufsuchenden Betreuung basierte und im 1. Lebensjahr insgesamt 10 Impulse umfasste, eine Reduktion der sECC-Prävalenz bei 4-Jährigen um rund ein Drittel [25].

Das hier vorgestellte Präventionskonzept ist ein zukunftsweisendes Modell für andere Regionen in Deutschland. Wesentliche Voraussetzung für eine Verstetigung in der Projektregion sowie für eine flächendeckende Implementierung aleo loco ist allerdings, dass die Finanzierung langfristig sichergestellt wird. Zu prüfen ist, ob dies beispielsweise aus Mitteln erfolgen könnte, die die Krankenkassen für die Gruppenprophylaxe zur Verfügung stellen. Hierbei ist zu berücksichtigen, dass die Kosten für das Legen einer einflächigen Füllung bei einem gesetzlich versicherten Kind rund 5-mal so hoch sind wie die Kosten für die Informationspäckchen im gesamten Präventionszeitraum.

Abschließend ist zu überlegen, durch welche Ergänzungen die Wirksamkeit des Programms weiter gesteigert werden könnte. Hier sind vor allem der Aufbau eines systematischen Trainings der motivierenden Gesprächsführung (Motivational Interviewing) [26] und die Einführung eines Arresting Caries Treatment (ACT) durch punktuelle Fluoridlackapplikation auf gerade entstehende Schmelzläsionen zu nennen. Basis für ein Arresting Caries Treatment ist die frühzeitige Diagnose kleiner Schmelzläsionen durch die Kinderärzte ab der Früherkennungsuntersuchung U6 (10.–12. Lebensmonat) und durch die Zahnärzte ab der UZ1 (6.–9. Lebensmonat) sowie später anlässlich der UZ2 (2. Lebensjahr).

Fazit

Durch eine verstärkte früh einsetzende interdisziplinäre Zusammenarbeit von Gynäkologen, Hebammen, Pädiatern, Zahnarztpraxen sowie Gesundheits- und Jugendämtern können vorhandene Strukturen bei geringen Kosten effektiv zur ECC-Prophylaxe genutzt werden. Das hier vorgestellte Programm kann somit als Baustein zur Verringerung gesundheitlicher Ungleichheiten in der Bevölkerung dienen und zeigt einen möglichen Weg, wie sich die ECC auch in anderen Regionen eindämmen ließe.

LITERATUR

[1] Wyne AH. Early childhood caries: nomenclature and case definition. Community Dent Epidemiol 27, 313; 1999.
[2] American Academy of Pediatric Dentistry (AAPD). Policy on Early Childhood Caries (ECC): Classifications, Consequences, and Preventive Strategies. Oral Health Policies, Reference Manual 31, 40; 2008.
[3] Steiner M, Menghini G, Curilovic Z, Marthaler T. Kariesbefall der Schüler der Stadt Zürich im Zeitraum 1970–1993. Schweiz Monatsschr Zahnmed 104, 1210; 1994.
[4] Menghini G, Steiner M, Marthaler T, Helfenstein U, Brodowski D, Imfeld C, Weber R, Imfeld T. Kariesprävalenz von Schülern in 16 Zürcher Landgemeinden in den Jahren 1992–2000. Schweiz Monatsschr Zahnmed 113, 267; 2003.
[5] World Health Organization. Formulating strategies for health for all by the year 2000. Genf; 1979.
[6] Fédération Dentaire Internationale. Global goals for oral health in the year 2000. Int Dent J 32, 74; 1982.
[7] Hobdell M, Petersen PE, Clarkson J, Johson N. Global goals for oral health 2020. Int Dent J 53, 285; 2003.
[8] Oesterreich D, Ziller S. Mundgesundheitsziele für Deutschland bis zum Jahr 2000. Public Health Forum 13, 22; 2005.
[9] Institut der Deutschen Zahnärzte (Hrsg.). Dritte Deutsche Mundgesundheitsstudie (DMS III). Deutscher Zahnärzteverlag DÄV. Köln; 1999.
[10] Institut der Deutschen Zahnärzte (Hrsg.): Fünfte Deutsche Mundgesundheitsstudie (DMS V). Deutscher Zahnärzteverlag DÄV. Köln; 2016.
[11] Pieper K. Epidemiologische Begleituntersuchungen zur Gruppenprophylaxe 2009. Deutsche Arbeitsgemeinschaft für Jugendzahnpflege. Bonn; 2010.
[12] Team DAJ, Greifswald: Epidemiologische Begleituntersuchungen zur Gruppenprophylaxe 2016. Deutsche Arbeitsgemeinschaft für Jugendzahnpflege. Bonn; 2017.
[13] Born C, Brauns U, Dürr KG, Hartmann T, Panthen C, Schmidt-Schäfer S, Völkner-Stetefeld P, von der Burg C, Winter-Borucki G, Wleklinski C. Mundgesundheit 3- bis 5-jähriger Kindergartenkinder. Hessische Z 11, 470; 2005.
[14] Burt BA, Pai S. Sugar Consumption and caries risk: A systematic review. J Dent Educ 65, 2023; 2001.

[15] Pieper K, Winter J, Heinzel-Gutenbrunner M, Margraf-Stiksrud J. Association between a New Sugar Index and Caries Experience: Results of a Cross-Sectional Field Study. Caries Res 2019, 53: 160–167
[16] Mühlemann HR, Son S. Gingival sulcus bleeding – a leading symptom in initial gingivitis. Helv odont Acta 15, 107; 1971.
[17] Saxer UP, Mühlemann HR. Motivation und Aufklärung. Schweiz Monatsschr Zahnheilk 85, 905; 1975.
[18] Pieper K, Krüger W, Prasil P. Der Einfluß der sozialen Schicht auf Kariesbefall, Sanierungsgrad und Mundhygiene bei Jugendlichen. Dtsch Zahnärztl Z 36, 376–378; 1981.
[19] Arbeitsgemeinschaft der Spitzenverbände der Krankenkassen: Gruppenprophylaxe 2000. Konzept der Spitzenverbände der Krankenkassen zur Weiterentwicklung der Maßnahmen nach § 21 Abs. 1 SGB V (Weiterentwicklungskonzept Gruppenprophylaxe) vom 20. November 2000. Bundesverband der landwirtschaftlichen Krankenkassen, Kassel; 2000.
[20] Bratthall D. Introducing the Significant Caries Index together with a proposal for a new global goal for 12-year-olds. Int Dent J, 50: 378–384; 2000.
[21] Pieper K, Weber K, Margraf-Stiksrud J, Heinzel-Gutenbrunner M, Stein S, Jablonski-Momeni A. Evaluation of preventive program aiming at children with increased caries risk using ICDAS II criteria. Clin Oral Invest 17:2049–2055; 2013.
[22] Löe H, Silness J. Periodontal disease in pregnancy. Acta Odont Scand 21: 533–542; 1963.
[23] Margraf-Stiksrud J. Fragebogen zur Erfassung von Zahnbehandlungsangst bei Kindern (FEZ-Ki). In: Margraf J, Hoyer J (Hrsg.). Angstdiagnostik. Springer: Berlin; 2003a, S. 535–537.
[24] Bartsch B, Schütz C, Winter J, Jablonski-Momeni A, Pieper K. „Gemeinsam gegen Karies". Oralprophylaxe Kinderzahnheilkd 40: 171–177; 2018.
[25] Feldens CA, Giugliani ER, Duncan BB, Drachler Mde L, Vítolo MR. Long-term effectiveness of a nutritional program in reducing early childhood caries: a randomized trial. Community Dent Oral Epidemiol 38: 324–332; 2010.
[26] Weinstein P, Harrison R, Benton T. Motivating parents to prevent caries in their young children. One-year findings. J Am Dent Assoc 135, 731–738; 2004.

KAPITEL

3

Blend Hamza und Hubertus van Waes

Anamnese und Befunderhebung

3.1 Anamnese

Die systematische Erhebung der Anamnese und des klinischen Befundes gelten sowohl in der Allgemein- als auch in der Zahnmedizin als Standard. Eine erste kinderzahnmedizinische Beurteilung soll im Idealfall vor dem vollendeten ersten Lebensjahr durchgeführt und danach immer wieder aktualisiert werden. Kinder zeigen entwicklungsbedingte physische und psychische Besonderheiten und sind kein verkleinertes Abbild von Erwachsenen. Somit gehört ein individuelles Assessment des zu untersuchenden bzw. zu behandelnden Kindes zu den Kernaufgaben der Zahnärztinnen und Zahnärzte [1]. Dabei erfolgt eine Auswertung der Anamnese sowie der durchgeführten Untersuchungen.

Die Mitarbeit und Belastbarkeit des Kindes spielen eine wesentliche Rolle für Prophylaxe und Behandlung und lassen sich während der Erhebung der Anamnese und Befunde – normalerweise während des ersten Besuches – einschätzen. Kinder, die sich willig auf den Zahnarztstuhl setzen und den Mund aufmachen, zeigen in der Regel eine gute Mitarbeit bei der Behandlung.

Den ersten Zahnarztbesuch für das Kennenlernen zu reservieren und therapeutische Eingriffe auf die zweite Sitzung zu verschieben verbessert die Mitarbeit des Kindes [2]. Aus dem gleichen Grund soll die Behandlung auf wenige Sitzungen aufgeteilt werden.

Die nötige Mitarbeit des Kindes bei Prophylaxemaßnahmen stellt ebenfalls eine Herausforderung dar. Eine erhöhte Frequenz der Nachkontrollen kann in schwierigen Fällen eine primär ungenügende Mitarbeit verbessern [3]. Der persönliche Entwicklungsstand des Kindes und der Einfluss bzw. das Vorbild der Eltern dürfen in diesem Zusammenhang natürlich nicht unterschätzt werden. Es gibt in der Literatur kein universelles Tool, um die Mitarbeit eines Kindes zuverlässig vorherzusagen. Deshalb sollten Zahnärztinnen und Zahnärzte sich und ihr Team sensibilisieren, ausbilden und trainieren, um auf verschiedene Szenarien vorbereitet zu sein [4].

Der soziale Status des Kindes spielt für die Einschätzung eine große Rolle. Kinder mit schwierigen familiären oder finanziellen Hintergründen haben in der Regel mehr Karies [5][6][7]. Hier kann eine engmaschige Nachkontrolle hilfreich sein, um die Mundhygiene zu verbessern [8]. Allerdings fehlt vor solchem Hintergrund oft die Compliance der Eltern für einen engmaschigen Recall und die Umsetzung der Empfehlungen.

3.1.1 Allgemeinmedizinische Anamnese

Die allgemeinmedizinische Anamnese ist ein wichtiges Fundament für das kinderzahnmedizinische Assessment. Sie dient dazu, Behandlungsrisiken zu erkennen und gegebenenfalls weiterführende Abklärungen und Vorkehrungen vor zahnärztlichen Eingriffen einzuleiten. Es empfiehlt sich, durch die Eltern einen standardisierten Anamnesebogen ausfüllen zu lassen, mit dem alle relevanten Erkrankungen des Kindes oder anderer Familienangehöriger sowie eingenommene (auch selbstverordnete) Medikamente evaluiert werden können. Wenn möglich wird der Anamnesebogen vor der ersten Sitzung den Eltern per Mail oder Post nach Hause geschickt. Dies hat den Vorteil, dass sie sich die Fragen in aller Ruhe überlegen und beantworten können, was im Praxiswarteraum und in Anwesenheit des Kindes nicht immer möglich ist. Auch wenn die allgemeinmedizinische Anamnese durch die Eltern eingetragen bzw. mündlich berichtet wird, besteht dennoch die Möglichkeit, dass sie medizinische Probleme ihres Kindes bzw. deren Relevanz für eine zahnmedizinische Behandlung nicht verstehen oder gar verheimlichen [9]. Bei Unklarheiten oder im Falle einer Multimorbidität ist eine Rücksprache mit der behandelnden Ärztin oder dem Arzt unverzichtbar.

Selbst wenn der Anamnesebogen sorgfältig durch die Eltern ausgefüllt wurde oder wenn bereits ausführliche ärztliche Berichte vorliegen, sollten die relevanten Informationen noch einmal mündlich erhoben werden. Dieses Anamnesegespräch kann wichtige Informationen über die familiären Gegebenheiten des Kindes liefern.

3.1.2 Zahnmedizinische Anamnese

Spezifische Fragen zur zahnärztlichen Anamnese können im selben standardisierten Anamnesebogen integriert werden. Essenziell sind Fragen zum Anlass des aktuellen Besuchs, zu den Erwartungen der Eltern bzw. des Kindes an die Behandlung sowie zu den bisherigen zahnmedizinischen Erfahrungen, der Kooperation der Kinder dabei und den Ernährungs- und Prophylaxegewohnheiten. Angaben zu früheren Zahntraumata sowie die Häufigkeit des Konsums von zucker- oder säurehaltigen Speisen und Getränken sind ebenfalls wichtig.

Anhand des Anamnesebogens kann ein wichtiger Eindruck der vorliegenden Situation gewonnen werden, bevor Kind und Eltern das Behandlungszimmer betreten. Auch die zahnmedizinische Anamnese soll durch gezielte Fragen untermauert und gegebenenfalls präzisiert werden. Bei der zahnmedizinischen Anamnese soll das Kind – je nach Alter – selbst zu Wort kommen. Oft können schmerzende Zähne vom Kind mit dem Finger bezeichnet werden. Bei Fragen zur Schmerzqualität (Intensität, Dauer, Zeitpunkt, Auslöser, Einfluss Kälte/Wärme) sind die Behandelnden jedoch auf ergänzende Angaben der Eltern angewiesen, obwohl die Aussage des Kindes diesbezüglich je nach Alter präziser sein kann. Manche Eltern neigen dazu, die bisherigen negativen zahnmedizinischen Erfahrungen und die Angst ihres Kindes übertriebener zu schildern als ihr Kind selbst [10]. Die Zahnärztinnen und Zahnärzte sollten das Anamnesegespräch als Gelegenheit nutzen, um ihre Empathie zu zeigen, und so schon gleich vor Beginn der Untersuchungen damit starten, ein Vertrauensverhältnis zu Kind und Eltern aufzubauen.

3.2 Extraorale Untersuchung

Kinder weisen in der Regel keine umfangreiche medizinische Vorgeschichte auf. Daher kann es passieren, dass Zahnärztinnen und Zahnärzte unter Umständen als Erste eine relevante Erkrankung entdecken. Bevor in den Mund geschaut wird, sollten die extraoralen Befunde erfasst werden. Dies beginnt, sobald das Kind das Behandlungszimmer betritt. Der Allgemeinzustand des Kindes (Größe, Gewicht, Mobilität), sein Auftreten und sein äußeres

Erscheinungsbild können Informationen über seinen Entwicklungsstand und seine soziale Situation geben. Eine ungepflegte Erscheinung kann ein Hinweis auf Kindsvernachlässigung sein. Auf dem Zahnarztstuhl sollen zusätzlich folgende Untersuchungen durchgeführt werden:

- **Ektodermaler Status:** Die Sauberkeit und Beschaffenheit der Haut und Haare sollte beurteilt werden. Eine trockene Haut, dünne und spärliche Haare (Kopfhaar, Augenbrauen und Wimpern) können auf eine ektodermale Dysplasie hinweisen. Brüchige Fingernägel und fehlendes Schwitzen können den Verdacht erhärten. Zahnfehlbildungen und Nichtanlagen in Milch- und bleibendem Gebiss treten hier ebenfalls häufig auf.
- **Gesichtsasymmetrien:** Form- und Farbasymmetrien sollten erkannt und ggf. fotografisch dokumentiert werden. Asymmetrien im Sinne einer einseitigen Schwellung und Rötung können auf dentogene Abszesse hinweisen. Ein reduzierter Allgemeinzustand und Beteiligung des Augenunterlides oder ein nicht mehr tastbarer Unterkieferrand können auf schwerwiegende Komplikationen hinweisen und eventuell eine antibiotische Therapie oder sogar eine Spitaleinweisung erforderlich machen.
  Weitere mögliche Ursachen für Gesichtsasymmetrien sind Gebissfehlstellungen, angeborene Missbildungen, Wachstumsstörungen, Traumata und Neubildungen (Zysten, Tumoren). Ergänzende Untersuchungen sollten je nach mutmaßlicher Ursache veranlasst werden.
- **Hautfarbe und Effloreszenzen:** Hauteffloreszenzen im Gesicht sollten dokumentiert und deren Ursache sollte hinterfragt werden. Zum Beispiel kann sich eine Infektion mit dem Herpes-Simplex-Virus durch Auftreten von gruppierten Bläschen auf den Lippen manifestieren. Bei Kindern zwischen 2 und 5 Jahren treten häufig periorale honiggelbe Schorfe auf. Sie sind typisch für Impetigo contagiosa und stellen die häufigste bakterielle Hauterkrankung in dieser Altersgruppe dar (➤ Abb. 3.1). Die Läsionen werden häufig mit Herpes labialis verwechselt, persistieren jedoch länger (Cave: sehr ansteckend).
- **Faziale Entwicklung:** Die faziale Entwicklung des Kindes ist regelmäßig zu beurteilen. Ein schwacher Lippentonus sowie dauernde Mundatmung und bestimmte Habits (z. B. das Daumenlutschen) können die normale Entwicklung beeinträchtigen. Eltern sollen über die negativen Wirkungen dieser Verhaltensweisen aufgeklärt werden. Bei deutlichen Entwicklungsabweichungen (z. B. massive Retro- oder Prognathie einer der Kiefer) sollte zeitnah eine kieferorthopädische Expertise eingeholt werden (siehe auch ➤ Kapitel 3.3.7).
  Im Rahmen der Beurteilung der fazialen Entwicklung sollten die *Kiefergelenke* genau untersucht werden. Schmerzen bei deren sanfter Palpation sowie Einschränkungen und deutliche seitliche Unterkieferabweichungen während der Mundöffnung können auf ein Entzündungsgeschehen (z. B. juvenile idiopathische Arthritis) hinweisen (➤ Abb. 3.2). Bei entsprechendem Verdacht auf bestehenden Krankheitswert sollte das Kind rheumatologisch abgeklärt werden.
- **Lymphknoten:** Die submandibulären, submentalen und zervikalen Lymphknoten sollten inspiziert und palpiert werden. Aufgrund der häufigen Infektionen sind geschwollene Lymphknoten bei Kindern in diesen Regionen kein seltener Befund. Dennoch können idiopathisch geschwollene Lymphknoten, die länger als 2 Wochen bestehen, einen wichtigen Hinweis auf Neubildungen oder andere Erkrankungen liefern [11]. Bei Verdacht auf einen entsprechenden Befund muss die Überweisung zur Kinderärztin bzw. zum Kinderarzt erfolgen.

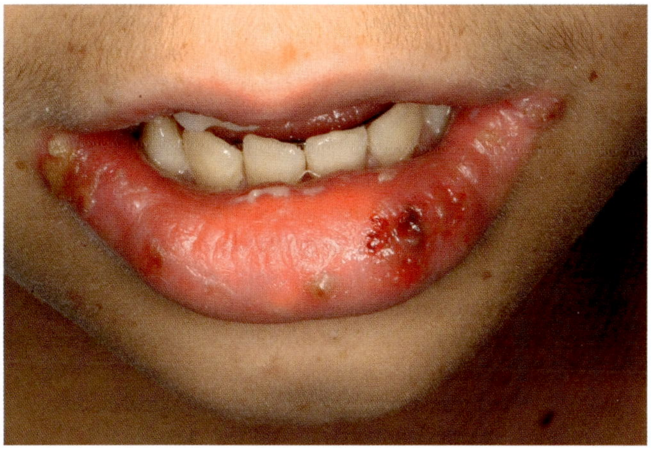

Abb. 3.1 Seit 3 Wochen bestehendes Impetigo contagiosa bei einem 10-jährigen Jungen [M1123; M1124]

3.3 Intraorale Untersuchung

Nach Bewertung der extraoralen Befunde erfolgt die intraorale Untersuchung. Auch wenn die Diagnostik der Karies und Zahnfehlstellungen in der Regel im Fokus der zahnärztlichen Routineuntersuchungen steht, sollte zunächst ein Überblick über die Gesamtsituation in der Mundhöhle (Zustand der Weichgewebe und des Parodonts) erfasst werden. So kann sichergestellt werden, dass keine wichtigen Befunde übersehen werden.

Bei Kleinkindern hat sich in der Praxis die Knie-zu-Knie-Methode für die intraorale Untersuchung bewährt (➤ Abb. 3.3). So hat das Kind dauernd einen Blickkontakt mit dem Elternteil und fühlt sich geborgen, während die Behandelnden einen optimalen Zugang zur Mundhöhle haben. Bei unkooperativen Kindern können Mutter oder Vater die Hände ihres Kindes selbst festhalten, um eine kurze Untersuchung zu ermöglichen. Sollte das Festhalten durch Praxispersonal erfolgen, ist es wichtig, dass die Eltern mit dem Vorgehen einverstanden sind.

3.3.1 Weichgewebe

Die intraorale Untersuchung beginnt mit einem systematischen Blick auf die Schleimhäute und übrigen Weichgewebe. Eine mögliche Reihenfolge der Untersuchung wäre: Gaumen, Pharynx, Zunge, Mundboden, Labial- und Wangenschleimhäute und Alveolarmukosa. Dabei ist auf jegliche Abweichungen der Norm (Farbveränderungen, Schwellungen, Ulzerationen, Fisteln, Beläge) zu achten.

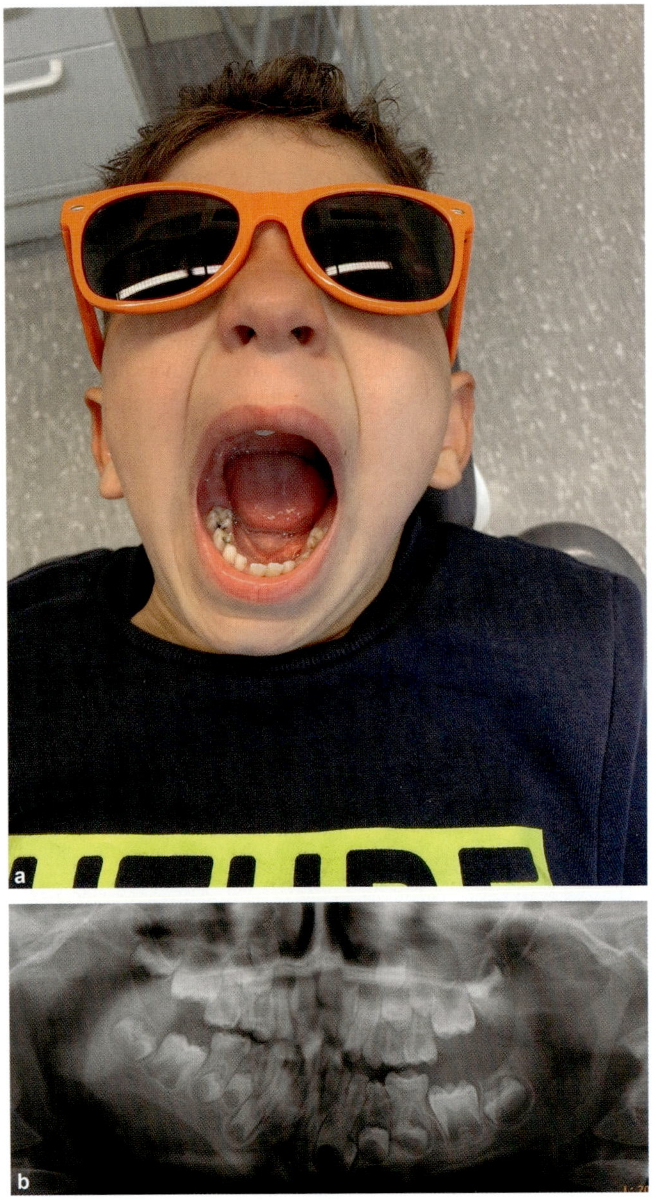

Abb. 3.2 a, b [M1123; M1124]
a) Bei der extraoralen Untersuchung hat sich bei diesem 6-jährigen Jungen eine nach rechts abweichende Mundöffnung gezeigt.
b) Das OPT zeigt ein destruktives Geschehen am rechten Kiefergelenkköpfchen.

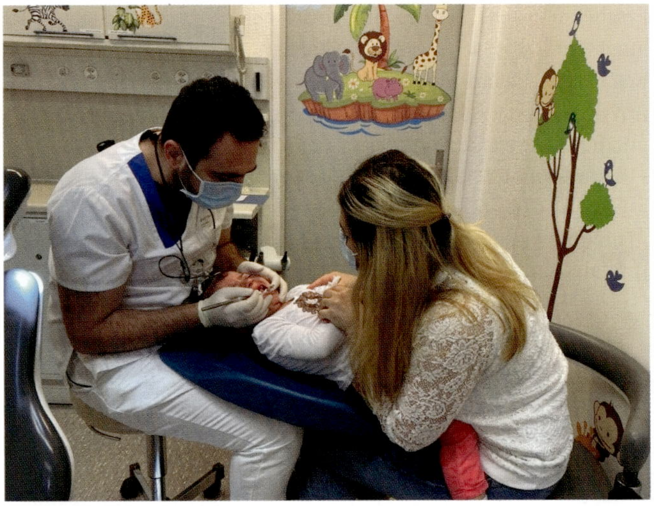

Abb. 3.3 Knie-zu-Knie Methode (hier unter Verwendung eines speziellen Auflagekissens) [M1123; M1124]

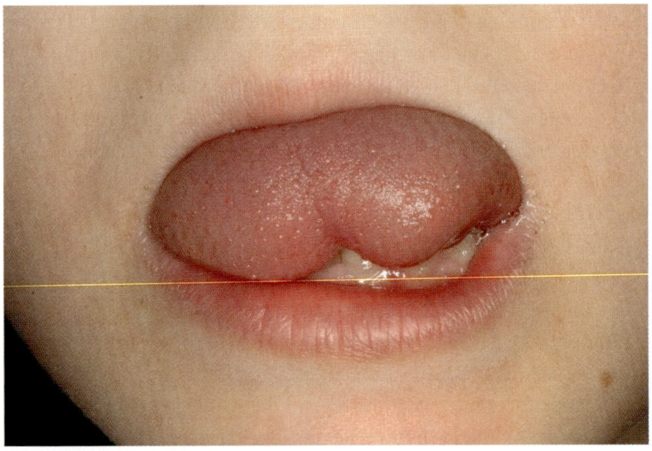

Abb. 3.4 Während des Ausstreckens der Zunge weist diese V-förmige Verformung der Zungenspitze auf ein kurzes Zungenband hin. [M1123; M1124]

Pathologische Veränderungen können sowohl lokale Bedeutung haben als auch ein Hinweis auf Allgemeinerkrankungen sein.

- **Gaumen und Pharynx:** Eine gespaltene Uvula (*Uvula bifida*) gilt als minimale Darstellung einer Gaumenspalte und kann mit einer submukösen Gaumenspalte assoziiert sein. Sie benötigt in der Regel keine Behandlung. Die Tonsillen sollten auf Vergrößerungen und Ulzerationen inspiziert werden. Spontan blutende Tonsillen oder graugelbe Beläge können ein Zeichen verschiedener Erkrankungen darstellen (z. B. Blutgerinnungsstörungen, Abszesse, virale Infektionen).
  Am Übergang zwischen hartem und weichem Gaumen treten bei Neugeborenen häufig kleine weiße, perlartige Knötchen auf. Es handelt sich um keratinhaltige Zysten, die einzeln oder gruppiert auftreten können und als *Epstein-Epithelperlen* bezeichnet werden. Sie platzen in den folgenden Monaten oder bilden sich spontan zurück und benötigen somit keine Behandlung [12].
- **Zunge:** Bei der Untersuchung der Zunge ist auf deren Beweglichkeit zu achten. Ein zu kurzes Zungenband kann die Beweglichkeit der Zunge einschränken (➤ Abb. 3.4). Dies kann zu funktionellen Problemen, erhöhter Plaqueakkumulation und bei Säuglingen zu Schwierigkeiten beim Stillen führen. Einige Pädiater schneiden deshalb das Zungenband schon im Säuglingsalter. Bei älteren Kindern ist eine Zungenbandkorrektur selten indiziert. Als Faustregel kann die Bandkorrektur dann erwogen werden, wenn das Kind die bukkalen Flächen seiner Seitenzähne mit der Zunge nicht „reinigen" [13] oder die Zunge nicht über das Lippenrot hinausstrecken kann. Auch aus logopädischen Gründen kann eine Bandkorrektur indiziert sein.
  Bei Kindern kommt eine sogenannte *Lingua geographica* häufig vor. Es handelt sich um eine Epithelabstoßung der Papillae

filiformes. Hellrote belagfreie Flecken mit grauweißem erhobenem Saum treten an der Zungenoberfläche auf (➤ Abb. 3.5). Diese harmlosen Flecken können plötzlich entstehen, jahrelang bestehen oder wieder spontan verschwinden. Oft wandert die Lokalisation auf der Zunge. In den meisten Fällen sind die Patienten beschwerdefrei.
Eine traumatische Ulzeration der Zunge *(Morbus Riga-Fede)* kann bei Säuglingen durch die Reibung gegen Unterkieferfrontzähne entstehen (➤ Abb. 3.6). Abrundung der scharfen Kanten oder gar die Extraktion der Zähne (falls überzählig) können Abhilfe schaffen, sind aber bei kleinen Kindern nicht ganz einfach.

- **Mundboden:** Im Mundboden können Speichelretentionszysten vorkommen. Sie werden als *Ranula* bezeichnet und sind mit der Glandula sublingualis assoziiert und somit lateral der Mittellinie als bläuliche pralle Schwellung zu sehen und zu palpieren. Die Behandlung kann im Sinne einer Marsupialisation erfolgen (siehe auch ➤ Kapitel 20).
- **Labial- und Wangenschleimhaut:** Kinder entwickeln manchmal habituelles Wangenbeißen, was sich bei der Untersuchung als Narben oder ulkusähnliche Läsion manifestieren kann. Eine lokalisierte Schwellung an den Lippen (meistens Unterlippe) kann auf eine *Retentionszyste* hinweisen (➤ Abb. 3.7). Als Ursache steht eine traumatische Verletzung (z. B. durch Beißen) des Ausführungsgangs einer kleinen Speicheldrüse in Verdacht. Solche Zysten können sich spontan entleeren oder persistieren und sich durch wiederholtes Daraufbeißen fibromartig verändern.
  Nach einer Lokalanästhesie im Unterkiefer kann es besonders bei Kindern zu einer *Bissverletzung* der gefühllosen labialen Schleimhaut kommen (➤ Abb. 3.8).
- **Alveolarmukosa:** Kurz vor dem Durchbruch eines Zahnes kann sich direkt unter der Alveolarmukosa eine sogenannte *Eruptionszyste* (eine Sonderform der follikulären Zyste) entwickeln (➤ Abb. 3.9). Es handelt sich um eine schmerzhafte bläuliche, pralle Vorwölbung. Bei starken Schmerzen kann eine Stichinzision die Symptome sofort lindern und den Zahndurchbruch ermöglichen. Eruptionszysten treten vor allem im Milchgebiss auf, können aber alle Zähne betreffen.

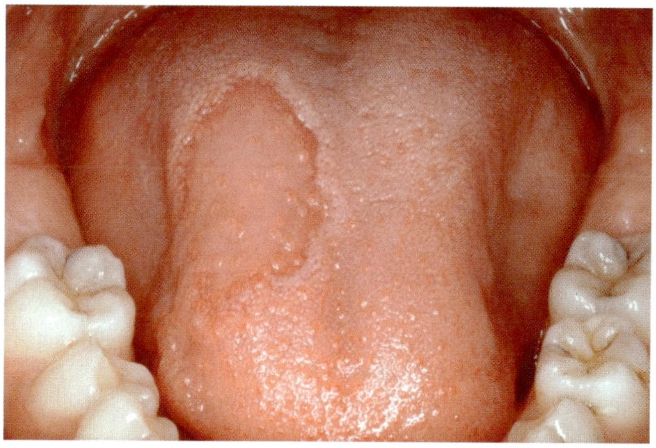

Abb. 3.5 Lingua geographica bei einem 11-jährigen Kind [M1123; M1124]

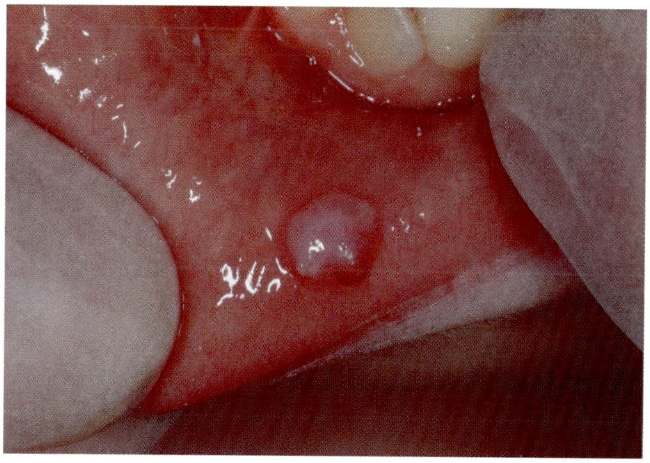

Abb. 3.7 Speichelretentionszyste bei einem 4-jährigen Mädchen [M1123; M1124]

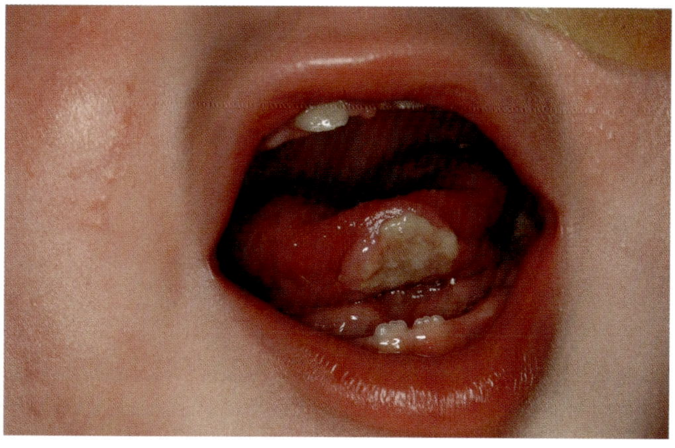

Abb. 3.6 Morbus Riga-Fede bei einem 8-monatigen Kind [M1123; M1124]

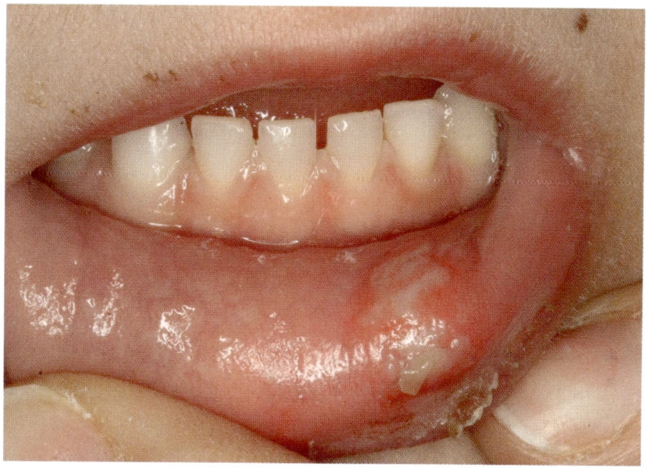

Abb. 3.8 Bissverletzung bei einem 5-jährigen Jungen. Aufnahme 2 Tage nach einer Lokalanästhesie [M1123; M1124]

Bei Neugeborenen treten häufig kleine weißliche Knötchen an der bukkalen oder palatinalen Alveolarmukosa auf, bei denen es sich um *Bohn-Knötchen* handelt. Sie müssen nicht behandelt werden und bilden sich in kurzer Zeit spontan zurück [12]. Ähnliche Knötchen können auf dem Alveolarkamm auftreten und werden dann als *Dentallamina-Zyste* bezeichnet (➤ Abb. 3.10). Die Knötchen werden gelegentlich als durchbrechende Milchzähne oder Dentes natales fehlgedeutet.

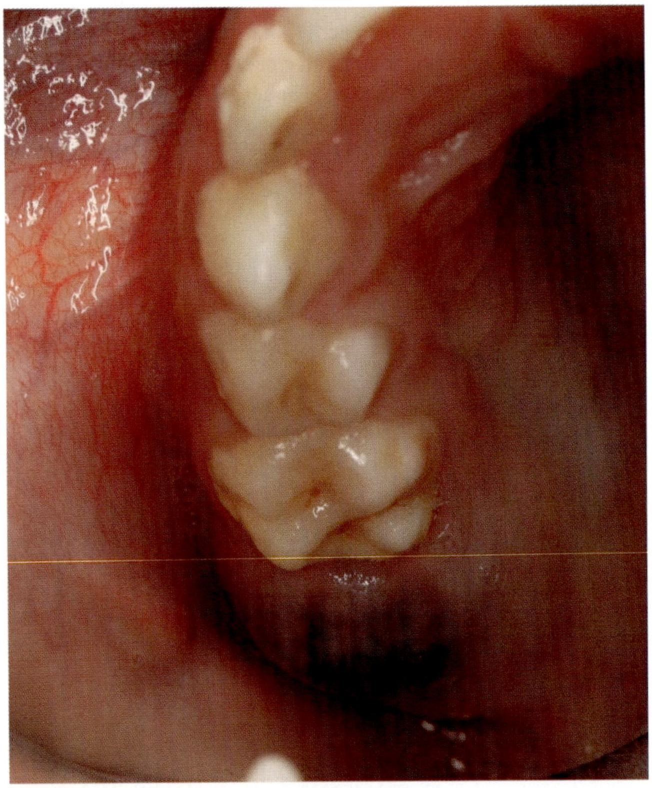

Abb. 3.9 Eruptionszyste über dem ersten bleibenden Molaren [M1123; M1124]

3.3.2 Gingiva und Parodont

Gingivitis ist bei Kindern häufig. Verantwortlich sind unter anderem vernachlässigte Mundhygiene und dadurch vorhandene Biofilme (Plaque) oder insuffiziente Füllungsränder. Kinder haben zudem häufig Angewohnheiten wie Bleistift- oder Nägelkauen oder andere parafunktionelle Habits. Dadurch können traumatische Schädigungen sowie Tätowierungen an der Gingiva entstehen.

Bei Zähnen mit nekrotischer und in der Folge infizierter Pulpa können – meist bukkal – Fisteln auftreten (➤ Abb. 3.11). Bei Milchzähnen sind sie recht häufig, bei bleibenden Zähnen vor allem dann, wenn das Wurzelwachstum noch nicht abgeschlossen ist, und sind nicht immer unmittelbar beim betroffenen Zahn lokalisiert. In einem solchen Fall muss der verursachende Zahn palpatorisch oder radiologisch identifiziert werden.

Im Rahmen des Zahnwechsels kann sich bei lange persistierenden Milchzähnen das resorbierende Gewebe unter dem Einfluss der bakteriellen Plaque zu Granulomen oder Epulitiden entwickeln.

Ein einfaches Assessment des Parodontalstatus kann im Milchgebiss anhand von Röntgenbildern (marginales Knochenniveau) und des Mobilitätsgrads der Zähne durchgeführt werden. Nach dem Durchbruch der bleibenden Molaren und Frontzähne sollten Gingiva- und Parodontalstatus detailliert erhoben und dokumentiert werden. Hier hat sich die parodontale Grunduntersuchung (PGU) bewährt. Dabei wird der Mund in Sextanten geteilt und die Sondierungstiefe wird für jeden Zahn an sechs Stellen erhoben. Je nach erhobenem Befund werden die Sextanten wie folgt kodiert:

0: Sondierungstiefe ≤ 3,5 mm, ohne Blutung nach sanfter Sondierung, ohne Zahnstein
1: Sondierungstiefe ≤ 3,5 mm, mit Blutung nach sanfter Sondierung, ohne Zahnstein
2: Sondierungstiefe ≤ 3,5 mm, mit/ohne Blutung nach sanfter Sondierung, mit Zahnstein
3: Sondierungstiefe zwischen 3,5 und 5,5 mm, mit/ohne Blutung nach sanfter Sondierung, mit oder ohne Zahnstein
4: Sondierungstiefe > 5,5 mm, mit/ohne Blutung nach sanfter Sondierung, mit/ohne Zahnstein

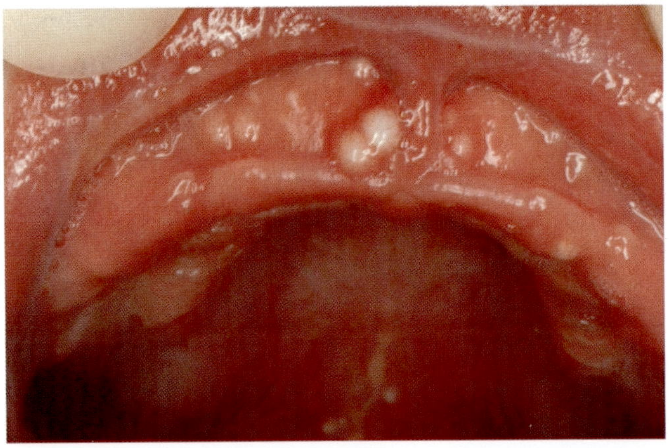

Abb. 3.10 Bohn-Knötchen bei einem Säugling. Am Gaumen sind zudem Epstein-Epithelperlen sichtbar. [M1123; M1124]

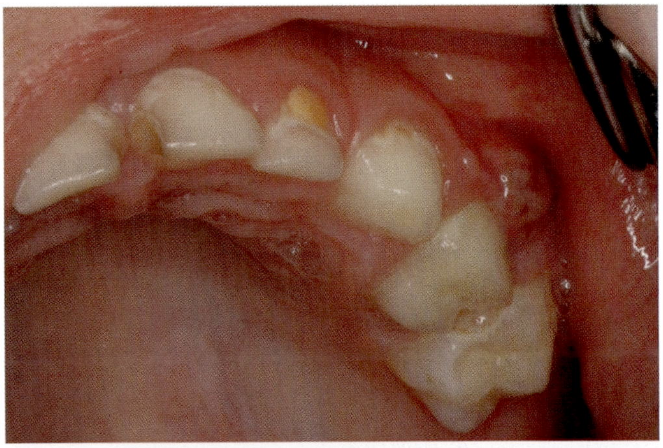

Abb. 3.11 Fistel ausgehend vom Zahn 64. Die Lokalisation entspricht der Lage der Furkation, wo Aufhellungen in Milchmolaren radiologisch in der Regel vorzufinden sind. [M1123; M1124]

Falls der Code 3 oder 4 erhoben wird oder falls eine positive familiäre Anamnese für parodontale Erkrankungen vorliegt, muss ein noch detaillierterer parodontaler Befund erhoben werden.

In der englischsprachigen Literatur wird dieser Test als Basic Periodontal Examination (BPE) oder Periodontal Screening and Recording (PSR) bezeichnet. Da die PGU ursprünglich für Erwachsene vorgesehen war, wurden für das Wechselgebiss Modifikationen vorgeschlagen (z. B. Erhebung der Sondierungstiefe nur bei 16, 11, 26, 36, 31, 46 und Verzicht auf die Codes 3 und 4 wegen der Häufigkeit der Pseudotaschen in diesem Alter). Gingivale und parodontale Erkrankungen werden in ➤ Kapitel 15 detailliert beschrieben.

Ein besonderes Augenmerk muss auf Situationen gerichtet werden, in denen der Zahndurchbruch sehr langsam erfolgt oder behindert ist, insbesondere im Molarenbereich. Hier kann sich aus dem Follikel des Zahnes eine laterale parodontale Zyste entwickeln, die meistens behandlungsbedürftig ist (➤ Abb. 3.12).

3.3.3 Zähne

Bei der Untersuchung der Zähne müssen diese sauber, trocken und gut beleuchtet sein. Eine systematische Reihenfolge der Untersuchung ist empfehlenswert. Während dieser Untersuchung sollten die bereits anamnestisch erhobenen Informationen (z. B. geschilderte Beschwerden oder Traumata) berücksichtigt und deren möglichen Ursachen oder Auswirkungen ergründet werden.

Zähne müssen auf folgende Punkte untersucht werden:

- Karies: eingebrochen, aktiv/arretiert, Zahn restaurierbar, Fistel bei größerem kariösen Defekt? (Die Kariesdiagnostik wird in ➤ Kapitel 5 detailliert besprochen).
- Restaurationen: Über-/Unterschüsse, Sekundärkaries, Fistel bei größeren Restaurationen?
- Farbe: Verfärbungen, Ein- oder Auflagerungen (➤ Abb. 3.13)?

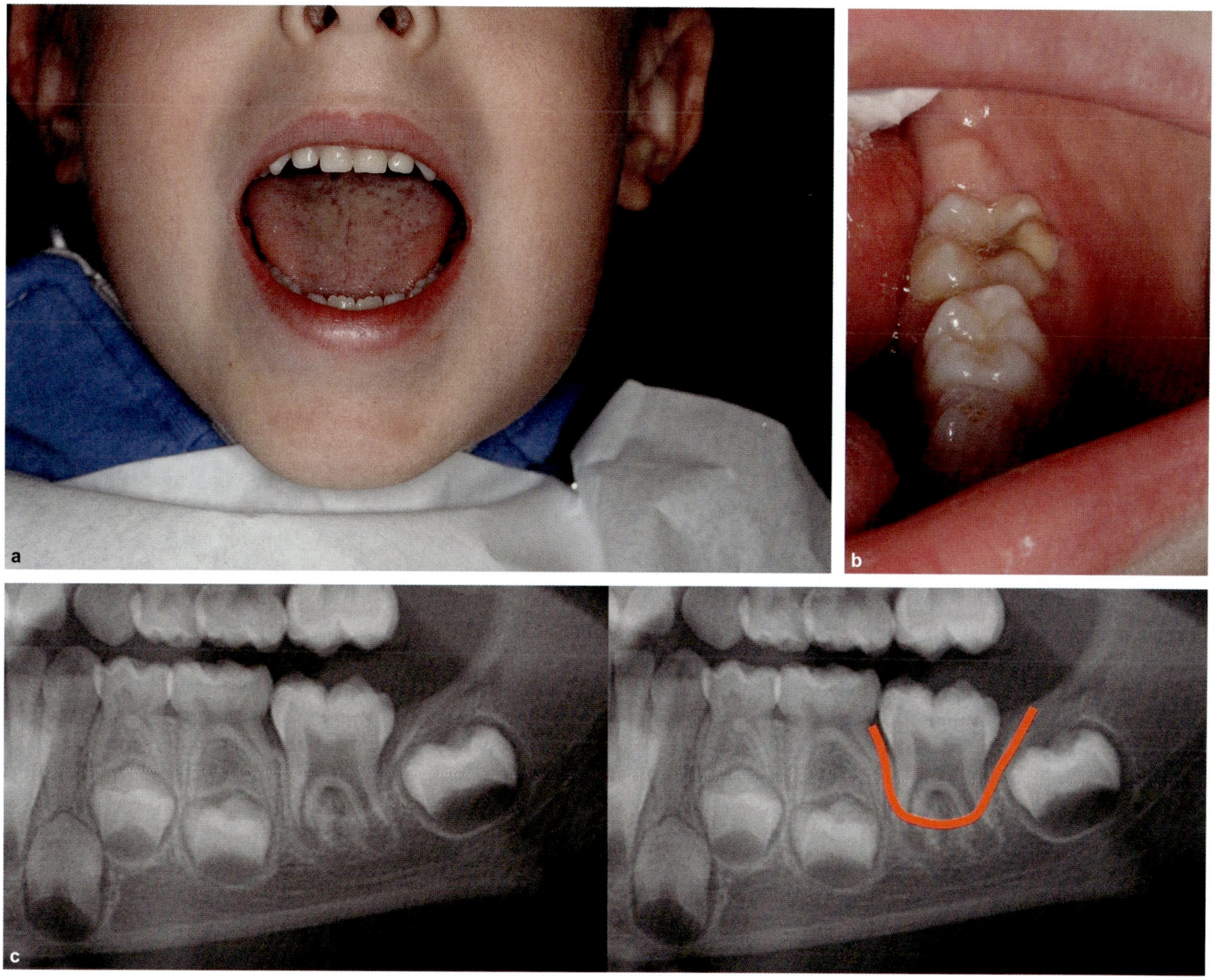

Abb. 3.12 a–c [M1123; M1124]
a) Dieser 6-jährige Junge wurde aufgrund einer Schwellung auf der linken Gesichtsseite (Verdacht auf einen Abszess) überwiesen.
b) Klinisch zeigte sich bukkal des Zahnes 36 eine 10 mm-Tasche.
c) Auf dem OPT-Ausschnitt ist die laterale parodontale Zyste zu erkennen. Rechts ist diese Zyste zur Verdeutlichung farblich nachgezeichnet.

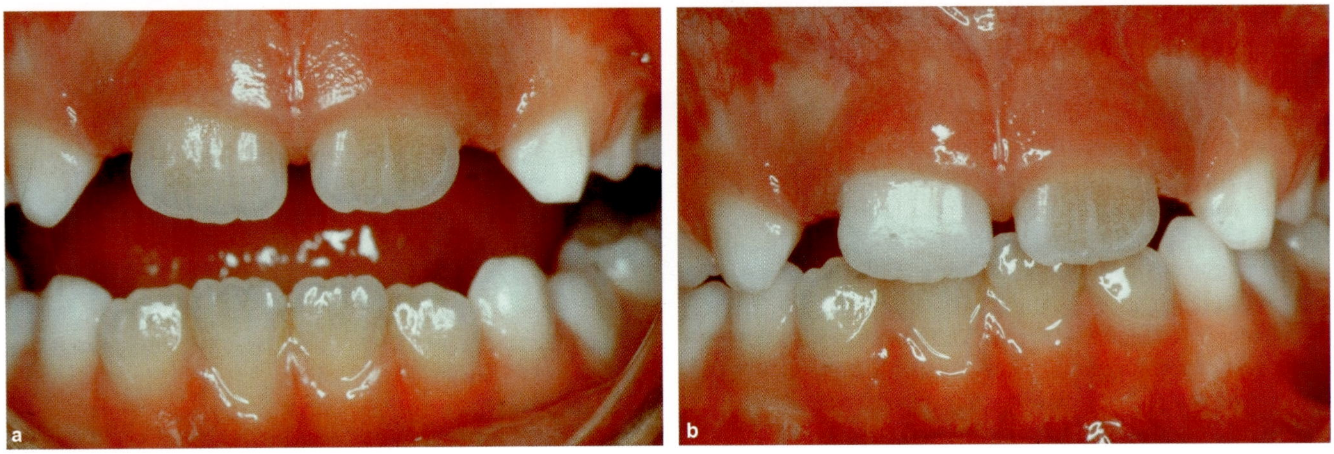

Abb. 3.13 a, b [M1123; M1124]
a) 8-jähriger Junge, der mit Verdacht auf Schmelzfehlbildung überwiesen wurde
b) Nach einer professionellen Zahnreinigung des Zahnes 11 ergab sich, dass es sich um Auflagerungen handelte.

- Mobilitätsgrad: altersentsprechend, Ankylose (Zahn in Infraokklusion)?
- Anzahl und Durchbruchsstand: altersentsprechend, symmetrisch, Unterzahl/Überzahl?
- Nicht kariös bedingte Defekte: Erosion, Abrasion, Attrition?
- Form- und Strukturanomalien: Molaren-Inzisiven-Hypomineralisation (MIH), Schmelz- oder Dentinfehlbildungen, Formanomalien (Zapfenzähne, akzessorische Höcker, Gemination)? Zahnanomalien und ihre Versorgung sowie das Krankheitsbild der MIH werden in den ➤ Kapiteln 16 und 17 detailliert besprochen.

3.3.4 Palpation/Perkussion und Sensibilitätsprüfung

Bei Kindern sind Untersuchungen, die auf Schmerzprovokationen beruhen, in der Regel weniger aussagekräftig als bei Erwachsenen und sollen daher nicht routinemäßig durchgeführt werden. Je nach physischem und psychischem Entwicklungsstand des Kindes können solche Untersuchungen jedoch wichtige Informationen über den Zustand der Zähne bzw. des Parodonts geben. Besonders unmittelbar nach Traumata kann die Aussagekraft von Sensibilitätstests sehr eingeschränkt sein.

- **Palpation und Perkussion:** Ein sanfter Fingerdruck auf den Zahn ist in der Regel der Perkussion mit dem Ende eines Instrumentes vorzuziehen, um einen schmerzenden Zahn zu lokalisieren. Es kann hilfreich sein, den Test zunächst auf der kontralateralen – schmerzfreien – Seite durchzuführen, um das Kind an den Test zu gewöhnen.
- **CO_2-Test:** Sensibilitätstest mittels CO_2-Schnee haben sich in der Praxis gut bewährt und sind zuverlässiger als solche mit Kältesprays. Dabei sollte der Schnee den Zahn nicht so lange berühren, bis das Kind Schmerzen meldet, sondern nur kurz mit dem Zahn in Kontakt kommen, während die Reaktion des Kindes auf Schmerz oder dessen Ausbleiben beobachtet wird. Dank seiner niedrigen Temperatur (Verdunstungskälte = –72 °C) kann der CO_2-Schnee eine schnelle Temperatursenkung in der Pulpa bewirken. In früheren Studien wurde vor Schmelzsprüngen infolge des Temperaturschocks gewarnt. Solche Sprünge wurden aber in nachfolgenden Studien nicht beobachtet.
- **Kältespray:** Aufgrund der geringen Anschaffungskosten und der einfachen Applikationstechnik hat sich der Kältespray in vielen Praxen verbreitet. Es handelt sich hier um komprimierte Kältemittel verschiedener Art wie Propan-Butan-Gemische (Verdunstungskälte = –25 °C) oder Ethylchlorid (Verdunstungskälte = –41 °C). Von Dichlorodifluoromethan-Sprays wird aufgrund von Umweltbedenken abgeraten. Ein Watte- oder Schaumstoffpellet wird mit dem Spray getränkt und für ca. 5 Sekunden auf der bukkalen Fläche des Zahnes appliziert. Für eine bessere Kälteleitung empfiehlt es sich hier, ein genügend großes Wattepellet anzuwenden.
- **Elektrischer Sensibilitätstest:** Bei dieser Methode wird durch den Testaufsatz ein elektrischer Reiz durch die Zahnhartsubstanz in die Pulpa geleitet. Die Kontaktfläche zwischen dem Aufsatz und dem Zahn soll speichelfrei, möglichst groß und entfernt von Zahnfleisch sein. Die Leitfähigkeit zwischen Zahn und Testaufsatz kann durch Zahnpasta verbessert werden. Die Reizintensität wird langsam erhöht, bis das Kind ein warmes oder prickelndes Gefühl angibt. Bei Permanentes mit offenem Apex ist dieser Test wenig geeignet. Dies ist darauf zurückzuführen, dass es bis 5 Jahre nach Zahndurchbruch dauern kann, bis genügend myelinisierte Nervenfasern die Pulpa-Dentin-Grenze erreichen.

Testverfahren, die die Vitalität der Pulpa prüfen können (z. B. Laser-Doppler-Methode, Pulsoxymetrie), werden ständig untersucht und verbessert, können angesichts ihres derzeitigen Entwicklungsstandes jedoch immer noch nicht als Routinemethode eingesetzt werden.

3.3.5 Mundhygiene und Kariesrisiko-Assessment

Während der Zahnuntersuchung sollte man sich ein Bild der Mundhygiene des Kindes machen. Es gibt verschiedene Methoden zur Erhebung und Einstufung des Mundhygienestatus (z. B. die Plaque-indizes nach Quigley-Hein oder Silness und Löe). Mittels visueller Inspektion und mithilfe einer zahnärztlichen Sonde kann die Zahnoberfläche bezüglich Plaqueakkumulation beurteilt werden. Dabei ist auf Stellen zu achten, die die Plaqueakkumulation begünstigen bzw. deren Entfernung erschweren könnten (z. B. Über- und Unterschüsse von Füllungen, durchbrechende Zähne). Optimal ist es, wenn die Plaquemenge unmittelbar nach dem Zähneputzen kontrolliert wird (z. B. wenn die Eltern die Zähne ihres Kindes in der Praxis putzen). So kann man die Dauer und die Technik der Zahnreinigung vor Ort beurteilen und Verbesserungen vorschlagen. Mit Plaquefärbemitteln können die Stellen visualisiert werden, bei denen die Zahnreinigung zu verbessern ist. Plaquerevelatoren können den Familien auch in Form von Kautabletten für die Selbstkontrolle der häuslichen Zahnpflege mitgegeben werden. Da Kinder von sich aus nicht zur Mundhygiene motiviert sind und zunächst auch nicht über die entsprechenden Fertigkeiten verfügen, spielt das Vorbild der Eltern eine entscheidende Rolle. Details zur Mundhygiene finden sich in ➤ Kapitel 7.

Speichel spielt eine wesentliche Rolle für die orale Gesundheit. Medikamente, Drogen, Chemo- und Radiotherapien können die Speichelfließrate beeinträchtigen und so das Kariesrisiko erhöhen [14]. Als Faustregel sollte bei der intraoralen Untersuchung ein „Speichelsee" im Mundboden sichtbar sein und der Mundspiegel – oder Finger – soll auf der Wangenschleimhaut leicht gleiten können. Bei älteren Kindern muss nach subjektivem Mundtrockenheitsgefühl gefragt und gegebenenfalls eine Bestimmung der Speichelfließrate erwogen werden.

Ziele der Kariesrisiko-Bestimmung sind die Erkennung von Kindern mit einem lokal oder generalisiert erhöhten Kariesrisiko, die Entwicklung von individualisierten Prophylaxemaßnahmen als Basis für das Karies-Management sowie die Festlegung individueller Intervalle für die Nachkontrolle [8]. Die entsprechende Einschätzung soll bei der ersten Untersuchung des Kindes erfolgen und immer wieder evaluiert werden. Das Vorhandensein von mehr als einer interproximalen Karies, Glattflächenkaries, vermindertem Speichelfluss, die Verwendung von fluoridfreien Zahnpasten sowie schwierige soziale Hintergründe können Hinweise für ein erhöhtes Kariesrisiko sein. Die Identifizierung von Kindern mit erhöhtem Kariesrisiko wird in ➤ Kapitel 7 detaillierter behandelt.

3.3.6 Nicht kariös bedingte Defekte

Zahnhartsubstanzdefekte, die keine bakterielle Ursache haben, sind bei Kindern oft vorzufinden. Bei *Erosionen* wird zuerst der Schmelz und dann das Dentin durch Säure angegriffen und aufgelöst. Verantwortlich ist vor allem der exzessive Konsum von säurehaltigen Getränken (u. a. Cola, Fruchtsäfte, Energydrinks). In Deutschland wurden Erosionen bei ca. 13 % der 2- bis 7-jährigen Kinder beobachtet [15]. Die Frühzeichen der Erosion (wie fehlende Perikymatien, Auftreten von mattem statt glänzendem Schmelz) werden im Rahmen einer Zahnuntersuchung häufig übersehen (➤ Abb. 3.14).

Bei fortgeschrittenen Erosionen ist das Dentin bereits freigelegt. Unscharf begrenzte, flächenhafte Substanzverluste finden sich primär auf den bukkalen oder okklusalen Flächen. Bestehende Füllungen können wegen der Auflösung der umgebenden Hartsubstanz erhaben erscheinen. Es kann auch zu einer sogenannten „*Cusp Cupping*" kommen (➤ Abb. 3.15). Palatinal auftretende Erosionen können auf einen Reflux oder eine Essstörung hinweisen. Gipsmodelle, Fotos oder intraorale Scans können dabei helfen, das Fortschreiten der Erosionen zu dokumentieren. Ernährungsberatung, regelmäßige Kontrollen mit Fluoridapplikation sowie Versiegelungen können für das Erosionsmanagement hilfreich sein.

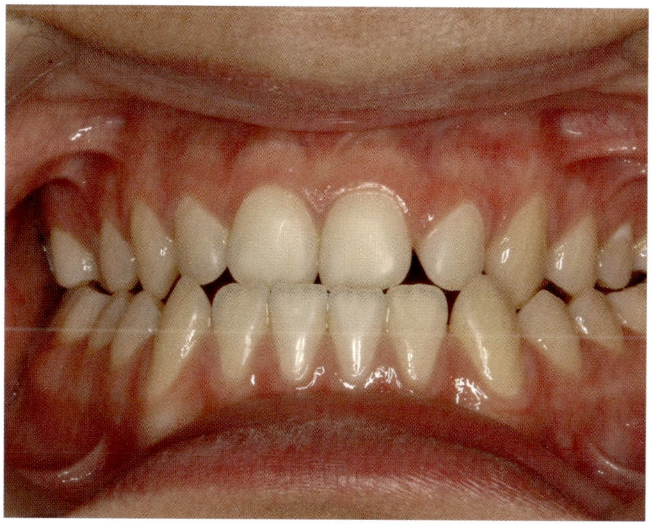

Abb. 3.14 Eine matte Schmelzoberfläche kann ein Frühzeichen einer Erosion sein. Dieser 13-Jährige gab an, 3- bis 4-mal täglich Energydrinks zu konsumieren. [M1123; M1124]

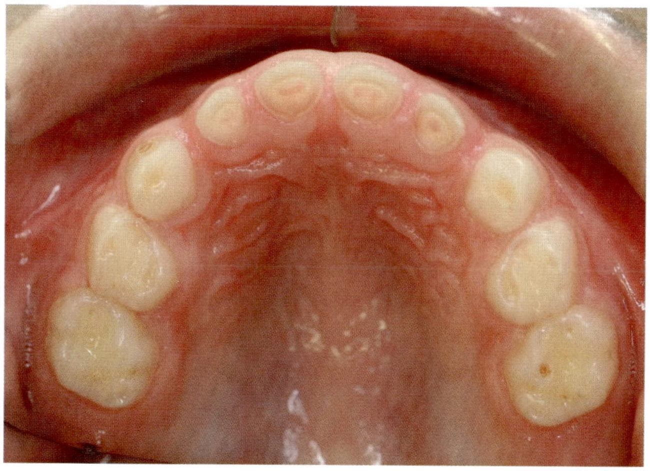

Abb. 3.15 Fortgeschrittene Erosionen an den Milchschneidezähnen mit „Cusp Cupping" und an den Milchmolaren [M1123; M1124]

Wegen der relativ dünnen und wenig mineralisierten Schmelzschicht verlieren die Milchzähne durch mechanische Einflüsse leichter Hartsubstanz als bleibende Zähne. *Attritionen* kommen durch die Friktion zwischen den antagonistischen Zähnen (kaufunktionelle Belastung und Knirschen) zustande. Sie sind ein häufiger, bis zu einem gewissen Grad physiologischer und gar erwünschter Prozess im Milchgebiss. Bei ihrer Exfoliation zeigen fast alle Milchzähne Attritionen. Durch extensives nächtliches Knirschen kann es zu einer großflächigen Dentinfreilegung kommen. Das Knirschen nimmt in der Regel mit dem Alter ab und benötigt meistens keine Intervention.

Abrasionen werden durch die Interaktion zwischen den Zähnen und Fremdkörpern (abrasive Nahrungsbestandteile, Putzkörper von Zahnpasten und übereifrige Zahnreinigung) verursacht. Eine reine Abrasion kommt im Milchgebiss selten vor. Vereinzelte Abrasionen oder Attritionen können auf eine Kaugewohnheit oder einen Zwangsbiss hinweisen. Attrition, Erosion und Abrasion können bei der Entstehung von Defekten eine synergistische Rolle spielen.

3.3.7 Stand der Gebissentwicklung

Die kinderzahnmedizinische Untersuchung muss altersabhängig die Hauptbestandteile der kieferorthopädischen Befunderhebung einschließen. Von der Norm abweichende Entwicklungen sollen frühzeitig erkannt werden, um ggf. steuernd einzugreifen und das Kind zum richtigen Zeitpunkt einer kieferorthopädischen Behandlung zuzuführen.

Der Stand des Zahndurchbruchs soll in Relation zum chronologischen Alter beurteilt werden. Bei der Nutzung von Tabellen zum Durchbruchsalter der Milch- und bleibenden Zähne (➤ Kapitel 1) muss eine große individuelle Streuung berücksichtigt werden, sie können aber als Orientierungshilfe dienen (➤ Abb. 3.16).

Die Symmetrie des Durchbruchs zwischen linker und rechter Gebisshälfte und die Reihenfolge des Zahnabtausches sind entscheidender als die Übereinstimmung mit dem chronologischen Alter. Als Faustregel gilt: Das Zeitfenster zwischen dem Durchbruch eines Zahnes auf einer Seite eines Kiefers und dem Durchbruch des gleichen Zahnes auf der anderen Seite soll nicht länger als 6 Monaten sein. Gleiches gilt für die Exfoliation der Milchzähne. Bei Abweichungen kann ein Röntgenbild zur Abklärung der Ursache der Durchbruchsstörung (z. B. Verlagerungen, Odontome, Nichtanlagen, überzählige Zähne) indiziert sein.

Stadien der Gebissentwicklung:

- Geburt bis 3 Jahre: Bis zum Alter von 3 Jahren dürfte das Milchgebiss vollständig sein. Eine dringende interdisziplinäre Beratung bzw. Behandlung beschränkt sich in dieser Altersgruppe auf Kinder mit komplexen kraniofazialen Anomalien (u. a. Lippen- Kiefer- Gaumenspalten, Syndromen). Ein Engstand im Zahnbogen ist selten anzutreffen. Viele Kinder entwickeln eine Lutschgewohnheit. Versuche, diese Gewohnheiten abzustellen, sollten zwischen dem 2. und 3. Lebensjahr erfolgen. Daumenlutschen beeinträchtigt die Gebissentwicklung mehr als Saugerlutschen. Ein Umstieg auf einen Sauger anstelle des Daumens als Zwischenphase bis zur vollständigen Einstellung der Lutschgewohnheit kann hilfreich sein.
- 3 bis 6 Jahre: Mit einem vollständigen Milchgebiss weisen die meisten Kinder lückige Zahnbögen auf. Oft kommen Eltern mit der Frage in die Praxis, ob ihr Kind eine kieferorthopädische Behandlung braucht (in Hinblick auf den Abschluss einer Zusatzversicherung). Ein lückiges Milchgebiss ist keine Garantie für die Entwicklung eines engstandfreien bleibenden Gebisses. Engstände im Milchgebiss hingegen erhöhen die Wahrscheinlichkeit, auch im bleibenden Gebiss einen Engstand zu haben. Die sagittale, transversale und vertikale Kieferrelation müssen erhoben und dokumentiert werden. Ein offener Biss könnte auf eine Gewohnheit – die spätestens in dieser Phase eingestellt werden muss – oder eine Frühankylose hinweisen. Falls ein Kreuzbiss (seitlich oder in der Front) festgestellt wird, muss zuerst ein Zwangsbiss ausgeschlossen werden, bevor eine skelettale Abweichung in Betracht gezogen wird.

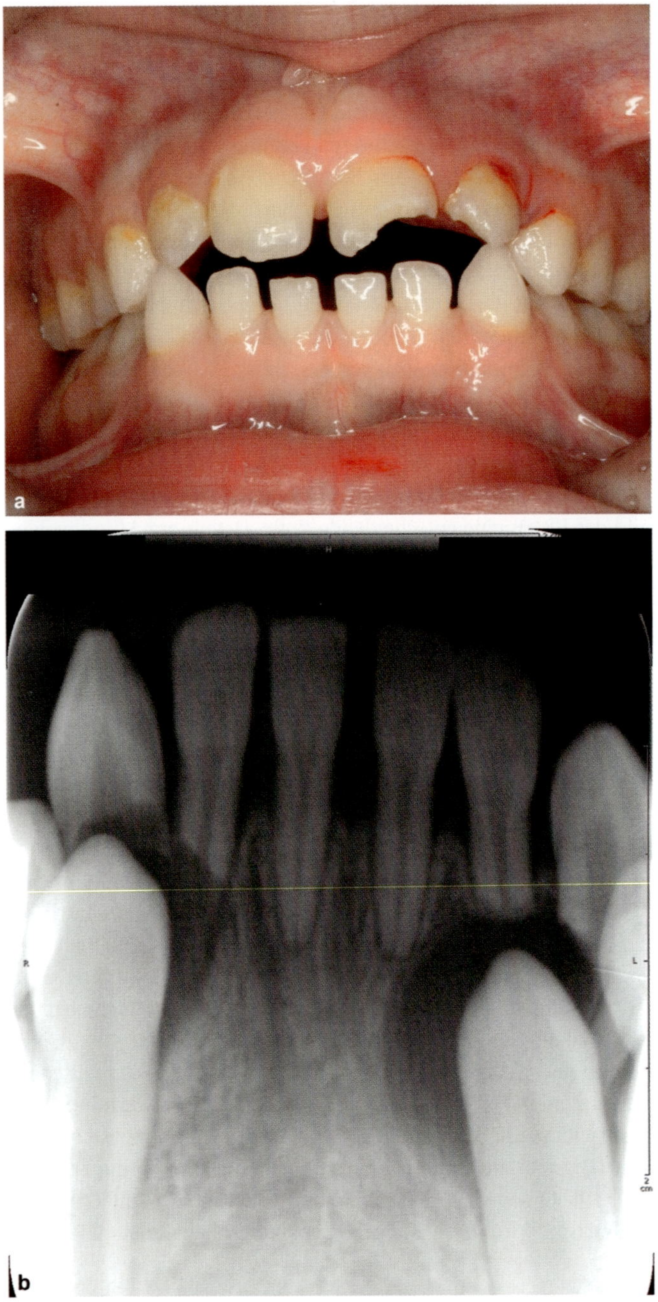

Abb. 3.16 a, b [M1123; M1124]
a) Bei diesem 9-jährigen Jungen – der sich ursprünglich wegen eines Unfalls vorstellte – fallen die persistierenden Unterkiefermilchfrontzähne auf.
b) Das Einzelzahnröntgen zeigt die Nichtanlage der bleibenden Frontzähne mit zystisch erweiterten Follikeln der bleibenden Eckzähne und unterminierende Resorption der Zähne 72 und 82.

- 6 bis 8 Jahre: Diese Phase fängt in der Regel mit dem Durchbruch der ersten bleibenden Molaren an, gefolgt von zentralen und dann lateralen Inzisiven im Unter- und Oberkiefer. Vor allem bei engen Platzverhältnissen kann ein ektopischer Durchbruch mit unterminierender Resorption der Nachbarzähne auftreten. Dies kommt vor allem beim ersten Oberkiefermolaren vor. Meistens wird dabei die distobukkale Wurzel des zweiten Milchmolaren resorbiert, und der erste Molar verhakt sich im Bereich der Schmelz-Zement-Grenze. Die Situation kann sich spontan wieder lösen oder braucht eine – in der Regel einfache – Intervention. Eine weitere typische unterminierende Resorption tritt auf, wenn die seitlichen Unterkieferinzisiven die Wurzel der Milcheckzähne resorbieren. Dabei gehen die Unterkiefer-Milcheckzähne in der Regel infolge der Resorption frühzeitig verloren. Ein ektopischer Zahndurchbruch kann auch ohne unterminierende Resorption stattfinden. Unterkieferfrontzähne oder seitliche Oberkieferinzisiven können lingual bzw. palatinal der Vorgänger durchbrechen. In der Regel müssen die entsprechenden persistierenden Milchzähne extrahiert werden. Analog zur vorherigen Altersphase muss die sagittale, transversale und vertikale Kieferrelation erhoben und dokumentiert werden. Bei Abweichungen müssen Zwangsbisse ausgeschlossen werden. Nach dem Durchbruch der seitlichen Oberkieferinzisiven kommt eine Zwischenphase mit einem relativ stabilen Wechselgebiss, die etwa 2 Jahre dauert und mit dem Durchbruch der Prämolaren (ca. mit 10 Jahren) endet.
- 10 bis 12 Jahre: Diese Phase beginnt in der Regel mit dem gleichzeitigen Durchbruch der Unterkiefereckzähne und ersten Prämolaren sowie dem ersten Prämolaren im Oberkiefer, gefolgt von den zweiten Prämolaren, dem Oberkiefereckzahn und schließlich den zweiten Molaren. Wegen seines langen Durchbruchsweges weist der Oberkiefereckzahn die meisten Durchbruchsprobleme auf. Oberkiefereckzähne sollten bei 10-Jährigen bukkal auf dem Alveolarfortsatz und distal von den seitlichen Schneidezähnen tastbar sein. Ist dies nicht der Fall, kann eine radiologische Lagebestimmung zur frühzeitigen Erkennung von Problemen sinnvoll sein.

Befunde, bei denen eine weiterführende kieferorthopädische Expertise eingeholt werden muss, sind in ➢ Tab. 3.1 zusammengefasst.

Tab. 3.1 Checkliste der alarmierenden Befunde beim Assessment der Gebissentwicklung [1]

- Kraniofaziale Anomalien
- Frühankylose von Milchmolaren
- Verzögerungen des Zahndurchbruchs
- Verlagerung der Oberkiefereckzähne
- Unterminierende Resorption an Milch- oder bleibenden Zähnen
- Traumabedingte Zahnverluste oder Nichtanlagen
- Overjet von mehr als 6 mm
- Negativer Overjet oder seitlicher Kreuzbiss
- Tiefbiss mit Traumatisierung der palatinalen oder vestibulären Gingiva
- Offener Biss und bukkale Nonokklusion

LITERATUR

[1] van Waes HJM. Anamnese, Befund, Diagnose und Planung. In: Rateitschak KH and Wolf FH (Hrsg.). Kinderzahnmedizin. New York: Thieme; 2001, S. 101.
[2] McLaren SW, Kopycka-Kedzierawski DT. Compliance with dental treatment recommendations by rural paediatric patients after a live-video teledentistry consultation: A preliminary report. J Telemed Telecare, 2016; 22, 3.
[3] Ashkenazi M, Bidoosi M, Levin L. Factors associated with reduced compliance of children to dental preventive measures. Odontology, 2012; 100: 241–248.
[4] American Academy of Pediatric Dentistry. Behavior guidance for the pediatric dental patient. The Reference Manual of Pediatric Dentistry. Chicago; 2020.
[5] Chan AS, et al. A systematic review of dietary acids and habits on dental erosion in adolescents. Int J Paediatr Dent. 2020; 30: 713–733.
[6] Tinanoff N, et al. Early childhood caries epidemiology, aetiology, risk assessment, societal burden, management, education, and policy: Global perspective. Int J Paediatr Dent. 2019; 29: 238–248.
[7] American Academy of Pediatric Dentistry. Policy on social determinants of children's oral health and health disparities. The Reference Manual of Pediatric Dentistry. Chicago; 2020.
[8] American Academy of Pediatric Dentistry. Periodicity of examination, preventive dental services, anticipatory guidance/counseling, and oral treatment for infants, children, and adolescents. The Reference Manual of Pediatric Dentistry. Chicago; 2020.
[9] Schwarz JN, et al. Accuracy of familial reporting of a child's medical history in a dental clinic setting. Pediatr Dent. 2004; 26: 433–439.
[10] Tollili C, et al. Child dental fear and past dental experience: comparison of parents' and children's ratings. Eur Arch Paediatr Dent. 2020; 21: 597–608.
[11] Lang S, Kansy B. Cervical lymph node diseases in children. GMS Curr Top Otorhinolaryngol Head Neck Surg. 2014; 13: 1–27.
[12] Diaz de Ortiz LE, Mendez MD. Epstein Pearls. [Updated 2020 Oct 1]. In: StatPearls [Internet]. Treasure Island (FL): StatPearls Publishing 2021. Available from: https://www.ncbi.nlm.nih.gov/books/NBK493177/.
[13] Krol DM, Keels MA. Oral conditions. Pediatr Rev. 2007; 28: 15–21.
[14] Ritwik P, Chrisentery-Singleton TE. Oral and dental considerations in pediatric cancers. Cancer Metastasis Rev. 2020; 39: 43–53.
[15] Wiegand A, et al. Prevalence of erosive tooth wear and associated risk factors in 2–7-year-old German kindergarten children. Oral Dis. 2006; 12: 117–24.

KAPITEL

4

Kathrin Becker und Jürgen Becker

Radiologie

4.1 Einleitung

In der medizinischen Diagnostik und Therapiekontrolle kommt der Anwendung bildgebender Untersuchungsverfahren eine herausragende Stellung zu. Hierbei nimmt die Anwendung ionisierender Strahlen auch heute noch eine Schlüsselrolle ein. Auch wenn bildgebende Untersuchungsverfahren wie die Magnetresonanztomografie (MRT) [1] oder die Sonografie [2], die ohne ionisierende Strahlung arbeiten, zur Verfügung stehen, ist die Röntgenologie bei den meisten Fragestellungen in der Zahn-, Mund- und Kieferheilkunde unverzichtbar [3]. Ihr kommt in vielen Bereichen der Kinderzahnheilkunde wie z. B. nach einem Frontzahntrauma, bei der Kariesdiagnostik, der Diagnostik von Zahnanlagen oder der Befunderhebung und Wachstumsanalyse im Rahmen einer kieferorthopädischen Behandlung eine herausragende Stellung zu. Sie kann auf absehbare Zeit noch nicht durch andere Untersuchungsverfahren ersetzt werden [4]. Verfahren zur Dosisreduktion erlauben es jedoch, die benötigte Strahlendosis erheblich zu reduzieren [5].

Die Anwendung von Röntgenstrahlung in der Medizin und Zahnmedizin ist durch eine Vielzahl von rechtlichen Vorgaben geregelt und setzt immer eine aktuelle Fachkunde und die Stellung der *Rechtfertigenden Indikation* voraus [6].

Das **Prinzip der Röntgendiagnostik** beruht auf der Anwendung ionisierender Strahlung, die beim Durchtritt durch Materie (Gewebe) einen Teil ihrer Energie durch Absorption verliert [7].

Bei der radiologischen Untersuchung kann nur die absorbierte Energie der eingesetzten Strahlung biologische Strahlenschäden hervorrufen, wobei naturgemäß eine Röntgendiagnostik ohne Absorption von Strahlung nicht möglich ist. Ionisierende Strahlung kann an fast allen Geweben bösartige Tumoren auslösen, wobei die Wahrscheinlichkeit der Tumorinduktion von der Strahlenempfindlichkeit des Gewebes, dem Lebensalter, der absorbierten Dosis, dem Körpervolumen und der Ionisationsdichte abhängig ist [8][9].

Im Jahr 1997 wurde von der Strahlenschutzkommission das Konzept der effektiven Dosis eingeführt, um unter anderem Röntgenaufnahmen in verschiedenen Körperbereichen miteinander vergleichbar zu machen. „Die effektive Dosis ist definitionsgemäß die Summe der gewichteten mittleren Äquivalentdosen in den einzelnen Organen und Geweben, wobei die von der ICRP empfohlenen Wichtungsfaktoren für die Organe und Gewebe den relativen Beitrag der Organe zum stochastischen Strahlenrisiko berücksichtigen. Diese Wichtungsfaktoren stellen Mittelwerte über Altersklassen (0–75 Jahre), beide Geschlechter und Durchschnittswerte für eine Gesamtbevölkerung dar" [10].

Für die Zahnmedizin hat dies eine unmittelbare Bedeutung, da die effektive Dosis bei Aufnahmen höher ist, wenn Gewebe mit höheren Wichtungsfaktoren (➤ Tab. 4.1) im Strahlenfeld liegen. Beispielsweise müssen bei einer Bissflügelaufnahme mit Einblendung (➤ Abb. 4.5) für die Berechnung der effektiven Dosis nur die geringen Anteile der Haut- und Knochenoberflächen und deren Wichtungsfaktoren einbezogen werden, während bei einer Unterkiefermolarenaufnahme ohne Einblendung auch Anteile der Glandula parotis und bei Kindern ggf. auch Anteile des Ösophagus im Strahlenfeld liegen können und bei der Berechnung der effektiven Dosis berücksichtigt werden müssen [11].

Das Strahlenrisiko hängt in hohem Maße vom Alter zum Zeitpunkt der Exposition ab [9] (➤ Tab. 4.2). Dies wurde rechtlich in der Strahlenschutzverordnung im § 120 Abs. 3 berücksichtigt: „Der Strahlenschutzverantwortliche hat dafür zu sorgen, dass bei der Anwendung ionisierender Strahlung oder radioaktiver Stoffe an Personen unter 18 Jahren geeignete Verfahren sowie Ausrüstungen, Geräte und Vorrichtungen verfügbar sind und eingesetzt werden, um der besonderen Strahlenempfindlichkeit dieser Personen Rechnung zu tragen".

Die konkrete Umsetzung in der täglichen Praxis bleibt in der Verantwortung des Strahlenschutzverantwortlichen. In internationalen Publikationen wird darauf hingewiesen, dass durch Einblendungen die effektive Dosis deutlich verringert werden kann [11][13][14][15]. Dies wäre eine Möglichkeit, um die Zielsetzung des oben genannten Paragrafen in der Praxis umzusetzen.

4.1.1 Besonderheiten der Röntgendiagnostik im Kindesalter

Für die **pädiatrische Radiologie** gelten prinzipiell die gleichen Grundlagen und Aufnahmetechniken wie für die röntgenologische Diagnostik des Erwachsenen, jedoch ist sie durch einige **besondere Aspekte** gekennzeichnet:

- Höhere Strahlenempfindlichkeit im Kindes- und Jugendalter
- In Abhängigkeit vom Lebensalter beengte anatomische Situation bei der intraoralen Röntgendiagnostik
- Ggf. eingeschränkte Kooperationsfähigkeit
- Bei der Panoramaschichtaufnahme schmalerer Zahnbogen und geringeres Volumen des Kopfes in Abhängigkeit vom Lebensalter

Tab. 4.1 Für die Zahnmedizin relevante Gewebewichtungsfaktoren nach ICRP 103 [12]

Gewebe oder Organ	Wichtungsfaktor
Rotes Knochenmark	0,12
Speiseröhre	**0,04**
Schilddrüse	**0,04**
Haut	**0,01**
Knochenoberfläche	**0,01**
Speicheldrüsen	**0,01**
Gehirn	**0,01**
Mundschleimhaut	**0,0086**

Tab. 4.2 Risiko, in Abhängigkeit vom Lebensalter nach Strahlenexposition einen Tumor zu entwickeln (nach EURATOM 136 [16])

Altersgruppe	Relatives Risiko
< 16 Jahre	2,4
16–40 Jahre	1,25
41–65 Jahre	0,44
> 65 Jahre	0,19

4.1.2 Indikationen zur zahnmedizinischen Röntgendiagnostik bei Kindern nach den Empfehlungen der European Association of Paediatric Dentistry (EAPD)

Im Kindesalter ergeben sich die häufigsten Indikationen aufgrund folgender Diagnosen:

- Kariesdetektion (auch routinemäßige Untersuchungen)
- Nach Verletzungen (Traumata)
- Bei Störungen der Zahnentwicklung
- Zur Untersuchung von pathologischen Veränderungen außer Karies

Die Voraussetzungen für eine Röntgendiagnostik bei Kindern entsprechen den allgemeinen Regeln der Stellung der Rechtfertigenden Indikation. Folgende Aspekte sollten nach der EAPD dabei berücksichtigt werden [17]:

- Vorherige klinische Untersuchung
- Vorherige Durchsicht bereits vorhandener Röntgenaufnahmen
- Falls eine Röntgenaufnahme **keine** therapeutische Konsequenz hat, sollte **keine** Röntgenaufnahme erfolgen.

Nach Ansicht der EAPD gibt es keine rechtfertigende Indikation für eine routinemäßige Untersuchung der Kiefer bei gesunden, asymptomatischen Kindern und Heranwachsenden

Intraorale Aufnahmen sollten nach der Empfehlung der American Academy of Pediatric Dentistry als primärer Standard bei der Untersuchung von Kindern und Jugendlichen angesehen werden. Wenn klinisch möglich, sollten diese rechteckig eingeblendet werden [11][18].

Die Indikationsstellung für **Bissflügelaufnahmen** kann hiervon abweichen, da hier in der internationalen Literatur auch ohne klinischen Befund routinemäßige Intervalle empfohlen werden [17][19].

4.2 Aufnahmeparameter für die intraorale Röntgendiagnostik

Die Hauteinfallsdosis ist bei dentalen Tubusgeräten vor allem von der Röhrenspannung der Röntgeneinrichtung, dem verwendeten Filmmaterial/der Filmverarbeitung oder dem digitalen Aufnahmeverfahren abhängig. Die Absorption der Röntgenstrahlung ändert sich etwa proportional mit der 3. Potenz der Ordnungszahl Z der durchstrahlten Materie. Weiterhin nimmt die Absorption der Röntgenstrahlung proportional mit der 3. Potenz ihrer Photonenenergie ab [8]. Deshalb ist die Strahlenexposition bei geringer Röhrenspannung (60 kV) höher als bei einer Aufnahme mit 70 kV, der Kontrast zwischen Weichgeweben und Knochen hingegen ist bei niedrigerer Röhrenspannung besser als bei höherer Röhrenspannung [8].

Aus diesem Grund sollte die intraorale Röntgendiagnostik bei Kindern primär mit einer Röhrenspannung von 70 kV angefertigt werden.

4.2.1 Einblendung nach der Richtlinie für Sachverständigenprüfungen

Um die Strahlenexposition in der (zahn-)medizinischen Röntgendiagnostik zu reduzieren, wurden die technischen Mindestanforderungen in der Richtlinie für Sachverständigenprüfungen geändert. In der seit dem 7.6.2021 gültigen Fassung wird auf die DIN 6868–1151 (Stand Mai 2020) verwiesen [20]:

Unverändert gilt die Regelung, dass das durch die Blende oder den Tubus begrenzte Nutzstrahlfeld am Tubusende höchstens einen Durchmesser von 6 cm haben darf. Wichtig ist jedoch für die tägliche Praxis, dass bei der Sachverständigenprüfung Blenden vorhanden sein müssen. Folgende Vorgaben sind bei allen intraoralen Röntgengeräten zu berücksichtigen: „Das Nutzstrahlenfeld muss mit einer Blende begrenzt werden. Dabei darf die Diagonale oder der Durchmesser des Strahlenfeldes höchstens 1 cm größer sein als die Diagonale der aktiven Fläche des größten verwendeten Bildempfängerformates.“

Bei Verwendung eines Aufnahmemediums mit dem Format 3 × 4 cm ist damit eine Blende von 3,5 × 4,5 cm notwendig (siehe auch ➤ Abb. 4.4, ➤ Abb. 4.5).

Bei einer Inbetriebnahme ab dem 1.8.2008 müssen Blenden in den Standardformaten 2 × 3 cm und 3 × 4 cm vorhanden sein.

Bedeutung für die Praxis:

Die Richtlinie für Sachverständige legt fest, welche technischen Mindestanforderungen für den Betrieb einer Röntgeneinrichtung vorhanden sein müssen. Deshalb muss bei der Sachverständigenprüfung eine entsprechende Blende für das jeweilige Format vorhanden sein.

In Normen wird der aktuelle technische Standard definiert. Zur rechtlichen Bedeutung seiner Normen hat das DIN e. V. eine Stellungnahme veröffentlicht [21]. Normen sind keine Gesetze, und sie haben nur dann eine unmittelbare Bedeutung, wenn sie in Gesetzen oder z. B. auch Verordnungen zitiert werden. Andererseits definieren sie den aktuellen technischen Standard. Bei der medizinischen Anwendung von Röntgenstrahlung obliegt das Minimierungsgebot dem anwendenden Arzt bzw. Zahnarzt mit Fachkunde im Strahlenschutz. Dieser muss prüfen, ob z. B. eine Einblendung möglich ist oder ob aufgrund der Besonderheiten der Situation (z. B. Behandlung in Intubationsnarkose, Patienten und Patientinnen mit Frontzahntrauma) auf eine Einblendung verzichtet werden muss, um z. B. Fehlaufnahmen zu vermeiden. Es empfiehlt sich, entsprechende ärztliche Entscheidungen in der Krankenakte zu dokumentieren.

MERKE

Für die pädiatrische Röntgendiagnostik sollte das Nutzstrahlfeld so weit wie klinisch möglich eingeblendet werden. Bei einem Film oder einem digitalen Aufnahmeverfahren mit dem Format 2 × 3 cm sollten aus Gründen des Strahlenschutzes – wenn klinisch möglich – kleine Blenden eingesetzt werden (z. B. 2 × 3 cm).

4.2.2 Intraorale Röntgenfilme

Die intraoralen Röntgenfilme werden entsprechend der ISO-Klassifikation in Filme der Stufe D (Kodak Ultraspeed), E (z. B. Agfa Dentus M2) und F (Kodak Insight) eingruppiert. Die Filme der **Stufe E** weisen im Vergleich zum Film der Stufe D eine ca. doppelt so hohe Empfindlichkeit auf, mit dem Kodak Insight Film kann die Belichtungszeit um ca. weitere 20 % reduziert werden.

MERKE

Da die Filme der Stufe E in diagnostischer Hinsicht den Filmen der Stufe D vergleichbar sind [18], sollen in der pädiatrischen Radiologie nur Filme der Empfindlichkeitsklasse E oder F verwendet werden.

4

Durch eine überlappende Konstanzprüfung kann jeder Betreiber bei einer Verringerung der Strahlenexposition selbst eine neue Referenzaufnahme erstellen und damit die neuen Bezugswerte für die Konstanzprüfung festlegen.

4.2.3 Film-Folien-Kombinationen (extraoral)

Durch die Änderungen in der Richtlinie für Sachverständigenprüfungen ist heute bei der analogen Aufnahmetechnik die Empfindlichkeitsklasse SC = 400 vorgeschrieben. Beispiele für die entsprechenden Kombinationen für extraorale Röntgenaufnahmen finden sich in ➤ Tab. 4.3.

4.2.4 Digitale intraorale Röntgentechnik

Digitale Detektionssysteme für die intra- und extraorale Technik haben in den letzten Jahren sehr an Bedeutung gewonnen. Vorteile sind die schnelle Verfügbarkeit der Aufnahmen, die höhere Dynamik und die Möglichkeiten der digitalen Bildbearbeitung (➤ Abb. 4.1).

4.3 Intraorale Aufnahmen in den verschiedenen Lebensaltersstufen

Während beim Erwachsenen gute Vorgaben für eine standardisierte Röntgendiagnostik hinsichtlich der Filmanordnung und der Einstellung des Zentralstrahls möglich sind, muss die Röntgendiagnostik bei Kindern auf die Anzahl der durchgebrochenen Zähne oder Zahnanlagen sowie auf die Höhe und Breite des Zahnbogens abgestimmt sein (➤ Abb. 4.2).

Kleinkinder können in der Regel einen Film noch nicht selbst fixieren und sowohl das Gaumendach im Oberkiefer als auch der

Tab. 4.3 Beispiele von Film-Folien-Kombinationen für die extraorale Röntgendiagnostik

Röntgenfilm	Verstärkerfolie	Empfindlichkeitsklasse
Agfa Dentus ST8G®	Regular	400
Kodak T-mat DG®	Lanex regular	400
Dupont Ultravision®	UV Rapid	400

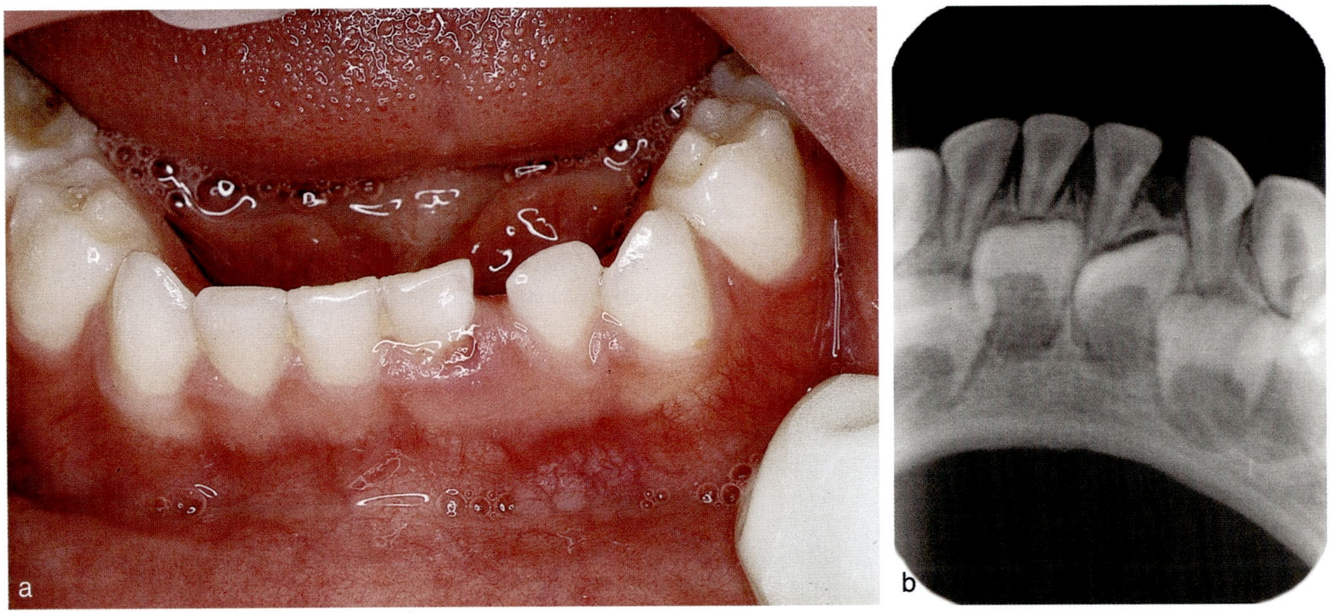

Abb. 4.1 a, b Digitale Lumineszenzradiografie [R463]
a) Bei diesem 2-jährigen Jungen kam es im Verlauf der letzten 4 Wochen zu rezidivierenden Schwellungen im Bereich der Zähne 71/72 und zur distalen Wanderung des Zahnes 72.
b) Darstellung im Normalkontrast. Die Dosis in der Filmebene betrug ca. 40 µGy, sodass durch die sehr kurze Expositionszeit von 0,04 s Verwacklungen vermieden werden konnten.

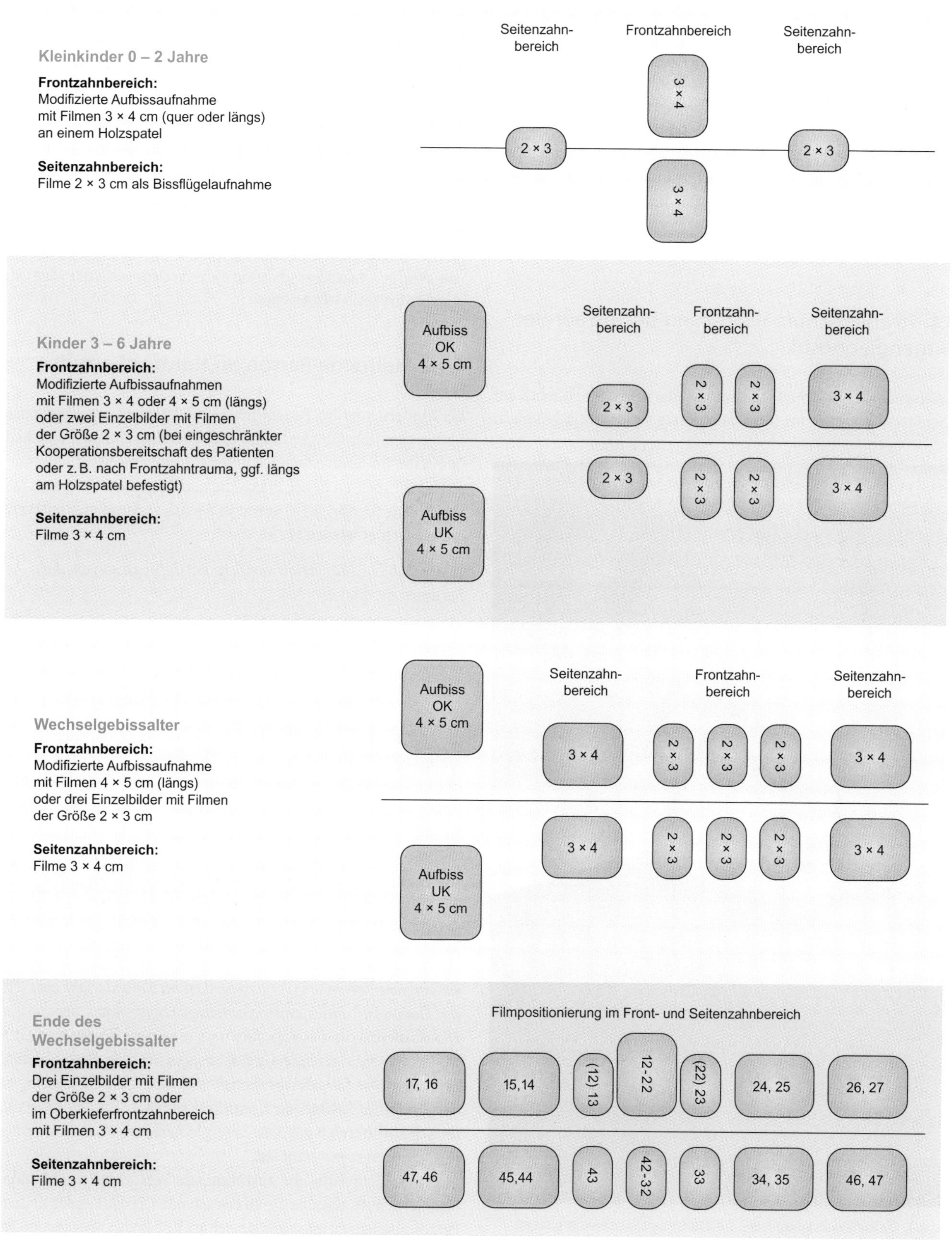

Abb. 4.2 Intraorale Röntgendiagnostik in den verschiedenen Lebensaltern. Aufbissfilme im Format 6 × 8 cm stehen nicht mehr zur Verfügung. Aktuell stehen noch analoge oder digitale Aufnahmeformate mit 4 × 5 cm zur Verfügung. [R463-L143]

Zahnbogen im Unterkiefer ist noch zu klein, sodass noch nicht mit Filmhaltern gearbeitet werden kann. **Modifizierten Aufbissaufnahmen** kommt hier eine wichtige Bedeutung zu, da sie eine Diagnostik im Front- und Eckzahnbereich ermöglichen und die Filmpositionierung einfach ist. Bei Kleinkindern können Filme (oder digitale Detektionssysteme) der Größe 3 × 4 cm (➤ Abb. 4.3) an einem Holzspatel befestigt werden, den das Kind mit den Lippen oder ggf. eine Begleitperson (mit Strahlenschutzschürze) fixiert, deren Hände durch den Holzspatel nicht im Bereich des Primärstrahls liegen. Leider stehen bei analoger Technik die Filme im Format 6 × 8 cm nicht mehr zur Verfügung.

4.3.1 Strahlenschutzausrüstung bei intraoraler Röntgendiagnostik

Die Anlage III der Sachverständigenrichtlinie wurde im Hinblick auf die Schutzmaßnahmen bei intraoraler Röntgendiagnostik geändert.

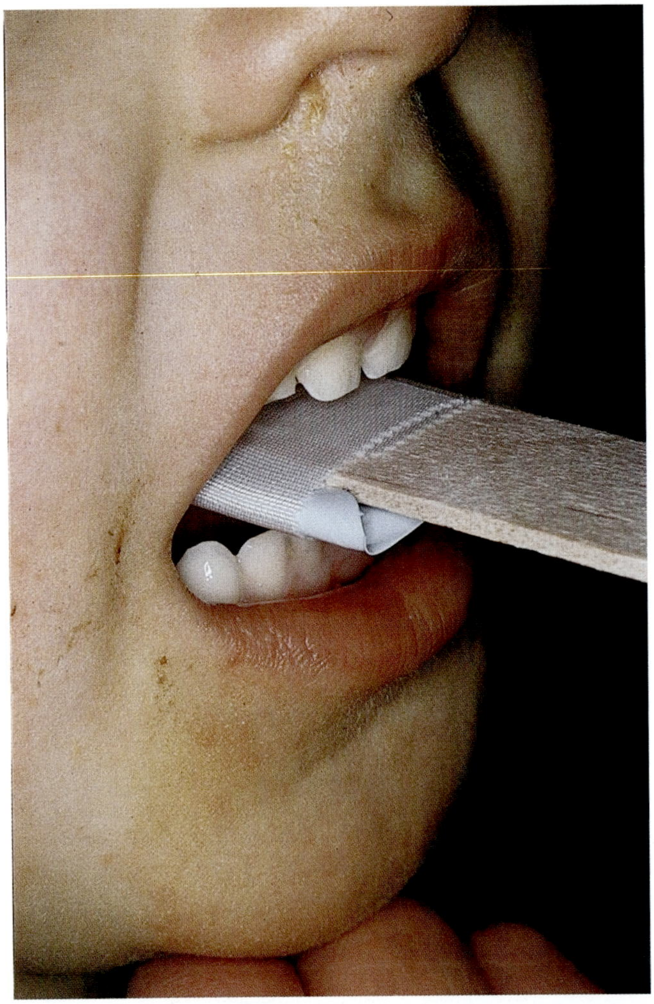

Abb. 4.3 Die Röntgendiagnostik des Unterkieferfrontzahnbereichs erfolgte nach einem Frontzahntrauma durch eine modifizierte Aufbissaufnahme (halbaxiale Einstellung des Zentralstrahls) mit einer Speicherfolie im Format 3 × 4 cm. Der Holzspatel mit der Speicherfolie wird durch die Frontzähne fixiert. (Röntgenaufnahme ➤ Abb. 4.1) [R463]

Aktuell müssen folgende Ausrüstungen bei einer Sachverständigenprüfung vorhanden sein:

- Strahlenschutzschild (➤ Abb. 4.5, ➤ Abb. 4.6) oder
- Schilddrüsenschutz, der den Hals submandibulär umschließt und die Schilddrüse abdeckt, oder
- Strahlenschutzschürze mit integriertem Schilddrüsenschutz.

Wenn die Strahlenschutzschürze über diesen Zusatz nicht verfügt, muss ein Schilddrüsenschutz zusätzlich vorhanden sein.

MERKE
Bei der Röntgendiagnostik insbesondere von Kindern empfiehlt sich heute der alleinige Schilddrüsenschutz, da dieser im Gegensatz zum Schutzschild nicht festgehalten werden muss.

4.3.2 Helfende Person im Kontrollbereich

Bei Kindern oder bei Patientinnen und Patienten mit eingeschränkter Kooperationsfähigkeit kann es notwendig sein, dass eine helfende Person im Kontrollbereich unterstützend anwesend sein muss.

Hierfür müssen in der Praxis die nachfolgenden Vorgaben in den Paragrafen 55 Abs. 2 (b) sowie in 64 Abs. 1 Strahlenschutzverordnung beachtet werden [22].

„Der Strahlenschutzverantwortliche hat dafür zu sorgen, dass Personen der Zutritt

[…]

2. zu einem Kontrollbereich nur erlaubt wird, wenn

[…]

ihr Aufenthalt in diesem Bereich zur Anwendung ionisierender Strahlung […] als Betreuungs-, Begleit- oder […] erforderlich ist und eine zur Ausübung des ärztlichen, zahnärztlichen oder tierärztlichen Berufs berechtigte Person, die die erforderliche Fachkunde im Strahlenschutz besitzt, zugestimmt hat […].“

Bei einer Anwesenheit im Kontrollbereich besteht eine Pflicht zur Ermittlung der Körperdosis. Wichtig für helfende Personen in der Zahnmedizin ist die Regelung in § 64, sodass bei nachfolgenden Situationen auf die Dosismessung ggf. verzichtet werden kann:

„Ist für den Aufenthalt in einem Überwachungsbereich für alle oder für einzelne Personen zu erwarten, dass im Kalenderjahr eine effektive Dosis von 1 Millisievert, eine höhere Organ-Äquivalentdosis als 15 Millisievert für die Augenlinse und eine lokale Hautdosis von 50 Millisievert nicht erreicht werden, so kann für diese Personen auf die Ermittlung der Körperdosis verzichtet werden. Satz 2 gilt nicht, wenn die zuständige Behörde die Ermittlung verlangt. Für den Aufenthalt im ***Kontrollbereich*** *gilt Satz 2 entsprechend, wenn die zuständige Behörde dem zugestimmt hat.“*

Dies bedeutet für die zustimmende Person mit Fachkunde im Strahlenschutz, dass sie die zu erwartende Exposition der helfenden Person abschätzen muss und sie sich auch über vorangegangene Tätigkeiten der helfenden Person im Kontrollbereich informieren muss. Auf dieser Grundlage trifft sie die Entscheidung, ob die ausgewählte Person im Kontrollbereich helfen darf und ob eine Dosismessung notwendig ist oder nicht. Die erforderliche Zustimmung der zuständigen Behörde ist immer zu berücksichtigen. Ggf. kann es deshalb sinnvoll sein, bereits im Vorfeld mit der zuständigen Behörde das Vorgehen in entsprechenden Situationen abzuklären.

Durch einen Holzspatel wird die Platzierung und Lokalisation im Mund des Kindes mit geringer Kooperationsfähigkeit erleichtert und die Wahrscheinlichkeit einer Dislokation verringert. Nach einem Frontzahntrauma wird der Film dann nicht so deutlich gegen die Frontzähne gedrückt wie bei Verwendung eines Filmhalters. Dies erleichtert auch die Unterstützung für eine helfende Person.

Bis zum Wechselgebissalter können im Frontzahnbereich in der Regel nur Filme im Format 2 × 3 cm benutzt werden, da das Gaumendach zu schmal ist. Im Seitenzahnbereich können im Wechselgebissalter meist schon Filme im Format 3 × 4 cm platziert werden (➢ Abb. 4.2).

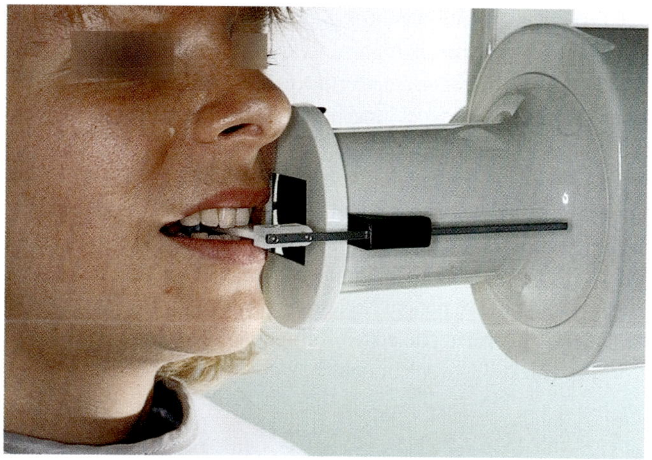

Abb. 4.5 Einstellung einer Bissflügelaufnahme (Film 3 × 4 cm) nach der Rechtwinkeltechnik. Zur Verringerung der Strahlenexposition wurde hier der Rundtubus auf einen Visierring gesetzt, der das Strahlenfeld auf das eingesetzte Filmformat mit 3,5 × 4,5 cm begrenzt. [R463]

4.4 Intraorale Aufnahmetechniken

Die Vielzahl der klinischen Fragestellungen (z. B. apikale, parodontale oder exzentrische Führung des Zentralstrahls) haben zur Entwicklung spezieller Einstelltechniken geführt. Die Halbwinkeltechnik wird heute in der Regel nicht mehr bei der intraoralen Röntgendiagnostik eingesetzt, da sie vor allem im Oberkiefer zu einer Verzeichnung des Limbus alveolaris führt und die bukkalen Wurzeln der Oberkieferseitenzähne im Vergleich zu den filmnahen palatinalen Wurzeln deutlich verkürzt abgebildet werden. Sie hat ggf. noch eine Berechtigung in besonderen klinischen Situationen (z. B. in Intubationsnarkose).

In der Regel ist der Einsatz von Filmhaltern notwendig, um bei Blendensystemen eine Ausblendung zu vermeiden, da es ohne Filmhalter zu Ausblendungen kommen kann.

Es stehen zwei Möglichkeiten zur Einblendung zur Verfügung:

- Einsteckblende auf dem Langtubus und Filmhalter ohne Blende
- Rundtubus und Einblendung am Filmhalter (➢ Abb. 4.4, ➢ Abb. 4.5).

Beide Verfahren erfüllen die rechtlichen Vorgaben zur Einblendung.

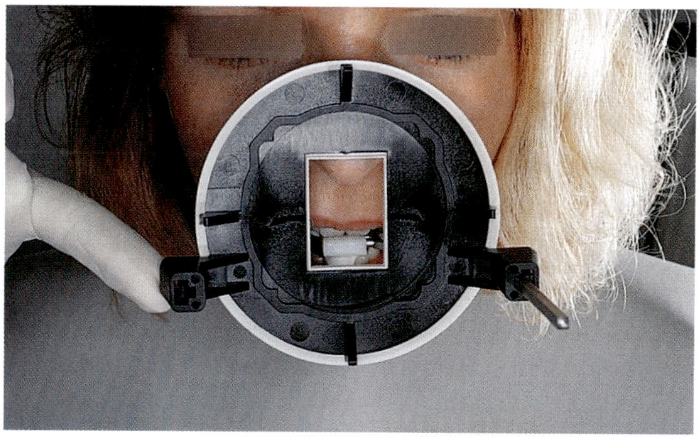

Abb. 4.4 Einblendung des Nutzstrahlfelds durch einen Filmhalter mit Blende im Format 2,5 × 3,5 cm. Die Patientin fixiert den Filmhalter mit dem Film 2 × 3 cm durch eine Watterolle. Der Blick durch die Öffnung der Blende ermöglicht eine Überprüfung, ob der Film richtig platziert ist. Die Einblendung ermöglicht eine Verminderung des Flächendosisprodukts gegenüber einem Rundtubus um ca. 69 %. [R463]

4.4.1 Rechtwinkel-/Paralleltechnik

Bei der ursprünglichen Rechtwinkeltechnik wurde der Film in einer mit dem Tubus starr verbundenen Halterung so **im rechten Winkel zum Zentralstrahl** fixiert, dass der Zentralstrahl stets die Filmmitte traf. Bei den heute üblichen Filmhaltersystemen wird der Tubus nur an einen Visierring geschoben (➢ Abb. 4.4). Diese Technik wird als Rechtwinkel-/Paralleltechnik bezeichnet. Die Vorteile des Arbeitens mit Filmhaltern sind vielfältig:

- Durch die exakte Zentrierung der Röntgenröhre kann das Nutzstrahlfeld eingeblendet werden und es kann trotzdem nicht zu Ausblendungen kommen.
- Verzeichnungen der Aufnahmen entfallen, da die Filme/Speicherfolien im Mund nicht verbiegen können.
- Die Anfertigung der Aufnahmen ist wesentlich schneller möglich, da die Kooperation in einem geringeren Maß als bei der Halbwinkel- oder Paralleltechnik benötigt wird.

MERKE

Falls Filme oder Speicherfolien bei Aufnahmen im Unterkiefer im Mundboden durch die dünnen Kanten als unangenehm oder sogar schmerzhaft empfunden werden, kann die untere Kante z. B. mit feuchten Zellstofftüchern abgedeckt werden. Bei einem starken Würgereiz (vor allem bei Oberkiefermolarenaufnahmen) kann die Filmkante ebenfalls mit Zellstoff (ggf. durch ein Oberflächenanästhetikum benetzt) abgedeckt werden.

4.4.2 Bissflügelaufnahme

Die Bissflügelaufnahme liefert wichtige Informationen zur Diagnostik initialer kariöser Läsionen im Approximalbereich.

Bei einer Einblendung können strahlenbiologisch wichtige Gewebe sehr gut ausgeblendet werden, sodass dadurch die effektive Dosis der Bissflügelaufnahmen sehr gering ist. Dies erleichtert die Indikationsstellung auch bei Personen unter 18 Jahren [23].

In einem systematischen Review haben Goodwin und Koautoren sich mit der Frage beschäftigt, zu welchem Zeitpunkt und wie häufig Bissflügelaufnahmen angefertigt werden sollten. Sie haben die unterschiedlichen Empfehlungen aus der internationalen Literatur zusammengefasst [19]:

Die American Dental Association empfiehlt im Jahr 2012 bei geringem Kariesrisiko in der ersten und zweiten Dentition und im Wechselgebiss Bissflügelaufnahmen in einem Abstand von 12–24 Monaten, wenn die approximalen Oberflächen klinisch nicht zugänglich sind. Bei hohem Kariesrisiko wird ein Intervall von 6–12 Monaten empfohlen. Die ersten Aufnahmen werden je nach Autor im Alter von 2–7 Jahren empfohlen.

4.4.3 Intraorale Weichgewebeaufnahme

Diese Aufnahmetechnik ermöglicht eine gezielte Diagnostik von Fremdkörpern in Weichgeweben der Ober- und Unterlippe oder von Speichelsteinen im Bereich des Ductus parotideus ohne Überlagerung durch Zahnhartgewebe, wenn Zahnfilm/Sensor/Speicherfolie zwischen Zahnbogen und Weichgeweben eingelegt wird (➢ Abb. 4.7). Die Belichtungszeit kann hier auf ca. 25 % der vergleichbaren Expositionszeit einer Zahnfilmaufnahme verringert werden.

Zur präoperativen Lokalisation können z. B. auch feine Metallgitter oder Guttaperchaspitzen auf der Lippe oder dem Alveolarfortsatz befestigt werden, wodurch eine exakte Lokalisation eines Fremdkörpers und die gezielte operative Entfernung erleichtert werden (➢ Abb. 4.8).

4.5 Panoramaschichtaufnahmen

Die Panoramaschichtgeräte sind in den letzten Jahren weiterentwickelt worden. Standard ist bei den meisten Geräten, dass spezielle Programme für Kinder zur Verfügung stehen, sodass der Umlauf der Röntgenröhre auf die Form des jugendlichen Kiefers und auch die Belichtungsparameter an das geringere Volumen des jugendlichen Kopfes angepasst werden.

Ein wichtiger Aspekt bei der Panoramaschichtaufnahme von Kindern ist, dass ein volles Standardfeld im Seitenbereich mehr Anteile des Halses miterfasst, als es bei Erwachsenen der Fall ist. Diese Bereiche werden in der Regel diagnostisch nicht benötigt und erhöhen deshalb unnötig die effektive Dosis und damit das strahlenbiologische Risiko. Messungen zur absorbierten Dosis an einem Schädelphantom zeigten, dass gerade in diesem Bereich eine im Vergleich hohe Dosis auftritt [13][24].

Deshalb sollte bei Kindern wenn möglich das Strahlenfeld so begrenzt werden, dass die seitlichen Halsanteile ausgeblendet werden. Zu beachten ist jedoch, dass die Kondylen ein wichtiger Bestandteil der kieferorthopädischen Diagnostik sind. Deshalb sollte bei Aufnahmen, die der kieferorthopädischen Diagnostik dienen, dieser Bereich nicht ausgeblendet werden.

Die verschiedenen Gerätehersteller gehen bei den Einblendungen unterschiedliche Wege. ➢ Tab. 4.4 zeigt, wie durch verschiedene Einblendungen das Flächendosisprodukt verringert werden kann. Von Bedeutung ist hierbei, dass die effektive Dosis deutlich abnimmt, wenn Anteile des Ösophagus und der Glandula parotis in die Berechnung der effektiven Dosis nicht mit einbezogen werden müssen.

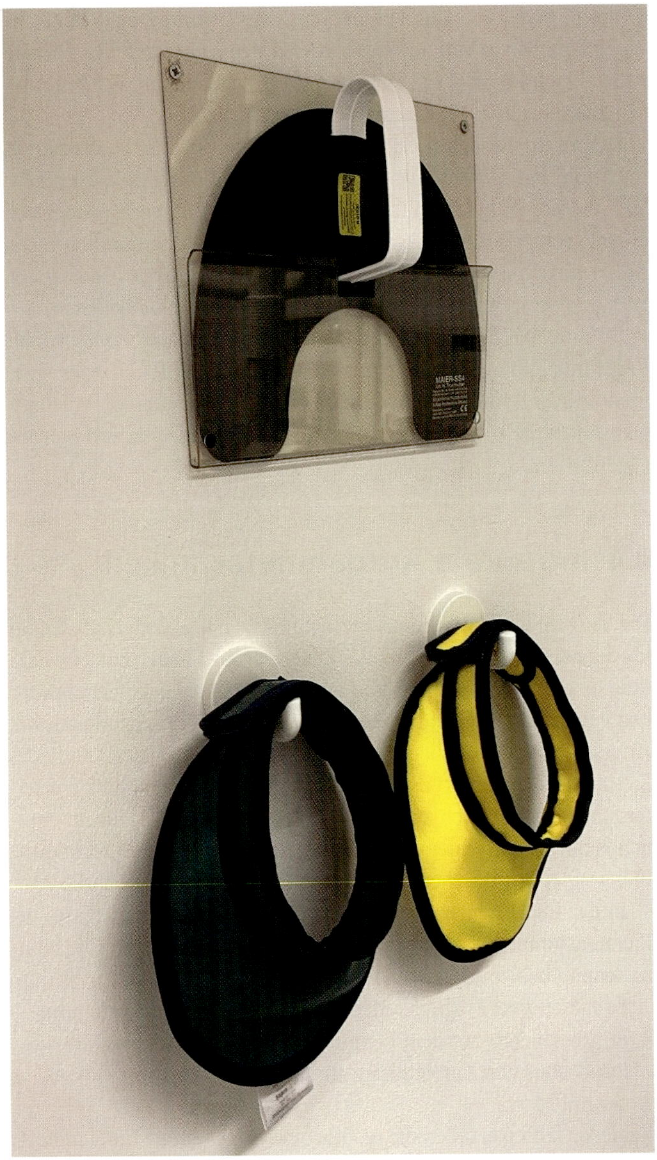

Abb. 4.6 Strahlenschutz bei intraoraler Röntgendiagnostik: Schutzschild (oben) und Schilddrüsenschutz (unten) [M1136; M1137]

Falls eine Panoramaschichtaufnahme aufgrund einer geistigen oder körperlichen **Behinderung** im Stehen nicht möglich ist, kann die Aufnahme auch im Sitzen angefertigt werden. Hierzu eignen sich z. B. die zahnärztlichen Behandlungsstühle, da diese relativ klein und gut beweglich sind. Bei einer Aufnahme im Sitzen gelten die gleichen Einstellregeln wie für eine Aufnahme im Stehen. Auch hier ist darauf zu achten, dass die Halswirbelsäule etwas durchgedrückt wird, um eine überlagerungsfreie Darstellung der Unterkieferfrontzähne zu erzielen. Auch wenn Bewegungsunschärfen nicht vermieden werden können oder die Frontzähne nicht vollständig in der Schichtebene enthalten sind, ist oftmals doch noch eine orientierende Diagnostik möglich.

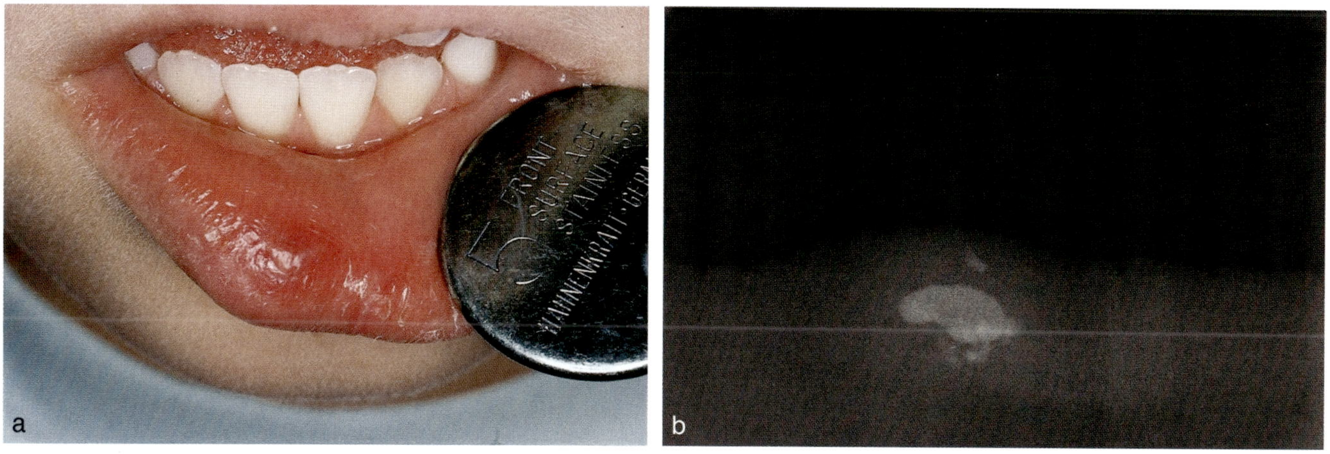

Abb. 4.7 a, b. Bei diesem 8-jährigen Kind war es durch ein Frontzahntrauma zur Kronenfraktur der Zähne 12 und 11 gekommen. [R463]
a) 2 Wochen nach dem Unfall kam es zur schmerzhaften Schwellung im Bereich der Unterlippe.
b) In der Weichteilaufnahme der Unterlippe konnten Kronenfragmente nachgewiesen werden. Der Film war in das Vestibulum oris (vor den Zahnbogen) eingelegt worden.

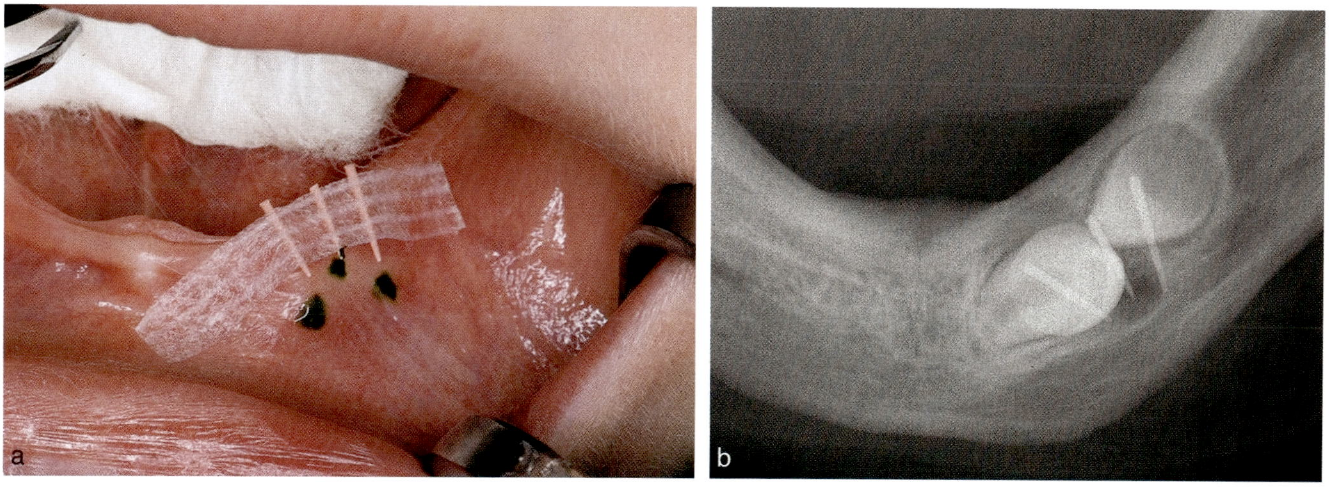

Abb. 4.8 a, b Klinisch war der retinierte Zahn 33 nicht eindeutig zu lokalisieren. [R463]
a) Um eine artifizielle Verletzung des Zahnsäckchens von Zahn 34 zu verhindern, erfolgte die exakte Lokalisation des Zahnes 33 durch eine axial eingestellte Unterkieferaufbissaufnahme. Auf dem Kieferkamm wurden drei Guttaperchaspitzen befestigt, und ihre Lage wurde durch einen Markierungsstift auf die Schleimhaut übertragen.
b) In der Unterkieferaufbissaufnahme sind die Guttaperchaspitzen auf dem Kieferkamm und die retinierten Zähne gut zu erkennen.

Tab. 4.4 Mögliche Einblendungen am Beispiel des Sirona Orthophos SL-Gerätes mit dem jeweils angezeigten entsprechenden Flächendosisprodukt

Sirona P1 – keine Einblendung	127 mGy × cm²
Sirona P2 – ohne Kieferwinkel	102 mGy × cm²
Sirona P10 – Kinder OK/UK	62 mGy × cm²
Sirona P1 – z. B. nur der 3. Quadrant	50 mGy × cm²
Sirona P2 – z. B. nur der 3. Quadrant	32 mGy × cm²
Sirona P2 – z. B. nur der 3. Quadrant, Schnellprogramm	20 mGy × cm²

4.6 Fernröntgenseitenaufnahme

Diese Aufnahme ist ein zentraler Bestandteil der kieferorthopädischen Diagnostik. Sie ermöglicht in Ergänzung zur Panoramaschichtaufnahme zudem auch eine Lokalisation von Fremdkörpern in einer zweiten Ebene.

MERKE

Qualitätskriterien für eine Fernröntgenaufnahme sind eine gute Weichgewebedarstellung des Gesichtsprofils und eine möglichst vollständige Überlagerung der linken und rechten Alveolarfortsätze.

Hierzu ist eine korrekte Einstellung der **Mediansagittalen parallel zur Filmebene** notwendig. Dies ist gerade bei Kindern trotz der geräteseitigen Halterungen oftmals schwierig. Hilfreich kann es sein, z. B. direkt gegenüber der zu untersuchenden Person einen Spiegel zu positionieren, auf dem sich in Augenhöhe beispielsweise ein Punkt befindet, den die Person anvisieren soll. Hierdurch können oftmals Bewegungen des Kopfes nach der Positionierung vermindert werden.

Einblendung des Nutzstrahlfeldes:

Traditionell wird das FRS im Filmformat 18 × 24 bzw. bei digitalen Aufnahmen mit einem rechteckigen Aufnahmeformat aufgenommen, sodass auch die Schädelkalotte teilweise mit dargestellt wird, obwohl dieser Bereich mit Anteilen des zentralen Nervensystems diagnostisch nicht benötigt wird. Oftmals finden sich bei Kindern auch noch Anteile des strahlenempfindlichen roten Knochenmarks im Schädelbereich (➤ Tab. 4.5).

Bei analogen Aufnahmen kann durch eine selbst vorgenommene Einblendung (➤ Abb. 4.9, ➤ Abb. 4.10) das Aufnahmeformat so verringert werden, dass Teile des zentralen Nervensystems und der Schädelkalotte dadurch stärker ausgeblendet werden.

Bei modernen digitalen Geräten wurde dieser Ansatz aufgenommen, sodass in speziellen Programmen (➤ Abb. 4.11) horizontal die Aufnahme im oberen Anteil und im Bereich der dorsalen Halswirbelsäule auch vertikal eingeblendet werden kann.

Eine weitere Möglichkeit zur Verringerung der Strahlenexposition ist die Nutzung von Schnellprogrammen.

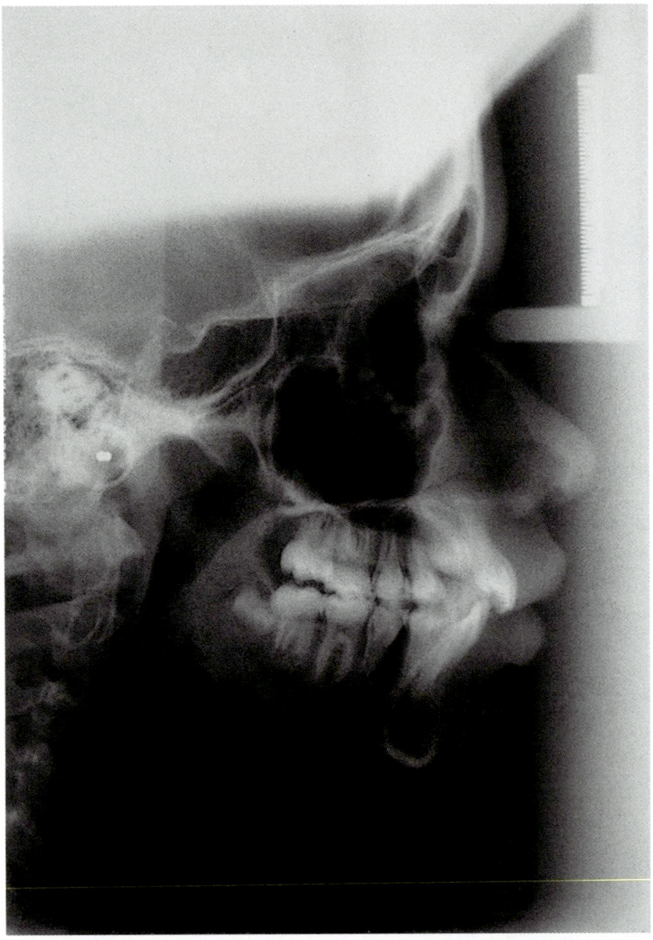

Abb. 4.9 Fernröntgenseitenbild mit einer individuellen Einblendung des Nutzstrahlfeldes am oberen sowie am linken Bildrand. Hierdurch können die Anteile der Schädelkalotte mit rotem Knochenmark und Teile des zentralen Nervensystems weiter ausgeblendet werden. [R463]

4.7 Handröntgenaufnahme

Eine Handröntgenaufnahme gibt Aufschluss über das skelettale Alter. Für diese Aufnahme wird die nicht dominante Hand auf die Filmkassette des Fernröntgenseitenteils gelegt, nachdem vorher der Weichteilfilter herausgenommen wurde. Bei digitalen Sensoraufnahmen entfällt diese Entfernung des Weichteilfilters, und die Hand wird auf die Kunststoffplatte hinter den Ohrolivenhalterungen aufgelegt (➤ Abb. 4.12). In der Zahnmedizin finden Handröntgenaufnahmen in der Kieferorthopädie Anwendung, insbesondere dann, wenn Behandlungen die Kenntnis des skelettalen Alters erfordern und dieses per Röntgenaufnahme bestimmt werden muss (z. B. zum Ausschluss vom Restwachstum vor einer kombiniert kieferorthopädisch/kieferchirurgischen Behandlung). Für dieses Aufnahmeverfahren wird eine eigenständige Fachkunde benötigt.

Auch für diese Aufnahmeart stehen heute Schnellprogramme mit verringerter Dosis zur Verfügung.

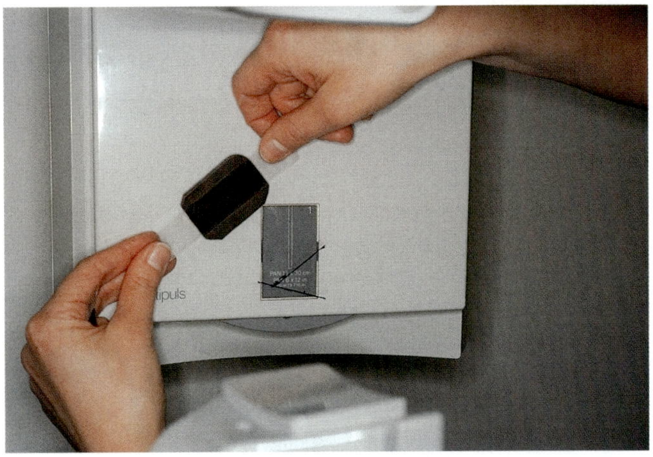

Abb. 4.10 Zur Einblendung des Nutzstrahlfelds wurden 2 mm dicke Bleifolien so auf der Primärblende am Röntgengerät befestigt, dass die Einblendung wie in ➤ Abb. 4.9 erfolgte. Die Justierung erfolgte durch vorherige Belichtungen der Filmkassette ohne Patienten. Auf dem Röntgengerät wurden dann Markierungen angebracht, sodass die Bleifolie leicht in der korrekten Position zu befestigen war. [R463]

Tab. 4.5 Anteil des aktiven roten Knochenmarks im Kopfbereich als Prozentsatz des gesamten aktiven Knochenmarks (nach ICRP 70) [25]

Alter	5 Jahre	10 Jahre	15 Jahre	20 Jahre
Schädel	15,9	11,6	9,2	7,7
Unterkiefer	1,6	1,1	0,9	0,8

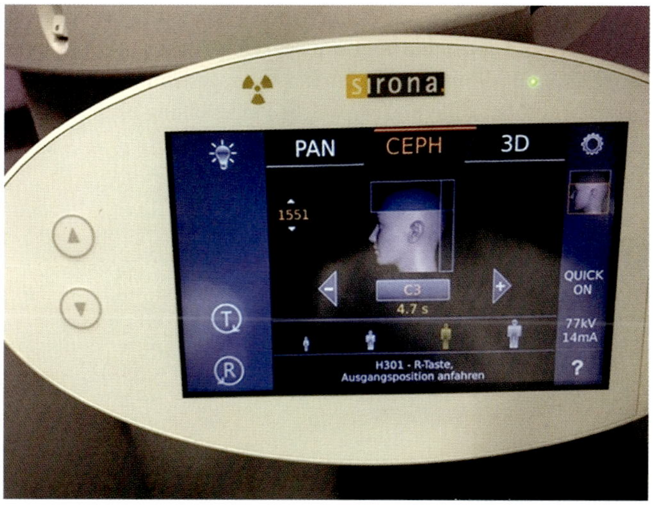

Abb. 4.11 Möglichkeiten zur Einblendung bei einem digitalen Fernröntgenseitenbild. Hier kann auch das Schnellprogramm ausgewählt werden. [M1136; M1137]

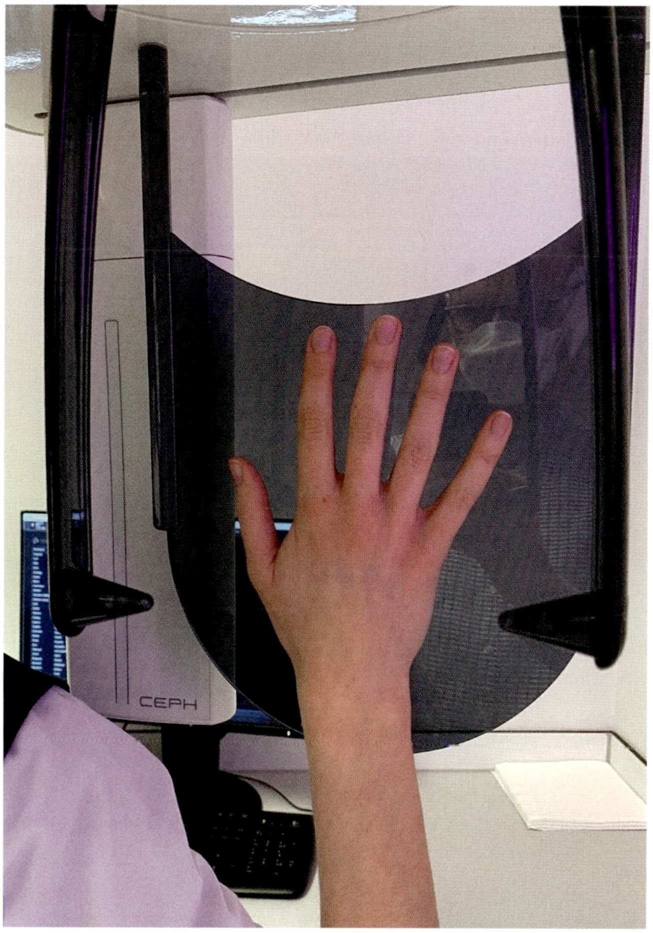

Abb. 4.12 Einstellung für eine Handaufnahme am Fernröntgenseitenaufsatz. Die Ohrhalterungen sollten aus dem Strahlengang geschwenkt werden. [M1136; M1137]

4.8 Schädelübersichtsaufnahmen, digitale Volumentomografie, Computertomografie

Die klassischen zweidimensionalen Schädelaufnahmen wie z. B. Nasennebenhöhlenaufnahmen haben heute fast keine Relevanz mehr und wurden durch dreidimensionale Verfahren abgelöst (S1-Leitlinie) [26]. Eine Ausnahme stellt neben dem Fernröntgenseitenbild (FRS) die Fernröntgenfrontalaufnahme dar, die in der Kieferorthopädie insbesondere beim Vorliegen von Asymmetrien eingesetzt wird.

Allgemein gilt, dass Computertomografie (CT) und digitale Volumentomografie (DVT) knöcherne Strukturen gut darstellen können, während die Magnetresonanztomografie (MRT) pathologische Prozesse in Weichgeweben und im Knochenmark besser aufdeckt [27].

In der Leitlinie führen die Autoren aus, dass „bei einigen Fragestellung das DVT als Alternative zum CT eingesetzt werden kann, wenn eine vergleichbare Bildqualität und Dosis erreicht wird, die beim DVT stark geräteabhängig ist" [27]. Dieser Aspekt sollte bei der Auswahl eines DVT-Gerätes bedacht werden.

Da beim DVT höhere Strahlendosen als bei der klassischen zweidimensionalen Röntgendiagnostik auftreten können, haben einige Hersteller Neuentwicklungen vorgestellt, durch die die Strahlenexpositionen bei der DVT erheblich abgenommen haben und teilweise sogar geringer sein können als bei einer klassischen Panoramaschichtaufnahme [28].

Informationen zur eingesetzten Dosis bei einer Patientenaufnahme geben die seit 2010 bei erstmaliger Inbetriebnahme vorgeschriebenen Angaben zum Flächendosisprodukt (meistens in mGy $\times$ cm^2).

Nachfolgende Möglichkeiten zur Verringerung der Strahlenexposition sind bei DVT-Geräten entwickelt worden):

- Einblendung des Nutzstrahlfeldes auf ein Field of View (FOV) von 5 × 5 cm oder geringer
- Anpassung der Voxelgröße auf die klinische Fragestellung (je feiner aufgelöst ein DVT ist, umso höher ist meistens die Dosis; Empfehlung bei Kindern ist eine Voxelgröße von 150–400 µm in Abhängigkeit von der klinischen Fragestellung)
- Kürzerer Umlauf (z. B. nur noch 180°)
- Verkürzung der Belichtungszeit
- Verringerte Anzahl von Projektionen während des Umlaufes (➤ Abb. 4.13)
- Filterung der weichen Strahlung/Strahlaufhärtung (z. B. durch Kupferfilter)

Bei der DVT-Diagnostik von Personen unter 18 Jahren sollte – wenn diagnostisch möglich – den dosisreduzierten Programmen Vorzug gegeben werden, da diese Altersgruppe sehr strahlensensitiv ist und damit als besonders vulnerabel eingestuft wird.

Das europäische DIMITRA-Projekt (Dentomaxillofacial paediatric imaging: an investigation toward low-dose radiation induced risks), welches sich mit Empfehlungen zur indikationsspezifischen Dosisreduktion im Kindes- und Jugendalter befasst, empfiehlt, dass die Optimierung der Strahlendosis patienten- und indikationsbezogen vorgenommen werden soll, da bei einer zu starken Absenkung der Dosis das Risiko besteht, diagnostisch nicht mehr ausreichend verwertbare Aufnahmen zu generieren [29].

Weiterhin definierten die Autoren, welche anatomischen Strukturen bei verschiedenen Indikationen beurteilbar sein sollten. Hieraus leiteten sie Empfehlungen ab, für welche Fragestellungen die Dosis reduziert werden kann und für welche Fragestellung hochauflösende Aufnahmen gerechtfertigt sind (➤ Tab. 4.6) [29].

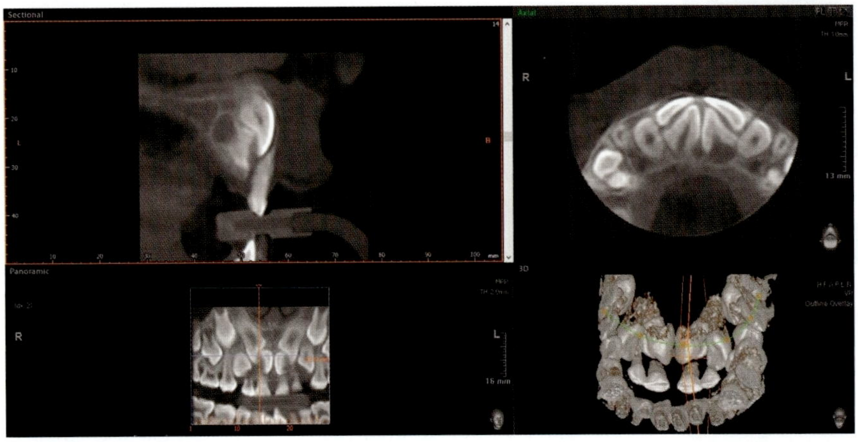

Abb. 4.13 Darstellung des Oberkieferfrontzahnbereiches mit zwei Mesiodentes im Ultra-low-dose-Modus mit einem Flächendosisprodukt von 55 mGy × cm² [M1136; M1137]

Tab. 4.6 Indikationen und empfohlene Aufnahmemodi für 3D-DVT-Aufnahmen bei Kindern und Jugendlichen (nach [29])

Primäre Indikation	Darzustellende anatomische Strukturen	Anforderungen an die Beurteilbarkeit	Aufnahmeart
Verlagerte Zähne	Zahnhartgewebe, Parodontalspalt, Lamina dura	Kortikale Unregelmäßigkeiten, Wurzelresorptionen, 3D-Lokalisation des Zahnes, Knochenhöhe für Freilegung	Primär 2D-Diagnostik erforderlich. Falls 2D-Diagnostik nicht ausreichend: DVT mit kleinem FOV und hoher Auflösung
Dentale Traumata	Zahnhartgewebe, Parodontalspalt, Lamina dura	Zahnfrakturen, Knochenfrakturen, mit Trauma assoziierte Kondylusfrakturen	2D-Röntgenaufnahmen aus drei verschiedenen Perspektiven, alternativ insbesondere bei komplizierteren Frakturen oder Verdacht auf Resorptionen: DVT mit kleinem FOV und hoher Auflösung; CAVE: Kondylusfrakturen müssen ebenfalls untersucht/ausgeschlossen werden, deshalb sollte immer auch ein OPTG (mit Darstellung der Kondylen) angefertigt werden.
Lippen-Kiefer-Gaumenspalten	Morphologie, Größe, Volumen der Spalte	Bestimmung der Größe des zu augmentierenden Bereichs	Vor Spaltosteoplastik: DVT mit FOV eingegrenzt auf die Maxilla, Low-dose-Protokoll inkl. Reduktion mAs und Anzahl der Projektionen. Eine hohe Auflösung kann beim Vorliegen zusätzlicher Fragestellungen erforderlich sein, z. B. bei Verlagerungen, dentalen Anomalien etc.
Dentale Anomalien	Verschiedenste Zahnfehlbildungen, z. B. Dens invaginatus, Dilazeration etc.	Genaue Lokalisation und Ausmaß der Fehlbildung	Indiziert, wenn 2D-Aufnahmen diagnostisch nicht ausreichen, Auflösung abhängig von der Fragestellung
Ossäre Pathologien	Zysten, periapikale Läsionen, odontogene Tumoren	Ausmaß der Läsion, Kalzifikation, Begrenzung der Läsion	Bei Verdacht auf Malignität ist ein CT/PET-CT/MRT indiziert. Wenn 2D-Röntgenbild diagnostisch nicht ausreicht und kein Verdacht auf Malignität besteht: großes FOV, niedrige Auflösung genügend, alle Verfahren zur Dosisminimierung geeignet
Autotransplantation	Morphologie des zu transplantierenden Zahnes	Herstellung eines Templates für die Präparation des Insertionsgebietes	DVT mit kleinem FOV, niedriger Auflösung, alle Verfahren zur Dosisreduktion
Syndrome	Veränderung der kraniofazialen Morphologie	Abweichungen der Zahnzahl, Zahnfehlbildungen	Sofern eine 3D-Bildgebung diagnostisch erforderlich ist, sind Möglichkeiten der Dosisreduktion patientenspezifisch und indikationsspezifisch abzuwägen, keine allgemeinen Empfehlungen möglich.

LITERATUR

[1] Becker J, et al. Grundlagen der klinischen Anwendung der magnetischen Resonanz-Tomographie (MRT) in der Zahn-, Mund- und Kieferheilkunde. Teil II: Klinische Anwendung der MRT. Dtsch Z Mund-Kiefer-GesichtsChir. 1996; 10(46).

[2] Demirturk Kocasarac H and Angelopoulos C. Ultrasound in Dentistry: Toward a Future of Radiation-Free Imaging. Dent Clin North Am. 2018; 62(3): p. 481–489.

[3] Demirturk Kocasarac H, et al. MRI for Dental Applications. Dent Clin North Am. 2018; 62(3): p. 467–480.

[4] Hilgenfeld T, et al. Use of dental MRI for radiation-free guided dental implant planning: a prospective, in vivo study of accuracy and reliability. Eur Radiol. 2020; 30(12): p. 6392–6401.

[5] Van Acker JWG, et al. Outcomes of different radioprotective precautions in children undergoing dental radiography: a systematic review. Eur Arch Paediatr Dent. 2020; 21(4): p. 463–508.

[6] Becker K and Jungbauer R. Moderne bildgebende Verfahren in der Kieferorthopädie. Quintessenz; 2021 (August 2021).

[7] Laubenberger T and Laubenberger J. Technik der medizinischen Radiologie: Diagnostik, Strahlentherapie, Strahlenschutz; für Ärzte, Medizinstudenten und MTRA [mit 71 Tabellen]. Dt. Ärzte-Verlag; 1999.

[8] Laubenberger T. Technik der medizinischen Radiologie. Dt. Ärzte-Verlag; 1990.

[9] Strahlenschutz: Nutzen und Risiko der Röntgendiagnostik. BfS. [cited 2021 July 27, 2021]. Available from: https://www.bfs.de/DE/themen/ion/anwendung-medizin/diagnostik/roentgen/nutzen-risiko.html.

[10] Strahlenschutzkommission: Anwendung der effektiven Dosis bei medizinischen Untersuchungen. Empfehlung der Strahlenschutzkommission. Verabschiedet in der 147. Sitzung am 3./4. Juli 1997., in Bundesanzeiger Nr. 213 vom 14. November 1997.

[11] Shetty A, et al. Evidence on radiation dose reduction using rectangular collimation: a systematic review. Int Dent J. 2019; 69(2): p. 84–97.

[12] Internationale Strahlenschutzkommission (ICRP). Die Empfehlungen der Internationalen Strahlenschutzkommission (ICRP). 2007 [cited 2021 August 8th, 2021]. Available from: https://www.icrp.org/docs/P103_German.pdf.

[13] Granlund C, et al. Absorbed organ and effective doses from digital intra-oral and panoramic radiography applying the ICRP 103 recommendations for effective dose estimations. Br J Radiol. 2016; 89(1066): p. 20151052.

[14] Ludlow JB, Davies-Ludlow LE, and White SC. Patient risk related to common dental radiographic examinations: the impact of 2007 International Commission on Radiological Protection recommendations regarding dose calculation. J Am Dent Assoc. 2008; 139(9): p. 1237–43.

[15] Benchimol D, et al. Effective dose reduction using collimation function in digital panoramic radiography and possible clinical implications in dentistry. Dentomaxillofac Radiol. 2018; 47(7): p. 20180007.

[16] European Commission, European guidelines on radiation protection in dental radiology. 2004; European Commission.

[17] Espelid I, Mejàre I and Weerheijm K. EAPD guidelines for use of radiographs in children. Eur J Paediatr Dent. 2003; 4(1): p. 40–8.

[18] Prescribing Dental Radiographs for Infants, Children, Adolescents, and Individuals with Special Health Care Needs. (AAPD), T.A.A.o.P.D. 2021 [cited 2021 August 1st, 2021]. Available from: https://www.aapd.org/research/oral-health-policies-recommendations/prescribing-dental-radiographs-for-infants-children-adolescents-and-individuals-with-special-health-care-needs/.

[19] Goodwin T L, et al. Guidelines on the timing and frequency of bitewing radiography: a systematic review. Br Dent J. 2017; 222(7): p. 519–526.

[20] Bundesministerium für Umwelt, Naturschutz und nukleare Sicherheit. Sachverständigen-Prüfrichtlinie (SV-RL); Richtlinie für die technische Prüfung von Röntgeneinrichtungen und genehmigungsbedürftigen Störstrahlern durch Sachverständige nach dem Strahlenschutzgesetz und der Strahlenschutzverordnung vom 01.07.2020.

[21] Schmidt T. Rechtliche Bedeutung von Normen – Freiwillig und äußerst hilfreich [cited 2021 August 8, 2021]. Available from: https://www.din.de/de/ueber-normen-und-standards/normen-und-recht/rechtsverbindlichkeit-durch-normen.

[22] Bundesregierung, Strahlenschutzverordnung vom 29. November 2018 (BGBl. I S. 2034, 2036), zuletzt geändert durch § 6 des Gesetzes vom 20. Mai 2021 (BGBl. I S. 1194); 2019.

[23] Johnson KB, et al. Bitewing radiography dosimetry of a stationary intraoral tomosynthesis imaging system. Oral Surg Oral Med Oral Pathol Oral Radiol. 2020; 130(6): p. 717–724.

[24] Möbes O, et al. Strahlenexposition bei der digitalen Volumentomographie, Panoramaschichtaufnahme und Computertomographie. Deutsche Zahnärztliche Zeitung. 2000; 55(336).

[25] PROTECTION, I. C. O. R., Basic Anatomical & Physiological Data for use in Radiological Protection - The Skeleton. ICRP Publication 70; 1995.

[26] Joda TA. Die Fernröntgenfrontalaufnahme. Analyse von Indikation, Häufigkeit und Relation in der kieferorthopädischen Röntgendiagnostik für den Zeitraum von 1993 bis 2001, in Poliklinik für Kieferorthopädie. 2004; Universitätsklinikum Münster, p. 114.

[27] Cohnen M, et al. S1-Leitlinie Radiologische Diagnostik im Kopf-Hals-Bereich. AWMF-Registernummer: 039–93 2020.

[28] Gaêta-Araujo H, et al, Cone beam computed tomography in dentomaxillofacial radiology: a two-decade overview. Dentomaxillofac Radiol. 2020; 49(8): p. 20200145.

[29] Oenning AC, et al. Cone-beam CT in paediatric dentistry: DIMITRA project position statement. Pediatr Radiol. 2018; 48(3): p. 308–316.

KAPITEL

5

Anahita Jablonski-Momeni, Jan Kühnisch und Klaus Pieper

Diagnose der Approximal- und Fissurenkaries

5.1 Einleitung

In den letzten Jahren sind in allen medizinischen Disziplinen die Anforderungen an eine präzise Befunderhebung und sichere Diagnosestellung gestiegen. Dies beruht unter anderem darauf, dass der Früherkennung von Krankheiten ein hoher Stellenwert einzuräumen ist und andererseits die präventiven und operativen Interventionsmöglichkeiten des Zahnarztes klaren Indikationen bzw. Kontraindikationen folgen, welche grundsätzlich auf gesicherten Diagnosen beruhen. Zudem hat sich die Epidemiologie der Zahnkaries positiv verändert. Zahlreiche in den letzten Jahren in Deutschland durchgeführte Untersuchungen vor allem bei Kindern und Jugendlichen wiesen einen rückläufigen Kariesbefall nach. Daneben haben die kariesprophylaktischen Maßnahmen der letzten Jahrzehnte dazu geführt, dass nicht nur die Zahl der kariösen Läsionen, sondern auch die Defektgrößen zurückgegangen sind. Dennoch treten nach wie vor neue kariöse Läsionen auf [1], auch wenn sich die Dynamik unter den gegenwärtigen Bedingungen in vielen Fällen wesentlich langsamer vollzieht als in der Vergangenheit. Damit steht der Zahnarzt vor der klinischen Herausforderung, nicht nur die Erkrankung Karies an allen Milch- und bleibenden Zähnen korrekt zu detektieren, zu diagnostizieren und im weiteren Lebensverlauf zu beobachten, sondern darauf aufbauend auch eine valide Einschätzung der Kariesaktivität des betreffenden Patienten sowie eine Kariesrisikoprognose abzugeben.

Die Güte von Diagnostikverfahren wird vordergründig durch die Kriterien Validität und Reliabilität beschrieben. Die *Validität* bezeichnet dabei, wie gut eine Erkrankung ausgeschlossen oder bestätigt werden kann, und wird primär mit den Parametern der Sensitivität (SE) und Spezifität (SP) gekennzeichnet.

Hintergrundinformation

Die SE beschreiben jenen Anteil der Zähne oder Probanden, die mit den ausgewählten Diagnostikverfahren und dem jeweiligen Referenzstandard korrekt als krank erkannt wurden. Demgegenüber dokumentiert die SP den Anteil an Zähnen oder Probanden, die mit den ausgewählten Diagnostikverfahren und dem jeweiligen Referenzstandard korrekterweise als gesund eingestuft wurden.

Die Güteparameter SE und SP sollten in der Summation beider Werte mindestens 160 % betragen, bevor eine Methode für den klinischen Einsatz empfohlen werden kann.

Als *Reliabilität* wird die Übereinstimmung von Testresultaten bezeichnet und kann sowohl für einen einzelnen Untersucher (intrapersonell) als auch zwischen verschiedenen Untersuchern (interpersonell) bestimmt werden. Die Übereinstimmung zwischen erster und zweiter Befundung bei demselben Untersucher wird durch die Intra-Untersucher-Reliabilität und die Übereinstimmung zwischen verschiedenen Untersuchern durch die Inter-Untersucher-Reliabilität beschrieben. Besonders bei der Verlaufskontrolle von Läsionen an einzelnen Zahnflächen (Kariesmonitoring) ist von den zu nutzenden Methoden eine hohe Reliabilität zu fordern. Darüber hinaus sollten sich Diagnostikmethoden durch eine geringe bzw. keine Invasivität auszeichnen. Dies trifft z. B. nicht für den Gebrauch einer spitzen zahnärztlichen Sonde bzw. der Röntgendiagnostik zu, welche Hartgewebsverletzungen bzw. Zellschädigungen provozieren können. Zudem müssen Diagnostikverfahren ein akzeptables Nutzen-Kosten-Verhältnis aufweisen. Die nachstehenden Punkte summieren wichtige Anforderungen an moderne Diagnostikmethoden, welche optimalerweise umfassend für die Anwendung in der klinischen Praxis erfüllt sein müssen:

1. Hohe SE- und SP-Werte als Indikatoren für eine ausgezeichnete Validität
2. Hohe Intra- und Inter-Untersucher-Reliabilität
3. Nichtinvasives Vorgehen
4. Universeller Einsatz an allen Zahnflächen
5. Universeller Einsatz unter allen Untersuchungsbedingungen (in Praxis, Klinik, bei Reihenuntersuchungen und wissenschaftlichen Studien)
6. Beliebige Wiederholbarkeit
7. Erfassung beginnender Läsionsstadien im Sinne einer frühzeitigen Kariesdetektion
8. Quantifizierung des kariösen Prozesses als Grundlage für ein Kariesmonitoring
9. Präzise Darstellung wichtiger anatomischer und pathologischer Strukturen
10. Definition präziser Schwellenwerte
11. Bildliche Befunddokumentation
12. Einfache Durchführbarkeit bei geringem Zeitbedarf
13. Sofortige Möglichkeit der Auswertung
14. Niedrige bzw. akzeptable Kosten

In ➤ Tab. 5.1 sind die relevanten diagnostischen Begriffe zusammengestellt.

Der Einsatz eines oder mehrerer diagnostischer Verfahren ist jedoch nicht allein dadurch zu rechtfertigen, dass damit eine Erkrankung mit einer gewissen Wahrscheinlichkeit detektiert werden kann. Das Ziel des Diagnoseprozesses besteht vielmehr darin, das vorliegende Zustandsbild anhand der verfügbaren Informationen umfänglich zu beschreiben und darauf aufbauend die bestmögliche Therapie für den Zahn bzw. Patienten zu begründen. Mit Blick auf den vermeidbaren bzw. arretierbaren Charakter kariöser Läsionen bestimmen heute präventive bzw. minimalinvasive Herangehensweisen die klinische Tätigkeit des Zahnarztes, was wiederum an das Erfordernis der Frühdiagnostik geknüpft ist. Umgekehrt gilt aber auch, Zustände rechtzeitig zu diagnostizieren, welche das Endodont bedrohen und damit die physiologische Funktionsfähigkeit des Zahnes gefährden.

Mit Blick auf die unterschiedlichen diagnostischen Bedürfnisse und Anforderungen ist es erforderlich, relevante Schwellenwerte zu definieren, die insbesondere dazu dienen, eine Primärkaries mit einer möglichen Präventions- bzw. Therapiestrategie in Einklang zu bringen. Im klinischen Alltag erscheinen folgende Situationen von Bedeutung, da diese als Indikatoren für unterschiedliche therapeutische Maßnahmen herangezogen werden:

- Erkennung nicht kavitierter Kariesläsionen, um diese präventiv zu betreuen.

- Erkennung nicht kavitierter, aber möglicherweise restaurationsbedürftiger Dentinläsionen. Als Schwellenwert wird heute eine Dentinbeteiligung von ~ 20 bis 33 % diskutiert [3][4].
- Erkennung kariös bedingter Kavitationen, um diese einer restaurativen Therapie zuzuführen.
- Detektion profunder kariöser Läsionen mit einer Dentinbeteiligung > 75 %, um mithilfe restriktiver Exkavationstechniken eine Pulpaperforation zu vermeiden und anschließend die Restauration zu ermöglichen.

Tab. 5.1 Wichtige diagnostische Begriffe und deren Definition

Diagnostischer Begriff	Definition
Detektion der Zahnkaries	Erfassung bzw. Erkennung einer kariösen Läsion mit einer Diagnostikmethode, unabhängig von deren Progressionsstadium
Diagnostik der Karies	Präzise Beschreibung des Erscheinungsbildes bzw. Destruktionsgrades einer kariösen Läsion mit einer Diagnostikmethode
Diagnose der Karies	Zusammentragen von Einzelbefunden und Beurteilung der Aktivität der kariösen Läsion bzw. deren Progressionsgrad zur Ableitung einer geeigneten Therapiemaßnahme
Differenzialdiagnose	Unterscheidung einer Erkrankung oder eines Zustandes (hier Karies) von anderen Zahnhartsubstanzveränderungen, die ähnliche klinische Merkmale aufweisen (z. B. Hypomineralisation)
Kariesaktivität	Wahrscheinlichkeit, mit der eine kariöse Läsion weiter voranschreitet oder stagniert. Prinzipiell kann jede vorhandene Karies unabhängig vom Destruktionsgrad potenziell aktiv oder inaktiv sein.
Kariesrisiko	Wahrscheinlichkeit, mit welcher ein Patient neue kariöse Läsionen entwickelt, die von Faktoren wie z. B. Alter, Ernährungs- und Mundhygieneverhalten beeinflusst wird
Kavitierte Karies	Als kariös bedingte Kavitationen werden entsprechend der WHO-Definition [2] Zahnflächen eingestuft, welche eine eindeutige Kavitation, eine den Zahnschmelz unterminierende Dentinläsion, erweichte Zahnhartsubstanz oder eine vollständige Zerstörung der Zahnkrone aufweisen. Als ergänzender diagnostischer Nachweis dient zudem die drucklose Penetration mit der abgerundeten CPI-Sonde in das Dentin.
Nicht kavitierte Karies	Unter einer nicht kavitierten kariösen Läsion wird eine visuell erfassbare kariös bedingte Demineralisation oder Verfärbung verstanden. Klinisch bzw. histologisch können diese Läsionen mit einer schmelzbegrenzten Kavitation bzw. Schmelz- oder Dentinkaries vergesellschaftet sein. Da sich im angelsächsischen Sprachraum der Terminus „non cavitated caries lesion" etabliert hat, wird dieser als „nicht kavitierte kariöse Läsion" auch in der vorliegenden Arbeit gebraucht. Synonyme: Initialkaries oder Kariesvorstufen
Kariesmonitoring	Dieser Begriff bezeichnet die Verlaufskontrolle eines kariösen Prozesses. Dabei werden die dokumentierten Zustandsbilder zwischen Zeitpunkt A und B verglichen. Die Dokumentation muss unter standardisierten und damit vergleichbaren Bedingungen erfolgen.

5.2 Methoden zur Diagnostik der Primärkaries

Bei der Bewertung von kariesepidemiologischen Studien muss berücksichtigt werden, dass der Kariesbefall in der Regel entsprechend den Empfehlungen der Weltgesundheitsorganisation [2] registriert wird. Dies bedeutet, dass nur klinisch mit Spiegel, zahnärztlicher Sonde und Licht feststellbare, bis in das Dentin reichende Kavitationen berücksichtigt werden. Man kann davon ausgehen, dass die mittleren DMF-T-Werte um etwa 50 % höher liegen, wenn die Schmelzkaries mit einbezogen wird [5]. Die zuverlässige Erkennung von Schmelzkaries ist aus zwei Gründen von Bedeutung: Zum einen sind Zähne mit derartigen Läsionen einem erhöhten Risiko ausgesetzt, eine Dentinkaries zu entwickeln, zum anderen kann eine Schmelzläsion remineralisiert oder zumindest arretiert werden. Letztere Erkenntnis lässt den Wunsch aufkommen, ein Fortschreiten präventiv mithilfe wirksamer Interventionen zu verhindern [6]. Dazu ist es jedoch erforderlich, Kariesvorstufen zu detektieren, bevor es zu einem Substanzverlust an der Schmelzoberfläche im Sinne einer Kavitätenbildung kommt. Außerdem sollte im Rahmen des Kariesmonitorings wiederholt überprüft werden, ob die eingeleiteten präventiven Maßnahmen ausreichend sind oder ob zusätzliche noninvasive und/oder restaurative Maßnahmen erforderlich sind. Wenn trotz des Einsatzes intensiver kariespräventiver Verfahren Zähne restauriert werden müssen, sollte dies minimalinvasiv geschehen.

Bevor im Einzelnen auf die verfügbaren Untersuchungsmethoden eingegangen wird, soll daran erinnert werden, dass nicht ein Untersuchungsgerät, sondern der untersuchende Zahnarzt auf Basis der erhobenen Befunde die Diagnose stellt. Die Interpretation der Werte bei apparativen Verfahren der Kariesdetektion sollte immer mit Bedacht und keinesfalls losgelöst von den klinischen Befunden erfolgen. Für einige Verfahren liegen Definitionen vor, die eine Differenzierung zwischen unterschiedlichen Stadien, z. B. nicht kavitierte kariöse Läsion oder Kavitation, ermöglichen (➤ Tab. 5.1). Es ist zu beachten, dass die Erkennung eines kariösen Zustandsbildes nur mit dem dazugehörigen Behandlungskorridor verknüpft werden darf. Die alleinige, undifferenzierte Feststellung einer Karies und Verknüpfung mit einer invasiven Behandlungsentscheidung ist heute als obsolet anzusehen. Damit wird deutlich, dass die endgültige Diagnose immer das Ergebnis eines Entscheidungsprozesses ist, welcher im ersten Schritt die Informationen aus den einzelnen indizierten Untersuchungen zusammenträgt und im zweiten Schritt diese Informationen in der Gesamtheit beurteilt. Ziel ist es, eine bestens begründete individuelle Therapieentscheidung zu treffen, welche sowohl ein Under- als auch ein Over-Treatment ausschließt und gleichfalls die Bedürfnisse des Patienten berücksichtigt.

5.2.1 Visuelle und visuell-taktile Befundung

Während die zahnärztliche Sonde und der Mundspiegel als das klassische Instrumentarium zur Kariesdiagnostik betrachtet werden, muss angesichts des aktuell hohen Anteils nicht kavitierter kariöser Läsionen die Befundung mit der spitzen zahnärztlichen

Sonde heute grundsätzlich in Frage gestellt werden. So zeigten verschiedene Untersuchungen, dass die Sondierung einerseits keinen diagnostischen Informationsgewinn erbringt, andererseits aber zu einer iatrogen bedingten Zerstörung arretierbarer, initial kariöser Schmelzoberflächen führen kann [7]. Weiterführend ist auf den geringen Nutzen der zahnärztlichen Sonde bei der Beurteilung nicht kavitierter Fissuren oder Approximalflächen zu verweisen, da mit der Sonde Demineralisationen im Dentin unterhalb einer intakten Schmelzoberfläche nicht detektierbar sind. Insofern wird der Gebrauch der spitzen zahnärztlichen Sonde zur Kariesdiagnose als ein nicht mehr zeitgemäßes Vorgehen angesehen. Als Alternative können stumpfe bzw. abgerundete Sonden, z. B. die CPI-Sonde, zum Einsatz kommen. Dagegen gilt die visuelle Inspektion der gereinigten und getrockneten Zahnoberfläche, ggf. auch unter Zuhilfenahme einer Vergrößerungshilfe, als klinisches Verfahren der Wahl.

MERKE

Die in der Vergangenheit gelehrte Untersuchungsmethode, Karies primär mittels einer spitzen zahnärztlichen Sonde zu diagnostizieren, muss aus heutiger Sicht abgelehnt werden.

5

Aufgabe der visuellen kariesdiagnostischen Untersuchung ist es, die verschiedenen Ausprägungen kariöser Läsionen zu detektieren, zu quantifizieren, zu kategorisieren und darauf aufbauend eine korrekte Diagnose zu stellen. In vielen vorangegangenen Untersuchungen wurden kariöse Läsionen entsprechend der WHO-Festlegungen [2] lediglich auf dem Kavitations- bzw. Dentinkaries-Niveau registriert. Dies bedeutet, dass ein Defekt erst einbezogen wird, wenn bereits das Dentin freiliegt oder unterminierter Schmelz diagnostizierbar ist. Dieses Vorgehen beruhte vorrangig auf der – mittlerweile überholten – Vorstellung, dass es nicht möglich sei, frühe Kariesstadien valide und reproduzierbar zu diagnostizieren. Spätestens seit den späten 90er-Jahren des 20. Jahrhunderts mehrten sich die Forderungen, in wissenschaftlichen Studien auch Läsionen ohne Oberflächenkavitation zu berücksichtigen, da diese heutzutage im klinischen Alltag sehr viel häufiger anzutreffen sind als fortgeschrittene kariöse Defekte (➤ Abb. 5.1). Zudem liefert das Vorhandensein kleiner Schmelzläsionen wichtige Hinweise zur Einschätzung der Kariesaktivität.

Die Zuverlässigkeit der Kariesdiagnose hängt sowohl von der Schulung und der Erfahrung der zahnärztlichen Untersucher [8] als auch von den bei der Befunderhebung verwendeten Hilfsmitteln ab. Vor diesem Hintergrund wurde im Jahr 2002 von einer Gruppe Kariologen und Epidemiologen das International Caries Detection and Assessment System (ICDAS) als Klassifizierungssystem für kariöse Läsionen entwickelt, das primär auf einer visuellen Untersuchung basiert. Dieses System ist eine Modifikation der von Ekstrand et al. [9] vorgestellten Beurteilungskategorien für okklusale Kariesläsionen und wurde in mehreren Expertenworkshops zum ICDAS-II weiterentwickelt. Das mittlerweile nur als ICDAS benannte visuelle Verfahren wurde als evidenzbasiertes System konzipiert, das validierte Kriterien für die visuelle Kariesdetektion, die Einschätzung des Schweregrades einer Läsion und der Kariesaktivität zur Verfügung stellt. Von Anfang an war der Einsatz des ICDAS nicht nur in der Forschung und Epidemiologie vorgesehen, sondern sollte gleichwertig auch Einzug in die klinische Ausbildung und zahnärztliche Praxis nehmen und so einen internationalen Standard definieren.

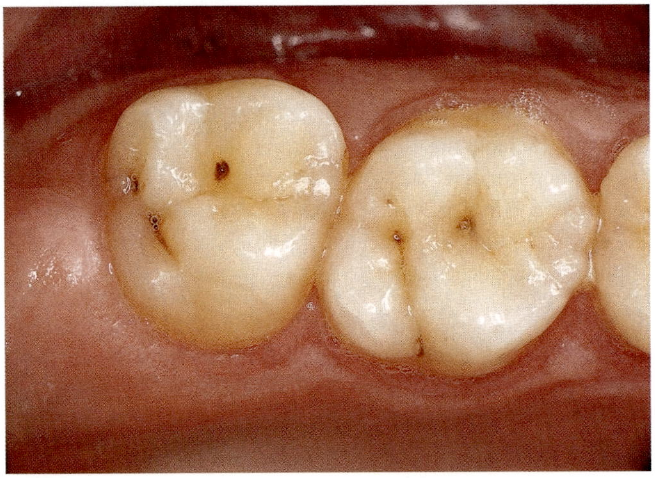

Abb. 5.1 Zähne 17 und 18 eines 17-jährigen Patienten, bei denen die Ausdehnung der kariösen Läsion auf den ersten Blick (Dentinbeteiligung?) nur schwer abzuschätzen ist [R463]

Tab. 5.2 Kriterien des International Caries Detection and Assessment System für die Beurteilung der Kariesausdehnung

ICDAS-Kariescode	Beschreibung
Code 1 – Frühe, nicht kavitierte Karies	Opazität oder Verfärbung (kreidige oder braune Veränderung) im Schmelz, sichtbar nach 5-sekündiger forcierter Lufttrocknung des Zahnes
Code 2 – Etablierte, nicht kavitierte Karies	Opazität oder Verfärbung (kreidige oder braune Veränderung) im Schmelz, sichtbar bereits ohne Trocknung des Zahns
Code 3 – Schmelzeinbruch	Lokalisierter Schmelzeinbruch ohne Dentinkaries
Code 4 – Unterminierende Demineralisation	Dentinkaries mit Schattenbildung (grau, blau oder braun) ohne Schmelzeinbruch
Code 5 – Kavität	Kavitäten mit sicht- bzw. tastbarem Dentin
Code 6 – Große Kavität	Großflächige Kavität (mehr als die Hälfte der Fläche) mit exponiertem Dentin

Anwendbar ist die ICDAS-Kariesklassifikation sowohl bei primären Kariesläsionen an Okklusal-, Approximal-, Glatt- und Wurzeloberflächen als auch bei Kariesläsionen neben Restaurationen. Dabei wird mit zwei Ziffern kodiert. Die erste Zahl definiert den Versorgungsstatus der Zahnfläche, während die zweite Ziffer den Ausprägungs- bzw. Schweregrad der kariösen Läsion dokumentiert. In ➤ Tab. 5.2 sind die ICDAS-Codes für die Einteilung der Karies beschreiben. Die Kriterien erfassen dabei die Spanne von der ersten klinischen Veränderung im Zahnschmelz bis hin zur ausgeprägten, pulpanahen Kavitation.

Beurteilung des Schweregrades einer Primärkaries

Die Kriterien des ICDAS können für Okklusal-, Approximal- sowie Glattflächen angewendet werden. Grundsätzlich gilt eine Zahnfläche als kariesfrei (ICDAS Code 0), wenn nach 5 Sekunden Lufttrocknung keine Anzeichen für Opazitäten oder andere kariös bedingte Veränderungen sichtbar sind. Basis der visuellen Detektion und Einschätzung sind die makroskopisch sichtbaren Veränderungen des Zahnschmelzes. Während gesunder Zahnschmelz transluzent ist, führen kariesbedingte Mikroporositäten sowie der Mineralverlust unter der pseudointakten Oberflächenschicht zu einer veränderten Lichtbrechung. Dies stellt sich klinisch als Opazität dar und ist zunächst nur sichtbar, wenn die Zahnoberfläche getrocknet wurde (Code 1). Bereits ohne Lufttrocknung erkennbare Läsionen sind dem Code 2 zuzuordnen (➤ Abb. 5.2 a).

Hieraus leitet sich ab, dass als Voraussetzung für die ICDAS-Codierung die Möglichkeit bestehen muss, die Zähne zu trocknen. Eine weitere Voraussetzung, um gerade auch initiale Veränderungen feststellen zu können, ist die saubere Zahnoberfläche. Daher sollen die Zähne vor der Untersuchung mit einem rotierenden Instrument, z. B. Bürste oder Prophylaxekelch, gereinigt werden. Ergänzend sollten die Approximalräume mit Zahnseide von Plaque befreit werden. Bei der Untersuchung wird unterstützend eine CPI-Sonde eingesetzt, um ggf. Plaque zu entfernen oder die Oberflächenintegrität taktil zu verifizieren (Code 3/➤ Abb. 5.2 b). Kavitäten werden in

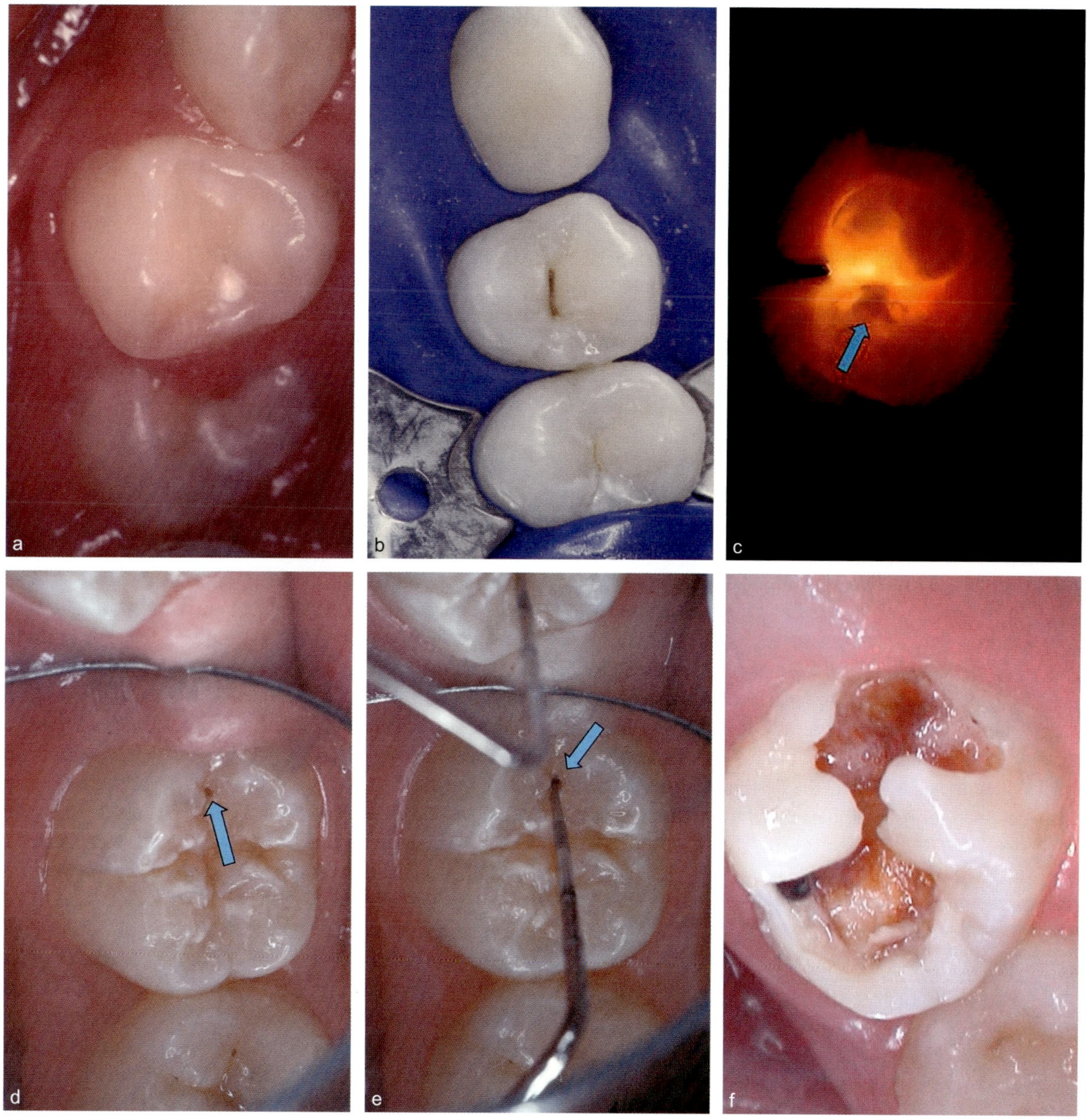

Abb. 5.2 a–f Primärkaries [M1118]
a) Zahn 14 mit einer auch am feuchten Zahn erkennbaren okklusalen Schmelzläsion → ICDAS Score 2
b) Zahn 24: lokalisierter Schmelzeinbruch ohne Dentinkaries → ICDAS Score 3
c) Zahn 25: unterminierende Demineralisation mit brauner Schattenbildung ohne Schmelzeinbruch detektiert mit FOTI → ICDAS Score 4
d) Zahn 37: im distalen Bereich der Fissur Verdacht auf eine kleine Kavität im Dentin
e) Zahn 37: Beim behutsamen Sondieren mit der CPI-Sonde ist eine Kavität mit freiliegendem Dentin tastbar → ICDAS Score 5
f) Zahn 36: Profunde Kavität mit stark exponiertem Dentin → ICDAS Score 6

Abhängigkeit des Umfangs der Destruktion den Codes 4 bis 6 zugeordnet (➤ Abb. 5.2 c–e). Neben einer dezidierten Kategorisierung können die ICDAS-Kriterien für den klinischen Gebrauch vereinfacht als initiale Läsion (Codes 1 und 2), moderate (Codes 3 und 4) oder extensive Läsion (Codes 5 und 6) zusammengefasst werden. Weitere Hintergrundinformationen sowie Abbildungen der ICDAS Codes sind auf der Internetseite www.iccms-web.com abrufbar [6].

Seit der Einführung des ICDAS wurde dessen diagnostische Aussagekraft in verschiedenen Studien untersucht. Es wurden SE-Werte zwischen 55 % und 87 % und SP-Werte zwischen 72 % und 97 % dokumentiert [10]. Weiterhin konnte eine hohe Korrelation mit der histologischen Tiefe einer Läsion gezeigt werden [8]. Neben der relativ einfachen Erlenbarkeit des ICDAS-Systems ermöglichen die guten Reproduzierbarkeitsdaten auch einen klinischen Einsatz für Verlaufskontrollen.

Erfassung der Aktivität einer kariösen Läsion

Die Wahl der Behandlung für eine präventive, mikroinvasive oder restaurative Versorgung der Zähne wird nicht ausschließlich aufgrund der Ausdehnung der Karies getroffen [6]. Gerade bei initialen Läsionen beeinflusst die Beurteilung der Kariesaktivität den Therapieentscheid. Als Prädiktoren für das Vorhandensein einer aktiven Läsion werden z. B. das Vorhandensein eines Biofilms an Kariesprädilektionsstellen, die Lokalisation der Läsion, das klinische Erscheinungsbild der Läsion, das Vorhandensein bzw. Fehlen einer glänzenden Oberfläche und die taktilen Merkmale (Rauheit) zur Beurteilung herangezogen. Wenn die Zähne vor einer visuellen Untersuchung gereinigt wurden, können die erweiterten Kriterien des ICDAS für die Definition der Aktivität der Karies angewendet werden [6]. Die Kriterien für aktive und nicht aktive kariöse Läsionen sind in ➤ Tab. 5.3 zusammengefasst.

In der Regel erfolgt die Aktivitätserfassung einer kariösen Läsion visuell-taktil. Einen ersten Ansatz zur bildgebenden Darstellung der Kariesaktivität bietet das Calcivis-System (Caries Activity Imaging System, Calcivis Ltd., Edinburgh, Großbritannien). Es ermöglicht unter Einsatz einer digitalen Kamera die Bestimmung der Aktivität bzw. Inaktivität einer kariösen Läsion. Bei aktiven Läsionen lösen sich freie Kalziumionen aus der Zahnhartsubstanz und befinden sich an der Läsionsoberfläche. Ein auf die Zahnoberfläche appliziertes fotosensitives Protein bindet diese Kalziumionen und emittiert blaues Licht nach energiereicher Anregung. Dieses Lichtsignal (Biolumineszenz) ist proportional zum frei verfügbaren Kalzium an der kariösen Oberfläche. Erste Untersuchungen zeigen das Potenzial des Verfahrens zur digitalen Erfassung von aktiven Demineralisationen an Okklusal- und Glattflächen [11].

Tab. 5.3 Kriterien für das Vorhandensein einer aktiven oder nicht aktiven Läsion

Indikatoren für aktive Läsionen	Indikatoren für nicht aktive Läsionen
Die Oberfläche der kariösen Läsion ist von einem Biofilm bedeckt.	Die Oberfläche der kariösen Läsion ist frei von einem Biofilm.
Die Schmelzoberfläche ist opak (weißlich/gelblich), matt und rau.	Die Schmelzoberfläche ist weißlich, bräunlich oder schwarz.
Die Läsion liegt in einer Plaqueprädilektionsstelle, wie beispielsweise in Grübchen und Fissuren, nahe am gingivalen Saum oder unterhalb des Approximalkontakts.	Der Schmelz ist glänzend und hart. Bei Glattflächen liegt die inaktive Läsion typischerweise nicht in der Nähe des gingivalen Saums.
Die Dentinläsion ist weich oder ledrig.	Die Dentinläsion hat eine glänzende Oberfläche und ist hart.

Grenzen der klinischen Diagnostik

Schwierigkeiten in Bezug auf eine valide visuelle Kariesdiagnostik bereiten vor allem die Approximal- und Okklusalflächen des Seitenzahnbereichs. Da sich beide Bereiche anatomisch und morphologisch deutlich voneinander unterscheiden, sind unterschiedliche Anforderungen an die Untersuchungsmethoden zu stellen. Die Untersuchung der Zähne mit Spiegel und Sonde erlaubt gerade an den Approximalflächen der bleibenden Seitenzähne keine valide Erkennung nicht kavitierter kariöser Läsionen. Aber auch bis in das Dentin reichende Läsionen bleiben in bis zu 78 % der Fälle bei der visuell-taktilen Untersuchung unentdeckt [12]. Ähnlich gravierend stellt sich dieses Problem auch bei Milchmolaren dar. Hier bleiben etwa zwei Drittel der Dentinkaries unentdeckt, wenn keine ergänzende Röntgendiagnostik durchgeführt wird.

5.2.2 Röntgenologische Kariesdiagnostik mit Bissflügelaufnahmen

Die Untersuchung mit Bissflügel-Röntgenaufnahmen (BF) zählt zu den etablierten Diagnostikverfahren und ergänzt die klinische Untersuchung. Diagnostisches Ziel ist, kariöse Läsionen im Frühstadium als Basis für die Entscheidung zu detektieren, ob präventive, minimalinvasive oder restaurative Therapiemaßnahmen zum Einsatz kommen sollen. Aus Sicht des Strahlenschutzes ist es jedoch zwingend erforderlich, die Indikation zur Anfertigung von BF nur dann zu stellen, wenn die klinische Untersuchung allein für eine sichere Diagnose nicht ausreicht und die zu erwartenden Informationen die Therapieplanung maßgeblich beeinflussen (StrlSchV §119). Dies bedeutet letztlich, dass BF nicht beliebig oft angefertigt bzw. wiederholt werden können. Zudem sollen konsequent strahlenreduzierende und qualitätssichernde Maßnahmen wie z. B. digitale Röntgensysteme bzw. röntgensensitive Filmgenerationen oder Filmhalter genutzt werden (➤ Kapitel 4).

Alleinstellungsmerkmal der BF ist die bildgebende Untersuchung der Approximal- und Okklusalflächen des Seitenzahngebietes einer Gebisshälfte, welche im Milch-, Wechsel- und bleibenden Gebiss gleichermaßen möglich ist. Der kariesdiagnostische Nutzen wurde in etlichen vergleichenden Untersuchungen für die Approximal- und Okklusalflächen analysiert. Wesentliches Fazit dieser Studien ist, dass etwa die Hälfte aller vorhandenen approximalen Schmelz- und Dentinläsionen ausschließlich mit der röntgenologischen Untersuchung erkannt werden [13][14]. Diese Größenordnung ist mit etwa einem Drittel an den Okklusalflächen niedriger [15]. Daher kann geschlussfolgert werden, dass die alleinige klinische Untersuchung mit einer mehr oder weniger deutlichen Unterschätzung des vorhandenen Kariesbefalls einhergeht. Daher rechtfertigt sich die BF zur:

- Detektion, Kategorisierung und Quantifizierung approximaler Schmelzläsionen,
- Detektion, Kategorisierung und Quantifizierung approximaler und okklusaler Dentinläsionen,
- Detektion und Qualitätsbeurteilung von Restaurationen einschließlich der Erkennung von Sekundärkaries,
- Detektion und Beurteilung belassener Restkaries unterhalb von Restaurationen.

Bei der diagnostischen Auswertung von Röntgenaufnahmen hat es sich aus klinisch-praktischer Sicht bewährt, den kariösen Prozess entweder anhand der Kriterien von Marthaler [16] oder der Kriterien nach Ekstrand et al. [9] zu beurteilen (➤ Tab. 5.4). Beide Systeme erlauben kategoriale Einteilungen, welche mit etwaigen therapeutischen Strategien in Verbindung zu bringen sind. Zudem können die o. g. Schwellenwerte zum Teil anhand von Röntgenaufnahmen abgeleitet werden.

Darüber hinaus gehört die BF zu den wenigen bildgebenden Verfahren, mit denen ein Kariesmonitoring möglich ist, da ein Vergleich zwischen der Erst- und Wiederholungsaufnahme möglich ist. Da Automatismen nicht mit der Strahlenschutzverordnung (StrlSchV) vereinbar sind, ist die Anfertigung von BF-Wiederholungsaufnahmen immer an eine individualisierte Indikationsstellung gebunden [17]. Die Festlegung des Intervalls zwischen zwei Aufnahmen sollte primär anhand der am weitesten fortgeschrittenen kariösen Läsion aus der Voraufnahme erfolgen (➤ Tab. 5.5).

Tab. 5.4 Kriterien zur Beurteilung der Kariesausdehnung anhand von Röntgenaufnahmen

Stadium	Kriterien nach Marthaler [16]	Kriterien nach Ekstrand et al. [9]
D0	Keine Aufhellung im Schmelz oder Dentin erkennbar	Keine Aufhellung im Schmelz oder Dentin erkennbar
D1	Radioluzenz in der äußeren Schmelzhälfte	Radioluzenz in der äußeren Schmelzhälfte
D2	Radioluzenz bis in die innere Schmelzhälfte reichend	Radioluzenz von der inneren Schmelzhälfte bis in das äußere Dentindrittel reichend
D3	Radioluzenz bis in die äußere Dentinhälfte reichend	Radioluzenz bis in das mittlere Dentindrittel reichend
D4	Radioluzenz bis in die innere Dentinhälfte reichend	Radioluzenz bis in das innere Dentindrittel reichend

Bei Patienten mit Schmelzläsionen im Bereich der Schmelz-Dentin-Grenze (D2–3-Stadium) sind Wiederholungsaufnahmen nach etwa 1–2 Jahren indiziert, da eine weitere kariöse Progression in das Dentin möglich ist. Sind Läsionen in der inneren Schmelzhälfte (D2-Stadium) lokalisiert, kann die Anfertigung von Wiederholungsaufnahmen in einem Intervall von etwa 2–4 Jahren empfohlen werden. Liegen lediglich Schmelz-(D1)-Läsionen vor, sollte ein längeres Intervall gewählt werden. Mit zunehmendem Patientenalter bzw. Alter der diagnostizierten kariösen Läsion und bei niedrigem Kariesrisiko können die diskutierten Intervalle gleichfalls verlängert werden (➤ Tab. 5.5).

5.2.3 Verfahren der Transillumination zur Kariesdiagnose

Da ionisierende Strahlen potenziell zellschädigend sind, können Röntgenaufnahmen nicht beliebig häufig angefertigt werden. Somit können nichtinvasive Untersuchungsverfahren auch im Bereich der Kariesdiagnostik eine wichtige Rolle spielen. Als Alternative soll an dieser Stelle zuerst auf die **faseroptische Transillumination (FOTI)** verwiesen werden, ein Verfahren, das auf der unterschiedlichen Lichtdurchlässigkeit von demineralisierter und gesunder Zahnhartsubstanz basiert. Im Durchlicht erscheint kariöser Schmelz, besonders aber kariöses Dentin als Schatten. Für die Transillumination werden spezielle Kaltlichtsonden eingesetzt, die das Licht in den Interdentalraum, und zwar unter die kariöse Läsion, leiten. Bei der Einführung des Verfahrens kamen zunächst Kaltlichtprojektoren mit eingebauten Halogenlampen zum Einsatz, deren Licht durch ein faseroptisches Kabel zur Diagnosesonde geleitet wurde. Die ersten Studien zur Evaluierung zeigten, dass im Vergleich zur Röntgendiagnostik mit Bissflügelaufnahmen deutlich weniger kariöse Läsionen an Approximalflächen entdeckt wurden. Dies war darauf zurückzuführen, dass wegen des relativ großen Durchmessers (Ø = 3 mm) der Sonden zu viel Streulicht auftrat, wodurch das Auge des Untersuchers geblendet wird. Erst durch eine Modifikation der Kaltlichtsonde konnte die Detektion der Approximalkaries erheblich verbessert werden, indem die Spitze der Kaltlichtsonde so angeschliffen wurde, dass die Lichtaustrittsfenster direkt auf den Schmelz der Approximalflächen gesetzt werden können [18]. Auf diese Weise wird das Auge des Untersuchers nicht mehr geblendet, da kaum Grenzflächenreflexion auftritt.

Anstelle der früher verwendeten relativ sperrigen und in der Anschaffung teuren Kaltlichtprojektoren erfolgt die Beleuchtung

Tab. 5.5 Empfehlungen zur Wiederholung von Bissflügel-Röntgenaufnahmen

Empfohlene Intervalle in Jahren		Aktuell erfasste Läsionsausdehnung			
Patientenalter	Dentition	Kariesfrei	Schmelzkaries	Karies im Bereich der Schmelz-Dentin-Grenze	Karies im äußeren Dentindrittel
3–7 Jahre	Milchgebiss	–	~ 2–3	~ 1	~ 1
7–9 Jahre	Wechselgebiss	–	–	~ 1–2	~ 1
10–12 Jahre	Wechselgebiss	Mehrheitlich keine Indikation zur Anfertigung von Bissflügel-Röntgenaufnahmen			
13–16 Jahre	Bleibendes Gebiss	~ 3–5	~ 2	~ 1–2	~ 1
> 16 Jahre	Bleibendes Gebiss	~ 5–10	~ 3	~ 1–2	~ 1–2

aktuell mit dem DIA-STICK (I. C. Lercher, Stockach). Für den DIA-STICK mit eingebauter LED-Beleuchtung gibt es mehrere Ansätze/Sonden (➤ Abb. 5.3), die nicht nur eine optimierte Diagnose der Approximalkaries, sondern mit der Universalsonde zur Flächendurchleuchtung auch die Erkennung von Schmelzrissen und das Finden von Wurzelkanaleingängen ermöglichen.

Wie Pieper und Schurade [18] in ihrer Studie zeigten, werden kleine Schmelzläsionen anhand von BF besser aufgedeckt als mit der Kaltlichtsonde, während durch die faseroptische Untersuchung mehr kariöse Defekte im Dentin nachgewiesen werden können (➤ Abb. 5.4 a, b). Häufig sind die mit der Kaltlichtsonde zusätzlich entdeckten Dentinläsionen auf dem Röntgenbild nur als Schmelzopazität zu diagnostizieren (➤ Abb. 5.4 c). Kariöse Defekte hingegen, die auf dem Röntgenbild in der pulpanahen Hälfte des Dentins sichtbar sind, werden mit der Kaltlichtsonde ebenfalls meistens erfasst.

Einerseits können mithilfe von BF nicht alle kariösen Defekte an Approximalflächen erfasst werden, andererseits bestätigt die klinische Erfahrung, dass die Größe einer vorhandenen Läsion röntgenologisch nicht immer zuverlässig bestimmt werden kann. In diesem Zusammenhang sei auf eine Studie hingewiesen, in der Prämolaren, die aus orthodontischen Gründen entfernt werden sollten, zunächst röntgenologisch und nach der Extraktion klinisch untersucht wurden. Es zeigte sich, dass 50 % der röntgenologisch festgestellten Läsionen in der inneren Schmelzhälfte bereits eine Kavität mit Dentinbeteiligung aufwiesen [19]. Diese Ergebnisse müssen bei der Entscheidung, ob eine Läsion remineralisiert, mit Kunststoff infiltriert oder mit einer Füllung versorgt werden soll, berücksichtigt werden (➤ Kapitel 8).

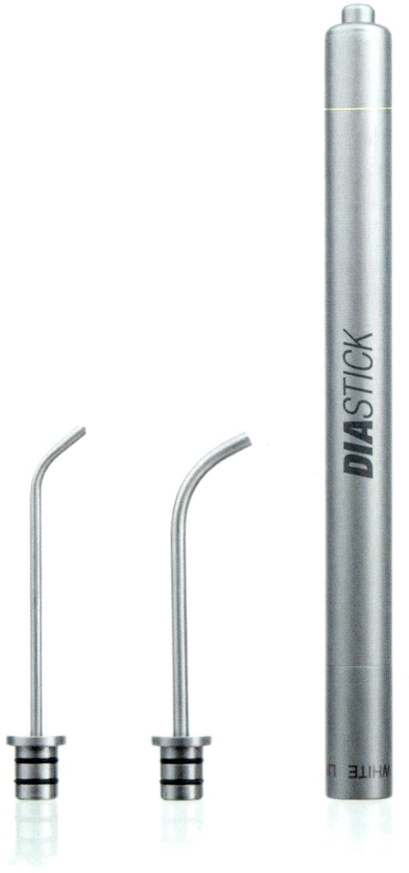

Abb. 5.3 DIA-STICK der Firma I. C. Lercher mit einer an der Spitze angeschliffenen Karies- und der planen Universalsonde [V979]

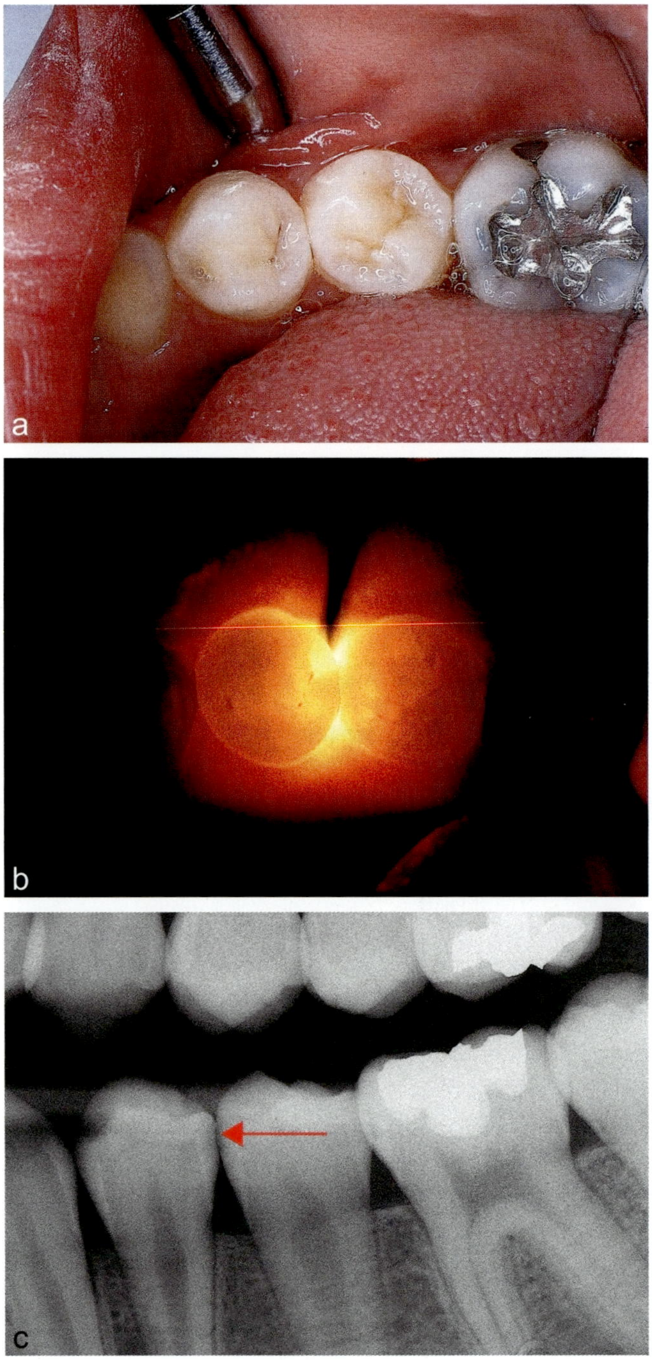

Abb. 5.4 a–c [R463]
a) Prämolaren einer 13-jährigen Patientin
b) Die Untersuchung mit der Kaltlichtsonde deckt einen Defekt an Zahn 34 distal auf.
c) Bissflügelaufnahmen der betreffenden Zähne

MERKE

Eine vollständige Erfassung aller kariösen Läsionen an Approximalflächen ist mit der alleinigen klinischen Untersuchung nicht möglich. Bei entsprechender Indikation sollen röntgenfreie, lichtoptische Diagnostikverfahren als zweite Meinung zum Einsatz kommen.

Als jüngste Entwicklung lichtoptischer Verfahren wurde Ende 2012 die **Nahinfrarot-Transillumination** (DIAGNOcam, KaVo, Biberach) vorgestellt. Diese Methode nutzt langwelliges Nahinfrarotlicht anstelle von ionisierenden Röntgenstrahlen zur Durchleuchtung (Transillumination) des Zahnes (➤ Abb. 5.5). Im Vergleich zu den anderen lichtoptischen Untersuchungsverfahren gibt es zwei wesentliche Unterschiede: Die erste Modifikation besteht darin, dass das Licht nicht im Bereich der Zahnkrone eingestrahlt, sondern im Gebiet des Alveolarfortsatzes angekoppelt wird. Mit der Einstrahlung des Lichtes an der Vestibulär- und Oralseite des Alveolarkamms gelangt dieses über die Gingiva in den Knochen bis zu den Zahnwurzeln. Dabei wird dieses grundsätzlich in alle Richtungen gestreut und unter anderem nach koronal weitergeleitet, wo es letztlich mit einem für langwelliges Licht sensitiven CCD-Sensor über der Okklusalfläche aufgenommen wird. Als zweite Modifikation ist die Wahl der Wellenlänge zu nennen. Um die Durchdringung von Gingiva, Knochen und Zahn zu ermöglichen, findet nicht sichtbares, langwelliges Licht mit einer Wellenlänge von etwa 780 nm Verwendung.

Das typische Nahinfrarotbild entsteht aufgrund der spezifischen optischen Eigenschaften der Zahnhartsubstanz. Während der Zahnschmelz nur wenig Wasser und organische Substanzen aufweist und eine kristallähnliche Struktur besitzt, besteht Dentin neben Apatit zu einem Großteil aus organischer Substanz (Kollagen). Im Ergebnis dieser Unterschiede stellt sich Zahnschmelz lichtdurchlässiger und somit transparenter im Vergleich zum Dentin dar. Im Dentin wird Licht gestreut und/oder absorbiert, welches zu einer Reduktion der Intensität des Nahinfrarotlichtes führt. Im Unterschied zur BF wird der kariöse Prozess nicht in orovestibulärer Richtung, sondern von okklusal dokumentiert (➤ Abb. 5.5).

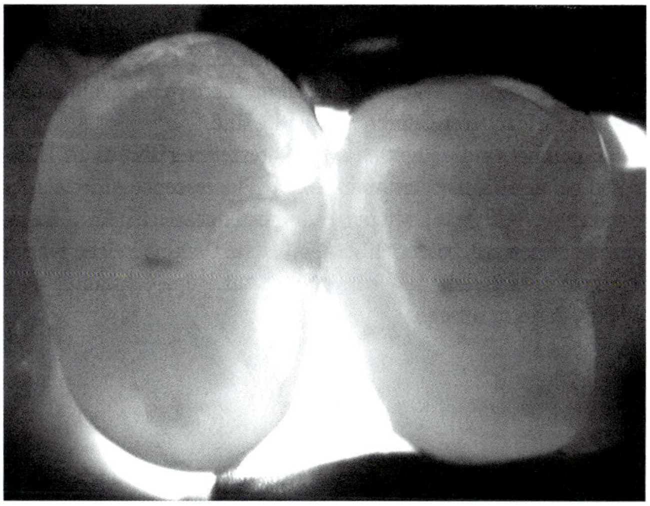

Abb. 5.5 Typisches Bild einer approximalen Schmelzkaries im Nahinfrarotlicht. Während das Licht gesunde Zahnhartsubstanz ungehindert durchstrahlt, wird das Licht in einer kariösen Läsion gestreut und somit reduziert. Daher imponieren kariöse Läsionen bei der Nahinfrarot-Transillumination als dunkle Schatten in der Zahnhartsubstanz. [M1119]

Damit ergibt sich die Möglichkeit, den kariösen Prozess in orovestibulärer Richtung zu lokalisieren, was einerseits mit der BF nicht möglich ist und andererseits im Fall der operativen Intervention ein gezielteres Vorgehen ermöglicht. Diese okklusale Perspektive bringt aber – im Vergleich zur BF – den gravierenden Nachtteil mit sich, dass die Pulpa nicht mit abgebildet ist. Dies verhindert eine präzise Diagnosestellung der Kariestiefe zwischen der Schmelz-Dentin-Grenze und der Pulpa. Somit kann die Progression der Dentinkaries nicht entsprechend der zuvor genannten Klassifikationssysteme (➤ Tab. 5.4) erfolgen.

Eine weitere auf dem Markt verfügbare intraorale Kamera, welche Nahinfrarotlicht verwendet, ist die VistaCam iX (Dürr Dental, Bietigheim-Bissingen). Mit dem passenden Proxi-Aufsatz werden die zu beurteilenden Zahnflächen mit Leuchtdioden bestrahlt (Wellenlänge 850 nm). Das Infrarotlicht durchstrahlt den Zahn von okklusal und wird je nach Transluzenz der Zahnstrukturen unterschiedlich stark reflektiert. Das reflektierte Licht wird von der Optik erfasst und als Schwarz-Weiß-Bild in der entsprechenden Software dargestellt. Je geringer die Transluzenz, desto höher ist die Reflexion des Infrarotlichtes, und die Struktur wird heller dargestellt. Somit erscheint gesunder Schmelz dunkel, eine Approximalkaries hingegen hell, da eine geringere Transluzenz vorliegt. Das Dentin wiederum erscheint aufgrund der geringen Transluzenz ebenfalls hell. Die farbliche Darstellung von Schmelz und Dentin ist somit umgekehrt zu den Abbildungen, die mit dem DIAGNOcam erstellt werden. Erste klinische Untersuchungen mit dem Proxi-Aufsatz zeigten, dass das Verfahren eine moderate Korrelation zu Röntgenbefunden lieferte. Die Studie inkl. Abbildungen mit der Nahinfrarot-Technologie ist hier abrufbar: www.nature.com/articles/bdjopen201712 [20].

Neben der Kenntnis des regulären Erscheinungsbildes der Zahnhartsubstanz im Nahinfrarotlicht interessieren den Zahnarzt vordergründig kariestypische Befunde, welche an Approximal- und Okklusalflächen aufgefunden werden können. Die Stärke des Verfahrens liegt in der Visualisierung der beginnenden approximalen Schmelzläsion. Wenn Schmelzläsionen detektiert werden, sollten primär nichtinvasive Präventionsmaßnahmen wie z. B. Mundhygieneoptimierungen und Fluoridierungen oder mikroinvasive Techniken wie die Kariesinfiltration zum Einsatz kommen. Dentinläsionen können auf Nahinfrarotaufnahmen anhand von zwei Merkmalen gut erkannt werden: erstens an einer Demineralisierung des Zahnschmelzes bis zur Schmelz-Dentin-Grenze und zweitens daran, dass die Schmelz-Dentin-Grenze von dem kariösen Prozess flächig erreicht wurde. Beginnende Dentinläsionen sind mit der Nahinfrarot-Transillumination kaum darstellbar. Erst bei einer zunehmenden Destruktion und/oder Verfärbung des Dentins kommt es zu einer Verringerung der Lichtdurchlässigkeit und damit auch Visualisierbarkeit von Dentinläsionen. Mit Blick auf die nicht lückenlose Darstellbarkeit von Dentinläsionen wird in diesen klinischen Fällen empfohlen, die Indikation zur Anfertigung einer BF zu stellen, um daran anschließend die Diagnose zu konkretisieren und mikroinvasive bzw. minimalinvasive Behandlungsentscheidungen gut zu begründen. Direkt sichtbare Dentinläsionen bedürfen zweifelsfrei einer invasiven Kariestherapie.

Neben der Darstellung der Approximalkaries können ebenso okklusale Läsionen mit der Nahinfrarot-Transillumination erfasst werden. Wesentliche Merkmale sind, dass neben möglichen Verfärbungen oder Mikrokavitationen direkt in der Fissur, welche in der Regel dunkel bzw. schwarz auf der Nahinfrarot-Aufnahme erscheinen, auch eine verringerte Transluzenz als Zeichen einer unterminierenden Dentinbeteiligung diagnostiziert werden kann. Erst Letztere sollte als Entscheidungskriterium für eine operative Intervention herangezogen werden.

5.2.4 Untersuchung mittels laserinduzierter Fluoreszenz und weiterer Fluoreszenzverfahren

Das Fluoreszenzverfahren wurde als nichtinvasive Maßnahme für die Detektion und Quantifizierung kariöser Läsionen um die Jahrtausendwende eingeführt. Das Prinzip beruht darauf, dass Zahnhartsubstanzen unter bestimmten Bedingungen fluoreszieren können. Zu den bekanntesten Vertretern gehören die Laserfluoreszenzmessung (DIAGNOdent Pen, KaVo, Biberach) sowie intraorale Fluoreszenzkameras (u.a. VistaCam iX, Dürr Dental, Bietigheim-Bissingen).

Laserfluoreszenzmessung

Mit der Laserfluoreszenzmessung wird die zu untersuchende Region des Zahnes mit Licht der Wellenlänge 655 nm beleuchtet, das von anorganischer und organischer Zahnsubstanz absorbiert wird. Sobald veränderte Zahnhartsubstanzen von dem ausgesandten Licht angeregt werden, fluoreszieren sie in einem anderen Wellenlängenbereich. Diese Fluoreszenzstrahlung wird als aktueller sowie maximaler Messwert (Peak) mit Werten zwischen 0 und 99 am Gerät angezeigt. Je mehr die Zahnhartsubstanz im Sinne eines kariösen Prozesses verändert ist, desto mehr fluoreszierendes Licht wird ausgesendet. Die Domäne des Verfahrens liegt in der Untersuchung von Fissuren und Grübchen. Darüber hinaus bietet der DIAGNOdent Pen auch eine Sonde für die Untersuchung der Approximalräume.

Vor den Messungen ist eine sorgfältige Zahnreinigung notwendig, da das Gerät bei Anhaftungen von Farbbelägen, Ablagerungen und Zahnstein falsch positive Befunde liefern kann. Weiterhin sind bei der praktischen Anwendung die entsprechenden Schwellenwerte für die Differenzierung von Schmelz- und Dentinläsionen zu beachten. Seit der Einführung des Laserfluoreszenzverfahrens wurden diese immer wieder angepasst. Nach einer aktuell gültigen Kategorisierung der Messwerte, die auf der histologischen Ausdehnung von kariösen Läsionen basiert, zeigen Werte von mehr als 17 das Vorhandensein einer Dentinkaries an. Die Laserfluoreszenzmessung wurde in etlichen Studien zur Okklusalkaries evaluiert [21]. Untersuchungen zeigten eine gepoolte SE von 71 % und eine SP von 81 %. Für die Erfassung der approximalen Karies mit dem DIAGNOdent Pen liegen nur wenige Studien vor. Ergebnisse von klinischen Untersuchungen zeigten eine SE von 58 % bis 80 % für Milchzähne und Werte zwischen 80 % und 94 % für bleibende Zähne [22]. Die SP des Verfahrens lag für Milchzähne zwischen 88 % und 98 % und für bleibende Zähne zwischen 90 % und 96 %.

Insgesamt zeigt das Laserfluoreszenzverfahren in vielen Untersuchungen substanzielle bis hohe Reproduzierbarkeitswerte, sodass das Verfahren die visuelle Diagnose ergänzen kann.

Fluoreszenzbasierte Intraoralkameras

Auch intraorale Kamerasysteme mit integrierter Fluoreszenztechnologie können für die Kariesdetektion eingesetzt werden. Das Prinzip bei den meisten Kameras ist ähnlich: Die zu beurteilenden Zahnflächen werden mit Leuchtdioden bestrahlt, die blau-violettes Licht (in der Regel mit einer Wellenlänge von 405 nm) emittieren. Kariesfreie Zahnhartsubstanz hat eine grüne Eigenfluoreszenz, während kariös veränderte Bereiche im roten Spektralbereich fluoreszieren. Das Verhältnis der roten zur grünen Fluoreszenzintensität wird mittels Software berechnet und gilt als Maß für die bakterielle Kontamination bzw. für die Ausdehnung der Karies. Gesunder Schmelz und kariöse Läsionen werden farblich und durch Zahlen (Skala von 0 bis 4) visualisiert. Ähnlich wie bei der Laserfluoreszenzmessung wurden seit der Einführung solcher Kameras unterschiedliche Schwellenwerte für die Differenzierung von verschiedenen Kariestiefen veröffentlicht [23]. Studien mit fluoreszenzbasierten Intraoralkameras zeigen eine gute Korrelation zu visuellen Befunden auf und eine gute Eignung bei der Verlaufskontrolle von kariösen Läsionen [24]. Wie bei anderen apparativen Verfahren empfiehlt es sich auch hier, die vom Hersteller festgelegten Grenzen für die Differenzierung der verschiedenen Kariestiefen kritisch zu betrachten und eine Behandlungsplanung nicht ausschließlich auf der Basis von gemessenen Werten zu erstellen, sondern auch weitere klinische Parameter in die Planung einzubeziehen.

Zu den Vorteilen solcher Systeme gehören die direkte Anbindung an die digitale Patientendatenbank und die Dokumentation der Befunde. Die gute Untersucherreproduzierbarkeit der Verfahren erlaubt eine Verlaufskontrolle von klinisch verdächtigen Läsionen über einen langen Zeitraum. Mit manchen Kameras (z. B. VistaCam iX) kann auch die dentale Plaque visualisiert werden, ohne dass zusätzliche Plaquerevelatoren notwendig sind.

Studien haben die Eignung des Fluoreszenzverfahrens als Hilfsmittel bei der Kariesexkavation gezeigt (Fluorescence Aided Caries Excavation, FACE) [25]. Mit dieser fluoreszenzbasierten Kariesexkavation können z. B. bakteriell stark infizierte Dentinbereiche präzise abgegrenzt dargestellt und je nach Nähe zur Pulpa vollständig oder selektiv entfernt werden.

5.3 Kariesmonitoring

Die Kontrolle über den Verlauf von kariösen Läsionen, auch Kariesmonitoring genannt, wird in der Regel als Vergleich zwischen zwei Untersuchungszeitpunkten durchgeführt. Wesentlich ist hierbei die Dokumentation unter standardisierten Bedingungen. Neben einem Vergleich der dokumentierten visuellen Befunde können bei

Bedarf bzw. bei Vorlage einer rechtfertigenden Indikation auch BF zur Beurteilung einer möglichen Progression von kariösen Läsionen herangezogen werden. Die Recall-Intervalle orientieren sich hierbei u. a. an Alter und individuellem Kariesrisiko des Patienten. Im Rahmen des Kariesmonitorings sollte auch der aktuelle klinische Befund im Hinblick auf bereits durchgeführte bzw. empfohlene Maßnahmen (z. B. Versiegelung, Optimierung der Mundhygiene, Anwendung von Fluoriden etc.) bewertet werden, um festzustellen, ob diese zu einer Arretierung von aktiven kariösen Läsionen geführt haben.

5.4 Empfehlungen

Abschließend können für die Diagnosestellung der Approximal- und Okklusalkaries folgende Empfehlungen gegeben werden:

1. Die Untersuchung der Zähne sollte primär visuell unter Zuhilfenahme von Mundspiegel, guter Ausleuchtung der Mundhöhle und forcierter Trocknung der Zahnreihen im Anschluss an eine Zahnreinigung erfolgen. Dadurch lassen sich auch beginnende Demineralisationen gut erkennen.
2. Die stumpfe zahnärztliche Sonde darf nur ein Hilfsinstrument sein, das tastend und mit minimalem Druck benutzt wird. Ein kraftvoller Gebrauch der Sonde kann mechanische Schäden im Schmelz hervorrufen. Dadurch wird einerseits die Entstehung neuer kariöser Läsionen begünstigt und andererseits die Remineralisation initial demineralisierten Schmelzes verhindert.
3. Lichtoptische Methoden wie z. B. die Kaltlichtsonde nach Pieper, die Nahinfrarot-Transillumination oder fluoreszenzbasierte Kamerasysteme bieten eine röntgenfreie Untersuchung der Approximalbereiche im Milch- und bleibenden Gebiss. Liefern diese Untersuchungstechniken keinen Anhalt für approximale Läsionen, so kann auf ergänzende Röntgenaufnahmen oftmals verzichtet werden. Stehen keine lichtoptischen Methoden zur Verfügung, so sollte, wenn eine Indikation vorliegt, zur ergänzenden Diagnostik die BF angefertigt werden.
4. Die BF bietet eine bildgebende Untersuchung des Seitenzahngebietes einer Kieferhälfte, die Detektion kariöser Läsionen in Relation zur Schmelz-Dentin-Grenze und Pulpa und ist in allen Praxen verfügbar. Daher ergänzt diese Methode häufig die klinische Kariesdiagnostik als Verfahren der ersten Wahl.
5. Die kariesdiagnostische Auswertung von Röntgenbildern wie Bissflügelaufnahmen, Zahnfilmen und Übersichtsaufnahmen sollte nicht nur die approximalen, sondern auch die okklusalen Flächen der Zähne umfassen.
6. Die Intervalle für ein röntgenologisches Kariesmonitoring sind abhängig von der primären Läsionsausdehnung, der Kariesaktivität und dem Kariesrisiko des Patienten.

LITERATUR

[1] Jordan AR, Micheelis W. Fünfte Deutsche Mundgesundheitsstudie (DMS V). Institut der Deutschen Zahnärzte (IDZ). Deutscher Zahnärzte Verlag DÄV. Köln; 2016.
[2] World Health Organization (WHO). Oral Health Surveys. Basic Methods. Geneva, Switzerland; 2013, 5th edition.
[3] Schwendicke F, Splieth C, Breschi L, Banerjee A, Fontana M, Paris S, Burrow MF, Crombie F, Page LF, Gatón-Hernández P, Giacaman R, Gugnani N, Hickel R, Jordan RA, Leal S, Lo E, Tassery H, Thomson WM, Manton DJ. When to intervene in the caries process? An expert Delphi consensus statement. Clin Oral Investig 23, doi: https://doi.org/10.1007/s00784-019-03058-w; 2019.
[4] Kühnisch J. Discussion on the paper: „When to intervene in the caries process? An expert Delphi consensus statement". Clin Oral Investig 24, 1865–1867; 2020.
[5] Jablonski-Momeni A, Lange J, Schmidt-Schäfer S, Petrakakis P, Heinzel-Gutenbrunner M, Pieper K. Zahngesundheit bei 12-Jährigen unter Einbeziehung von Initialläsionen und Dentinkaries. Das Gesundheitswesen 76, 103–107; 2014.
[6] Pitts NB, Ismail AI, Martignon S, Ekstrand K, Douglas G, Longbottom C. ICCMS™ Guide for Practitioners and Educators (2014), https://www.iccms-web.com.
[7] Kühnisch J, Dietz W, Stösser L, Hickel R, Heinrich-Weltzien R. Effects of dental probing – a SEM evaluation. Caries Res. 41, 43–48; 2007.
[8] Jablonski-Momeni A, Stachniss V, Ricketts DNJ, Heinzel-Gutenbrunner M, Pieper K. Reproducibility and accuracy of the ICDAS-II for detection of occlusal caries in vitro. Caries Res. 42, 79–87; 2008.
[9] Ekstrand KR, Ricketts DN, Kidd EA. Reproducibility and accuracy of three methods for assessment of demineralization depth of the occlusal surface: an in vitro examination. Caries Res. 31, 224–31; 1997.
[10] Ekstrand KR, Gimenez T, Ferreira FR, Mendes FM, Braga MM. The International Caries Detection and Assessment System – ICDAS: A Systematic Review. Caries Res. 52, 406–419, doi: https://doi.org/10.1159/000486429; 2018.
[11] Jablonski-Momeni A, Moos J, Sakhaei Manesh V, Stoll R. Diagnostic accuracy of a new Caries Activity Imaging System for assessment of caries activity on occlusal surfaces. Caries Res. 52, 279–287; 2018.
[12] Kühnisch J, Heinrich-Weltzien R, Tabatabaie M, Stösser L. An in vitro comparison between two methods of electrical resistance measurement for occlusal caries detection. Caries Res. 40, 104; 2006.
[13] Poorterman JHG, Aartman ICH, Kalsbeek H. Underestimation of the prevalence of approximal caries and inadequate restorations in a clinical epidemiological study. Community Dent Oral Epidemiol; 27: 331–337; 1999.
[14] Kühnisch J, Heinrich-Weltzien R, Weerheijm K, Stößer L. Der Beitrag der Bissflügel-Aufnahme zur Diagnostik der Approximalkaries im Seitenzahnbereich. Dtsch Zahnärztl Z 56, 594; 2001.
[15] Heinrich-Weltzien R, Kühnisch J, Weerheijm K, Stößer L. Diagnostik der versteckten Okklusalkaries mit Bissflügel-Aufnahmen. Dtsch Zahnärztl Z 56, 476–80; 2001.
[16] Marthaler TM. Partial recording of dental caries in incidence studies. Advances in fluorine research and dental caries prevention 4, 41–52; 1966.
[17] Kühnisch J, Anttonen V, Duggal MS, Loizides MS, Rajasekharan S, Sobczak M, Stratigaki E, Van Acker JWG, Aps JKM, Horner K, Tsiklakis K. EAPD best clinical practice guidance for prescribing dental radiographs in children and adolescents. An EAPD policy document. Eur Arch Paediatr Dent 21, 375–386; 2020.

[18] Pieper K, Schurade B. Die Untersuchung mit der Kaltlicht-Diagnosesonde. Eine Alternative zum Flügelbißstatus. Dtsch Zahnärztl Z 42, 900; 1987.

[19] Mejare I, Gröndahl HG, Carsstedt K, Grever A-C, Ottoson E. Accuracy at radiography and probing for the diagnosis of proximal caries. Scand J Dent Res 93, 178; 1985.

[20] Jablonski-Momeni A, Jablonski B, Lippe N. Clinical performance of the near-infrared imaging system VistaCam iX Proxi for detection of approximal enamel lesions. BDJ Open, 3, 17012, doi: https://doi.org/10.1038/bdjopen.2017.12 (2017), https://www.nature.com/articles/bdjopen201712.

[21] Rosa MI, Schambeck VS, Dondossola ER, Alexandre MC, Tuon L, Grande AJ, Hugo F. Laser fluorescence of caries detection in permanent teeth in vitro: a systematic review and meta-analysis. J Evid Based Med. 9(4):213–224, doi: https://doi.org/10.1111/jebm.12227; 2016.

[22] de Souza JF, Diniz MB, Boldieri T, Rodrigues JA, Lussi A, de Cássia Loiola Cordeiro R. In vitro performance of a pen-type laser fluorescence device and bitewing radiographs for approximal caries detection in permanent and primary teeth. Indian J Dent Res. 25: 702–10, doi: https://doi.org/10.4103/0970–9290.152165; 2014.

[23] Jablonski-Momeni A, Schipper HM, Rosen SM, Heinzel-Gutenbrunner M, Roggendorf MJ, Stoll R, Stachniss V, Pieper K. Performance of a fluorescence camera for detection of occlusal caries in vitro. Odontology 99, 55–61; 2011.

[24] Jablonski-Momeni A, Heinzel-Gutenbrunner M, Vill G. Use of a fluorescence-based camera for monitoring occlusal surfaces of primary and permanent teeth. International Journal of Paediatric Dentistry 26, 448–456; 2016.

[25] Buchalla W, Lennon ÁM: Grundlagen und Einsatzmöglichkeiten der fluoreszenzunterstützten Kariesexkavation. Quintessenz 69, 358–367; 2018.

KAPITEL

6

Chris Köbel und Christopher J. Lux

Kieferorthopädisch relevante Aspekte der Gebissentwicklung

6.1 Einführung

Innerhalb der Zahnmedizin nimmt das Fachgebiet Kieferorthopädie eine wichtige Rolle ein, um – häufig auch interdisziplinär – für den Patienten ein funktionelles und ästhetisches Optimum zu erreichen. Aber nicht nur die Therapie von bereits manifestierten Zahn- oder Kieferfehlstellungen ist eine wichtige Aufgabe in der Zahnmedizin, sondern auch die Prävention oder zumindest das Abschwächen von zu erwartenden Spätfolgen. Hinweise auf eine gestörte Gebissentwicklung sollten daher frühzeitig erkannt werden, um präventive bzw. therapeutische Maßnahmen einleiten zu können [1]. Hier kann die Bedeutung des Zahnarztes nicht hoch genug bewertet werden, da er meist der erste ist, der ein Kind mit einer beginnenden Zahn- bzw. Kieferfehlstellung sieht und somit eine kieferorthopädische Untersuchung oder Therapie veranlassen kann.

Daher sollte der Zahnarzt in jeder Phase der Gebissentwicklung neben der Kariesdiagnostik zusätzlich routinemäßig auf den zeitlichen Ablauf des Zahnwechsels achten sowie eine Kontrolle der Platzverhältnisse durchführen. Ebenfalls ist die Beurteilung der Okklusion sehr wichtig, um bestehende Abweichungen sowohl einzelner Zähne als auch der Zahnbögen zueinander zu erkennen. Das frühzeitige Erkennen von morphologischen und funktionellen Unregelmäßigkeiten erlaubt eine Optimierung des Behandlungszeitpunktes, um eine regelrechte Gebissentwicklung zu fördern. Gemäß der zeitlichen Abfolge der Gebissentwicklung wird im Folgenden dargestellt, auf welche Aspekte der Zahnarzt in der jeweiligen Entwicklungsphase ein besonderes Augenmerk legen sollte, um ggf. interzeptive Maßnahmen durchzuführen oder eine kieferorthopädische (Früh-)behandlung einzuleiten.

6.2 Milchgebiss

6.2.1 Überwachung der Dentition

Die Entwicklungsphase des Milchgebisses ist mit ca. 2 ½ Jahren nach Durchbruch der zweiten Milchmolaren abgeschlossen und es folgt die Gebrauchsperiode [2]. Abweichungen von der Zahnanzahl kommen bei der ersten Dentition deutlich seltener vor als im permanenten Gebiss. Dennoch können auch Milchzähne nicht angelegt sein. Neben einer Verschmelzung (Dentes confusi) können auch Zwillingszähne vorkommen. Bei der Gemination liegt eine unvollständige Teilung eines Zahnkeimes vor. Die morphologische Erscheinung ist ähnlich der einer Verschmelzung, jedoch ist die Zahnanzahl nicht reduziert. Bei einer vollständigen Teilung entstehen überzählige Zähne (Schizodontie).

Ein therapeutisches Eingreifen ist bei Abweichungen der Zahnanzahl im Milchgebiss i. d. R. zunächst nicht erforderlich. Die Alveolarfortsätze entwickeln sich jedoch u. a. unter dem induktiven Einfluss der Zähne. Somit kann die Zahnbogenlänge bei einer Aplasie von Milchzähnen reduziert sein, mit resultierendem Platzmangel für die permanenten Zähne. Wenn ein Milchzahn aplastisch ist, muss aber in den allermeisten Fällen auch mit einer Aplasie des permanenten Nachfolgers gerechnet werden [3]. Auch bei Verschmelzungen von Milchzähnen ist die Wahrscheinlichkeit einer Aplasie des entsprechenden bleibenden Zahnes hoch. Eine Zahnüberzahl oder eine Zwillingszahnbildung in der ersten Dentition finden sich im permanenten Gebiss weniger häufig wieder. In jedem Falle sind aber regelmäßige Kontrollen des Zahnwechsels angezeigt, denn Zwillingszähne bzw. überzählige Zähne können den Durchbruch der permanenten Zähne behindern.

6.2.2 Beurteilung der Platzverhältnisse

Ausgeprägte Zahnfehlstellungen und Gebissanomalien zeigen sich im reinen Milchgebiss deutlich seltener als im Wechsel- bzw. im permanenten Gebiss. Dennoch sollten bereits in dieser frühen Phase die Platzverhältnisse beurteilt werden. Im Säuglingskiefer liegen die Zahnkeime der Milch-Inzisiven zunächst in einer sagittalen Staffelstellung [4]. Die mit dem Durchbruch der Milchzähne einhergehende Bildung des Alveolarfortsatzes und die wachstumsbedingte Vergrößerung der Zahnbögen führen meist zu einer lückigen Stellung der Milchschneidezähne [5]. Diese Lücken tragen dazu bei, den deutlich breiteren bleibenden Nachfolgern eine regelrechte Einordnung in den Zahnbogen zu ermöglichen [6][2].

Besonders regelmäßig sind die sogenannten Primatenlücken zu beobachten. Diese finden sich im Oberkiefer zwischen den lateralen Milchschneidezähnen und Milcheckzähnen sowie im Unterkiefer zwischen den Canini und ersten Molaren der Milchdentition (➤ Abb. 6.1). Die transversalen und sagittalen Alveolarbogendimensionen bleiben insbesondere im Frontzahnsegment während der Gebrauchsperiode des Milchgebisses relativ stabil [5]. Ein „schönes" lückenloses Milchgebiss oder gar Engstände in der Front sind ein Alarmsignal bezüglich späterer Platzprobleme für die bleibenden Zähne [2]. Bei diesen Patienten ist eine engmaschige Überwachung während des Zahnwechsels der permanenten Inzisiven ratsam, um ggf. rechtzeitig platzschaffende Maßnahmen einleiten zu können.

6.2.3 Beurteilung der Okklusion

Besonders wichtig ist die Beurteilung der lateralen Okklusionsverhältnisse, denn seitliche Kreuzbisse oder laterale Zwangsbissführungen können sonst leicht übersehen werden! Zwangsbisse bzw. funktionelle Kreuzbisse können durch eine unterschiedliche transversale Entwicklung von Ober- und Unterkiefer (Oberkiefer relativ zu schmal) hervorgerufen werden. Sowohl genetische als auch Umwelteinflüsse (Atmung, Dysfunktionen, Habits) können hierfür ursächlich sein [7] (➤ Abb. 6.2).

Ungünstige Umwelteinflüsse und Milieufaktoren spielen bei vielen kieferorthopädischen Anomalien eine wichtige Rolle, wobei es oft schwierig ist, den Anteil von umweltbedingten Faktoren/Milieufaktoren und genetischer Disposition exakt zu bestimmen. Allerdings wird der offenen Mundhaltung, die mit einem inkompetenten Lippenschluss und kaudaler Zungenruhelage vergesellschaftet ist, ein besonders nachteiliger Einfluss auf die physiologische Entwicklung zugeschrieben. Bei Verdacht auf anatomisch bedingte Mundatmung sollte zusätzlich HNO-ärztlich überprüft werden, ob organische Blockaden beseitigt werden können. Bei vorliegendem Zungenstoßschlucken und/oder unphysiologischer kaudaler Zungenruhelage sollte zusätzlich eine enge Zusammenarbeit mit einem Logopäden erfolgen. So können durch gezieltes Training korrekte neuromuskuläre Funktionsmuster erlernt und manifestiert werden.

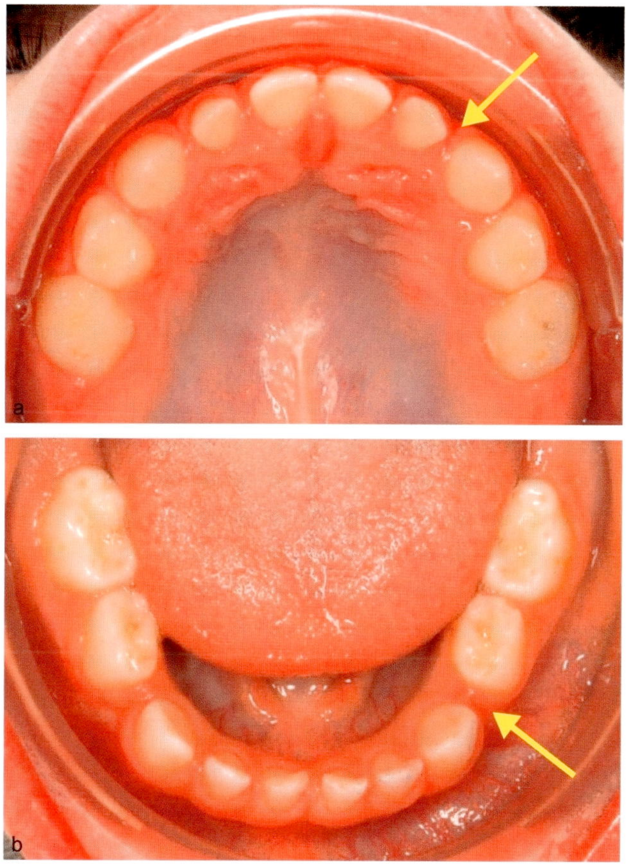

Abb. 6.1 a, b Physiologische Lückenbildung zwischen den Milch-Schneidezähnen. Zusätzliche Lücken (= sog. Primatenlücken) im Oberkiefer mesial und im Unterkiefer distal der Milcheckzähne (Pfeile) [M1121]

Lateraler Kreuzbiss/lateraler Zwangsbiss

Bei einem seitlichen Kreuzbiss übergreifen die unteren Seitenzähne die oberen vestibulärwärts. Dabei wird grundsätzlich der einseitige Kreuzbiss vom bilateralen Kreuzbiss unterschieden. Bei Kindern mit einseitigem Kreuzbiss tritt sehr häufig eine funktionelle Unterkieferabweichung auf. Die Unterkiefermitte verschiebt sich dabei zur Kreuzbissseite bei gleichzeitig asymmetrischer Kondylenposition [8]. Durch die reflektorische Einnahme der unilateralen Kreuzbissstellung wird die Anzahl der Okklusionskontakte vergrößert. Dies birgt allerdings die Gefahr, dass nachfolgend diese transversale Fehlstellung des Unterkiefers neuromuskulär fixiert wird (➢ Abb. 6.3 a–c). Bei Belassen des Kreuzbisses können eine skelettale Manifestation der Asymmetrie und eine dauerhafte Abweichung der Kinnmitte von der Gesichtsmitte resultieren [9]. Der laterale Kreuzbiss kann Langzeiteffekte auf die Dentition und das Kieferwachstum haben. Es kann nicht damit gerechnet werden, dass sich posteriore Kreuzbisse beim Übergang zum bleibenden Gebiss spontan korrigieren. Kreuzbisse, insbesondere wenn sie mit einem Abgleiten des Unterkiefers vergesellschaftet sind, sollten in einer frühen Entwicklungsphase korrigiert werden, wobei sich die frühzeitige Korrektur unilateraler Kreuzbisse durch transversale Erweiterung des Oberkiefers auch günstig auf die Beseitigung skelettaler und dentoalveolärer Asymmetrien auswirken kann [8][9].

Das Überstellen des lateralen Kreuzbisses durch transversale Weitung des Oberkiefers kann im Milch- bzw. frühen Wechselgebiss z. B. forciert mittels Kappen-Gaumennaht-Erweiterungsapparatur (Kappen-GNE) erfolgen [10]. Es sind dabei mehr skelettale Effekte als bei dem Einsatz von Plattenapparaturen zu erwarten. Plane seitliche Aufbisse heben zudem zwangsführende Kontakte auf und können – ähnlich wie bei einer Äquilibrierungsschiene – zur Neuorientierung der Unterkieferlage beitragen (➢ Abb. 6.3 d, e).

Ankylosen – wann sollte ein Milchzahn entfernt werden?

Als Ankylose wird die Verwachsung eines Zahnes mit dem Alveolarknochen bezeichnet. Da infolge dieser Zahn-Knochen-Verbindung

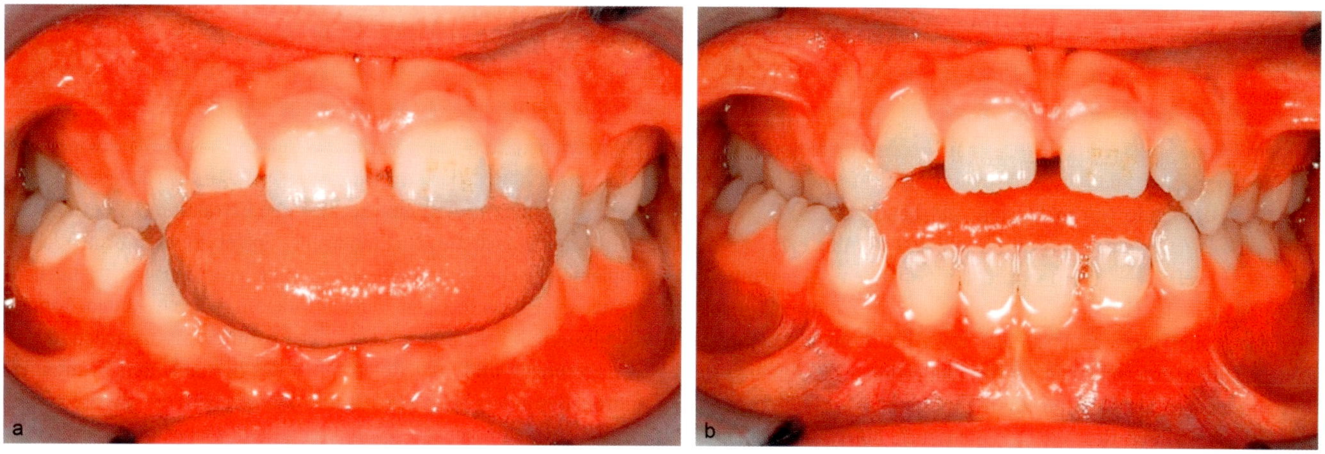

Abb. 6.2 a, b Ausgeprägtes anteriores Zungenpressen und kaudale Zungenruhelage. Häufige Folgen sind ein transversal unterentwickelter Oberkiefer (hier Ausbildung eines lateralen Kreuzbisses rechts) und anterior offener Biss. [M1121]

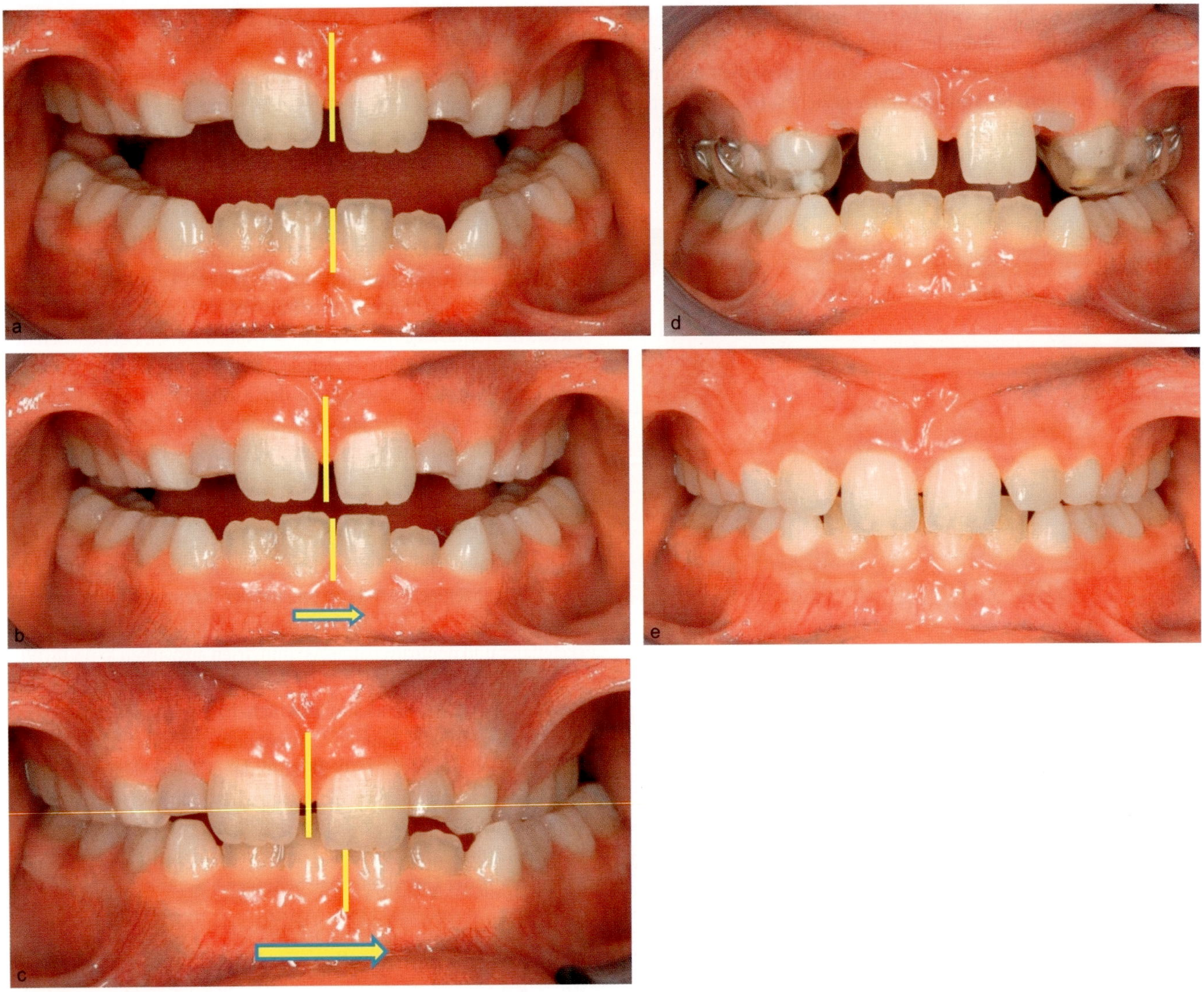

Abb. 6.3 a–e [M1121]

a) Bei moderater Mundöffnung keine Unterkieferabweichung nach lateral
b) Beim weiteren Schließen bereits leichte muskuläre Führung des Unterkiefers hin zur Kreuzbiss-Seite
c) Ausgeprägte Abweichung des gesamten Unterkiefers (funktionell/muskulär) hin zur Kreuzbiss-Seite (links) im Schluss-Biss
d) Z. n. forcierter transversaler Weitung (14d/2 × täglich) des Oberkiefers. Bereits kurze Zeit nach dem Einsetzen der Apparatur schwenkt der Unterkiefer wieder in seine physiologische Position
Wichtig: plane Aufbisse für die Entkopplung des Unterkiefers
e) Endbefund nach 16-monatiger Frühbehandlung

in dem Areal das vertikale Alveolarfortsatz-Wachstum sistiert, imponieren die betroffenen Zähne meist durch eine mit dem Wachstum fortschreitende Infraokklusion, die häufig an Milchmolaren während des Zahnwechsels beobachtet wird (➤ Abb. 6.4).

Geringe vertikale Abweichungen in späteren Gebissentwicklungsphasen können unproblematisch sein. Der Zahnwechsel sollte zunächst weiter überwacht werden. Wird das Kontaktpunktniveau jedoch deutlich unterschritten, drohen Elongationen der Antagonisten und Kippungen benachbarter Zähne hin zum ankylosierten Milchzahn. Da Ankylosen der Milchmolaren auch mit Nichtanlagen der bleibenden Nachfolger vergesellschaftet sein können, kann eine weitere Bildgebung (z. B. OPG) sinnvoll sein (➤ Abb. 6.5, ➤ Abb. 6.6).

Das defizitäre Alveolarfortsatz-Wachstum sowie die Kippungstendenz der benachbarten Zähne mit der Gefahr des Platzverlustes in der Stützzone erfordern eine rechtzeitige Extraktion der betroffenen Milchzähne (auch bei Nichtanlagen). Später ist eine prothetische/implantologische Versorgung oder ein kieferorthopädischer Lückenschluss durch das Mesialisieren der Molaren möglich. Zudem können ankylosierte Milchzähne ein Durchbruchshindernis darstellen und zu Verlagerungen und/oder Retentionen des permanenten Nachfolgers führen. Besonders bei sehr frühen Ankylosen wird der physiologische Ablauf des Zahnwechsels nachhaltig gestört. Daher sollte der betroffene Milchzahn extrahiert werden (➤ Abb. 6.6). Selten sind Milchzähne so früh betroffen, dass der Durchbruch gänzlich ausbleibt.

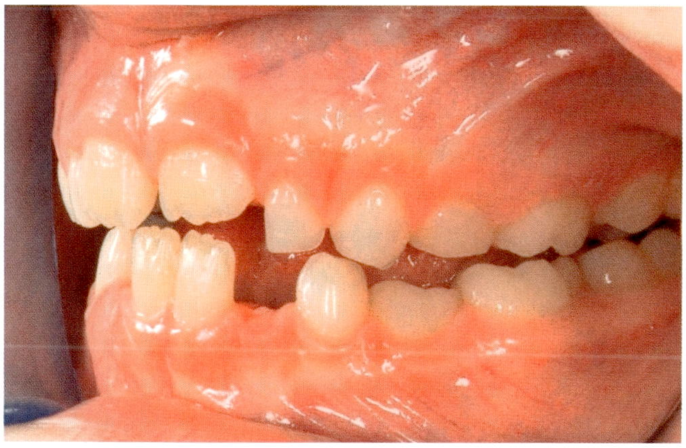

Abb. 6.4 Ankylose des Zahnes 74; das vertikale Alveolarfortsatz-Wachstum beträgt im UK etwas weniger als 1 mm/Jahr; die Stufenbildung zur Okklusionsebene wird mit weiterem Wachstum noch zunehmen. [M1121]

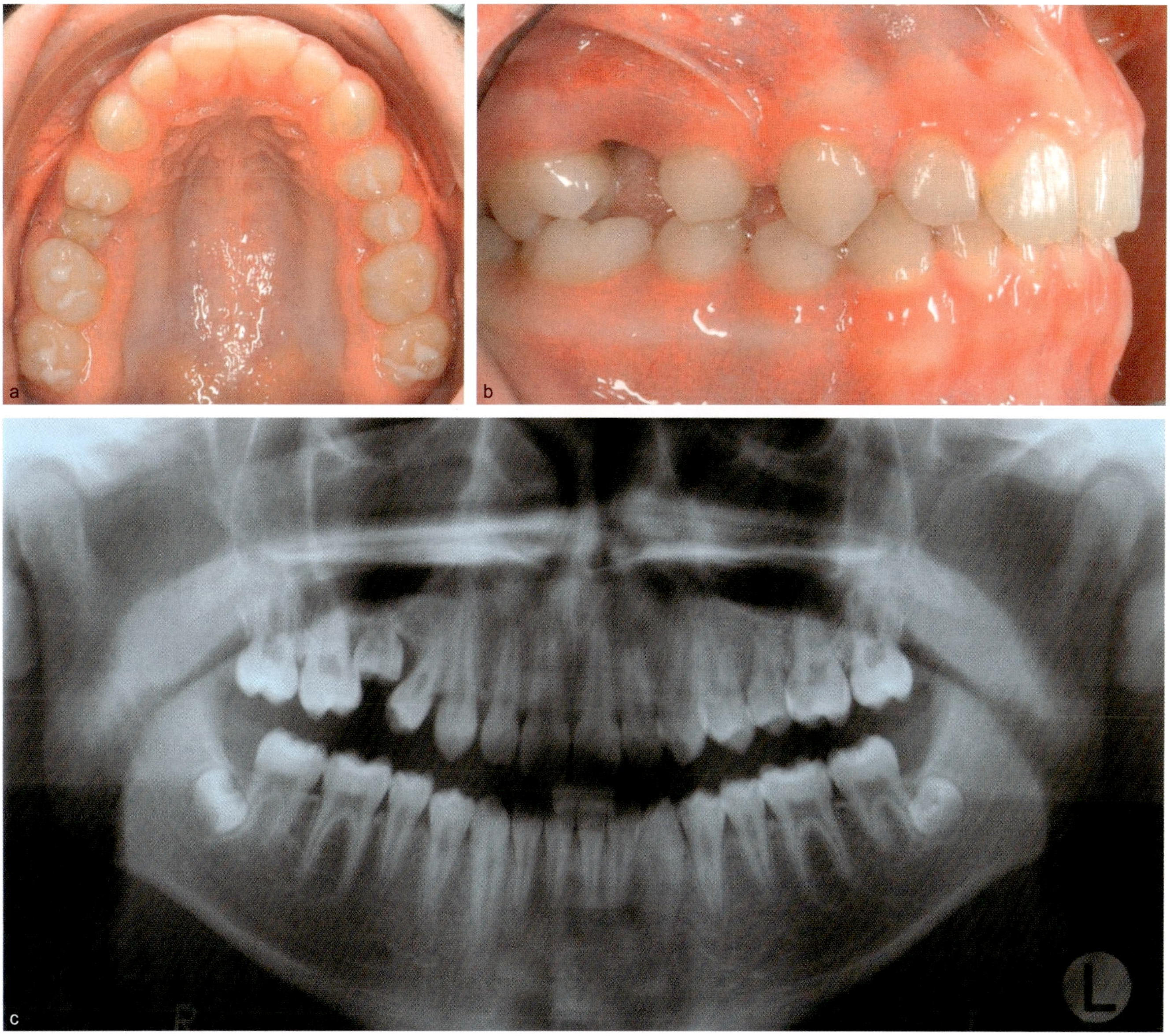

Abb. 6.5 a–c Oberkiefer eines 12-jährigen Jungen [M1121]

a) Ankylosierter Zahn 55

b) In der lateralen Okklusionsansicht ist die Kippung der benachbarten Zähne 16 und 14 deutlich erkennbar.

c) OPG: Milchzahn-Ankylosen (hier Zahn 55) und Nichtanlage der permanenten Nachfolger (hier Zahn 15) sind eine häufige Kombination. Aufgrund der späten Diagnosestellung liegt Regio 55 bereits ein deutliches vertikales Knochendefizit vor, was eine Therapie (kieferorthopädischer oder prothetischer Lückenschluss) erschwert.

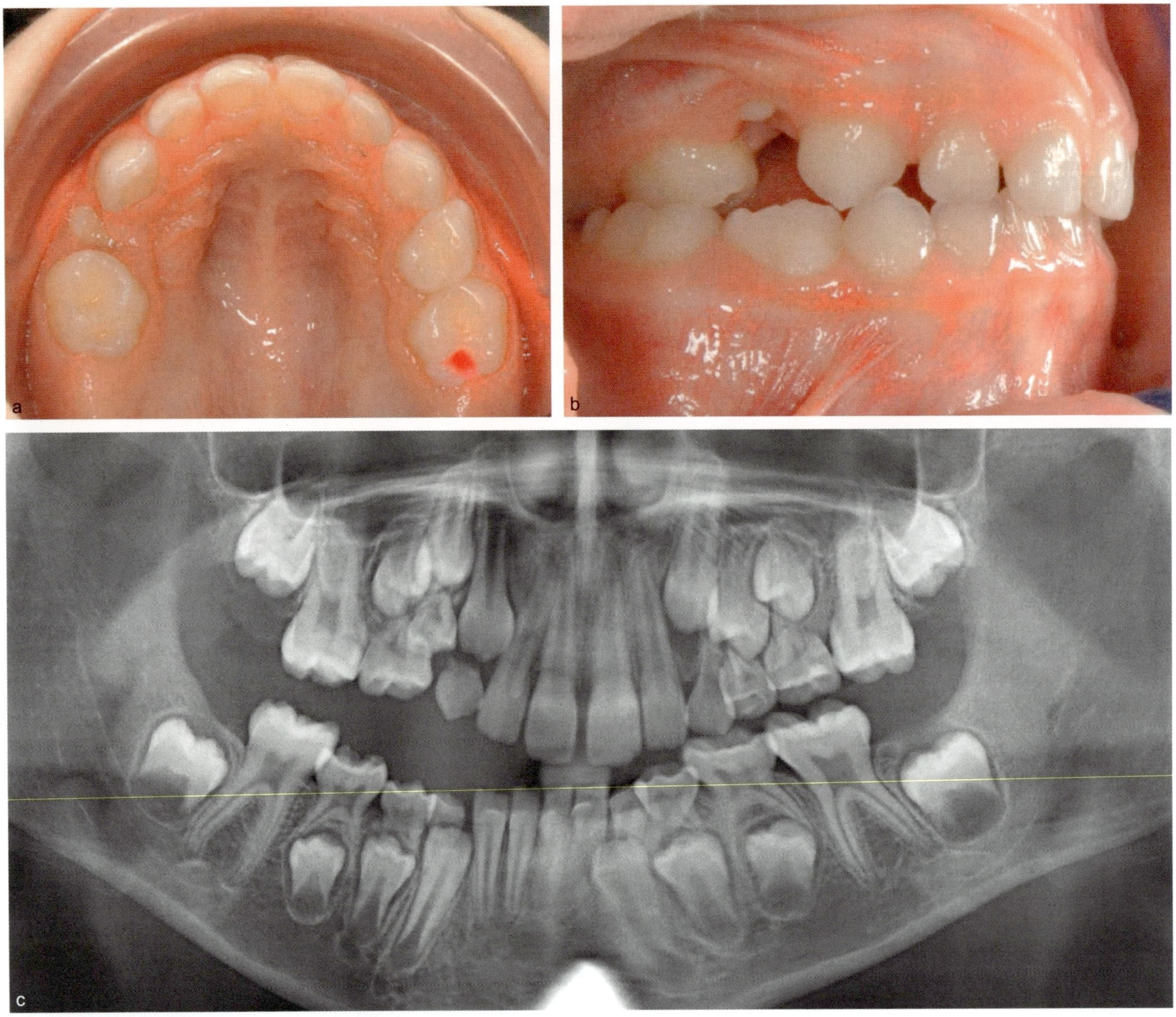

Abb. 6.6 a–c Patientin 4 Jahre 9 Monate [M1121]
a) Sehr frühzeitige Ankylose des Zahnes 54
b) In der lateralen Okklusionsansicht werden das vertikale Knochendefizit sowie die Kippung der benachbarten Zähne sichtbar.
c) Die nach dem Durchbruch der 6er angeratene Extraktion des ankylosierten Milchzahnes 54 wurde von den Eltern abgelehnt. Das im Alter von 9 Jahren und 8 Monaten angefertigte OPG zeigt nun bei Zahn 14 eine deutliche vertikale Verzögerung (im Vergleich zu 24).

Auch bleibende Zähne, am häufigsten Molaren, können von Eruptionsstörungen, wie z. B. der sog. Primary Failure of Eruption [11], betroffen sein. Hierbei sind ähnliche Folgen – Elongation des Antagonisten, Sistieren des vertikalen Alveolarfortsatz-Wachstums – wie bei ankylosierten Milchzähnen zu beobachten. Teilweise resultiert zum Ende der Gebissentwicklung ein extrem offener Biss im betroffenen Seitenzahnbereich. Therapeutisch sind diese Zähne allerdings äußerst problematisch und mögliche Therapieoptionen ergeben sich i. d. R. erst nach abgeschlossenem Gesichtsschädelwachstum [11].

6.3 Erste Zuwachszahnung und Wechsel der Schneidezähne

6.3.1 Überwachung der Dentition

Der Zahnwechsel umfasst insgesamt einen Zeitraum von ca. 6 Jahren (ca. 6.–12. Lebensjahr) [12] (➤ Tab. 6.1). In der ersten Wechselgebissphase erfolgen, meist zwischen dem 6. und 8. Lebensjahr, der Durchbruch der 6-Jahr-Molaren sowie der Wechsel der Schneidezähne im Ober- und Unterkiefer.

Durchbruch des 6-Jahr-Molaren im Ober- und Unterkiefer

Ein zeitlich asymmetrischer Durchbruch der gleichnamigen Zähne im gleichen Kiefer, z. B. Zähne 16 und 26, kann einen Hinweis auf einen gestörten Durchbruch geben. Bei den 6-Jahr-Molaren kann es infolge einer Fehllage des Keimes oder durch posterioren Platzmangel zu einem ektopischen Durchbruch kommen. Diese Abweichung von der korrekten Durchbruchsrichtung kann zu einer unterminierenden Resorption der distalen Wurzel des Milchfünfers führen (➤ Abb. 6.7 a).

Dies wird bei ca. 2–6 % aller Kinder [13] beobachtet. Dabei ist der Oberkiefer häufiger betroffen als der Unterkiefer. Der Sechser bleibt dabei an der Schmelz-Zement-Grenze oder unter der Milchzahnkrone „hängen". Eine „abwartende Haltung" ist grundsätzlich nicht zu empfehlen. Der unter dem Milchzahn gelegene Anteil des permanenten Molaren ist für eine suffiziente Hygienisierung nicht zugänglich und stellt eine Karies-Prädilektionsstelle dar. Es sollte der Versuch unternommen werden, den blockierten Zahn aus seiner Verkeilung zu lösen [14]. Bei geringer Verklemmung kann ggf. an separierende Maßnahmen gedacht werden, um den 6-Jahr-Molaren zu befreien (➤ Abb. 6.8, ➤ Abb. 6.9).

Tab. 6.1 Die Etappen des Zahnwechsels. Der zeitliche Durchbruch der einzelnen Zähne unterliegt starken interindividuellen Schwankungen.

	Alter [Lebensjahre]	Zu erwartender Durchbruch der Zähne
Erste Wechselgebissphase	6–7	OK6, UK6, UK1
	7	OK1, UK2
	8	OK2
Ruhe-/Zwischenperiode		
Zweite Wechselgebissphase	10–11	UK3, UK4, OK4
	11–12	OK3, OK5, UK5
	12	OK7, UK7

Bei stärkerer Verhakung kann eine geringe Distalisierung des permanenten Molaren die weitere Eruption bei gleichzeitigem Erhalt des Milchzahnes ermöglichen. Sollten konservative Maßnahmen aufgrund erheblicher Lockerung des Milchzahnes oder bei starker Verkeilung unter der Milchzahnkrone fehlschlagen, sollte

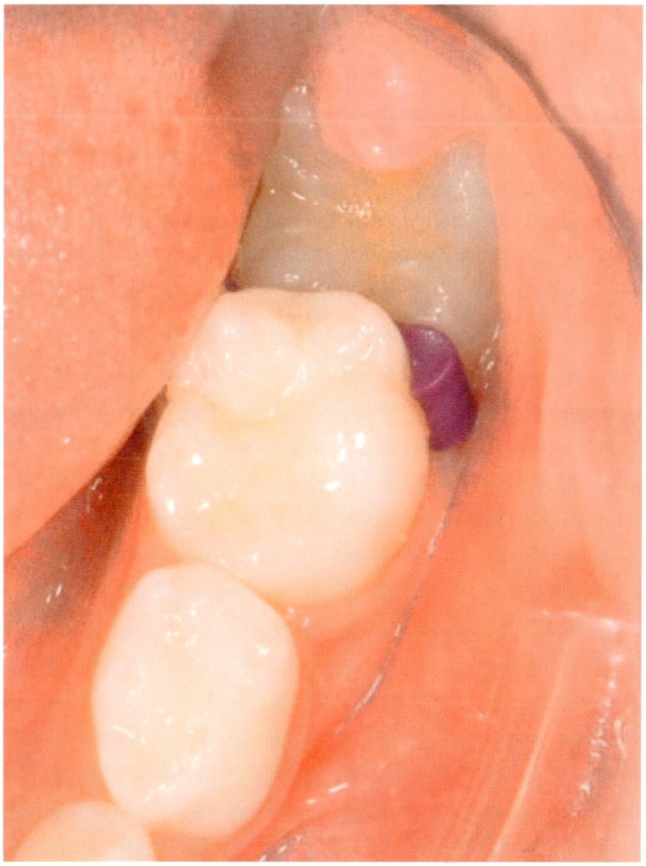

Abb. 6.8 Interdental eingesetzter Separier-Gummi soll den Zahn 36 aus seiner Verkeilung lösen, um einen weiteren Durchbruch zu ermöglichen. [M1121]

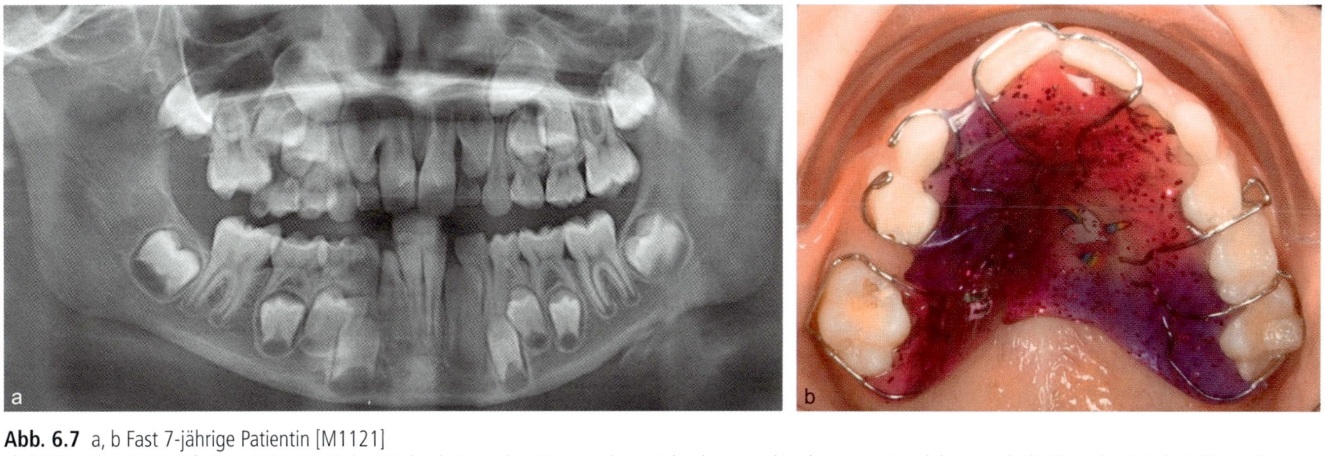

Abb. 6.7 a, b Fast 7-jährige Patientin [M1121]
a) OPG: unterminierende Resorption am Zahn 55 durch 16. Zahn 16 ist nach mesial gekippt und in der Resorptionslakune verkeilt. Klinisch zeigt der Milchmolar bereits eine deutliche Lockerung.
b) 2 Monate nach Diagnosestellung musste der Zahn 55 letztendlich aufgrund der starken Lockerung und einer ausgedehnten Karies extrahiert werden. An Zahn 16 hat sich bereits ebenfalls eine Karies manifestiert, die zeitnah versorgt werden muss. Zur Platzsicherung wurde ein Lückenhalter mit Distal-Segment eingegliedert.

der Milchzahn extrahiert werden. Anschließend ist meist eine Platzsicherung oder ggf. auch eine Rekonstruktion der Lücke, z. B. durch Distalisieren des 6ers, erforderlich (➤ Abb. 6.7 b), da ansonsten keine ausreichenden Platzverhältnisse in der Stützzone vorliegen.

Zahnwechsel der Schneidezähne im Unterkiefer

Als häufige Komplikation beim Wechsel der Inzisiven im Unterkiefer ist der ektopische Durchbruch einzelner Schneidezähne bei Milchzahnpersistenz zu beobachten. Davon können die mittleren (➤ Abb. 6.10 a) und seitlichen Inzisiven betroffen sein. Die häufig nicht oder nur gering gelockerten persistierenden Milchzähne sollten dann extrahiert werden. Bei günstigem Verlauf können sich allein aufgrund des Zungendrucks die permanenten Zähne, sofern ausreichend Platz zur Verfügung steht, häufig spontan einstellen (➤ Abb. 6.10 b).

Zahnwechsel der mittleren Schneidezähne im Oberkiefer

Etwa zeitgleich mit dem Wechsel der unteren seitlichen Schneidezähne brechen im Alter von ca. 7 Jahren die mittleren Inzisiven im Oberkiefer durch. Zunächst von einer eher palatinalen Lage kommend, positionieren die bleibenden 1er ihre Kronen weiter labial als die Zähne der Milchzahnreihe. Dabei kann die Exfoliation des entsprechenden Milchzahnes manchmal ausbleiben. Auch hier sollte analog zum Unterkiefer die Extraktion des gleichnamigen persistierenden Milchzahnes erfolgen. Einhergehend mit der weiter anterioren Eruption entsteht eine größere Zirkumferenz des Zahnbogens, verbunden mit zusätzlichem Platzgewinn für den Schneidezahnwechsel. Dabei kann initial sogar ein kleines Diastema mediale auftreten. Ein Mittelliniendiastema im Wechselgebiss ist somit meist als physiologisch zu betrachten (➤ Abb. 6.11 a). Es handelt meist um einen auffälligen, i. d. R. aber klinisch nicht relevanten Befund.

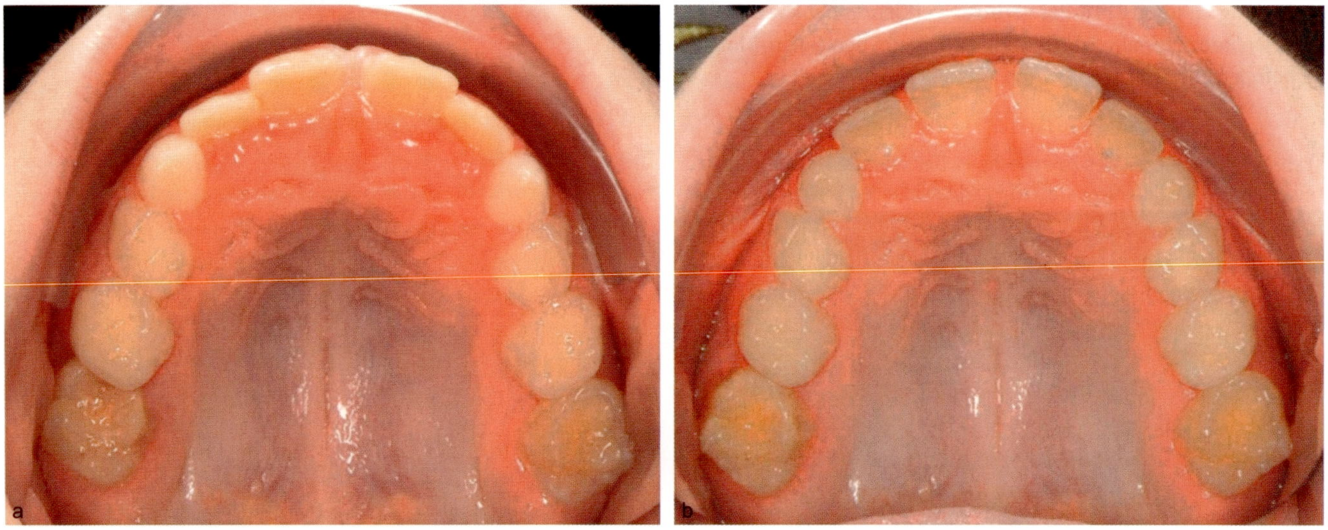

Abb. 6.9 a, b Patientin 7 Jahre 10 Monate [M1121]
a) Der Zahn 16 ist an der Schmelz-Zement-Grenze von 55 verhakt und wird am weiteren Durchbruch gehindert.
b) Durch separierende Maßnahmen konnte der Zahn 16 aus seiner Verkeilung gelöst werden. 11 Monate später hat er die Okklusionsebene erreicht und Zahn 55 konnte erhalten werden.

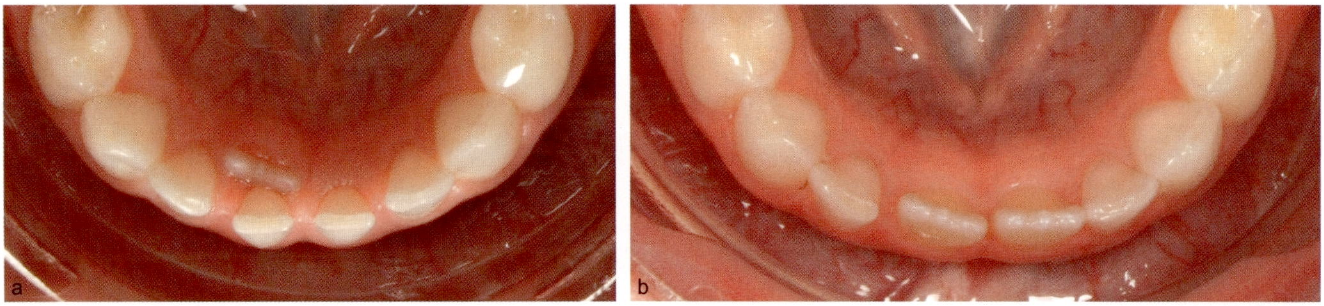

Abb. 6.10 a, b Patientin 6 Jahre 4 Monate [M1121]
a) Zahn 41 ist lingual seines Vorgängers durchgebrochen; Zahn 81 zeigt kaum erhöhte Beweglichkeit.
Hinweis: Die physiologische Lückenbildung zwischen den Milchschneidezähnen ermöglicht die korrekte Einordnung der deutlich breiteren permanenten Nachfolger.
b) Dieselbe Patientin 5 Monate später; nach Extraktion des Zahnes 81 hat sich der Zahn 41 allein durch den Zungendruck in den Zahnbogen eingeordnet.

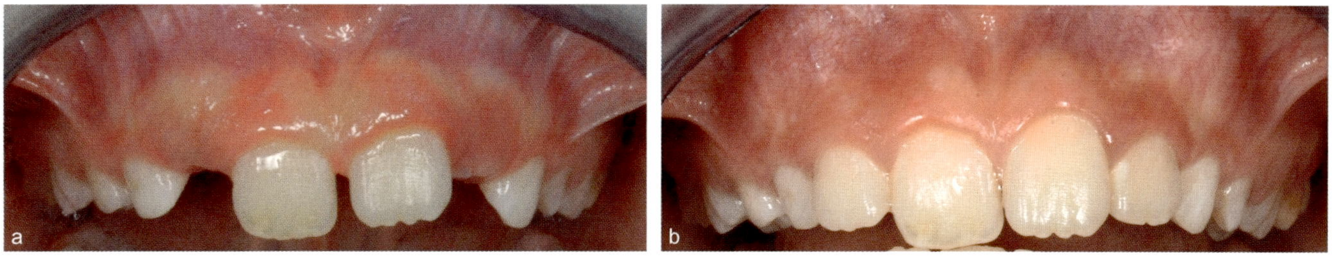

Abb. 6.11 a, b [M1121]
a) Typische, mit dem Durchbruch der oberen 1er einhergehende Bildung eines leichten Diastemas
b) Meist kommt es mit dem Durchbruch der 2er zum spontanen Schluss des Diastemas.

Daher sollte ein Diastema nicht vor dem Erscheinen der seitlichen Schneidezähne bzw. sogar erst nach dem Durchbruch der permanenten Eckzähne korrigiert werden. Meist kommt es nach dem Durchbruch dieser Zähne ohnehin zum Spontanverschluss (➢ Abb. 6.11 b).

Ein maxilläres Diastema kann mit einem breiten, tief inserierenden labialen Frenulum vergesellschaftet sein [15]. Jedoch besteht hier nicht immer ein ursächlicher Zusammenhang. Unterschiedlichste Gründe wie Zungenhabits, unterminierende Resorptionen, Größendiskrepanzen, Durchbruchshindernisse können ein Diastema bedingen. Ob eine Frenektomie zum Schluss eines Diastemas oder zum Verhindern eines Rezidivs durchgeführt werden sollte, wird kontrovers diskutiert. Sollte jedoch die Hochverlagerung des Bandansatzes angezeigt sein, dann ist es oft sinnvoll, diese mit der kieferorthopädischen Behandlung zu koordinieren; ggf. kann es hilfreich sein, den kieferorthopädischen Lückenschluss vor Frenektomie zu beginnen und nach dem chirurgischen Eingriff fortzusetzen. Als weitere Ursache kann auch eine überzählige Zahnanlage (z. B. Mesiodens) für den ausbleibenden Durchbruch der Schneidezähne verantwortlich sein. Rund 85 % aller überzähligen Zähne finden sich im Oberkiefer und dort überwiegend in der Region der mittleren Schneidezähne [16]. Ein zeitlich deutlich verzögerter oder ausbleibender Durchbruch eines mittleren oberen Inzisivus kann also auch ein Hinweis auf ein Durchbruchshindernis sein und sollte röntgenologisch abgeklärt werden (➢ Abb. 6.12).

Eine Aplasie des mittleren oberen Schneidezahnes (➢ Abb. 6.13) ist mit einer Prävalenz von 0,01–0,04 % extrem selten [17], erfordert aber in jedem Fall eine enge interdisziplinäre Zusammenarbeit und langfristige Therapieplanung. Bei diesen Patienten können ähnliche Therapiekonzepte wie beim traumatischen Verlust von permanenten Inzisiven zum Tragen kommen. Ob ein späterer prothetischer Ersatz (mit bzw. ohne vorherige kieferorthopädische Repositionierung der Inzisivi) oder ein kieferorthopädischer Lückenschluss mit anschließendem Kronenaufbau das Mittel der Wahl ist, hängt von vielen unterschiedlichen Faktoren ab.

Zahnwechsel der seitlichen Schneidezähne im Oberkiefer

Als letzte Zähne der ersten Wechselgebissperiode brechen die lateralen oberen Inzisiven im Alter von ca. 8 Jahren durch. Deutlich häufiger als bei anderen permanenten Zähnen der ersten Phase sind hier morphologische Abweichungen zu beobachten. Diese können in ihrer Ausprägung von leicht hypoplastischen Zahnkronen über sog. Zapfenzähne bis hin zu unvollständigen Anlagen oder Aplasien reichen. Hypoplastische Kronen der oberen seitlichen Inzisiven führen zu einer Veränderung des Breitenverhältnisses zwischen den oberen und unteren Schneidezähnen und somit zur Inkongruenz der beiden Zahnbögen. Bei hypoplastischen 2ern ist es später kieferorthopädisch möglich, die Zahnbögen so auszuformen, dass nach dem Einstellen einer korrekten sagittalen Okklusion ein korrekter Aufbau der Kronen der zu kleinen seitlichen Schneidezähne durch den Zahnarzt erfolgen kann.

Die oberen 2er sind nach den unteren 5ern am zweithäufigsten nicht angelegt [17]. Auch deshalb sollte bei Milchzahnpersistenz bzw. ausbleibendem Durchbruch differentialdiagnostisch eine Übersichtsaufnahme angefertigt werden. Eine rechtzeitige Diagnosestellung ermöglicht eine individuelle und je nach Ausgangssituation des Patienten optimale interdisziplinäre Therapieplanung. Bei Aplasie eines oder beider lateralen Oberkiefer-Inzisiven sind grundsätzlich zwei Varianten denkbar. Zum einen kann ein kieferorthopädischer Lückenschluss angestrebt werden, mit dem Vorteil, dass dann später keine weiteren prothetischen/implantologischen Maßnahmen mehr erforderlich sind – im Falle von Implantaten muss ansonsten die Lücke über einen längeren Zeitraum bis zur Implantation offengehalten werden. Dem gegenüber steht eine kieferorthopädische Öffnung bzw. ein Offenhalten der Lücke für den prothetischen Ersatz der fehlenden Zähne, wobei die Entscheidung für einen kieferorthopädischen oder prothetischen Lückenschluss in der Gesamtschau von dentalen, skelettalen und Weichteilfaktoren getroffen werden muss. Beim Kind bzw. Jugendlichen sollte insbesondere dann, wenn auch andere kieferorthopädisch relevante Probleme bestehen, bei Aplasien die Konsultation des Kieferorthopäden erfolgen, um die Möglichkeit eines kieferorthopädischen Lückenschlusses zu prüfen (➢ Abb. 6.14).

6.3.2 Beurteilung der Platzverhältnisse

Die permanenten Schneidezähne des Oberkiefers sind deutlich breiter als ihre Milch-Vorgänger. Vorhandene Lücken im Milchgebiss dienen hierfür als Platzreserve [6]. Während des Durchbruchs verdrängen die seitlichen Schneidezähne die Milcheckzähne etwas

6

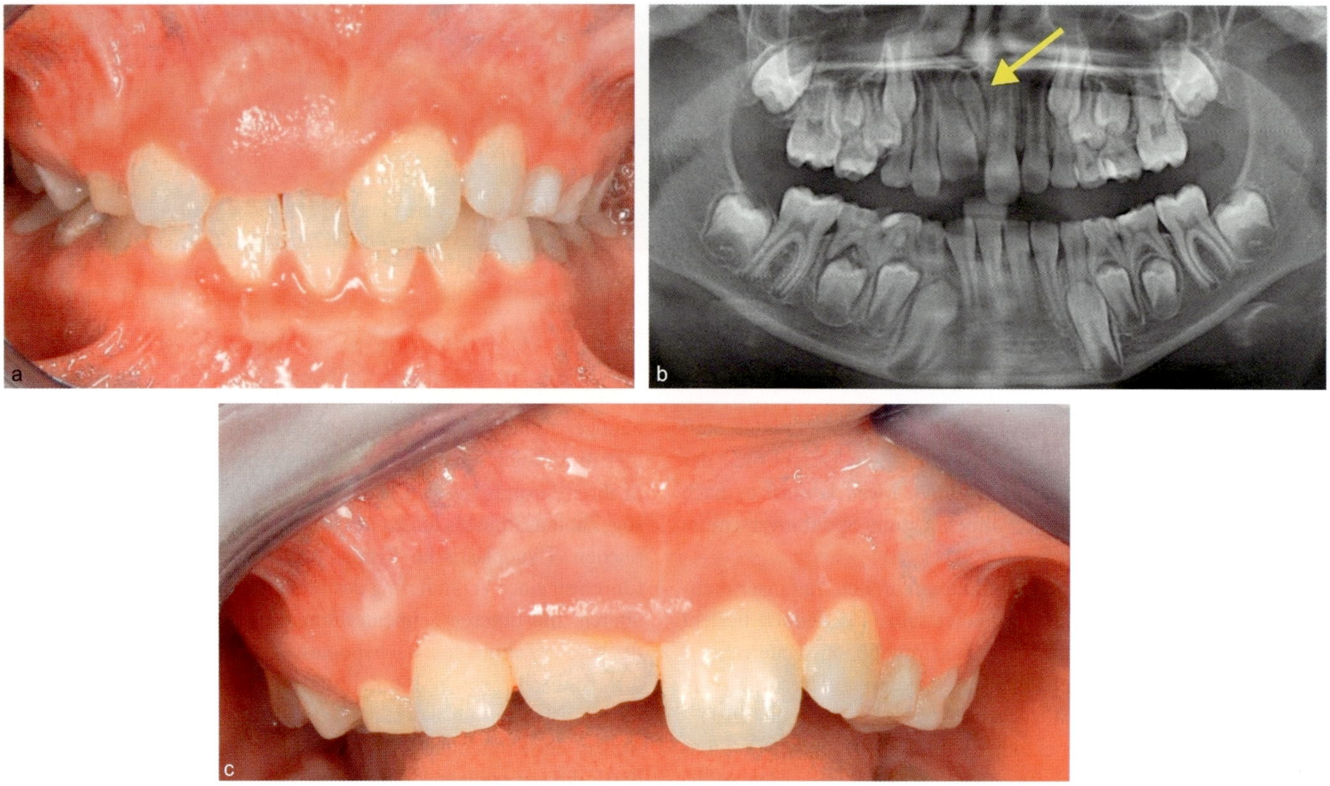

Abb. 6.12 a–c Patient 8 Jahre 9 Monate [M1121]
a) Zahn 11 ist fast 2 Jahre nach dem Wechsel von 21 immer noch nicht durchgebrochen und wurde von 12 überholt; es muss dringend nach der Ursache gesucht werden!
b) OPG: überzählige Zahnanlage (Mesiodens) Regio apicalis 11. Das Wurzelwachstum von 11 ist noch nicht abgeschlossen. Die Wahrscheinlichkeit einer spontanen Eruption nach Entfernung des überzähligen Keims ist deshalb hoch.
c) Bereits 3 Monate nach der Entfernung der überzähligen Zahnanlage befindet sich 11 im Durchbruch. Eine rechtzeitige Diagnosestellung bei auffälligen zeitlichen Asymmetrien ist sehr wichtig.

nach distal und lateral [4]. Da der Raum für die Wurzel des seitlichen oberen Schneidezahns zum Teil von den in der Tiefe liegenden Kronen der permanenten Eckzähne eingenommen wird, kann es vorübergehend zur Distalkippung der Kronen der seitlichen Inzisiven kommen (➤ Abb. 6.15 a, b). Es handelt sich hierbei um ein entwicklungsbedingtes Übergangsstadium. Mit fortschreitendem Zahnwechsel richten sich die seitlichen Schneidezähne meist spontan auf (➤ Abb. 6.15 c, d).

Therapeutisch sollte daher zunächst nicht eingegriffen werden, auch weil eine körperliche Bewegung der seitlichen Schneidezähne (und deren Wurzeln) zu unerwünschten Interferenzen mit den Eckzahnkeimen führen würde. Eine transversale Weitung des Oberkiefers als platzbeschaffende Maßnahme ist meist dann sinnvoll, wenn zusätzlich auch ein transversales Defizit zwischen Ober- und Unterkiefer in Ist-Position oder in therapeutischer Zielbissposition vorliegt und somit auch die lateralen Okklusionsbeziehungen verbessert werden können (z. B. Korrektur eines seitlichen Kreuzbisses). Bei transversaler Kongruenz der Zahnbögen ist eine symmetrische transversale Erweiterung beider Kiefer, z. B. mit Plattenapparaturen im Ober- und Unterkiefer, zur Platzbeschaffung nur in Ausnahmefällen sinnvoll, da diese „Weitung" beider Zahnbögen durch Bukkalkippung der Seitenzähne meist keine kausale Therapie darstellt und im weiteren Verlauf der Gebissentwicklung eine realistische Beurteilung der Platzverhältnisse sogar erschwert. Zudem ist diese Maßnahme höchst rezidivanfällig.

Im Unterkiefer liegt eine negative Platzbilanz beim Abtausch der Frontzähne vor. Die unteren permanenten Schneidezähne sind deutlich breiter als ihre Vorgänger der ersten Dentition. Vorhandene kleine Lücken zwischen den Milchschneidezähnen werden aufgebraucht, und es kommt in den meisten Fällen zunächst zur Ausbildung eines transitorischen Engstandes im Frontzahnsegment. Bei geringen Engständen (ca. –1,5 mm bis –2,5 mm) kann im Laufe der weiteren Entwicklung mit einem Selbstausgleich gerechnet werden [18]. Bei moderatem Platzmangel brechen die permanenten Zähne häufig gedreht oder etwas außerhalb ihrer physiologischen Position im Zahnbogen durch. Auch hier ist ein frühes therapeutisches Eingreifen i. d. R. nicht erforderlich. Platzbeschaffende Maßnahmen, wie z. B. die frühzeitige Extraktion von Milchzähnen, sind bei moderaten Engständen ohne Retentionsgefahr für den Nachfolger meist nicht zu empfehlen. Es muss beachtet werden, dass es sich bei dieser Maßnahme nicht um eine kausale Therapie, sondern meist nur um eine „Platzanleihe" handeln würde. Das Problem wird lediglich

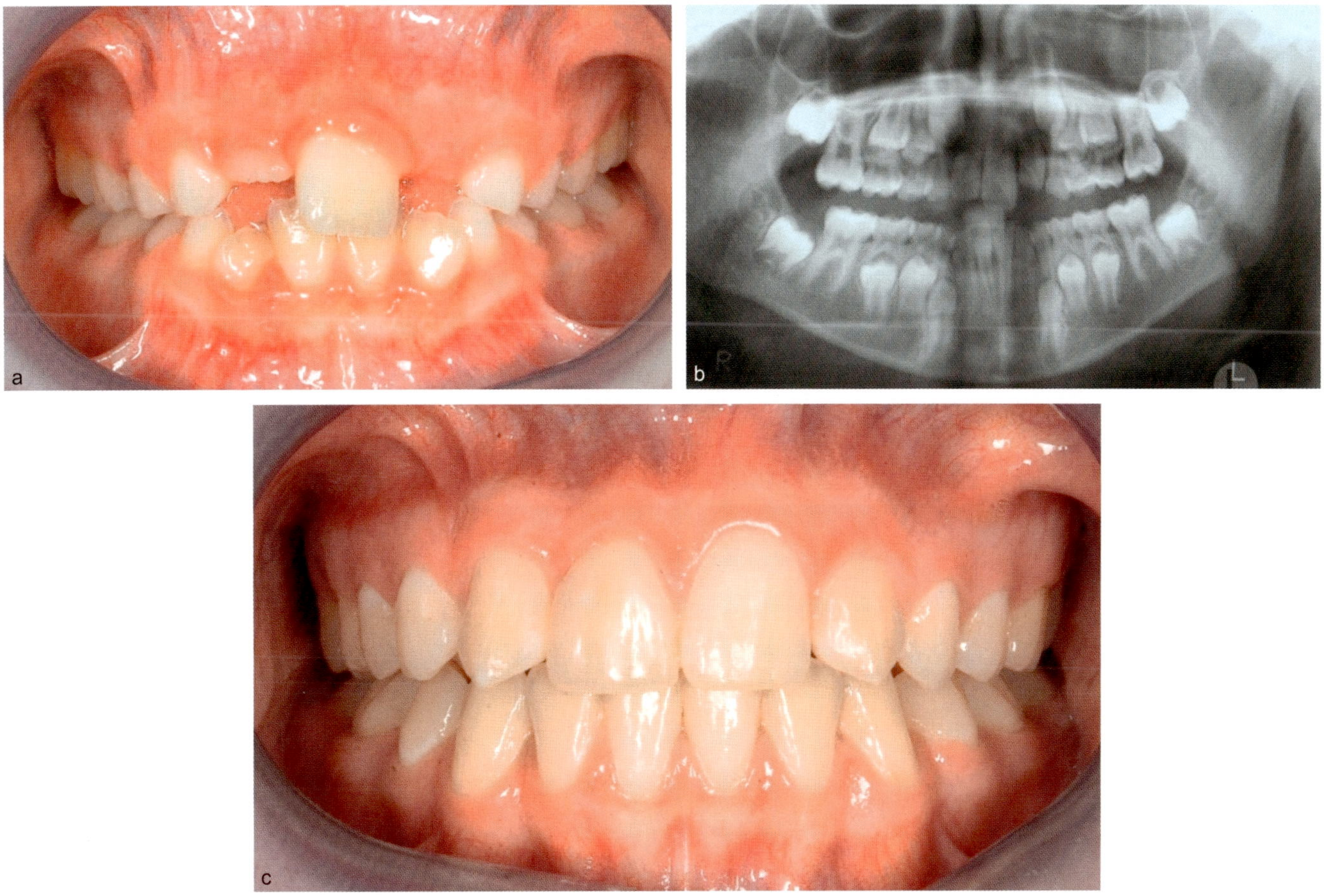

Abb. 6.13 a–c Patientin 8 Jahre 6 Monate [M1121]
a) Der Zahn 21 ist zentral durchgebrochen.
b) OPG zum intraoralen Befund: Nichtanlage des Zahnes 11
c) Endbefund: Aus Symmetriegründen und zur Mittenkorrektur erfolgte die Extraktion des Zahnes 22. Der Zahn 12 wurde an Position 011 bewegt und mittels Komposit-Adhäsiv-Technik aufgebaut. Ein zusätzlicher Kompositaufbau an 13, 23 (Regio 012, 022) wurde von der Patientin nicht für notwendig erachtet.

nach weiter distal verschoben. Zudem kann durch die Milchzahnextraktion ein reduziertes lokales Alveolarfortsatzwachstum resultieren, was bei ohnehin knappen Platzverhältnissen als ungünstig zu bewerten ist, jedoch können bei starken Platzeinengungen mit unmittelbar drohenden Behinderungen des Durchbruchs der anstehenden permanenten Zähne Milchzahnextraktionen trotzdem im Rahmen eines kieferorthopädischen Behandlungsplanes notwendig werden.

Bei ausgeprägtem Platzmangel sollten daher engmaschigere Kontrollen der Gebissentwicklung erfolgen. Ein primärer Engstand, also ein Größenmissverhältnis zwischen Zahnbogenlänge und Kiefergröße, kann sich bereits im (lückenlosen) Milchgebiss ankündigen. Es ist möglich, dass ein permanenter Schneidezahn nicht nur seinen Milch-Vorgänger, sondern auch den benachbarten Milchzahn unterminierend resorbiert, was zum vorzeitigen Verlust dieses Zahnes führt. In ausgeprägten Fällen kann es zur Retention von permanenten Zähnen kommen (➤ Abb. 6.16). Um den Durchbruch zu ermöglichen, muss die Extraktion von benachbarten Milchzähnen erwogen werden. Die Extraktion von Milchzähnen zum Steuern des Durchbruchs benachbarter permanenter Zähne sollte aber nur bei unmittelbarer Retentionsgefahr und unter Berücksichtigung des physiologischen Abtausches erfolgen.

Wenn ein vorzeitiger einseitiger Verlust eines unteren Milcheckzahnes beobachtet wird, kann die Extraktion des entsprechenden kontralateralen Zahnes sinnvoll sein, um einer Mittenabweichung der Zahnreihe entgegen zu wirken. Im Oberkiefer kann es ebenfalls zum einseitigen Verlust des Milcheckzahnes mit negativen Folgen (Mittenabweichung, Einbruch der Stützzone) kommen. Bei oberflächlicher Betrachtung sind oft keine Fehlstellungen auffällig. Infolge des ursächlichen Platzmangels brechen die permanenten Zähne häufig an Position der unterminierend resorbierten Milchzähne durch und brauchen diese Lücken fast vollständig auf. Deshalb können solche unphysiologischen Exfoliationen (besonders der Milcheckzähne) übersehen werden. Um eine weitere ungünstige Wanderung der Zähne zu verhindern, sollte ein Lückenmanagement (z. B. Halten der 6er bzw. platzbeschaffende Maßnahmen) erfolgen.

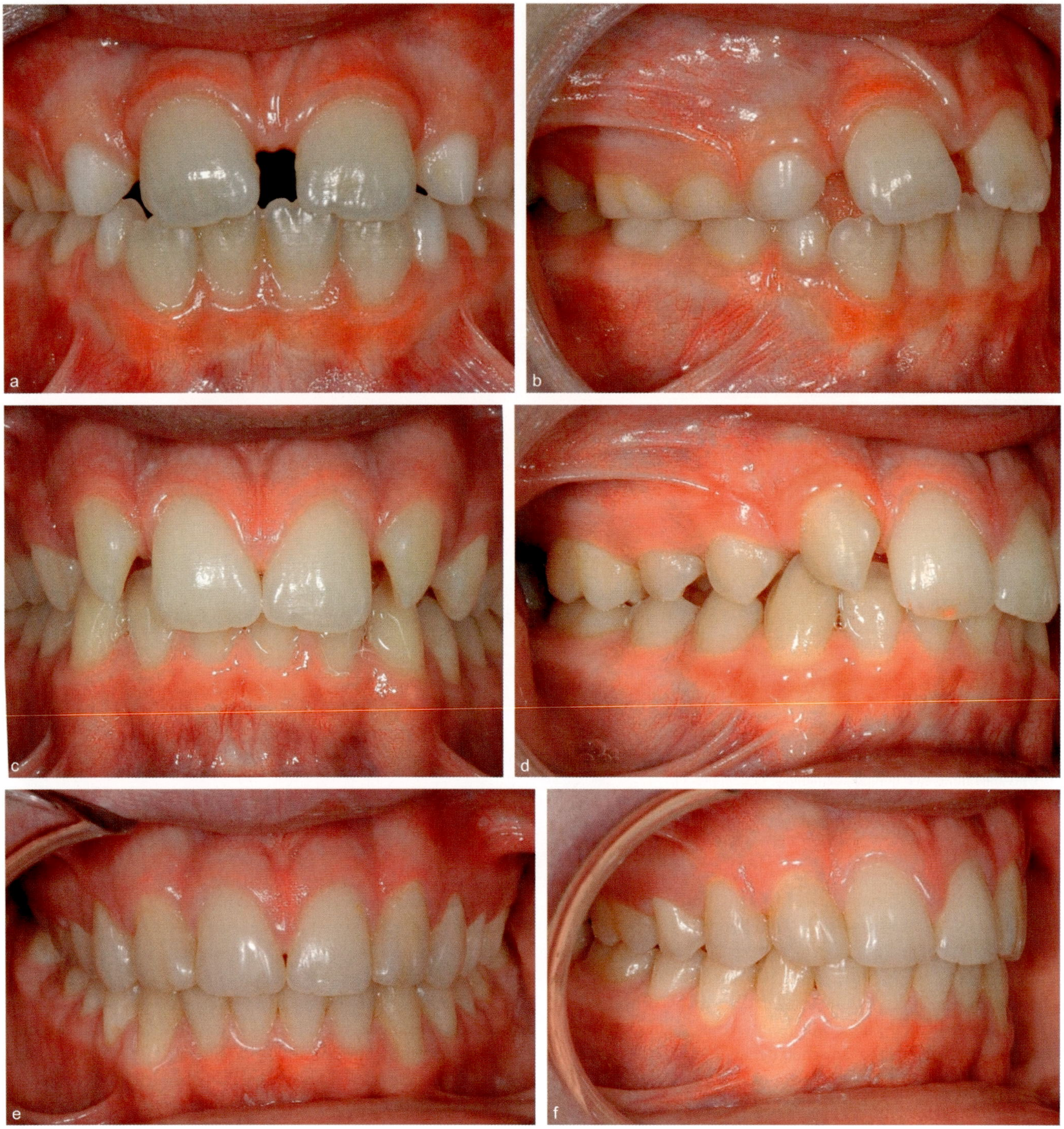

Abb. 6.14 a–f [M1120]

a), b) Patient 10 Jahre 1 Monat mit Nichtanlage der Zähne 12, 22 und skelettale Klasse III (insbesondere mandibuläre Prognathie) mit bereits eingesetzter kompensatorischer Labialkippung der OK-Inzisivi – jetzt Beginn der Kieferorthopädie

c), d) Zwischendiagnostik im Rahmen der kieferorthopädischen Behandlung: Die Fehllage der Kiefer konnte kieferorthopädisch günstig beeinflusst werden, sodass jetzt die Entscheidung für einen kieferorthopädischen Lückenschluss Regio 012 und 022 getroffen werden konnte. Die Form der OK-Eckzähne ist eher ungünstig für einen Lückenschluss, kann jedoch später mittels restaurativer Maßnahmen (direkte Komposit-Restaurationen) angepasst werden.

e), f): Patient 16 Jahre 7 Monate; Z. n. abgeschlossener kieferorthopädischer Behandlung und zusätzlichen Komposit-Aufbauten (Frau Dr. Schick, Zahnerhaltung Heidelberg). Durch die kieferorthopädische Behandlung konnte die zugrundeliegende Kieferfehllage korrigiert werden; zudem sind aufgrund des erfolgten kieferorthopädischen Lückenschlusses Regio 012, 022 jetzt keine weiteren prothetischen/implantologischen Maßnahmen mehr notwendig.

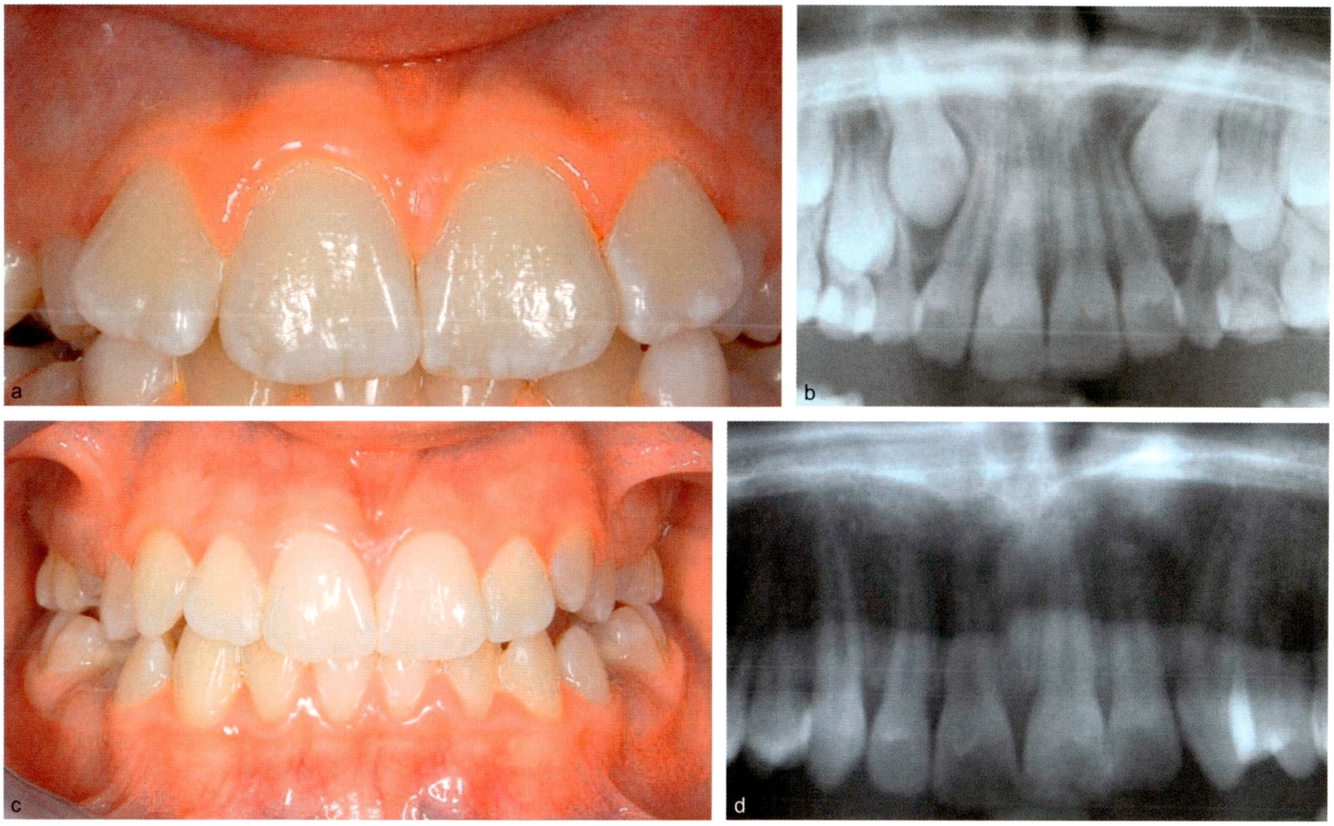

Abb. 6.15 a–d Patient 10 Jahre 7 Monate [M1121]
a) Deutliche Divergenz der Schneidezahnkronen im Oberkiefer. In ausgeprägten Fällen spricht man bei diesem Erscheinungsbild von einem „ugly duckling stage" („Hässliches-Entlein-Stadium").
b) Röntgenbefund (OPG): Für diesen Entwicklungsabschnitt typische Mesialangulation der Eckzahnkeime im Oberkiefer; zudem liegen die Kronen der permanenten Eckzähne und Prämolaren (besonders im 2. Quadrant erkennbar) nahezu auf gleicher Höhe.
c), d) Im weiteren Entwicklungsverlauf entsteht durch den Durchbruch der 4er Platz für eine leichte distale Bewegung der 3er und somit auch Platz für die Aufrichtung der 2er-Wurzel.

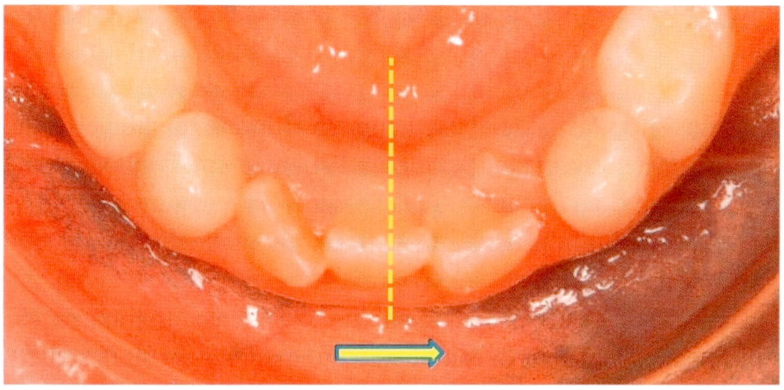

Abb. 6.16 Ausgeprägter frontaler Platzmangel, Teilretention des Zahnes 32. Es resultiert bereits eine dentale Mittellinienabweichung nach links. [M1121]

6.3.3 Beurteilung der Okklusion

Frontaler Kreuzbiss/progener Zwangsbiss/skelettale Klasse III

In der Gruppe des progenen Formenkreises werden Zahn- und Kieferfehlstellungen unterschiedlichster Ätiologie zusammengefasst. Diese können durch ein Missverhältnis im Wachstum beider Kiefer bedingt sein, d. h. durch Überentwicklung (Makro-/Prognathie) des Unterkiefers und/oder Unterentwicklung (Mikro-/Retrognathie) des Oberkiefers. Aber auch Einzelzahnabweichungen, z. B. Palatinalkippungen oberer Schneidezähne, können zu einem frontalen Kreuzbiss führen, der die weitere Entwicklung negativ beeinflusst. Besteht ein frontaler Kreuzbiss von Einzelzähnen (➤ Abb. 6.17 a, b) oder einer Zahngruppe (➤ Abb. 6.18 a), wird der Oberkiefer durch den Unterkiefer „eingefangen", d. h., durch die weiter palatinal positionierten OK-Inzisiven wird das Oberkieferwachstum im Alveolarfortsatzbereich gehemmt und gleichzeitig das Unterkieferwachstum „freigegeben", da der Unterkiefer sich postnatal in sagittaler Richtung ohnehin stärker als der Oberkiefer entwickelt [19] [20]. Zudem kann eine Zwangsbissführung des Unterkiefers nach ventral vorliegen. Diese kann zusätzlich zu einer unerwünschten Wachstumsstimulation des Unterkiefers mit nachfolgender skelettaler Manifestation führen. Eine Überlastung von Unterkieferfrontzähnen mit der Gefahr von Rezessionen kann ebenfalls eine Folge andauernder Fehlbelastungen sein.

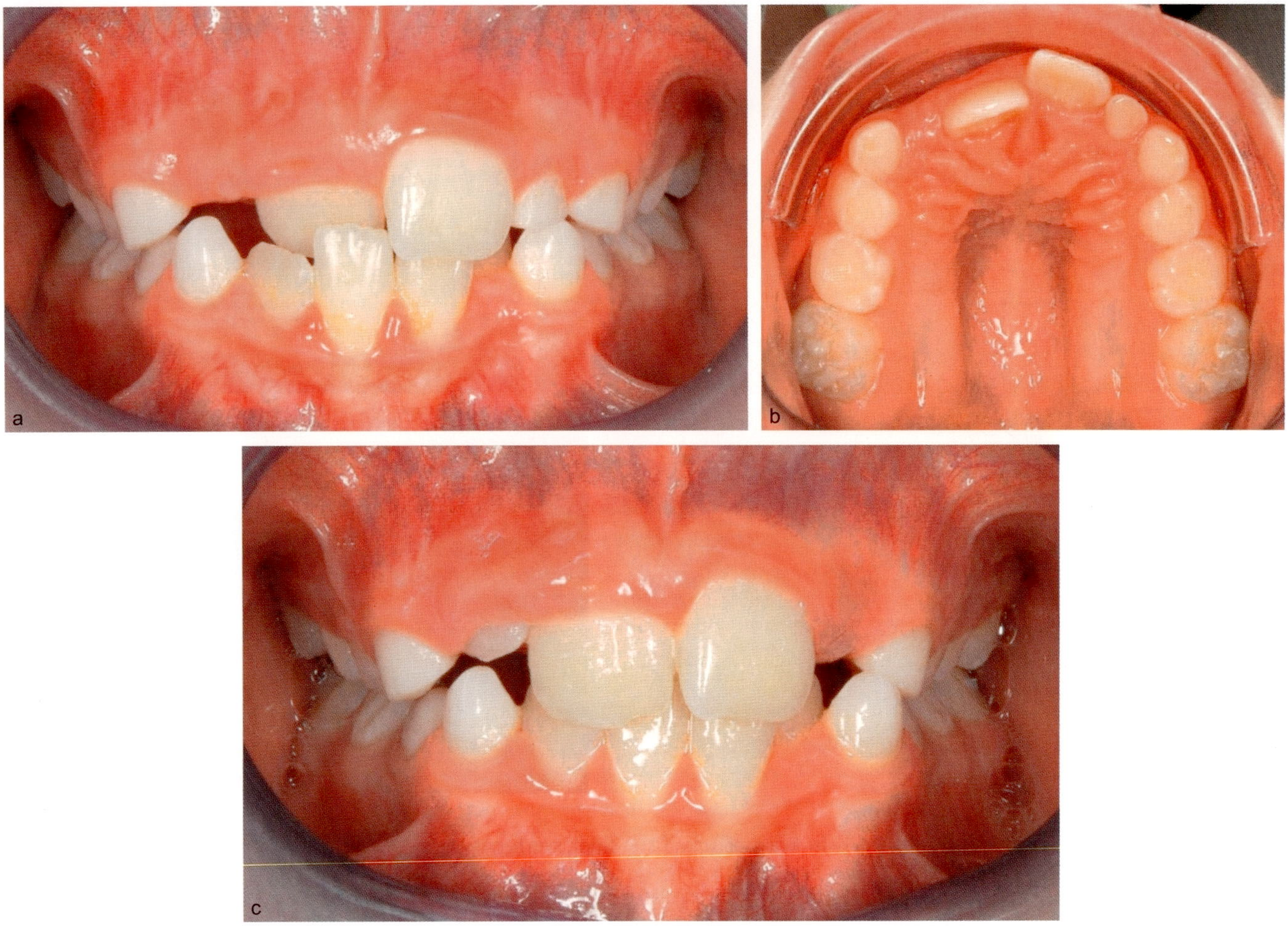

Abb. 6.17 a–c [M1121]
a), b) Frontaler Kreuzbiss infolge eines Palatinalstandes des Zahnes 11
c) Nach nur 4 Monaten konnte der frontale Kreuzbiss kieferorthopädisch überstellt werden.

Die Therapie von Kreuzbissstellungen von Frontzähnen sollte so früh wie möglich erfolgen. Das therapeutische Ziel ist die frühzeitige Beseitigung des umgekehrten Frontzahnüberbisses und damit die Beseitigung der wachstumshemmenden Einflüsse auf den Oberkiefer. Mit einem therapeutisch eingestellten sicheren frontalen Überbiss (sagittal und vertikal) kann die weitere Kieferentwicklung koordinierter ablaufen (➤ Abb. 6.17 c, ➤ Abb. 6.18 b, c).

Die Anomalien des progenen Formenkreises besitzen häufig auch eine hereditäre Komponente, wobei unphysiologische Ruheweichteilbeziehungen oder Dysfunktionen den Phänotyp deutlich verstärken können.

Einen frühen Hinweis auf eine mögliche ungünstige Wachstumstendenz kann die Postlaktalebene liefern. Als Postlaktalebene bezeichnet man die vertikale Linie, die bei vestibulärer Betrachtung von den Distalflächen der zweiten Milchmolaren des Ober- und Unterkiefers gebildet wird. Diese Konfiguration des posterioren Abschlusses erlaubt eine prognostische Einschätzung bezüglich der Okklusionseinstellung der später durchbrechenden 6-Jahr-Molaren und eine frühe Beurteilung der sagittalen Kieferlagerelation. Eine leicht mesiale Abschlussstufe oder die gerade Postlaktalebene bieten günstige Voraussetzungen. Ein distaler Abschluss führt nach Bishara et al. [21] immer zur Ausbildung einer Distalokklusion im 6er-Bereich. Ein deutlich mesialer Abschluss der Postlaktalebene kann ein Hinweis auf eine progene Wachstumstendenz sein. Bei diesen Patienten empfiehlt sich eine regelmäßige Überwachung der Gebissentwicklung durch den Kieferorthopäden, um je nach Ausmaß der Anomalie rechtzeitig eine Therapie zu beginnen.

Da bei Klasse-III-Dysgnathien die skelettalen Therapieergebnisse bei frühzeitigem Behandlungsbeginn am besten sind, sollte – sobald eine ausreichende Verankerung der Geräte gegeben ist und die Compliance des Patienten es zulässt – frühzeitig (z. B. im Alter von 6–10 Jahren) mit einer kausalen Therapie begonnen werden. So kann beispielsweise ein therapeutischer Ausgleich einer maxillären Retrognathie durch Protraktion des Oberkiefers, z. B. mittels Delaire-Maske (➤ Abb. 6.19), frühzeitig im Milch- bzw. frühen Wechselgebiss erfolgen [22]. Anschließend kann z. B. durch die Eingliederung eines Funktionsreglers nach Fränkel Typ FR-3 [23] das Behandlungsergebnis auch im Sinne einer günstigen Beeinflussung der apikalen Basis sehr gut stabilisiert werden [24].

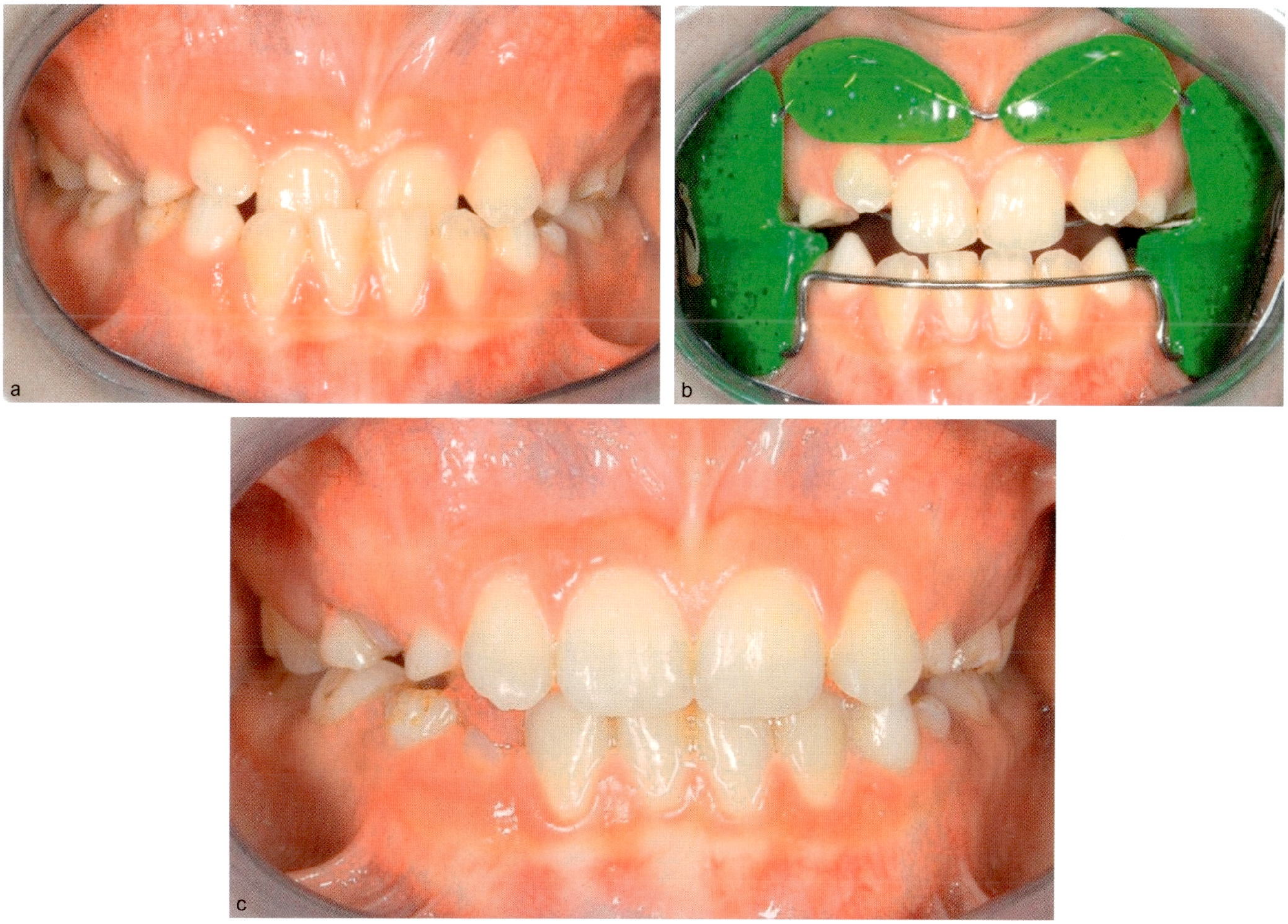

Abb. 6.18 a–c Patient 9 Jahre 7 Monate [M1121]
a) Frontaler Kreuzbiss der Zähne 11 und 21
b) Funktionsregler nach Fränkel Typ FR-3; besonders geeignet bei maxillärer Unterentwicklung: Die im Oberkiefer abstehenden Wangenschilde und Lippenpelotten induzieren eine Nachentwicklung des Oberkiefers.
c) Nach ca. einem Jahr liegt ein gesicherter Overbite und Overjet vor.

6.4 Zwischenperiode/Ruhephase des Zahnwechsels nach erfolgtem Durchbruch von 6er, 1er und 2er

6.4.1 Überwachung der Dentition

Dem Schneidezahnwechsel und der ersten Zuwachszahnung folgt ein Kapitel der scheinbaren Ruhe (daher auch oft als Ruhephase des Zahnwechsels bezeichnet) (➤ Tab. 6.1). In den nächsten gut eineinhalb Jahren sind hinsichtlich des Zahnwechsels keine vordergründig sichtbaren Aktivitäten in der Mundhöhle zu beobachten; jedoch wird in dieser Zwischenphase der Zahnwechsel im Bereich der Stützzonen vorbereitet.

6.4.2 Beurteilung der Platzverhältnisse

In dieser Phase der Entwicklung sollte ein besonderes Augenmerk auf die Platzverhältnisse in den Stützzonen gelegt werden, die vom Milcheckzahn und den beiden Milchmolaren eines Quadranten gebildet werden. Diese Zähne sichern die Distanz zwischen den bereits durchgebrochenen permanenten seitlichen Inzisiven und dem 6-Jahr-Molaren und somit den Raum für die später durchbrechenden permanenten Eckzähne und Prämolaren. Nach frühzeitigem Milchzahnverlust in der Stützzone kann es zu einer Elongation der antagonistischen Zähne kommen. Zudem besteht die Gefahr der Mesialwanderung des 6-Jahr-Molaren. Durch diese Verringerung der Zahnbogenlänge kann ein Platzmangel für die später durchbrechenden Prämolaren bzw. für den Eckzahn resultieren. Es kann auch zu einer Abweichung der permanenten Schneidezähne in die Lücke und damit zu einer alveolären Mittellinienverschiebung kommen.

Daher ist bei frühzeitigem Milchzahnverlust insbesondere bei Verlust der zweiten Milchmolaren oder der Eckzähne das Eingliedern eines Lückenhalters (indikationsbezogen herausnehmbar oder festsitzend) zu empfehlen. Mit diesen prophylaktischen Maßnahmen können unphysiologische Zahnwanderungen mit Verlust der sagittalen und/oder vertikalen Abstützung verhindert werden. Ist keine Platzsicherung mittels Lückenhalter bzw. konfektionierten Milchzahnkronen erfolgt und wird eine Verringerung der Zahnbogenlänge z. B. durch Mesialwanderung des 6-Jahr-Molaren diagnostiziert, sollten platzbeschaffende Maßnahmen eingeleitet werden. Bei ausgeprägtem Platzmangel ist später mit Durchbruchsbehinderungen bis hin zu Retentionen der Prämolaren bzw. der Eckzähne, insbesondere im Oberkiefer, zu rechnen.

6.4.3 Beurteilung der Okklusion

Extreme Klasse II-Anomalien mit stark vergrößerter Frontzahnstufe

Eine weitere Indikation für eine kieferorthopädische Frühbehandlung kann die ausgeprägte Rücklage des Unterkiefers (mandibuläre Retrognathie), vergesellschaftet mit einer extrem vergrößerten Frontzahnstufe, darstellen (➤ Abb. 6.20 a). Durch die sagittale Lagedifferenz zwischen Ober- und Unterkiefer mit extrem großer Frontzahnstufe zeigt sich klinisch häufig eine Einlagerung der Unterlippe palatinal der Oberkieferschneidezähne (➤ Abb. 6.20 b).

Ein kompetenter Lippenschluss ist hier oft nicht möglich. Weiterhin besteht für die permanenten Oberkieferfrontzähne durch ihre exponierte Position eine wesentlich höhere Gefährdung durch traumatische Einflüsse. Untersuchungen zeigen, dass eine vergrößerte Frontzahnstufe die Gefahr eines Frontzahntraumas signifikant erhöht und zudem bei fehlender Lippenabdeckung der Schneidezähne der (parodontale) Schweregrad des Frontzahntraumas deutlich zunimmt [25]. Dabei weisen Patienten im Alter von 8 bis 11 Jahren die höchste Prävalenz von Frontzahntraumata auf [26]. Stürze, sportliche Aktivitäten und Verkehrsunfälle sind die Hauptursachen für die meisten Zahnverletzungen. Variablen wie Geschlecht, sozioökonomischer Status und Verhaltensauffälligkeiten können die Häufigkeit von Zahnverletzungen ebenfalls beeinflussen. Insofern ist es wichtig, die Notwendigkeit einer frühzeitigen kieferorthopädischen Behandlung auch im Sinne einer Traumaprävention individuell bei jedem Patienten unter Berücksichtigung seiner Vorgeschichte, seiner Aktivitäten und seiner dentalen und Weichteilmorphologie einzuschätzen.

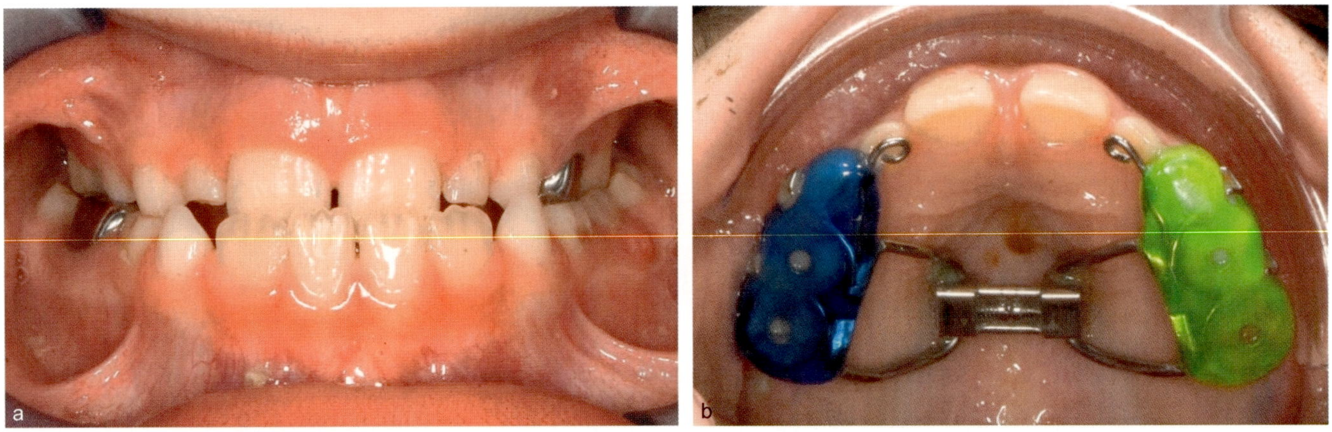

Abb. 6.19 a, b Patient 7 Jahre 3 Monate [M1121]
a) Missverhältnis im Wachstum beider Kiefer und ausgeprägter zirkulärer Kreuzbiss im frühen Wechselgebiss
b) Forcierte transversale Nachentwicklung (Drehmodus 2 ×/d für 2 Wochen) des relativ zu schmalen Oberkiefers mittels Kappen-GNE; zusätzlich erfolgt die Protraktion des Oberkieferkomplexes, hier mittels Delaire-Maske.

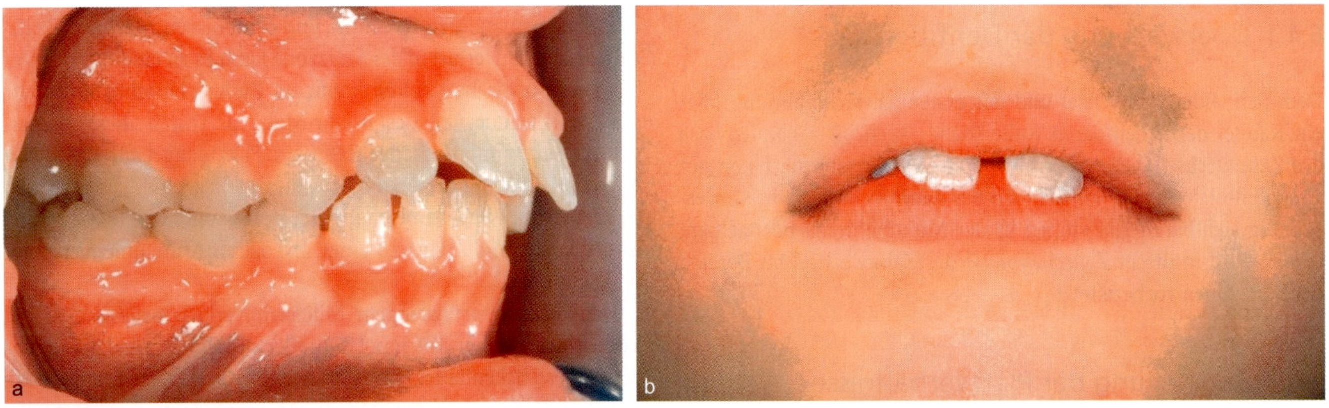

Abb. 6.20 a, b Patient 7 Jahre 11 Monate [M1121]
a) Ausgeprägte UK-Rücklage (1 PB) und extrem vergrößerter Overjet (> 10 mm)
b) Extraoral zeigt sich eine insuffiziente Lippenabdeckung.

Bukkale Nonokklusion der ersten permanenten Molaren

Infolge einer Bukkalkippung der oberen 6er und/oder Lingualkippung der unteren ersten Molaren können sich die Okklusionsflächen dieser Antagonisten transversal verfehlen. Dabei beißen die palatinalen Höcker des oberen permanenten Molaren vestibulärwärts der bukkalen Höcker des entsprechenden Zahnes im Unterkiefer vorbei (➤ Abb. 6.21 a). Anders als beim lateralen Kreuzbiss liegt grundsätzlich kein Breitenmissverhältnis zwischen beiden Kiefern vor. Es handelt sich meist um Einzelzahnfehlstellungen, die bei oberflächlicher Betrachtung leicht übersehen werden können. Eine rechtzeitige Diagnose und das Überstellen dieser Zähne sind aber wichtig, da mit fortschreitender Entwicklung infolge der fehlenden antagonistischen Abstützung eine progrediente Elongation der Molaren droht (➤ Abb. 6.21 b, c).

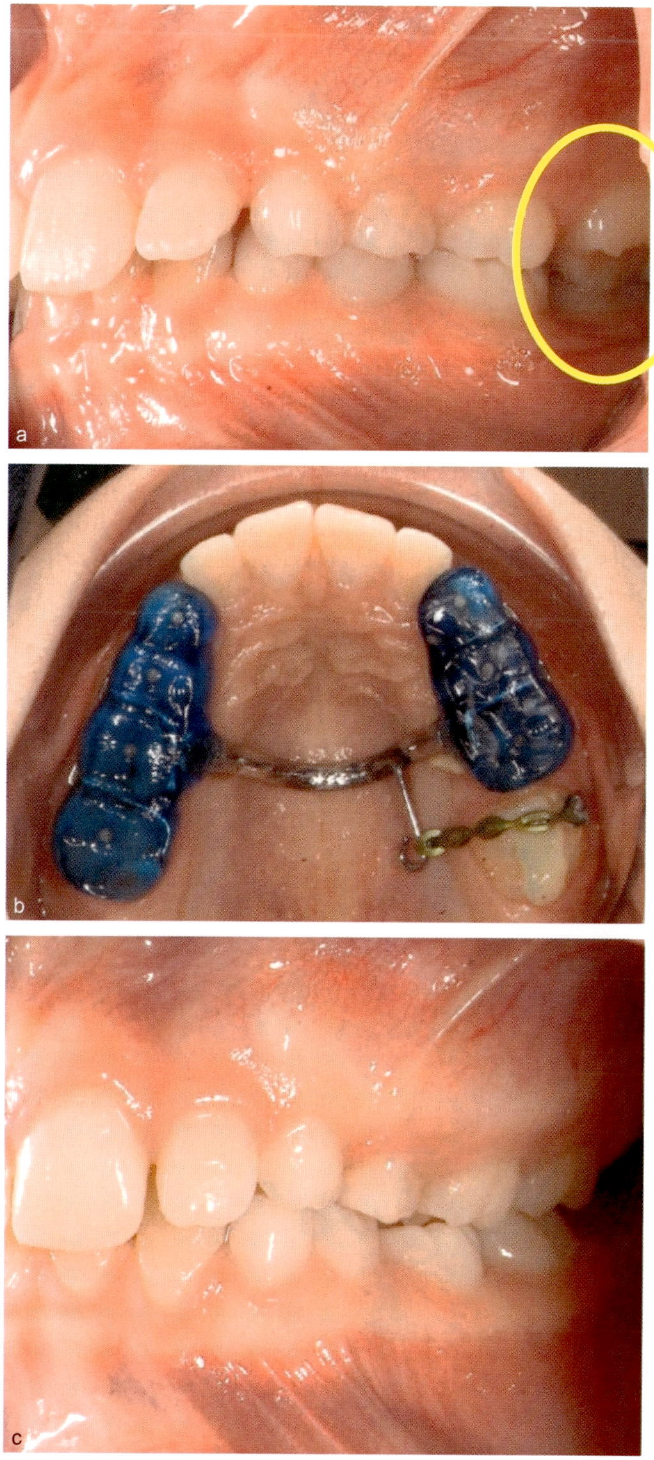

Abb. 6.21 a–c Patient 9 Jahre 7 Monate [M1121]
a) Bukkale Nonokklusion der permanenten Molaren: Zahn 26 beißt bukkal an Zahn 36 vorbei.
b) Temporär fest eingesetzte Mechanik zur Entkopplung der Okklusion und zum Überstellen des Zahnes 26. Bereits nach 3 Monaten konnte der Zahn 26 mithilfe einer intrusiven und nach palatinal gerichteten Kraft eingeordnet werden.
c) Situation 5 Monate nach dem Entfernen der Apparatur. Die Zähne 26 und 36 sind in korrekter transversaler und vertikaler Okklusion verschlüsselt.

6.5 Zahnwechsel in den Stützzonen und zweite Zuwachszahnung

6.5.1 Überwachung der Dentition

Der Zahnwechsel in den Stützzonen beginnt bei Mädchen im Durchschnitt mit ca. 9 ¾ Jahren, bei Jungen mit ca. 10 ½ Jahren, wobei die Stützzonen-Zähne zeitlich in zwei Gruppen durchbrechen. Zunächst erfolgt der Durchbruch der unteren 3er und unteren 4er relativ zeitgleich mit dem Durchbruch der oberen 4er. Mit einer Verzögerung von ca. 8 Monaten folgen der Zahnwechsel der zweiten Prämolaren im Ober- und Unterkiefer sowie der Durchbruch des oberen Eckzahnes. Der Wechsel der Stützzonen-Zähne in zwei Sequenzen ist besonders bei knappen Platzverhältnissen für die optimale Ausnutzung der Platzreserven der Stützzone (Leeway-Space) wichtig. Als Leeway-Space bezeichnet man die Differenz aus den (größeren) mesiodistalen Breiten der Milchzähne III, IV, V und der Breitensumme der bleibenden Nachfolger 3, 4, 5. Besonders die Milch-5er sind deutlich breiter als ihre permanenten Nachfolger. Im Oberkiefer resultiert ein Platzgewinn von insgesamt ca. 1 mm/Seite und im Unterkiefer von ca. 2,5 mm/Seite, der insbesondere im Unterkiefer ggf. kieferorthopädisch für die Platzbeschaffung im UK-Frontzahnbereich genutzt werden kann.

Bei dystoper Keimlage (anlagebedingt oder infolge eines Platzmangels) können permanente Zähne auf ihrem Durchbruchsweg ihren Milchvorgänger ganz oder teilweise verfehlen. Dadurch kann es zu einer nicht zeitgerechten Exfoliation des Milchzahnes und zur Durchbruchsbehinderung des permanenten Nachfolgers kommen. Der betreffende Milchzahn sollte daher vom Zahnarzt entfernt werden (➤ Abb. 6.22).

6.5.2 Beurteilung der Platzverhältnisse

Aufgrund der oben beschriebenen Durchbruchsreihenfolge, die jedoch starken interindividuellen Schwankungen unterliegt, sind im Unterkiefer besonders die zweiten Prämolaren und im Oberkiefer die Eckzähne und zweiten Prämolaren, d. h. die jeweils zuletzt in der Stützzone durchbrechenden Zähne, gefährdet und erfordern eine besondere Überwachung durch den Zahnarzt.

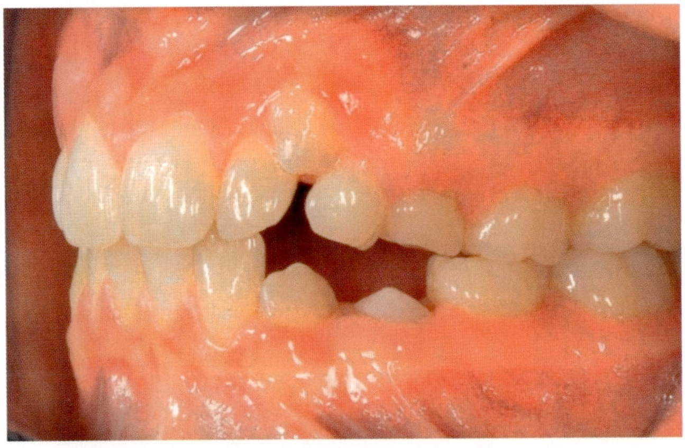

Abb. 6.22 Vestibulärer Durchbruch des Zahnes 23 bei Persistenz von 63. Der Milchzahn sollte zeitnah extrahiert werden. [M1121]

Zahnwechsel der Eckzähne im Oberkiefer

Besonderes Augenmerk sollte bei der zahnärztlichen Überwachung der Gebissentwicklung auf den Durchbruch der oberen Eckzähne gelegt werden. Sie sind nach den unteren dritten Molaren die Zähne, welche am häufigsten von Retentionen bzw. Verlagerungen betroffen sind. Da der obere Eckzahn (ggf. zusammen mit dem oberen zweiten Prämolaren) der letzte Zahn der zweiten Durchbruchssequenz ist, wirkt sich ein defizitäres Platzangebot hier am stärksten aus, da der vorhandene Platz bereits von den Prämolaren, insbesondere dem 4er, aufgebraucht wurde. Die Folgen können ein vestibulärer oder gänzlich ausbleibender Durchbruch sein. Hier ist das rechtzeitige Einleiten platzbeschaffender Maßnahmen erforderlich.

Der Durchbruchsweg der oberen Canini (die Zahnkeime liegen zunächst neben der Apertura piriformis) [4] ist von allen bleibenden Stützzonen-Zähnen am längsten. Zudem liegen die Eckzähne aus Platzgründen zunächst in einer mesial angulierten Stellung im Kiefer. Erst mit voranschreitender Kieferentwicklung und Zunahme der sagittalen und transversalen Dimensionen sowie dem Durchbruch und der korrekten Positionierung der seitlichen Schneidezähne und ersten Prämolaren im Zahnbogen erfolgt die Aufrichtung der 3er. Dabei kann die Wurzel des lateralen Inzisivus eine Leitstruktur beim Durchbruch des oberen Eckzahnes darstellen. Grundsätzlich sollten die mächtigen Eckzahnkronen bereits nach dem Durchbruch der oberen 4er vestibulär in der Fossa canina palpierbar sein.

Differenzialdiagnostisch muss bei ausbleibendem Zahnwechsel eines oder beider 3er im Oberkiefer auch eine mögliche Verlagerung abgeklärt werden (➤ Abb. 6.23) [27][28]. Auch bei hypoplastischen bzw. aplastischen oberen seitlichen Schneidezähnen sollte immer an die Gefahr einer möglichen (palatinalen/horizontalen) Verlagerung der Eckzähne gedacht werden. Nichtanlagen des oberen Eckzahnes sind extrem selten [17].

6.5.3 Beurteilung der Okklusion

Zum Ende der Wechselgebissperiode, mit ca. 12 Jahren, ist der Durchbruch der zweiten Zuwachszahnung zu beobachten. Dabei richten sich die oberen 7er aus einer zunächst distobukkalen Stellung auf. Im Unterkiefer hingegen zeigen die zweiten Molaren eine eher nach lingual gekippte Krone [4]. Dies kann dazu führen, dass sich bei nicht zeitgerechtem Aufrichten der 7er im OK und UK die Okklusalflächen verpassen und sich eine bukkale Nonokklusion einstellt (➤ Abb. 6.24). Eine zahnärztliche Überwachung der Okklusionseinstellung der 7er ist daher sehr wichtig. Droht bei den 7ern eine bukkale Nonokklusion, sollte zügig eine kieferorthopädische Einstellung erfolgen, da bei stärkerer Elongation

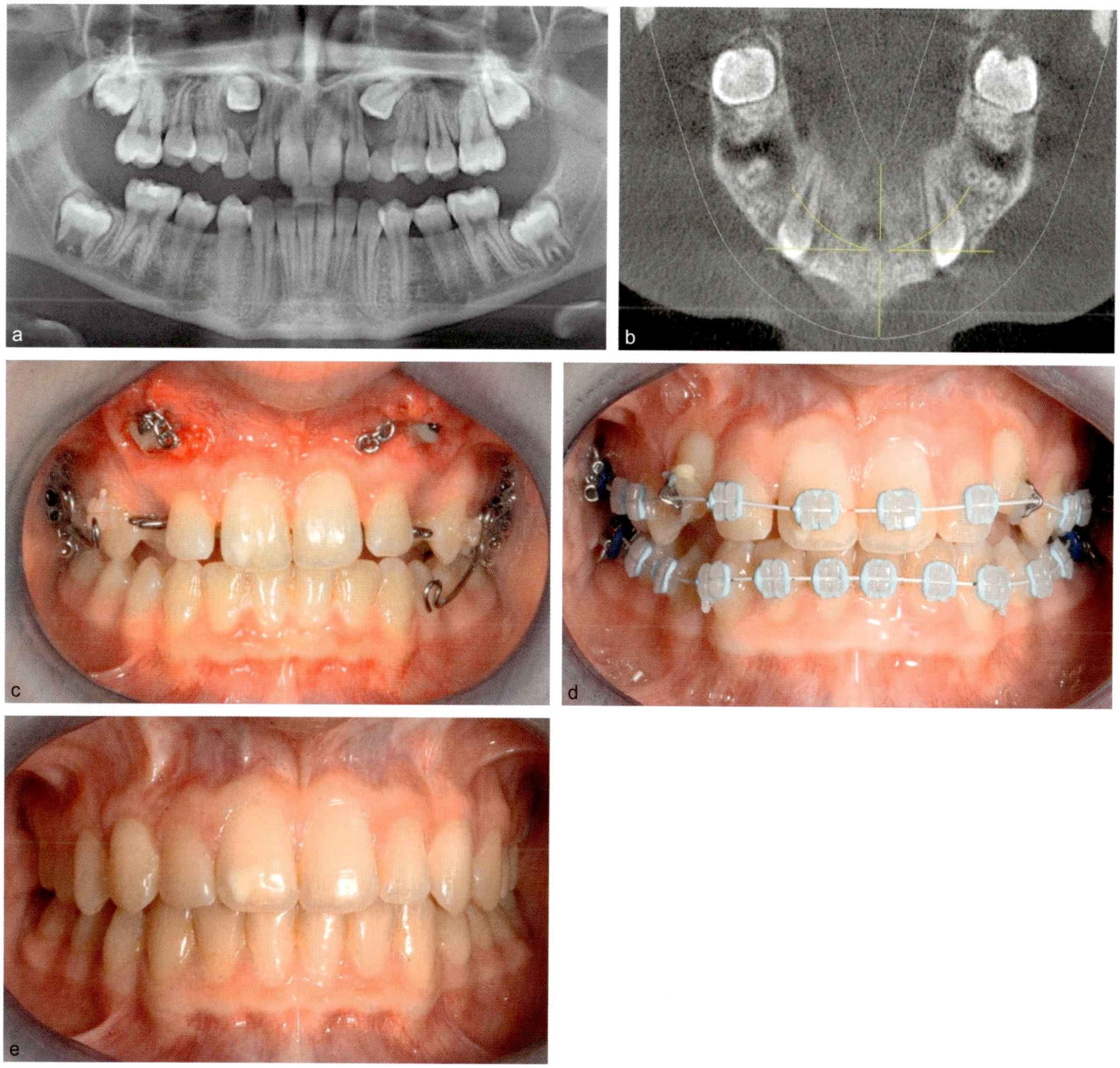

Abb. 6.23 a–e Patientin 14 Jahre 6 Monate [M1121]
a), b) OPG und Axialansicht im DVT: Milchzahnpersistenz 53 und 63 und horizontale Verlagerung der Zähne 13 und 23
c) Freilegung der Eckzähne mittels apikaler Verschiebeplastik; Transpalatinalbügel mit Federarmen zur Mobilisation der 3er
d) Innerhalb von 7 Monaten konnten die Zähne 13 und 23 bereits weit in Richtung der Okklusionsebene bewegt werden. Die Nivellierung mit der Multibracket-Apparatur kann beginnen.
e) Endbefund nach 19 Monaten aktiver Behandlung

(Vertikaldrift) sich die kieferorthopädische Einstellung zunehmend schwieriger gestaltet. Grundsätzlich gilt auch, dass eine kieferorthopädische Behandlung bei einem jugendlichen Patienten erst abgeschlossen werden sollte, wenn die oberen und unteren 7er in einer akzeptablen Okklusionsbeziehung stehen. Bei starken posterioren Engständen sollte zudem abgeklärt werden, ob eine frühzeitige Extraktion der Weisheitszähne die nachfolgende Einstellung der 7er erleichtert.

In der Gesamtschau wird deutlich, dass dem (Kinder-)Zahnarzt eine überragende Bedeutung bei der Beurteilung der Gebissentwicklung in den verschiedenen Entwicklungsphasen zukommt. Im Zweifelsfall ist eine zu frühzeitige Überweisung zum Kieferorthopäden nicht problematisch – der Kieferorthopäde hat dann die Möglichkeit, die weitere Überwachung der dentofazialen Entwicklung unter kieferorthopädischen Aspekten durchzuführen und ggf. eine kieferorthopädische Behandlung im Hinblick auf die vorhandenen Abweichungen zum optimalen Zeitpunkt einzuleiten.

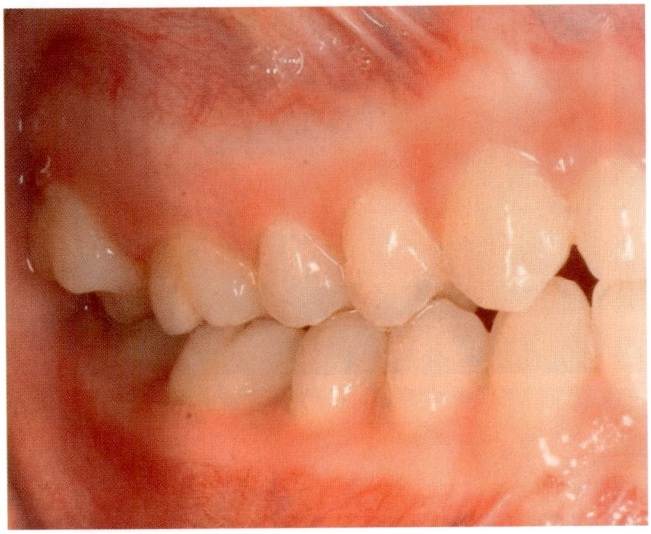

Abb. 6.24 Fast 17-jährige Patientin. Distobukkale Kippung des Zahnes 17 und linguale Neigung des Zahnes 47; daraus resultierende bukkale Nonokklusion der zweiten Molaren rechts [M1121]

LITERATUR

[1] Köbel C, Lux CJ. Zeitpunkt kieferorthopädischer Maßnahmen. Zahnmedizin up2date. 2009; 1:19–35.

[2] Leighton BC. Variationen der normalen Gebissentwicklung von der Geburt bis zum Erwachsenenalter. Fortschr. Kieferorthop. 1978; 39(3): 181–195.

[3] Whittington BR, Durward CS. Survey of anomalies in primary teeth and their correlation with the permanent dentition. N Z Dent J. 1996; 92(407): 4–8.

[4] van der Linden FPGM, Duterloo HS. Die Entwicklung des menschlichen Gebisses. Ein Atlas. Quintessenz: Berlin; 1980.

[5] Sillman JH. Dimensional changes of the dental arches, longitudinal study from birth to 25 years. Am J Orthod. 1964; 50:824–842.

[6] Moyers RE, van der Linden FP, Riolo ML, McNamara JA. Standards of Human Occlusal Development (Monograph No.5, Craniofacial growth series). Center for Human Growth and Development. Univ. of Michigan, Ann Arbor; 1976.

[7] Grabowski R, Kundt G, Stahl F. Zusammenhang von Okklusionsbefunden und orofazialem myofunktionellem Status im Milch- und frühen Wechselgebiss. Teil III: Zusammenhang zwischen Gebissanomalien und orofazialen Dysfunktionen. J Orofac Orthop. 2007; 68: 462–476.

[8] Santos Pinto A, Buschang PH, Throckmorton GS, Chen P. Morphological and positional asymmetries of young children with functional unilateral posterior crossbite. Am J Orthod Dentofacial Orthop. 2001; 120: 513–520.

[9] Hesse KL, Artun J, Joondeph DR, Kennedy DB. Changes in condylar position and occlusion associated with maxillary expansion for correction of functional unilateral posterior crossbite. Am J Orthod Dentofacial Orthop. 1997; 111: 410–418.

[10] Köbel C. Transversale Nachentwicklung des Oberkiefers mittels Kappen-GNE. Quintessenz Zahntech. 2017; 43(10): 1306–1321.

[11] Frazier-Bowers SA, Simmons D, Wright JT, Proffit WR, Ackerman JL. Primary failure of eruption and PTH1R: The importance of a genetic diagnosis for orthodontic treatment planning. Am J Orthod Dentofacial Orthop. 2010; 137: 160.e1–160e7.

[12] Köbel C, Lux CJ. Überwachung der Gebissentwicklung. Zahnmedizin up2date. 2010; 4: 367–392.

[13] Steffen R, van Waes H. Unterminierende Resorption – ektopischer Durchbruch des ersten Molaren: Zwei Begriffe – ein Problem. Inf Orthod Kieferorthop. 2013; 45: 227–234.

[14] Steffen R, van Waes H. Der ektopische Durchbruch der ersten bleibenden Molaren. Eine Übersicht zu den Behandlungsmöglichkeiten. Quintessenz 62(1): 65–75.

[15] Delli K, Livas C, Sculean A, Katsaros C, Bornstein MM. Facts and myths regarding the maxillary midline frenum and its treatment: a systematic review of the literature. Quintessence Int. 2013; 44: 177–187.

[16] Bodin I, Julin P, Thomsson M: Hyperdontia I. Frequency and distribution of supernumerary teeth among 21.609 patients. Dentomaxillofac Radiol. 1978; 7: 15–17.

[17] Polder BJ, Van't Hof MA, Van der Linden FP, Kuijpers-Jagtman AM. A meta-analysis of the prevalence of dental agenesis of permanent teeth. Comm Dent Oral Epidemiol. 2004; 32(3): 217–226.

[18] Moorrees CFA, Chadha JM. Available space for the incisors during dental development – A growth study based on physiologic age. Angle Orthod. 1965; 35:12–22.

[19] Lux CJ, Conradt C, Burden D, Komposch G. Three-Dimensional Analysis of Maxillary and Mandibular Growth Increments. Cleft Palate-Craniofacial Journal. May 2004; Vol. 41 No.3.

[20] Lux CJ, Raeth O, Burden D, Conradt C, Komposch G. Sagittal- und Vertikalentwicklung der Kieferbasen bei Anomalien der Angle-Klassen II/1 und II/2 in der präpubertären und pubertären Wachstumsphase. J Orofac Orthop. 2004; 65: 290–311.

[21] Bishara SE, Hoppens BJ, Jakobsen JR, Kohout FJ. Changes in the molar relationship between the deciduous and permanent dentitions: a longitudinal study. Am J Orthod. 1988; 93:19–28.

[22] Cordasco G, Matarese G, Rustico L, Fastuca S, Caprioglio A, Lindauer SJ, Nucera R. Efficacy of orthopedic treatment with protraction facemask on skeletal Class III malocclusion: a systematic review and meta-analysis. Orthod Craniofac Res. 2014; 17: 133–143.

[23] Köbel C, Fränkel C, Lux CJ. Der Funktionsregler nach Fränkel Typ FR-3 – Teil I: Grundlagen und klinisches Management. Kieferorthopädie. 2012; 26(1): 33–43.

[24] Pangrazio-Kulbersh V, Berger J, Kersten G. Effects of protraction mechanics on the midface. Am J Orthod Dentofacial Orthop. 1998; 114: 484–491.

[25] Bauss O, Freitag S, Röhling J, Rahman A. Influence of overjet and lip coverage on the prevalence and severity of incisor trauma. J Orofac Orthop. 2008; 69:402–410.

[26] Bauss O, Röhling J, Schwestka-Polly R. Prevalence of traumatic injuries to the permanent incisor in candidates for orthodontic treatment. Dent Traumatol. 2004; 20:61–66.

[27] Dürwald J, Köbel C, Dannhauer KH. Durchbruchstörungen bleibender Zähne. Teil 1 – Ursachen, Ausprägung und interdisziplinäre Behandlungsmöglichkeiten. Zahnmedizin up2date. 2015; 4:1–24.

[28] Dürwald J, Köbel C, Dannhauer KH. Durchbruchstörungen bleibender Zähne. Teil 2 – Ursachen, Ausprägung und interdisziplinäre Behandlungsmöglichkeiten. Zahnmedizin up2date. 2015; 5:1–23.

KAPITEL

7

Johannes Einwag

Prophylaxe

7

7.1 Grundlagen der traditionellen Prophylaxe

7.1.1 Einleitung

„Karies ist vermeidbar!" Die theoretischen Voraussetzungen hierfür sind seit Langem bekannt und formuliert als die klassischen Säulen der Kariesprophylaxe:

MERKE

Zahngesunde Ernährung, effiziente Mundhygiene, regelmäßige Fluoridanwendung und Fissurenversiegelung.

In der Praxis ergeben sich jedoch bei der Umsetzung entsprechender Vorschläge mitunter erhebliche Probleme, da – mit Ausnahme der Fissurenversiegelung – die Auswirkung der genannten Maßnahmen auf den Mundgesundheitszustand entscheidend von der Mitarbeit des Patienten, d. h. einer möglichst perfekten häuslichen Prophylaxe abhängig ist. Ohne eine Korrektur des menschlichen (zahnschädigenden) Verhaltens ist keine dauerhafte Verbesserung der individuellen Mundgesundheit zu erzielen.

7.1.2 Pädagogische Grundlagen

Einer jeden Umstellung menschlichen Verhaltens gehen umfangreiche sachliche und emotionale Entwicklungsprozesse voraus, insbesondere dann, wenn diese Umstellung erst im Erwachsenenalter vollzogen wird (➤ Abb. 7.1).

Dabei sind für unseren Kontext vor allem zwei Faktoren von Bedeutung, die zu einer nachhaltigen Verhaltensänderung bewegen: **Pain** und **Gain. Pain,** die englische Bezeichnung für Schmerz, steht für ein Ausweichen vor drohenden negativen Konsequenzen, die ein Verharren im Ist-Zustand mit sich brächte. Das Gegenteil von Pain ist **Gain,** die englische Bezeichnung für Gewinn. Menschen, die auf dieser Basis Dinge in ihrem Leben verändern, versprechen sich so viele persönliche Vorteile von etwas Neuem, dass sie sich auf den (häufig unbequemen) Weg der Veränderung einlassen [1].

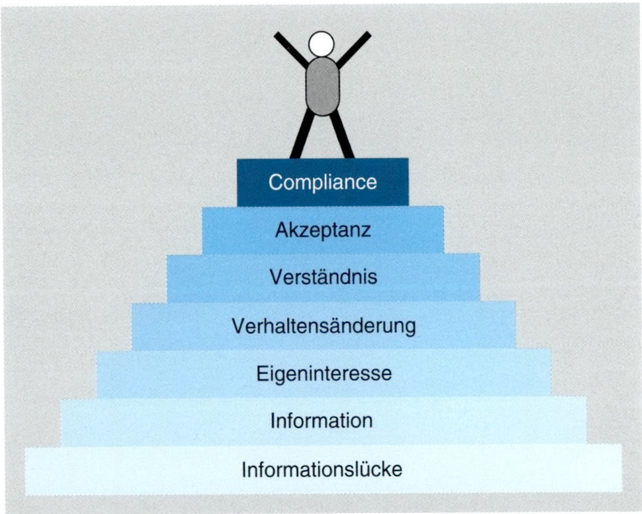

Abb. 7.1 Die verschiedenen Stufen auf dem Weg zu einer dauerhaften und effektiven Verhaltensänderung [R463/L106]

Dieses Grundprinzip lässt sich auch auf Verhaltensänderungen im Bereich der Mundhygiene übertragen – zumindest was Jugendliche und Erwachsene betrifft, die bereits über entsprechende (positive wie negative) Erfahrungen verfügen und die Konsequenzen rational verarbeiten können! Zwei Beispiele seien hier genannt: zum einen das Erlebnis von Zahnschmerzen und der Wunsch, diese zukünftig zu vermeiden; zum anderen das Wissen um eine erhöhte Attraktivität bei Abwesenheit von Mundgeruch und belagbedeckten Zähnen.

Auch bei Kindern greifen diese Mechanismen, allerdings nur indirekt: Hier müssen die Bezugspersonen zur Umsetzung der Mundhygiene bei den Kindern motiviert werden!

Als Beispiele seien hier genannt: „Sie möchten doch gerne nachts durchschlafen können – bei Kindern mit Zahnschmerzen geht das nicht", oder: „Lächeln macht beliebt – das geht nur mit gesunden und sauberen Zähnen".

Verhaltensänderung setzt somit Wissen und Problembewusstsein voraus sowie ein Mindestmaß an Basisinformationen, welches nach wie vor offensichtlich nur unzureichend vorhanden ist.

Wissensstand – Informationslücken

Bei Befragungen von Schülern und Erwachsenen gaben weitaus mehr als die Hälfte der Interviewten falsche oder unzureichende Antworten zu den banalsten Fragen (zahn)gesunden Ernährungsverhaltens, der Mundhygiene oder Fluoridierung. Es zeigte sich zudem, dass diese Informationen weniger durch Personen mit entsprechender fachlicher Qualifikation, sondern im Wesentlichen über die Medien in das Bewusstsein der Bevölkerung eingebracht worden waren.

Positiv zu werten ist allerdings die Tatsache, dass von der überwiegenden Mehrheit der Bevölkerung in allen Altersgruppen die subjektiven Einflussmöglichkeiten auf die eigene Zahngesundheit als hoch oder sehr hoch eingeschätzt werden (➤ Tab. 7.1). Es ist zu vermuten, dass die intensiven Anstrengungen der vergangenen Jahrzehnte (z. B. der flächendeckende Ausbau der Gruppenprophylaxe und die Einführung individualprophylaktischer Leistungen in den Gebührenkatalog der privaten und gesetzlichen Krankenversicherungen) hier Wirkung zeigen.

Wissen – Information(svermittlung)

Dennoch bleibt viel zu tun: Der größte Teil der Bevölkerung – insbesondere die Erwachsenen – müsste umfassender informiert werden über Sinn und Nutzen vernünftiger zahnmedizinischer Prophylaxe. Die Information muss aber so an den Patienten herangebracht werden, dass dieser sie auch verwerten kann [3] [4]. Es stellte sich beispielsweise heraus, dass Patienten, die unmittelbar vor ihrer Befragung vom Zahnarzt intensiv über die Notwendigkeit einer Ver-

Tab. 7.1 Einschätzung der eigenen Einflussmöglichkeiten auf den Zahnzustand nach Alter und Geschlecht [2]

	12-Jährige		35-bis 44-Jährige		65- bis 74-Jährige	
	Männlich	Weiblich	Männlich	Weiblich	Männlich	Weiblich
	n = 751	n = 715	n = 485	n = 478	n = 488	n = 553
	%	%	%	%	%	%
Sehr hoch	41,1	45,3	36,3	42,9	34,0	37,1
Hoch	43,9	41,5	48,9	42,9	40,0	40,0
Einiges	12,6	11,9	13,0	13,2	24,2	21,5
Wenig	2,0	1,1	1,9	1,0	1,8	0,9
Nichts	0,3	0,1	0,0	0,0	0,0	0,5

haltensänderung bezüglich ihrer Mundhygiene- und Ernährungsgewohnheiten aufgeklärt worden waren, bereits beim Verlassen der Praxis über 60 % des dort vermittelten Wissens wieder vergessen hatten.

Außerdem ist zu bedenken, dass die Informationen so aufbereitet werden müssen, dass sie vom Patienten auch verstanden und umgesetzt werden können. Die Notwendigkeit einer **patientennahen Information** wird aus ➤ Abb. 7.2 und dem folgenden Beispiel besonders deutlich:

BEISPIEL

Die Prophylaxeassistentin registriert bei der Kontrolle der Mundhygiene des Patienten interdental zwischen den Zähnen 12 und 13 noch Beläge. Ihr ist klar, dass es sich vermutlich um das Resultat einer unzureichenden Zahnputztechnik handelt. Sie sagt daraufhin zum Patienten: „Sie müssen besser putzen!" Der Patient hört: „Ich habe falsch geputzt", er versteht: „Wahrscheinlich benutze ich eine falsche Zahnpasta" und meint: „Ich gehe gleich nach dem Zahnarztbesuch in die Apotheke, kaufe mir eine besonders teure Zahnpasta, dann ist das Problem gelöst."

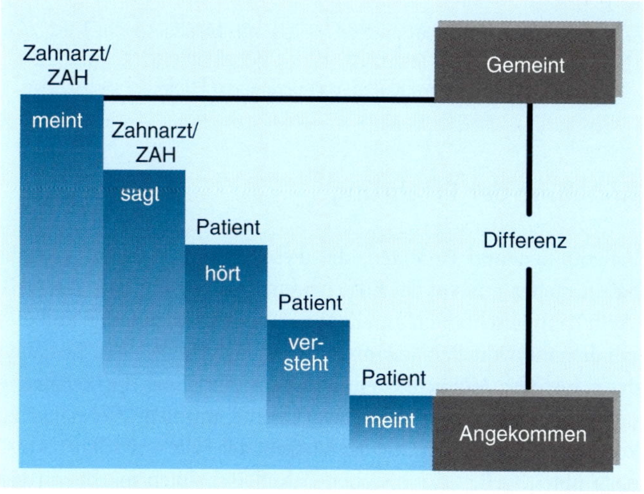

Abb. 7.2 Nicht jede Information erfüllt ihren Zweck. Der Patient versteht etwas anderes, als der Zahnarzt meint. [R463/L106]

Das heißt: Die Information hat ihren Zweck völlig verfehlt. Der Grund: Die Prophylaxeassistentin hat im guten Glauben, es sei ja völlig klar, wo das Problem liegt, eine „verkürzte Information" weitergegeben. Sie war sich überhaupt nicht der Tatsache bewusst, dass der Patient nun genauso schlau ist wie vorher. Er weiß nämlich nicht, ob gemeint ist: Ich muss länger putzen, ich sollte mit einer härteren Zahnbürste putzen, ich sollte an bestimmten Schwachstellen intensiver putzen, ich sollte eine andere Zahnputztechnik anwenden, eine elektrische Zahnbürste verwenden etc. Er wird also sein Verhalten nicht zielführend ändern können, die Information durch die Prophylaxeassistentin hat ihr Ziel verfehlt!

Informationen zur Gesunderhaltung der Zähne und des Parodontiums können auf die vielfältigste Weise vermittelt werden: durch Broschüren beim Zahnarzt, Bücher und Zeitschriften, Funk und Fernsehen und in den letzten Jahren vermehrt durch die sozialen Medien (➤ Abb. 7.3). Derartig erworbene Informationen allein führen jedoch in den wenigsten Fällen zu einer Verhaltensänderung. Bevor eine Person überhaupt ihr Verhalten ändert, muss sie für sich entschieden haben, dass diese Änderung ihrer Lebensgewohnheiten auch in ihrem Eigeninteresse liegt.

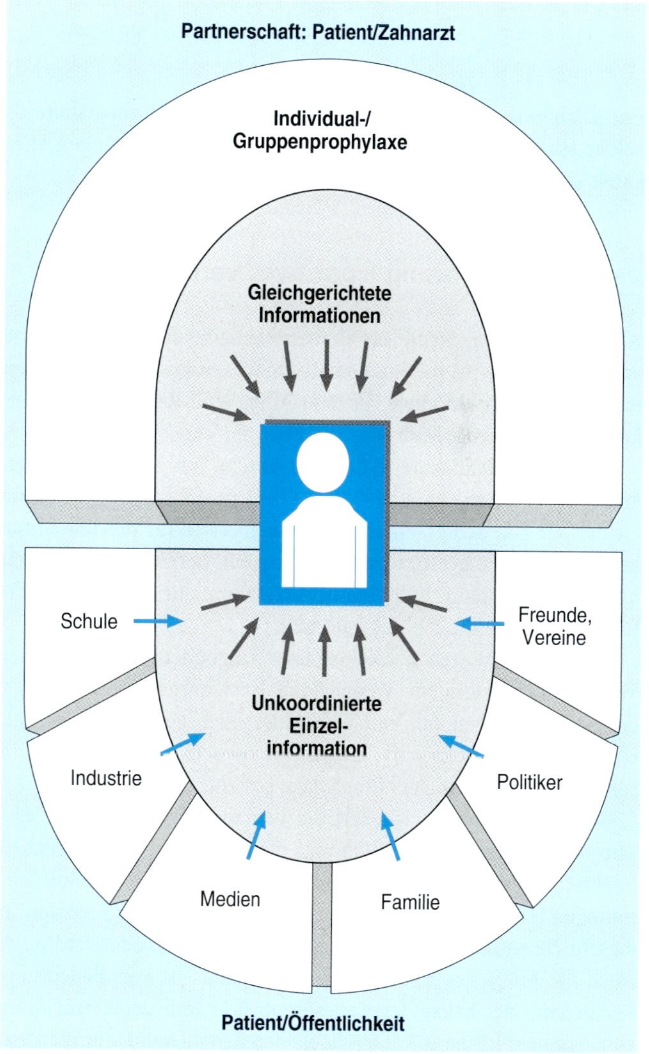

Abb. 7.3 Mittlerweile gibt es in unserer medienorientierten Gesellschaft eine Vielfalt von Informationsquellen. Wonach soll sich der Patient richten? [R463/L106]

Eigeninteresse der Patientinnen und Patienten

Eine erfolgreiche Motivation setzt voraus, dass einer Information bzw. einem Informanten **Glaubwürdigkeit** zugeschrieben wird, oder anders ausgedrückt: Patientinnen und Patienten nehmen Informationen nur dann als wichtig an, wenn diese durch eine Fachautorität vermittelt wurden, ein Grundsatz, der in Zeiten von „Fake News" häufig leider nicht umgesetzt werden kann. Ein Beispiel aus dem Bereich der Zahnheilkunde soll dies verdeutlichen:

BEISPIEL

Viele Menschen, die eine Zahnarztpraxis aufsuchen, sind nicht bereit, den Behandelnden die Rolle einer Fachautorität auf dem Gebiet der Ernährung zuzuschreiben. Sie handeln vielmehr nach dem Grundsatz: Ich glaube dir (dem Zahnarzt/der Zahnärztin) zwar, dass deine Information zutrifft, aber nur, was die Bedeutung zuckerhaltiger Zwischenmahlzeiten für die Entstehung der Karies angeht. Mein Hausarzt jedoch sagt, dass das Essen auf den Tag verteilt und nicht auf ein oder zwei Mahlzeiten konzentriert werden sollte. Außerdem suggeriert die Produktwerbung doch immer wieder, dass Zucker gesund sei (z. B. Traubenzucker für Hochleistungssportler, als Nervennahrung und Energiebringer). Bedeutet dies etwa, der Verzicht auf zuckerhaltige Zwischenmahlzeiten sei zwar gut für die Zähne, aber schlecht für den Gesamtorganismus?

Ein solcherart denkender Mensch wird zwar die Information als solche akzeptieren, aber das Eigeninteresse für sich abstreiten, d. h. keine Verhaltensänderung herbeiführen!

Verhaltensänderung – positives Verhalten

Aber selbst dann, wenn das Bewusstsein um das Eigeninteresse vorhanden ist, wird nicht automatisch auf ein gesundes Verhalten umgestellt. Beste Beispiele aus dem Alltag sind Rauchen, Alkoholkonsum, mangelnde Krebsvorsorge etc.

Selbst finanzielle Anreize bzw. der Entzug von Vergünstigungen können hier kaum etwas bewirken. Ein bekanntes Beispiel sind die Gelder, die von den gesetzlichen Krankenkassen für die Teilnahme an allen Schwangerschaftsuntersuchungen bereitgestellt werden und die wegen mangelnder Inanspruchnahme nur in einem Bruchteil der Fälle zur Auszahlung kommen.

Mit Sicherheit stehen Faulheit bzw. Trägheit nicht selten einer Verhaltensänderung im Wege. Auch ist wissenschaftlich belegt, dass bei Menschen mit vergleichsweise niedrigem Bildungsstand eine geringere Bereitschaft zu eigenverantwortlichem Handeln und somit auch zur häuslichen Prophylaxe besteht.

Bei vielen Patienten scheitert die Verhaltensänderung – so seltsam dies im ersten Moment klingen mag – an dem vermeintlichen **Verlust an Lebensqualität.** Mögliche gesundheitliche Beeinträchtigungen (Lungenkrebs, Leberzirrhose, Herzinfarkt etc.) werden in diesem Zusammenhang bewusst in Kauf genommen oder verdrängt. Auch die Frage der „biologischen Wertigkeit" ist von Bedeutung: Rechtfertigt der Erfolg der Kariesprophylaxe (mit der Vermeidung von „ein paar Löchern") den erheblichen Zeitaufwand, der mit dem Zähneputzen nach jedem Essen verbunden ist? Wäre es nicht vernünftiger, während dieser Zeit etwas Sinnvolleres zu tun, z. B. Joggen (stärkt Herz und Kreislauf) oder Schwimmen (gut gegen den drohenden Bandscheibenschaden)? Außerdem, wenn jeder Teilbereich der Medizin, vom Internisten bis zum Orthopäden, mit der Forderung nach täglicher aktiver Gesundheitsvorsorge berücksichtigt werden soll, wo bleibt dann noch Zeit zum Arbeiten, wo zur Erholung?

Verständnis, Begreifen

Patienten, die diese Fragen und Überlegungen in einem für die Zahngesundheit positiven Sinn entschieden haben und eine Verhaltensänderung einleiten, erfahren in der Zeit unmittelbar nach der Umstellung z. B. der Mundhygienegewohnheiten die positiven Auswirkungen in Form eines Aha-Effekts. Insbesondere das Zahnfleischbluten verschwindet bzw. wird erheblich abgeschwächt, eine Tatsache, die auch bei der nächsten Routineuntersuchung festgestellt werden kann.

Häufig passiert jedoch Folgendes: Bereits beim zweiten Zahnarztbesuch nach der Verhaltensänderung hat sich die Mundhygiene wieder deutlich verschlechtert – ein Befund, der anhand von Plaque-Indizes auch objektiv nachweisbar ist. Der Grund für dieses Phänomen ist bekannt: Menschen machen auf dem Weg zu Verhaltensänderungen eine **Testphase** durch, die in allen Lebensbereichen auftritt. Sie stellen sich z. B. die Frage: „Ich weiß jetzt, dass zweimal tägliches Zähneputzen sinnvoll für mich ist und zu einer Verbesserung meines Mundgesundheitszustandes führt. Kann ich dies vielleicht auch mit einem geringeren Aufwand erreichen? (‚Ich kenne da jemanden, der viel mehr Süßigkeiten als ich isst und keine Löcher in den Zähnen hat'). Muss ich wirklich nach jeder Mahlzeit putzen? (‚Ich kenne da jemanden, der nur einmal am Tag putzt, nicht zur Zahnreinigung geht und keine Füllungen hat!'). Hat nicht einmal täglich Zähneputzen den gleichen Nutzeffekt?"

Erst wenn der Patient erkennt, dass die reduzierte Putzfrequenz wieder zu einer Verschlechterung seiner persönlichen Mundgesundheit (z. B. zu verstärktem Zahnfleischbluten oder vermehrter Plaqueanlagerung) führt, hat er das eigentliche Problem erfasst:

MERKE

Zur Erhaltung eines bestimmten Levels an Mundgesundheit ist ein bestimmter Aufwand – und dieser ist individuell unterschiedlich – erforderlich! Geringerer Aufwand bedeutet geringeren Erfolg.

Annahme der Erfahrung

Patientinnen und Patienten, die diese „Erkenntnisstufe" erreicht haben, stehen nun vor der Entscheidung, ein persönliches Ziel (z. B. „kein Zahnfleischbluten") an Zahngesundheit zu definieren und dies mit dem individuellen Maß an Engagement abzugleichen. Sie haben dann mehrere Möglichkeiten: entweder Annahme der Erfahrung und erneute Steigerung des Engagements, um dem Ziel näher zu kommen, oder – leider in einer Vielzahl der Fälle – „Zielkorrektur" nach unten (z. B.: „Ein bisschen Zahnfleischbluten macht mir gar nichts; Hauptsache, ich habe keinen Mundgeruch!"). Gelegentlich erfolgt sogar ein Rückfall auf die Ebene vor der Verhaltensänderung!

Für welche dieser Möglichkeiten sie sich letztlich entscheiden, hängt in ganz erheblichem Maß von den **gesellschaftlichen Rahmenbedingungen** ab. Bietet das soziale Umfeld die Möglichkeit, seine Erfahrung (z. B.: „Dreimal täglich Zähneputzen hilft mir, weniger ist schlecht") in die Tat umzusetzen, so wird ihm die positive Entscheidung leicht gemacht. Scheidet durch berufliche oder sonstige Zwänge (Kollegen machen sich lustig über den, der in der Mittagspause die Zähne putzt) eine Verwirklichung seines Vorhabens aus, d. h., steht die aktuelle gesellschaftliche Norm den privaten Neigungen entgegen, werden auch motivierte Personen häufig resignieren (➤ Abb. 7.4)!

Adhärenz

Die Anzahl der Personen, welche die Durchführung einer guten täglichen Mundhygiene als tägliche persönliche Verpflichtung ansehen, ist zwar in den vergangenen Jahren angewachsen, aber noch deutlich optimierbar. Das heißt: Eine flächendeckende Verbesserung des Gebisszustandes der Bevölkerung kann allein durch Individualprophylaxe, die erst bei Jugendlichen oder Erwachsenen beginnt und eine Verhaltensänderung bei Millionen von Mitbürgern voraussetzt, nicht erreicht werden.

MERKE

Das Potenzial der Individualprophylaxe kann nur dann ausgeschöpft werden, wenn ein entscheidender Faktor, der als Voraussetzung für ein gesundheitsbewusstes Verhalten allgemein akzeptiert ist, bei den Jugendlichen und Erwachsenen überhaupt nicht mehr diskutiert werden muss: der Sinn und die Notwendigkeit regelmäßiger häuslicher Prophylaxe!
Dieses Ziel ist nur zu erreichen, wenn Mundpflege bereits beim Baby einsetzt und durch die tägliche Routine ohne weitere Reflexion als integraler Bestandteil der täglichen Körperhygiene erlebt wird (➤ Kapitel 7.3.2) Auf diese Weise werden bestmögliche Voraussetzungen für die Entwicklung eines nachhaltigen Zahnbewusstseins geschaffen.

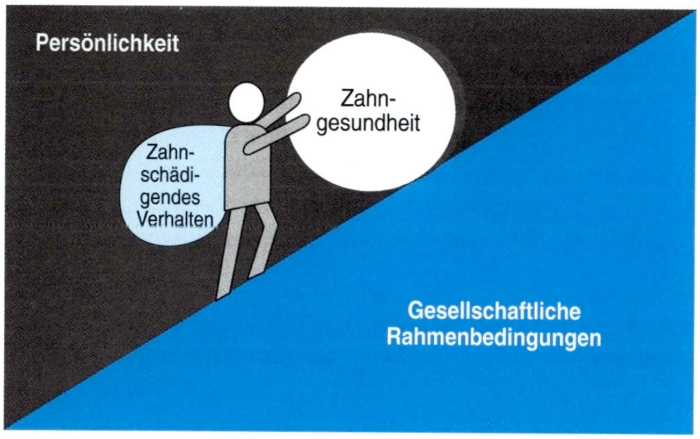

Abb. 7.4 Stehen Gruppenzwänge einer effektiven Umsetzung der Prophylaxe entgegen, so wird die persönliche Anstrengung oft zu einer Sisyphusarbeit, d. h., die Adhärenz (das konsequente Befolgen des z. B. mit der Prophylaxeassistentin vereinbarten Verhaltens) kann nur für einen kurzen Zeitraum aufrecht erhalten werden. Anschließend erfolgt ein – mehr oder weniger stark ausgeprägter – Rückschlag. [R463/L106]

Gruppenprophylaxe als Vorbedingung einer effizienten Individualprophylaxe

Diese Vermittlung eines „Zahnbewusstseins" oder „Zahngewissens" erfolgt am besten in Kindertagesstätten und Kindergärten im Rahmen der Gruppenprophylaxe! Durch regelmäßige Zahnputzübungen, durch spielerisches Hinführen wird zahnbewusstes Verhalten regelrecht „eingefahren" und somit letztlich zur selbstverständlichen Gewohnheit [3] [5].

In diesem Zusammenhang sind neben zahnmedizinischem Fachpersonal noch zwei weitere Personengruppen gefordert: **Eltern** und **Erzieher!**

Als wesentliche Voraussetzungen für eine erfolgreiche Gruppenprophylaxe müssen dabei folgende Faktoren angesehen werden (➤ Abb. 7.5):

- **Kooperation:** Zahnarzt und Prophylaxeassistentin auf der einen und Eltern, Erzieher und Lehrer auf der anderen Seite arbeiten konstruktiv zusammen.
  Positiv-Beispiel: Durchführung der Aktivitäten nicht nur als Serviceleistung des Zahnarztes/der Prophylaxeassistentin, sondern auch als gemeinsame Aktivitäten, z. B. Elternabende, Zahnputzwochen etc.
- **Koordination der Tätigkeit:** Die Ausführenden sprechen *eine* Sprache.
  Negativ-Beispiel: Zahnärzte/Prophylaxeassistentinnen plädieren für eine regelmäßige Fluoridanwendung ↔ Erzieherinnen lehnen Fluoride ab.
- **Kontinuität:** Die Durchführung der Maßnahmen sollte während der gesamten Kindergarten- und Grundschulzeit gewährleistet sein!
  Beispiel: Einmal jährlich stattfindende Untersuchungen bewirken gar nichts! Regelmäßige Zahnputzübungen, regelmäßige Hinweise auf zahngesunde Ernährung und Fluoridanwendung sind angezeigt. Dies kann nur in Zusammenarbeit mit den Eltern und Erziehern sichergestellt werden! Erzieher und Lehrer sind in dieser Altersgruppe enorme Vorbilder!
- **Kompetenz** ist auf zahnärztlicher wie pädagogischer Seite erforderlich.
  Optimal: Jeder akzeptiert die Fachkompetenz des anderen.

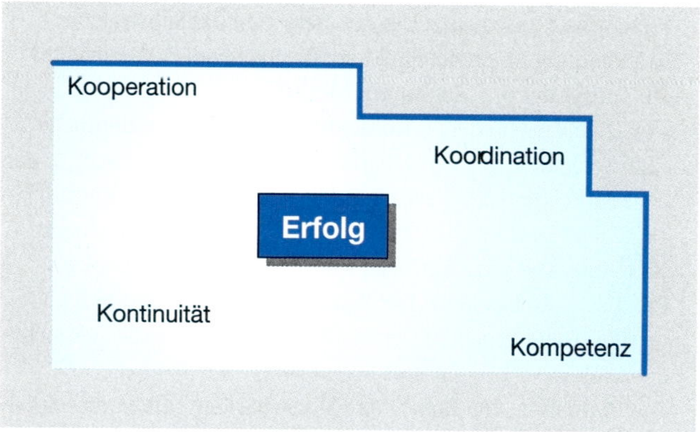

Abb. 7.5 Voraussetzungen für eine erfolgreiche Gruppenprophylaxe [R463/L106]

Negativ-Beispiel: Eine engagierte Lehrerin berichtet darüber, wie schwer eine Verhaltensänderung schon bei Erstklässlern zu bewirken sei. Sie habe „ein halbes Jahr gebraucht, um die Kinder vom Schulbrot mit Nutella auf Schulbrot mit Honig umzustellen“ [4].

Schlussfolgerungen und Konsequenzen

- Zahngesundheitsbewusstes Verhalten ist nicht angeboren, sondern muss erlernt werden. Voraussetzung hierfür ist eine möglichst früh einsetzende tägliche „Konfrontation“ mit diesem Thema.
- Die Vorbildfunktion von Eltern, Erziehern und Lehrern ist bei Vor- und Grundschulkindern von enormer Bedeutung. Nur bei Harmonie der Auffassungen dieser wichtigen Bezugspersonen um die Bedeutung der Zahngesundheit kann sich der Nutzen der Prophylaxe voll entfalten; Disharmonien führen hingegen zu einer Minderung der Effizienz.
- Eine erst bei Jugendlichen und Erwachsenen einsetzende präventive Betreuung führt nur in seltenen Fällen zu einer dauerhaften Verhaltensänderung.

7.1.3 Fachliche Grundlagen der traditionellen Prophylaxe

Möglichkeiten und Grenzen der Ernährungslenkung

„Es sind nicht die Fortschritte in Medizin, Pharmakologie, Operationstechniken, Radiologie oder Organtransplantation, die unserer Bevölkerung Gesundheit und eine drastisch gestiegene Lebenserwartung beschert haben. Es ist ganz im Gegenteil eine optimale Ernährung, die uns ein langes und gesundes Leben ermöglicht. Leider wird diese Tatsache allzu oft von medizinischen Fachkreisen und der breiten Bevölkerung gleichermaßen ignoriert.“ [6]

Basis für die praktischen Empfehlungen zur (zahn)gesunden Ernährung sind folgende Erkenntnisse: [7][8]:

- **Mono- und Disaccharide** können von bestimmten Plaquebakterien aufgenommen und glykolytisch zu Säuren abgebaut werden. Sämtliche in der Mundhöhle befindlichen Mono- und Disaccharide sind somit potenziell kariogen.
  Praktische Konsequenz: Um den Bakterien das Substrat zur Säurebildung zu entziehen, ist ein (weitgehender) Verzicht auf die Zufuhr der o. a. Zucker erforderlich.
- Zwischen verschiedenen **Kohlenhydraten** bestehen deutliche Unterschiede in der Vergärbarkeit (Stärke besitzt klinisch ca. nur ein Zehntel der Karies erzeugenden Wirkung von Rohrzucker), zwischen verschiedenen **Zuckern** nur graduelle Unterschiede. Nicht oder fast nicht kariogen sind **Zuckeraustauschstoffe.**
  Praktische Konsequenz: Der Ersatz von Rohrzucker durch beispielsweise Fruchtzucker ist aus kariesprophylaktischer Sicht unsinnig.
- Jede Aufnahme von Mono- und Disacchariden ruft einen zeitlich begrenzten, etwa halbstündigen pH-Abfall an der plaquebedeckten Zahnoberfläche hervor; die Summe der Zeiten, in denen der Zahnschmelz entkalkt wird, wächst mit der **Häufigkeit der Zuckeraufnahme!** Die Kariogenität vergärbarer Kohlenhydrate wird nicht bestimmt durch ihre absolute Menge, sondern die Häufigkeit der Zufuhr! Entscheidend ist die Zeitdauer, während der Zucker als Substrat für den bakteriellen Stoffwechsel in der Mundhöhle verfügbar ist!

MERKE

Praktische Konsequenz: Die Reduktion der Häufigkeit zuckerhaltiger Zwischenmahlzeiten ist aus kariologischer Sicht wichtiger als die Reduktion der Menge! Im Tagesablauf sollten möglichst viele „zuckerfreie Intervalle“ vorhanden sein! Die Art der Zufuhr vergärbarer Kohlenhydrate ist so zu wählen, dass die Kontaktzeit mit den Zähnen möglichst kurz ist (z. B. Tee in der Tasse und nicht im Fläschchen; Limonade im Glas und nicht mit dem Strohhalm).

Die Relevanz der verschiedenen Ansatzpunkte ist dabei durchaus unterschiedlich:

Verzicht auf zuckerhaltige Nahrung Allgemein gehaltene Forderungen, z. B. auf die Zufuhr zuckerhaltiger Nahrung zu verzichten, sind im Alltag nur schwer realisierbar. Die wichtigsten Gründe für diese Einschätzung sind:

- Man kann bewusst nur auf das verzichten, was man kennt! Das Problem sind die versteckten Zucker (ca. 70 % des Zuckers in unserer Nahrung sind versteckt) (➤ Tab. 7.2)! Auch Empfehlungen, „Süßigkeiten zu vermeiden“, sind insbesondere bei Kindern und Jugendlichen nur wenig hilfreich, da diese mit dem Begriff „süß“ in der Regel nur wenige Süßwaren (z. B. Honig, Schokolade, Bonbons) assoziieren. Andere in großen Mengen konsumierte Produkte wie z. B. Nussnougatcremes oder gesüßte Getränke (Tees, Limonaden, Cola) hingegen werden häufig gar nicht als „Süßigkeit“ bewertet
- Eine spontane Vorliebe für die Geschmacksempfindung „süß“ scheint angeboren zu sein. Der erste Kontakt eines Säuglings mit der Nahrung ist süße Muttermilch. Süßes ist so beliebt, dass die meisten Menschen nicht darauf verzichten wollen! Eine Umstellung des Ernährungsverhaltens größerer Bevölkerungsanteile ist nur äußerst schwer möglich, weil Ernährung nicht nur das bloße Hunger- und Durstgefühl abdeckt, sondern von vielen psychologischen und sozialen „Zusatzbedürfnissen“ überlagert ist. Pudel formulierte in diesem Zusammenhang: „Das Essverhalten ist affektiv und sozial überformt, das Sättigungsgefühl

Tab. 7.2 Beispiele für „versteckte Zucker“ (in %)

In bekannten Nahrungsmitteln		In gebräuchlichen Getränken	
Tomatenketchup	bis 50	Cola	11
Frosties	bis 43	Limonade	bis 12
Müsli	bis 30	Fruchtnektare	bis 20
Trockenobst	bis 60	Süße Soßen	bis 35
Vitaminpräparate	bis 90	Fruchteis	bis 32
Haferschleim	bis 55	Sirup	bis 66

7

substituiert nicht selten Bedürfnisse nach Zuneigung, Sicherheit und affektiver Selbstkontrolle. Das Ernährungsverhalten unterliegt nur partiell kognitiver Verfügbarkeit" [9], eine Tatsache, die Mennela und Bobowski sogar als einen physiologischen Schutzmechanismus interpretieren: „Children dislike and reject bitter taste, which protects them from ingesting poisons" [10].

- Selbst die Einsicht, ein gesundes Ernährungsverhalten praktizieren zu müssen, führt oft nicht zu einer Ernährungsumstellung, weil eine solche Umstellung leicht in Konflikt gerät mit psychoaffektiv überlagerten Zusatzbedürfnissen. Wie aus Zahlen der Deutschen Gesellschaft für Ernährung hervorgeht, dominiert z. B. bei 70 % der Bundesbürger das sensorische Erlebnis, d. h., bei vorgegebener Alternative „Geschmack" oder „Gesundheit" entscheidet sich eine deutliche Mehrheit für das Geschmackserlebnis! Ein zusätzliches Hindernis für die Verhaltensänderung: Die Aspekte Gesundheit und Geschmack werden von der Bevölkerung in der Regel als sich gegenseitig ausschließende Bedingungen angesehen. Die Auswahl der Nahrung erfolgt daher im Wesentlichen „bedürfnisorientiert" und nicht „bedarfsgerecht" [9].
- Die zunehmende Sensibilisierung der Bevölkerung auf dem Gebiet der Ernährung wird unmittelbar begleitet von einer wachsenden Verunsicherung über die Wahl des „richtigen" Nahrungsmittels! So stehen beispielsweise Eltern vor dem konkreten Problem, einerseits gesundheitliche Aspekte bei der Nahrungsauswahl berücksichtigen zu wollen und andererseits selbst keine zutreffende Bewertung des Nahrungsangebots bzw. der eigenen Ernährung vornehmen zu können. Eine Hilfestellung bietet hier der seit 2020 in Deutschland eingeführte Nutri-Score, ein System zur Nährwertkennzeichnung von Lebensmitteln, das sowohl Nähr- und Inhaltsstoffe wie Kalorien, Eiweiß, Fett, Ballaststoffe als auch den Gemüse- und Obstanteil eines Lebensmittels bewertet und anhand dieser Eigenschaften einen Wert ermittelt.

Möglicherweise gelingt es so, sich den von verschiedenen internationalen Fachgesellschaften und offiziellen Regierungsorganen herausgegebenen quantitativen Empfehlungen zur täglichen Zuckerzufuhr zu nähern. Mit einem Konsensuspapier schlossen sich Ende 2018 die Deutsche Adipositas-Gesellschaft e. V. (DAG), die Deutsche Diabetes Gesellschaft e. V. (DDG) und die Deutsche Gesellschaft für Ernährung e. V. (DGE) der Empfehlung der World Health Organization (WHO) aus dem Jahr 2015 an und sprechen sich für eine maximale Zufuhr freier Zucker von weniger als 10 % der Gesamtenergiezufuhr aus. Ganz offensichtlich ein gleichermaßen ambitioniertes wie notwendiges Ziel angesichts folgender Feststellung aus der Nationalen Verzehrsstudie II (2018): *„Die Zufuhr freier Zucker liegt für alle Bevölkerungsgruppen deutlich oberhalb von 10 Prozent"!* Mit am höchsten betroffen sind die Altersgruppen der Kinder und Jugendlichen! Für 3- bis 5-Jährige wurden 16,3 % (Mädchen) bzw. 16,9 % (Jungen) registriert; bei 6- bis 10-Jährigen lagen die Werte bei 17,0 % (Jungen) und 17,9 % (Mädchen), für 11- bis 14-Jährige in ähnlichen Größenordnungen (16,7 % für Mädchen und 16,9 % Jungen) [11].

Zuckeraustauschstoffe Die Substitution mit Zuckeraustauschstoffen, insbesondere Xylit, hat sich als effektive Methode der Kariesprophylaxe klinisch bewährt. Mit der Turku-Zucker-Studie [12] konnte u. a. nachgewiesen werden, dass ein Ersatz des Zuckers in der Nahrung durch Xylit die Entstehung kariöser Läsionen praktisch verhindert, während die Kontrollgruppe mit Zuckerkonsum einen durchschnittlichen Zuwachs von sieben DMF-Flächen pro Person aufwies (➤ Abb. 7.6).

Die Sonderstellung des Xylits wird u. a. damit begründet, dass Xylit sowohl nicht durch Plaquebakterien fermentiert werden kann als auch die Fähigkeit besitzt, die Anzahl von Mutansstreptokokken zu reduzieren. Ein eindeutiger Dosis-Wirkungs-Effekt sowohl bei der Trägersubstanz Kaugummi als auch bei Einsatz in Zahnpasten konnte nachgewiesen werden (➤ Abb. 7.7). Durch Kombination von Xylit und Fluorid in einer Zahnpasta konnte ein additiver kariesprophylaktischer Effekt erzielt werden.

Diese Erkenntnisse sind insbesondere deswegen von praktischer Bedeutung, da der vollständige Ersatz kohlenhydratreicher Nahrungsmittel durch Zuckeraustauschstoffe sowohl aus lebensmitteltechnologischer Sicht als auch wegen möglicher Nebenwirkungen (der laxierenden Wirkung bei Zufuhr zu hoher Mengen) nur in begrenztem Umfang möglich ist (➤ Tab. 7.3).

Als realisierbare, sinnvolle und gesundheitlich unbedenkliche Maßnahme erscheint zum gegenwärtigen Zeitpunkt ihre Verwendung in Produkten, die überwiegend als Zwischenmahlzeiten (z. B. Kaugummis, Bonbons etc.) in kleinen Mengen konsumiert werden. Anhand des Zahnmännchens mit dem Schirm können entsprechende Artikel vom Konsumenten ohne größere Probleme identifiziert werden (➤ Abb. 7.8).

Reduktion der Häufigkeit von Zwischenmahlzeiten Die Reduktion der Häufigkeit bakteriell bedingter Säurestöße durch entsprechende Verhaltensänderung, d. h. Reduktion der Häufigkeit von zuckerhaltigen Zwischenmahlzeiten, scheint aus zahnmedizinischer Sicht noch am ehesten realisierbar zu sein.

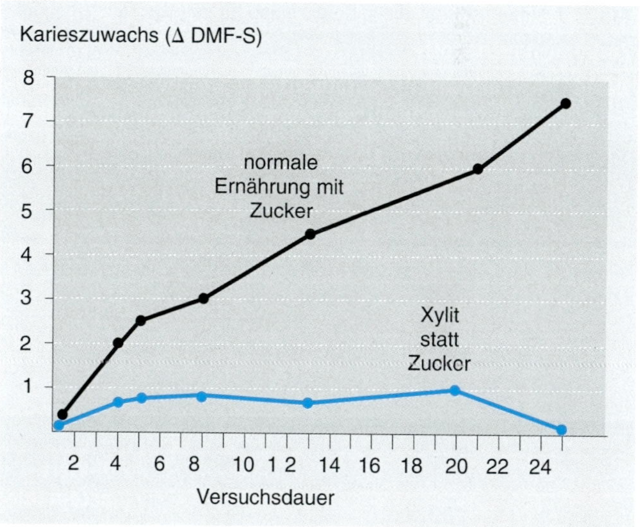

Abb. 7.6 Turku-Zucker-Studie. Studierende der Universität Turku (Finnland) hatten sich bereit erklärt, über 24 Monate bestimmte Diätvorschriften einzuhalten. In der Testgruppe wurde der Zucker in der Nahrung durch den Zuckeralkohol Xylit ausgetauscht, während die Kontrollgruppe wie gewohnt Saccharose aufnahm. Nach dem Untersuchungszeitraum hatte es in der Xylit-Gruppe praktisch keinen Karieszuwachs gegeben. In der Kontrollgruppe waren durchschnittlich etwa sieben neue kariöse Zahnflächen entstanden. [R463/L106]

MERKE

Wie die tägliche Erfahrung zeigt, denken die meisten Patienten bei der Aufforderung „weniger Süßigkeiten verzehren" mehrheitlich an eine mengenmäßige Begrenzung und nicht an eine Begrenzung der Häufigkeit der Zufuhr. Der Ersatz des Wortes „weniger" durch „seltener" bringt häufig verblüffende Erfolge.

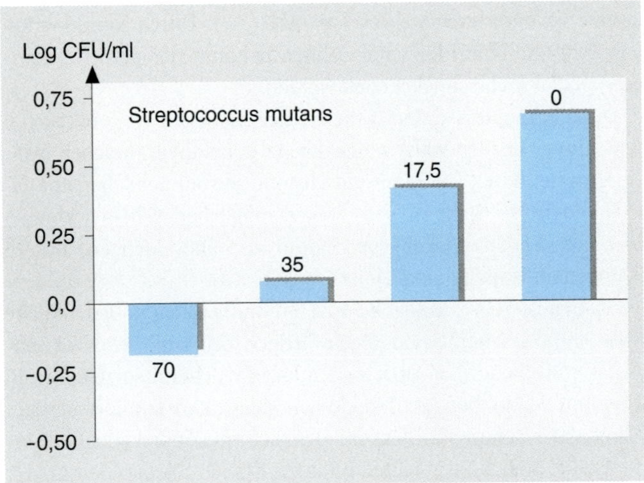

Abb. 7.7 Mittelwerte der Veränderungen in den Koloniebildungszahlen von Streptococcus mutans im Speichel, ausgedrückt als CFU (Colony Forming Units) für vier verschiedene Kaugummis (70 = 70%-iges Xylitol, 35 = 35%-iges Xylitol plus 35%-iges Sorbitol, 17,5 = 17,5%-iges Xylitol plus 52,5%-iges Sorbitol, 0 = 70%-iges Sorbitol) [R463]

Ebenfalls gut zu vermitteln ist die Tatsache, dass klebrige bzw. lang in der Mundhöhle verweilende Produkte einen besonders schädlichen Effekt auf die Zahngesundheit ausüben und es daher gilt, derartige Nahrungsbestandteile möglichst schnell zu eliminieren. In diesem Zusammenhang sollte auch darauf hingewiesen werden, dass ein und dasselbe Produkt in Abhängigkeit von der Art der Zufuhr und weiteren relevanten Faktoren höchst unterschiedliche Kariogenität aufweisen kann. Bei Kindern mit ECC oder sECC signifikant häufiger beobachtet als bei kariesfreien Gleichaltrigen werden beispielsweise eine bestimmte Flaschenart (Kunststoff), die Verabreichung der Flasche zum Schlaf und der selbstständige Zugriff des Kindes zur Flasche neben der Vorliebe für das Geschmackserlebnis „süß". Bezüglich der Trinkmenge, der Verabreichung der Flasche am Tag, der Fluoridgabe, der Dauer des Stillens oder der Mundhygiene-

Abb. 7.8 Das Logo der „Aktion zahnfreundlich" [W1002]

Tab. 7.3 Süßungsmittel, die in Deutschland für den Verbraucher zugelassen und verfügbar sind

Zuckeraustauschstoffe							
Name	**Süßkraft Bezugsgröße: Saccharose = 100 %**	**Natürliches Vorkommen**	**Brennwert/ Kalorien Bezugsgröße: Saccharose: 4 kcal/g = 100 %**	**Schwellenwert für eine laxierende Wirkung g/Kopf/Tag**			**Einsatzgebiete: zahnfreundliche Produkte (Z) kalorienreduzierte Produkte (K) Diabetesprophylaxe (D)**
				Erwachsene	Kinder 5–16 Jahre	Kleinkinder 2–3 Jahre	
Sorbit	60	Früchte	100	50	30–40	5–7,5	Z/K/D
Mannit	60	Früchte	100	10–20	–	–	Z
Xylit	100	Birke	100	50–70	40–60	–	Z/K/D
Palatinit® (Isomalt)	50	–	50	10–20	–	–	Z/K/D
Süßstoffe							
				ADI-Wert („acceptable daily intake")	**Zuckeräquivalent in g für**		
					Erwachsene (70 kg)	Kinder (25 kg)	
Saccharin	30–50000	–	–	2,50 mg	ca. 90	ca. 30	Z/K/D
Cyclamat	3–4000	–	–	12,34 mg	ca. 30	ca. 10	Z/K/D
Aspartam[1]	15–25000	–	([1])	40,00 mg	ca. 560	ca. 200	Z/K/D
Acesulfam-K	13–20000	–	–	9,00 mg	ca. 125	ca. 45	Z/K/D

1) Aspartam ist ein Dipeptid und besteht aus den beiden Aminosäuren l-Phenylalanin und l-Asparaginsäure, die im menschlichen Körper normal verstoffwechselt werden. Der dabei auftretende Brennwert ist aber wegen der relativ hohen Süßkraft dieses Süßstoffes und des damit verbundenen geringen Verbrauchs unbedeutend.

gewohnheiten bestehen keine Unterschiede zu Kindern ohne ECC! Das bedeutet: Die Nuckelflasche stellt dann einen Risikofaktor dar, wenn sie dem Kind ständig mit kariogenem Inhalt zur Verfügung steht, insbesondere während der Nacht.

Mundhygiene

Die in Wissenschaft und Bevölkerung allgemein akzeptierte Feststellung **„Ein sauberer Zahn bleibt gesund"** unterstreicht deutlich den Stellenwert, den **regelmäßige und gründliche Mundhygiene** im Rahmen kariesprophylaktischer Maßnahmen einnimmt.

In diesem Abschnitt werden daher lediglich die für die praktische Umsetzung von Mundhygienemaßnahmen im Kindes- und Jugendalter wichtigsten Grundlagen kurz besprochen.

„Reife", kariogene Plaque entsteht in mehreren Schritten:

1. Niederschlag eines dünnen Glykoproteinpellicle aus dem Speichel
2. Haftung einzelner Bakterien (Kokken)
3. Vermehrung in Kolonieform und Aneinanderreihung der Kolonien
4. Dickenwachstum und Differenzierung je nach Standort bzw. Prädilektionsstelle

Der erste Schritt dauert Sekunden, der zweite Stunden, die dritte mindestens 2 Tage und die Entstehung einer reifen Plaque bis zu 2 Wochen.

MERKE

Oberstes Ziel aller mundhygienischen Maßnahmen muss sein, die Entstehung reifer (= säureproduzierender) Plaque zu verhindern oder sie rechtzeitig vollständig zu entfernen!

Hierzu steht eine große Anzahl von mechanischen und chemischen Hilfsmitteln zur Verfügung, die grob eingeteilt werden können in:

- Hilfsmittel zur Reinigung der sichtbaren Zahnflächen (d. h. der bukkalen, lingualen und okklusalen Flächen),
- Hilfsmittel zur Reinigung der Interdentalräume und
- unterstützende Maßnahmen.

Hilfsmittel zur Reinigung der sichtbaren Zahnflächen

Bekanntestes und am meisten eingesetztes Hilfsmittel zur Mundhygiene ist nach wie vor die Handzahnbürste, die in zahlreichen Variationen durch den Handel angeboten wird.

Nach dem heutigen Kenntnisstand können vor allem Produkte empfohlen werden, die bezüglich der relevanten Einzelteile folgende Merkmale aufweisen:

- **Einzelborste:** Die Einzelborste besteht aus einem dauerelastischen, chemisch beständigen Kunststoff. Die Borstenenden sind abgerundet.
- **Bürstenfeld:** Das Bürstenfeld ist aus einem vielbündeligen Borstenfeld zusammengesteckt („multitufted"). Es ist nicht breiter als ein Zahnputzabschnitt (d. h. 2–3 Zähne) und erlaubt die Zugänglichkeit in allen Zahnputzabschnitten. Die Zahl der Borstenreihen soll 3–4 Reihen nicht überschreiten.
- **Griffform:** Der Zahnbürstengriff soll gut in der Hand liegen. Er unterstützt die Führung der Zahnbürste. Griffe mit stärkerem Durchmesser erleichtern die kontrollierte Bewegung des Bürstenfeldes in der Mundhöhle. Sie sind insbesondere bei Kindern und motorisch eingeschränkten Personen (z. B. bei Menschen mit Behinderungen) vorzuziehen.

Diese sehr stark verallgemeinernde Feststellung darf jedoch nicht darüber hinwegtäuschen, dass Modifikationen und Differenzierungen z. B. bezüglich der Form, der Länge und Dicke des Griffes, der Härte und Anordnung der Borsten sowie der Breite des Bürstenfeldes wichtig und sinnvoll sein können.

MERKE

Entscheidend für die Auswahl der optimalen Zahnbürste sind letztlich die individuellen oralhygienischen, anatomischen und biologischen Parameter sowie die individuellen manuellen Fähigkeiten.

Auch die Frage, ob **elektrisch** oder **manuell** geputzt werden soll, kann nicht pauschal beantwortet werden. Der aktuelle Kenntnisstand zum Thema häuslicher mechanischer Mundhygiene wird in der Leitlinie „Häusliches mechanisches Biofilmmanagement in der Prävention und Therapie der Gingivitis" aus dem Jahr 2018 [13] u. a. in folgenden evidenzbasierten Schlüsselsätzen zusammengefasst:

- Eine **Bürstdauer** von mindestens 2 Minuten **soll** unabhängig von der verwendeten Zahnbürste eingehalten werden.
- **Elektrische Zahnbürsten** (vor allem mit oszillierend-rotierender Bewegungscharakteristik) führen zu einer statistisch signifikanten, aber nur geringfügig größeren Reduktion von Gingivitis gegenüber Handzahnbürsten.
  Die Verwendung elektrischer Zahnbürsten **kann** empfohlen werden.
- Unabhängig von den verwendeten Zahnbürsten **soll** eine detaillierte Instruktion zu deren Anwendung erfolgen. Dabei **soll** vor allem auf die Etablierung einer Systematik des Zähneputzens geachtet werden, die sicherstellt, dass alle erreichbaren Zahnflächen gereinigt werden. Besonderes Augenmerk **soll** dabei auf die systematische Reinigung des Gingivarandbereichs gelegt werden.

Für die Umsetzung effektiver häuslicher mechanischer Mundhygiene **bei Kindern** müssen diese Aussagen aber offensichtlich modifiziert werden.

Aktuelle Studienergebnisse von Davidovich, Grender und Zini [14] auf einer Datenbasis von 998 Kindern im Alter von 2,5 bis 7 Jahren (Durchschnittsalter 4 Jahre und 10 Monate) zeigten beispielsweise bei einer Auswertung der Putzeffektivität bezüglich der Kriterien Alter, Geschlecht, Art der Zahnbürste, Alter zu Beginn des Zähneputzens, Putzhäufigkeit und Bisslagetyp unter anderem: „For plaque and gingivitis, but not caries, brush type was more impactful than brushing frequency". Die Ergebnisse waren hochsignifikant und sprechen eher für den Einsatz rotierend-oszillierender elektrischer Zahnbürsten gerade in dieser Altersgruppe. In einer aktuellen Metaanalyse [15] kamen die Autoren zu vergleichbaren Ergebnissen und folgerten u. a.: „These results might be a first step toward developing guidelines for plaque removal in children".

Entscheidend ist letztlich, mit welcher Maßnahme die Plaque im Einzelfall am umfassendsten zu entfernen ist, ohne Schäden an der Zahnhartsubstanz und/oder am Parodontium auszulösen. Die Rolle der Eltern/Bezugspersonen kann in diesem Zusammenhang nicht hoch genug eingeschätzt werden [16]! In Abhängigkeit von den individuellen motorischen Fähigkeiten gilt die Regel: Bis zum Alter von etwa 8 Jahren sollten die Zähne der Kinder nachgeputzt werden.

Ein Konsens über die optimale Form der Mundhygiene-Anleitung besteht zum aktuellen Zeitpunkt nicht. Dies liegt u. a. auch daran, dass die individuell unterschiedlichen klinischen Ausgangssituationen keine Verallgemeinerungen zulassen. Im „Erziehungsalltag" von Kindergarten und Schule bewährt hat sich allerdings die KAI-Technik, eine **Putzsystematik** im o. a. Sinn, bei der zuerst die Kauflächen und anschließend die Außen- und Innenflächen gereinigt werden (➤ Abb. 7.9).

Trotz vielerlei Verbesserungen im Detail (Griff, Borstenfeld, Abrundung der Borsten), trotz ausgefeilter Zahnputztechnik und großer Gewissenhaftigkeit wird eine vollständige Entfernung der Beläge mit der Zahnbürste allein kaum gelingen. Dies gilt insbesondere auch für Kinder mit niedrigem sozioökonomischen Status, die offensichtlich nur unzureichend von den verfügbaren Präventionsprogrammen profitieren und nach wie vor eine hohe Kariesprävalenz aufweisen. „Derzeitiger Gegenstand der Forschung sind hierbei insbesondere die Gruppe der Kinder und Jugendlichen, welche aufgrund ihres Bezuges zu digitalen Medien mit neuen Formen der Interaktion (z. B. ‚serious games') zu einer effektiven Mundhygiene instruiert und motiviert werden könnten. Eine Förderung der Mundgesundheit in Risikogruppen von Kindern mit überdurchschnittlich hoher Kariesprävalenz stellt somit eine Herausforderung dar, welche mit neuen Strategien gelöst werden muss" [13]. Unabhängig davon gilt für alle sozialen Schichten: Die zusätzliche Anwendung von Hilfsmitteln zur Interdentalhygiene etwa ab Beginn der zweiten Wechselgebissphase ist empfehlenswert, da eine ausreichende interdentale Reinigung allein durch den Einsatz von Zahnbürsten nicht erzielt werden kann.

Hilfsmittel zur Reinigung der Interdentalräume

Das bekannteste Hilfsmittel zur Reinigung der Interdentalräume ist die Zahnseide, die in verschiedenen Modifikationen angeboten wird:

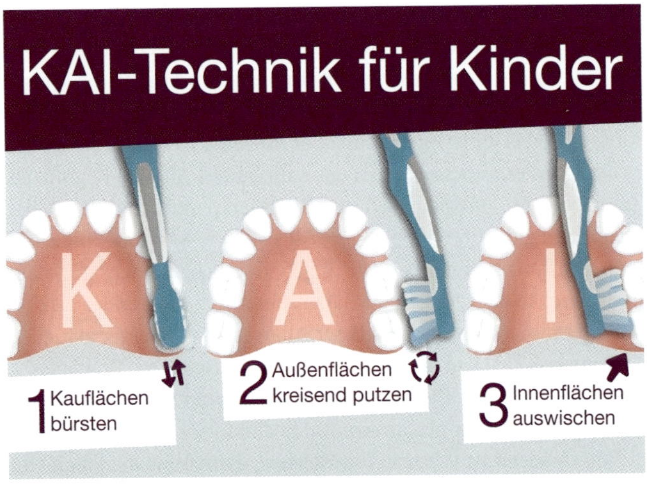

Abb. 7.9 Darstellung der KAI-Zahnputzsystematik im Postkartenformat (Bayerische Landeszahnärztekammer) [W1189]

- **Gewachste oder leicht gewachste Zahnseide** ist mehr für den professionellen Gebrauch bestimmt, z. B. für die Fixierung von Kofferdam. Für die häusliche Anwendung ist sie weniger geeignet.
- **Ungewachste Zahnseide** wird in verschiedenen Stärken angeboten. Empfehlenswert sind dünne, aus vielen Nylonfäden gefertigte Zahnseiden, die an rauen Zahnoberflächen auffasern und an kariösen Läsionen aufreißen. Ungewachste Zahnseide stellt somit für den Patienten als Nebeneffekt zur Interdentalraumhygiene noch ein Diagnostikum dar, mit dessen Hilfe er frühzeitig krankhafte Veränderungen im Interdentalraum erkennen kann.

Eine Modifikation der Zahnseide ist **„Superfloss"**. Sie ist aufgebaut aus drei verschiedenen Komponenten: einem kurzen versteiften Einfädelstück, einem aufgebauschten Zwischenstück und einem längeren ungewachsten Endstück. In der Praxis der Kinderzahnheilkunde besonders bewährt hat sich dieses Hilfsmittel bei der Interdentalraumhygiene von Jugendlichen mit festsitzenden kieferorthopädischen Apparaturen. Die Reinigungswirkung ist allerdings nicht besser als bei den klassischen Zahnseiden, da unter Spannung der gekräuselte Abschnitt gestrafft ist und wie eine reguläre Zahnseide wirkt.

Alternativ eingesetzt werden können **Dentotapes,** flache gewachste Zahnbänder mit ebenfalls gleicher Reinigungswirkung wie Zahnseide. Sie sind aber schwerer einzuführen, ein Faktor, der ein erhöhtes Traumatisierungsrisiko zur Folge hat. Vom Handling her sind sie für den Patienten häufig einfacher anzuwenden als Zahnseide. Diese Aussage gilt nicht für teflonähnliche Zahnseiden (ePTFE). Sie haben die gleiche Reinigungsleistung und können leichter eingeführt werden. Die Gefahr einer Papillentraumatisierung wird dadurch reduziert.

Der Effekt von Zahnseiden ist in hohem Maß von der Präzision ihrer Anwendung abhängig. In einer systematischen Übersichtsarbeit über die kariesprotektive Wirkung der Anwendung von Zahnseiden bei Kindern und Jugendlichen fand sich nur in der Gruppe, in der die Zahnzwischeräume täglich professionell durch Dentalhygienikerinnen gereinigt wurden, überhaupt ein kariesprotektiver Effekt, und dort auch nur in der Untergruppe, in der keine Fluoridprophylaxe erfolgte! Das „Fädeln" durch die Eltern hatte keinen Effekt! [17]. Daher ist der Fluoridierung hinsichtlich der Kariesprävention auch im Interdentalraum ein höherer Stellenwert einzuräumen als der Anwendung von Zahnseide (siehe auch ➤ Kapitel 8).

Effizienter und leichter anzuwenden als Zahnseide sind **Interdentalraumbürsten,** die bereits im Milchgebiss eingesetzt werden können. Dabei sind zylindrische Formen konischen Formen bezüglich der Reinigungswirkung überlegen. In den aktuellen Leitlinien wird entsprechend empfohlen: „Für die Interdentalraumhygiene sollen bevorzugt Zwischenraumbürsten eingesetzt werden, da für sie gegenüber anderen Hilfsmitteln die höchste Evidenz besteht und sie den höchsten Effekt in der Gingivitisreduktion aufweisen. Soweit aufgrund der morphologischen Gegebenheiten ihre Anwendung nicht möglich ist, soll auf andere Hilfsmittel wie z. B. Zahnseide ausgewichen werden" [13].

Unterstützende Hilfsmittel

Die Akzeptanz des Zähnebürstens wird durch Kombination der Zahnbürste mit einer **Zahnpaste** erhöht. Die Hauptbestandteile von Zahnpasten sind:

- Putzkörper
- Feuchthaltemittel
- Bindemittel
- Schaummittel (Tenside)
- Süßstoffe
- Farbstoffe
- Geschmacks- und Aromastoffe
- Konservierungsmittel
- Wirkstoffe (z. B. zur Karies-, Gingivitis- und/oder Parodontitisprophylaxe sowie zur Desensibilisierung überempfindlicher Zahnhälse)

Rein mengenmäßig am stärksten vertreten sind – neben demineralisiertem Wasser – mit einem Anteil von 20–40 % die **Putzkörper,** die die mechanische Reinigungswirkung der Zahnpasta unterstützen.

Bei der Formulierung einer gleichermaßen wirksamen wie gesundheitlich unbedenklichen Zahnpasta ist in diesem Zusammenhang zu beachten, dass Form und Härtegrade der Putzkörper nur ein Minimum an Abrasion bewirken sollten.

Entscheidend für den kariesprophylaktischen Effekt ist ferner, dass die Putzkörper (heute meist hydratisierte Silika) die Freisetzung von Fluorid aus der Zahnpasta nicht behindern (siehe unten).

Feuchthaltemittel sind mit einem 20- bis 40%-igen Mengenanteil ebenfalls unverzichtbare Bestandteile jeder Zahnpasta. Sie geben der Zahncreme Geschmeidigkeit und bieten Schutz vor Austrocknung. Am häufigsten eingesetzt werden Glycerin und Propylenglykol sowie die Zuckeraustauschstoffe Xylit und Sorbit.

Bindemittel (ca. 2 % Mengenanteil) verhindern die Trennung der Feuchtigkeit von den festen Bestandteilen der Paste und sorgen somit für deren Stabilität.

Schaummittel unterstützen die Benetzung der Zahnoberflächen. Außerdem können sie (z. B. Natriumlaurylsulfat) die Aktivität von Wirkstoffen positiv (z. B. Fluoride) wie negativ (Chlorhexidin) beeinflussen! Der Gehalt an Schaummitteln soll 2 % der Zahnpastamenge nicht überschreiten, um Irritationen der Gingiva zu vermeiden.

Süßstoffe, Farbstoffe, Geschmacks- und Aromastoffe dienen dazu, die Akzeptanz der Zahnpasta beim Verbraucher zu erhöhen und die Compliance bezüglich der Mundhygiene zu fördern.

Konservierungsmittel (z. B. Sorbinsäure, Benzoesäure, Paraba ne) machen die Zahnpasta haltbar und schützen vor Qualitätsverlust.

Entscheidend für die Zahngesundheit sind die **Wirkstoffe!** Aus kariesprophylaktischen Gründen sollte eine moderne Zahnpasta vor allem in ausreichendem Maß ionisierbares Fluorid enthalten (siehe unten). Weitere bekannte Wirkstoffe sind antibakterielle Substanzen (z. B. Zinn, Chlorhexidin, Triclosan, Xylit), lösliche Pyrophosphate bzw. Zinkzitrat-Trihydrat zur Hemmung der Zahnsteinneubildung sowie Kaliumnitrat, Strontium- bzw. Kaliumchlorid zum Schutz vor überempfindlichen Zahnhälsen.

Chemische Plaquekontrolle („Chemoprävention")

In der S3-Leitlinie „Häusliches chemisches Biofilmmanagement in der Prävention und Therapie der Gingivitis" [18] heißt es zu Beginn: „Die Basis zur Prophylaxe und Therapie der Gingivitis stellt die sorgfältige mechanische Mundhygiene dar, die neben dem Zähneputzen mit einer Form der Interdentalreinigung ergänzt werden muss. Das primäre Ziel der zusätzlichen Anwendung einer antimikrobiellen Mundspüllösung ist, den Erfolg der mechanischen Mundhygiene zu verbessern, indem eine Plaquereduktion und damit eine Prophylaxe der Gingivitis und zum anderen eine Ausheilung einer bestehenden Gingivitis (Gingivitisreduktion) erreicht wird."

Mit diesen Worten wird klar zum Ausdruck gebracht, dass die Chemoprävention nicht als Ersatz für eine unzureichende mechanische Mundhygiene, sondern lediglich als eine Ergänzung der mechanischen Belagentfernung eingestuft werden kann.

Für die Kinderzahnheilkunde haben (strenge Indikation vorausgesetzt, ➤ Kapitel 8) insbesondere folgende Wirkstoffe und Wirkstoffkombinationen praktische klinische Bedeutung:

Chlorhexidindigluconat (CHX) CHX ist nach wie vor der „Goldstandard" aller Wirkstoffe zur chemischen Plaquekontrolle. Als Spüllösung, als Gel oder Lack appliziert, bindet sich Chlorhexidin an die oralen Weichgewebe wie auch an die Zahnoberflächen und entfaltet dort, in Abhängigkeit von der Konzentration, sowohl plaque- und gingivitis- als auch karieshemmende Effekte.

Bezüglich der **Plaque- und Gingivitisreduktion** ist es dabei allen anderen bekannten Wirkstoffen aufgrund seiner hohen Substantivität überlegen.

Aus **kariesprophylaktischer Sicht** besonderes Interesse erfährt CHX wegen seiner ausgeprägten antibakteriellen Wirkung auf Mutansstreptokokken. Diese ist zwar grundsätzlich auch schon bei niedrigen Dosen (0,1–0,2 % CHX) zu beobachten, klinisch relevante Hemmungen des Karieszuwachses sind jedoch nur bei Anwendung von CHX in Größenordnungen von mindestens 1 % als Gel oder Lack zu erwarten. Die Lacke werden hierbei, in Abhängigkeit vom individuellen Kariesrisiko, zwei- bis viermal pro Jahr im Rahmen einer individualprophylaktischen Betreuung direkt auf die Zahnhartsubstanz aufgebracht. Das Gel wird entweder mit der Zahnpasta oder mittels Medikamententräger alle 3 Monate für einen Zeitraum von jeweils 1–2 Wochen täglich häuslich appliziert.

Eine Inaktivierung des Chlorhexidins (Kation) durch Fluorid (Anion) sollte vermieden werden. Für die klinische Praxis resultiert daraus eine mindestens halbstündige Wartezeit z. B. zwischen dem Zähneputzen mit fluoridhaltiger Zahnpasta und einer CHX-Spülung. Wesentlich intensiver ist offensichtlich die Wechselwirkung zwischen dem Kation Chlorhexidin und anionischen Tensiden, insbesondere Natriumlaurylsulfat. Erst eine Zeitdifferenz von 2 Stunden hebt den inhibierenden Effekt auf!

Eine Resistenzentwicklung auf Chlorhexidin oder ein Nachlassen der Wirksamkeit bei Anwendung in der Mundhöhle wurde bislang nicht beobachtet. Gleiches gilt für Verschiebungen im Keimspektrum zugunsten pathogener Bakterienarten. Auch nach Langzeitanwendung kann allenfalls die (gewünschte) Reduktion von Mutansstreptokokken registriert werden.

Bei längerer Anwendung von CHX muss in Abhängigkeit von der Dosierung mit dem Auftreten von Nebenwirkungen gerechnet werden. Im Vordergrund stehen dabei bräunliche Verfärbungen der Zähne; in seltenen Fällen berichten die Patienten über Geschmacksirritationen (insbesondere „süß" und „salzig") oder Epithelabschilferungen. Aus diesem Grund werden CHX-haltige Spüllösungen in Konzentrationen von 0,1–0,2 % ergänzend zur mechanischen Belagsentfernung (z. B. im Rahmen einer Gingivitistherapie) oder als alleinige Maßnahme (wenn eine mechanische Mundhygiene nicht indiziert oder möglich ist, beispielsweise bei behinderten Kindern und Jugendlichen, siehe auch ➤ Kapitel 20) in der Regel maximal für einen Zeitraum von 10–14 Tagen eingesetzt.

Zinn (z. B. als Zinnfluorid oder Zinn-Aminfluorid) Plaquereduzierende Eigenschaften sind auch von Metallionen bekannt. Kationen wie z. B. Zinn wirken bakteriostatisch oder bakterizid u. a. durch Hemmung bakterieller Enzyme. Außerdem konkurrieren sie mit Kalzium um Bindungsstellen an Hydroxylapatit. Dadurch wird u. a. die Anlagerung von Bakterien an die Zahnoberfläche gehemmt.

Obwohl eine Komplexbildung mit oralen Proteinen die Effektivität einschränkt, ist die Substantivität als gut zu bezeichnen: Bis zu 6 Stunden sind sie plaquehemmend wirksam. Entsprechend wurden auch gingivitishemmende Effekte nachgewiesen.

In Kombination mit Fluorid/Aminfluorid liegt ein Wirkungsspektrum vor, das als plaquehemmend, gingivitisreduzierend und remineralisationsfördernd charakterisiert werden kann. Entsprechend liegen die primären Einsatzgebiete dort, wo die Verhältnisse in der Mundhöhle sowie das Verhalten des Patienten keine effektive Entfernung der Zahnbeläge ermöglichen und dadurch ein erhöhtes Risiko für eine Demineralisation bzw. die Entwicklung kariöser Läsionen besteht bzw. zu erwarten ist: z. B. erhöhte Retentionskapazität und schwere Erreichbarkeit (Kipp-, Dreh- und Engstände, freiliegende Zahnwurzeln oder Furkationen, festsitzende KFO, überstehende Kronen- und Füllungsränder), Initialkaries (White Spots), motorisch eingeschränkte Patienten.

Ähnlich wie nach Applikation von Chlorhexidin werden auch bei Langzeitanwendung von Zinnfluorid bzw. Zinn-Aminfluorid Verfärbungen beobachtet. Diese sind deutlich diskreter (oder bei neueren Produkten z. B. aufgrund eines Zusatzes von Natriumhexametaphosphat nicht vorhanden) als beim Chlorhexidin; allerdings wird dessen Wirkung auch nicht erreicht.

Sonstige Substanzen Die Bedeutung sonstiger plaquebeeinflussender Wirkstoffe im Kindesalter, wie z. B. von Triclosan, essenziellen Ölen, quaternären Ammoniumbasen (z. B. Cetyl-Pyridinium-Chlorid), Aminoalkoholen, Sanguinarin oder Wasserstoffperoxid, ist ausgesprochen gering. Ihre Anwendung sollte nur in Einzelfällen und ausschließlich auf zahnärztlichen Rat erfolgen.

Praktische Bedeutung der Mundhygiene bei Kindern und Jugendlichen

Das grundsätzliche Potenzial der durch die modernen Mundhygienehilfsmittel zur Verfügung stehenden Möglichkeiten der Prophylaxe wird durch ein ungenügendes Mundhygieneverhalten stark beeinträchtigt. Die gewünschte regelmäßige „gute Mundhygiene", d. h. mindestens zweimal tägliches Putzen, wobei die Putzdauer mindestens 2 Minuten beträgt, praktizierten im Jahre 2013/2014, dem Untersuchungszeitraum der DMS-V-Studie, laut eigenen Angaben nur 45 % der 12-Jährigen [3]. Auch die Qualität der Belagsentfernung ist deutlich erhöht, wenn Eltern und Bezugspersonen nicht nur im Kleinkindalter Unterstützung bei der häuslichen Mundhygiene (z. B. durch „Nachputzen") bieten.

Die geringe Compliance ist offensichtlich auf ein fehlendes Problembewusstsein sowohl seitens der Kinder und Jugendlichen als auch der Eltern zurückzuführen. 81,4 % der 12-Jährigen waren zum Zeitpunkt der DMS-V-Studie kariesfrei [3]! Es ist für sie offensichtlich, mit dem bestehenden Aufwand an häuslicher Mundhygiene ausreichend vor Zahnerkrankungen geschützt zu sein. Wieso sollten sie beim Zähneputzen einen größeren Aufwand betreiben? Sie fühlen sich in dieser Auffassung durch die heutige Elterngeneration bestärkt, die weitgehend kariesfrei aufgewachsen ist und der mangels eigener Negativerfahrung (z. B. durch „Zahnschmerzen") die Motivation für die Kontrolle der Zahnpflege ihrer Kinder fehlt.

Information, Motivation und Instruktion im Rahmen der professionellen Prophylaxe müssen diesen Aspekt berücksichtigen – sowohl im Dialog mit den Kindern und Jugendlichen als auch mit den Eltern!

Regelmäßige Fluoridanwendung

Die in den letzten Jahrzehnten in den meisten Industrieländern beobachtete Verbesserung des Gebisszustandes der Bevölkerung, insbesondere bei Kindern und Jugendlichen, wird von der Mehrheit der Epidemiologen auf den gesteigerten Verbrauch fluoridhaltiger Präparate im Rahmen der Kariesprophylaxe zurückgeführt. Details sind der relevanten Fachliteratur zu entnehmen. Der Kariesrückgang beschränkt sich dabei weitgehend auf die permanente Dentition. Im Milchgebiss hingegen sind seit zwei Dekaden kaum Verbesserungen festzustellen [20]. Im Rahmen einer Aktualisierung der Empfehlungen zur **Kariesprävention mit Fluorid im Säuglings- und frühen Kindesalter** wurde diese Tatsache berücksichtigt (➤ Abb. 7.10).

Als wesentliche Mechanismen für die kariesprotektive Wirkung der Fluoride werden inzwischen folgende Faktoren angesehen:

- Fluorid bewirkt – und dies scheint die entscheidende Einzelkomponente zu sein – eine **Beschleunigung der Remineralisation.** Es handelt sich hierbei um die Förderung eines körpereigenen Abwehrmechanismus, der immer dann aktiviert wird, wenn durch Säureangriffe aus der Plaque eine Demineralisation des Zahnschmelzes ausgelöst wird. Nach Beendigung eines Säureangriffs können die demineralisierten Bezirke dann in Anwesenheit von Fluorid durch Einlagerung von Kalzium- und Phosphationen wieder remineralisieren. Zusätzliche Zufuhr von Fluorid beschleunigt diesen Vorgang!
- Im Rahmen der Remineralisation kommt es – bei zusätzlicher Fluoridzufuhr – zur Einlagerung größervolumiger Kristallite. Die in diesem Zusammenhang zu beobachtende Anreicherung der oberen Schmelzschichten mit Fluorid bzw. die Ausbildung einer kalziumfluoridhaltigen Deckschicht an der Zahnoberfläche führt zu einer **erhöhten Säureresistenz.**

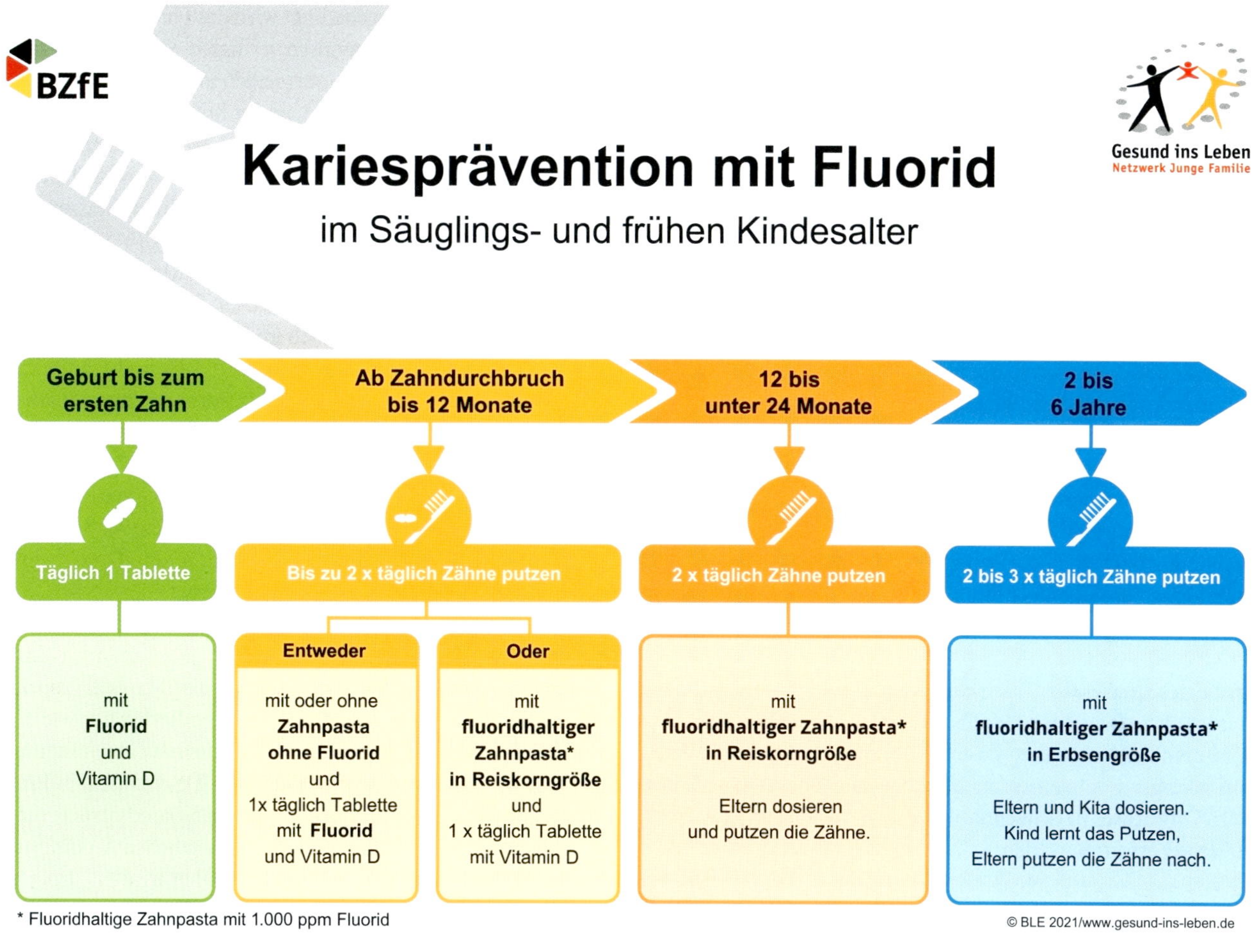

Abb. 7.10 Die neuen Empfehlungen zur Kariesprävention mit Fluorid für Kinder bis zu 6 Jahren [W1187]

- Fluorid reichert sich außerdem in der Plaque an und beeinflusst den Plaquestoffwechsel im Sinne einer **verringerten Säureproduktion.** Die klinische Relevanz dieses Effektes bei den zur Kariesprophylaxe üblicherweise verwendeten Fluoridkonzentrationen ist allerdings noch unklar.

In welchen Größenordnungen zusätzliche Faktoren (wie die Entwicklung eines flacheren Höcker-Fissuren-Reliefs bei der primären Mineralisation und/oder verringerte Anheftung von Bakterien an mit Fluoriden behandelten Oberflächen) beteiligt sind, ist noch nicht endgültig geklärt. Bezüglich der Praxis der Fluoridanwendung liegen jedoch gesicherte Daten in ausreichender Menge vor. Die wichtigsten Erkenntnisse sind:

- Voraussetzung für die **kariesprophylaktische Wirkung** der Fluoride ist im Wesentlichen ihr direkter Kontakt mit der Zahnhartsubstanz. Das heißt: Die kariesprophylaktische Wirkung aller gebräuchlichen Methoden zur Kariesprophylaxe – der Trinkwasser-, der Speisesalz- und der Tablettenfluoridierung sowie der Applikation von fluoridierter Zahnpasta, Fluoridgelen, Fluoridlacken und Fluoridlösungen – ist entscheidend abhängig von deren lokaler Bioverfügbarkeit und weniger vom Anteil systemisch zugeführten Fluorids. Die jahrzehntelang kontrovers diskutierte Frage der pränatalen Fluoridanwendung verliert angesichts dieser Erkenntnisse erheblich an Gewicht, zumindest was die Auswirkungen auf das Kind betrifft: Der entscheidende Zeitpunkt für den Beginn der Fluoridprophylaxe liegt nach der Geburt, genauer, nach dem Durchbruch des ersten Zahnes! Bei regelmäßiger Anwendung geeigneter Produkte in den empfohlenen Dosierungen können Verringerungen des Karieszuwachses in Größenordnungen bis zu 60 % erzielt werden, Werte, die sich bei geeigneter Kombination mit effizienter Mundhygiene und zahnbewusstem Ernährungsverhalten noch weiter steigern lassen
- Ursächlich für mögliche **Nebenwirkungen** (akut oder chronisch) ist die systemische Zufuhr von Fluorid. Dabei ist irrelevant, aus welcher Fluoridquelle das für den Körper verfügbare Fluorid stammt! Das bedeutet: Nicht nur Fluorid aus der Nahrung, aus Trink-/Mineralwasser, aus fluoridiertem Kochsalz oder Tabletten muss als Ursache für mögliche Nebenwirkungen in Betracht gezogen werden, sondern auch Fluorid aus verschluckter Zahnpasta, verschlucktem Gel oder Lack etc.
Akut toxische Nebenwirkungen sind extrem selten. Häufigste chronische Nebenwirkung ist die Dentalfluorose, die nach einer während der Schmelzbildung erfolgten zu hohen systemischen Zufuhr Jahre später beobachtet werden kann (siehe unten).

- Die **Art und Häufigkeit** der im Einzelfall indizierten Fluoridanwendung(en) erfolgt bedarfsgerecht auf der Basis einer individuellen Fluoridanamnese in Abhängigkeit vom individuellen Kariesrisiko. Das heißt: Um optimale Wirkungen ohne Nebenwirkungen zu erzielen, ist für jede Methode der Fluoridanwendung zunächst im Rahmen einer Anamnese abzuklären, ob und ggf. wie viel Fluorid der Patient bereits aus anderen Quellen erhält! In Abhängigkeit vom Ergebnis sind dann entweder keine weiteren Maßnahmen, die isolierte Anwendung einzelner Methoden (z. B. Putzen mit fluoridierter Zahnpasta) oder auch die Kombination mehrerer Verfahren (z. B. fluoridiertes Speisesalz plus fluoridierte Zahnpasta plus Fluoridlack) indiziert.

Im Rahmen der häuslichen und professionellen Fluoridanwendung haben sich bei sachgerechter Anwendung folgende Methoden als wirksam und gesundheitlich unbedenklich bewährt:

- Zufuhr von fluoridiertem Speisesalz
- Zufuhr von Fluoridtabletten
- Anwendung fluoridhaltiger Zahnpasten
- Anwendung fluoridhaltiger Mundspüllösungen
- Anwendung fluoridhaltiger Gele, Lösungen und Lacke.

Fluoridiertes Speisesalz Nach den zwischenzeitlich vorliegenden Daten kann bei einer Anreicherung des Fluorids im Speisesalz auf 250–350 ppm bei minimalem Kostenaufwand und auch bei Patienten mit geringer Compliance zur Mundhygiene eine Verringerung des Karieszuwachses in Größenordnungen wie bei der Trinkwasserfluoridierung erwartet werden.

7

MERKE

Dabei hat die Speisesalzfluoridierung im Vergleich zur Trinkwasserfluoridierung einen entscheidenden Vorteil: Die Speisesalzfluoridierung ist eine individuelle Maßnahme!

Wer möchte, kann fluoridiertes Speisesalz konsumieren und von seiner kariesprophylaktischen Wirkung profitieren! Eine Ablehnung durch die Bevölkerung mit dem Argument, es handele sich um eine „Zwangsmedikation", wie vielfach beim Versuch der Implementierung einer Trinkwasserfluoridierung beobachtet, kann es in Zusammenhang mit dem Kochsalz nicht geben.

Anfang der 1980er-Jahre wurde als Argument gegen die Speisesalzfluoridierung vorgebracht, sie führe zu einer Erhöhung des Risikos, an Bluthochdruck zu erkranken. Ganz abgesehen davon, dass die Ursache für Bluthochdruck nur bei einem sehr geringen Teil der Erkrankten in der Speisesalzzufuhr zu finden ist, wird durch die Fluoridierung ja nicht mehr Speisesalz konsumiert als vorher! Das Speisesalz wird – ähnlich wie beim Jod – lediglich als Träger des Wirkstoffs eingesetzt.

Seit 1991 ist fluoridiertes Speisesalz in Deutschland erhältlich, seit 1992 darf fluoridiertes Speisesalz auch in Deutschland produziert werden. Sein Anteil am gesamten Salzverbrauch liegt inzwischen bei ca. 70 %. Aktuell setzen knapp 60 % der deutschen Haushalte das mit Fluorid angereicherte Salz bei der Essenszubereitung ein. In diesem Zusammenhang sind einige praktische Empfehlungen von Bedeutung:

- Ebenso wie alle anderen Darreichungsformen von Fluorid wirkt auch fluoridiertes Speisesalz aufgrund seiner lokalen Bioverfügbarkeit. Anwendungsbedingt wird das Fluorid jedoch auch resorbiert und somit systemisch verfügbar. Um zu hohe Fluoridkonzentrationen im Blut zu vermeiden und das Risiko einer Dentalfluorose zu minimieren, ist der Konsum von fluoridhaltigem Speisesalz in Regionen mit hohem Trinkwasserfluoridgehalt (>0,7 mg/l) bei gleichzeitiger Einnahme von Fluoridtabletten oder der Verwendung von fluoridreichem Mineralwasser (> 0,7 ppm) nicht angebracht.
- Die Speisesalzfluoridierung sollte durch Anwendung fluoridhaltiger Zahnpasta ergänzt werden
- Im 1. Lebensjahr, teilweise auch im 2. Lebensjahr nimmt das Kind kaum Speisesalz zu sich. In diesem Lebensabschnitt kann die lokale Anwendung von Fluorid in Form von fluoridhaltigen Kinderzahnpasten allein oder durch Gabe kombinierter Vitamin-D/Fluorid-Präparate (als Tabletten) erfolgen. Grundsätzlich sollten Speisen im Säuglingsalter ohnehin nicht gesalzen werden, im Kleinkindalter nur in sehr geringem Maß.
- Bei einem Trinkwasserfluoridgehalt über 0,7 mg/l und mehr soll weiterhin kein fluoridiertes Speisesalz verwendet werden.

Die o. a. Karieshemmwirkung könnte noch verstärkt werden, wenn neben dem im Haushalt verwendeten Speisesalz auch das zur Gemeinschaftsverpflegung eingesetzte Speisesalz oder zumindest das von den Bäckern verwendete Salz fluoridiert wäre (wie z. B. in einigen Kantonen der Schweiz). Aufgrund einer Genehmigung aus dem Jahr 1998 darf Jodsalz mit Fluorid in Deutschland in Einrichtungen zur Gemeinschaftsverpflegung zwar grundsätzlich verwendet werden – jedoch ist dies mit hohen gesetzlichen Anforderungen und Sondergenehmigungen verbunden. Daher wird es – trotz nachgewiesenen Nutzens – in Schulküchen, Mensen und Kantinen meist nicht verwendet [21].

Zufuhr von Fluoridtabletten Die Gabe von Fluoridtabletten stellt – zumindest bezüglich der Wirkung – eine Alternative zur Speisesalzfluoridierung dar. Die Art der Darreichung bietet dabei Vor- und Nachteile.

MERKE

Als entscheidender Vorteil muss die Tatsache angesehen werden, dass nur mit Tabletten eine exakte Dosierung der individuell optimalen Fluoridzufuhr möglich ist.

Als großer Nachteil wiederum hat sich die mangelnde Akzeptanz der Bevölkerung (Ausnahme: die kombinierte Karies- und Rachitisprophylaxe durch den Pädiater in den ersten Lebensjahren) herausgestellt. Ein weiterer Nachteil ist die Notwendigkeit einer hohen Compliance: Die Tabletten sollten täglich eingenommen und dabei gelutscht oder zerkaut werden, um sofort einen lokalen Effekt an den Zahnoberflächen zu erzielen.

Intermittierende Einnahme der Tabletten (z. B. lediglich in der Schule oder im Kindergarten) oder später Beginn (nicht ab Geburt bzw. dem Durchbruch des ersten Zahnes, sondern erst im 4. oder 5. Lebensjahr) verringern die Effektivität und Effizienz! Der Nutzen ist allerdings auch dann noch beträchtlich, wenn die Gabe entsprechender Präparate erst mit der Einschulung einsetzt.

25 Jahre lang bestand zwischen Zahnärzten und Pädiatern in Deutschland Uneinigkeit darüber, ob Fluorid in die Zahnpasta gehört oder in die Tablette. In diesem Zeitraum empfahlen diese beiden Gruppen bezüglich der Anwendung von Fluoriden unterschiedliche Strategien im Säuglings- und frühen Kindesalter, was eine effektive Beratung erschwerte und Eltern verunsicherte: Kinderärzte lehnten die Anwendung fluoridierter Zahncreme im Vorschulalter ab und sahen stattdessen die Gabe von Tabletten mit altersangepasstem Fluoridgehalt vor, während Zahnärzte auf fluoridierte Zahnpaste setzten. Mittlerweile haben sich alle für die Vermittlung der Kariesprävention relevanten Fachgesellschaften und -organisationen auf gemeinsame Handlungsempfehlungen geeinigt und erhoffen sich davon einen Rückgang der Karieserfahrung bei Kleinkindern [22] (➤ Abb. 7.10).

Fluoridhaltige Zahnpasten Seit Jahrzehnten sind zahlreiche Zahnpasten auf dem Markt, die Fluoride enthalten. Folgende Wirkstoffe haben sich besonders bewährt:
- Natriumfluorid
- Natriummonofluorphosphat
- Aminfluorid
- Zinnfluorid

Die grundsätzliche karieshemmende Wirkung dieser Substanzen ist – zumindest für Präparate mit Fluoridkonzentrationen in Größenordnungen von mindestens 1000 ppm (0,1 % Fluorid) – gut belegt und unstrittig. Obwohl auch für Fachleute das derzeitige Marktangebot kaum noch überschaubar ist (allein in Deutschland sind ca. 100 verschiedene fluoridhaltige Zahnpastasorten erhältlich), kann davon ausgegangen werden, dass die meisten dieser Präparate in klinisch überwachtem Versuch bei zweimal täglicher Anwendung eine Hemmung des Karieszuwachses von 40 % bewirken können. Werden Fluoridzahnpasten nur einmal pro Tag verwendet, verringert sich der Kariesschutz [19].

Angesichts einer derartigen Variabilität der publizierten Hemmwirkungen (u. a. beeinflusst durch unterschiedliche Fluoridkonzentrationen, Verringerung der Freisetzung ionisierten Fluorids durch inkompatible Putzkörper, Verstärkung der kariesprophylaktischen Wirkung durch Kombination mit anderen Wirkstoffen, Dauer und Intensität des Ausspülens nach dem Putzen) war es früher schwer, klare Empfehlungen an den Patienten weiterzugeben.

Die Ergebnisse unabhängiger aktueller Metaanalysen und Reviews geben hier erfreulicherweise eine Hilfestellung. Die wichtigsten Schlussfolgerungen der Autoren lauten [19]:
- Fluoridhaltige Zahnpasten schützen in allen Altersgruppen besser vor Karies als fluoridfreie Zahnpasten, insbesondere bei Konzentrationen von mindestens 1000 ppm.
- Es besteht ein Dosis-Wirkungs-Effekt – zumindest für die Produkte über 1000 ppm.

Gesundheitliche Risiken durch Gebrauch fluoridhaltiger Zahnpasten können bei richtiger Anwendung ausgeschlossen werden. Hinzuweisen ist allerdings auf die Möglichkeit der Entwicklung einer Dentalfluorose (➤ Kapitel 16).

Dieses Risiko besteht insbesondere bei der Verwendung **aromatisierter Kinderzahnpasten,** die von Kindern im Alter von 3–6 Jahren u. U. gewohnheitsmäßig „gegessen" werden. Dabei liegt die besonders kritische Phase für die Entstehung von Schmelzfluorosen an den Schneidezähnen im ersten und zweiten Lebensjahr [23]. Im oben genannten Cochrane-Review wurde daher eine weitere zentrale Forderung publiziert [19]:

MERKE

Bei der Auswahl einer fluoridhaltigen Zahnpasta für Kleinkinder ist das Risiko der Entwicklung einer Fluorose zu berücksichtigen!

Um derartige unerwünschte Begleiterscheinungen weitgehend auszuschließen, soll der Fluoridgehalt von Kinderzahnpasten maximal 0,1 % betragen und die auf die Zahnbürste aufgebrachte Menge an Zahnpasta begrenzt sein (reiskorngroß, erbsengroß) (➤ Abb. 7.10). Mit diesen Vorgaben auf Basis der Empfehlungen der European Food Safety Authority (EFSA) gelang es durch Berechnungen des Bundesinstituts für Risikobewertung (BfR), eine Balance zwischen einer kariespräventiv optimalen Fluoridmenge und einer Sicherheitsgrenze zur Vermeidung von Dentalfluorosen zu finden. Dabei wurde die Fluoridaufnahme

BEMA	Leistung/Gebührenziffer	Punkte
FU 1	Zahnärztliche Früherkennungsuntersuchung eines Kindes vom 6. bis zum vollendeten 33. Lebensmonat, jeweils eine a) vom 6. bis zum vollendeten 9. Lebensmonat b) vom 10. bis zum vollendeten 20. Lebensmonat c) vom 21. bis zum vollendeten 33. Lebensmonat	27
FU Pr	Praktische Anleitung der Betreuungsperson zur Mundhygiene beim Kind – nur im Zusammenhang mit FU 1	10
FU 2	Zahnärztliche Früherkennungsuntersuchung eines Kindes vom 34. bis zum vollendeten 72. Lebensmonat* – einmal je Kalenderjahr	25
FLA	Fluoridlackanwendung zur Zahnschmelzhärtung eines Kindes vom 6. bis zum vollendeten 72. Lebensmonat** – vom 6. bis zum vollendeten 33. Lebensmonat, unabhängig vom Kariesrisiko: 2× je Kalenderhalbjahr – vom 34. bis zum vollendeten 72. Lebensmonat, 1× je Kalenderhalbjahr, bei hohem Kariesrisiko: 2× je Kalenderhalbjahr	14

Abb. 7.11 Die seit dem 1.7.2019 geltenden „Früherkennungsleistungen" im BEMA (Bewertungsmaßstab zahnärztlicher Leistungen) [L143]

über die Nahrung einschließlich Trinkwasser, Tabletten, Salz und Verschlucken von Zahnpaste berücksichtigt, um selbst beim zusätzlichen Zähneputzen in der Gruppenprophylaxe keine Überschreitungen der tolerierbaren Tageshöchstmenge zu riskieren. Für die gemeinsamen Empfehlungen wurde der kariespräventive Nutzen von Fluoriden gegenüber dem bei systemischer Aufnahme bestehenden Fluoroserisiko abgewogen. Um eine Fluorose auszuschließen, gilt eine Tageshöchstmenge von 0,1 mg Fluorid pro kg Körpergewicht. Um die Zähne wirksam zu schützen, sollten ungefähr 0,05 mg Fluorid pro kg Körpergewicht am Tag aufgenommen werden [24] [25].

Bei der konkreten Umsetzung sind hierbei im ersten Lebensjahr folgende Besonderheiten zu beachten:

a) Von der Geburt bis zum Zahndurchbruch:
„Wird Wasser (Trinkwasser, Mineralwasser) mit einem Fluoridgehalt von 0,3 mg/l oder mehr zur Zubereitung von Säuglings(milch)nahrung verwendet, soll ein Supplement mit Vitamin D ohne Fluorid gegeben werden. Dies betrifft Säuglinge, die ausschließlich oder überwiegend mit Säuglings(milch)nahrung ernährt werden" [22].

b) Ab Zahndurchbruch bis 12 Monate:
„Wird Wasser (Trinkwasser, Mineralwasser) mit einem Fluoridgehalt von 0,3 mg/l oder mehr zur Zubereitung von Säuglings(milch)nahrung verwendet, soll ein Supplement mit Vitamin D ohne Fluorid gegeben werden. Für das Zähneputzen soll in diesen Fällen entweder nur 1 × täglich eine reiskorngroße Menge (0,125 Gramm) fluoridhaltige Zahnpasta oder eine fluoridfreie Zahnpasta angewandt werden. Dies betrifft Säuglinge, die ausschließlich oder überwiegend mit Säuglings(milch)nahrung ernährt werden" [22].

Fluoridhaltige Mundspülungen Eine Methode mit langer Tradition, die sich in Deutschland jedoch kaum durchsetzen konnte, ist die Anwendung fluoridhaltiger Mundspülungen. Die Erfolgsraten sind, in Abhängigkeit von der Überwachung der Anwendung, der Fluoridverbindung, der Fluoridkonzentration sowie sonstiger relevanter Parameter, sehr unterschiedlich.

MERKE

Unabhängig von der Art des in der Lösung verwendeten Wirkstoffs (Natriumfluorid, Zinnfluorid, Aminfluorid) gilt: Personengruppen, bei denen die Kontrolle über den Schluckreflex nicht gewährleistet ist (z. B. Kinder bis zur Einschulung und Kinder und Jugendliche mit Behinderungen), sollten durch andere Fluoridierungsmaßnahmen geschützt werden.

Fluoridhaltige Gele Bemühungen, die Effizienz der Lokalapplikation zu steigern und hohe Kariesreduktionsraten bei möglichst wenigen Anwendungen zu erzielen, führten in den 1950er- und 1960er-Jahren zur Entwicklung fluoridhaltiger Gele, Lacke und Lösungen. Als für den häuslichen Gebrauch besonders geeignet erwiesen sich fluoridhaltige Gele, die bis 10-mal höhere Fluoridkonzentrationen (bis 1,25 % Fluorid) als fluoridhaltige Zahnpasten enthalten.

Werden entsprechende Präparate ergänzend zur Basisprophylaxe regelmäßig angewendet, kann mit einer zusätzlichen Verringerung des Karieszuwachses in einer Größenordnung von ca. 20 % gerechnet werden. Diese Größenordnung ist unabhängig von der Art der Anwendung (Zahnbürste oder Medikamententräger), der Häufigkeit der Applikation, der Konzentration des Gels (zwischen 0,4 % und 1,25 % Fluorid) sowie dem Kariesbefall der untersuchten Personen.

Keinerlei Auswirkungen auf die Kariesreduktion hat schließlich auch die Tatsache, ob das Gel professionell (durch den Zahnarzt oder qualifizierte Mitarbeiter) oder selbst (durch den Patienten) appliziert wird. Die Applikation mit **individuell** hergestellten Trägern ist i. d. R. auf die Anwendung in der zahnärztlichen Praxis beschränkt und sollte als häusliche Maßnahme nur in Ausnahmefällen, z. B. zur Intensivprophylaxe bei Patienten mit erhöhtem Kariesrisiko, praktiziert werden!

MERKE

Die Gelapplikation mit **konfektionierten** Trägern (hier könnten bis zu 100 mg Fluorid in die Mundhöhle eingebracht werden) ist aus toxikologischen Gründen abzulehnen.

Fluoridlacke Bei Fluoridlacken wird die Klebrigkeit der Grundsubstanz ausgenutzt, um eine Verlängerung des Fluorid-Schmelz-Kontaktes sicherzustellen und auf diese Weise eine verstärkte Fluoridanreicherung der oberflächlichen Schmelzschichten zu erreichen. Der Lack haftet besonders intensiv im Bereich der Fissuren und Grübchen, wodurch die Kariesprädilektionsstellen besonders geschützt werden.

In einer Vielzahl von Untersuchungen wurden Effektivität wie Effizienz dieser Methode ausreichend bestätigt: Für das Produkt Duraphat® (auf der Basis von Natriumfluorid und in Alkohol gelösten Naturharzen) konnten laut Metaanalyse bei nur zweimaliger Anwendung pro Jahr im bleibenden Gebiss Hemmungen des Karieszuwachses von ca. 40 % erreicht werden.

Angesichts des vergleichsweise geringeren Kariesschutzes bei Anwendung fluoridhaltiger Zahnpasten im Milchgebiss kommt der Anwendung fluoridhaltiger Lacke in der ersten Dentition bei Kindern mit erhöhtem Risiko eine besondere Bedeutung zu. Aus diesem Grund wurde die Position FLA (Fluoridlackapplikation) zum 1.7.2019 in den Leistungskatalog der gesetzlichen Krankenversicherung in Deutschland aufgenommen (➤ Abb. 7.11). In Kombination mit den Früherkennungsuntersuchungen (FU) sowie den Anleitungen zur Mundhygiene (FU Pr) soll durch zusätzliche professionelle Anwendung eines Fluoridlacks dem Auftreten frühkindlicher Karies entgegenwirkt werden.

Allgemeine Empfehlungen für eine praxisnahe Fluoridprophylaxe

Zielgerichtete Fluoridierungsmaßnahmen sind eine wesentliche Säule moderner Kariesprophylaxe in allen Altersgruppen. Ihr Stellenwert wird in dem Schlüsselsatz eines Reviews zum Thema „Personal oral hygiene and dental caries" aus dem Jahr 2018 offensichtlich: „Personal oral hygiene in the absence of fluorides has failed to show a benefit in terms of reducing the incidence of dental caries" [26].

Sie nehmen auch deswegen eine Sonderstellung ein, weil sie zu rasch greifbaren Ergebnissen führen und somit eine entscheidende psychologische Barriere niederreißen: den Glauben, dass die Löcher in den Zähnen unabwendbares Schicksal seien und die Zähne im hohen Alter ohnehin wackelig würden und ausfielen.

Diese herausragende Bedeutung wird auch seitens der Weltgesundheitsorganisation gewürdigt: Dentalprodukte mit Fluorid wurden im September 2021 erstmals in die **Musterlisten für unentbehrliche Arzneimittel (EML)** sowie **unentbehrliche Arzneimittel für Kinder (EMLc)** aufgenommen. Die Liste unentbehrlicher Arzneimittel (Essential Medicines List) führt den Mindestbedarf des Arzneimittelrepertoires auf – laut WHO die wirksamsten, sichersten und kostengünstigsten Arzneimittel für die vorrangigen Krankheiten [27] [28].

In Abhängigkeit von der jeweiligen Ausgangssituation sind hierbei unterschiedliche Maßnahmen indiziert, die u. a. in den Leitlinien zu Fluoridierungsmaßnahmen und den aktuellen Handlungsempfehlungen des bundesweiten Netzwerks „Gesund ins Leben" dargestellt sind.

Bei der toxikologischen Bewertung ist grundsätzlich zwischen der akuten und der chronischen Fluoridtoxizität zu unterscheiden.

Die **akute Toxizität** der Fluoride ist abhängig von ihrer Löslichkeit und z. B. beim gut löslichen Natriumfluorid höher als beim schlechter löslichen Kalziumfluorid. Die entsprechenden kritischen Dosen sind bekannt aus Vergiftungsfällen, wie sie in suizidaler oder krimineller Absicht bzw. als Folge von Verwechslungen beschrieben wurden. Die minimale toxische Dosis wird mit 4 mg/kg Körpergewicht, die tödliche Dosis mit ca. 32 mg/kg Körpergewicht angegeben [29].

Dies entspricht in etwa der akuten Toxizität der Barbiturate, wobei diese allerdings therapeutisch mit einer 500- bis 1000fach größeren Dosis eingesetzt werden als Fluoride. Der Abstand zwischen der therapeutischen und der toxischen Dosis (die „therapeutische Breite") beträgt beim Fluorid mindestens 1:100, der Sicherheitsabstand zwischen therapeutischer und letaler Dosis zwischen 1:200 und 1:1000.

BEISPIEL

Ein praxisnahes Beispiel: In fluoridiertem Speisesalz ist die minimale tödliche Dosis von ca. 5 g Fluorid beim Erwachsenen erst in einer Speisesalz(Natriumchlorid)menge von 20 kg enthalten. Da aber bereits 200 g Speisesalz für den Erwachsenen tödlich sind, ist offensichtlich, dass keine akute toxische Gefahr vom Fluorid im Speisesalz ausgehen kann.

Für die Praxis bedeutsamer ist die Frage einer möglichen **chronischen Toxizität,** d. h. von Langzeitschäden, konkret einer „Dentalfluorose".

Nach heutigem Kenntnisstand kann die Überschreitung einer täglichen Dosis von 0,1 mg Fluorid pro kg Körpergewicht während der Schmelzentwicklung bei einem Teil der Kinder zu ästhetisch störenden Schmelzflecken, in schweren Fällen sogar zu Schmelzdefekten führen (siehe Abb. 16.15). Diese Gefahr besteht konkret bis zum Alter von 6–8 Jahren, da bis dahin alle bleibenden Zähne im sichtbaren Bereich mineralisiert sind. Somit ist bis zu diesem Alter die Fluoridnutzung sorgfältig zu kontrollieren.

Das Risiko für die permanenten Frontzähne ist bei Kleinkindern am höchsten, da sie ein geringes Körpergewicht aufweisen und damit die kritische Dosis niedrig liegt. Außerdem verschlucken sie einen Teil der Kinderzahnpaste.

Zur Vermeidung von Dentalfluorosen im sichtbaren Bereich sollte daher die Kariesprävention mit Fluorid auf der Basis der aktuell gültigen Empfehlungen des Netzwerks „Gesund ins Leben" (siehe ➤ Abb. 7.10) erfolgen.

Sonstige pathologische Veränderungen im Organismus durch im Rahmen der Kariesprophylaxe applizierte Fluoriddosen wurden bislang nicht beobachtet. Diese Aussage schließt auch die Studien zum Thema Neurotoxizität ein, die einen vermeintlichen Zusammenhang zwischen einer Fluoridzufuhr während der Schwangerschaft und einer späteren Intelligenzminderung des Kindes aufzeigen. Bei der aktuellen Fluoridexposition in Europa besteht keinerlei Anlass zur Besorgnis! In einem aktuellen Review wird diesbezüglich Folgendes ausgeführt: „In conclusion, based on the totality of currently available scientific evidence, the present review does not support the presumption that fluoride should be assessed as a human developmental neurotoxicant at the current exposure levels in Europe" [30].

Fissurenversiegelung

Bis in das 2. Lebensjahrzehnt hinein konzentriert sich der Kariesbefall mit 60 bis > 90 % auf die Fissuren [31]. Besonders anfällig sind die Fissuren und Grübchen von Molaren während der Durchbruchsphase: „63.6 times more susceptable to caries activity than molars with full occlusion" [32].

Durch Versiegelungen von Fissuren und Grübchen ergänzend zu zahngesunder Ernährung, adäquaten häusliche Mundhygienemaßnahmen sowie angemessener häuslicher und professioneller Fluoridapplikation besteht die Möglichkeit, die durch die anatomischen und biologischen Besonderheiten erhöhten zahnflächenspezifischen Risiken auszuschalten und Kariesfreiheit auch in diesem Bereich zu sichern.

Sowohl die Indikation zur Versiegelung der Fissuren und Grübchen als auch die einzelnen Schritte der praktischen Durchführung sind inzwischen evidenzbasiert darstellbar (➤ Abb. 7.12) und in Leitlinien niedergelegt. Die Schlüsselempfehlung der aktuell gültigen Leitlinie aus dem Jahre 2016/2017 lautet [31]: „Anhand der vorliegenden Meta-Analysen kann geschlussfolgert werden, dass mit der Fissuren- und Grübchenversiegelung eine Kariesinitiation und -progression verhindert werden kann." Evidenzstärke: I/Empfehlungsstärke: Stark ⇑⇑/Konsensstärke: Stark.

Voraussetzung ist die Umsetzung folgender im Konsens formulierter evidenzbasierter Maßnahmen bezüglich der Indikationsstellung, der Materialien als auch der praktischen Durchführung:

Die Indikation zur Fissuren- und Grübchenversiegelung an bleibenden Molaren sollte in folgenden klinischen Situationen gestellt werden:

- Kariesfreie Fissuren und Grübchen bei Patienten mit einem erhöhtem Kariesrisiko. Dazu zählen z. B. Patienten mit Karieserfahrung im Milchgebiss sowie Patienten, die bereits einen kariösen bleibenden Molaren aufweisen.
- Kariesfreie Fissuren und Grübchen mit einem anatomisch kariesanfälligen Fissurenrelief (nach subjektiver Einschätzung) unabhängig von der Kariesrisikoeinschätzung.

7

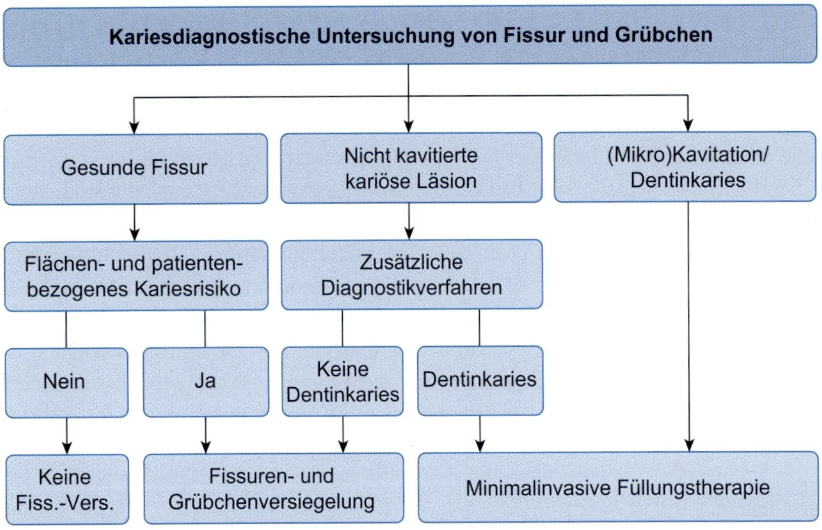

Abb. 7.12 Diagnostischer Entscheidungsprozess zur Fissuren- und Grübchenversiegelung (nach [31]) [L143]

- Fissuren und Grübchen mit nicht kavitierten kariösen Läsionen unabhängig von der Kariesrisikoeinschätzung.
- Fissuren und Grübchen mit einem anatomisch kariesanfälligen Fissurenrelief an hypomineralisierten oder hypoplastischen Zähnen unabhängig von der Kariesrisikoeinschätzung.
- Fissuren und Grübchen bei Patienten mit Allgemeinerkrankungen bzw. körperlichen und/oder geistigen Behinderungen, die eine effektive tägliche Mundhygiene nur begrenzt umsetzen können.
- Partiell oder vollständig verloren gegangene Fissurenversiegelungen sollten bei unverändertem Kariesrisiko repariert bzw. erneuert werden.

Zum Retentionsverhalten der Fissuren- und Grübchenversiegelung an Milchmolaren liegen vergleichsweise nur wenige Studien vor. Daten zum kariesprotektiven Effekt sind begrenzt.

Daraus resultiert folgende Schlüsselempfehlung: „Die Fissuren- und Grübchenversiegelung *kann* an Milchmolaren bei Patienten mit frühkindlicher Karies bzw. einem hohen Kariesrisiko im Rahmen des Präventionskonzeptes in Erwägung gezogen werden“ [31].

Relative Kontraindikationen zur Fissuren- und Grübchenversiegelung bestehen dann, wenn der betreffende Zahn noch nicht vollständig in die Mundhöhle durchgebrochen ist und die Okklusalfläche bzw. die palatinalen/bukkalen Grübchen nicht sicher trocken gelegt werden können und/oder schwer zugänglich sind. **Bei Kariesrisiko-Patienten** *kann* die **temporäre Fissurenversiegelung mit einem Glasionomerzement (GIZ)** als **Interimslösung** in Erwägung gezogen werden [31]. Bei Zähnen mit einer nachgewiesenen **Dentinkaries** im Bereich der Fissuren bzw. Grübchen ist die Versiegelung aus heutiger Sicht **kontraindiziert** und die minimal invasive Füllungstherapie angezeigt (➢ Kapitel 8). Auch Milchzähne, deren Exfoliation unmittelbar bevorsteht, bedürfen keiner Versiegelung.

Eine **absolute Kontraindikation** zur Fissuren- und Grübchenversiegelung besteht bei einer nachgewiesenen Allergie gegenüber Versiegelungsmaterialien oder einzelnen Materialbestandteilen. Eine Schlüsselempfehlung in diesem Bereich lautet [31]: „Es sollen Materialgruppen mit einer hohen Retentionsrate und damit Überlebenswahrscheinlichkeit bevorzugt in der klinischen Praxis eingesetzt werden. Dazu zählen niedrigvisköse methacrylatbasierte Versiegelungskunststoffe, die in Verbindung mit der Säurekonditionierung angewendet werden. Bei Zähnen im Durchbruch bzw. wenn keine adäquate Trockenlegung möglich ist, **kann** alternativ der Einsatz von GIZ erwogen werden.“ Evidenzstärke: I/Empfehlungsstärke: Stark ↑↑/Konsensstärke: Stark.

Konsens besteht auch bezüglich der Arbeitsschritte (➢ Tab. 7.4; ➢ Abb. 7.13).

Tab. 7.4 Arbeitsschritte bei der Fissuren- und Grübchenversiegelung am bleibenden Zahn [nach 31]

	Fissuren- und Grübchenversiegelung
Zahnreinigung	Rotierendes Bürstchen
Präparation des Schmelzes mit rotierenden Instrumenten	Nein
Trockenlegung	Absolute Trockenlegung (Kofferdam) oder relative Trockenlegung mit effektiver Absaugung zur Vermeidung einer Speichelkontamination
Säurekonditionierung	30–60 Sekunden am bleibenden Zahn
Schmelz- und Dentinbonding	Grundsätzlich nicht erforderlich, zusätzlicher Auftrag eines Haftvermittlers aber möglich
Bevorzugtes Material	Methyacrylatbasierter Versiegelungskunststoff
Lichtpolymerisation	Abhängig von verwandtem Material und Polymerisationslampe (i. d. R. 20 Sekunden)
Okklusionskontrolle und ggf. -korrektur	Ja
Politur und Fluoridierung	Ja

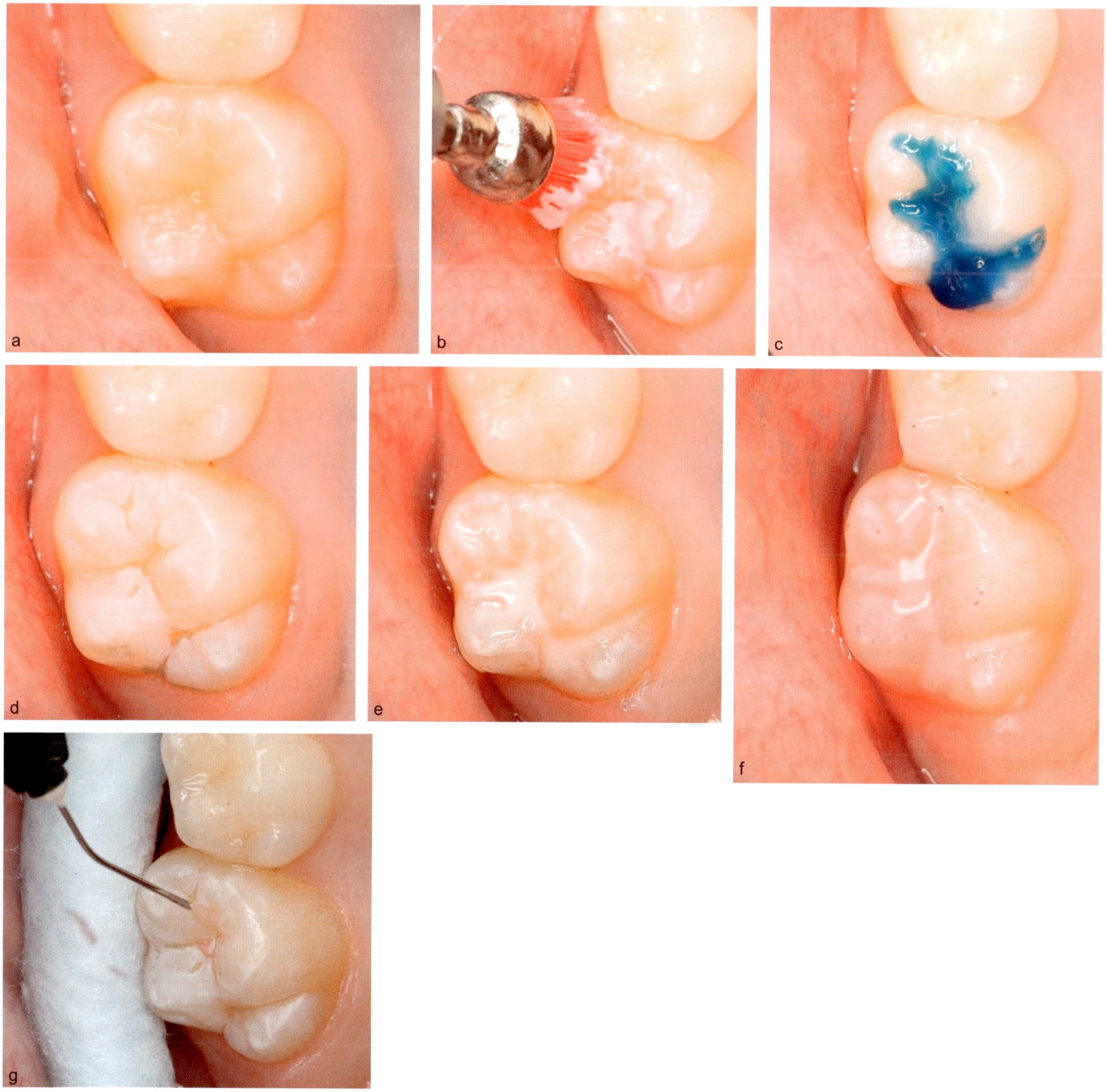

Abb. 7.13 a–g Arbeitsschritte gemäß Leitlinie [31] bei der Fissuren- und Grübchenversiegelung am bleibenden Zahn 16 in Vierhand-Technik (S. Altner, K. Bekes) [O709; M1125]
a) Ausgangssituation
b) Reinigung des Fissurensystems mit einer fluoridfreien Paste
c) Säurekonditionierung
d) Ätzmuster nach Abspülen der Säure und Trocknung
e) Applikation des Fissurenversieglers
f) Fissurenversiegelung nach Lichtpolymerisation
g) Applikation eines Fluoridlacks nach der Okklusionskontrolle

In den Erläuterungen zu den einzelnen Arbeitsschritten wird in diesem Zusammenhang ergänzend ausgeführt:

- Zum Thema **Zahnreinigung:**
  In der Langversion der Leitlinie heißt es: „Die Zahnreinigung mit einem rotierenden Bürstchen mit bzw. ohne Prophylaxepaste ist aus heutiger Sicht als das Routineverfahren anzusehen", u. a. weil es „einfach, schnell und kindgerecht durchführbar ist". Selbstverständlich kann die Zahnreinigung aber auch mit Pulver-Wasserstrahl-Geräten und geeigneten Pulvern erfolgen. Die Pulver-Wasserstrahl-Reinigung hat sich in in-vitro-Studien bezüglich der Verbundwerte oder der Reinigungswirkung sogar als leicht überlegen gezeigt; in klinischen Studien konnte eine diesbezügliche „Überlegenheit" allerdings nicht bestätigt werden.
- Zum Thema **Trockenlegung:**
  Es besteht kein Unterschied zwischen den Erfolgsraten absoluter und relativer Trockenlegung, wenn die relative Trockenlegung mit der „Vierhand-Technik", also mit Assistenz, erfolgt.
- Zum Thema **Säurekonditionierung:**
  Die äußere aprismatische Schmelzschicht, die einem Verbund entgegensteht, muss entfernt werden. Als Standardverfahren hat sich die Säurekonditionierung mit 35–37%-iger Phosphorsäure in Gelform bewährt. In diesem Zusammenhang werden zwei Schlüsselempfehlungen ausgesprochen:
  1. Die Einwirkzeit der Säure soll am unbehandelten Zahnschmelz vor der konventionellen Fissurenversiegelung mindestens 30 Sekunden betragen. Eine opak erscheinende Schmelzoberfläche gilt als adäquates Ergebnis des Ätzvorgangs.
  2. Die Anwendung von selbstkonditionierenden Adhäsiven stellt eine Möglichkeit dar, den klinischen Arbeitsprozess zu verkürzen. Allerdings erreichen die bislang dokumentierten Retentionsraten nicht die mit dem konventionellen Vorgehen publizierten Überlebensraten. Daher kann die klinische Anwendung selbstkonditionierender Adhäsive gegenwärtig nicht vorbehaltlos empfohlen werden. Retentionsverluste sind immer möglich. Ursachen können hier insbesondere eine unzureichende Reinigung des Fissurenreliefs sowie Speichelkontamination (z. B. als Folge unkooperativen Verhaltens) sein. Aus diesem Grund ist ein regelmäßiges Monitoring erforderlich.

Die Verlaufskontrollen sollen sich an den durch die Kariesrisikoeinstufung festgelegten Intervallen orientieren (in der Regel 6–12 Monate).

Im Fall eines Retentionsverlustes besteht die Möglichkeit der Nachversiegelung. Das verbliebene Versiegelungsmaterial ist hinsichtlich seiner Retention zu prüfen. Eine vollständige Entfernung fest anhaftender Materialreste ist nicht erforderlich.

Unerwünschte lokale Nebenwirkungen treten bei korrektem Einhalten des klinischen Prozedere nicht auf. Gelegentlich berichtete Reizungen der Weichgewebe durch Säurekontakt zu den Schleimhäuten können durch entsprechende Schutzmaßnahmen (Absaug- bzw. Spraytechnik/Kofferdam) unterbunden werden. Auch systemische Zwischenfälle sind extrem selten (z. B. bei Allergien gegen HEMA bzw. TEGDMA bzw. kunststoffmodifizierten bzw. lichthärtenden GIZ).

Cvikl et al. folgern daher: „In summary, clinical recommendations for the use of pit and fissure sealants are beneficial. The main recommendations are that sealing pits and fissures of primary and permanent teeth is safe and effective both in preventing and in arresting caries. However, the long-term success is dependent on regular checkups and the renewal of the sealing if required" [33].

Eine völlig andere Frage ist diejenige nach dem grundsätzlichen Stellenwert der Fissurenversiegelung im Vergleich zu anderen präventiven Maßnahmen. Diskutiert wird in diesem Zusammenhang vor allem die Frage der Wirksamkeit der Fissurenversiegelung im Vergleich zur Applikation von Fluoridlack. Ein aktueller Cochrane Review kommt hier zu folgendem Ergebnis: „At present, we do not know whether it is better to apply sealants or fluoride varnish to prevent tooth decay in children's back teeth. We do know that both interventions are effective for reducing tooth decay, and current evidence does not suggest that one works better than the other" [34].

7.2 Moderne Strategien der Kariesprävention

7.2.1 Grenzen der traditionellen Prophylaxe

Wie inzwischen vielfach beschrieben und dokumentiert wurde (➤ Kapitel 2), konnte parallel zum allgemeinen Rückgang der Zahnkaries in den meisten Industrieländern eine zunehmende **Polarisierung der Karieserfahrung** beobachtet werden: Einer großen Anzahl von Personen mit keinen oder wenigen und gering ausgeprägten kariösen Läsionen steht – in allen Altersgruppen – eine kleine Gruppe von Patienten mit hohem Kariesbefall gegenüber.

Diese Entwicklung löste bereits in den 1970er-Jahren die Forderung nach einer selektiven Intensivprophylaxe für besonders kariesgefährdete Kinder aus. Der Sinn und Nutzen derartiger Maßnahmen ist heute unbestritten, auch aus Gründen der Kosteneffektivität der Kariesprophylaxe.

Allein mit den traditionellen Strategien der Karies- und Gingivitisprophylaxe, den im vorhergehenden Abschnitt beschriebenen Maßnahmen der Ernährungslenkung, der Mundhygiene und der Fluoridanwendung, ggf. ergänzt um die Fissurenversiegelung, ist dieses Vorhaben jedoch offensichtlich nicht zu realisieren. Aus vielen Untersuchungen geht immer wieder die zentrale Schwachstelle dieses klassischen Konzepts hervor: **die weitgehende Abhängigkeit von der Mitarbeit der Patientinnen und Patienten.** Ernährungslenkung heißt ja letztlich nichts anderes als: Der Patient muss etwas tun. Mundhygiene bedeutet: Der Patient ist bezüglich der Belagentfernung gefordert. Auch für die regelmäßige Anwendung von Fluorid ist letztlich der Patient verantwortlich. Die Konsequenz ist offensichtlich:

MERKE

Auf verhaltensabhängigen Variablen basierende Konzepte reichen zwar als Grundlage für die Kariesprophylaxe bei Patienten mit geringem und durchschnittlichem Kariesrisiko aus, zeigen aber gerade bei Risikopatienten allenfalls einen geringfügigen Effekt.

Dabei ist letztlich irrelevant, ob im Einzelfall Wollens- oder Fähigkeitsdefizite (der Patient bemüht sich, kann die von ihm erwartete Qualität der Mitarbeit – aus welchen Gründen auch immer – aber nicht realisieren) für die mangelnde Umsetzung des gewünschten Verhaltens verantwortlich gemacht werden können. Tatsache ist:

MERKE

Das gewünschte Maß an Zahngesundheit kann durch die Anstrengungen des Patienten allein nicht erreicht werden. Professionelle Hilfe, abgestützt durch eine effiziente individuelle Risikodiagnostik, ist erforderlich.

7.2.2 Identifizierung von Patienten mit erhöhtem Kariesrisiko

Grundsätzliche Möglichkeiten

Zur Identifizierung von Personen mit erhöhtem Kariesrisiko werden verschiedene Möglichkeiten vorgeschlagen und praktiziert (➤ Abb. 7.14):

- Erheben einer intensiven Anamnese (bezüglich des Ernährungsverhaltens, der individuellen Fluoridanwendung etc.)
- Evaluierung der individuellen Mundhygiene anhand spezieller Indizes (Plaque- und Entzündungsindizes)
- Registrierung des Kariesbefalls der Vergangenheit sowie Erfassung sogenannter aktiver Kariesstellen (Schmelzkaries in der Bissflügelaufnahme, White Spots)
- Auswertung spezifischer Speichelparameter
- Mikrobiologische Testverfahren

Als übergeordnete Parameter sollten in die individuelle Beurteilung außerdem noch einbezogen werden:

- Alter
- Geschlecht
- Compliance/Adhärenz des Patienten
- soziale Faktoren (z. B. soziale Schichtzugehörigkeit, Schulbildung)
- Umwelteinflüsse (z. B. Fluoridgehalt im Trinkwasser)
- allgemeiner Gesundheitszustand.

Klinische Relevanz verschiedener Methoden

Allen Methoden gemeinsam ist, dass eine klinisch relevante Einschätzung der individuellen Kariesaktivität anhand nur *eines* der genannten Parameter nicht möglich ist. Weder Sensitivität (hoher Karieszuwachs wird korrekt prognostiziert) noch Spezifität („kein Karieszuwachs" wird korrekt prognostiziert) erreichen die notwendige Trennschärfe (erwünscht sind mindestens 80 %). Überwiegend – nicht übereinstimmend – wird allerdings die Ansicht vertreten: Je mehr Komponenten Berücksichtigung finden, umso größer ist die Wahrscheinlichkeit einer korrekten Einstufung. Dann sind auch die erwünschten 80 % Genauigkeit erreichbar, vor allem bei Jugendlichen: „The accuracy in the early ages can be over 80 %" [35], eine Erkenntnis, die bei der Erstellung entsprechender Beurteilungsbögen bereits berücksichtigt wird (➤ Abb. 7.14).

Und eine zweite Erkenntnis scheint von Bedeutung: Eine auf dieser Basis „maßgeschneiderte" präventive und therapeutische Betreuung im Kindesalter wirkt sich dann möglicherweise auch positiv auf die Entwicklung der Mundgesundheit in späteren Lebensabschnitten aus. Fontana und Gonzales-Cabezas führen dazu aus: „Although there is significant evidence supporting many of the individual components of this caries management philosophy, such as use of fluorides and sealants for caries prevention and management, there is scarcity of data in the literature to demonstrate the cost-effectiveness of this system approach when used in general dental practice, especially among adult patients. Yet, available data suggest that a risk-based caries management system, in which risk is based on disease experience, and management uses evidence-based approaches, such as use of sealants and fluoride varnishes (with frequency tailored on risk), can be effective at decreasing restorative needs over time in adult populations in private practice settings" [36].

Wie leicht nachzuvollziehen ist, erfordert eine derartig umfassende Diagnostik jedoch einen erheblichen zeitlichen und finanziellen Aufwand (Kosten für Anamnese, die klinischen und mikrobiologischen Befunde, die Testverfahren etc.), der durchaus die Kosten wie auch den Zeitaufwand für eine ungezielte Therapie übersteigen kann.

Aus Gründen der Kosteneffizienz scheint es daher sinnvoll, die Feststellung der individuellen Kariesaktivität zunächst anhand der anamnestischen Befunde, der relevanten klinischen und röntgenologischen Parameter (Initialkaries, kariöse Läsionen) bzw. der Compliance des Patienten (eingeschätzt anhand von Plaque- und Gingivitis-Indizes) vorzunehmen. Die Durchführung mikrobiologischer Testverfahren (S. mutans, Laktobazillen) oder von Speicheltests (mit Bestimmung der Fließrate und Pufferkapazität) scheint angesichts hoher Fehlerquoten (wenn überhaupt) allenfalls dann indiziert, wenn aufgrund der o. a. Daten allein keine Rückschlüsse auf die Ursache der Erkrankung im Einzelfall gezogen werden können.

Zum Beispiel:

- Karies ist noch nicht vorhanden, aber ein hohes Kariesrisiko ist zu erwarten, beispielsweise in Verbindung mit Allgemeinerkrankungen, der Einnahme bestimmter Medikamente (z. B. Betarezeptorenblocker → reduzierter Speichelfluss) oder grundlegend veränderten Lebensbedingungen.
- Das Bild der Karies ist anders als erwartet (z. B. im Hinblick auf Anzahl, Lokalisation und Aussehen der Läsionen und Kavitäten).
- Umfangreiche restaurative Maßnahmen sind notwendig, und die bisherige Kariesaktivität war hoch, oder neue Oberflächen mit einer hohen Kariesprävalenz sind zusätzlich exponiert (z. B. Wurzeloberflächen).

Patient: ________ Name ________ Vorname ________ Geburtsdatum ________ Nr.

Behandler/in:
Datum:

Test/Observation	Klassen	Diagnose 1	2	3	4	5
DMF	0–2	☐	☐	☐	☐	☐
Aktive initiale Karies	0–2	☐	☐	☐	☐	☐
Oralhygiene (oder PFRJ)	0–2	☐	☐	☐	☐	☐
Speichelpufferkapazität	0–2	☐	☐	☐	☐	☐
Lactobazillenzahl	0–3	☐	☐	☐	☐	☐
Streptococcus-mutans-Zahl	0–3	☐	☐	☐	☐	☐
Behandler/in Beurteilung	0–3	☐	☐	☐	☐	☐
	Summe:	☐	☐	☐	☐	☐

Präventionsempfehlung

Wert = 1 Fluorlack 2 x, Wert = 2 Fluorlack 3 x + Zucker-Check

Wert = 1 Instr. + PZR,
Wert = 2, Instr. + PZR x 2

Wert ≥ 2, Check Sekretionsrate

Wert ≥ 2 Diät-Check — Zucker — Restriktion, Wechselgebiss LB ≥ 2 versiegeln

Wert ≥ 2 und initiale Karies = 0, Chlorhexidin/Fluorid, PZR, Interdentalpflege, Zungenrücken-Hygiene, werdende Mütter!

Wert = 2 PZR + Fluorlack;
= 3 Zucker-Check

Recall-Empfehlung

Ist der Wert ≥ **12,** Recall 8—12/Jahr = **Risikogruppe III**

zwischen **9—11,** Recall 4—8/Jahr = **Risikogruppe II**

unter **9,** Recall 1—2/Jahr = **Risikogruppe I**

In den einzelnen Recall-Sitzungen wird gemäß obiger Auswertung therapiert.

Bei Patienten, deren Gesamtwert ≤ 9 ist, die jedoch in speziellen Kombinationen folgende Grenzwerte erreichen:

Spezielle Präventionsempfehlungen

	Grenzwert		
Akt. init. Karies + Strep. mut.	4	☐	Konzentrierung auf S. M. Zahl durch PZR, Fluorid, Chlorhexidin
Akt. init. Karies + Oralhyg. + Lactobac.	6	☐	Konzentrierung auf Ernährung/Zuckerkonsum, Instr., PZR, Fluorlack
Akt. init. Karies + Mut. + Beurteilung	7	☐	Konzentrierung auf S. M., PZR
Akt. init. Karies + Buff. + Lactobac.	7	☐	Konzentrierung auf Zuckerkonsum, Instr., PZR, Fluorlack

Risikofaktoren der Karies

— DMF-T-Rate — „Karieshistorie":
DMF-T-Zahlen der Altersgruppen:
von 8 bis 9 : 1,5
von 13 bis 14 : 5,2
von 35 bis 54 : 18,5
0 = besser als Durchschnitt innerhalb der Altersgruppe
1 = normal
2 = schlechter als Durchschnitt

— Aktive initiale Karies:
0 = keine klinischen Zeichen
1 = Verdachtsmomente
2 = deutliche Zeichen (Bißflügelaufnahme!)

— Oralhygiene gemessen durch Plaque-Index
0 = gut
1 = mittel
2 = schlecht

— Pufferkapazität des Speichels: (entsprechend Packungsbeilage Dentobuff®)
0 = blau d.h. ≥ 6
1 = grün d.h. 4,5 bis 5,5
2 = gelb d.h. ≤ 4,0

— Lactobacillen-Zahl: (entsprechend Packungsbeilage Dentocult® LB)
0 = bis 1 000
1 = bis 10 000
2 = bis 100 000
3 = bis 1 000 000 und mehr

— Streptococcus-mutans-Zahl (entsprechend Packungsbeilage Dentocult© SM
0 = 0
1 = 1
2 = 2
3 = 3

— Persönliche Beurteilung des/der Behandlers/in:
hier können auch soziale Aspekte oder Reaktionen des Patienten auf Ratschläge etc. einfließen,
0, 1, 2, 3, wobei 3 das höhere Risiko darstellt. Mit ihrer Gewichtung legen Sie auch fest, ob z.B. Risikogruppe II, 4-, 6-, oder 8mal Recall bedeutet.

Legende: PZR = Professionelle Zahnreinigung
Instr. = Information, Motivation, Anleitung

Abb. 7.14 Ein für die zahnärztliche Praxis entwickelter Beurteilungsbogen zur Bestimmung des individuellen Kariesrisikos [R463]

Mikrobiologische Testverfahren

Kommerziell erhältliche Testverfahren stützen sich insbesondere auf in größeren Populationen statistisch nachweisbare Zusammenhänge zwischen der Anzahl von Mutansstreptokokken bzw. Laktobazillen im Speichel und der Plaque einerseits und dem Kariesbefall andererseits. Für den Einzelfall sind diese Zusammenhänge jedoch nur bedingt nachvollziehbar, was angesichts der komplexen Ätiologie der Karies nicht verwunderlich ist.

Auf den Punkt gebracht sind mit den vorhandenen mikrobiologischen Kariestestverfahren – sofern sie bei naturgesunden bzw. sanierten Gebissen eingesetzt werden – allenfalls zwei fachlich relevante Aussagen möglich:

- Die Mutansstreptokokkenzahlen im Speichel ermöglichen die Angabe eines *Übertragungs*risikos (wie viele Mutansstreptokokken können von der Mutter auf das Kind, vom Milchzahn auf den bleibenden Zahn, vom Zahnschmelz auf Wurzeloberflächen übertragen werden?). Dies ist jedoch nur dann klinisch relevant, wenn es begleitet wird von einer kariogenen Ernährungsweise.
- Die Laktobazillenzahlen ermöglichen eine Aussage zum Ausmaß des tatsächlichen Zuckerkonsums.

In diesem Sinn liefern mikrobiologische Testverfahren zusätzliche Hinweise für die Einschätzung sowohl des individuellen Kariesrisikos als auch seiner Ursachen sowie der Compliance des Patienten und dienen somit als zusätzliche Motivationshilfen oder auch als ergänzende Entscheidungshilfen für die Therapieplanung (➤ Abb. 7.15, ➤ Abb. 7.16).

Speichelfließrate und Pufferkapazität

Neben seiner Transport- und Reinigungsfunktion besitzt der Speichel u. a. die Fähigkeit, in der Mundhöhle auftretende Säuren (exogen wie endogen) abzupuffern.

Testart/Indikation/ Bemerkungen	Kategorien (0–3)	therapeutische Konsequenzen Durchführung: professionell	therapeutische Konsequenzen Durchführung: häuslich
Laktobazillen	**Kategorie 0:** 0–1000 KBE/ml Speichel **kein bzw. geringes Kariesrisiko**	• Basisprophylaxe • routinemäßige Kontrollen (zweimal im Jahr)	• Weiterführung der gewohnten Prophylaxe
• bei umfangreichen Sanierungen (Hilfe zur Therapieplanung und Festlegung der Recall-Intervalle) • bei reduziertem Speichelfluss (z.B. durch Medikamenteneinnahme)	**Kategorie 1:** 1000–10 000 KBE/ml Speichel **„mittleres" Kariesrisiko**	zusätzlich: • Ernährungsanamnese • Fissurenversiegelung	zusätzlich: • bewusste Einschränkung zuckerhaltiger Zwischenmahlzeiten • Intensivierung der häuslichen Mundhygiene („ID-Hygiene"!)
• erst nach Sanierung vorhandener kariöser Läsionen	**Kategorie 2:** 10 000–100 000 KBE/ml Speichel **„hohes" Kariesrisiko** **Kategorie 3:** >100 000 KBE/ml Speichel **„sehr hohes" Kariesrisiko**	zusätzlich: • Ernährungstagebuch (versteckte Zucker) • erhöhte Frequenz fluoridhaltiger Lacke (3–4/Jahr) • Politur vorhandener Restaurationen • Entfernung sonstiger Plaqueretentionsstellen (überstehende Füllungs-/Kronenränder…)	zusätzlich: • Zuckeraustauschstoffe (optimal: xylithaltige Produkte, insbesondere Kaugummis)

Abb. 7.15 Mikrobiologische Testverfahren und therapeutische Konsequenzen. Beispiele für ein Diagnose-Therapie-Schema auf Basis der Auswertung der Menge an Laktobazillen im Speichel [R463]

Testart/Indikation/ Bemerkungen	Kategorien (0–3)	therapeutische Konsequenzen Durchführung: professionell	häuslich
Streptococcus mutans	**Kategorie 0:** 0–1000 KBE/ml Speichel **kein bzwgeringes Kariesrisiko**	• Basisprophylaxe • routinemäßige Kontrollen (2-mal/Jahr)	• Weiterführung der gewohnten Prophylaxe
• Schwangere • Kleinkinder (Durchbruch der Milchmolaren) • (Vor)-Schulkinder (Durchbruch der 6-Jahr-Molaren/ Prämolaren) • bei umfangreichen Sanierungen (Hilfe zur Therapieplanung und Festlegung der Recall-Intervalle) • bei reduziertem Speichelfluss (z. B. durch Medikamenteneinnahme)	**Kategorie 1:** 1000–100 000 KBE/ml Speichel **moderates/ „mittleres" Kariesrisiko**	zusätzlich: • intensive Aufklärung/ Instruktion bezüglich verbesserter Mundhygiene • zusätzlicher Termin zur Kontrolle des Übungserfolges	zusätzlich: • Verbesserung der individuellen Mundhygiene (ID-Hygiene!)
	Kategorie 2: 100 000–1 000 000 KBE/ml Speichel **„hohes" Kariesrisiko**	zusätzlich: • gezielte Anamnese (Ernährung, Mundhygiene, Fluoride, Allgemeinerkrankungen/Medikamente ...) • Röntgendiagnostik (Bissflügelaufnahme) • Beratung (z. B. Übertragungswege der Bakterien, individuell abgestimmte, „bedarfsgerechte" Prophylaxe) • professionelle Zahnreinigung • erhöhte Frequenz professioneller Fluoridanwendung (optimal: Fluoridlacke mit Langzeitwirkung) • Fissurenversiegelung • Entfernung Plaqueretentionsstellen/ggf. Sanierung • Recall 4-mal /Jahr (Erfolgskontrolle)	zusätzlich: • Fluorid-Gel wöchentlich • xylithaltige Kaugummis 2-3-mal /Tag • Ernährungsumstellung
• nur bei primär Gesunden und nach Sanierung • nicht unter Antibiotikatherapie/Chlorhexidinanwendung • 2 Stunden vorher keine Zahnreinigung, nicht essen, nicht rauchen	**Kategorie 3:** > 1 000 000 KBE/ml Speichel **„sehr hohes" Kariesrisiko**	zusätzlich: • Herstellung von Medikamententrägern (zur häuslichen Anwendung von Fluorid- bzw Chlorhexidingel) • Chlorhexidin-Lack (z. B. Cervitec) 4mal/Jahr; ggf. alternierend Fluorid- und Chlorhexidinlack im Abstand von 3 Monaten	zusätzlich: • CHX-Gel Stoßtherapie, ggf. über Medikamententräger

Abb. 7.16 Mikrobiologische Testverfahren und therapeutische Konsequenzen. Beispiele für ein Diagnose-Therapie-Schema auf der Basis der Menge an Streptococcus mutans im Speichel [R463]

Unbestritten ist in diesem Zusammenhang, dass:

- bei Personen mit reduziertem Speichelfluss ein deutlich erhöhtes Kariesrisiko besteht,
- eine hohe Pufferkapazität das Auftreten kariöser Prozesse am Schmelz und an freiliegenden Zahnwurzeln reduziert.

MERKE

Die Vorhersagegenauigkeit des Parameters Pufferkapazität wie auch der Fließrate zur Bestimmung des individuellen Kariesrisikos ist jedoch nur mangelhaft. Dieselbe Einschätzung gilt bezüglich weiterer Speichelfaktoren wie z. B. der Konzentration von Proteinen, Ionen oder Enzymaktivitäten.

Fazit

MERKE

Nach wie vor wichtigste Parameter für die Einschätzung des individuellen Kariesrisikos bzw. der aktuellen Kariesaktivität sind die klinischen Befunde. Andere Parameter können als ergänzende Faktoren berücksichtigt werden.

Das Schema der American Dental Association (➤ Tab. 7.6) bewertet konsequenterweise das Ausmaß des Karieszuwachses im vergangenen Jahr (bei Kindern und Jugendlichen) bzw. in den vergangenen 3 Jahren (bei Erwachsenen) als die entscheidenden Kriterien für die Einstufung in die verschiedenen Risikokategorien („niedrig" – „mittel" – „hoch") [37].

Ist eine eindeutige Einschätzung des individuellen Risikos nicht möglich, sollte von einem höheren Risiko ausgegangen werden, um gesundheitlichen Schaden für den Patienten durch eine falsch negative Diagnose zu vermeiden!

7.3 Altersgruppengerechte Prophylaxe

Die Zahnkaries wird in der modernen Literatur weniger als Folge einer fehlerhaften Ernährung oder unzureichenden Mundhygiene, auch nicht mehr als Infektionskrankheit, sondern vielmehr globaler als das Resultat einer Störung des ökologischen Gleichgewichts der Mundhöhle aufgrund unterschiedlichster Einflussfaktoren angesehen [38]. Takahashi und Nyvad führen hierzu aus: „In fact, it has been proposed that dental caries is not caused by a concrete set of organisms but by a change in the community composition due to external factors" [39].

Auch die Bedeutung genetischer Komponenten wird immer häufiger diskutiert. Sie betreffen u. a. Unterschiede zwischen erster und zweiter Dentition, zwischen den Geschlechtern, zwischen Fissuren- und Grübchenkaries auf der einen und Glattflächenkaries auf der anderen Seite. In einer Publikation von Shaffer et al. aus dem Jahr 2015 heißt es hierzu: „In fact, genetics accounts for up to 65 % of inter-individual variation in dental caries experience" [40]

Aminabadi und Mitarbeiter wiederum verweisen auf Zusammenhänge zwischen Kariesbefall und dem kindlichen Temperament: „With 18 aspects of a child's temperament under consideration, attentional shifting, fear, frustration, low intensity pleasure, sadness and shyness were significantly higher in the ECC group" [41].

Vieira schließlich fasst den aktuellen Erkenntnisstand in folgenden Sätzen zusammen: „Dental caries is a bacteria-mediated disease that is greatly influenced by factors of the host. Host factors influencing dental caries are genetically influenced. Our limited understanding of the genetic influences of the host has impaired our ability for preventing dental caries at the population level" [42].

Angesichts der Komplexität dieser Vorgänge, vor allem auch angesichts der Unmöglichkeit, die Wertigkeit der verschiedenen ätiologischen Faktoren im Einzelfall zu erfassen, macht es Sinn, sich bezüglich der Entwicklung im Alltag realisierbarer präventiver Strategien zunächst auf folgende zentrale Erkenntnisse zu fokussieren:

Karies entsteht immer dann, wenn

- die Angriffsfaktoren bei gleichbleibender Abwehrlage die Oberhand gewinnen,
- bei gleichbleibender Stärke der Angriffsfaktoren die Abwehr nachlässt,
- entsprechende Veränderungen bei beiden Faktoren gleichzeitig auftreten.

Ernährung, Mundhygiene oder auch Fluoridanwendung sind lediglich modifizierende Faktoren, die im Einzelfall mehr oder weniger stark zum Tragen kommen.

Karies ist letztlich die Folge eines lang anhaltenden Ungleichgewichtes zwischen De- und Remineralisation (mit Übergewicht für die Demineralisation), wobei die Demineralisation durch bakteriell produzierte Säuren hervorgerufen wird. Levine hat dies vor Jahren in seinem Modell der Ionen-Wippe (➤ Abb. 7.17) plastisch dargestellt [43].

Wenn es durch geeignete Maßnahmen gelingt, die Demineralisation zu hemmen und die Remineralisation so zu stärken, dass ein Gleichgewichtszustand erreicht wird, kann der Zahn dauerhaft gesund erhalten werden.

7.3.1 Prophylaxe in der Schwangerschaft

Klinische und psychologische Ausgangssituation

In Deutschland ist die Beratung zur (Mund)gesundheit in den Mutterschaftsrichtlinien des Bundesausschusses der Ärzte und Krankenkassen verankert [44]: „Der Arzt soll im letzten Drittel der Schwangerschaft bedarfsgerecht über die Bedeutung der Mundgesundheit für Mutter und Kind aufklären". Das Problem: Etwa die Hälfte der Schwangeren konsultiert während der Schwangerschaft keinen Zahnarzt. Entsprechend bestehen Wissenslücken.

Probleme mit den Zähnen während der Schwangerschaft (Blutungen, Schwellungen und Entzündungen des Zahnfleisches) werden offensichtlich als selbstverständlich, als normal, ja regelrecht als schicksalhaft

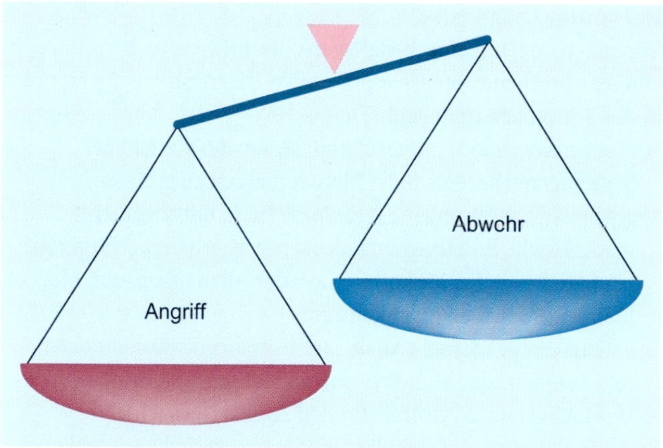

Abb. 7.17 Ionen-Wippe nach Levine. Aus kariesprophylaktischer Sicht entscheidend ist die Tatsache, dass die Summe der remineralisierenden Faktoren die demineralisierenden Einflüsse überwiegt.Das Grundprinzip der Kariesprophylaxe wird so offensichtlich: Förderung der Remineralisation und/oder Verringerung der Demineralisation. [R463/L106]

aufgefasst („mit jedem Kind geht ein Zahn verloren"). Nach wie vor besteht die Illusion, dass jegliche Beschwerden wieder von selbst verschwinden, wenn das Baby geboren ist. Zahnfleischbluten und Zahnschmerzen werden aus dieser Perspektive hingenommen, und der Zahnarzttermin wird auf die Zeit nach der Geburt verschoben.

Ziele der Betreuung

MERKE

Die präventive Betreuung der Mutter in der Schwangerschaft verfolgt zwei Ziele:
- Erhalt/Verbesserung der Mundgesundheit der Mutter trotz der durch die Schwangerschaft bedingten erschwerten Voraussetzungen
- Schaffung bestmöglicher Voraussetzungen für eine dauerhafte Mundgesundheit des Kindes

Um diese Ziele umzusetzen, ist neben professionellen Maßnahmen (Sanierung kariöser Zähne, professionelle Zahnreinigung, Bestimmung des individuellen Kariesrisikos etc.) die Mitarbeit der Schwangeren gefordert.

Die Mutter muss daher über schwangerschaftsbedingt erhöhte Risiken für ihre eigene Mundgesundheit ebenso wie über die Zusammenhänge zwischen ihrem Mundgesundheitszustand bzw. ihrem Verhalten und der Mundgesundheit ihres Kindes informiert werden. Hierbei ist zu berücksichtigen, dass die Motivierbarkeit gerade in der sehr sensiblen Phase der Schwangerschaft extrem unterschiedlich ausgeprägt sein kann.

7

Konzepte der Diagnostik und Betreuung

Eine effektive Umsetzung der o. a. Ziele ist nur zu gewährleisten, wenn zusätzlich zur üblichen, in der Regel restaurativ orientierten diagnostischen und therapeutischen Betreuung gezielt weitere präventiv ausgerichtete Maßnahmen ergriffen werden.

Präventive Diagnostik

Voraussetzung für eine bedarfsgerechte präventive Betreuung ist eine entsprechend intensive präventive Diagnostik. Schwerpunkte in der Schwangerschaft sind:
- eine umfassende Familienanamnese, um das Umfeld der Schwangeren bezüglich der Motivierbarkeit zu eruieren,
- eine intensive allgemeine Anamnese (u. a., um allgemeinmedizinische Probleme aufzudecken, z. B. erhöhter Würgereiz, häufiges Erbrechen, Nikotin- und/oder Alkoholkonsum, Medikamentengebrauch, Drogenkonsum),
- eine intensive spezielle Anamnese (Ernährungsverhalten, Art und Frequenz der Mundhygienemaßnahmen, Fluoridprophylaxe, Häufigkeit und Gründe für den Zahnarztbesuch),
- die Evaluierung des aktuellen Ernährungsverhaltens (Änderungen des Ernährungsverhaltens in der Schwangerschaft sind grundsätzlich physiologisch, das Ausmaß und die Art der Änderung, z. B. hochfrequente Zufuhr zuckerhaltiger Produkte, sind jedoch unterschiedlich),
- die Evaluierung des individuellen Mundhygieneverhaltens mittels geeigneter Plaque- und Gingivitis-Indizes (z. B. API und SBI),
- die Evaluierung des Kariesrisikos der Schwangeren (ggf. inklusive der Durchführung mikrobiologischer Testverfahren). So kann ermittelt werden, wie hoch das Risiko für eine spätere Übertragung von Mutansstreptokokken und Laktobazillen auf das Kleinkind ist.

MERKE

Generell zu berücksichtigen ist, dass die psychische und physische Belastung der Schwangeren möglichst gering gehalten werden sollte.

Die Umsetzung dieser Forderung betrifft nicht nur die eigentliche Therapiephase, sondern auch die präventive Betreuung. Dabei ist zu beachten, dass für das Gespräch mit einer werdenden Mutter, die häufig emotional labil ist, mehr Zeit eingeplant werden sollte. Auf Kritik und Ermahnungen sollte verzichtet werden; stattdessen sind die positiven Aspekte des Verhaltens zu loben und zu unterstreichen.

Hilfreich ist erfahrungsgemäß ebenfalls, wenn die Durchführung der regelmäßigen Prophylaxesitzungen durch eine erfahrene Prophylaxeassistentin erfolgt, insbesondere wenn diese bereits Mutter ist.

Präventive Betreuung

Die Besonderheiten der präventiven Betreuung der Schwangeren ergeben sich aus der Tatsache, dass nicht nur die Mundgesundheit der Schwangeren erhalten, sondern auch ein wichtiger Einfluss auf die spätere Mundgesundheit des Kindes genommen werden kann.

Ein umfassendes Konzept präventiv orientierter Betreuung werdender Mütter beinhaltet somit:
- die Sanierung vorhandener kariöser Läsionen,
- die Neuanfertigung (ggf. Umgestaltung) bestehender Restaurationen (u. a. als wesentliche Voraussetzung für die Herstellung der Hygienefähigkeit der Mundhöhle),
- eine ausführliche Aufklärung über den Zusammenhang zwischen der Mundgesundheit der Mutter und derjenigen des Kindes,
- eine ausführliche Aufklärung über die Ursachen von Karies und Gingivitis,
- die Aufklärung über Möglichkeiten und Grenzen geeigneter häuslicher Prophylaxemaßnahmen zur Beeinflussung der Mundgesundheit der Mutter wie auch derjenigen des Kindes sowie ergänzende professionelle Maßnahmen,
  in diesem Zusammenhang eine umfassende (nicht nur die Zahngesundheit, sondern die Allgemeingesundheit betreffende) Beratung zum Thema Zuckerkonsum,
- die Durchführung regelmäßiger professioneller Zahnreinigungen, ggf. begleitet von Maßnahmen zur Reduktion der Anzahl Karies verursachender Mikroorganismen (z. B. durch chlorhexidinhaltige Gele/Lacke zur Minimierung des Übertragungsrisikos kariogener Keime auf das Kind).

Immer wieder sollte betont werden, dass Karies und Gingivitis keine schicksalhaften Erkrankungen sind, sondern *beeinflussbare* Plaquekrankheiten darstellen. Gute bzw. schlechte Mundgesundheit wird nicht vererbt im genetischen Sinn. Ein Zusammenhang besteht allenfalls insofern, als die kariogenen Keime im Wesentlichen von der Mutter auf das Kind übertragen werden.

Durch geeignetes Verhalten (bezüglich Mundhygiene, Ernährungslenkung, Fluoridierung), unterstützt durch professionelle Maßnahmen, ist dieses Risiko beeinflussbar, Karies somit letztlich vermeidbar.

MERKE
Wenig hilfreich ist es, Karies und Gingivitis allein als Folge fehlerhaften Verhaltens (bedingt durch Wissens- oder Wollensdefizite) darzustellen. Vielfach ist es der Schwangeren angesichts der mangelnden Hygienefähigkeit ihrer Mundhöhle (u. a. wegen Engständen der Zähne, mangelhafter Gestaltung von Füllungen oder Zahnersatz, Anatomie der Interdentalräume) unmöglich, ihre Mundhöhle allein durch häusliche Maßnahmen auf dem notwendigen Hygienelevel zu halten. Professionelle Unterstützung ist erforderlich.

7.3.2 Prophylaxe beim Kleinkind (0–3 Jahre)

Klinische und psychologische Ausgangssituation

Trotz einer allgemeinen Verbesserung der Mundgesundheit in den vergangenen Jahren sind zwischen 20 und 30 % der 3-Jährigen an Karies erkrankt.

Angesichts der geringen Einflussmöglichkeiten des Kleinkindes auf kariesätiologisch relevante Faktoren liegt die Hauptlast der präventiven Betreuung in den Händen der Bezugspersonen. Aus dieser Erkenntnis erwachsen gleichermaßen Chancen wie Risiken:

In den ersten 4–6 Monaten ist das Baby völlig auf die Mutter fixiert. Diese Monate sind u. a. entscheidend für die Entwicklung eines Urvertrauens, das sich nur durch die weitgehend kontinuierliche Präsenz der Bezugsperson aufbauen kann.

Erst mit etwa einem halben Jahr wird das Baby empfänglich für soziale Reize und etabliert ein mehr oder minder komplex ausgeprägtes Imitationsverhalten. Bewusstes Handeln vor dem 2. Lebensjahr ist kaum zu erwarten!

Selbstvertrauen und Ich-Identität entwickeln sich erst zu Beginn des 3. Lebensjahres, wenn das Kind anfängt, eigenes Verhalten zu kommentieren und zu steuern. In diesem Zeitraum erlebte Erfahrungen wirken häufig dauerhaft prägend. Die herausragende Bedeutung von Vorbild und Erziehung durch die Bezugspersonen für das spätere soziale Verhalten des Kindes ist allgemein anerkannt.

Ziele der Betreuung

In keinem anderen Lebensabschnitt bestehen derartig gute Chancen, die Mundgesundheit des Kindes dauerhaft positiv zu beeinflussen.

MERKE
Die präventive Betreuung beim Kleinkind hat folgende Ziele:
- Verhinderung bzw. Minimierung der Übertragung kariogener Keime durch Bezugspersonen
- Aufbau von zahnfreundlichen Verhaltensweisen bei Kind und Eltern/Etablierung eines „Zahngewissens"
- Erhaltung eines naturgesunden Milchgebisses

In den 1980er- und 1990er-Jahren wurde, gestützt auf die „spezifische Plaquehypothese", immer wieder auf eine **„besondere Bedeutung der Mutansstreptokokken"** bzw. die Notwendigkeit der Beeinflussung der Anzahl der Mutansstreptokokken in dieser Altersgruppe hingewiesen mit folgender Argumentation: „Das Risiko für die Entstehung kariöser Prozesse wächst mit der Anzahl dieser Mikroorganismen in der Mundhöhle des Kindes. Deren Zahl hängt ab von der Anzahl der Mutansstreptokokken in der Mundhöhle der Bezugspersonen, der Häufigkeit der Speichelkontakte nach Durchbruch der Zähne sowie dem Substratangebot beim Kind. Die zahnlose kindliche Mundhöhle ist frei von Mutansstreptokokken; die Zähne der meisten Kinder (etwa 75 %) werden im Alter zwischen 19 und 28 Monaten mit diesen Mikroorganismen besiedelt; mit dreieinhalb bis vier Jahren liegt bereits ein relativ stabiles Mundmilieu vor. Kann die Kolonisation der kindlichen Mundhöhle mit S. mutans innerhalb dieses Zeitraums verhindert/minimiert werden (‚Primär-Primär-Prophylaxe'), sind die Voraussetzungen für einen dauerhaften Erhalt der Zahngesundheit bis ins Alter wesentlich verbessert."

Diese Fokussierung auf nur einen „Leitkeim" ist auf der Basis des heutigen Wissensstandes zur Ätiologie der Karies nicht mehr haltbar. Nach wie vor gültig ist allerdings die Erkenntnis, dass sich kariogene Bakterienspezies bevorzugt in Anwesenheit zuckerhaltiger Nahrungsmittel entwickeln. Eine diesbezügliche Aufklärung der Mütter/Eltern oder Bezugspersonen sollte daher (sofern sie nicht bereits während der Schwangerschaft erfolgte) möglichst innerhalb der ersten 12 Lebensmonate des Säuglings erfolgen.

Gleiches gilt bezüglich der **Aufklärung über zahngesundes Verhalten.** Im Vordergrund steht dabei eine **altersgruppenspezifische Ernährungsberatung.** Neben der Vermittlung von Grundlagenwissen (Schwerpunkte: Vermeidung der Gewöhnung an Süßes; Zuckergehalt in Babynahrung; Probleme durch extensives Stillen etc.) ist insbesondere auf das Risiko der Entwicklung einer frühkindlichen Karies hinzuweisen. Ca. 10–15 % der Kinder dieser Altersgruppe sind in der Bundesrepublik von dieser Sonderform der Milchzahnkaries betroffen (➤ Kapitel 2). Diese Zahl erscheint grundsätzlich gering; der besondere Handlungsbedarf ergibt sich jedoch aus der Tatsache, dass diese epidemiologisch gesehen kleine Gruppe den Großteil der Hochrisikopatienten stellt!

Regelmäßige Mundhygienemaßnahmen beginnen mit dem Durchbruch des ersten Milchzahnes. Sie verfolgen zum einen den Zweck, Belagsansammlungen auf den Zähnen zu vermeiden, zum anderen soll das Kind durch die regelmäßige Manipulation in der Mundhöhle allmählich an die Selbstverständlichkeit täglicher Mundhygienemaßnahmen gewöhnt werden. Erfolgt diese erste Erfahrung (z. B. mit einer geeigneten Kinderzahnbürste) in der sog. **oralen Phase** lustbetont und spielerisch, ohne Beschränkungen oder Verbote, wird sich diese Lernerfahrung in der Regel dauerhaft etablieren.

Erfahrungsgemäß sind Kinder frühestens mit 3 Jahren in der Lage, selbst mit der Pflege ihrer Zähne zu beginnen. Im Sinne eines **Imitationslernens** ahmt das Kind zwar die Handbewegungen der Eltern nach, in den seltensten Fällen ist dabei jedoch ein kontrolliertes, methodisches Vorgehen zu beobachten. Ganz abgesehen davon ist die Feinmotorik für das effektive Putzen der Innen- und Außenflächen noch nicht entwickelt. In der Regel können allenfalls Schrubb-Bewegungen der Kauflächen durchgeführt werden. **Nachputzen durch die Eltern** ist daher (meist bis ins Grundschulalter) nötig.

Ebenfalls anzustreben ist die regelmäßige **Anwendung von Fluoriden** ab dem Durchbruch des ersten Milchzahnes, wobei in diesem Kontext fluoridhaltige Kinderzahnpasten die wichtigste Rolle spielen. Dabei ist zu berücksichtigen, dass bis zum 4. Lebensjahr häufig die gesamte mit der Zahnbürste in die Mundhöhle eingebrachte Zahnpasta verschluckt wird. Um Überdosierungen und somit das Risiko einer Dentalfluorose zu minimieren, sollten die in ➤ Abb. 7.10 dargestellten, von Kinderärzten wie Zahnärzten konsentierten Dosierungsempfehlungen praktiziert werden.

Konzepte der Diagnostik und Betreuung

Die Umsetzung der o. a. Ziele setzt eine möglichst frühzeitige Information der Eltern (optimal bereits in der Schwangerschaft) sowie eine Vorstellung des Kindes beim Zahnarzt voraus. Letzteres geschieht am besten nach Durchbruch des ersten Milchzahnes, da bis zu diesem Zeitpunkt normalerweise noch keine zahnärztlichen Behandlungsmaßnahmen erforderlich sind (allenfalls Hilfestellung bei Zahnungsbeschwerden). Zahnarzt, Kind und Eltern erleben sich bei ihrem ersten Kontakt in entspannter Gesprächsatmosphäre und damit in einem perfekten Rahmen für Beratungen, kleinere Mundhygieneinstruktionen und nicht zuletzt auch zur Überreichung u. a. eines „Zahnärztlichen Kinderpasses."

Zahnärztliche Kinderpässe (in der Bundesrepublik Deutschland gibt es verschiedene Herausgeber, meist Zahnärztekammern, siehe z. B. ➤ Abb. 7.18 a) enthalten im Unterschied zum (bundesweit einheitlichen) Mutterpass und gelben ärztlichen Kinderuntersuchungsheft *weiterführende* Informationen zu den wichtigsten Themen rund um die Zahngesundheit. Sie besitzen vielfach den Charakter von Aufklärungsfibeln über Kariesvermeidung, Verhaltensregeln zur kindlichen Zahnpflege, Lutschgewohnheiten, Ernährung, Zahndurchbruch, Hinweise für Schwangere etc. für den Zeitraum von der Geburt bis mindestens zum 6. Geburtstag. Darüber hinaus enthalten sie Hinweise über die Frequenz und die Zeiträume zahnärztlicher Früherkennungsuntersuchungen und bieten Platz für eine gleichermaßen verständliche wie umfassende Dokumentation der für die Zahngesundheit wesentlichen klinischen Befunde (➤ Abb. 7.18b, c).

Für die ersten 3 Lebensjahre beispielsweise sind 3 Früherkennungsuntersuchungen vorgesehen:

- FU 1a zwischen dem 6. und 9. Lebensmonat
- FU 1b zwischen dem 10. und 20. Lebensmonat
- Fu1c zwischen dem 21. und 33. Lebensmonat

Diese Zeiträume passen gut zu den ärztlichen Untersuchungen:

- U5 (6.–7. Lebensmonat)
- U6 (10.–12. Lebensmonat)
- U7 (21.–24. Lebensmonat)

Die Inhalte der einzelnen Termine beim Kind ergeben sich nahezu von selbst:

Präventive Diagnostik

- Klinische Untersuchung (auf Demineralisationen, Karies und Gingivitis, Zahndurchbruchsbeschwerden, Lutschgewohnheiten)
- Allgemeine Anamnese (bezüglich Allgemeinerkrankungen und Einnahme von Medikamenten)
- Ernährungsanamnese (Evaluation des Konsums von Kohlenhydraten, erosiven Getränken und Fläschchennahrung)
- Erhebung der Fluoridanamnese
- Ggf. mikrobiologische Diagnostik (S. mutans)

Ziel der Untersuchungen ist die Ermittlung des individuellen Kariesrisikos. Die Übergänge zwischen niedrigem, durchschnittlichem und hohem Kariesrisiko sind dabei naturgemäß fließend.

MERKE
Generell ist für diese Altersgruppe die Aussage möglich, dass bereits die Anwesenheit *eines* nicht naturgesunden Zahnes zur Einstufung als Person mit erhöhtem Kariesrisiko führt.

Präventive Betreuung
Auch bei der präventiven Betreuung gilt, dass zur Sicherstellung eines bestmöglichen Ergebnisses nicht nur das Kind, sondern auch die wichtigsten Bezugspersonen in die Betreuungskonzepte einbezogen werden müssen. Im Einzelnen bedeutet dies:

Präventive Betreuung der Mütter/Eltern/Bezugspersonen durch:

- Sanierung kariöser Läsionen/Herstellung der Hygienefähigkeit der Mundhöhle (falls erforderlich)
- Aufklärung über das Übertragungsrisiko kariogener Keime
- Professionelle Zahnreinigung, lokale Fluoridierung mit Fluoridgel/-lack
- Reduktion der Zahl Karies verursachender Mikroorganismen mit CHX-Gel/-Lack (falls erforderlich)
- Beratung über zahngesunde Ernährung, geeignete Fluoridprophylaxe, Habits (Daumenlutschen)
- Instruktion (Anleitung zur Durchführung einer effektiven kindgerechten Mundhygiene)

Präventive Betreuung des Kindes durch :

- Mundhygiene-Instruktion
- Oberflächenpolitur (falls erforderlich)
- Sanierung kariöser Läsionen (falls erforderlich)
- Geeignete Fluoridierungsmaßnahmen
- Reduktion der Zahl Karies verursachender Mikroorganismen mit CHX-Lack (falls erforderlich)

MERKE
Das Ergebnis der jeweiligen Maßnahmen ist durch **regelmäßige Kontrolluntersuchungen** zu überprüfen. In Abhängigkeit vom Kariesrisiko werden die Untersuchungsintervalle dabei individuell unterschiedlich gewählt. Im Zweifelsfall sollte eher in kürzeren Abständen professionelle Hilfe in Anspruch genommen werden.

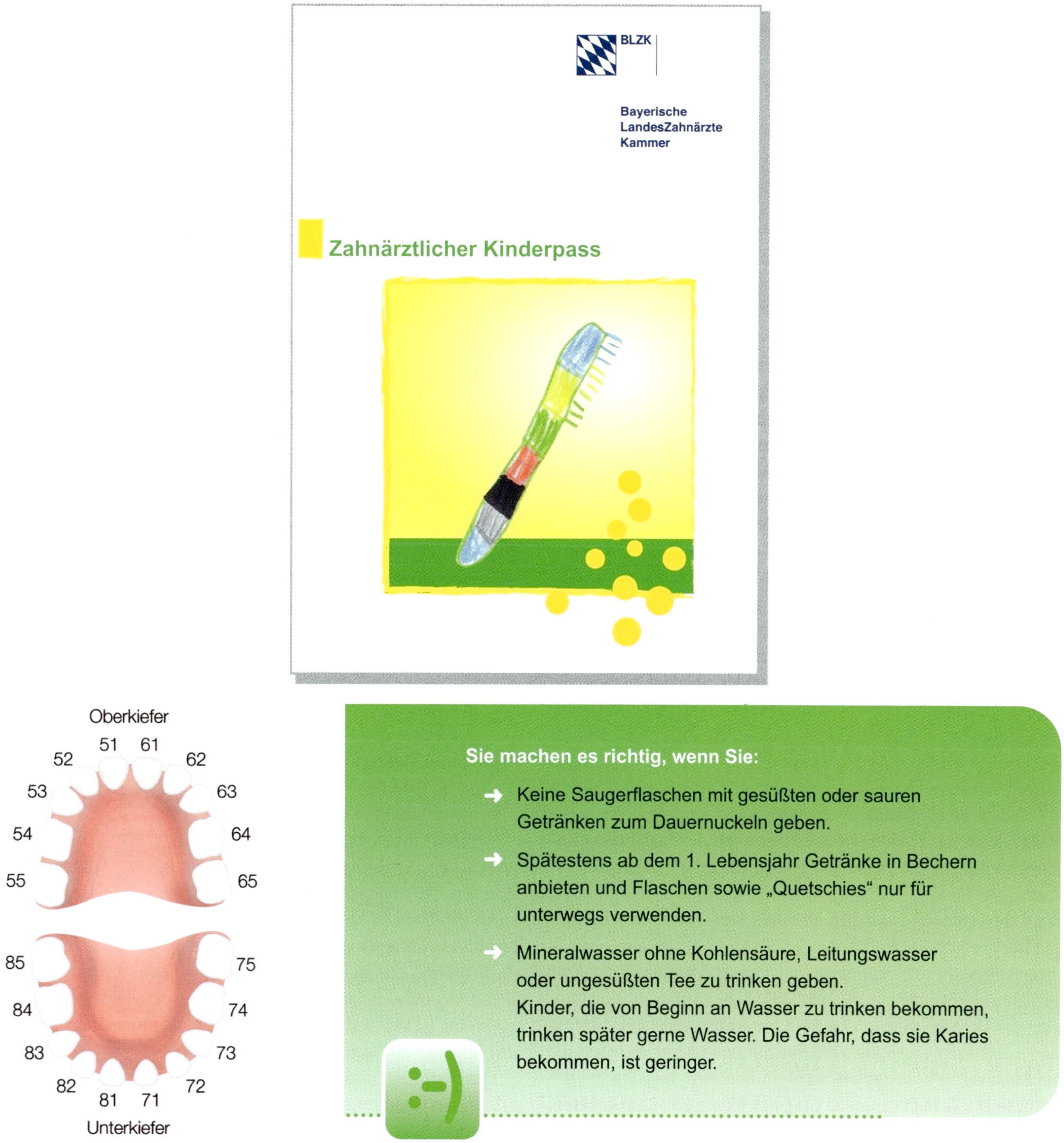

Abb. 7.18 a–c [W1188]
a) Deckblatt des zahnärztlichen Kinderpasses der bayerischen Landeszahnärztekammer. Die aktuelle Broschüre fasst auf 49 Seiten die wichtigsten Informationen zur Zahngesundheit von der Geburt bis zum Alter von 10 Jahren zusammen.
b) Sowohl der Zustand des Gebisses als auch die Schwerpunkte der Beratung/Instruktion von Kindern und Eltern könen ausführlich dokumentiert werden.
c) Die Eltern/Bezugspersonen werden in verständlicher Sprache über wesentliche Verhaltensregeln in der betreffenden Altersgruppe informiert.

7.3.3 Prophylaxe im Kindergartenalter (4–6 Jahre)

Klinische und psychologische Ausgangssituation

Zahnkaries ist in zahnmedizinischer Hinsicht die vorherrschende Zielkrankheit im Kindergartenalter (➤ Kapitel 2). Als Sekundärerkrankungen sind Gingivitis und Kariesfolgeerkrankungen, insbesondere sekundärer Engstand und Zahnverlust, anzutreffen. Auch durch „Habits“ bedingte Fehlstellungen von Zähnen und/oder Zahngruppen bzw. Fehlentwicklungen der Kiefer (z. B. lutschoffener Biss) werden immer wieder beobachtet (➤ Kapitel 6).

Ziele der Betreuung

MERKE

Als Ziele für die präventive Betreuung der 4- bis 6-Jährigen können definiert werden:
- Erhaltung des kariesfreien Milchgebisses bei allen Kindern mit naturgesunden Milchzähnen
- Reduzierung bzw. Vermeidung eines weiteren Karieszuwachses bei Kindern mit bereits erkrankten Zähnen
- Minimierung des Kariesrisikos für die bleibenden Zähne
- Erlernen von Mundhygienemaßnahmen, insbesondere einer Putzsystematik
- Vermeidung/Abstellen von schädlichen Gewohnheiten („Habits")

Die prinzipiellen Möglichkeiten, Milchzähne gesund zu erhalten, sind den meisten Eltern heute in der Regel bekannt. Auch über die Auswirkungen z. B. des Daumenlutschens auf das Kieferwachstum sind sie im Regelfall informiert, sei es durch die Medien, den Freundeskreis oder durch zahnmedizinische Akteure.

In der Praxis ergeben sich bei der Umsetzung entsprechender Vorschläge jedoch mitunter erhebliche Probleme, da die Qualität der o. a. Maßnahmen und ihre Auswirkungen auf den individuellen Mundgesundheitszustand entscheidend von der Mitarbeit des Patienten, d. h. von einer möglichst guten häuslichen Prophylaxe, abhängig sind.

Konkretes Problem in dieser Altersgruppe ist insbesondere die **begrenzte Feinmotorik** bei Vorschulkindern. So putzen beispielsweise 4-Jährige eher grobmotorisch aus der Schulter heraus. Sie halten die Zahnbürste mit der Faust und können lediglich die Außenfläche hin oder her oder von oben nach unten schrubben. Erst im Alter von 5–6 Jahren ist das Kind in der Lage, Rotationsbewegungen zu erlernen und die Innenflächen zu putzen. Ein **Nachputzen durch die Eltern** ist auch in dieser Altersgruppe noch erforderlich.

Auch die weitgehende **Fremdbestimmtheit des Ernährungsangebots** beeinflusst die Umsetzung erwünschten bzw. erlernten Verhaltens.

Zu beobachten ist zusätzlich eine weit verbreitete **Unsicherheit der Eltern** sowohl bezüglich der Art als auch der Inhalte gesundheitserzieherischer Maßnahmen, die u. a. auf unterschiedliche Aussagen der betreuenden Ärzte und Zahnärzte zurückzuführen ist. Folgendes Beispiel wird in diesem Zusammenhang immer wieder zitiert: „Die Ärzte sagen, dass die Nahrungsaufnahme nicht auf die Hauptmahlzeiten konzentriert, sondern über den Tag verteilt werden sollte. Die Zahnärzte wiederum empfehlen genau das Gegenteil: möglichst selten Zwischenmahlzeiten."

Dabei brauchen Kinder gerade in dieser Altersgruppe Bezugspersonen als Vorbilder, an denen sie sich orientieren können, weil sie durch Imitation lernen.

Dieses **Lernen am „lebenden Modell"** ist umso intensiver,
- je stärker das Bedürfnis des Kindes ist, das erstrebte Verhalten zu erlernen („Ich will meine Zähne putzen wie die Großen"),
- je angenehmer die Situation wahrgenommen wird (z. B. im Rahmen eines mit Spaß verbundenen gemeinsamen Zähneputzens im Kindergarten oder in der Familie),
- je attraktiver die Belohnung ist (dabei sind die unterschiedlichsten Vorgehensweisen zielführend: z. B. Geschichten zu erzählen anstelle des Versprechens, eine neue Zahnbürste oder Aufkleber zu schenken).

Es lohnt sich sowohl für Eltern als auch für Erzieher und Lehrer, Zeit und Kreativität in entsprechende erzieherische Maßnahmen zu investieren, denn:

MERKE

Verhaltensweisen, die in früher Kindheit erworben werden, sind später sehr änderungsresistent.

Allerdings sollte diese Erfahrung nicht dazu verleiten, die Kinder zu überfordern. Bei dem Bestreben, Kinder an präventives Verhalten zu gewöhnen, müssen folgende Faktoren berücksichtigt werden:
- **Altersspezifische Denkstrukturen,** z. B.:
  - Einzelerfahrungen können noch nicht generalisiert werden („Peter putzt die Zähne und hat keine Löcher in den Zähnen → wenn ich die Zähne putze, bekomme ich auch keine Löcher").
  - Nur das selbst Erfahrene zählt (Egozentrismus).
  - Abstrakte Begriffe wie „Karies" müssen durch Bilder veranschaulicht werden; „Begreifen" im umfassenden Sinn ist noch nicht möglich.
- **Wahrnehmungs- und Sprachfähigkeiten,** z. B. sprechen und denken Kinder:
  - dichotom (Zucker ist entweder „gesund oder ungesund"),
  - in Wenn-dann-Beziehungen („Wenn ich Süßes esse, dann bekomme ich Karies").
- **Persönlichkeitsentwicklung,** z. B. verhalten Kinder sich vorwiegend reaktiv:
  - Konzentration und Ausdauer sind gering.
  - Kinder verfolgen kurzfristige Ziele.

Neben der Durchführung basisprophylaktischer Maßnahmen im Rahmen der Gruppen- oder Individualprophylaxe ist daher für jeden Patienten in Abhängigkeit vom individuellen Kariesrisiko ein bedarfsgerechtes Prophylaxeprogramm auf der Basis einer individuellen Diagnose zu erstellen. Im Rahmen einer bedarfsgerechten Betreuung müssen dann, falls erforderlich, verhaltens- oder verhältnisbedingte Defizite durch eine entsprechend professionelle Betreuung kompensiert werden.

Damit sind die **entscheidenden Komponenten** einer wirksamen präventiven Betreuung genannt:
- Diagnose des individuellen Kariesrisikos
- Compliance des Patienten/der Bezugspersonen
- bedarfsgerechte professionelle Betreuung.

Konzepte der Diagnostik und Betreuung

Präventive Diagnostik

Zusätzlich zur Diagnostik des individuellen Kariesrisikos in der zahnärztlichen Praxis besteht im Vorschulalter die Möglichkeit, Kinder mit hohem Kariesrisiko im Rahmen der **Gruppenprophylaxe** im Kindergarten frühzeitig zu erfassen [2].

Die Notwendigkeit entsprechender Maßnahmen ergibt sich dabei insbesondere aus der Tatsache, dass der Risikopatient in dieser Altersgruppe häufig gar nicht in der Zahnarztpraxis erscheint. Das Spektrum der Gründe für ein derartiges Verhalten reicht dabei von der Angst vor dem Zahnarzt bis hin zu schlichtem Desinteresse an der Gesunderhaltung des Milchgebisses seitens der Eltern.

In der Gruppe bietet sich die große Chance, derartige Ängste abzubauen, das Interesse an gesunden Zähnen zu wecken und altersgruppengerecht die Grundlagen zahngesunden Verhaltens zu vermitteln.

Es ist offensichtlich, dass zur Erfassung des individuellen Kariesrisikos im Rahmen der Gruppenprophylaxe nicht die gesamte Palette der möglichen diagnostischen Maßnahmen (Anamnese, klinische und mikrobiologische Testverfahren, Röntgen) herangezogen werden kann. Im Normalfall wird sich die Diagnose auf die Erhebung eines oder weniger klinischer und/oder anamnestischer Faktoren stützen. Sie hat somit eher den Charakter eines „Screenings", einer groben, orientierenden Einschätzung, deren Beurteilungskriterien in Abhängigkeit von der Entwicklung des Mundgesundheitszustandes regelmäßig überprüft und ggf. angepasst werden müssen.

Präventive Diagnostik in der Gruppenprophylaxe:

- Klinische Untersuchung zum Vorhandensein und Status kariöser Läsionen
- Erhebung von „Hintergrundvariablen" (falls möglich)
  Von Interesse sind hier z. B. die Erfassung von Informationen über das grundsätzliche Interesse der Eltern, ihre Mundgesundheit aktiv und selbstbestimmt zu fördern, wie auch zum Wissensstand über konkrete Maßnahmen zur Kariesprophylaxe durch Ernährungslenkung, Mundhygiene, Fluoride etc.

Beispielsweise gelten für die Bundesrepublik als Personen mit erhöhtem Kariesrisiko die in ➤ Tab. 7.5 genannten Werte.

Ein vergleichsweise einfacheres Auswahlkriterium wählte die American Dental Association [37]. Sie definierte als Kriterium für Kinder mit erhöhtem Kariesrisiko u. a. den Zuwachs von zwei oder mehr Läsionen im vergangenen Jahr (➤ Tab. 7.6). Dies ist zwar grundsätzlich die sinnvollere Methode, die allerdings die Betreuung des Patienten über einen größeren Zeitraum voraussetzt.

Einen gänzlich anderen Ansatz wählten Holst und Braune [46]. Sie kombinierten bei 4-Jährigen die Ergebnisse einer klinischen Untersuchung mit ausgewählten Hintergrundinformationen und ordneten jedem dieser Faktoren entsprechend seiner Gewichtung Risikopunkte zu (➤ Abb. 7.19). Mit 99 % für die Spezifität wurde ein herausragendes Ergebnis erzielt. Wie bei anderen Verfahren ließ die Sensitivität allerdings deutlich zu wünschen übrig (58 %), sodass letztlich auch für diese Methode gilt:

Tab. 7.5 Definition von Risikogruppen [45]

Alter	
Bis 3 Jahre	Nicht kariesfrei: dmf(t) > 0
Bis 4 Jahre	dmf(t) > 2
Bis 5 Jahre	dmf(t) > 4
6–7 Jahre	dmf/DMF(t/T) > 5 oder D(T) > 0
8–9 Jahre	dmf/DMF(t/T) > 7 oder D(T) > 2
10–12 Jahre	DMF(S) an Approximal-/Glattflächen > 0

MERKE

Eine ergänzende detaillierte Befunderhebung im Rahmen der Individualprophylaxe ist unerlässlich.

Tab. 7.6 Schema der American Dental Association (ADA) zur Einschätzung des Kariesrisikos [37]

Alters- und Gruppeneinteilung für Recall-Patienten*	
Risikogruppe	**Kinder/Jugendliche**
Niedrig	• Keine kariösen Läsionen im letzten Jahr • Morphologisch verschmolzene oder versiegelte Grübchen und Fissuren • Gute Mundhygiene • Angemessene Fluoridanwendung • Regelmäßiger Zahnarztbesuch
Mittel	• Eine kariöse Läsion im letzten Jahr • Tiefe Fissuren und Grübchen • Mittelmäßige Mundhygiene • Inadäquate Fluoridanwendung • Weiße Flecke und/oder interproximale Radioluzenzen • Unregelmäßiger Zahnarztbesuch • Kieferorthopädische Behandlung
Hoch	• ≥ 2 kariöse Läsionen im vergangenen Jahr • Frühere Glattflächenkaries • Erhöhte Streptococcus-mutans-Werte • Tiefe Grübchen und Fissuren • Keine/kaum systemische und lokale Fluoridanwendung • Schlechte Mundhygiene • Häufiger Süßigkeitenverzehr • Unregelmäßiger Zahnarztbesuch • Zu geringer Speichelfluss • Zu lange Babyflaschenernährung oder Stillen (Kleinkinder)

* Wenn beim ersten Untersuchungstermin bei neuen Patienten der Zeitpunkt des letzten Kariesbefalls nicht genau ermittelt werden kann, ist eine Person, die keine kariösen, fehlenden oder gefüllten Zahnflächen aufweist (DMFS = 0), in die Gruppe „Niedrigrisiko" einzuteilen. Eine Person mit früherem Kariesbefall (DMFS > 0) und/oder einer vorhandenen Läsion fällt in die Gruppe „mittleres Risiko". Eine Person mit früherer Karieserfahrung und/oder zwei kariösen Läsionen oder einer Glattflächenläsion fällt in die Gruppe „hohes Risiko".
Eltern von kleinen Kindern und werdende Mütter und Väter sollten zusätzlich über zu langes Stillen oder Babyflaschenernährung aufgeklärt werden, die zu Karies führen können. Eltern oder Betreuer sollten darauf hingewiesen werden, dass Kinder an das Trinken aus einer Tasse gewöhnt werden sollten, um die Babyflaschenernährung im Alter von einem Jahr abzustellen. Außerdem sollten Eltern und Betreuer darüber informiert werden, dass in Babyflaschen „für zwischendurch" oder für die Nacht ausschließlich klares Wasser eingefüllt werden sollte. Kinder sollten mit einem Jahr von der Babyflasche entwöhnt werden und nicht unkontrolliert solche Ernährung zu sich nehmen können.
Patienten mit Erkrankungen sind – wegen der Einnahme bestimmter Medikamente und möglicher Xerostomie – in den meisten Fällen den Hochrisikogruppen zuzuordnen.

Präventive Diagnostik in der Individualprophylaxe:

- Klinische Untersuchung (auf Demineralisationen, kariöse Läsionen, Gingivitis, Zahn-und Kieferstellungen)
- Anamnese (Eltern: Interesse an Zahngesundheit des Kindes, Wissensstand über Prophylaxe; Kinder: Allgemeinerkrankungen, Medikation, Ernährungsgewohnheiten, Mundhygiene, Fluoride etc.)

Faktor	Kariesrisikopunkte
Krankheit während 1 Woche, mehr als viermal/Jahr	2 P
Medikation mit salivationshemmenden Medikamenten	5 P
mehr als 6 Mahlzeiten oder Trinken pro Tag	5 P
andere Flüssigkeit als Wasser am Abend/in der Nacht	5 P
zeitlich hinausgezogenes Essen oder Trinken (30 Minuten)	5 P
Oralhygiene, weniger als täglich	2 P
kein Gebrauch von Fluoriden	2 P
schlechte Kenntnis der Entwicklung von Zahnschäden (Kenntnis: Bakterien + Zucker = Säure x Häufigkeit) schlechte Kenntnis – im ersten Jahr – im zweiten Jahr – im dritten Jahr	 1 P 2 P 3 P
schwaches Interesse an gegebener bzw. erhaltener Information (keine Entwicklung der Zweiweg-Kommunikation)	2 P
sichtbare Karies	10 P
Kriterium für Kariesrisiko	10 oder mehr Punkte

Abb. 7.19 Gewichtungsgefüge von Risikofaktoren bei Holst und Braune [46] [R463]

- Mundhygienestatus (Plaque-Index/Gingivitis-Index)
- Untersuchung mit der Kaltlichtsonde
- Röntgendiagnostik (Anfertigung von Bissflügelaufnahmen, falls erforderlich)

Präventive Betreuung

Zur Sicherstellung der eingangs formulierten Ziele steht eine umfangreiche Palette von Maßnahmen zur Verfügung. In Abhängigkeit von individuellem Kariesrisiko und der Bereitschaft/Fähigkeit zur Mitarbeit seitens des Kindes, der Eltern und der Erzieher liegen die Schwerpunkte der Betreuung dabei entweder in der zahnärztlichen Praxis, im Kindergarten oder zu Hause. Optimal wäre eine abgestimmte Zusammenarbeit, in der die Stärken der jeweiligen Akteure gezielt zum Einsatz kommen.

MERKE

Grundsätzlich ist zu unterscheiden zwischen der **Basisprophylaxe** und der **Intensivprophylaxe.**

Basisprophylaxe Die basisprophylaktische Betreuung für die 4- bis 6-jährigen Kinder umfasst folgende Komponenten:

- **Professionelle Betreuung durch zahnmedizinisches Personal und Erzieher(innen):**
  - Beratung der Kinder und Eltern mit folgenden Schwerpunkten:
    a) Ernährungslenkung mit Fokus auf Zwischenmahlzeiten
    b) Fluoridanwendung, speziell mit fluoridhaltigen Kinderzahnpasten sowie der Verwendung von fluoridiertem Speisesalz
    c) Habits: Risiken durch zu langes Daumenlutschen und zu lange Verwendung eines Schnullers
  - Instruktion der Kinder mit dem Schwerpunkt Mundhygiene
  - Professionelle Zahnreinigung
  - Lokale Fluoridierung: Fluoridlack zweimal pro Jahr (Milchmolaren, 6-Jahr-Molaren)
  - Sanierung kariöser Läsionen bzw. KFO-Frühbehandlung (falls erforderlich)
  - Regelmäßige halbjährliche Kontrolle
- **Häusliche Maßnahmen:**
  - Einschränkung der Häufigkeit des Konsums zuckerhaltiger und klebriger Produkte
  - Regelmäßige gründliche Zahnpflege (mindestens zweimal täglich, wobei die Eltern nachputzen)
  - Regelmäßige Fluoridanwendung in optimaler Dosierung (z. B. fluoridiertes Speisesalz plus fluoridhaltige Kinderzahnpaste)

Intensivprophylaxe Bei Kindern mit erhöhtem und hohem Kariesrisiko reicht eine basisprophylaktische Betreuung zur Sicherstellung der o. a. Ziele nicht aus. Hier sind – ergänzend zur Basisprophylaxe – zusätzliche Maßnahmen (= Intensivprophylaxe) erforderlich. Art und Intensität richten sich hierbei nach den im Rahmen der präventiven Diagnostik ermittelten individuellen Risikofaktoren.

- **Professionelle Intensivprophylaxe** (zusätzliche Maßnahmen):
  - Herstellung der Hygienefähigkeit der Mundhöhle durch Entfernung von Plaqueretentionsstellen, ggf. Erneuerung von Füllungen, Umstieg auf andere Füllungsmaterialien oder Versorgungsarten (z. B. Eingliederung von Milchzahnkronen), Extraktion von Wurzelresten
  - Fissurenversiegelung
  - lokale Fluoridierung mit Fluoridlack (nach Bedarf, z. B. vier- bis sechsmal pro Jahr, ggf. alternierend mit CHX-Lack)
  - Reduktion der Anzahl Karies verursachender Mikroorganismen (nach Bedarf, z. B. CHX-Lack, zwei- bis viermal pro Jahr)
  - Verkürzte Kontrollintervalle (z. B. klinische Kontrolle alle 2–3 Monate)
  - Ggf. mikrobiologische Diagnostik (Mutansstreptokokken, Laktobazillen)
- **Häusliche Intensivprophylaxe** (zusätzliche Maßnahmen):
  - Gezielter Einsatz (zwei- bis dreimal täglich) xylithaltiger Kaugummis
  - Wöchentliche lokale Applikation fluoridhaltiger Gele (wenn das Kind seinen Schluckreflex kontrollieren kann)

MERKE

Erfahrungsgemäß kann nur in den seltensten Fällen damit gerechnet werden, dass die Kinder (bzw. ihr soziales Umfeld) die Intensität der Betreuung, die zur Aufrechterhaltung der Mundgesundheit bei erhöhtem Kariesrisiko erforderlich ist, dauerhaft umsetzen können. Professionelle Unterstützung z. B. in Form einer aufsuchenden Betreuung im Rahmen der Gruppenprophylaxe oder durch eine risikoorientierte Individualprophylaxe ist erforderlich.

7.3.4 Prophylaxe bei Schulkindern (6–12 Jahre)

Klinische und psychologische Ausgangssituation

Gemessen am DMF-T-Wert konnte in den vergangenen Jahren eine deutliche Verbesserung des Mundgesundheitszustandes der 6- bis 12-Jährigen registriert werden. Dennoch ist die vorherrschende Zielkrankheit bei 6- bis 12-Jährigen nach wie vor die Karies. Gingivitiden treten zwar immer wieder auf (gehäuft zum Zeitpunkt des Zahndurchbruchs), sind aber in der Regel akut und passager. Abweichungen vom physiologischen Kieferwachstum, die durch präventive Maßnahmen verhindert werden können (z. B. Mesialwanderungen infolge vorzeitigen Milchzahnverlustes), sind aufgrund der allgemeinen Verbesserung des Mundgesundheitszustandes immer seltener zu beobachten.

Charakteristisches Merkmal dieser Altersgruppe ist der **Zahnwechsel**. Die damit verbundenen Änderungen des Biotops Mundhöhle sind für die angewandte Prävention von erheblicher Bedeutung:

- Die Vergrößerung der Zahnzahl und der Gesamtheit der Zahnoberflächen führt zu einer Ausweitung des Lebensraums und damit einer entsprechenden Vermehrung kariesrelevanter Bakterien. Somit sind in Abhängigkeit von der bestehenden mikrobiologischen Gesamtsituation Änderungen des individuellen Kariesrisikos zu erwarten. Besonders kritisch ist die Situation innerhalb der ersten beiden Jahre vom Durchbruch eines Zahnes bis zu seinem Einstellen in die Okklusionsebene, eine Phase, in der sich Retentionsnischen bilden, die die (Selbst)reinigung erschweren.
- Der Schmelz durchbrechender Zähne reift erst in der posteruptiven Phase nach und nach aus. Eine besondere Schwachstelle sind die Fissuren, zum einen wegen des vergleichsweise niedrigen Fluoridgehalts (die Mineralisation verläuft von den Höckerspitzen in Richtung Fissuren), zum anderen wegen der häufig nur geringen Schichtdicke des Zahnschmelzes am Fissurenboden.

MERKE

Selbst wenn das Verhalten des Kindes bezüglich Qualität und Quantität der Mundhygiene, Ernährungslenkung und Fluoridanwendung konstant bleibt, resultiert allein aus der nicht abgeschlossenen Schmelzreifung der frisch durchgebrochenen Zähne ein erhöhtes Kariesrisiko.

Erfahrungsgemäß ist konstantes Verhalten auch bezüglich der Mundhygiene in dieser Altersphase nicht zu erwarten. Die Weichen für grundlegende Verhaltensmuster sind zwar schon gestellt, doch sind diese noch zu modifizieren. Der Eintritt in die Schule (zeitgleich mit der ersten Wechselgebissphase) und der Wechsel von der Grundschule in weiterführende Schulen (etwa zeitgleich mit der zweiten Wechselgebissphase) sind mit erheblichen Einschnitten in die individuellen psychosozialen Verhaltensmuster verbunden. Die Ausgangssituation ist dabei extrem unterschiedlich:

- Im Zeitraum der **ersten Wechselgebissphase** sind die Kinder offen und neugierig. Sie sind empfänglich für Einflüsse durch Klein- und Großgruppen, die Nachahmung von Vorbildern ist typisch. Kinder dieser Altersgruppe sind sehr aktiv und wollen überall gestaltend mitarbeiten. Informationen und Handlungsweisen von Erwachsenen werden unkritisch übernommen, wenn positive emotionale Beziehungen bestehen.
- Im Zeitraum der **zweiten Wechselgebissphase** sind die Kinder/Jugendlichen mehr „Ich-zentriert". Mitbedingt durch die körperlichen Veränderungsprozesse während der (Prä-)Pubertät setzen sich Jugendliche mit ihrer eigenen Person (Äußeres, Fähigkeiten, Defizite, Verhalten etc.) zunehmend kritisch auseinander. Sie vergleichen sich vermehrt mit Gleichaltrigen, Vorbildern sowie Erwachsenen und erproben und bewerten Lebensstile. Damit verbunden ist eine Relativierung bisher geübter Regeln und Verhaltensvorschriften. Verhalten wird nicht mehr aufgrund emotionaler Zuneigung ausgeübt, sondern weil „für den Jugendlichen nachvollziehbare Argumente" vorliegen.

Ziele der Betreuung

MERKE

Folgende Ziele für die präventive Betreuung von 6- bis 12-Jährigen sollten erreicht werden:
- Kariesfreie Gebisse bei allen Kindern mit naturgesunden Zähnen der ersten und zweiten Dentition
- Vermeidung von Karieserfahrung an bleibenden Zähnen bei Kindern mit bereits erkrankten/sanierten Milchzähnen
- Zahngesunde Ernährung
- Weitgehend selbstständige Durchführung von Mundhygienemaßnahmen
- Sicherung einer entzündungsfreien Gingiva

Die grundsätzlichen fachlichen Möglichkeiten zur Umsetzung dieser Zielvorgabe entsprechen denen, die für die Altersgruppe der Vorschulkinder bereits aufgelistet wurden.

Entwicklungsbedingt müssen die verhaltensabhängigen Parameter der Prophylaxe wie zahngesunde Ernährung, optimierte Mundhygiene und regelmäßige häusliche Anwendung von Fluoriden mitunter an das Alter angepasst werden.

So wird beispielsweise die im Kleinkind- und Vorschulalter übliche Fremdbestimmtheit des **Ernährungsangebots** mit Beginn der Schulzeit – zumindest was den Freizeit- und Pausenbereich angeht – weitgehend aufgehoben. Die Kinder erhalten Taschengeld und kaufen häufig, getriggert durch Gruppenzwang oder verführerische Werbeaussagen, genau das, was sie zu Hause nicht bekommen.

Im Rahmen sowohl der gruppen- als auch der individualprophylaktischen Betreuung ist daher die Eigenverantwortung des Schulkindes zu stärken. Dies setzt eine intensivere Beratung als beim Vorschulkind voraus. **Positive Motivation,** verbunden mit umsetzbaren Aussagen (z. B. „Kauf dir Kaugummis mit dem Zahnmännchen, dann bleiben deine Zähne so schön"), ist dabei erheblich wirkungsvoller als Negativaussagen wie „Wer viel Süßes nascht, kriegt Löcher in den Zähnen".

Entsprechendes gilt auch bei der Motivation von Bezugspersonen im Rahmen eines Elternabends: Wer die negativen Folgen des Fehlverhaltens auf dem Gebiet der Ernährung in Form von zerstörten Zähnen zur Motivation instrumentalisiert, erreicht als Zielgruppe allenfalls die Eltern der Hochrisikopatienten (die in der Regel an solchen Abenden nicht erscheinen). Bei positiver Motivation (z. B. durch Demonstration kariesfreier Gebisse) fühlen sich hingegen erfahrungsgemäß alle Eltern angesprochen.

Gleiches gilt bezüglich der **Mundhygiene.** Durch regelmäßige Remotivation im Rahmen der Gruppen- und Individualprophylaxe soll die Mundhygiene als selbstverständlicher Bestandteil des Tagesablaufs etabliert werden. Auf dieser Basis ist dann eine altersgruppen- und bedarfsgerechte individuelle Zahnputztechnik einzuüben.

Zentrales praktisches Problem in der ersten Wechselgebissphase ist die begrenzte Feinmotorik. Die Rotationstechnik ist jedoch in der Regel ohne größere Schwierigkeiten umzusetzen. Hier sind im Rahmen der regelmäßigen Betreuung immer wieder Überprüfungen und ggf. Korrekturen vorzunehmen.

Wesentliche Herausforderung der zweiten Wechselgebissphase sind durch die Pubertät bedingte **Schwankungen der Compliance/Adhärenz.** Um negative Folgen für die Mundgesundheit aufzufangen, ist es wichtig, die Jugendlichen immer wieder vom direkten persönlichen Nutzen regelmäßiger Mundhygiene zu überzeugen. Dies kann beispielsweise über eine Stärkung des Selbstwertgefühls oder die Betonung ästhetischer Vorteile geschehen.

Art und Ausmaß der Fluoridzufuhr sind grundsätzlich bedarfsgerecht zu gestalten. Als **Basisprophylaxe** ist als häusliche Maßnahme die kombinierte Verwendung von fluoridiertem Speisesalz und fluoridhaltiger Zahnpasta mit einem Fluoridgehalt von 0,1–0,15 % anzustreben. Bei Schulkindern mit geringem oder durchschnittlichem Kariesrisiko reicht dies (ggf. ergänzt um die halbjährliche Applikation fluoridhaltiger Lacke im Rahmen der Gruppen- oder Individualprophylaxe) in der Regel aus, um während der Wechselgebissphase einen Karieszuwachs zu vermeiden.

MERKE
Risikopatienten bedürfen eines zusätzlichen Schutzes. In erster Linie handelt es sich hierbei um die Versiegelung der Fissuren sowie eine erhöhte Frequenz der klassischen Prophylaxemaßnahmen. Die Indikation ergänzender Maßnahmen (z. B. professionelle Zahnreinigung, Chlorhexidin und/oder Xylit zur Reduktion der Zahl kariesrelevanter Keime) ergibt sich aus dem Ergebnis der individuellen Risikodiagnostik.

Konzepte der Diagnostik und Betreuung

Präventive Diagnostik

Schüler mit erhöhtem Kariesrisiko suchen – ähnlich wie Kinder im Vorschulalter – die zahnärztliche Praxis in der Regel nicht zur regelmäßigen Kontrolle, sondern erst im Schmerzfall auf. Da diese Schüler den Großteil der kariösen Läsionen in ihrer Altersgruppe auf sich vereinen, ist ihre rechtzeitige Erfassung im Rahmen der Gruppenprophylaxe unabdingbare Voraussetzung für eine allgemeine Verbesserung der Zahngesundheit der 6- bis 12-Jährigen. Zu diesem Zweck werden aus Gründen der Praktikabilität auch für diese Altergruppe die in ➤ Tab. 7.5 erwähnten klinische Befunde als Beurteilungskriterium herangezogen.

Der Nachteil dieser Methode besteht darin, dass auf der Basis einer bereits eingetretenen Schädigung geurteilt wird. Eine detailliertere Erhebung individueller Risikofaktoren über eine kurze Anamnese hinaus ist im Rahmen der Gruppenprophylaxe in der Regel nicht möglich und bleibt der zahnärztlichen Praxis vorbehalten.

Präventive Diagnostik in der Gruppenprophylaxe:

- Klinische Untersuchung (Registrierung von Initialkaries, Dentinläsionen und Füllungen)
- Falls möglich, Erhebung von Ernährungsgewohnheiten, Mundhygienestatus, Verwendung von Fluoridpräparaten, Allgemeinerkrankungen und Medikationen

Präventive Diagnostik in der Individualprophylaxe:

- Eingehende klinische Untersuchung (bezüglich Fissurenmorphologie, Zahnstellung, Initial- und Dentinläsionen, Gingivitis)
- Anamnese (Ernährungsgewohnheiten, Mundhygiene, Fluoride, Allgemeinerkrankungen, Medikation, soziologischer Hintergrund etc.)
- Mundhygienestatus (Plaque-Index, Gingivitis-Index)
- Untersuchung mit der Kaltlichtsonde
- Röntgendiagnostik (falls erforderlich Anfertigung von Bissflügelaufnahmen)
- Ggf. mikrobiologische Diagnostik (Mutansstreptokokken/Laktobazillen)
- Ggf. Speicheldiagnostik (Speichelfließrate, Pufferkapazität)

Präventive Betreuung

Das Instrumentarium zur präventiven Betreuung des Schulkindes unterscheidet sich nur unwesentlich von der des Vorschulkindes. Die entscheidenden Unterschiede liegen – bedingt durch die Ausgangssituation und die unterschiedliche Zielvorgabe – in der Art und Intensität der Betreuung:

MERKE
Die Hinführung des Schülers zu weitgehend selbstverantwortlicher Durchführung effektiver häuslicher Prophylaxe in einer Zeit des physischen und psychischen Umbruchs bei gleichzeitiger Gesunderhaltung eines kariesanfälligen Kauorgans kann nur im funktionierenden Zusammenspiel von Gruppen- und Individualprophylaxe, von häuslicher Prävention und professioneller Betreuung gelingen.

Basisprophylaxe Die basisprophylaktische Betreuung der Schulkinder umfasst folgende Komponenten:

- **Professionelle Betreuung** (Zahnarzt/Prophylaxepersonal/Erzieher):
  - Beratung mit folgenden Schwerpunkten:
    a) Zahndurchbruch als Risikofaktor
    b) Fissurenversiegelung
    c) Ernährungsberatung: Zwischenmahlzeiten, Pausenbrot
    d) Fluoride: fluoridhaltige Zahnpasta plus fluoridiertes Speisesalz
  - Instruktion mit dem Schwerpunkt Mundhygiene (Anpassung der Mundhygienemaßnahmen an die veränderte Situation im Wechselgebiss)
  - Professionelle Zahnreinigung
  - Lokale Fluoridierung: Fluoridlack (zweimal pro Jahr)
  - Fissurenversiegelung der Molaren (falls erforderlich)

- Sanierung kariöser Defekte durch Füllungen und/oder Kronen und bei zerstörten Milchzähnen durch Extraktionen
- KFO-(Früh-)Behandlung (falls erforderlich)
- Regelmäßige halbjährliche Kontrolle
- **Häusliche Maßnahmen:**
  - Einschränkung der Häufigkeit des Konsums zuckerhaltiger und/oder klebriger Produkte unter besonderer Berücksichtigung zahnschädigender Getränke, Ersatz von Mono- und Disacchariden durch Zuckeraustauschstoffe
  - Regelmäßige gründliche Zahnpflege (mindestens zweimal täglich, die Eltern putzen in der ersten Wechselgebissphase noch nach) (➢ Abb. 7.20)
  - Regelmäßige Fluoridanwendung in optimaler Dosierung (fluoridhaltige Zahnpaste plus fluoridiertes Speisesalz, fluoridhaltige Zahnpaste [täglich] Fluoridgel [wöchentlich])

Intensivprophylaxe Die Intensivprophylaxe erfolgt bedarfsgerecht in Abhängigkeit von den für das Individuum ermittelten Risikofaktoren. Die Frequenz wie auch die Art der einzelnen Maßnahmen ist nicht nur inter-, sondern auch intraindividuell unterschiedlich:

- **Professionelle Intensivprophylaxe:**
  - Herstellung der Hygienefähigkeit der Mundhöhle (z. B. Entfernung von Plaqueretentionsstellen, ggf. Erneuerung von Füllungen, Umstieg auf andere Füllungsmaterialien oder Versorgungsarten wie Milchzahnkronen, Extraktion von Wurzelresten)
  - Reduktion der Zahl Karies verursachender Mikroorganismen (nach Bedarf, z. B. CHX-Lack, zwei- bis viermal pro Jahr)
  - Lokale Fluoridierung mit Fluoridlack (nach Bedarf vier- bis sechsmal pro Jahr, ggf. alternierend mit CHX-Lack)
  - Fissurenversiegelung der Molaren und – falls erforderlich – der Prämolaren
  - Durchführung von Kontrolluntersuchungen in Abständen von 2–3 Monaten, ggf. kombiniert mit jährlich durchgeführten mikrobiologischen Tests
- **Häusliche Intensivprophylaxe** (zusätzliche Maßnahmen):
  - Zähneputzen nach jeder Mahlzeit
  - Gezielter Einsatz (zwei- bis dreimal täglich) xylithaltiger Kaugummis
  - Ggf. Anwendung fluoridhaltige Mundspüllösungen (z. B. bei festsitzender KFO-Behandlung, täglich)
  - Ggf. Einbürsten fluoridhaltiger Gele (> 1 % Fluorid, wöchentlich)

Wird bei den Kontrolluntersuchungen eine Veränderung des aktuellen Kariesrisikos diagnostiziert (z. B. Überführung von der Gruppe mit erhöhtem Kariesrisiko in diejenige mit normaler Kariesgefährdung), können die professionellen wie auch die häuslichen Maßnahmen entsprechend angepasst werden. Vielfach reichen bereits die Durchführung einer Fissurenversiegelung sowie alternierende, in dreimonatigen Abständen erfolgende Applikationen fluorid- und chlorhexidinhaltiger Lacke ergänzend zur Durchführung der empfohlenen häuslichen Prophylaxemaßnahmen aus, um dieses Ziel zu erreichen.

MERKE

Der Schwerpunkt der Betreuung des Risikopatienten liegt somit beim Zahnarzt und seinem Team. Je intensiver sich der „schmerzfreie" Kontakt des Patienten mit der Zahnarztpraxis gestaltet, umso leichter kann eine dauerhafte Adhärenz des Patienten sichergestellt werden.

Dies ist von Bedeutung, weil spätestens mit der Pubertät der Jugendliche die zahnärztliche Praxis als Hauptansprechpartner für den Erhalt seiner Mundgesundheit ansieht [3]. Dem Praxisteam fällt dabei die zentrale Aufgabe zu, dem Jugendlichen zu vermitteln, wer das Problem hat und wer welchen Beitrag zu seiner Lösung leisten kann (➢ Abb. 7.21). Das heißt: Dem Jugendlichen muss in einer für ihn verständlichen Sprache klar gemacht werden, dass der Zahnarzt nicht von ihm etwas will, sondern dass das Team ihm etwas anbietet [47]! Der Zahnarzt soll Hilfestellungen zur Entscheidungsfindung geben, entscheiden muss der Jugendliche letztlich selbst.

Laut Ergebnis der im Jahr 2018 veröffentlichten „KIGGS Welle 2 – Studie zum Mundgesundheitsverhalten von Kinder und Jugendlichen in Deutschland" erfüllen rund 80 % der Kinder und Jugendlichen die Empfehlungen zur Zahnputzhäufigkeit sowie zur Inanspruchnahme zahnärztlicher Vorsorgeuntersuchungen [48]. Von rund einem Fünftel der Kinder und Jugendlichen werden die Empfehlungen allerdings nicht umgesetzt! Jugendliche zwischen 14 und 17 Jahren sowie Heranwachsende mit niedrigem sozioökonomischem

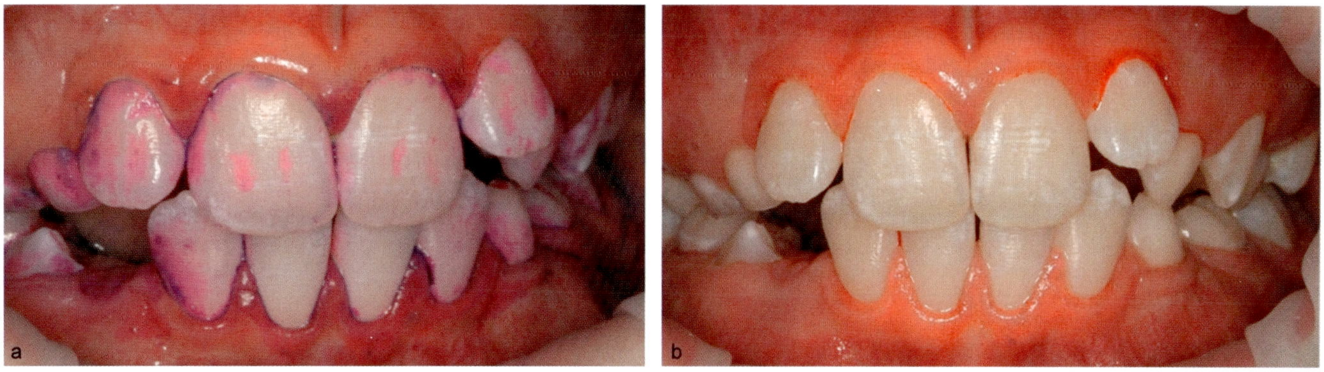

Abb. 7.20 a,b Während der Durchbruchsphase der Zähne ist die Zahnreinigung deutlich erschwert. Unterstützung durch Eltern/Bezugspersonen ist erforderlich. [M1139]

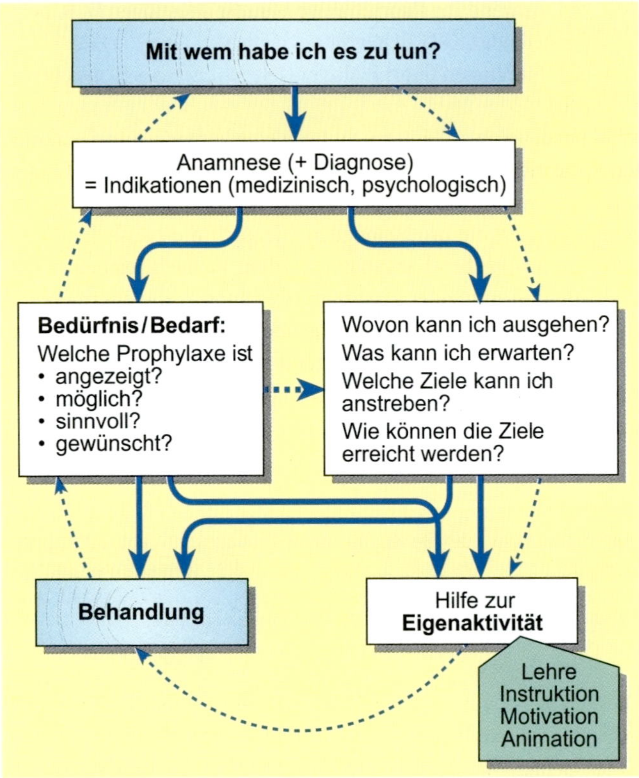

Abb. 7.21 Ausgangslage und zielorientierter Weg zur eigenaktiven Prävention (nach [47]) [R463]

Status und mit Migrationshintergrund stellen sich als besondere Risikogruppen heraus. Die Autoren kommentieren die aktuelle Situation mit folgendem Statement: „Zwar hat sich das Mundgesundheitsverhalten hinsichtlich der hier untersuchten Indikatoren in den letzten zehn Jahren bei Kindern und Jugendlichen insgesamt verbessert, die Daten weisen aber nach wie vor auf Präventionspotenziale hin" [48].

Insbesondere die o. a. Risikogruppen benötigen eine zielgruppengerechte Betreuung, eine Aufgabe, die durch gruppen- und individualprophylaktische Maßnahmen seitens der Zahnärzte und ihrer Mitarbeiter allein nicht geschultert werden kann.

Zur Förderung des Mundgesundheitsverhaltens dieser Bevölkerungsgruppen ist eine „enge interdisziplinäre Zusammenarbeit zwischen Ärztinnen und Ärzten der Zahnmedizin, der Gynäkologie und Geburtshilfe, der Kinder- und Jugendmedizin sowie den Hebammen notwendig. Diese sollen Kinder und Jugendliche sowie deren Eltern informieren und motivieren, die zahnmedizinischen Vorsorgeuntersuchungen in Anspruch zu nehmen" [49].

LITERATUR

[1] Higgins ET. Beyond Pleasure and Pain: How Motivation Works. Oxford University Press; 2014.
[2] Micheelis W, Geyer S. Prävalenzen und Strukturen mundgesundheitlicher Risikofaktoren in den 4 untersuchten Altersgruppen. In: Jordan AR, Micheelis W (Hrsg.): Fünfte Deutsche Mundgesundheitsstudie. Köln: Deutscher Zahnärzte Verlag 195; 2016.
[3] Bartsch N, Bauch J. Gruppen- und Individualprophylaxe in der Zahnmedizin. Köln: Deutscher Ärzte Verlag; 1992.
[4] Einwag J: Möglichkeiten und Grenzen häuslicher Prophylaxe. In: Professionelle Prävention in der Zahnarztpraxis. München–Wien–Baltimore: Urban & Schwarzenberg; 1994.
[5] Deutsche Arbeitsgemeinschaft für Jugendzahnpflege. Frühkindliche Karies: Zentrale Inhalte der Gruppenprophylaxe für unter 3-jährige Kinder. DAJ 2016. 3. Aktualisierte Auflage; 2021.
[6] Fuhrmann J. Ihre Gesundheit liegt in Ihren Händen. In: Wölber J und Tennert C (Hrsg): Die Ernährungszahnbürste. Narayana, Kandern; 2020.
[7] Schraitle R und Siebert G. Zahngesundheit und Ernährung. München–Wien: Hanser; 1987.
[8] Wölber J und Tennert C. Die Ernährungszahnbürste. Narayana, Kandern; 2020.
[9] Pudel V. Praxis der Ernährungsberatung. Berlin: Quintessenz; 1985.
[10] Mennela JA und NK Bobowski. The sweetness and bitterness of childhood: Insights from basic research on taste preferences. Physiol Behav 152, 502; 2015.
[11] Ernst JB, Arens-Azevêdo U, Bitzer B, Bosy-Westphal A et al: Konsensuspapier Quantitative Empfehlung zur Zuckerzufuhr in Deutschland. Ernährungsumschau 66(2): 26; 2019.
[12] Mäkinen K. Turku sugar studies. V. Final report on the effect of sucrose, fructose and xylitol diets on the caries incidence in man. Acta odontologica Scandinavica 34; 179; 1976.
[13] Deutsche Gesellschaft für Zahn-, Mund- und Kieferheilkunde (DGZMK), Deutsche Gesellschaft für Parodontologie e. V. (DG PARO). S3-Leitlinie (Langversion): Häusliches mechanisches Biofilmmanagement in der Prävention und Therapie der Gingivitis. AWMF Registernummer 083–022, Stand: November 2018.
[14] Davidovich E, Grender J, Zini A. Factors Associated with Dental Plaque, Gingivitis, and Caries in a Pediatric Population: A Records-Based Cross-Sectional Study. Int. J. Environ. Res. Public Health 17: 8595; 2020.
[15] Davidovich E, Shafir S, Shay B, Zini A. Plaque Removal by a Powered Toothbrush Versus a Manual Toothbrush in Children: A Systematic Review and Meta-Analysis. Pediatr Dent 42(4): 280; 2020.
[16] Meyer F und Enax J. Early childhood caries: Epidemiology, etiology, and prevention. Int J Dent 28: 1; 2018.
[17] Hujoel PP, Cunha-Cruz J, Banting DW, Loesche WJ: Dental flossing and interproximal caries: a systematic review. J Dent Res 85: 298; 2006.
[18] Deutsche Gesellschaft für Zahn-, Mund- und Kieferheilkunde (DGZMK), Deutsche Gesellschaft für Parodontologie e. V. (DG PARO). S3-Leitlinie (Langversion): Häusliches chemisches Biofilmmanagement in der Prävention und Therapie der Gingivitis. AWMF Registernummer 083–022, Stand: November 2018.
[19] Walsh T, Worthington HV, Glenny AM, Marinho VCC, Jeroncic A. Fluoride toothpastes of different concentrations for preventing dental caries. Cochrane Database of Systematic Reviews 2019, Issue 3. CD007868, doi: https://doi.org/10.1002/14651858.CD007868.pub3.
[20] https://www.kariesvorbeugung.de/kariesprophylaxe-aktuell/kariesvorbeugung-mit-fluoriden-etabliert-und-erfolgreich-30-jahre-ifk/.
[21] Schulte AG. Salt fluoridation in Germany since 1991, Schweiz Monatsschr Zahnmed 115: 659; 2005.
[22] Berg B, Cremer M, Flothkötter M, Koletzko B, Krämer N, Krawinkel M, Lawrenz B, Przyrembel H, Schiffner U, Splieth C, Vetter K, Weißenborn A. Kariesprävention im Säuglings- und frühen Kindesalter – Handlungsempfehlungen des bundesweiten Netzwerks Gesund ins Leben. Monatsschr Kinderheilkd 169, 550; 2021.
[23] Marthaler TM. Age-adjusted limits of fluoride intake to minimize the prevalence of fluorosis. J Biol buccale 20, 121; 1992.
[24] Splieth C, Krämer N, Schiffner U. Einigung auf Fluoridempfehlungen bei Kindern. Zahnärztl Mitt 111, 808; 2021.
[25] Mejare I. Current Guidance for Fluoride Intake: Is It Appropriate? Advances in dental research 29: 167; 2018.
[26] Hujoel PP, Hujoel MLA, Kotsakis GA. Personal oral hygiene and dental caries: A systematic review of randomised controlled trials. Gerodontology 35, 282; 2018.
[27] WHO Model List of Essential Medicines – 22nd list; 2021.

[28] WHO Model List of Essential Medicines for children – 8th list; 2021.
[29] Ullah R, Zafar MS, Shahani N. Potential fluoride toxicity from oral medicaments: A review. Iran J Basic Med Sci. 20 (8): 841; 2017.
[30] Guth S, Hüser S, Roth A, et al. Toxicity of fluoride: critical evaluation of evidence for human developmental neurotoxicity in epidemiological studies, animal experiments and in vitro analyses. Arch Toxicol 94, 1375; 2020.
[31] Kühnisch J, Reichl FX, Heinrich-Weltzien R, Hickel R. S3-Leitlinie „Fissuren- und Grübchenversiegelung". 2. Aktualisierung. Stand: Januar 2017.
[32] Zenkner J, Alves LS, Schlesner de Oliveira R, Bica RH, Wagner MB, Maltz M. Influence of eruption stage and biofilm accumulation on occlusal caries in permanent molars. Caries Res 47(3): 177; 2013.
[33] Cvikl B, Moritz A, Bekes K. Pit and Fissure Sealants-A Comprehensive Review. Dent J (Basel) 6(2): 18; 2018.
[34] Kashfour W, Gupta P, Worthington HV, Boyers D. Pit and fissure sealants versus fluoride varnishes for preventing dental decay in the permanent teeth of children and adolescents. Cochrane Database of Systematic Reviews 2020, Issue 11. Art. No.: CD003067, doi: https://doi.org/10.1002/14651858.CD003067.pub5; September 2021.
[35] Twetman S. Caries risk assessment in children: how accurate are we? Eur Arch Paediatr Dent 17: 27; 2016.
[36] Fontana M, Gonzalez-Cabezas C. Evidence-Based Dentistry Caries Risk Assessment and Disease Management. Dent Clin N Am 63: 119; 2019.
[37] American Dental Association: Caries diagnosis and risk assessment. A review of preventive strategies and management. J Am dent Ass 126: 7; 1995.
[38] Marsh PD: Are dental diseases examples of ecological catastrophes? Microbiology 149: 279; 2003.
[39] Takahashi N und Nyvad B: The role of bacteria in the caries process – ecological perspectives. J Dent Res 90: 294; 2011.
[40] Shaffer JR, Wang X, McNeil DW, Weyant RJ, Crout R, Marazita ML. Genetic Susceptibility to Dental Caries Differs between the Sexes: A Family-Based Study. Caries Res 49: 133; 2015.
[41] Aminabadi NA, Ghoreishizadeh A, Ghoreishizadeh B, Oskouci SK, Ghojazadeh M. Can Child temperament be related to Early Childhood Caries? Caries Res 48: 3; 2014.
[42] Vieira AR. Genetic influences on Dental caries. Wiley Online Library doi.org/10.1002/9780470015902.a0024258.
[43] Levine R. The etiology of dental caries – an outline of current thought. Int Dent J 27: 341; 1977.
[44] Richtlinien des Gemeinsamen Bundesausschusses über die ärztliche Betreuung während der Schwangerschaft und nach der Entbindung. Bundesanzeiger AT 27.06.2014 B3. https://www.g-ba.de/downloads/62-492-1080/Mu-RL_2015-08-20_iK-2015-11-10.pdf.
[45] Deutsche Arbeitsgemeinschaft für Jugendzahnpflege: Bestimmung von Risikopatienten im Rahmen der gruppenprophylaktischen Reihenuntersuchungen. DAJ, Bonn; 1993.
[46] Holst A, Braune K. Dental assistants ability to select caries risk-children and to prevent caries. Swed dent J 18: 243; 1984.
[47] Magri F. Aspekte einer psychologischen Sicht präventiver Maßnahmen. In: Kariesprophylaxe für alle. IME, Hamburg; 1994.
[48] Krause L, Kuntz B, Schenk L, Knopf H. Mundgesundheitsverhalten von Kindern und Jugendlichen in Deutschland – Querschnittergebnisse aus KiGGS Welle 2 und Trends. Journal of Health Monitoring; 2018 3(4), doi: https://doi.org/10.17886/RKI-GBE-2018–089.
[49] Robert Koch-Institut (Hrsg.), Bundeszentrale für gesundheitliche Aufklärung (Hrsg.) (2008) Erkennen – Bewerten – Handeln: Zur Gesundheit von Kindern und Jugendlichen in Deutschland. RKI; Berlin. https://edoc.rki.de/handle/176904/3146; Stand: 08.11.2018.

KAPITEL

8

Sebastian Paris und Johannes Einwag

Non- und mikroinvasive Kariestherapie

8.1 Einleitung

Karies ist ein Prozess, bei dem es im Verlauf der Erkrankung zu einem zunehmenden Verlust an Zahnhartsubstanzen kommt. Zunächst findet dieser Verlust bei Kindern und Jugendlichen unter einer scheinbar intakten Schmelzoberfläche statt, sodass der darunter liegende Zahnschmelz zunächst porös wird. Diese Porosität äußert sich klinisch durch eine weißlich-opake Erscheinung des kariösen Zahnschmelzes, da einfallendes Licht in der Läsion stark gestreut wird. Solche nicht kavitierten Stadien der Karies werden daher oftmals als White Spots oder – fachlich nicht ganz korrekt – als Kreideflecken bezeichnet. In späteren Stadien kann die poröse Läsionsstruktur jedoch einbrechen, und eine Kavität entsteht [1].

Karies ist ein dynamischer Prozess, der prinzipiell in jedem Stadium arretiert werden kann [2]. Bei der Therapie der Karies ist daher das vordringliche Ziel eine Arretierung des Kariesprozesses und damit eine Ausheilung der Kariesläsion. Wenn dies jedoch nicht gelingt bzw. wenn der Krankheitsprozess schon zu weit vorangeschritten ist, sind zusätzlich restaurative Interventionen notwendig.

8.2 Der Kariesprozess

Karies wird heute als chronische Erkrankung verstanden, die durch eine Kohlenhydrat- und insbesondere an Zucker reiche Ernährungsweise verursacht wird, letztlich aber multifaktoriell beeinflusst wird. Die häufige Aufnahme von fermentierbaren Kohlenhydraten führt zu einer Verschiebung der Ökologie innerhalb der oralen Mikroflora hin zu azidogenen (säurebildenden) und azidurischen (säureresistenten) bakteriellen Spezies [3]. In Kombination führt dies zu einem häufig reduzierten pH-Wert im Biofilm, welcher eine Demineralisation der Zahnhartsubstanzen zur Folge hat. Der Verlust an Mineralien (überwiegend Hydroxylapatit) wird bei Karies also durch einen über längere Zeiträume reduzierten pH-Wert und eine daraus resultierende Untersättigung für Hydroxylapatit in dem die Kariesläsion bedeckenden Biofilm verursacht.

Der menschliche Körper verfügt jedoch über einige Mechanismen, welche den pathogenen Faktoren entgegenwirken. So wird das Wachstum der dentalen Plaque durch die Wirtsabwehr wie auch durch Selbstreinigungsmechanismen der Mundhöhle und natürlich auch die Mundhygiene limitiert. Der Speichel sorgt für eine Neutralisation von Säuren und die Zufuhr von Mineralien. Steigt der pH-Wert über einer Läsion wieder, so werden die im Speichel gelösten Mineralien in die kariöse Läsion eingebaut, und die Karies kann remineralisieren. Ob eine Karies letztlich voranschreitet oder aber (zumindest teilweise) remineralisiert wird, hängt also davon ab, ob netto de- oder remineralisierende Bedingungen überwiegen. Dieser Prozess wird durch verschiedene Faktoren beeinflusst (➤ Abb. 8.1) [4].

Auch führt das Vorhandensein von Fluoriden im Speichel zu einer Förderung der Remineralisation und einer Hemmung weiterer Demineralisationsprozesse. Da dieser Effekt jedoch hauptsächlich auf die Oberfläche der Läsion beschränkt ist, findet die Mineralaufnahme überwiegend in den obersten 50–100 µm der Läsion statt.

Bei der Remineralisation nicht kavitierter Läsionen werden also Mineralien vornehmlich in die Oberfläche der Karies eingelagert, wohingegen tiefere Bereiche der Läsion porös bleiben. Dies hat zur Folge, dass nur sehr oberflächliche White-Spot-Läsionen vollständig, im Sinne einer „Restitutio ad integrum" remineralisieren können. Dagegen wird in tiefere Läsionen bei einer Remineralisation zwar oberflächlich so viel Mineral in die Oberflächenschicht eingebaut, dass sie nicht weiter voranschreiten, die Porosität in der Tiefe bleibt jedoch bestehen. Die Remineralisation oder Arretierung fortgeschrittener Läsionen resultiert daher nicht in einer vollständigen Wiederherstellung des Ursprungszustandes, sondern in einer „Narbe". Da bei der Remineralisation neben Mineralien häufig auch Lebens- oder Genussmittelfarbstoffe in die demineralisierten Bereiche eingelagert werden, können arretierte Läsionen nicht nur weiterhin als White Spots imponieren, sondern häufig auch ein eher bräunliches Aussehen bekommen. Solche Läsionen bezeichnet man als Brown Spots.

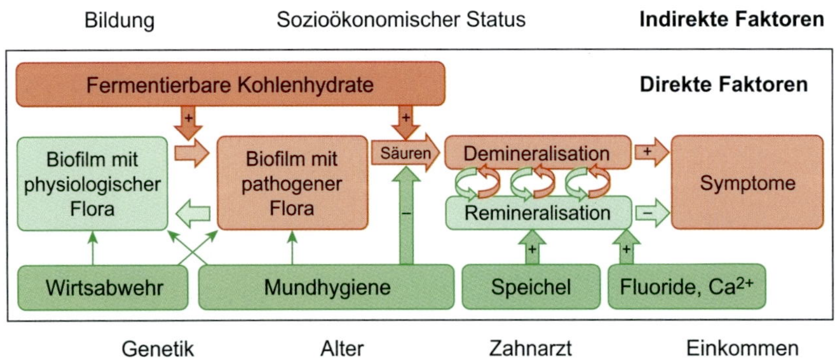

Abb. 8.1 Schematische Darstellung der Ätiologie der Karies. Durch den vermehrten Konsum fermentierbarer Kohlenhydrate verändert sich die Zahnplaque von einer physiologischen hin zu einer pathogenen Flora. Der so veränderte Biofilm produziert in nennenswertem Umfang organische Säuren, welche eine Demineralisation der Zahnhartsubstanzen bewirken. Der hierdurch entstehende Mineralverlust zeigt sich in den klinischen Symptomen einer kariösen Läsion. Protektive Faktoren (grün) wirken diesem Prozess entgegen. So können die Wirtsabwehr (Lysozym, Selbstreinigung) und Mundhygiene den Biofilm reduzieren oder gar eliminieren. Der Speichel, unterstützt durch Fluorid- und Kalziumphosphate, bewirkt eine Remineralisation geschädigter Zahnhartsubstanzen. So finden je nach Rahmenbedingungen mehrfach täglich Zyklen von De- und Remineralisation statt. Welcher der beiden Vorgänge überwiegt, entscheidet darüber, ob die Karies voranschreitet oder aber arretiert wird. [E1081; L143]

MERKE

Arretierung kariöser Läsionen

Auch wenn zerstörte Zahnhartsubstanzen nicht regenerieren, können kariöse Läsionen in jedem Stadium arretiert (remineralisiert oder „geheilt") werden. Zumeist findet eine Mineraleinlagerung jedoch nur oberflächlich statt. Das komplexe Zusammenspiel pathogener und protektiver Faktoren entscheidet darüber, ob eine kariöse Läsion voranschreitet oder arretiert.

8.3 Therapeutische Ansätze

Wie auch bei anderen Erkrankungen hat eine kausale und kurative Therapie das Ziel, die an der Entstehung der Erkrankung beteiligten Faktoren so zu beeinflussen, dass die Erkrankung ausheilt. Hierbei können die gleichen therapeutischen Ansätze sowohl zur Verhinderung der Entstehung neuer Karies (Prävention) führen als auch zur Arretierung vorhandener Läsionen (Therapie) angewandt werden. Insofern soll im Folgenden nicht zwischen präventiven und therapeutischen Ansätzen unterschieden werden. Vielmehr werden wir die verschiedenen Interventionen entsprechend ihrer Invasivität unterscheiden.

Zu den **noninvasiven Therapieoptionen** zählen alle Ansätze, die an den kausalen Faktoren der Karies ansetzen (➢ Abb. 8.2, ➢ Tab. 8.1). Da Karies durch eine kohlenhydratreiche Ernährungsweise verursacht wird, scheint es sinnvoll, genau hier anzusetzen. Eine Beeinflussung der **Ernährung** kann beispielsweise durch eine Ernährungsberatung oder durch Lenkungssteuern erreicht werden. Ein weiterer Ansatz ist die Beeinflussung des **Biofilms** durch Mundhygienemaßnahmen oder antimikrobielle oder probiotische Substanzen. Letztlich kann auch die **De- und Remineralisation** durch Fluoride, Kalzium-Phosphat-Verbindungen oder durch Speichelstimulation beeinflusst werden. Diese noninvasiven Therapieoptionen haben den Vorteil, dass sie sich direkt auf die kausalen Faktoren des Kariesprozesses auswirken und somit eine natürliche „Heilung" bewirken. Dabei ist zu berücksichtigen, dass sie zumeist stark von der Compliance des Patienten abhängig sind.

Mikroinvasive Therapieoptionen wie die Versieglung oder die Kunststoffinfiltration zielen darauf ab, durch Schaffung künstlicher Diffusionsbarrieren die Penetration von Säuren in die tieferen Schichten der Zahnhartsubstanzen zu minimieren und hierdurch das Fortschreiten des Kariesprozesses zu verhindern.

Ist eine kariöse Läsion bereits kavitiert, muss meistens restaurativ behandelt werden, um die Reinigungsfähigkeit wieder herzustellen. Dieser Ansatz ist jedoch immer **invasiv,** und es werden zumeist auch in gewissem Ausmaß gesunde Zahnhartsubstanzanteile geschädigt, selbst wenn heute minimalinvasive adhäsiven Techniken verwendet werden.

8.4 Therapieentscheid

Zwei diagnostische Aspekte sind für den Therapieentscheid besonders relevant:

- Die **Aktivität** einer kariösen Läsion ist entscheidend dafür, ob die Läsion überhaupt behandelt werden muss [5]. Während aktive Läsionen therapiert werden sollten, um nicht weiter voranzuschreiten, sind inaktive Läsionen nur Anzeichen lokal

Tab. 8.1 Beispiele für Präventions- und Therapieoptionen für Karies

Invasivität	Ansatz	Beispiele für Therapieoptionen
Noninvasiv	Beeinflussung der Ernährung	Ernährungsberatung Lenkungssteuern auf Zucker Zuckeraustausch- und Zuckerersatzstoffe
	Beeinflussung des Biofilms	Mundhygiene(-instruktionen) • Zahnbürste • Interdentalraumbürsten • Zahnseide Antimikrobielle Substanzen Probiotika
	Beeinflussung der Mineralisation	Fluoride (zuckerfreier) Kaugummi CPP-ACP
Mikroinvasiv	Diffusionsbarrieren	Fissurenversiegelung Kariesinfiltration
Invasiv	Restaurative Therapie	Füllungstherapie

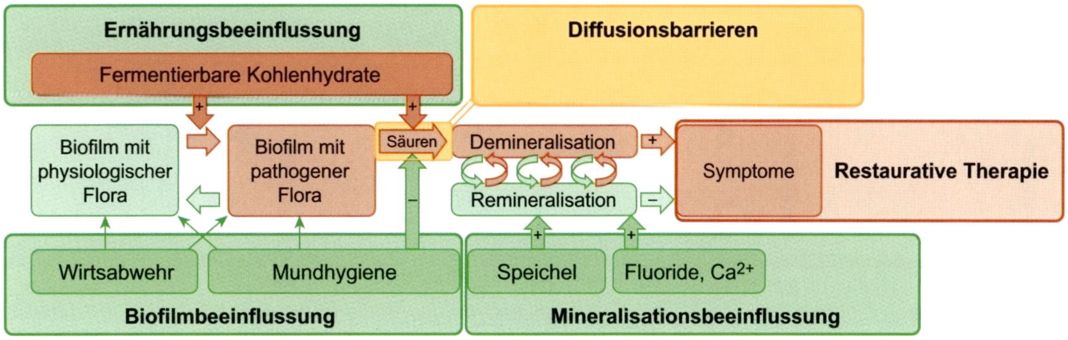

Abb. 8.2 Ansätze zur Prävention und Therapie von Karies. Noninvasive Ansätze (transparent grün) wie die Beeinflussung der Ernährung, des Biofilms und der Mineralisation zielen direkt auf die kausalen Faktoren der Karies ab, sind also kurativ. Die restaurative Therapie als invasiver Ansatz therapiert nur die Symptome der Erkrankung (palliativ). Eine Zwischenstellung nehmen mikroinvasive Ansätze ein, die über Diffusionsbarrieren das Eindringen von Säuren bewirken. [E1081; L143]

ausgeheilter Karies (Narben) und bedürfen keiner (weiteren) Therapie.
- Das **Stadium** einer Läsion ist entscheidend dafür, welche Therapieform zu wählen ist. Während nicht kavitierte Läsionen primär mit non- und mikroinvasiven Methoden therapiert werden sollten, um diese zu arretieren, sind bei kavitierten Läsionen zumeist restaurative Maßnahmen indiziert. Bei ausgedehnten Läsionen sind zudem oft Maßnahmen zur Vitalerhaltung der Pulpa notwendig.

MERKE

Läsionsaktivität

- Aktive Karies: therapiebedüftig
- Inaktive Karies: keine Therapie notwendig

Kariesstadium

- Nicht kavitierte Karies: non- und/oder mikroinvasive Therapie
- Kavitierte Karies: restaurative (invasive) Therapie

Die Läsionsausdehnung und Lokalisation entscheiden zudem darüber, welche restaurative Therapie zum Einsatz kommt. Während bei Milchzähnen okklusale und kleine Läsionen zumeist mit plastischen Restaurationsmaterialen versorgt werden können, sind bei approximalen ausgedehnten Defekten oftmals Stahlkronen indiziert.

Anders als früher angenommen, ist nicht die histologische oder röntgenologische Ausdehnung der Karies („Dentinbeteiligung") für die Wahl einer restaurativen Therapie relevant, sondern das Vorhandensein einer Kavitation [6]. Daher würde man heute bei approximaler Karies, nicht bereits bei D1-Läsionen pauschal restaurativ intervenieren. Bei diesen Läsionen liegt die Wahrscheinlichkeit einer Kavitation nur bei etwa 20–30 % (➤ Abb. 8.3) [7, 8]. Daher ist in der Mehrzahl der Fälle eine non- oder mikroinvasive Therapie möglich. Erst wenn sich klinisch eine Kavitation nachweisen lässt oder die Läsion röntgenologisch in das mittlere Dentindrittel fortgeschritten ist, ist eine restaurative Therapie in fast allen Fällen indiziert.

Hat man genug Zeit?

In Untersuchungen zur Progression der Karies in verschiedenen Schichten der Zahnhartsubstanz stellte sich heraus, dass die Karies bei den untersuchten Probanden nur sehr langsam fortschritt: Bei Milchmolaren dauert es beispielsweise im Durchschnitt nahezu ein Jahr, ehe die äußere Schmelzhälfte durchwandert ist. Bis zum Erreichen der Schmelz-Dentin-Grenze vergehen weitere 10–12 Monate. Die korrespondierenden Zahlen für frisch durchgebrochene 6-Jahr-Molaren liegen etwa doppelt, bei älteren Jugendlichen etwa viermal so hoch [9]. Das bedeutet konkret: Bei einem 15- oder 16-jährigen Jugendlichen werden im Durchschnitt 8 Jahre bis zum Erreichen der Schmelz-Dentin-Grenze benötigt (➤ Tab. 8.2).

Bei Betrachtung dieser Zahlen sollte jedoch berücksichtigt werden, dass es sich hierbei um Mittelwerte handelt und die Progressionsgeschwindigkeit individuell stark abweichen kann. Während einige Läsionen schon in frühen Stadien arretieren oder nur sehr langsam voranschreiten, schreiten andere deutlich schneller voran. Bei Patienten mit hohem Kariesrisiko oder multiplen kariösen Läsionen sollte daher mit einem deutlich schnelleren Voranschreiten und einer früheren Kavitation gerechnet werden, und das Recall-Intervall sollte entsprechend enger gesteckt werden.

Auch okklusale Läsionen während des Zahndurchbruchs und vestibuläre Läsionen während kieferorthopädischer Behandlung

Tab. 8.2 Durchschnittliche Kariesprogression (nach [9])

in der äußeren Schmelzhälfte	
Milchzahn	**1 Jahr**
6-Jahr-Molar (10-Jährige)	2 Jahre
6-Jahr-Molar (17-Jährige)	3,5 Jahre
in der inneren Schmelzhälfte	
Milchzahn	**1 Jahr**
6-Jahr-Molar (10-Jährige)	3,5 Jahre
6-Jahr-Molar (17-Jährige)	4,5 Jahre

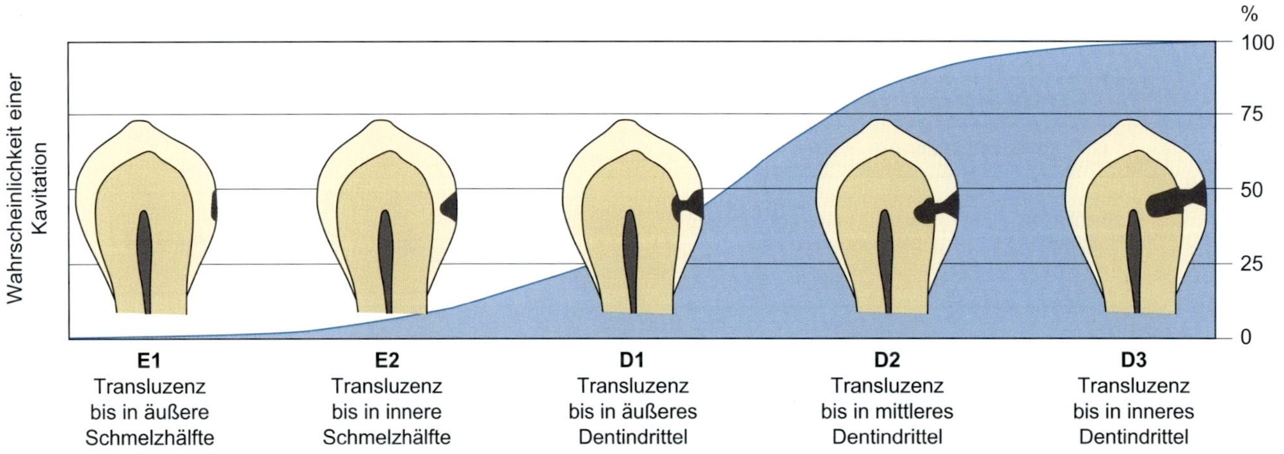

Abb. 8.3 Einteilung röntgenologischer Stadien approximaler Karies entsprechend der radiologischen Ausdehnung und Wahrscheinlichkeit einer Kavitation [E1081; L143]

können im Einzelfall recht schnell (innerhalb von Wochen bis Monaten) voranschreiten.

Für die Mehrzahl der Patienten scheint Karies jedoch langsam genug voranzuschreiten, um bei der Anwendung von non- oder mikroinvasiven Maßnahmen nicht Gefahr zu laufen, dass die Karies im Falle von therapeutischen Misserfolgen innerhalb von Monaten zu einer profunden Läsion voranschreitet.

8.5 Noninvasive Therapieoptionen

Karies ist eine Erkrankung, deren Symptome sich zwar als kariöse Läsionen an einzelnen Zahnflächen manifestieren, die aber die gesamte Mundhöhle betrifft. Insofern sollte sich die Therapie der Karies nicht allein auf eine Beseitigung der lokalen Symptome konzentrieren, sondern immer auch die kausale Therapie der zugrunde liegenden Erkrankung beinhalten.

Dies heißt konkret, dass neben einer lokalen Therapie einer kariösen Läsion auch immer systemische noninvasive (präventive) Maßnahmen ergriffen werden sollten, um den zugrunde liegenden Kariesprozess zu stoppen. Diese Maßnahmen werden ausführlich in ➤ Kapitel 7 behandelt. Daher werden wir im Folgenden nur gesondert auf lokale noninvasive Maßnahmen zur Arretierung von Läsionen eingehen, auch wenn nicht immer klar zwischen einer rein präventiven und kurativen Wirkung unterschieden werden kann.

8.5.1 Beeinflussung des Biofilms

Mechanische Biofilmentfernung

Kariöse Läsionen an zugänglichen Stellen können durch regelmäßiges Putzen schnell und effektiv arretiert werden, da hierdurch der Biofilm als treibende Kraft und essenzieller Faktor des Kariesprozesses eliminiert wird. Da der orale Biofilm eine gewisse Zeit benötigt, um kariogen wirksam zu ein, ist prinzipiell eine tägliche Biofilmentfernung ausreichend.

Glattflächen

Da bukkale und orale Glattflächen in der Regel relativ gut mit der Zahnbürste zu erreichen sind, lassen sich hier lokalisierte Läsionen relativ einfach durch regelmäßige Entfernung des Biofilms arretieren. Dennoch ist zu bedenken, dass solche Läsionen überhaupt erst aufgrund mangelnder Mundhygiene entstanden sein können. Daher ist der limitierende Faktor hier oftmals die Motivation und Geschicklichkeit des Patienten.

Sichtbare Läsionen sind daher immer auch Zeichen einer bisher unzureichenden Mundhygiene. Die Reinigung dieser Läsionen sollte daher individuell mit dem Patienten und je nach dessen Alter auch mit den Eltern geübt werden.

Eine Sonderstellung nehmen Glattflächenläsionen um festsitzende kieferorthopädische Apparaturen ein (➤ Abb. 8.4). Die Apparaturen erschweren die mechanische Biofilmentfernung erheblich [10]. Sind bereits White Spots um die Apparaturen entstanden, ist eine Intensivierung der Mundhygiene dringend indiziert. Hierbei

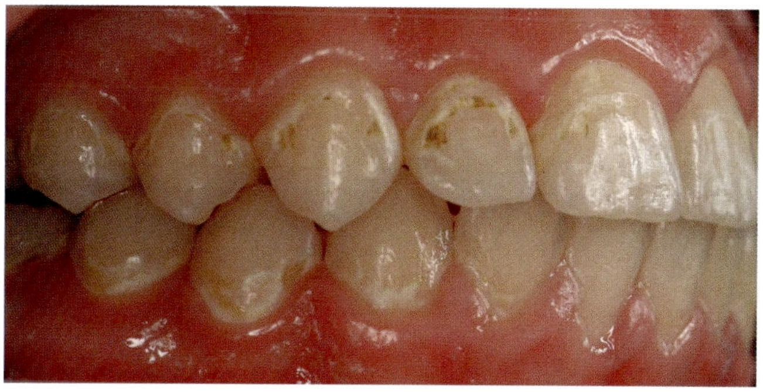

Abb. 8.4 Vestibuläre kariöse Läsionen nach kieferorthopädischer Behandlung mit festsitzenden Apparaturen. Die Läsionen um die Bracketbasis sind nach Abnahme der Brackets remineralisiert und haben durch Einlagerung von Lebensmittelfarbstoffen eine bräunliche Farbe angenommen. In diesem Stadium sind die Läsionen primär ein ästhetisches Problem, schreiten aber nicht weiter voran. [M1138]

können spezielle Einbüschelbürsten und Approximalraumbürsten hilfreich sein. Da Glattflächenkaries oft schnell voranschreitet, empfiehlt es sich, die Patienten engmaschig zu kontrollieren. Sollten sich die Läsionen trotz intensivierter Mundhygiene nicht arretieren lassen, ist die vorzeitige Entfernung der kieferorthopädischen Apparaturen indiziert. Dies führt in den meisten Fällen dann zu einer schnellen Arretierung der Läsionsprogression, da die bukkalen Läsionen ohne Brackets sehr leicht wieder gereinigt werden können.

Okklusale Läsionen

Das Risiko für die Entstehung von okklusaler Karies ist in den ersten Monaten nach dem Zahndurchbruch in die Mundhöhle besonders erhöht. Während der durchbrechende Zahn noch nicht in Okklusion steht, unterliegt die Kaufläche nicht der natürlichen Selbstreinigung durch Kaukräfte, und die Kinder tendieren dazu, bei dem Putzen der Kauflächen über den durchbrechenden Zahn „hinwegzuputzen" [11].

Um frühe okklusale Läsionen in durchbrechenden Molaren zu arretieren, empfiehlt es sich daher, die Kinder und ggf. die Eltern zu instruieren, die betroffenen Kauflächen durch bukkoorales Putzen („Querputzen") zu reinigen (➤ Abb. 8.5) [12]. Wenn die Tiefe der Fissuren eine effektive Reinigung zulässt und Eltern und Kind eine hohe Adhärenz aufweisen, kann so oft auf eine Versiegelung der Fissuren verzichtet werden.

Approximalräume

Da mit Zahnbürsten die Approximalräume einer geschlossenen Zahnreihe kaum erreicht werden, wurde früher regelmäßig die zusätzliche Verwendung von Zahnseide zur Therapie von früher Approximalkaries empfohlen. Wie in ➤ Kapitel 7 dargelegt, ist jedoch die wissenschaftliche Evidenz zur Wirksamkeit von Zahnseidenbenutzung sehr begrenzt, und die wenigen vorhandenen Studien konnten oftmals keine Wirkung einer vom Patienten angewandten Zahnseidenbenutzung nachweisen. Dies scheint weniger darauf zurückzuführen zu sein, dass die korrekte Anwendung von Zahnseide keinen Effekt (Entfernung des Biofilms) hätte, sondern vielmehr darauf, dass die meisten Patienten mit der Anwendung überfordert sind. Die Verwendung von Zahnseide erfordert also ein

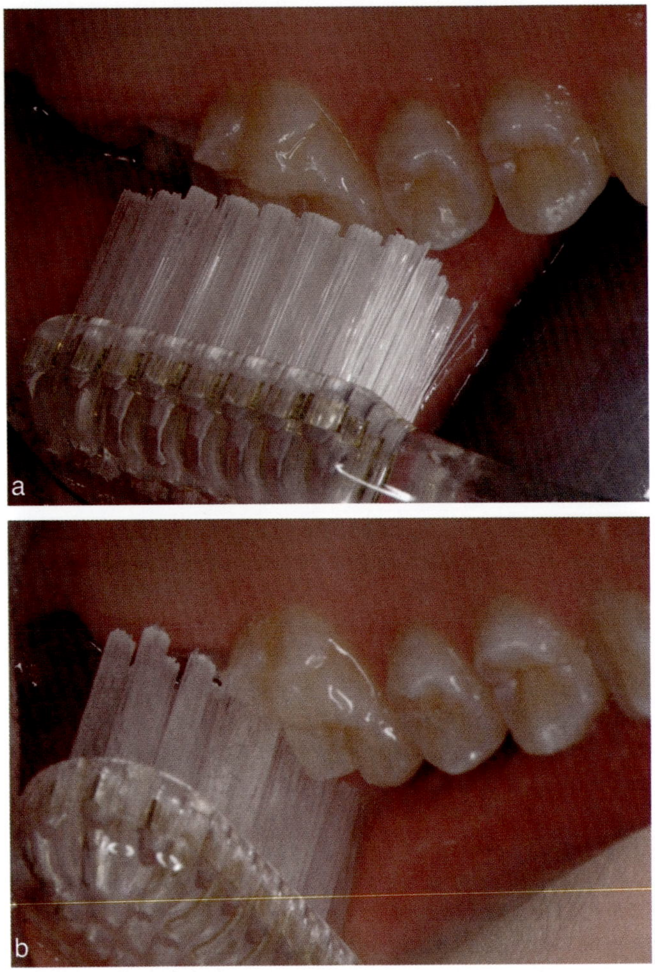

Abb. 8.5 a, b [M1138]
a) Beim herkömmlichen Anterior-posterior-Putzen der Okklusalflächen werden durchbrechende Molaren häufig nicht ausreichend erreicht.
b) Durch gezieltes bukkoorales Putzen („Querputzen") der durchbrechenden Zähne kann die Kaufläche oft besser erreicht werden.

gewisses Geschick und zudem eine hohe Motivation. Auch wenn aufgrund dieser einschränkenden Umstände die Verwendung von Zahnseide als primärpräventive Maßnahme heute nicht mehr pauschal für alle jungen Patienten empfohlen wird, sollte sie bei bereits diagnostizierten approximalen Läsionen bei motivierten Patienten dennoch in Erwägung gezogen werden.

Antimikrobielle Substanzen

Antimikrobielle Substanzen zeigen in oralen Biofilmen im Gegensatz zu planktonischen Bakterien oft nur eine geringe Wirksamkeit. Zudem wirken sie fast ausschließlich unspezifisch, hemmen also alle Bestandteile der oralen Mikroflora und nicht nur pathogene Mikroorganismen. Daher sollten antimikrobielle Substanzen nur kurzzeitig und bevorzugt lokal zum Einsatz kommen, um kariöse Läsionen zu therapieren.

Chlorhexidin

Chlorhexidin (CHX) findet als antimikrobielle Substanz in der Kariologie vor allem in Form von Lacken Anwendung (siehe auch ➤ Kapitel 7). Insbesondere bei lokaler Anwendung an Prädilektionsstellen mit erhöhtem Kariesrisiko wie Fissuren in durchbrechenden Molaren oder Glattflächen bei Behandlung mit festsitzenden kieferorthopädischen Apparaturen konnte eine kariespräventive Wirkung von CHX-Lacken nachgewiesen werden [13]. Auch wenn Studien zur Arretierung von Karies komplizierter und daher seltener sind, ist davon auszugehen, dass CHX-Lacke sich auch für die Arretierung von frühen Kariesläsionen eignen.

Silberdiaminfluorid

Silberdiaminfluorid (SDF) ist ein in der Kinderzahnheilkunde häufig angewandtes Mittel zur Arretierung frühkindlicher Karies, welches inzwischen auch zunehmend in der Alterszahnheilkunde Anwendung findet [14]. Silber fand aufgrund seiner antibakteriellen Eigenschaften bereits früh in der Zahnheilkunde Anwendung, zum einen in Form von Silbernitrat zur Arretierung von Karies und zum anderen in dentalen Amalgamen als Restaurationsmaterial. Silberdiaminfluorid wurde in den 1960er-Jahren entwickelt, um die antibakteriellen Eigenschaften der Silberionen mit den remineralisationsfördernden Eigenschaften der Fluoride (➤ Kapitel 8.5.2) zu kombinieren [15]. Handelsübliche SDF-Lösungen enthalten Fluorid in weit höheren Konzentrationen (z. B. Riva Star, SDI: 44800 ppm) als viele andere Präparate zur lokalen Fluoridierung.

Ein wesentlicher Nachteil der Anwendung von SDF ist eine Schwarzfärbung der behandelten Läsionen, welche durch Reduktion der Silberionen entsteht [14]. Zwar kann durch zusätzliche Anwendung von Kaliumiodidlösung (Riva Star) dieser Effekt etwas reduziert werden, allerdings tritt nach einiger Zeit häufig dennoch eine Verfärbung ein.

Aufgrund dieser vor allem ästhetisch relevanten Nebenwirkungen wurde SDF im deutschsprachigen Raum viele Jahre nur selten verwendet und fand eher in Bereichen der Welt mit zahnärztlicher Unterversorgung Anwendung. In den letzten Jahren wurden jedoch für die Behandlung von Kindern und Senioren auch hierzulande minimalintervenierende und pragmatische Ansätze wiederentdeckt und haben seitdem an Bedeutung gewonnen. So scheint auch SDF ein einfach anzuwendendes und hoch wirksames Therapeutikum, um bei Kindern mit hoher Karieslast eine Behandlung unter Vollnarkose zu umgehen oder zumindest hinauszuzögern [15].

Die Wirksamkeit von SDF zur Arretierung von Karies konnte in verschiedenen Studien nachgewiesen werden. Eine Metaanalyse mehrerer klinischer Studien zeigte eine mittlere Wirksamkeit der Kariesarretierung bei Milchzähnen von 85 % nach 6 Monaten und immerhin noch 71 % nach über 30 Monaten [16]. Während in vielen Ländern SDF primär zur Arretierung von Karies zugelassen ist, ist Riva Star in Deutschland aktuell nur als Mittel zur Behandlung überempfindlicher Zahnhälse zugelassen. Die Anwendung zur Arretierung von Karies erfolgt daher „off-label".

Die Anwendung von SDF ist sehr einfach und kann auch unter erschwerten Bedingungen außerhalb der Zahnarztpraxis erfolgen [15]. Die Eltern sind im Vorfeld der Behandlung über die Schwarzfärbung der behandelten Zähne zu informieren, und ihr Einverständnis ist einzuholen. Bei der Behandlung von Dentinkaries sollte ggf. nekrotisches und stark erweichtes Dentin zuvor mittels Exkavator entfernt werden, um eine bessere Penetration der SDF-Lösung zu gewährleisten. Um eine Verfärbung der Schleimhäute oder zu verhindern, sollte der zu behandelnde Bereich mittels Watterollen isoliert werden. Zudem sollten jeweils nur minimale Mengen SDF (1 Tropfen) zum Einsatz kommen. Bei der Applikation ist darauf zu achten, dass die Lösung nicht auf Kleidungsstücke oder Mobiliar gelangt, da auch diese zumeist unwiederbringlich schwarz gefärbt werden. Die SDF-Lösung wird für etwa eine Minute in die kariöse Läsion einmassiert, um eine Penetration in das erweichte Dentin zu erreichen. Anschließend werden Überschüsse mittels Watterollen oder -pellets entfernt. Nach 2–4 Wochen sollte die Arretierung der Läsionen überprüft werden. Gegebenenfalls kann dann eine Wiederholung der Behandlung erfolgen. Das Recall-Intervall nach einer SDF-Behandlung sollte sich am Kariesrisiko des Kindes orientieren.

8.5.2 Beeinflussung der Mineralisation

Fluoride

Die Anwendung von Fluoriden als kariespräventive Maßnahme wird in ➤ Kapitel 7 ausführlich diskutiert. Die Wirkung der Fluoride beruht vor allem auf einer langfristigen Hemmung der Demineralisation durch eine sukzessive posteruptive Einlagerung von Fluorionen in die äußeren Schichten der Zahnhartsubstanzen sowie auf einer Förderung der Remineralisation, da Fluorapatit bereits bei geringeren pH-Werten mineralisiert als Hydroxylapatit. Für beide Effekte ist es förderlich, wenn geringe Fluoridkonzentrationen häufig lokal verfügbar sind. Insofern scheinen regelmäßige Anwendungen geringer Fluoridmengen (z. B. durch zweimal tägliche Anwendung fluoridierter Zahnpasta) wirksamer als relativ seltene Anwendungen hoher Fluoridkonzentrationen (z. B. durch Lacke). Dennoch zeigt die Auswertung verschiedener klinischer Studien keine pauschale Überlegenheit einer einzelnen Fluoridierungsmaßnahme [17].

Für die Remineralisation (Arretierung) kariöser Läsionen ist daher das regelmäßige Putzen der betroffenen Stellen mit fluoridierter Zahnpasta zu empfehlen, da hierdurch nicht nur der Biofilm entfernt wird, sondern auch Fluoride lokal appliziert werden. Gerade bei Patienten, bei denen aufgrund mangelnder Motivation und fehlender Unterstützung durch die Eltern die regelmäßige Reinigung und Anwendung von fluoridierter Zahnpasta fraglich ist (Risikogruppen), können zusätzlich Fluoridlacke oder -gele zum Einsatz kommen.

Der kariesarretierende Nutzen von Fluoridlacken ist sehr gut wissenschaftlich belegt [18]. Zu bedenken ist jedoch, dass Lacke auch eine mechanische Funktion als Diffusionsbarriere haben und so den für eine Remineralisation notwendigen Speichel von der Läsion abschirmen. Dieser Effekt, der während Phasen der Demineralisation durchaus protektiv wirken kann, ist für die Remineralisation von Läsionen eher hinderlich. So konnte gezeigt werden, dass die remineralisierende Wirkung von Fluoridlacken höher war, wenn diese neben und nicht direkt auf die Läsionen aufgetragen wurden [19].

Zudem wird diskutiert, dass die Anwendung von hoch konzentrierten Fluoriden eher zu der Ausbildung einer hoch mineralisierten pseudointakten Oberflächenschicht führt und daher die Remineralisation tieferer Läsionsbereiche verhindert [20] [21]. Ob sich diese in Laboruntersuchungen gewonnenen Erkenntnisse jedoch auf die klinische Anwendung von Gelen und Lacken übertragen lassen, ist unklar. Für die meisten Läsionen ist es irrelevant, ob die Arretierung der Läsion „nur" durch die Ausbildung einer hochmineralisierten und fluoridreichen Oberfläche zustande kommt oder ob die Läsion auch in etwas tieferen Bereichen mineralisiert, da zumeist Letzteres ohnehin nur bedingt möglich ist. Die Läsion ist in beiden Fällen geheilt.

Für ästhetisch störende White Spots kann die Ausbildung einer hoch mineralisierten Oberflächenschicht jedoch auch ungewünscht sein. Diese führt zwar zu einer Arretierung der Läsion, dennoch bleibt die weißliche Erscheinung der Läsion bestehen (White Spot), oder es tritt sogar eine Braunfärbung ein (Brown Spot). Aus diesem Grund wird für ästhetisch störende White Spots häufig empfohlen, eher geringe Fluoridkonzentrationen anzuwenden. Ob dies wirklich zu der angestrebten tieferen Mineralisation führt, ist jedoch wissenschaftlich nicht belegt.

Kaugummi

Wie bereits dargestellt, spielt der Speichel durch die darin enthaltenen Kalzium- und Phosphationen eine wesentliche Rolle bei der Remineralisation von Karies. Darüber hinaus sorgt der Speichel für den lokalen Abtransport von Zuckern und zu einer Neutralisation des pH-Wertes durch seine puffernden Eigenschaften.

Das Kauen von zuckerfreiem Kaugummi führt durch die Kaubewegung und die gustatorische Stimulation zur einer vermehrten Speichelbildung und hat daher kariesprotektive Eigenschaften. Während der kariesprotektive Effekt des Kaugummikauens wissenschaftlich gut belegt ist, gibt es eine anhaltende Diskussion darüber, ob der Effekt eher auf die Speichelstimulation durch den Geschmack und die Kaubewegung oder durch eine direkte Wirkung der Zuckeralkohole auf den Kariesprozess zurückzuführen ist.

In jedem Fall scheint die Speichelstimulation durch das Kauen von zuckerfreiem Kaugummi empfehlenswert [22].

Kalzium-Phosphat-Verbindungen

Aufgrund potenzieller unerwünschten Wirkungen der Fluoridanwendung bei Kleinkindern (Fluorosen) und einer nicht unerheblichen Anzahl von Patienten und Eltern, die der Anwendung von Fluoriden generell skeptisch gegenüber stehen, werden heute verschiedene Fluorid-Alternativen diskutiert. Zumeist handelt es sich hierbei um Kalzium-Phosphat-Verbindungen.

Ein heute weit verbreitetes Mittel ist Casein-Phosphopeptid-Amorphes-Kalziumphosphat (CPP-ACP). Ein generelles Problem der Anwendung von Kalzium-Phosphat-Verbindungen als Kariestherapeutikum ist, dass diese sich nicht in höheren Konzentrationen in Lösungen halten, sondern ausfallen und dann nicht mehr wirksam sind. Beim CPP-ACP stabilisiert das auch in ähnlicher Form in Milch enthaltene Casein-Phosphopeptid amorphe Kalziumphosphate, um diese in relativ hoher Konzentration in Lösung zu halten und vor dem Ausfallen zu bewahren. Gegenüber einem Placebo scheint CPP-ACP eine Remineralisation nicht kavitierter Läsionen besser zu fördern, jedoch konnte gegenüber der Anwendung von Fluoriden bisher keine Überlegenheit gezeigt werden [23]. Während einige Metaanalysen eine Überlegenheit einer CPP-ACP-Fluorid-Kombinationstherapie gegenüber der alleinigen Anwendung von Fluoriden sehen [24], konnten andere keinen zusätzlichen Effekt von CPP-ACP bei gleichzeitiger Anwendung von Fluoriden nachweisen [23].

Ein anderer Ansatz sind Nano-Hydroxylapatit-Verbindungen (nHAP). Entsprechend neueren Theorien zur Mineralisationsvorgängen könnten sehr kleine Kristalle als Vorstufen (Precursor) das Mineralwachstum fördern[25]. In Laborversuchen scheint dies zunächst auch ein vielversprechender Ansatz zu sein [26]. Klinisch ist die Anwendung jedoch problembehaftet. Da Kalziumverbindungen mit Fluoriden zu schwer löslichem Kalziumfluorid reagieren und somit das Fluorid unwirksam machen, ist eine Kombination von nHAp und Fluorid in einem Präparat problematisch. Aus diesem Grund werden nHAP-Verbindungen von den Herstellern als fluoridfreie Alternativen zu herkömmlichen Zahnpasten beworben. Die Datenlage klinischer Studien zu nHAP ist bisher sehr dünn, und verfügbare Studien weisen teils erhebliche Mängel auf, sodass eine Anwendung von nHAP als Fluoridsubstitut kritisch beurteilt wird [27].

8

Ein weiterer Aspekt sollte ebenfalls bei der Substitution von Fluoridpräparaten durch Kalzium-Phosphat-Präparate bedacht werden. Fluoridpräparate hemmen durch die sukzessive Bildung von fluoridierten Hydroxylapatit langfristig die Demineralisation der Zahnhartsubstanzen und machen sie somit resistenter gegen Karies(➤ Kapitel 7). Dieser Effekt kann nach heutigem Wissensstand mit Kalzium-Phosphat-Präparaten allein und ohne zusätzliche Anwendung von Fluoriden nicht erwartet werden.

Zusammenfassend ist zu sagen, dass Kalziumverbindungen bis heute keine äquivalente Alternative zu Fluorid darstellen. Bei Patienten und Eltern, die Fluoride ablehnen, könnten CPP-ACP-Präparate eine zwar hochpreisige, aber wahrscheinlich zumindest wirksame therapeutische Alternative darstellen.

8.6 Mikroinvasive Therapieoptionen

8.6.1 Versiegelung

Die Fissurenversiegelung ist eine sehr wirksame Maßnahme zur Prävention okklusaler Karies und wird ausführlich in ➤ Kapitel 7 beschrieben. Weil mit der Versiegelung jedoch auch eine dichte Diffusionsbarriere aufgebaut wird, die sowohl eine Penetration von Säuren als auch von bakteriellen Substraten in die Zahnhartsubstanzen verhindert [28], kann die Fissurenversiegelung auch angewandt werden, um frühe Kariesstadien zu arretieren.

Bedenken, die kariöse Läsion könnte unter einer Versiegelung voranschreiten, sind nur dann begründet, wenn es zu einem Retentionsverlust des Versieglers kommt. Daher sollte die Vollständigkeit und Integrität der Versiegelung alle 6–12 Monate überprüft werden, und defekte Versiegelungen sollten erneuert werden. Auch ist bei der Indikationsstellung zu beachten, dass Läsionen, die bereits tiefer und in das Dentin vorangeschritten sind und daher keine mechanisch stabile Unterlage für eine Versieglung mehr bieten, bevorzugt restaurativ versorgt werden sollten (siehe ➤ Kapitel 8.7.1) [29].

Immer noch gebräuchlich ist die sog. „erweiterte Fissurenversiegelung“ oder „Fissurotomie“, bei der gesunde und/oder verfärbte Fissuren sicherheitshalber mit rotierenden Instrumenten „aufgezogen“ werden, um eine möglicherweise unentdeckte beginnende Fissurenkaries vor einer Versiegelung zu entfernen. De facto handelt es sich bei dieser Maßnahme um eine minimalinvasive Füllungstherapie. Eine solche bei gesunden Fissuren durchzuführen, bei denen lediglich eine diagnostische Restunsicherheit besteht, scheint nach heutigem Wissensstand zur Effektivität der Kariesversiegelung unethisch und obsolet [29].

Das Verfahren der Kariesversiegelung wurde von verschiedenen Arbeitsgruppen auf approximale Läsionen übertragen. Nach einer Separation der Zähne mittels kieferorthopädischer Gummiringe wurden approximale Kariesläsionen mittels Versieglern oder speziellen Kunststoffpflastern versiegelt [30]. Problematisch bei dieser Methode ist die komplizierte Anwendung. Zum einen sind durch die erforderliche Zahnseparation mindestens zwei Termine notwendig, zum anderen sind selbst nach der Separation die zu behandelnden Approximalflächen nur schwer einsehbar und zugänglich.

8.6.2 Kariesinfiltration

Anwendung bei Approximalkaries

Bei der Kariesinfiltration versucht man dieses Problem zu umgehen. Während bei der Versiegelung eine Diffusionsbarriere aus Kunststoff auf der Zahnoberfläche geschaffen wird, ist es das Ziel der Kariesinfiltration, diese Barriere innerhalb des Läsionskörpers zu etablieren. Hierdurch ist die schwer zu kontrollierende Oberfläche nicht notwendig.

Bei der Kariesinfiltration werden die Poren des Läsionskörpers von Schmelzkaries mit einem niedrig viskösen Kunststoff infiltriert. Der Kunststoff dringt, getrieben von Kapillarkräften, in die Mikrostrukturen der Karies ein und wird dort gehärtet. Auf diese Weise werden die Diffusionskanäle für kariogene Säuren obturiert, und die Karies wird arretiert. Während also bei der Remineralisation eine hoch mineralisierte und fluoridierte pseudointakte Oberflächenschicht als Diffusionsbarriere wirkt, wird dies bei der Kariesinfiltration durch eine Kunststoffbarriere erreicht [31].

Damit eine kariöse Läsion infiltriert werden kann, muss zunächst eine in vielen Fällen vorhandene pseudointakte Oberflächenschicht entfernt werden. Hierzu wird die Läsion mit 15 % HCl für 2 Minuten angeätzt [32]. Nach Entfernung des Ätzgels muss die Läsion ausgiebig getrocknet werden, da in den Poren verbliebene Flüssigkeiten jegliche Kapillarwirkung unterbinden würden. Auf die getrocknete Läsion wird der Kunststoff für 3 Minuten aufgetragen, anschließend werden die Überstände entfernt, und der Kunststoff wird lichtgehärtet. Zur Kompensation der Polymerisationsschrumpfung empfiehlt sich eine zweite Applikation des Kunststoffs (➤ Abb. 8.6).

Das Indikationsgebiet der Kariesinfiltration umfasst nichtaktive approximale Läsionen mit einer röntgenologischen Ausbreitung bis zum äußeren Dentindrittel (E1, E2, D1) und ist sowohl bei Milch- als auch bei bleibenden Zähnen anwendbar. Die Wirksamkeit der approximalen Kariesinfiltration bei Milch- und bleibenden Zähnen wurde in mehreren klinischen Studien untersucht. Hinsichtlich der Wahrscheinlichkeit, approximale Läsionen zu arretieren, ist die Kariesinfiltration den noninvasiven Therapieoptionen in fast allen Studien deutlich überlegen [33].

MERKE

Indikationen der approximalen Kariesinfiltration

- Nicht kavitierte Läsionen
- Radiologische Ausbreitung bis in das äußere Dentindrittel
- Aktive (voranschreitende) Läsionen

Anwendung bei Glattflächen

Ein Nebeneffekt der Kariesinfiltration ist, dass die behandelten Läsionen durch die Obturation der Poren mit Kunststoff ihre weißliche Farbe verlieren. Diesen Effekt macht man sich bei ästhetisch störenden White-Spot-Läsionen an Frontzähnen zunutze [34].

Wie bereits beschrieben, remineralisieren nicht kavitierte kariöse Läsionen zumeist nur oberflächlich, während der darunter liegende Anteil der Läsion porös bleibt. Daher erscheinen selbst arretierte Läsionen weiterhin als White Spots oder als Brown Spots. Bei der Infiltration wird zunächst die pseudointakte Oberflächenschicht entfernt, wodurch auch dort eingeschlossene bräunliche Verfärbungen verschwinden. Anschließend wird der Läsionskörper mit einem Kunststoff infiltriert, dessen Lichtbrechungsindex dem der umgebenden Apatitkristalle sehr ähnlich ist. Hierdurch wird die Lichtstreuung innerhalb der Läsion signifikant reduziert, und die Läsionen nehmen, je nach Vollständigkeit der Infiltration, das Erscheinungsbild des umgebenden Zahnschmelzes an (➤ Abb. 8.7).

Die Behandlungsschritte der vestibulären Anwendung der Infiltration entsprechen in weiten Zügen der approximalen Anwendung. Aufgrund der vestibulär oftmals dicken pseudointakten Oberflächenschichten ist jedoch oftmals ein mehrfaches Ätzen der Schmelzoberfläche nötig, um die Porositäten des Läsionskörpers zugänglich zu machen. Ob die Erosion der Oberflächenschicht erfolgreich war, lässt sich durch ein Wiederbefeuchten (Re-Wetting) der zuvor getrockneten Läsionen beurteilen (➤ Abb. 8.7 f). Ein weiterer Unterschied zur approximalen Anwendung besteht darin, dass die infiltrierten Läsionen abschließend poliert werden sollten, um eine oberflächliche, wenige Mikrometer dicke sauerstoffinhibierte Kunststoffschicht zu entfernen, welche sich ansonsten schnell verfärben könnte [34].

Da das opake Erscheinungsbild von entwicklungsbedingten Hypomineralisationen wie Fluorosen oder MIH ebenfalls auf einer gesteigerten Porosität des Zahnschmelzes beruht, kann die Infiltration auch hier angewandt werden, um eine Verbesserung der Ästhetik zu erreichen.

Ähnlich wie bei Karies bilden auch entwicklungsbedingte Hypomineralisationen eine höher mineralisierte Oberflächenschicht aus. Daher ist auch hier eine Erosion dieser Oberflächenschicht notwendig, bevor eine Infiltration der Läsionsanteile erfolgen kann. Auch die weiteren Behandlungsschritte sind bei entwicklungsbedingten Hypomineralisationen identisch mit der Infiltration von kariösen White Spots. Während das ästhetische Ergebnis bei Fluorosen recht gut und vorhersagbar ist, zeigen sich bei MIH-Läsionen häufiger Fälle, bei denen es nur zu einer geringen Verbesserung der Ästhetik kommt.

MERKE

Indikationen für die Infiltration ästhetisch störender Karies und Schmelzbildungsstörungen

- Nicht kavitierte Karies (White Spots und Brown Spots)
- Fluorosen
- Eingeschränkt: Molaren-Inzisiven-Hypomineralisation

8.7 Therapieempfehlungen

Im Folgenden werden mögliche Strategien zur Therapie kariöser Läsionen in Abhängigkeit von der Prädilektionsstelle und vom Stadium der Erkrankung aufgezeigt. Die hier dargestellten Empfehlungen beruhen größtenteils auf Expertenkonsensus der European Federation for Conservative Dentistry (EFCD) und der European Organization for Caries Research (ORCA) [35] [36] [37]. Aufgrund der zentralen Rolle der Zucker in der Kariesätiologie steht eine Reduktion des Konsums von fermentierbaren Kohlenhydraten im Mittelpunkt jeder Kariestherapie. Ebenso werden Mundhygiene- und lokale Fluoridierungsmaßnahmen bei fast allen Patienten mit erhöhtem Kariesrisiko unabhängig vom Kariesstadium empfohlen (➤ Kapitel 7). Im Folgenden beschränken wir uns daher auf *lokale* (bezogen auf einzelne Läsionen) Therapieempfehlungen für unterschiedliche Kariesstadien.

8.7.1 Okklusale Karies

Inaktive okklusale Läsionen bedürfen keiner Therapie. Hier ist eine regelmäßige Kontrolle ausreichend. Aktive Läsionen müssen jedoch therapiert werden. Bei nicht kavitierten Läsionen, die keine oder eine nur oberflächliche röntgenologische Penetration in das Dentin aufweisen, kommen in diesem Zusammenhang in der Regel non- oder mikroinvasive Therapieverfahren zum Einsatz. Bei Kavitäten,

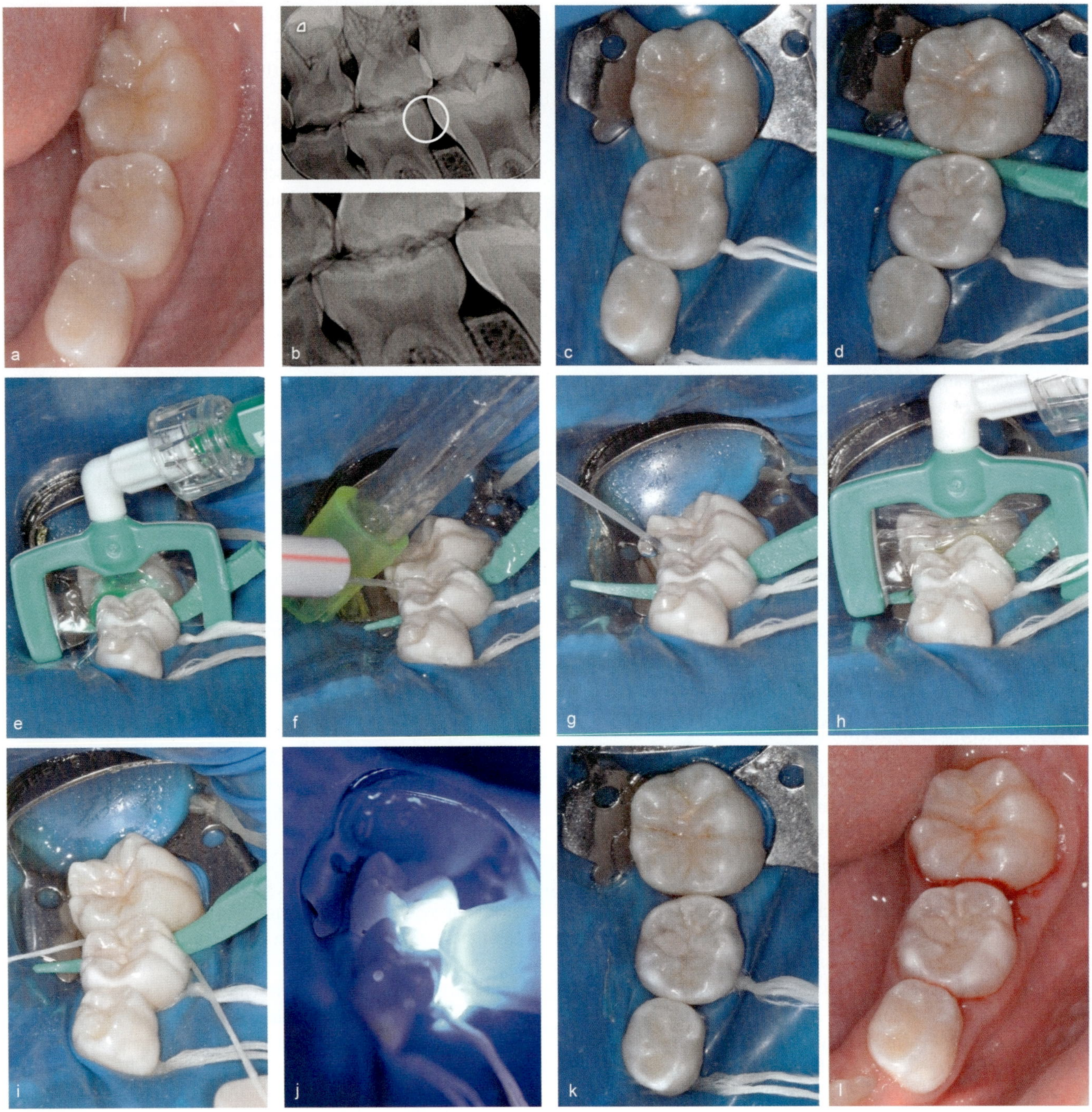

Abb. 8.6 a–l Approximale Kariesinfiltration an einem Milchmolaren [T1237]
a) Zahn 75 zeigt außer einer okklusalen Restauration klinisch keine Auffälligkeiten.
b) Die Bissflügelaufnahme zeigt distal 75 eine approximale Karies, welche radiologisch in die innere Schmelzhälfte ausgedehnt ist (E2).
c) Trockenlegung mit Kofferdam
d) Separation der Zähne mittels Kunststoffkeil
e) Ein spezieller Folienapplikator wird so positioniert, dass hiermit das Ätzgel an die zu behandelnde distale Approximalfläche 75 appliziert wird, während die benachbarte mesiale Zahnfläche 36 geschützt ist.
f) Nach 2 min wird das Ätzgel abgesprüht, und die Läsion wird mit Druckluft getrocknet.
g) Zur weiteren Trocknung wird Ethanol appliziert und die Läsion abermals mit Druckluft getrocknet.
h) Ein neuer Applikator wird positioniert und der Infiltrant appliziert.
i) Nach 3 min werden oberflächliche Überschüsse mittels Druckluft und Zahnseide entfernt.
j) Der Kunststoff wird mit blauem Licht gehärtet.
k) Zustand nach Lichthärtung
l) Nach Entfernung des Kofferdams ist außer einer leichten Verletzung der Gingiva durch die Kofferdamklammer klinisch kein Unterschied erkennbar (Fall Vera Soviero, Rio de Janeiro, Brasilien).

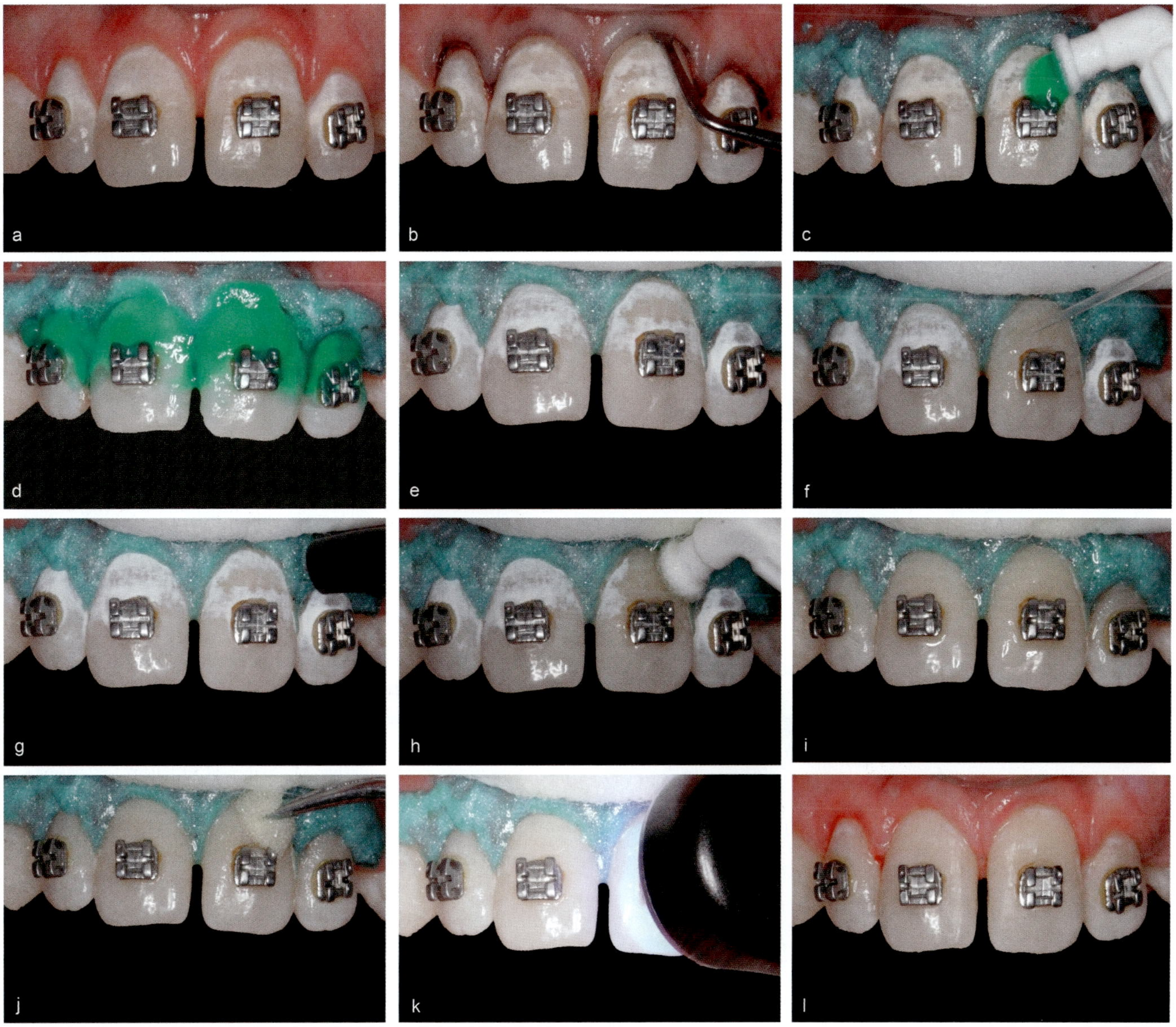

Abb. 8.7 a–l Vestibuläre Infiltration von White Spots während kieferorthopädischer Behandlung mit einer festsitzenden Apparatur [M1138]
a) Nach Abnahme des Bogens sind die White-Spot-Läsionen um und zervikal der Bracketbasen gut erkennbar.
b) Das Legen von Retraktionsfäden erleichtert die Anwendung des Kofferdams ohne Überdeckung der Läsionen.
c) Nach der Applikation von lichthärtendem Kofferdam wird das Ätzgel aufgetragen.
d) Ätzen für mindestens 2 min
e) Nach Entfernung des Ätzgels und Trocknung erscheinen die Läsionen kreidig-weiß
f) Auftragen von Ethanol zur weiteren Trocknung der Läsion und Überprüfung der Infiltrierbarkeit (Re-Wetting)
g) Zur weiteren Trocknung wird die Läsion abermals ausgiebig mit Druckluft getrocknet.
h) Bei Applikation des Infiltranten verändert sich das Erscheinungsbild der Läsion.
i) Nach mind. 3 min Penetration sind die Läsionen nicht mehr erkennbar.
j) Entfernung der Kunststoffüberschüsse
k) Lichthärtung
l) Nach Entfernung des Kofferdams und Politur sind die Läsionen fast vollständig maskiert und arretiert.

die ins Dentin reichen, sind dann invasive Interventionen erforderlich (➤ Abb. 8.8).

Sind die Patienten bzw. die Eltern in der Lage, die Fissuren zu putzen, ist ein noninvasives Vorgehen angezeigt. Hierzu zählen das tägliche Putzen mit fluoridierter Zahnpasta (ggf. „Querputzen“) und eine lokale Fluoridierung mittels Lacken (➤ Tab. 8.3). Ist eine effektive Reinigung aufgrund fehlender Adhärenz des Patienten oder/und aufgrund eines tiefen Höcker-Fissuren-Reliefs nicht möglich, sollte dagegen eine Fissurenversiegelung bevorzugt werden. Läsionen, die röntgenologisch schon weiter in das Dentin vorgedrungen sind oder Kavitationen aufweisen, sollten minimalinvasiv restaurativ versorgt werden.

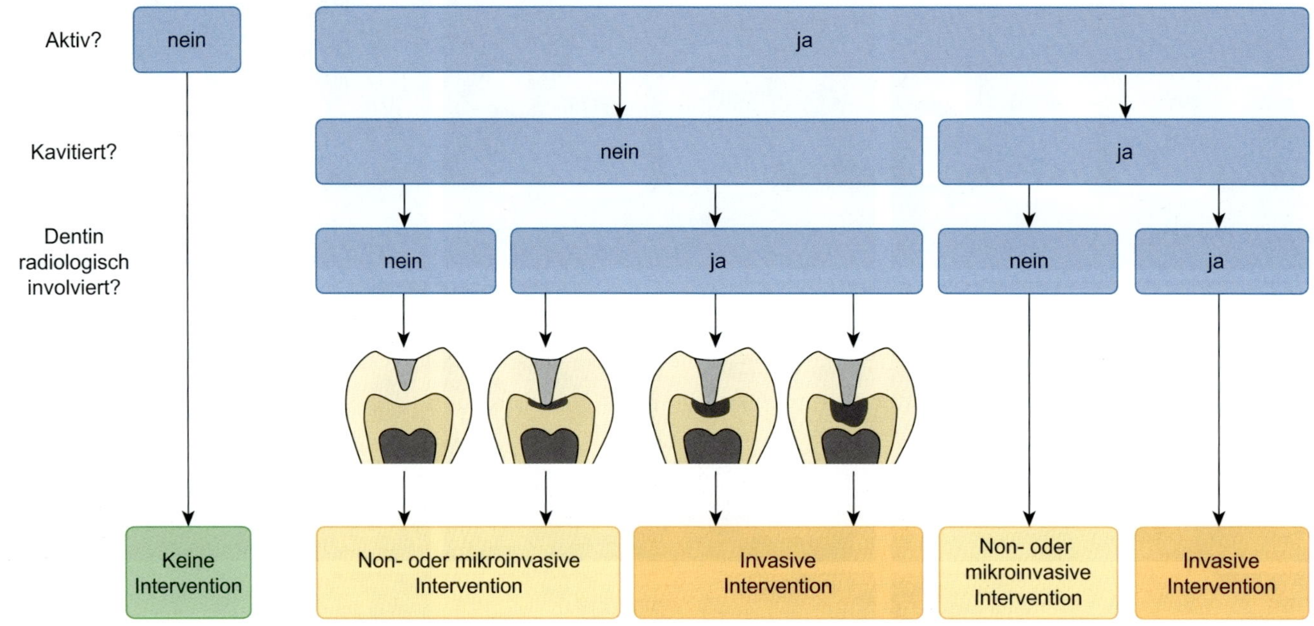

Abb. 8.8 Entscheidungsbaum okklusale Karies [35] [E1081; L143]

Tab. 8.3 Empfehlungen für lokale Therapieoptionen bei okklusaler Karies (modifiziert nach [37])

Ansatz/Invasivität	Empfohlene lokale Interventionen	Stärke der Empfehlung, basierend auf Evidenz
Noninvasive Therapie	Putzen mit fluoridierter Zahnpasta 1000 ppm	stark
	Gezieltes „Querputzen" von durchbrechenden Molaren	schwach
	Fluoridlacke	moderat
	CHX-Lacke	schwach
Mikroinvasive Therapie	Fissurenversiegelung	schwach
Minimalinvasive Therapie	Füllungstherapie Bevorzugt defektorientiert mit Komposit Ggf. kombiniert mit Fissurenversiegelung unbeteiligter Fissuren Bei tiefer Karies ggf. selektive Exkavation	schwach

8.7.2 Approximale Karies

Da approximale Karies in frühen Stadien zumeist nur mittels Bissflügeltechnik oder mittels Transillumination diagnostiziert werden kann, ist die Beurteilung der Aktivität und der Oberflächenbeschaffenheit (Vorliegen einer Kavitation?) schwierig. Für der Beurteilung der Aktivität können konsekutive Aufnahmen verglichen werden. Für die Beurteilung der Wahrscheinlichkeit einer Kavitation wird zumeist die Läsionstiefe herangezogen.

Bei Läsionen, die röntgenologisch bis zur Schmelz-Dentin-Grenze ausgedehnt sind (E1, E2), ist eine Kavitation unwahrscheinlich, und somit sind non- oder mikroinvasive Maßnahmen indiziert (➤ Abb. 8.9, ➤ Tab. 8.4). Für Läsionen, die röntgenologisch das mittlere oder innere Dentindrittel erreicht haben, ist eine Kavitation sehr wahrscheinlich, und somit sind restaurative Maßnahmen indiziert [36].

Vergleichsweise schwerer einzuschätzen ist die Situation bei Läsionen, die röntgenologisch lediglich in das äußere Dentindrittel ausgedehnt sind. Es ist zwar wahrscheinlicher, dass diese nicht kavitiert sind, in etwa 30 % der Fälle kann jedoch bereits eine Kavitation bestehen. Hier sollte auf Basis des individuellen Kariesrisikos entschieden werden).

8.7.3 Glattflächenkaries

Die gute Zugänglichkeit von Glattflächen erleichtert nicht nur die Diagnostik, sondern auch die noninvasive Therapie von Glattflächenkaries.

Inaktive Läsionen bedürfen nur dann einer Therapie bzw. einer ästhetischen Rehabilitation, wenn sie ein ästhetisches Problem darstellen. Aktive Läsionen an Glattflächen sollten bevorzugt noninvasiv therapiert werden. Anders als bei okklusalen oder approximalen Läsionen kann mitunter sogar kavitierte Glattflächenkaries noninvasiv therapiert werden, wenn eine regelmäßige Entfernung des Biofilms auch aus der Kavität gewährleistet werden kann (➤ Tab. 8.5).

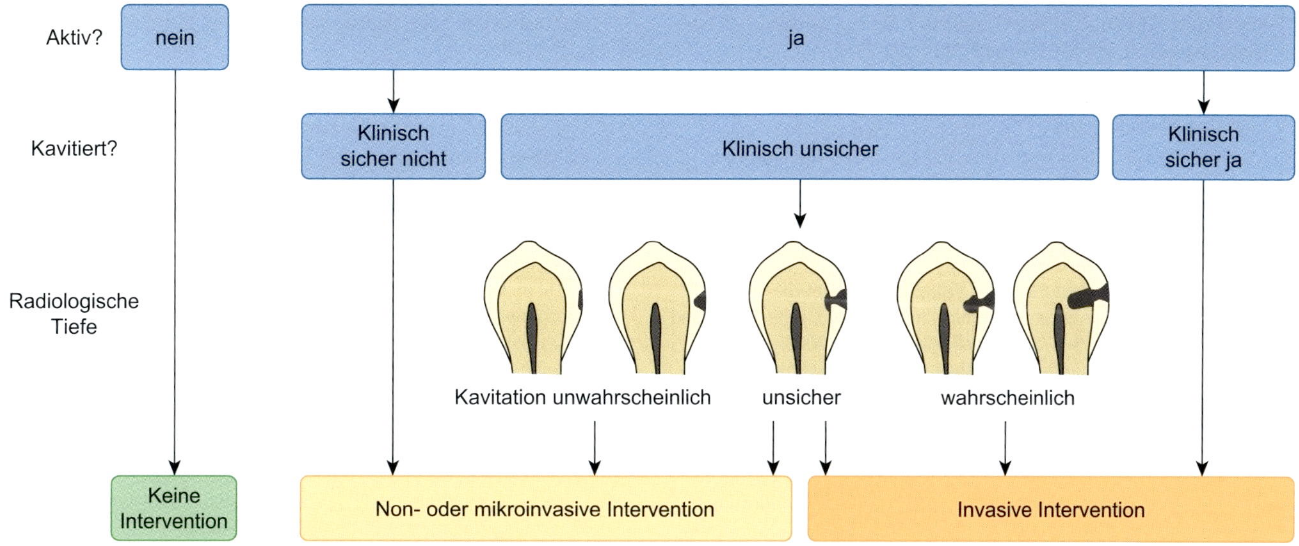

Abb. 8.9 Entscheidungsbaum approximale Karies [E1081; L143]

Tab. 8.4 Empfehlungen für lokale Therapieoptionen bei approximaler Karies (modifiziert nach [36])

Ansatz/Invasivität	Empfohlene lokale Interventionen	Stärke der Empfehlung, basierend auf Evidenz
Noninvasive Therapie	Interdentalraumhygiene: z. B. Zahnseide, (Interdentalraumbürsten)	Schwach
	Fluoridlacke und -gele	Schwach
Mikroinvasive Therapie	Kariesinfiltration	Moderat
	Kariesversiegelung	Schwach
Minimalinvasive Therapie	**Bleibende Zähne:**	
	Füllungstherapie, bevorzugt adhäsive direkte Restaurationen	Schwach
	Bei Frakturgefahr Höckerüberkappung	Schwach
	Milchzähne:	
	Bei kleinen Defekten Füllungstherapie, bei fortgeschrittenen Defekten konfektionierte Stahlkronen	Schwach

Tab. 8.5 Empfehlungen für lokale Therapieoptionen bei Glattflächenkaries (modifiziert nach [38])

Ansatz/Invasivität	Empfohlene lokale Interventionen	Stärke der Empfehlung, basierend auf Evidenz
Noninvasive Therapie	Mundhygiene	Schwach
	Fluoride (Zahnpasta)	Stark
	Fluoridlacke und -gele	Schwach
	Silber-Diamin-Fluorid (bei ECC und Dentinläsionen)	Hoch
Mikroinvasive Therapie	Kariesinfiltration (auch zur ästhetischen Rehabilitation)	Moderat
Minimalinvasive Therapie	Füllungstherapie	Schwach

LITERATUR

[1] Meyer-Lückel H, Paris S, Ekstrand KR (Hrsg.). Karies – Wissenschaft und klinische Praxis. 1. ed. Vol. 1. Thieme: Stuttgart; 2012.
[2] Kidd EA, and Fejerskov O. What constitutes dental caries? Histopathology of carious enamel and dentin related to the action of cariogenic biofilms. J Dent Res, 2004. 83 Spec No C: p. C35–8.
[3] Marsh PD. Microbial ecology of dental plaque and its significance in health and disease. Adv Dent Res, 1994. 8(2): p. 263–71.
[4] Paris S und Meyer-Lückel H. Paradigmenwechsel, in Karies, Wissenschaft und klinische Praxis. Meyer-Lückel H, Paris S und Ekstrand KR (Hrsg.); p. 70–75. Thieme: Stuttgart; 2012.
[5] Nyvad B, Fejerskov O, and Baelum V. Visual-tactile caries diagnosis, in Dental caries: The disease and its clinical management, Fejerskov O, and Kidd EAM (Hrsg.); p. 49–67. Blackwell Wiley: Oxford; 2008.
[6] Kidd EAM., and van Amerongen JP. The role of operative treatment. In: Dental caries: The disease and its clinical management, Fejerskov O, and Kidd EAM (Hrsg.); p. 355–365, Blackwell Munksgaard: Oxford; 2008.
[7] Hintze H., et al. Reliability of visual examination, fibre-optic transillumination, and bite-wing radiography, and reproducibility of direct visual examination following tooth separation for the identification of cavitated carious lesions in contacting approximal surfaces. Caries Res, 1998. 32(3): p. 204–9.
[8] Pitts NB, and Rimmer PA. An in vivo comparison of radiographic and directly assessed clinical caries status of posterior approximal surfaces in primary and permanent teeth. Caries Res, 1992. 26(2): p. 146–52.
[9] Shwartz M., et al. A longitudinal analysis from bite-wing radiographs of the rate of progression of approximal carious lesions through human dental enamel. Arch Oral Biol, 1984. 29(7): p. 529–36.
[10] Mattousch T J, van der Veen MH, Zentner A. Caries lesions after orthodontic treatment followed by quantitative light-induced fluorescence: a 2-year follow-up. Eur J Orthod, 2007. 29(3): p. 294–8.
[11] Carvalho JC, Ekstrand KR, Thylstrup A. Dental plaque and caries on occlusal surfaces of first permanent molars in relation to stage of eruption. J Dent Res, 1989. 68(5): p. 773–9.
[12] Thylstrup A, Vinther D, Christiansen J. Promoting changes in clinical practice. Treatment time and outcome studies in a Danish public child dental health clinic. Community Dent Oral Epidemiol, 1997. 25(1): p. 126–34.
[13] Zhang Q, et al. Chlorhexidine varnish for preventing dental caries in children, adolescents and young adults: a systematic review. Eur J Oral Sci, 2006. 114(6): p. 449–55.
[14] Seifo N, et al. Silver diamine fluoride for managing carious lesions: an umbrella review. BMC Oral Health, 2019. 19(1): p. 145.
[15] Hu S, Meyer B, Duggal M. A silver renaissance in dentistry. Eur Arch Paediatr Dent, 2018. 19(4): p. 221–227.
[16] Gao SS, et al. Clinical Trials of Silver Diamine Fluoride in Arresting Caries among Children: A Systematic Review. JDR Clin Trans Res, 2016. 1(3): p. 201–210.
[17] Marinho VC. Cochrane reviews of randomized trials of fluoride therapies for preventing dental caries. Eur Arch Paediatr Dent, 2009. 10(3): p. 183–91.
[18] Gao SS, et al. Caries remineralisation and arresting effect in children by professionally applied fluoride treatment – a systematic review. BMC Oral Health, 2016. 16: p. 12.
[19] Kim HN, Kim JB, Jeong SH. Remineralization effects when using different methods to apply fluoride varnish in vitro. J Dent Sci, 2018. 13(4): p. 360–366.
[20] ten Cate JM. Remineralization of caries lesions extending into dentin. J Dent Res, 2001. 80(5): p. 1407–11.
[21] Silverstone LM, et al. Remineralization of natural and artificial lesions in human dental enamel in vitro. Effect of calcium concentration of the calcifying fluid. Caries Res, 1981. 15(2): p. 138–57.
[22] Machiulskiene V, Nyvad B, Baelum V. Caries preventive effect of sugar-substituted chewing gum. Community Dent Oral Epidemiol, 2001. 29(4): p. 278–88.
[23] Li J, et al. Long-term remineralizing effect of casein phosphopeptide-amorphous calcium phosphate (CPP-ACP) on early caries lesions in vivo: a systematic review. J Dent, 2014. 42(7): p. 769–77.
[24] Sharda S, et al. Remineralization potential and caries preventive efficacy of CPP-ACP/Xylitol/Ozone/Bioactive glass and topical fluoride combined therapy versus fluoride mono-therapy – a systematic review and meta-analysis. Acta Odontol Scand, 2021. 79(6): p. 402–417.
[25] Gebauer D, and Colfen H. Prenucleation Clusters and Nonclassical Nucleation. Nano Today, 2011. 6(6): p. 564–584.
[26] Huang S, et al. Remineralization potential of nano-hydroxyapatite on initial enamel lesions: an in vitro study. Caries Res, 2011. 45(5): p. 460–8.
[27] Ganss C, Hellwig E, Klimek J. Wirkt es oder wirkt es nicht? ZM Zahnärztliche Mitteilungen, 2018. 108(22): p. 2596–2608.
[28] Griffin SO, et al. The effectiveness of sealants in managing caries lesions. J Dent Res, 2008. 87(2): p. 169–74.
[29] Kühnisch J, et al. S3-Leitlinie Fissuren- und Grübchenversiegelung. 2017; cited 2021.
[30] Martignon S, Ekstrand KR, Ellwood R. Efficacy of sealing proximal early active lesions: An 18-month clinical study evaluated by conventional and subtraction radiography. Caries Res, 2006. 40: p. 382–88.
[31] Paris S, and Meyer-Lueckel H. The potential for resin infiltration technique in dental practice. Dent Update, 2012. 39(9): p. 623–6, 628.
[32] Meyer-Lueckel H, Paris S, Kielbassa AM. Surface layer erosion of natural caries lesions with phosphoric and hydrochloric acid gels in preparation for resin infiltration. Caries Res, 2007. 41(3): p. 223–30.
[33] Dorri M, et al. Micro-invasive interventions for managing proximal dental decay in primary and permanent teeth. Cochrane Database Syst Rev, 2015. 11: p. CD010431.
[34] Paris S, and Meyer-Lueckel H. Masking of labial enamel white spot lesions by resin infiltration-A clinical report. Quintessence Int, 2009. 40(9): p. 713–8.
[35] Schwendicke F, et al. When to intervene in the caries process? An expert Delphi consensus statement. Clin Oral Investig; 2019.
[36] Schwendicke F, et al. How to intervene in the caries process in adults: proximal and secondary caries? An EFCD-ORCA-DGZ expert Delphi consensus statement. Clin Oral Investig, 2020. 24(9): p. 3315–3321.
[37] Splieth CH, et al. How to Intervene in the Caries Process in Children: A Joint ORCA and EFCD Expert Delphi Consensus Statement. Caries Res, 2020. 54(4): p. 297–305.
[38] Splieth CH, et al, How to intervene in the caries process: proximal caries in adolescents and adults-a systematic review and meta-analysis. Clin Oral Investig; 2020.

8

KAPITEL

9

Roland Frankenberger und Nicoleta Ilie

Klinische Werkstoffkunde für ein minimalinvasives Behandlungskonzept in der Kinderzahnheilkunde

9.1 Einleitung: Füllungsmaterialien für das Milchgebiss

Amalgam spielt in der Kinderzahnheilkunde keine Rolle mehr. Galt es früher aufgrund der geringen Techniksensitivität als ideales Füllungsmaterial bei wenig Compliance, wird das heute deshalb anders gesehen, da die geometrischen Verhältnisse von Milchmolaren gar nicht genug Raum für Zementunterfüllung plus Amalgamrestauration hergeben.

Über die Anwendung im Milchgebiss hinaus wird in der gesamten restaurativen Zahnerhaltung nach dem Beschluss der Minamata-Konvention [1] die Verwendung von Amalgam schrittweise eingestellt. Speziell für die Kinderzahnheilkunde wurde zusätzlich eine Empfehlung des damaligen Bundesgesundheitsamts herausgegeben, welche vorsah, dass „bei Kleinkindern bis zum 6. Lebensjahr besonders vorsichtig abgewogen werden soll, ob Amalgamfüllungen notwendig sind". Innerhalb der darauffolgenden Jahre sind von Bundesinstituten oder wissenschaftlichen Verbänden diverse Empfehlungen veröffentlicht worden, die dazu führten, dass die Kinderzahnheilkunde in Deutschland heute de facto amalgamfrei ist. Die Materialkategorien, die diese Aufgabe potenziell übernehmen können, sind Glasionomerzemente (GIZ) und ihre Modifikationen sowie die kunststoffbasierten Komposite [2]. Innerhalb jeder der drei Materialkategorien gibt es zahlreiche Untergruppen mit spezifischen Indikationen, die einzeln erläutert werden (➤ Abb. 9.1).

MERKE

Amalgam ist heute im Milchgebiss nicht mehr erste Wahl, weil der Fortschritt auf dem Sektor der Amalgamalternativen dazu führte, dass mittlerweile effektivere Materialien zur Verfügung stehen.

9.2 Glasionomerzemente

Glasionomerzemente werden in konventionelle, metallverstärkte und hochvisköse GIZ eingeteilt.

9.2.1 Konventionelle Glasionomerzemente (GIZ)

Die chemischen Grundlagen der GIZ (oder Polyalkenoatzemente) beinhalten die Reaktion von basischen, pulverförmigen Gläsern (meist Kalzium-Aluminium-Fluoro-Silikatgläsern) mit einer Polyalkensäure (meist Polyacrylsäure), wobei diese Säure-Base-Reaktion sowohl feuchtigkeits- (Ionenausschwemmung) als auch austrocknungsempfindlich (Wasserverlust) ist [3]. Als weitere essenzielle Komponenten eines GIZ gelten Wasser und Komplexbildner, wie z. B. die Weinsäure. Letztere wird eingesetzt, um die Handhabung der Zementpaste zu vereinfachen und die Festigkeit des GIZ zu erhöhen [3]. Die Abbindereaktion der GIZ ist von zwei Härtungsphasen gekennzeichnet, wobei sich im Verlauf der ersten Phase nach ca. 10 Minuten das instabile, sehr feuchtigkeitsempfindliche Kalziumpolykarboxylat bildet. Erst nach 24 Stunden ist die zweite Phase weitgehend abgeschlossen, durch Entstehung eines stark vernetzten, stabileren Aluminium-Polykarboxylatkomplexes [3].

GIZ weisen eine unter allen Füllungswerkstoffen einzigartige chemische Eigenhaftung auch an feuchtem Schmelz und Dentin ohne die Notwendigkeit eines Adhäsivs auf [4]. Der Verbund der GIZ mit der Zahnhartsubstanz wird auf zwei Mechanismen zurückgeführt: Zum einen erfolgt mikromechanische Retention, die durch den selbstätzenden Charakter der Polyalkensäuren verursacht wird, und zum zweiten findet eine echte chemische Bindung (Koordinationsverbindung) statt, die zwischen den Carboxylgruppen der Polyalkensäuren und den Kalziumionen der Zahnhartsubstanz entsteht [5]. Eine Vorrausetzung für den Verbund ist eine gute Benetzbarkeit der Zahnhartsubstanz durch die GIZ-Paste, die durch den hydrophilen Charakter beider Komponenten bereits vorgegeben ist. Somit entstehen zuerst Wasserstoffbrücken zwischen den freien Carboxylgruppen des Zements und dem an der Zahnoberfläche gebundenen Wasser. Diese Wasserstoffbrücken werden allmählich durch Koordinationsverbindungen zwischen den Kalziumionen der Zahnhartsubstanz und den Carboxylgruppen der Polyalkensäuren ersetzt. Längerfristig findet ein Diffusionsprozess statt, bei dem sich Ionen aus dem Zement und Ionen aus dem Zahn in die Grenzflächenzone bewegen und dort eine Ionenaustauschschicht bilden.

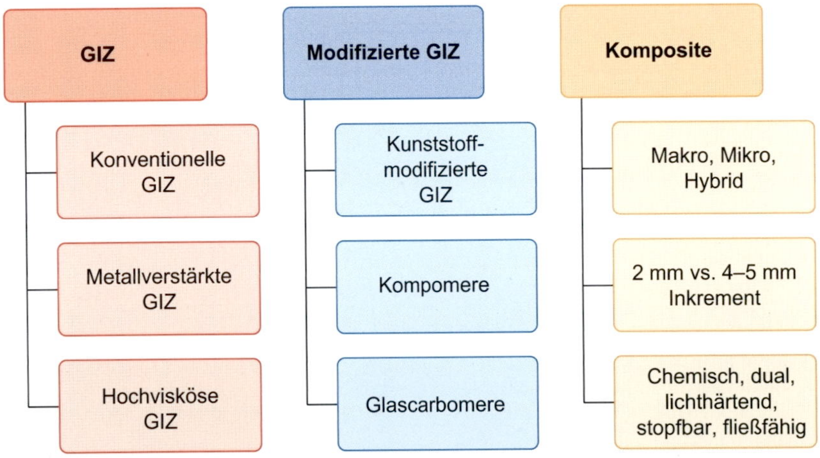

Abb. 9.1 Materialkategorien und ihre Untergruppen [M1117/L243; M1122]

Kollagen scheint an dem Verbund nicht beteiligt zu sein [5]. Die Verbundfestigkeit ist höher im Schmelz als im Dentin, was darauf hindeutet, dass die Bindung an die Mineralphase stattfindet. Die Verbundfestigkeit entwickelt sich schnell, wobei ca. 80 % der Endfestigkeit innerhalb der ersten 15 Minuten nach dem Kontakt des Zementes zum Zahn erreicht werden, die danach für mehrere Tage weiter ansteigt [6].

Die Fluoridfreisetzung gilt als eine der wichtigsten Eigenschaften der GIZ. Diese zeigt jedoch mit der Zeit eine graduelle Abnahme. Sie ist in der initialen Phase, die auf ca. 4 Wochen eingeschätzt wird, relativ hoch und wird gefolgt von einer anhaltenden, diffusionsbasierten Freisetzung mit niedrigerer Rate. Innerhalb der ersten Phase ist zudem zu beobachten, dass die Fluoridfreisetzung in den ersten Stunden 3- bis 10-fach höher ist als nach dreitägiger Reifung [7]. Eine klinisch wichtige Besonderheit der GIZ ist, dass die Fluoridfreisetzung im sauren Milieu höher ist als in einem pH-neutralen Milieu [8]. Des Weiteren können GIZ einem niedrigen pH Medium aktiv entgegenwirken. Dieser Prozess wird als Pufferung bezeichnet [8] und wirkt sich klinisch kariespräventiv aus.

Die kariespräventive Wirkung von GIZ ist anhand zahlreicher kontrolliert-klinischer Langzeitstudien nachgewiesen worden, im Rahmen derer bei GIZ wenig Sekundärkaries diagnostiziert wurde. Ein weiteres Merkmal der GIZ ist deren Fähigkeit, Fluoride nicht nur freizusetzen, sondern auch aufzunehmen. Dies gilt besonders im Anfangsstadium der Aushärtung und scheint mit der Reifung des Zementes fast vollständig verloren zu gehen, sodass die Fluoridaufnahme nach einem Monat nicht mehr nachweisbar ist [8]. Ob durch Fluoridabgabe und Akkumulationsverhalten jedoch auch positive Effekte für nicht oder initial kariöse Nachbarzähne resultieren, ist noch nicht komplett untersucht.

In der Klinik sind die GIZ mit folgeschweren Nachteilen behaftet. Die mangelhafte Toleranz gegenüber Feuchtigkeitszutritt und -entzug innerhalb der beiden Härtungsphasen führt zu schlechteren Materialparametern, die wiederum die Prognose für die gesamte Restauration gefährden. Dieses Phänomen kann durch das Einstreichen des frisch applizierten GIZ mit einem Adhäsiv oder einem speziellen Lack weitgehend verhindert werden. Im Falle einer Klasse-I- oder -II-Restauration aber ist durch die kaum vorhandene Modellierbarkeit des Materials ein Einschleifen meist unumgänglich und wirft das Problem von Neuem auf. Hochvisköse GIZ erlauben den Verzicht auf eine Schutzschicht und ermöglichen somit eine Vereinfachung der klinischen Applikation [9]. Für das Verhalten von GIZ in Milchmolaren jedoch bleibt auch nach perfekt abgeschirmter Härtung die Biegefestigkeit dieser Materialgruppe unter dem für eine dauerhafte Frakturresistenz benötigten Niveau.

MERKE

GIZ ist ein gutes Material bei schlechter Compliance, weil es in der Regel schnell applizierbar ist. Für dauerhafte Restaurationen ist GIZ nicht geeignet, man gewinnt lediglich Zeit, bis der Patient besser behandelbar ist.

Die Biegefestigkeit der konventionellen GIZ ist deutlich geringer als die geforderten 80 MPa für ein Restaurationsmaterial im Kaulast tragenden Bereich, woraus vor allem Probleme in der Black-Klasse II entstehen, da durch die charakteristisch niedrige Biegefestigkeit gehäuft Isthmusfrakturen und marginale Aussprengungen entstehen (➤ Abb. 9.2).

Neben der sich als problematisch niedrig erweisenden Biegefestigkeit wird auch die Abrasionsresistenz der GIZ deutlich kritischer als die der Komposite eingeschätzt. Die Indikation für die permanente Klasse-II-Versorgung wird hierdurch zwar fraglich, aber da im Milchgebiss andere Vergleichsparameter gelten, kann dieser Einwand nicht absolut gesehen werden. In-vitro-Studien haben ferner gezeigt, dass GIZ empfindlich gegenüber Orangen- und Apfelsaftkontamination sind, die im Material eine starke Erosion bewirken. Die chelatbildenden Carbonsäuren in diesen Fruchtsäften werden für diese Effekte verantwortlich gemacht [10]. Die Frage der Pulpaverträglichkeit von GIZ ist zwar umstritten, klinische Studien berichten aber nicht von häufigen Pulpaschädigungen. Außerdem werden auch viele Kronen im bleibenden Gebiss mit GIZ befestigt, ohne dort nennenswerte Pulpaschäden hervorzurufen.

9.2.2 Metallverstärkte GIZ

Mitte der 1980er-Jahre wurde eine modifizierte GIZ-Form eingeführt, die sog. metallverstärkten GIZ (MGIZ) oder Cermet-Zemente. Durch hohe Temperaturen wurden Metallpartikel (vornehmlich Silber und Gold) an das Glaspulver des GIZ gesintert.

Als Indikation war durch die graue Farbe von jeher ausschließlich der Seitenzahnbereich vorgesehen. Die amalgamähnliche Erscheinungsform war dem kommerziellen Erfolg der MGIZ in dieser Zeit sehr zuträglich. Der Silberanteil beträgt ca. 40 Gew.-%, die graue Farbe der MGIZ jedoch wird nicht durch das Silber, sondern durch den Zusatz von Titanoxid hervorgerufen. Die gerade im Milchgebiss attraktive Fluoridabgabe der MGIZ wird im Vergleich zu den GIZ als niedriger beurteilt. Die aus dem Zusatz von Metallen erhoffte

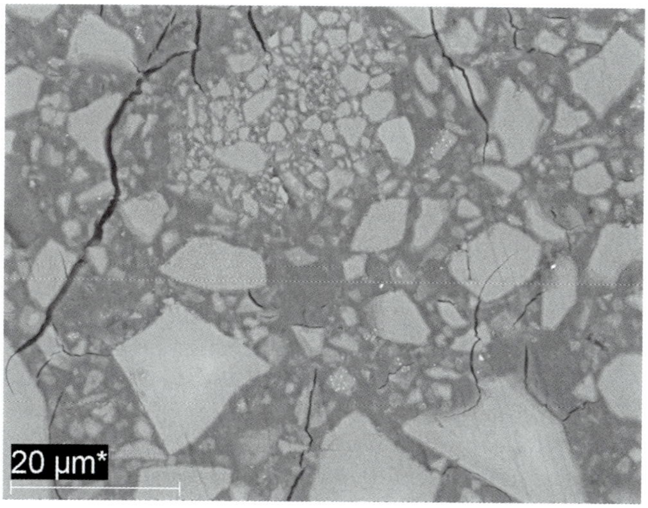

Abb. 9.2 Glasionomerzement: Oberflächenbehandeltes Fluoro-Aluminiumsilikatglas (FAS-Glas); hochreaktives, oberflächenbehandeltes, feines FAS-Glas eingebettet in die Zementmatrix. Die beobachteten Trocknungsrisse sind auf die Dehydration zurückzuführen, die für eine REM-Aufnahme notwendig ist. [M1117; M1122]

Verbesserung der werkstoffkundlichen Performance blieb jedoch aus und konnte weder in vitro noch in vivo nachgewiesen werden. Da für eine die klinische Situation simulierende Untersuchung der Frakturresistenz vor allem Ermüdungsphänomene interessant sind, wurden im Rahmen von In-vitro-Tests Dauerfestigkeitsprüfungen ebenso berücksichtigt wie abrasive Prozesse.

MERKE

Präklinische wie klinische Tests zeigten, dass eingesinterte Metallpartikel keine Verbesserungen werkstoffkundlicher Parameter für MGIZ brachten. Daher spielen sie aufgrund der kompromittierten ästhetischen Erscheinung heute keine Rolle mehr.

9.2.3 Hochvisköse GIZ

Die Entwicklung der hochviskösen GIZ (HGIZ) war primär auf die ART-Technik (= Atraumatic Restorative Treatment) abgestimmt. Die ART-Technik sieht das Exkavieren und Füllen von kariösen Läsionen ohne Strom und aufwendige Instrumentierung, z. B. für zahnärztliche Programme in den Entwicklungsländern, vor. Die primär dafür konzipierten GIZ sollten deswegen in erster Linie mit dem Finger stopfbar sein. Durch das Fehlen von Elektrizität wurden ausschließlich Handmischpräparate mit hoher Viskosität vermarktet, daher auch der Klassifikationsterminus. Die hohe Viskosität wird durch eine kleinere Korngröße und einen höheren Pulveranteil erreicht, wobei die Polyalkensäure und die Weinsäure gefriergetrocknet bereits im Pulver enthalten sind. In Analogie zu den ersten beiden Generationen von GIZ sind metallfreie und metallverstärkte Präparate anzutreffen. Das Pulver der metallverstärkten HGIZ wird durch Zumischen von Metallspänen einer Legierung aus Silber, Zinn und Kupfer (18 Gew.-%) sowie Titandioxid (4 Gew.-%) modifiziert. Die im Vergleich zu allen anderen GIZ am ehesten „stopfbare" Verarbeitung dieser GIZ macht die HGIZ wegen des damit vergesellschafteten Handlings für Milchmolarenfüllungen interessant, da in Anbetracht der oft begrenzten Mitarbeit der kleinen Patienten jede Arbeitserleichterung als angenehm empfunden wird.

MERKE

In werkstoffkundlichen Untersuchungen konnte für HGIZ eine im Vergleich zu den konventionellen GIZ verbesserte Abrasionsbeständigkeit festgestellt werden.

Dies ist im Wesentlichen der feineren Körnung mit einer daraus resultierenden besseren Verteilung des Pulvers in der Matrix zu verdanken. Eine klinisch-prospektive Studie mit HGIZ-Milchmolaren-Restaurationen entsprach diesem Bild: Auch hier erwies sich die Biegefestigkeit als nicht zufriedenstellend, da bei Restaurationen der Black-Klasse II häufig Isthmusfrakturen zu beklagen waren.

9.3 Modifizierte GIZ

9.3.1 Kunststoffmodifizierte GIZ

Gegen Ende der 1980er-Jahre wurden aufgrund der nicht steuerbaren und vielfach als zu kurz eingeschätzten Verarbeitungszeit der GIZ die kunststoffmodifizierten GIZ (KGIZ) eingeführt. Sie enthalten in ihrer chemischen Zusammensetzung die gleichen Komponenten wie GIZ (Polyalkensäuren, basisches Glaspulver, Wasser, Weinsäure), jedoch zusätzlich hydrophile Methacrylatmonomere (HEMA/Hydroxyethylmethacrylat; GDMA/Glycidyldimethacrylat) und ein Photoinitiatorsystem (meist Campherquinone/Amine) [11]. Man erreichte so eine initiale Photopolymerisation, verbunden mit einer steuerbaren Verarbeitungszeit. Kennzeichnend für diese Materialgruppe ist die duale Abbindereaktion, die sowohl durch eine radikalische Polymerisation (wie in lichthärtenden Kompositen) als auch durch eine Säure-Base-Reaktion (wie in GIZ) charakterisiert ist. Die schnelle initiale Härtung durch Photopolymerisation der Methacrylatgruppen mittels Photoinitiator schützt den Zement sowohl gegenüber zu frühem Wasserzutritt als auch gegen Dehydration, während die Säure-Base-Reaktion erheblich langsamer stattfindet, wie dies bereits für GIZ beschrieben wurde. Ein weiterer Vorteil dieser Materialgruppe ist, dass sowohl die mechanischen Eigenschaften als auch die Ästhetik durch die Polymerzusätze deutlich verbessert werden. Die Fluoridfreisetzung der KGIZ liegt meist in der gleichen Größenordnung wie die der konventionellen GIZ. Wie auch diese setzen KGIZ unter neutralen Bedingungen geringe Mengen an Natrium, Aluminium, Phosphat und Silikat frei. Unter sauren Bedingungen werden größere Mengen an Kalzium (oder Strontium) und Fluorid freigesetzt [12], was eine Pufferwirkung erzeugt.

Die Biokompatibilität der KGIZ ist gegenüber herkömmlicher GIZ beeinträchtigt. Dies liegt an der Freisetzung des Monomers HEMA [11], das vor allem in den ersten 24 Stunden nach Legen einer Füllung im Speichel eluiert wird. Eine wichtige Rolle in diesem Zusammenhang spielt die Qualität der Photopolymerisation. HEMA kann durch Dentin diffundieren, ist zytotoxisch für Pulpazellen und kann zu Kontaktallergen führen [11].

Die klinischen Anwendungen der KGIZ sind identisch mit denen der GIZ, mit Ausnahme der ART, da für die Aushärtung eines KGIZ eine Polymerisationslampe benötigt wird. Die jährliche Ausfallrate für Beobachtungen bis 13 Jahren liegt unter 3 % [13].

Polymerisierter KGIZ ist durch die Präsenz zweier Matrixsysteme charakterisiert, denn neben der durch die Säure-Base-Reaktion synthetisierten ionischen Struktur besteht auch eine Kunststoffmatrix, d. h., dass bei einem KGIZ immer beide Chemismen nebeneinander ablaufen. Daraus folgt, dass die Säure-Base-Reaktion auch ohne separate Lichtpolymerisation zum Abbinden des KGIZ führt.

MERKE

Der große Vorteil der KGIZ besteht im durch den Behandler zu steuernden Abbindeverhalten und der im Vergleich zu den konventionellen GIZ viel höheren Biegefestigkeit.

Auch die Toleranz gegenüber Feuchtigkeitsveränderungen nach dem Legen zeigt sich verbessert, wodurch das Ausarbeiten der Restauration in einer Sitzung ermöglicht wurde. Die Haftung der KGIZ an den Zahnhartsubstanzen wird nach individuell unterschiedlicher Vorbehandlung, z. B. mit einem Primer oder Conditioner, höher eingeschätzt als bei den GIZ. Die Fluoridabgabe ist mit den konventionellen GIZ vergleichbar, auch hier wird ein Auflade-/Akku-Effekt z. B. durch Fluoridgele beschrieben. In werkstoffkundlicher Hinsicht wird die Biegefestigkeit im Vergleich zu den GIZ zwar als doppelt so hoch eingeschätzt, bleibt aber unter dem von Kompositen bekannten Niveau. Die im Vergleich zu GIZ gute Biegefestigkeit hat sich daher in klinischen Studien mit der Verwendung als Füllungswerkstoff für Milchmolaren als positiv herausgestellt.

Nicht nur in ästhetischer Hinsicht ist die Oberflächenrauigkeit der KGIZ problematisch (Füllkörpergröße bis 200 µm). Die Füllerdimensionierung und der schlechte Verbund innerhalb des Gefüges führen zu den innerhalb der GIZ schlechtesten Abrasionseigenschaften. Dies spielt im Milchgebiss jedoch keine große Rolle, da die Abrasionskennnwerte hier nicht zu vorzeitigem Versagen der Restauration führen. Ganz anders verhält es sich in bleibenden Zähnen, hier ist die Eigenabrasion der KGIZ klinisch dauerhaft nicht akzeptabel. Im Milchgebiss spielen die GIZ traditionell eine große Rolle, da sie bei geringer Compliance als in der Regel schnell applizierbare Materialien beliebt sind. Während in der Klasse I praktisch alle bislang genannten Materialien auf GIZ-Basis problemlos funktionieren, sind in der Klasse II lediglich die KGIZ als permanentes Füllungsmaterial erfolgreich. Alle anderen GIZ fungieren im Milchgebiss daher nur maximal als Langzeitprovisorium.

In bleibenden Zähnen sind die HGIZ und MGIZ aufgrund ihrer geringen Biegefestigkeit und Ermüdungsresistenz nur als Provisorium geeignet. Ebenso verhält es sich mit den KGIZ, hier ist jedoch primär die mangelhafte Abrasionsresistenz für das klinische Scheitern verantwortlich.

9.3.2 Kompomere (polyalkensäuremodifizierte Komposite)

1994 wurde mit den Kompomeren eine neue Materialgruppe vorgestellt. Die Kompomere waren ursprünglich als Hybridstufe zwischen Kompositen und Glasionomerzementen konzipiert worden, um die Hauptvorteile beider Materialien zu vereinen, nämlich die Fluoridabgabe der GIZ und die Ästhetik und Widerstandsfähigkeit der Komposite. In Wirklichkeit stehen diese Materialien den Kompositen chemisch deutlich näher als den GIZ, was schon daran zu erkennen ist, dass es sich immer um Einkomponentenmaterialien ohne Mischvorgang handelt. Obwohl der Begriff „durch Polyalkensäure modifizierte Komposite“ korrekter ist, hat sich der Terminus Kompomere auch im internationalen Sprachgebrauch etabliert.

Die charakteristischen Hauptinhaltsstoffe der Kompomere belegen das: Kompomere enthalten GIZ-typische Füllkörper: Fluoroalumosilikatglas (73–79 Gew.%), Methacrylat-Monomere wie bisphenol A-glycidyl methacrylate (Bis-GMA), Urethandimethacrylat (UDMA) oder andere komposittypische Monomere. Darüber hinaus sind Carbonsäure-modifizierte Dimethacrylate charakteristisch, also amphiphile Monomere mit -COOH-Gruppen für die Säure-Base-Reaktion und polymerisierbaren Methacrylatgruppen. Gleich wie bei Kompositen sind Initiatoren (z. B. Kampferchinon/Amine) und Stabilisatoren enthalten.

Die durchschnittliche Größe der Füllkörper beträgt ca. 2,5 µm, was ebenfalls die Verwandtschaft zu den Kompositen belegt. Außerdem ist in Kompomeren – wie bei den GIZ unabdingbare Voraussetzung für die Zuordnung in die Materialklasse – kein Wasser enthalten.

MERKE

Im Vergleich zu den GIZ kann die Säure-Base-Reaktion bei den Kompomeren nicht sofort starten, da initial kein Wasser im System enthalten ist.

Das im Vergleich zu den Kompositen entscheidende Kriterium ist der Zusatz neuartiger Matrixmonomere (Carbonsäure-modifizierte Dimethacrylate). Diese dienen durch die enthaltenen Carboxylgruppen als Haftungsmediatoren für den Verbund mit den reaktiven Gläsern sowie den Verbund zur Zahnhartsubstanz. Entsprechend den chemischen Grundlagen ist der Polymerisationsmechanismus eine reine radikalische Polymerisation (Kompositreaktion). Durch die Photoinitiierung härtet die Kunststoffmatrix infolge der Reaktion der Methacrylatgruppen (Aufbrechen der Kohlenstoffdoppelbindungen und Kettenbildung) und schrumpft in Analogie zu modernen Kompositen. Über die Carboxygruppen der innovativen Monomere kommt es nach sekundärer Wasseraufnahme zur GIZ-typischen Säure-Base-Reaktion. Dies wird dadurch ermöglicht, dass die Fluorosilikatgläser nicht komplett silanisiert sind.

Die ursprüngliche Idee bei den Kompomeren war ein Einsatz ohne Adhäsiv, da angenommen wurde, dass die Carboxylguppen der neuen Monomere ähnlich wie bei den GIZ als Haftungsmediatoren agieren würden. Das trifft jedoch nur sehr begrenzt zu. Fundamentale Ergänzung zu den Kompomeren ist daher immer ein Adhäsivsystem als selbstkonditionierendes und selbstprimendes Bonding. Dabei handelt es sich um Einflaschensysteme. Die Haftungscharakteristika werden unten beleuchtet.

Die werkstoffkundliche Analyse der Kompomere zeigt in der Regel mit Kompositen vergleichbare Resultate, so sind Druck-, Zug- und Biegefestigkeit ebenso kompositähnlich wie die ästhetische Performance. Anders jedoch präsentieren sich die Fakten bei Untersuchungen zur Materialermüdung. Hier zeigen die Kompomere, dass nach Dauerbelastung die Festigkeitsermüdungsgrenze bedenklich weit absinkt, was durch die Wasseraufnahme, aber auch durch den schwachen Verbund der nicht oder nur teilweise silanisierten Füllkörper erklärt wird. Für den Fall einer nicht zufriedenstellenden Schmelzhaftung kann dies beim Einsatz im Seitenzahnbereich auch Konsequenzen für die marginale Frakturanfälligkeit von Kompomerrestaurationen haben. Ferner wird die Abrasionsresistenz für den Einsatz im kaulasttragenden Seitenzahnbereich als kritisch eingeschätzt, mit der Einführung modifizierter Materialien gelang es den Herstellern jedoch, dieses Manko zu beheben. Auch in der Black-Klasse V haben sich Kompomere bewährt, da über mehrere Jahre hohe Retentionsraten und zufriedenstellende ästhetische Resultate zu beobachten waren. Die Kombination aus einfacher

Handhabung und gutem ästhetischem Erscheinungsbild haben die Kompomere bis heute zu einer festen Marktgröße heranreifen lassen. Die Kombination aus effektivem Einschritt-Adhäsiv und modellierbarer Handhabung machten die Kompomere über fast zwei Jahrzehnte zum favorisierten Füllungsmaterial für Milchzähne.

MERKE
Kompomere sind ein sehr gutes Allround-Material für Milchzahnfüllungen, dies wird durch eine Reihe klinischer Langzeitstudien bestätigt.

9.3.3 Glascarbomere (GC)

Hierbei handelt es sich um GIZ, die mit dem Ziel einer erhöhten Bioaktivität weiterentwickelt wurden. Zu den bereits beschriebenen Bestandteilen eines GIZ kommen zwei weitere Komponenten hinzu: ein bioaktives Pulver, das aus Hydroxylapatit (HAp) und Fluorapatit (FAp) besteht [14], und ein Silikonöl (Polydimethylsiloxan, PDMS). Letzteres wird eingesetzt, um die Verarbeitbarkeit des Materials auch bei hohen Pulver-Flüssigkeit-Verhältnissen zu gewährleisten.

GC härten durch eine Säure-Base-Reaktion aus, welche zwei nebeneinander ablaufende Reaktionen umfasst. Die eine ist identisch mit der bereits beschrieben Reaktion bei GIZ und findet zwischen dem basischen Alumosilikatglas und den Polyalkensäuren statt, die andere schließt Hydroxylapatit und Polyalkensäuren ein [14]. Es entsteht somit eine ionisch vernetzte Polysäure-Matrix, die eingebettete Füllstoffe (nicht reagierte Partikel) enthält. In diesem Fall bestehen die Füllstoffe sowohl aus einem Aluminosilikatglas (wie bei den GIZ) als auch aus Hydroxylapatit. Die sekundäre Abbindereaktion scheint in GC länger als in GIZ zu sein und wird auf ca. 10 Monate bemessen [14]. GC scheinen spröder zu sein und besitzen eine geringere Biegefestigkeit und Härte sowie ein geringeres Elastizitätsmodul als KGIZ [15]. Für eine erhöhte Bioaktivität im Vergleich zu GIZ fehlt noch der Beweis. Langzeitstudien zum klinischen Verhalten sind zurzeit nicht verfügbar [6].

9

9.4 Komposite

9.4.1 Werkstoffkunde der Komposite

Komposite (lat. componere = zusammenfügen) sind definitionsgemäß zusammengesetzte Werkstoffe. Einer organischen Matrix werden (meist) anorganische Füllkörper beigemengt, um die Polymerisationsschrumpfung zu reduzieren und um die werkstoffkundlichen Parameter zu verbessern. Der Verbund zwischen Füllern und Matrix wird durch eine Behandlung der Füller mit einem Silan bewirkt.

Den Anfang der geschichtlichen Entwicklung der Komposite stellten Autopolymerisate dar. Erster Repräsentant der Kunststoffe mit Glasfüllern war Cadurit (3M Espe, Seefeld) auf Epiminbasis im Jahr 1959. 1962 inaugurierte Bowen das als „Bowen-Molekül" bekannte 2,2-bis-(4(2-hydroxy-3-methacryloxy-propyloxi)-phenyl)-propan (Bis-GMA), eine Synthese aus Bisphenol A und Glycidylmethacrylat. Erstes auf Bis-GMA basierendes Zwei-Pasten-Komposit war Adaptic (3M, St. Paul, MN, USA). Da Bis-GMA eine sehr hohe Viskosität aufweist, ist die Zugabe von Monomeren mit niedriger Viskosität wie Triethylenglycoldimethacrylat (TEGDMA) und Diethylenglycoldimethacrylat (DEGMA) als Verdünner notwendig. 1974 wurde die Palette der bifunktionalen Moleküle um das von Foster und Walker entwickelte Urethandimethacrylat (UDMA) erweitert [16]. Zahlreiche Modifikationen dieser Basis-Monomere wurden entwickelt, um spezielle Funktionen zu erfüllen wie eine Reduktion der Polymerisationsschrumpfung oder eine antibakterielle und antikariogene Wirkung. Prozentual geringe, für den klinischen Einsatz jedoch unabdingbare Ingredienzien sind Inhibitoren (0,1 % z. B. butyliertes Hydroxytoluen, um die Verarbeitungszeit einzustellen) und Stabilisatoren.

Die Aushärtereaktion wird von Initiatoren gestartet. Bei den Autopolymerisaten stellen Benzoylperoxid und aromatische tertiäre Amine die notwendigen freien Radikale zur Verfügung. Bei den heutigen licht-härtenden Kompositen führt sichtbares Licht (blaues Licht mit einem Maximum [λ_{max}] bei einer Wellenlänge von 468 nm) eine Spaltung von Kampferchinon herbei, das im Zusammenwirken mit einem meist aliphatischen tertiären Amin die Bildung freier Radikale verursacht. Es gibt zudem eine Reihe alternativer Initiatoren, die zusammen mit Kampferchinon/Aminen eingesetzt werden, wie die Acrylphosphynoxide (Lucirin TPO, λ_{max} = 381 nm und Irgacure, λ_{max} = 370 nm). Diese werden durch violettes, sichtbares Licht initiiert [17].

9.4.2 Einteilung der Komposite

Die größten Veränderungen in den Eigenschaften der Komposite wurden durch die Füllkörperart und deren Größe hervorgerufen. Deshalb bestimmen diese auch heute noch die Terminologie der Einteilung der Komposite. Lutz und Phillips differenzieren zwischen Makrofüllerkomposit, Mikrofüllerkomposit (homogen und inhomogen) und Hybridkomposit [18]. Eine vor allem in der modernen Zahnmedizin notwendige Einteilung der Komposite beruht auf der Inkrementstärke, in der die Komposite klinisch eingebracht werden dürfen. Hierzu wird zwischen herkömmlichen (maximal 2 mm) und Bulk-Fill- (bis 4 mm und selten 5 mm) Kompositen unterschieden. Nach der Art der Polymerisation werden Komposite in chemisch, licht- und dual-härtend eingeteilt. Weitere Kriterien basieren auf Eigenschaften, die als klinisch relevant betrachtet werden. Hierzu zählen die Polymerisationsschrumpfung (niedrig schrumpfende Komposite vs. herkömmliche Komposite), die Viskosität (modellierbare vs. fließbare Komposite) und, selten, auch deren Haftmechanismus (selbstadhäsiv vs. mittels Adhäsiv). Eine Reihe von Kompositkategorien werden durch den Hersteller selbst definiert, basierend auf der Zusammensetzung der Füllkörper (Alkasite = Komposite mit alkalischen Füllkörpern, Giomere = Komposite mit GIZ- Füllkörpern etc.) oder der entsprechenden Matrix (Ormocere = Komposite mit Ormocer Matrix, Silorane = Komposite mit Siloranmatrix).

Makrofüller

Die erste Stufe der historischen Entwicklung der Komposite wurde durch die Makrofüller repräsentiert. Sie enthalten 10–100 µm große Partikel (Durchschnitt 15 µm) bei einem Füllstoffgehalt von ca. 75 Gew.-%, wodurch eine Hochglanzpolitur in der Praxis nicht möglich war. Wurden die Makrofüller durch mechanische Beanspruchung aus der Matrix gerissen, potenzierte sich die Oberflächenrauigkeit und Abrasion des Materials, was im Seitenzahnbereich schnell zum Verlust der anatomischen Form der Restaurationen führte und ferner die Plaqueanlagerung begünstigte. Lediglich die Biegefestigkeit war in einem akzeptablen Bereich. Makrofüller werden heute aufgrund der genannten Nachteile nicht mehr als Füllungsmaterialien vermarktet.

Mikrofüller

Zur notwendigen Verbesserung der Polierbarkeit wurden, nachdem die technischen Möglichkeiten des Kleinmahlens deutlich verbessert worden waren, die Mikrofüller mit einer durchschnittlichen Partikelgröße von 0,05 µm vorgestellt. Da jedoch immer kleinere Füllkörper immer größere Oberflächen mit sich bringen, resultierte eine dramatisch erschwerte Matrixbenetzung der Füllkörper, wodurch wiederum der anorganische Füllkörpergehalt maximal 35 Gew.-% betrug [19]. Ein geringer Füllkörpergehalt impliziert einen hohen Monomergehalt und wirkt sich negativ auf den Verschleiß, die mechanischen Eigenschaften und die Polymerisationsschrumpfung aus [16] [19]. Da die Polierbarkeit dieser Materialien logischerweise exzellent ist, werden sie bis heute als Frontzahnkomposite angeboten. Die so zu beschreibende Materialklasse wird als homogene Mikrofüllerkomposite bezeichnet. Durch Zugabe von Präpolymerisaten konnte der Füllkörpergehalt der homogenen Mikrofüllerkomposite auf 50–60 Gew.-% erhöht werden [19]. Hierfür werden Monomere und anorganische Füllkörper aus kolloidalem SiO_2 vor der Beimengung in das Komposit polymerisiert und zu verhältnismäßig großen Füllkörpern (einige µm) gemahlen. Diese Materialklasse wird als inhomogenes Mikrofüllerkomposit bezeichnet. Bezogen auf die gesamte Polymermasse weisen diese Komposite eine verhältnismäßig geringe volumetrische Polymerisationsschrumpfung auf, da die präpolymerisierten Füllkörper bei der Polymerisation der Kompositpaste nicht mehr schrumpfen.

Hybridkomposite

Eine Weiterentwicklung bzw. Mischung der Vorgenannten sind die Hybridkomposite, welche die positiven Eigenschaften von Makro- und Mikrofüllern in sich vereinen. Die Polierbarkeit und die optimierten mechanischen Eigenschaften machen die Hybride zu ubiquitär einsetzbaren Materialien. Sie enthalten meist kolloidales SiO_2 (ca. 10–20 Gew.-% des gesamten anorganischen Anteils) und gemahlene Glasfüllkörper mit einer mittleren Füllkörpergröße von 0,4–1 µm. Der gesamte anorganische Füllkörpergehalt liegt bei ca. 75–80 %. Die Glasfüllkörper enthalten auch Schwermetalle, was die Radiopazität der Materialien erhöht. Im Laufe der Entwicklung wurde die Füllkörpergröße der Hybridkomposite zunehmend reduziert. In Bezug auf die Füllkörper gelten die Nanohybridkomposite heute als „State of the Art" [16] [20]. Die werkstoffkundlichen Daten wurden im Vergleich zu den Vorgängergenerationen weiter deutlich optimiert. Sowohl die Abrasionswerte als auch die Farbstabilität sind als zufriedenstellend einzustufen. Durch die reduzierte Füllkörpergröße ist die Polierbarkeit der Feinpartikelhybride mit denen der Mikrofüller vergleichbar (➤ Abb. 9.3, ➤ Abb. 9.4).

Modifikationen der bereits beschriebenen Materialklassen führten zu der Entwicklung neuer Produkte wie stopfbaren, fließbaren oder Bulk-Fill-Komposite [21].

MERKE

Fast alle heute verwendeten Komposite sind Hybridkomposite.

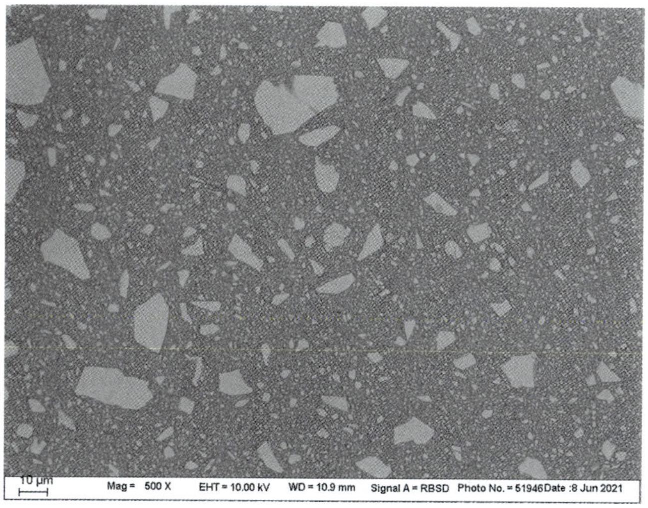

Abb. 9.3 Nano-Hybrid-Komposit (Universalkomposit) [M1117; M1122]

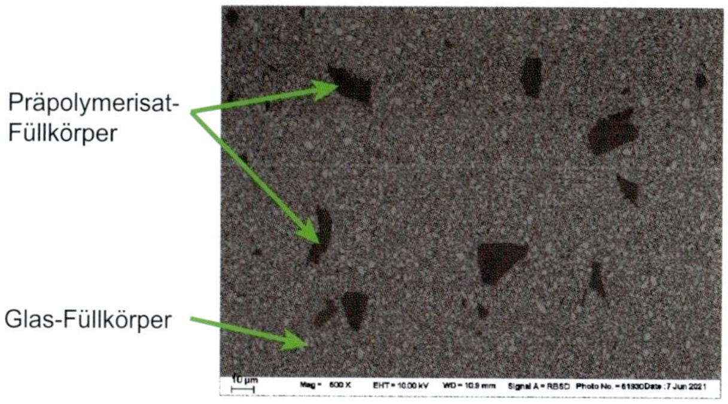

Abb. 9.4 Mikro-Hybrid-Komposit mit präpolymerisierten Füllkörpern: Die rasterelektronenoptischen Bilder sind mittels Rückstreuelektronen ermittelt, was einen Materialkontrast ermöglicht (je höher die Ordnungszahl, desto heller der gescannte Bereich). Somit erscheinen präpolymerisierte Füllkörper dunkel und konventionelle Glasfüllkörper hell. [M1117; M1122]

„Stopfbare" Komposite („Packables")

Stopfbare Komposite sind hochvisköse Komposite, die aus Modifikationen der Füllkörper der klassischen Komposite resultieren. Der Unterschied zwischen den beiden Materialkategorien besteht überwiegend in einem größeren Anteil an feinen Füllkörpern, was eine höhere Viskosität der „stopfbaren" Komposite verursacht. Auch Fasern und poröse Füllkörper wurden stopfbaren Kompositen beigemengt. Viele Behandler empfanden zu Beginn der Umstellung auf Komposit im Seitenzahnbereich die Herstellung eines suffizienten Approximalkontakts und das Modellieren im Okklusalbereich als sehr mühsam. Der überwiegende Anteil deutscher Zahnärzte hatte während der universitären Ausbildung nie Komposit im Seitenzahnbereich verwendet und war daher ausschließlich auf das Stopfen von Amalgamfüllungen trainiert worden, wodurch der Wunsch nach einem stopfbarem Komposit entstand. Die Hersteller versuchten, diesem Trend mit der Einführung der „stopfbaren" („packable") Kunststoffe gerecht zu werden. Der anfangs aus den USA vorgeschlagene Begriff „condensable" setzte sich nicht durch, da bei Kompositen generell nicht wie beim Amalgam durch manuelle Krafteinwirkung eine Volumenverkleinerung erzwungen werden kann. Trotz großer Variation dieser Materialklassen bleibt der Hauptunterschied zwischen stopfbaren und nichtstopfbaren, hochgefüllten Kompositen lediglich in der Konsistenz der unpolymerisierten Paste. Die stopfbaren Komposite bieten weder eine verbesserte Festigkeit, Bruchzähigkeit oder Abrasionsbeständigkeit, noch wurde die Polymerisationsschrumpfung herabgesetzt [22]. Daher waren die „stopfbaren" Komposite lediglich eine Durchgangsstation, denn die Produkt-Claims wie erleichterte Kontaktpunktgestaltung und Modellierbarkeit waren nicht realistisch. Der approximale Kontaktpunkt wird nur durch adäquate Separation bewerkstelligt, und durch die teilweise extrem hohe Viskosität der „stopfbaren" Komposite resultierten mehr Probleme bei der Adaptation an die Kavitätenwände. Sie wurden daher von den „modellierbaren" Kompositen abgelöst.

Fließfähige Komposite („Flowables")

Diese Materialklasse wurde eigentlich primär als Adaptationspromotor für „stopfbare" Komposite konzipiert bzw. für das adhäsive Befestigen vorgeformter Keramikinserts. Wie schon bei der Einführung der Kompomere beobachtet, erfreuten sich die Flowables durch die einfache Handhabung und das gute Adaptationsvermögen schnell auch in anderen Indikationsbereichen großer Beliebtheit. Im Gegensatz zu den stopfbaren Kompositen haben sich die Flowables jedoch fest im Markt etabliert – Tendenz steigend. Sie weisen meist einen etwas geringeren Füllkörperanteil und höhere Mengen „Verdünner" auf, was die Viskosität der Paste reduziert und das Komposit im unpolymerisierten Zustand besser fließen lässt. Hierdurch kann es sich gleichmäßiger ausbreiten und besser adaptiert werden [23]. Die Herstellung von Flowables geht daher in der Regel so vonstatten, dass der Füllstoffanteil konventioneller Feinpartikelhybridkomposite etwas reduziert wird oder typische Viskositätsverdünner wie TEGDMA zur Matrix zugefügt werden. Neben dem unterschiedlichen Elastizitätsmodul wird durch den niedrigeren Füllstoffgehalt ferner eine geringere Röntgenopazität, Transparenz und Härte bedingt. Die reduzierte Füllkörpermenge führt meist zu schlechteren mechanischen Eigenschaften und erhöht den Verschleiß. Gleichzeitig erlaubt das gute Anfließverhalten den Einsatz von fließbaren Kompositen in schwer zugänglichen Bereichen, besonders im approximalen Bereich, oder als „Liner" in Kombination mit modellierbaren Kompositen. Das Einsetzen von fließbaren Kompositen als Liner verbessert die interne Adaptation und den Randschluss einer Kompositrestauration. An ihre Fähigkeit, lokale Spannungskonzentrationen, die während der Polymerisation entstehen, als „stress breaker" abzudämpfen, glauben wir nicht, denn dafür sind die E-Module der unterschiedlichen Flowables viel zu heterogen. Weitere Indikationen für fließfähige Komposite liegen in der Versorgung kleiner Klasse-V-Kavitäten, kleinen Füllungen oder Reparaturen von Restaurationen sowie in erweiterten Fissurenversiegelungen („preventive resin restoration").

MERKE

Die Lining-Technik mit Flowables verbessert die Adaptation von visköseren Kompositen an die Kavitätenwand.

Für größere Kavitäten sind konventionelle Flowables als alleiniges Füllungsmaterial aufgrund der höheren Polymerisationsschrumpfung und der schlechteren werkstoffkundlichen Daten nicht indiziert.

Bulk-Fill-Komposite (BFK)

Für eine schnellere und effizientere Restauration wurden lichthärtende Komposite entwickelt, die nicht mehr in 2-mm-Inkrementen geschichtet werden müssen, sondern in 4 oder gar 5 mm dicken Schichten polymerisiert werden können. Diese Bulk-Fill-Komposite (BFK) werden in niedrigvisköse (fließfähige/FBFK) und hochvisköse (modellierbare/MBFK) BFK eingeteilt. Die zwei Materialkategorien unterscheiden sich vorwiegend in ihren Fließeigenschaften (Viskosität) und mechanischen Eigenschaften [24] und werden klinisch unterschiedlich appliziert. Füllungen aus FBFK müssen mit einer zusätzlichen okklusalen Deckschicht aus modellierbarem Komposit oder MBFK finalisiert werden, während mit MBFK die gesamte Kavität restauriert werden kann. Letzteres setzt voraus, dass die Inkrementstärke nicht die Herstellerangaben (4 oder 5 mm) überschreitet. Die Vorteile einer Restauration mit Bulk-Fill- gegenüber herkömmlichen Kompositen liegen in der verkürzten (20 %) Behandlungszeit [25] und der damit einhergehenden geringeren Wahrscheinlichkeit für Kontaminationen. Aber auch die effiziente Reduktion von Lufteinschlüssen und Imperfektionen ist durch die simple Reduktion potenzieller Inkrementgrenzen mit BFK evident.

Bulk-Fill- und herkömmliche Komposite unterscheiden sich nicht wesentlich in ihrer chemischen Zusammensetzung. Die organischen Matrizes beider Materialkategorien enthalten traditionelle Basismonomere wie Bis-GMA (Bisphenyl-A-Glycidylmethacrylat), Bis-EMA (Bisphenol-A-Ethoxydimethacrylat), UDMA (Urethandimethacrylate) oder TEGDMA (Triethylenglycoldimethacrylat), jedoch auch zahlreiche innovative Monomere, die eine geringere Schrumpfung, eine kariesprotektive Wirkung oder gar selbstadhäsive Fähigkeiten ermöglichen (sollen). Auch die Füllstoffe sind in ihrer chemischen Zusammensetzung vergleichbar [26]. Die Lichtdurchlässigkeit wird durch den Unterschied im Brechungsindex zwischen Füllkörper und Matrix bestimmt. Je kleiner dieser Unterschied ist, desto geringer wird die Streuung an der Füllkörper-Matrix-Grenze und folglich umso höher die Lichtdurchlässigkeit des Materials. Die geringen Unterschiede in der chemischen Zusammensetzung der beiden Komponenten erlauben den Rückschluss, dass die höhere Lichtdurchlässigkeit der BFK, die für eine ausreichende Polymerisation in der Tiefe notwendig ist, durch eine Reduktion der Farbpigmente und eine Vergrößerung der Füllkörper im Vergleich zu herkömmlichen Hybridkompositen erreicht wurde [26]. Eine Vergrößerung der Füllkörper bewirkt eine Verkleinerung der Grenzfläche zwischen Füllkörper und Matrix und somit eine geringere Lichtstreuung. Somit wird Licht in tiefere Schichten geleitet und sorgt für eine ausreichende Polymerisation in der Tiefe.

Eine hohe Transluzenz kann sich jedoch negativ auf die Ästhetik auswirken. Moderne BFK berücksichtigen daher auch diesen Aspekt und suchen nach neuen Mechanismen, die Polymerisation in tiefen Schichten zu verbessern. Eine davon berücksichtigt die Veränderung der Polymerisationsreaktion von einer radikalischen Polymerisation, wie in regulären Kompositen üblich, hin zu einer RAFT-Polymerisation (Reversible Addition Fragmentation Chain Transfer) [27]. Hierfür können die chemische Zusammensetzung des Komposits und die Art der Belichtung unverändert bleiben. Der einzige Unterschied zwischen den zwei Polymerisationsmechanismen ist der Zusatz geeigneter RAFT-Agenzien [28].

Ergebnisse einer Metaanalyse von klinischen Studien, publiziert bis Mai 2020, weisen keinen Unterschied zwischen Restaurationen mit herkömmlichen/2 mm-inkrementoiden vs. Bulk-Fill-Kompositen auf [29] (➤ Abb. 9.5).

MERKE

Bulk-Fill-Komposite sind heute klinisch langzeiterprobt. Eine Schichtung bis 4 mm Durchhärtetiefe hat sich fest etabliert und erlaubt gerade bei widrigen Umständen im Rahmen von Milchmolarenfüllungen ein schnelleres Arbeiten.

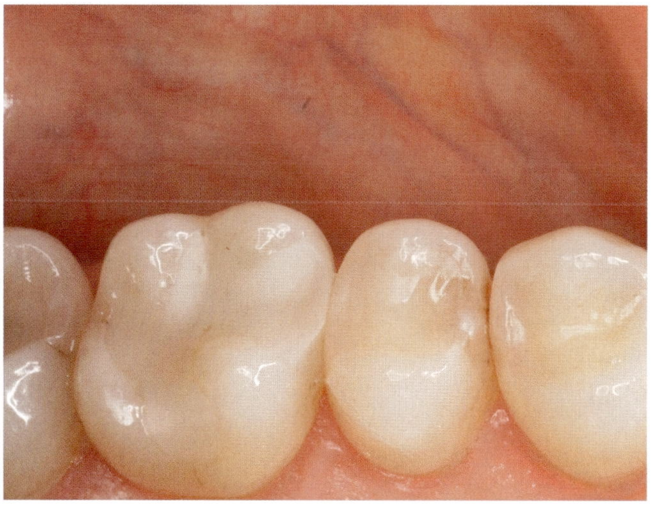

Abb. 9.5 Bulk-Fill-Restaurationen an 24 und 25 nach 9 Jahren [M1117; M1122]

9.4.3 Anforderungen an Komposite im Seitenzahnbereich

Verschleißbeständigkeit

Im Vergleich zu Amalgam, Keramik oder gegossenen Restaurationen ist die Abrasionsbeständigkeit aller marktüblichen Komposite von jeher geringer. Hier ist vor allem die Unterscheidung zwischen okklusal belasteten Arealen („occlusal contact areas") und nicht belasteten Abschnitten („contact free areas") wichtig. Beide Abrasionsformen können in vitro mithilfe geeigneter Labormethoden evaluiert werden. Der bedeutendste Mechanismus stellt hierbei die Oberflächenermüdung dar, im Rahmen derer einzelne Füller bei Belastung aus der Kunststoffmatrix herausgerissen werden, was durch den Verschleiß der weniger abrasionsbeständigen Matrix zur Abrasion des Materials führt. Werkstoffkundlich relevante Parameter für die Verschleißbeständigkeit sind:

- die Resistenz der Matrix selbst,
- Füllkörpergehalt und -form (runde Füller werden weniger aus der Matrix gezogen) und
- die Dauerhaftigkeit des Verbundes zwischen Füllern und Matrix.

MERKE

Je größer die Füllungsfläche im okklusal belasteten Seitenzahnbereich ist, desto schlechter ist die Prognose der Füllung im Hinblick auf Abrasion und Degradation. Die okklusale Extension ist daher neben der approximalen Tiefe der limitierende Faktor Nr. 2 für die Indikation von Kompositfüllungen im Seitenzahnbereich.

Oberstes Gebot im Rahmen der Präparation ist es daher, die Gesamtoberfläche der späteren Füllung möglichst klein zu halten. Dies gelingt am besten, wenn nur das kariös infizierte Gewebe entfernt wird und nicht nach der Black-Regel „extension for prevention" präpariert wird. So kann das Ziel, die maximale Abstützung auf den Schmelz begrenzt zu lassen, am leichtesten erreicht werden. Es ist jedoch in der Gesamtbetrachtung des Parameters „Abrasion" nicht korrekt, lediglich auf die Agonistenabrasion zu fokussieren. Gerade im Vergleich zur Keramik sind Komposite im Hinblick auf die Antagonistenabrasion sehr vorteilhaft. Das heißt, detektiert man neben der Materialabrasion des Agonisten auch die Abrasion am Antagonisten, wird schnell klar, dass das Gesamtabrasionsverhalten der Komposite als positiv einzuschätzen ist.

Haftung an Schmelz und Dentin

Schmelzhaftung

Fundamentaler Antagonismus einer guten Adaptation an die Zahnhartsubstanzen ist neben dem ungünstigen Wärmeausdehnungskoeffizienten vor allem die Polymerisationsschrumpfung der Komposite, die eine klebende Verankerung zwingend erfordert (Hi DZZ). Da Komposite keine Eigenadhäsion zu Schmelz und Dentin besitzen wie z. B. die Glasionomerzemente, würden sich bereits im Zuge der Photopolymerisation Spalten an den Füllungsrändern bilden. Die konsekutiv auftretende Sekundärkaries wird neben Frakturen als potenzieller Hauptnachteil von Kompositrestaurationen eingeschätzt. Daher stellte die Integration erfolgreicher adhäsiver Konzepte einen Durchbruch bei der klinischen Anwendung von Kompositen dar. Erst durch die adhäsive Verankerung gelang es, einen validen Antagonismus zur Polymerisationsschrumpfung zu etablieren mit der Möglichkeit, dauerhafte Restaurationen anzufertigen.

Der Grundstein jeglicher Adhäsion in der zahnmedizinischen Füllungstherapie wurde 1955 mit der Einführung der Schmelz-Ätz-Technik durch Buonocore gelegt. Die Haftung am Schmelz wird daher heute bezüglich ihrer klinischen Eignung durchweg positiv eingeschätzt. Ätzen mit 30- bis 40%-iger Phosphorsäure schafft eine ideale Oberflächenmorphologie für die mikromechanische Verankerung von Kunststoffen (➤ Abb. 9.6). Durch die unterschiedliche Säurelöslichkeit der Schmelzprismen im Zentrum und in der Peripherie entsteht eine vergrößerte Oberfläche, die ungefüllten und gefüllten Adhäsiven das Einfließen ermöglicht und via Photopolymerisation zu einer innigen Verzahnung mit dem Zahnschmelz führt. Dadurch kann auch eine Stabilisierung der im Zuge der Präparation geschwächten Zahnhartsubstanz erzielt werden.

Die Notwendigkeit der Schmelzabschrägung im Seitenzahnbereich wird immer wieder diskutiert. Obwohl In-vitro-Resultate die Überlegenheit der Anschrägung belegen, gibt es klinisch keinen Beweis für dieses Paradigma. Eine Abschrägung empfiehlt sich jedoch approximal auf alle Fälle, da so paramarginalen Frakturen erfolgreich vorgebeugt werden kann. Unabhängig von der Abschrägung sollten auf jeden Fall Dentinprimer nicht länger in die geätzte Schmelzoberfläche einmassiert werden, da sich die Haftungsprognose bei längerem aktiven „Einreiben" signifikant verschlechtert.

Self-etch-Adhäsive – vereinfachte Ansätze zur Verwirklichung der Schmelzhaftung Im Zuge der Vereinfachung der oft als kompliziert empfundenen Adhäsivtechnik haben sich Entwicklungen etabliert, um die separate Ätzung des Schmelzes mit Phosphorsäure zu umgehen und sofort Schmelz und Dentin mit einer Adhäsivlösung vorzubehandeln. Der Beginn dieses Trends kam 1994 mit der Einführung der Kompomere, als die Hersteller versprachen, mit den systemimmanenten One-Bottle-Adhäsiven auch am Schmelz eine suffiziente Haftung aufbauen zu können. Diese Systeme zeigten zwar eine akzeptable Dentinhaftung, die durch klinisch dokumentierte Retentionsraten der Klasse V bestätigt wird. Die Schmelzhaftung stellte sich jedoch in einigen Untersuchungen als zu niedrig heraus, um den Kräften der Polymerisationsschrumpfung ohne Spaltbildung im Schmelz widerstehen zu können. Klinisch beobachtete Verfärbungen gerade im marginalen Schmelzanteil belegen dies eindrucksvoll. Generell ist es bei Self-etch-Adhäsiven so, dass die Tiefe und Ausprägung der Komposit-Schmelz-Interaktion bezüglich Morphologie und Effektivität als geringer beschrieben wird, wenn auch die Dentinhaftung in vivo als zuverlässig beschrieben wurde (➤ Abb. 9.7).

MERKE
Die beste und zuverlässigste Schmelzhaftung wird noch immer mit der Etch-and-rinse-Technik unter Anwendung von Phosphorsäure erreicht.

Dentinbonding

Sofort nach der Inauguration der Schmelz-Ätz-Technik wurden erste Anstrengungen unternommen, auch das Dentin als Bondingsubstrat zu nutzen. Die entsprechenden Versuche waren jedoch über Jahrzehnte nicht erfolgreich, weil das Dentin im Vergleich zum Schmelz durch die intrinsische Feuchtigkeit mit seinen hydrophilen Eigenschaften (Komposit ist hydrophob), der tubulären Mikrostruktur und dem höheren Anteil an organischen Verbindungen ein wesentlich ungünstigerer Haftungspartner ist. Außerdem ist das Dentin nach der rotierenden Präparation oder Kariesexkavation

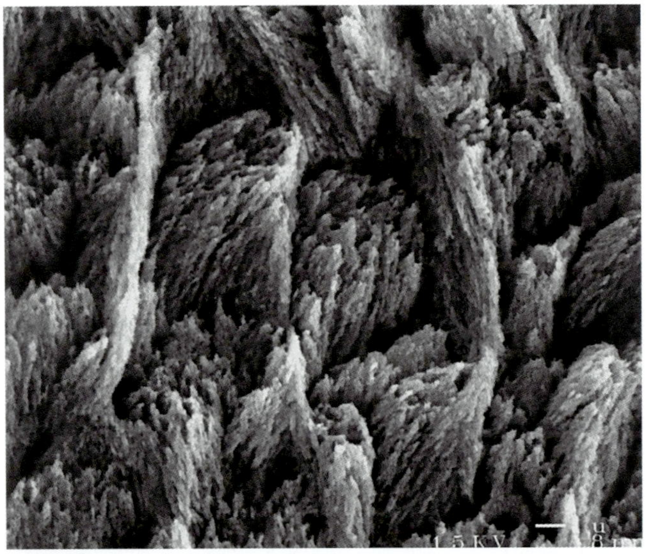

Abb. 9.6 Schmelzätzmuster nach 30 Sekunden Ätzen mit 32 % Phosphorsäure [R463]

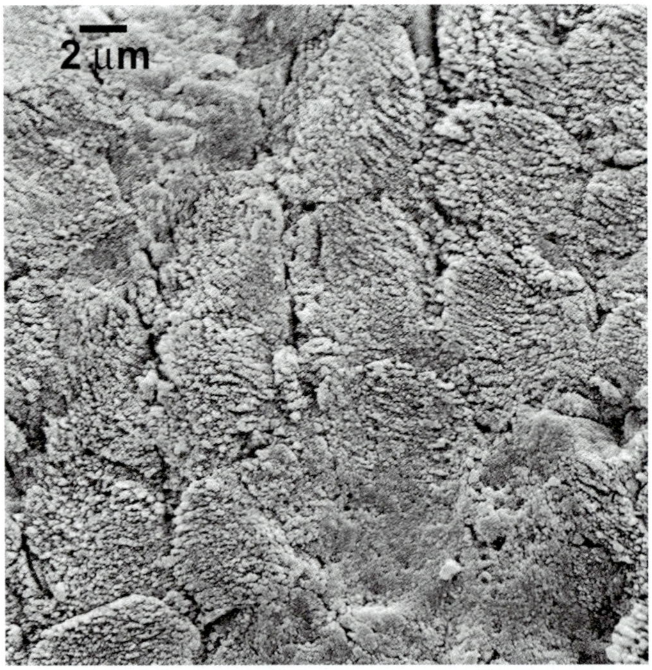

Abb. 9.7 Schmelzätzmuster eines Self-etch-Adhäsivs [R463]

von einer charakteristischen Schmierschicht bedeckt, die den Aufbau einer möglichen Haftung weiter erschwert (➤ Abb. 9.8). Die Schmierschicht besteht aus einem Brei aus zermahlenen Dentinresten, Bakterien und Wasser. Klinische Konsequenz aus den früheren Misserfolgen mit Kompositrestaurationen war das Abdecken der Dentinareale der Kavität mit konventionellen Unterfüllungsmaterialien wie z. B. Zinkphosphatzement, um die Dentinwunde abzudecken und postoperativen Hypersensitivitäten entgegenzuwirken, bevor die Schmelzränder der Kavität mit Phosphorsäure konditioniert wurden, um das Einfließen eines ungefüllten Haftvermittlers zum Komposit zu ermöglichen.

Um die gesamte Fläche der präparierten Kavität zur Verankerung des Komposits nutzen zu können, wurde schon seit Längerem eine ähnlich effektive Dentinhaftung angestrebt. Erste Erfolge wurden jedoch erst nach jahrzehntelangen Versuchen erreicht. Die Entwicklung auf diesem Gebiet wurde durch unterschiedliche Entwicklungsstufen dokumentiert, die als Dentinbonding-Generationen bezeichnet werden.

Als historische Anfänge konnten die 1. und 2. Generation nie den Anforderungen für den klinischen Einsatz gerecht werden, da lediglich eine Bindung an die Schmierschicht erreicht wurde. Die Vertreter dieser Entwicklungsstufen erzielten zwar eine gute Infiltration der Schmierschicht, die Haftung des Komposits wurde aber wiederum durch die zu geringe Adhäsion der Schmierschicht am Dentin begrenzt. Außerdem ist die Schmierschicht hydrolytischen Degradationsprozessen ausgesetzt, was insgesamt dazu führte, dass die beiden initialen Generationen nie klinisch erfolgreich waren.

Einteilung der Adhäsivsysteme Während man früher (in den USA bis heute) die Einteilung der Adhäsivsysteme chronologisch nach Generationen eingeteilt hat, kam man andernorts zu der Erkenntnis, dass diese Einteilung mittlerweile nicht mehr tragfähig ist, da der Wirkmechanismus und die Anzahl der Applikationsschritte wichtiger als der Zeitpunkt der Markteinführung sind.

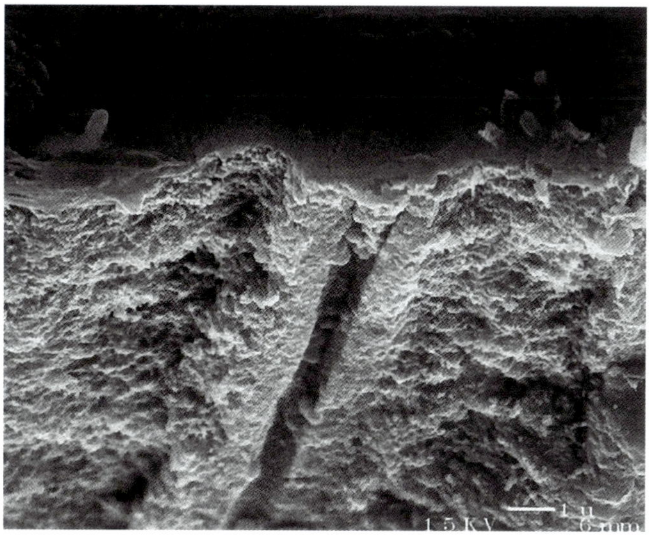

Abb. 9.8 Schmierschicht im REM (1:3000). Die Schmierschicht hat sich in den angebrochenen Dentintubulus hineingepresst. [R463]

Daher ist heute folgende Einteilung zu bevorzugen:

- Self-etch Systeme (1 Schritt)
- Self-etch-Systeme (2 Schritte)
- Etch-and-rinse Systeme (2 Schritte)
- Etch-and-rinse Systeme (3 Schritte)
- Etch-and-rinse Systeme (4 Schritte)
- Universaladhäsive (1 Schritt; ohne Schmelzätzung, mit selektiver Schmelzätzung oder mit Etch-and-rinse-Technik)
- Universaladhäsive (2 Schritte; ohne Schmelzätzung, mit selektiver Schmelzätzung oder mit Etch-and-rinse-Technik)

Adhäsive mit selektiver Schmelzätzung (3-/4-Schritt selective etch) Erste klinische Erfolge wurden erst von der 3. Generation gegen Ende der 1980er-Jahre berichtet. Hier wird der präparierte Schmelz konventionell mit 30- bis 40%-iger Phosphorsäure konditioniert, wobei das Dentin durch selektive Ätzung ausgespart werden soll.

Hydroxylapatit und Phosphate werden aus der Dentinmatrix gelöst, und nur organische Komponenten bleiben zurück. Dies führt dazu, dass ein instabiles Gefüge aus Kollagenfasern freigelegt wird. Der Primer beinhaltet immer ein amphiphiles Molekül (z. B. Hydroxyethylmethacrylat/HEMA) oder TEGDMA, welche das Kollagen imprägnieren und für die Bindung eines hydrophoben Materials wie Methacrylate empfänglich macht. Condiprimer werden nach einer gewissen Einwirkperiode von in der Regel 30 Sekunden lediglich verblasen, um die enthaltenen Lösungsmittel (Aceton, Alkohol oder Wasser) zu verflüchtigen. Dadurch werden die aufgelöste Schmierschicht und die anorganischen Komponenten des dekalzifizierten Dentins wieder mit in den Verbund integriert. Das aufgebrachte Bonding-Agent dringt in die wie beschrieben vorbehandelte Oberfläche ein und erreicht schließlich auch die interfibrillären Bereiche des Kollagen-„Schwamms". So wird eine Mischzone aus demineralisiertem Dentin und ungefülltem Kunststoff etabliert, die Hybridschicht genannt wird und im Vergleich zu den ersten beiden Versuchsgenerationen den entscheidenden Quantensprung für das erfolgreiche Dentinbonding bewirkte.

In der Praxis ist die Konzeption der 3. Generation jedoch kaum nachzuvollziehen. Während für die ursprüngliche Indikation als Dentinversiegler bei zahnfarbenen Inlaysystemen noch große Kavitäten die Regel waren, ist ein selektives Ätzen der oft dünnen Schmelzränder bei kleinen Primärläsionen oft nicht zu bewerkstelligen. Vor allem im Hinblick auf minimalinvasive Vorgehensweisen ist ein gleichzeitiges Ätzen von Schmelz und Dentin erstrebenswert. Dies wurde schließlich bei der Entwicklung der 4. Generation in die Tat umgesetzt. Bleibt lediglich noch die Frage, ob Adhäsive der 3. Generation auch mit Total Etching verarbeitet werden können. Die bisher publizierten Daten bejahen dies.

3-/4-Schritt Etch-and-rinse-Adhäsive Charakteristische Eigenschaft ist innerhalb dieser Entwicklungsstufe das simultane Ätzen beider Zahnhartsubstanzen mit Phosphorsäure (ehem. Total Etching). Dem Primer fällt dann im Gegensatz zur Adhäsivklasse mit selektiver Schmelzätzung „nur" die Aufgabe der Modifikation der hydrophilen Oberfläche mithilfe enthaltener amphiphiler Moleküle zu.

Um den Erfolg der Schmelzätzung sichtbar zu machen, müssen zumindest die Schmelzränder getrocknet werden. Dadurch wird aber dem instabilen Kollagenfasergeflecht wichtige Feuchtigkeit entzogen, woraus ein Zusammenfallen und Verkleben des Kollagens resultiert, welches nicht oder kaum penetriert werden kann. Aus dieser misslichen Lage wurde der Terminus „wet bonding" geboren, da das Belassen sichtbarer Feuchtigkeit auf der Dentinoberfläche diesen Kollagenkollaps verhindert und die Penetration in die interfibrillären Räume gewährleistet (➤ Abb. 9.9, ➤ Abb. 9.10).

Die Problematik des Wet Bonding muss jedoch vor dem Hintergrund der im Primer enthaltenen Lösungsmittel erläutert werden. Diese Lösungsmittel dienen dazu, die amphiphilen Moleküle an die geplante Wirkungsstätte zu transportieren, und werden ausschließlich in Form von Aceton, Alkohol und Wasser zugefügt. Der Begriff des Wet Bonding stammt jedoch aus Untersuchungen, die mit acetonbasierten Systemen durchgeführt wurden. Bei Aceton als Lösungsmittel ist es in der Tat so, dass nur feuchtes Dentin als Bindungspartner für solche Systeme funktioniert. In der Praxis ist dieses feuchte Bonding jedoch nicht durchführbar, da der Schmelz zur Visualisierung des Ätzmusters immer getrocknet werden muss. Daher ist dann ein Wiederanfeuchten des Dentins notwendig („re-wetting"), um durch ein erneutes Aufquellen des kollabierten Kollagennetzwerks die Penetration der amphiphilen Moleküle zu erreichen. Auf getrocknetem Dentin sind acetonhaltige Primer daher signifikant weniger wirksam. Die daraus resultierende unvollständige Penetration zieht nicht ausgefüllte Bereiche der nanoskopischen interfibrillären Räume nach sich, welche als „Nanoleakage" wissenschaftlich dokumentiert sind.

Weniger Anfälligkeit für die beschriebene Problematik zeigen die wasser- und wasser-/alkoholbasierten Systeme, da durch das im Primer enthaltene Wasser auch ohne Re-Wetting eine akzeptable Rehydrierung erreicht wird (➤ Abb. 9.11, ➤ Abb. 9.12, ➤ Abb. 9.13).

Vereinfacht lässt sich das Problem des Wassermanagements darstellen, wenn man sich vor Augen hält, dass alle Mehrflaschensysteme Wasser enthalten und alle klassischen Einflaschen Etch-and-rinse-Präparate nicht. Das heißt, bei Mehrflaschensystemen kann das Re-Wetting entfallen. Letzteres ist eindeutig der Grund dafür, dass diese Adhäsivklasse über 30 Jahre klinisch erfolgreich war. Um es noch deutlicher zu sagen: Adhäsive mit verpflichtendem Re-Wetting haben sich nie durchgesetzt und werden das auch nie. Daher sind aufgrund ihrer deutlich geringeren Techniksensitivität unter den bis hier vorgestellten Adhäsiven die Mehrflaschen-Bondings klinisch erfolgreicher als ihre Pendants aus einer Flasche.

Unter Einhaltung dieser Gesichtspunkte werden in der relevanten Literatur für die 4. Generation unter Anwendung von Total Etching die höchsten Haftwerte dokumentiert. Der flüchtige Primer ist im Hinblick auf seine Aufgabe der Penetration amphiphil, das Bonding-Agent dient nur als Haftvermittler mit guten mechanischen Eigenschaften und ist hydrophob. Diese Darreichungsform erscheint für viele Behandler aber kompliziert und manchmal verwirrend.

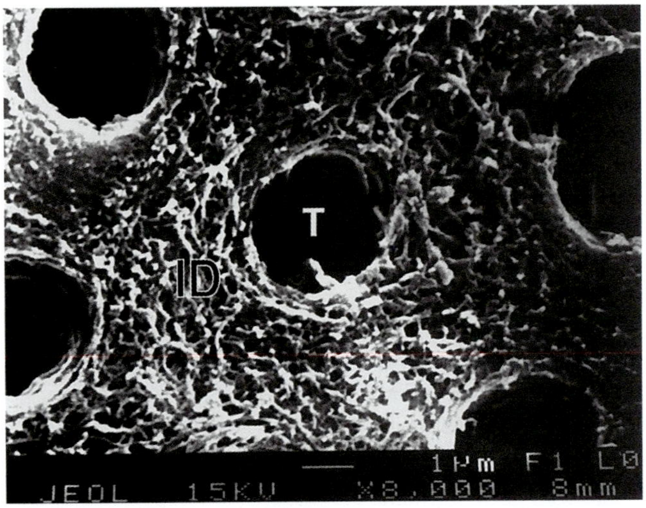

Abb. 9.9 Geätzte und abgesprayte Dentinoberfläche im REM (1:5000). T: Tubulus, ID: intertubuläres Dentin mit freigelegtem Kollagenfasergeflecht [R463]

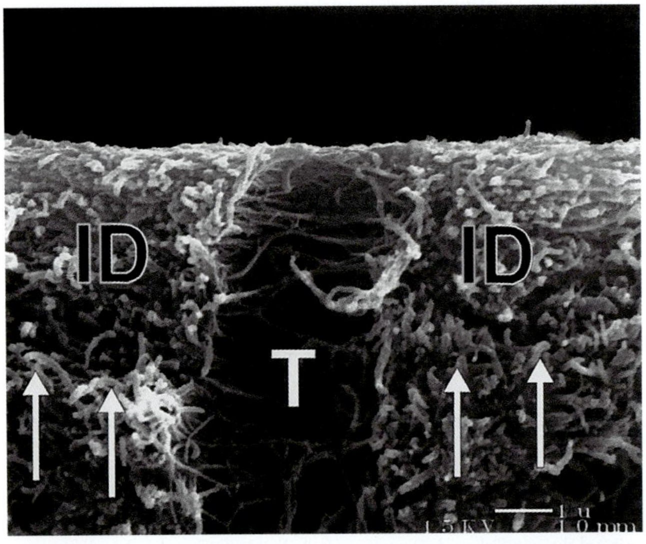

Abb. 9.10 Geätztes Dentin als Bruchpräparat im REM (1:5000). Das intertubuläre Dentin (ID) ist bis auf 4 µm demineralisiert (Pfeile). An der Wand des Tubulus (T) sind demaskierte Kollagenfasern des peritubulären Dentins erkennbar [R463]

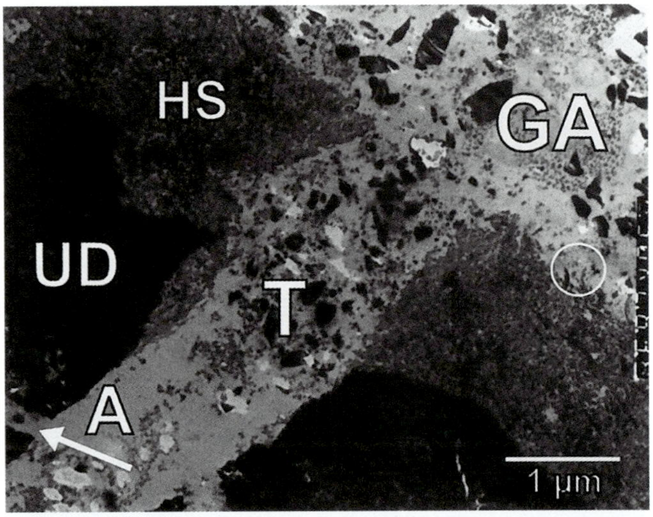

Abb. 9.11 Interface für OptiBond FL im TEM (1:10000). HS: Hybridschicht, UD: unverändertes Dentin, T: Tubulus, GA: gefülltes Adhäsiv. Kreis: Die Kollagenfasern zeigen die charakteristische „Teppichfransenform" durch das Einmassieren des Primers. A: Die Füller des Adhäsivs dringen bis in die lateralen Anastomosen ein. [R463]

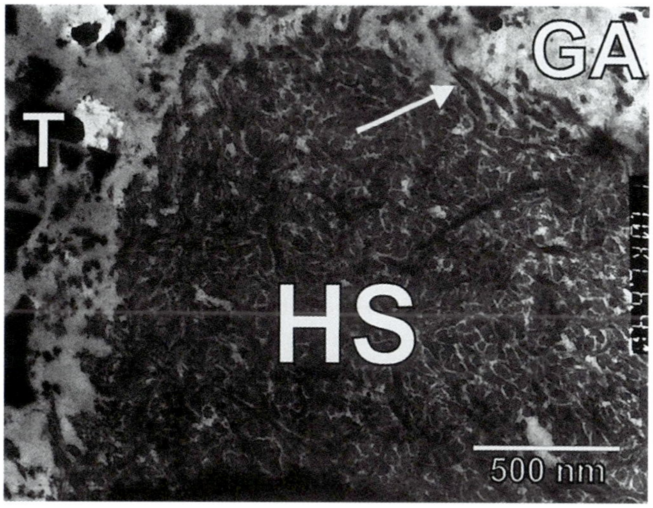

Abb. 9.12 Darstellung der Hybridschicht aus Abb. 9.11 im TEM (1:20000). Zeiger: „Teppichfransenform", HS: Hybridschicht, GA: gefülltes Adhäsiv, T: Tubulus [R463]

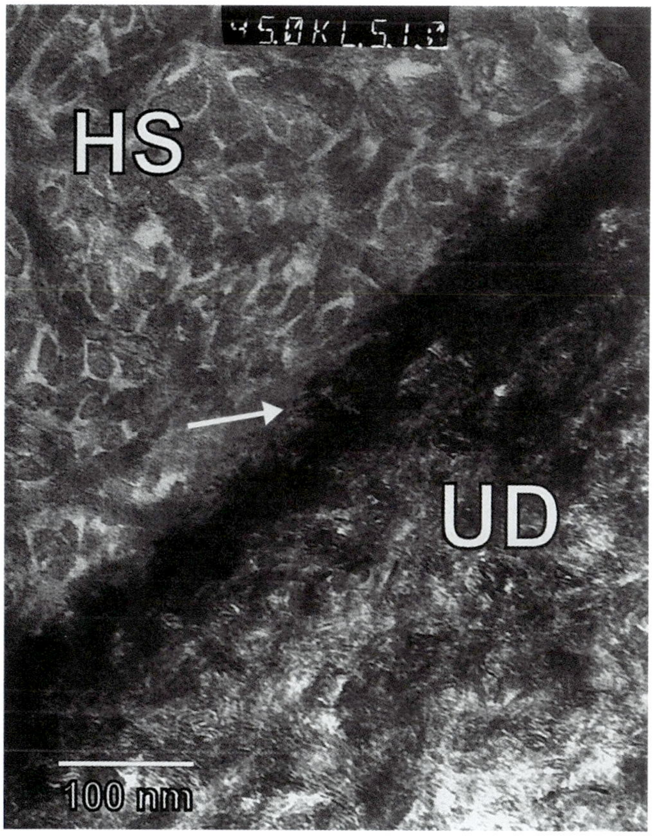

Abb. 9.13 Übergangszone zwischen mineralisiertem Dentin und Hybridschicht (1:45000). Nicht dekalzifizierte Hydroxylapatitkristalle (Pfeile) sind erkennbar. HS: Hybridschicht, UD: unverändertes Dentin [R463]

Die Forderung an die Dentalfirmen lautete daher bald, Adhäsive aus einer Flasche zu vermarkten.

2-Schritt-Etch-and-rinse Dies führte rasch zur Vorstellung der früher „5. Generation" („one bottle bonds") genannten Adhäsivklasse. Erste Erscheinungsform dieser neuesten Gruppe von Adhäsiven war das erste Kompomerbonding, das aufgrund der gewaltigen Akzeptanz in nur leicht modifizierter Form auch für Komposite vorgestellt wurde. Bei den Einflaschenhaftvermittlern finden sich alle Eigenheiten der beiden Vorgängergenerationen wieder. Es werden sowohl selbstkonditionierende als auch reine Total-etch-Bondings dieser Klasse zugeordnet.

MERKE

Charakteristikum dieser Produkte ist, dass das eigentliche Bondingsystem (unabhängig von der zu applizierenden Säure) immer in einer Flasche enthalten ist. Da hier Wasser chemisch als Lösungsmittel ausscheidet, erfordern alle 2-Schritt-Etch-and-rinse-Adhäsive ein Wet Bonding, was sie techniksensitiver macht als ihre Vorgänger.

Obwohl in der Literatur wiederholt von im Vergleich zu den aufwendigeren Systemen schlechteren Resultaten berichtet wird, waren diese Adhäsive aufgrund der zumindest suggerierten einfacheren Anwendung zwischenzeitlich klare Marktführer, und dies, obwohl die In-vitro- und In-vivo-Performance meist nicht an die Vorgänger heranreichte.

Da die Problematik des Wet Bonding bei dieser Adhäsivklasse wesentlich ausgeprägter ist als bei den Mehrflaschenprodukten, wurden nach falscher Anwendung auch vermehrt Hypersensitivitäten beklagt. Das lag nicht wie zunächst vermutet an der Aggressivität der Phosphorsäure, sondern an suboptimalem Wassermanagement bei der Hybridisierung nach Total Etching.

All-in-one-Adhäsive Als Folge des Problems mit klinisch beobachteten Hypersensitivitäten bei One-Bottle-Adhäsiven wurde unsinnigerweise die Phosphorsäure als Grund ausgemacht. Daher machten chronologisch später die bereits im Rahmen der Schmelzhaftung erwähnten Systeme von sich reden, mithilfe derer die Phosphorsäureätzung umgangen werden soll. Erste Entwicklungsstufe waren die Mischpräparate, danach wurden mehr und mehr auch Einflaschenlösungen angeboten.

MERKE

All-in-one-Bondingsysteme kommen ohne separate Phosphorsäureätzung aus, da der Schmelz mit demselben Adhäsivgemisch vorbehandelt wird wie das Dentin.

All-in-one-Adhäsive stellen eine Arbeitserleichterung dar, da nur eine Flüssigkeit appliziert werden muss. Es konnte aber gezeigt werden, dass das Problem der Techniksensitivität bei dieser Adhäsivklasse eher zu- als abgenommen hat. Das macht den zeitlichen Vorteil wieder zunichte.

Ein Problem, das vor allem mit All-in-one-Adhäsiven auftrat, ist die Permeabilität gegenüber Wasser. Es konnte in einer Reihe von Publikationen nachgewiesen werden, dass diese Adhäsive selbst nach der Photopolymerisation noch so hydrophil sind, dass Wasser oder Dentinliquor durchpenetriert und massive Nanoleakage (➤ Abb. 9.14) dokumentiert ist, ein Phänomen, das auch für Schmelzoberflächen beschrieben ist.

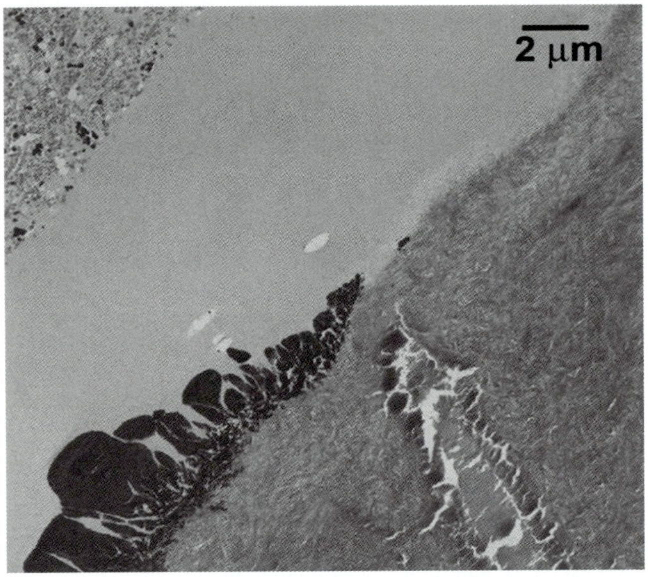

Abb. 9.14 Massive Nanoleakage (schwarzer Bereich) bei einem All-in-one-Adhäsiv im TEM (1:5000) [R463]

Das bedeutet: Je hydrophiler das applizierte Adhäsiv, desto ungünstiger die Prognose für einen dauerhaften Verbund zum Dentin. Hier zeigen die konventionellen Adhäsivsysteme ihre Stärken, da sie immer über ein hydrophobes Bonding-Agent verfügen.

2-Schritt-Self-etch-Adhäsive Obwohl diese Adhäsivklasse eigentlich vor den All-in-one-Systemen stehen müsste, sind die meisten Entwicklungen auf diesem Sektor jünger als die All-in-one-Adhäsive. Auch hier wird unter Anwendung eines sauren Primers komplett auf die Phosphorsäure verzichtet, das Prozedere wird jedoch durch ein hydrophobes Adhäsiv (Bonding-Agent) komplettiert. Diese Tatsache ist dafür verantwortlich, dass die Effektivität dieser Adhäsive bezüglich der Dentinhaftung als sehr gut einzuschätzen ist. Dies spiegelt sich in der klinischen Anwendung in niedrigen Raten postoperativer Hypersensitivitäten wider.

Die Problematik des dauerhaften Schmelzverbundes ohne Phosphorsäure stellt sich aber bei diesen Adhäsiven ebenso wie bei den All-in-one-Systemen. Ein Ausweg wäre jedoch hier eine selektive Schmelzätzung mit Phosphorsäure, die jedoch klinisch nicht immer einfach durchzuführen ist. Während aber bei 3/4-Schritt-Selective-etch-Systemen eine Phosphorsäureätzung des Dentins förderlich war, wird die Dentinhaftung bei 2-Schritt-Self-etch-Bondings signifikant kompromittiert.

Gefüllte Adhäsive Unabhängig von der Zugehörigkeit zu den neueren Adhäsivklassen wurde eine bestimmte Modifikation der Bonding-Agents lange favorisiert. Durch Zugabe größerer Mengen von anorganischen Füllkörpern gelang es, das adhäsive Potential noch zu steigern (➤ Abb. 9.11, ➤ Abb. 9.12, ➤ Abb. 9.13).

MERKE

Durch die Addition von Füllern wird eine merkliche Viskositätserhöhung des Bondingharzes bewirkt, die im Zuge des Verblasens dazu führt, dass die Schichtstärke des Bondings nicht zu dünn wird und besser polymerisierbar bleibt.

Dadurch wird eine potenziell elastischere Verbundzone geschaffen, die in diversen In-vitro-Untersuchungen zu weniger Randspalten geführt hat. Eine ähnliche Wirkung kann auch mit der o. g. Lining-Technik erreicht werden, da durch eine intermediäre Schicht mit geringerem Elastizitätsmodul die auf die Grenzfläche einwirkenden Polymerisationskontraktionsspannungen offensichtlich reduziert werden können, was sich positiv auf das Randverhalten auswirkt. Ersten In-vitro-Ergebnissen zufolge kann jedoch bei der Verwendung eines gefüllten Adhäsivs auf die Lining-Technik (und umgekehrt) verzichtet werden. Der klinische Beweis fehlt jedoch bislang.

Universaladhäsive Die sowohl bei den All-in-one-Adhäsiven als auch den 2-Schritt-Self-etch-Bondings beschriebenen Probleme mit nichtintentioneller Dentinätzung wurden mit der Einführung der sogenannten Universaladhäsive weitgehend gelöst. Man versucht zunächst stets eine selektive Schmelzätzung; gelingt diese nicht, ist das Adhäsivsystem trotzdem dazu in der Lage, eine gute Dentinversiegelung zu gewährleisten. Dieser deutliche Vorteil bei der Anwendung macht die Universaladhäsive heute zum Bonding der Wahl. Sie sind zwar de facto All-in-one-Adhäsive, haben diese aber mittlerweile komplett abgelöst.

Die Bewertung der verschiedenen Adhäsivklassen zeigt ➤ Tab. 9.1.

Werden die aufgeführten Probleme bei der Anwendung moderner Dentinadhäsive berücksichtigt, bietet das Dentinbonding eine hervorragende Erweiterung des Spektrums der zahnfarbenen, adhäsiven Restauration. Es wird eine dichte Versiegelung der Dentinwunde erreicht wie mit keinem Unterfüllungsmaterial zuvor. Dies wirkt sich positiv auf den Tragekomfort des Patienten aus, da die früher gefürchteten und oft bei Kompositfüllungen beklagten Hypersensitivitäten auf ein Minimum reduziert werden können [21].

Probleme bei der Anwendung Die vielen zu berücksichtigenden Fakten auf dem Weg zur klinisch ausreichenden Haftung weisen darauf hin, dass das Dentinbonding anders als die Schmelzhaftung einer erheblichen Techniksensitivität unterworfen ist. Alle Abweichungen vom geforderten Behandlungsprotokoll verschlechterten die Resultate katastrophal. Als relevante und täglich vorkommende Behandlungsfehler zu nennen sind:

- zu langes Ätzen des Dentins,
- zu langes Trocknen und
- verkürzte Einwirkzeiten vor allem der Primerlösungen.

Das Überätzen des Dentins führt zu tieferen Demineralisationszonen und erlaubt es dem Primer dann nicht, die länger gewordene Strecke bis zum unveränderten, nicht demineralisierten Dentin zurückzulegen. Resultat ist vor allem nach längerer Zeit eine zunehmende hydrolytische Zersetzung der nicht von Bonding-Agent umhüllten organischen Strukturen mit der Folge einer erhöhten Randundichtigkeit, klinisch durch das Auftreten von Hypersensitivitäten lange vor dem definitiven Versagen der Restauration angekündigt. Wie die Schilderung der klinischen Situation zeigt, besteht ein grundsätzliches Dilemma: Die Kavität wird komplett mit Phosphorsäure geätzt, wobei darauf zu achten ist, dass der Schmelz für mindestens 30 Sekunden und das Dentin für maximal 15 Sekunden konditioniert wird, um optimale Voraussetzungen für das komplette Verkleben mit beiden Zahnhartsubstanzen zu schaffen.

Tab. 9.1 Bewertung der verschiedenen Adhäsivklassen

Adhäsiv-Klasse	Dentin-haftung	Schmelz-haftung	Technik-sensitivi-tät	Bewäh-rung Milch-gebiss	Bewäh-rung blei-bendes Gebiss
Self-etch (1 Schritt)	+	--	+	++	--
Self-etch (2 Schritte)	+++	-	+	-	+
Etch-and-rinse (3 Schritte)	++	+++	+++	---	+++
Etch-and-rinse (4 Schritte)	+	+++	+++	---	+++
Universal-adhäsive (1 Schritt, ohne Schmelz-ätzung)	+	-	++	+++	-
Universal-adhäsive (1 Schritt, selektive Schmelzätzung	++	+++	++	++	+++
Universal-adhäsive (1 Schritt, Etch-and-rinse-Technik)	+	+++	+	-	++
Universal-adhäsive (2 Schritte, ohne Schmelz-ätzung)	+++	+	+++	-	+
Universal-adhäsive (2 Schritte, selektive Schmelzät-zung)	+++	+++	+++	-	++
Universal-adhäsive (2 Schritte, Etch-and-rinse-Technik)	++	+++	++	-	++

MERKE

Da niemals alle Areale der Kavität für genau die vorgesehene Periode vorbehandelt werden können, empfiehlt sich ein Ätzen von peripher nach zentral, um die Zeiten 15 Sekunden (Dentin) und 30 Sekunden (Schmelz) annähernd einhalten zu können. Das bedeutet, dass immer 15 Sekunden nach der Benetzung des Dentins mit Phosphorsäure abgesprayt wird.

Tritt aber, wie klinisch oft beobachtet, mehr Säure aus als gewünscht, ist innerhalb weniger Augenblicke die Kavität mit Phosphorsäure vollständig gefüllt, und das eigentliche Vorhaben ist gescheitert. Da es kaum als praxisnaher Tipp betrachtet werden kann, nun den ganzen Vorgang neu zu starten, empfiehlt es sich, die Zeitrechnung nach diesem Lapsus neu zu starten und nur auf das Dentin auszurichten. Das nach 15–20 Sekunden erreichte Schmelzätzmuster ist neueren Untersuchungen zufolge ausreichend dazu in der Lage, eine dauerhafte Verbindung zum Schmelz zu gewährleisten.

MERKE

Eine längere Applikation der Säure auf das Dentin ist kaum auszugleichen und verschlechtert die Prognose für eine dichte Versiegelung der Dentinwunde.

Das Übertrocknen der geätzten Dentinoberfläche führt wie beschrieben zum Kollagenfaserkollaps und sollte daher vermieden werden. Jeder kritisch eingestellte Behandler weiß jedoch, dass dies im klinischen Alltag unmöglich ist. Um das Schmelzätzmuster darzustellen, ist ein gewisses Maß an Trocknung notwendig, sodass zumindest einige Dentinareale der Kavität immer übertrocknet werden. Gerade die Abschnitte mit dem geringsten Abstand zur Pulpa, vor allem nahe der Schmelzbegrenzung im approximalen Kasten, sind davon betroffen. Die klinische Konsequenz daraus wird von der Primer- bzw. Lösungsmittelphilosophie des individuell applizierten Adhäsivsystems bestimmt. Es ist daher heute in der Kinderzahnheilkunde ratsam, Universaladhäsive zu verwenden.

MERKE

Adhäsive enthalten Lösungsmittel. Bei Systemen mit wasserhaltigen Primern besteht das Problem, dass das im Primer enthaltene Wasser im Zuge des Verblasens auch wieder aus dem System eliminiert werden muss, damit nicht das darauf applizierte Bonding-Agent mit dem Restwasser vermengt wird. Hier sollte der Primer also nicht verblasen, sondern getrocknet werden. Dasselbe gilt für die Lösungsmittel von Universaladhäsiven.

Das bedeutet, dass diese Systeme nach der charakteristischen Einwirkperiode aktiver verblasen werden müssen als acetonische Gemische, deren Lösungsmittel aufgrund der höheren Flüchtigkeit binnen weniger Augenblicke verdunsten können.

Auch nach der Applikation eines getrennten Bonding-Agents ist beim Umgang mit dem Luftbläser Vorsicht geboten. Zum einen sollte auch dem Adhäsiv Zeit gegeben werden, um in das entkalzifizierte Dentin eindringen zu können, und zum anderen sollte das Bondingharz nicht zu sehr ausgedünnt werden, da durch die charakteristische Sauerstoffinhibitionsschicht eine Polymerisation dann eventuell nicht mehr möglich ist. Außerdem bietet eine dickere Adhäsivschicht die Möglichkeit einer elastischen Intermediärzone zur Kompensation von Polymerisationsschrumpfungsspannungen. Nachteilig ist, dass im Falle der Verwendung eines ungefüllten Adhäsivs eine stärkere Schicht dieses Bonding-Agents aufgrund der nicht vorhandenen Röntgenopazität bei späteren Bissflügel- oder Zahnfilmen als Randversagen missinterpretiert werden könnte. Ideal in diesem Zusammenhang sind die gefüllten Adhäsivsysteme, deren röntgensichtbare Füllkörper helfen, dieses Problem zu vermeiden. Da jeder Zahnarzt an eine gewisse Behandlungsgeschwindigkeit gewöhnt ist, werden die für das Dentinbonding erforderlichen Penetrationszeiten oft als zu lang empfunden.

MERKE

Es ist fatal für das Behandlungsergebnis, wenn aus Zeitgründen die Einwirkzeiten der Adhäsivsysteme willkürlich verkürzt werden. Dies führt zu drastischer Reduktion der Dentinhaftung und muss unbedingt vermieden werden.

Die Verwendung geeigneter Primer und Bondings alleine ist noch kein Garant für den klinischen Erfolg, da diese Chemikalien ausreichend Zeit zur Erfüllung ihrer charakteristischen Aufgabe benötigen.

Gerade in der Verringerung der Techniksensitivität liegt die große Chance innovativer Konzepte im Rahmen der Erarbeitung neuer Adhäsionsstrategien. Deswegen erleben aktuell die Universaladhäsive einen Boom, da beliebig zwischen Self-etch, Etch-and-rinse und Selective-etch umgeschaltet werden kann.

Pulpaverträglichkeit von Adhäsiven Noch immer ist die Meinung weit verbreitet, dass die Phosphorsäureätzung die Permeabilität des Dentins für potenziell schädliche Kunststoffmonomere erhöht. Die Erhöhung der Permeabilität ist jedoch abhängig von der Kavitätentiefe.

In flachen und mittleren Kavitäten mit einer verbliebenen Dentindicke von mehr als 200–300 µm spielt die Eröffnung der Dentintubuli für die Permeabilität keine Rolle. Daher kann in diesen Kavitäten Dentin ohne Gefahr für die Pulpa geätzt werden. In der klinischen Situation wird ein Pulpaschaden nicht durch die Penetration toxischer Substanzen aus dem Kunststoff (z. B. durch Monomere) verursacht, sondern durch Bakterien im Randspalt. Das bedeutet, dass Dentinadhäsive dem Schutz der Pulpa dienen, da sie die bakterielle Penetration verhindern.

In sehr tiefen Kavitäten (Restdentindicke < 200 µm) wird durch Ätzen eine deutliche Erhöhung der Permeabilität bewirkt. Hier wird zum einen eine Diffusion von potenziell toxischen Substanzen in Richtung Pulpa diskutiert, zum anderen besteht durch die dann wahrscheinliche Mikroperforation die Gefahr der Kontamination mit Dentinliquor. Bei der beschriebenen Restdentindicke von < 200 µm schimmert die Pulpa bereits durch, daher ist in so tiefen Kavitäten die Applikation eines Kalziumhydroxidpräparats noch immer indiziert.

Postoperative Hypersensitivitäten nach Anwendung der Adhäsivtechnik werden im Wesentlichen dadurch verursacht, dass es durch Flüssigkeitsverschiebung in den Dentintubuli zu einer Reizung der Nervenendigungen kommt. Dies ist in erster Linie einer insuffizienten adhäsiven Versiegelung zuzuschreiben, denn postoperative Beschwerden treten genauso häufig in flachen Kavitäten auf.

Ausarbeiten und Politur

Unter ästhetischen Gesichtspunkten ist eine perfekte farbliche Adaptation zwar wünschenswert, im Rahmen der Politur besteht jedoch die Gefahr, entweder Überschüsse stehen zu lassen oder durch zu aggressives Ausarbeiten unter Zeitdruck unnötig Zahnhartsubstanz „wegzupolieren". Hier haben sich Systeme bewährt, die mit abnehmender Körnung arbeiten, wie z. B. flexible Disks. Für Fissurenbereiche hat sich das siliziumkarbidbelegte Bürstchen vielfach bewährt, da dadurch kaum Materialabtrag bedingt wird. Allerdings funktioniert dieses nur trocken und langsamtourig.

Vor allem im Approximalraum stellen Überschüsse ein Problem dar. Wo beim Legen einer Amalgamfüllung nach dem Abnehmen des Matrizenbandes noch nachkontouriert werden konnte, ist bei Kompositrestaurationen mit dem Augenblick der Photopolymerisation kein leichtes formveränderndes Arbeiten mehr möglich. Es bleibt nur die rotierende oder feilende Bearbeitung mit der Gefahr, den Zahn im Approximalraum dauerhaft zu schädigen.

MERKE

Nicht nur im Hinblick auf das Erzielen eines anatomisch korrekten Approximalkontakts ist das Separieren unabdingbare Voraussetzung für die Applikation des Komposits.

Zum effektiven Erkennen und Entfernen von approximalen Überschüssen konnte der positive Effekt einer Lupenbrille bereits nachgewiesen werden.

Röntgenopazität

Die Forderung nach röntgenopaken Kompositen ist vor dem Hintergrund der Kontrolle von Sekundärkaries und approximalen Überhängen ein wichtiges Thema. Dies ist vor allem dann wichtig, wenn mit gefüllten Adhäsiven oder der Lining-Technik gearbeitet wird, die vor allem im kritischen marginalen Bereich röntgenologisch nachweisbar sein müssen.

Biokompatibilität

Betrachtet man die Bestandteile der heutigen Füllungskunststoffe, so erscheinen Zweifel an der Biokompatibilität von Kompositen angebracht. Allerdings dürfen einzelne eventuell toxische Bestandteile nicht isoliert betrachtet und gewertet werden.

Trotzdem ist die systemische Wirkung einzelner Stoffe, die durch den Nahrungsabrieb der Füllung in den Magen-Darm-Trakt gelangen können, auf lange Zeit nicht vorherzusehen. Vor allem die zunehmende Allergisierung der Bevölkerung darf in diesem Zusammenhang nicht außer Acht gelassen werden.

MERKE

Nicht zuletzt deshalb ist eine gute Anamnese und Aufklärung der Patienten eine Conditio sine qua non in der modernen adhäsiven Füllungstherapie.

Erneuerung und Reparabilität

Die Quote der Wiederholungsfüllungen (Sekundärversorgung) im Rahmen der Füllungstherapie in Deutschland lässt darauf schließen, dass auch im Optimalfall eine Kompositfüllung irgendwann ausgetauscht werden muss. Für diese Situation konnte gezeigt werden, dass im Falle einer kompletten Erneuerung im Vergleich zum Amalgam sowohl der Zahnhartsubstanzverlust als auch die benötigte Zeit etwa doppelt so hoch ist. Besonders problematisch sind in diesem Zusammenhang Füllungen, die ohne Unterfüllung gelegt wurden, da dünne Kompositschichten mit bloßem Auge kaum zu erkennen sind und sich nicht alle Kunststoffe durch Kratzen mit der Sondenspitze (Abrieb des Metalls) verfärben lassen. Hier kann nur eine Lupenbrille Abhilfe schaffen. Dabei stellt sich jedoch die Frage, wann eine Füllung komplett ausgetauscht werden muss. Gerade auf diesem Sektor wurde im Rahmen adhäsiver Maßnahmen ein weiterer Paradigmenwechsel eingeläutet.

Sollte unter einer Kompositfüllung im Seitenzahnbereich Sekundärkaries diagnostiziert werden, stellt sich das Problem der guten farblichen Adaptation an die Zahnhartsubstanzen nicht mehr, da sich kariöses Dentin vom Material einer Kompositfüllung gut-unterscheiden lässt. Im Falle von Frakturen (am Isthmus oder in marginalen Bereichen) sollte ohne Präsenz von Karies nicht mehr empfohlen werden, die ganze Füllung auszutauschen.

Im Falle einer Teilreparatur der Füllung jedoch besteht das Problem, dass der Verbund zwischen dem gealterten, in der Kavität belassenen Komposit und dem als Reparaturfüllung aufgetragenen „frischen" Komposit als problematisch eingeschätzt wird. Neueren Untersuchungen aus unserer Klinik zufolge ist es obsolet, die gealterte Kompositoberfläche lediglich zu säubern und in einen neuen Verbund mit einzubeziehen. Es hat sich gezeigt, dass eine charakteristische Bearbeitung des belassenen Kunststoffs das adhäsive Potenzial wesentlich verbessert. Eine einfache Methode der Vorbehandlung ist das Sandstrahlen mit Aluminiumoxid. Nach erfolgter Vorbehandlung kann die komplette Kavität inklusive Komposit adhäsiv vorbehandelt werden.

Eigene klinische Simulationsuntersuchungen zeigen klar, dass Kompositfüllungen erfolgreich repariert werden können, dass es aber immer besser ist, eine „Füllung in der Füllung" anzufertigen, wenn dies klinisch durchführbar ist. Es verkompliziert nur das Prozedere, wenn Schmelz oder gar Dentin freigelegt werden. Eine Extension der Reparaturpräparation bis zum ätzbaren Schmelz bringt keine Verbesserung der Prognose bei der Kompositreparatur.

LITERATUR

[1] United Nations Environment Programme. Minamata convention on mercury (2017), http://www.mercuryconvention.org/Convention.

[2] Rekow ED, Fox CH, Watson T, Petersen PE. Future innovation and research in dental restorative materials. Adv Dent Res, 2013; 25: 2–7.

[3] Wilson AD, and McLean JW. Glass-Ionomer Cement. Chicago: Quintessence; 1988.

[4] Van Meerbeek B, De Munck J, Yoshida Y, Inoue S, Vargas M, Vijay P, et al. Buonocore memorial lecture. Adhesion to enamel and dentin: current status and future challenges. Operative dentistry, 2003; 28: 215–35.

[5] Van Meerbeek B, Yoshida Y, Inoue S, De Munck J, van Landuyt K, Lambrechts P. Glass-ionomer adhesion: The mechanisms at the interface. J Dent, 2006; 34: 615–7.

[6] Sidhu SK, and Nicholson JW. A Review of Glass-Ionomer Cements for Clinical Dentistry. Journal of functional biomaterials, 2016; 7.

[7] Forsten L. Fluoride release and uptake by glass ionomers. Scandinavian journal of dental research, 1991; 99: 241–5.

[8] Czarnecka B, Limanowska-Shaw H, Nicholson JW. Buffering and ion-release by a glass-ionomer cement under near-neutral and acidic conditions. Biomaterials, 2002; 23: 2783–8.

[9] Ilie N. Maturation of restorative glass ionomers with simplified application procedure. J Dent, 2018; 79: 46–52.

[10] McKenzie MA, Linden RW, Nicholson JW. The physical properties of conventional and resin-modified glass-ionomer dental cements stored in saliva, proprietary acidic beverages, saline and water. Biomaterials, 2003; 24: 4063–9.

[11] Nicholson, JW and Czarnecka B. The biocompatibility of resin-modified glass-ionomer cements for dentistry. Dental materials: official publication of the Academy of Dental Materials, 2008; 24: 1702–8.

[12] Forss H. Release of fluoride and other elements from light-cured glass ionomers in neutral and acidic conditions. Journal of dental research, 1993; 72: 1257–62.

[13] Sidhu SK. Clinical evaluations of resin-modified glass-ionomer restorations. Dental materials: official publication of the Academy of Dental Materials, 2010; 26: 7–12.

[14] Zainuddin N, Karpukhina N, Law RV, Hill RG. Characterisation of a remineralising Glass Carbomer(R) ionomer cement by MAS-NMR spectroscopy. Dental materials: official publication of the Academy of Dental Materials, 2012; 28: 1051–8.

[15] Menne-Happ U, and Ilie N. Effect of gloss and heat on the mechanical behaviour of a glass carbomer cement. Journal of dentistry, 2013; 41: 223–30.

[16] Ferracane JL. Resin composite- -state of the art. Dental materials: official publication of the Academy of Dental Materials, 2011; 27: 29–38.

[17] Neumann MG, Miranda Jr WG, Schmitt CC, Rueggeberg FA, Correa IC. Molar extinction coefficients and the photon absorption efficiency of dental photoinitiators and light curing units. Journal of dentistry, 2005; 33: 525–32.

[18] Lutz F, and Phillips RW. A classification and evaluation of composite resin systems. The Journal of prosthetic dentistry, 1983; 50: 480–8.

[19] Ferracane JL. Current trends in dental composites. Critical reviews in oral biology and medicine: an official publication of the American Association of Oral Biologists, 1995; 6: 302–18.

[20] Chen MH. Update on dental nanocomposites. Journal of dental research, 2010; 89: 549–60.

[21] Cramer NB, Stansbury JW, Bowman CN. Recent advances and developments in composite dental restorative materials. Journal of dental research, 2011; 90: 402–16.

[22] Ferracane JL, Choi KK, Condon JR. In vitro wear of packable dental composites. Compendium of continuing education in dentistry, 1999: S60–6; quiz S74.

[23] Baroudi K, and Rodrigues JC. Flowable Resin Composites: A Systematic Review and Clinical Considerations. Journal of clinical and diagnostic research: JCDR, 2015; 9: 18–24.

[24] Ilie N, Bucuta S, Draenert M. Bulk-fill resin-based composites: an in vitro assessment of their mechanical performance. Operative dentistry, 2013; 38: 618–25.

[25] Vianna-de-Pinho MG, Rego GF, Vidal ML, Alonso RCB, Schneider LFJ, Cavalcante LM. Clinical Time Required and Internal Adaptation in Cavities restored with Bulk-fill Composites. J Contemp Dent Pract, 2017; 18: 1107–11.

[26] Bucuta S, and Ilie N. Light transmittance and micro-mechanical properties of bulk fill vs. conventional resin based composites. Clinical oral investigations, 2014; 18: 1991–2000.

[27] Barner-Kowollik C. Handbook of RAFT Polymerization. Barner-Kowollik C, editor: WILEY-VCH Verlag GmbH & Co. KGaA; 2008.

[28] Ilie N, and Watts DC. Outcomes of ultra-fast (3 s) photo-cure in a RAFT-modified resin-composite. Dent Mater, 2020; 36: 570–9.

[29] Arbildo-Vega HI, Lapinska B, Panda S, Lamas-Lara C, Khan AS, Lukomska-Szymanska M. Clinical Effectiveness of Bulk-Fill and Conventional Resin Composite Restorations: Systematic Review and Meta-Analysis. Polymers, 2020; 12.

KAPITEL

10

Katrin Bekes und Diana Wolff

Füllungstherapie im Milch- und Wechselgebiss

10.1 Füllungstherapie im Milchgebiss

10.1.1 Einleitung

Die für Deutschland über die letzten Jahre zu beobachtenden Präventionserfolge lassen sich nur eingeschränkt für das Milchgebiss bestätigen, da die frühkindliche Karies (Early Childhood Caries; ECC) nach wie vor eine Herausforderung und nicht gelöste Problematik in der Kinderzahnheilkunde darstellt. Die ECC tritt weltweit auf und dominiert mit zum Teil massiver Gebisszerstörung das Gesamtkariesaufkommen.

Rezente Daten aus Deutschland zeigen [1], dass im Durchschnitt nach wie vor jedes zweite 6-jährige Kind eine Karieserkrankung hat. Zudem ist der Sanierungsgrad in dieser Altersklasse ungenügend: 43 % der kariösen Milchzähne sind nicht versorgt. Ein ebenso dramatisches Bild zeichnet sich bei den 3-Jährigen ab. Bereits 13,7 % der Kinder in dieser Altersklasse sind von Karies betroffen. Im Durchschnitt zeigen sie 3,57 kariöse Zähne. Diese sind in solch jungem Alter kaum ambulant behandelbar. Folglich verwundert es nicht, dass in dieser Gruppe mit 73 % die unbehandelte Defektkaries (d-Komponente) den größten Anteil am Kariesgeschehen einnimmt und der Sanierungsgrad demzufolge bei sehr niedrigen 26,1 % liegt.

Milchzähne erfüllen jedoch wichtige Funktionen. Sie dienen nicht nur als Platzhalter für die nachfolgenden bleibenden Zähne, sondern sind auch für das Kauen, die Sprachentwicklung und eine psychisch gesunde Entwicklung von großer Bedeutung. Die Erkennung und Behandlung von kariösen Läsionen sollten deshalb so früh wie möglich erfolgen und die Dentes decidui so lange wie möglich erhalten werden. Insbesondere die Diagnose der Approximalkaries stellt jedoch eine große Herausforderung dar, da durch eine rein visuelle Inspektion in etwa zwei Drittel der Dentinkaries unentdeckt bleibt, wenn keine ergänzende Röntgendiagnostik durchgeführt wird.

Restaurative Maßnahmen bieten dann eine Möglichkeit, kariöse Milchzähne zu erhalten. Voraussetzungen für ihren Erfolg sind eine exakte Arbeitsweise des Behandlers, die Mitarbeit des Kindes und werkstoffkundliche Parameter. Angesichts der relativ kurzen Funktionsperiode des Milchgebisses sollte es dabei das Ziel sein, die Füllung an einem kariösen Milchzahn möglichst nur ein einziges Mal bis zur natürlichen Exfoliation zu legen.

10.1.2 Besonderheiten bei der Füllungstherapie beim Kind

In der Kinderzahnheilkunde spielen spezifische Begleitumstände eine nicht zu vernachlässigende Rolle bei der Behandlungsplanung. Insbesondere die Kooperation des Kindes stellt oftmals den entscheidenden Parameter dar. Seine Aufmerksamkeitsspanne und somit auch die Kooperationsmöglichkeit sind dabei stark altersabhängig. Es muss zwischen der meist altersbedingten Kooperationsfähigkeit und dem Kooperationswillen unterschieden werden. Bei mangelndem Kooperationswillen können in der Regel verhaltensführende Maßnahmen durchgeführt werden, bei einer geringen Kooperationsfähigkeit muss jedoch unter Umständen in Abhängigkeit vom Behandlungsbedarf und dem Alter eine Sedierung oder Narkose in Betracht gezogen werden, da anderenfalls nur temporäre Restaurationen erfolgen können (die dann in weiterer Folge bei einer Zunahme der Kooperationsfähigkeit ausgetauscht werden sollten).

Ein weiterer maßgeblicher Faktor bei der Versorgung kariöser Milchzähne ist deren mögliche Verweildauer in der Mundhöhle. Diese bestimmt, ob optimale Ergebnisse und eine hohe Lebensdauer erzielt werden müssen, ob eine suboptimale Restauration bis zur baldigen Exfoliation belassen werden kann oder ob die Extraktion sinnvoller ist. Bei stark kariös befallenen Zähnen sollte die Alternative der Extraktion erwogen werden.

10.1.3 Morphologische Besonderheiten der Milchzähne

Neben den bereits angeführten Aspekten, die bei restaurativen Maßnahmen im Milchgebiss beachtet werden müssen, spielt auch das Substrat selbst – der Milchzahn – eine wichtige Rolle. Die Zähne der ersten Dentition weisen makro- und mikromorphologische Besonderheiten auf, denen im Rahmen der Füllungstherapie Beachtung geschenkt werden muss (➤ Abb. 10.1). Zunächst einmal sind Milchzähne im Vergleich zu permanenten Zähnen kleiner und zeigen eine geringere Schmelz- und Dentindicke [2]. Der Schmelzmantel ist dabei an keiner Stelle stärker als 1 mm. Diese geringere Ausprägung begründet auch das schnellere Voranschreiten einer Karies. Zudem weisen Milchmolaren, verglichen mit bleibenden Molaren, auffällige Unterschiede in der Kronenform auf, die ebenfalls einen Einfluss auf die Erscheinungsformen der Karies haben. So ergibt sich beispielsweise durch die abgeflachten approximalen Flächen von Milchmolaren ein abweichendes Kontaktprofil der Nachbarzähne. Interdental finden sich keine Kontaktpunkte, sondern Linien, die bei engen Zahnzwischenräumen gehäuft von Approximalkaries betroffen sein können [2]. Weitere Charakteristika sind das Vorhandensein einer Konvergenz der Zahnkronen in koronaler Richtung sowie der zervikale Schmelzwulst. Hierdurch wird das Anlegen von Matrizenbändern bei der Füllungstherapie erschwert. Darüber hinaus zeigt sich die Milchzahnkronenpulpa deutlich größer [2], die Pulpenhörner reichen weit in die Höcker hinein. Sowohl die ausgedehnte Pulpa als auch die relativ geringen Dicken der Schmelz- und Dentinschicht lassen folglich der Kavitätenpräparation wenig Raum.

Auch mikromorphologisch zeigen sich bei den Dentes decidui Besonderheiten. Die Schmelzoberfläche besteht aus aprismatischen Arealen, die eine Schichtdicke von ca. 30 bis 100 µm aufweisen. Dieser prismatischen Schmelz ist säureresistenter und härter als der prismatische Schmelz permanenter Zähne [2]. Infolgedessen wird die Anwendung der Säureätztechnik im Rahmen der Füllungstherapie bei Milchzähnen erschwert.

Weiterhin besitzt Milchzahnschmelz aufgrund eines verminderten Kalzium- und Phosphatgehaltes einen geringeren Mineralisierungsgrad [3]. Das größere Poren- und das kleinere Mineralsalzvolumen führen zu einer schlechteren Anätzbarkeit und zu einer geringeren Abrasionsfestigkeit des Schmelzes. Auch das Dentin der Milchzähne weist einen geringeren Mineralisierungsgrad auf. Der Durchmesser der Dentintubuli stellt sich größer und das peritubuläre Dentin deutlich ausgeprägter dar. Zusätzlich findet sich im Milchzahndentin eine sehr viel höhere Dichte jener Kanälchen, die mit zunehmender Nähe zur Pulpa ansteigt [4]. Daraus kann geschlussfolgert werden, dass das Fortschreiten kariogener Prozesse im Milchzahndentin rascher stattfindet. ➤ Tab. 10.1 fasst die angeführten Besonderheiten nochmals zusammen.

10.1.4 Kariesexkavation im Milchgebiss

Lange Jahre galt die vollständige Kariesexkavation als Grundvoraussetzung für eine erfolgreiche restaurative Therapie. Rezente Ergebnisse aus klinischen Studien und ein besseres Krankheitsverständnis haben jedoch zu einem Paradigmenwechsel bei der Behandlung tiefer kariöser Läsionen geführt (➤ Abb. 10.2).

Angesichts des heutigen Wissens, dass die Karies ein dynamischer Prozess ist, der durch säureproduzierende Mikroorganismen im Biofilm initiiert und unterhalten wird, wird das Ziel einer vollständigen Entfernung tiefer kariöser Dentinläsionen zunehmend infrage gestellt [5] und der Fokus auf weniger invasive Maßnahmen gelegt. Statt einer rein symptomatischen Entfernung der Karies wird nun vielmehr der Ansatz verfolgt, die Zusammensetzung und die metabolische Aktivität des dentalen Biofilms als Ursache der Erkrankung zu kontrollieren.

Der klassischen, vollständigen Exkavation werden demzufolge Konzepte der Non-Exkavation, der schrittweisen oder der selektiven Kariesentfernung gegenübergestellt [6] (➤ Tab. 10.2), die bewusst demineralisiertes bzw. infiziertes Dentin zeitweise oder dauerhaft unter einer Restauration belassen und auf eine Kontrolle

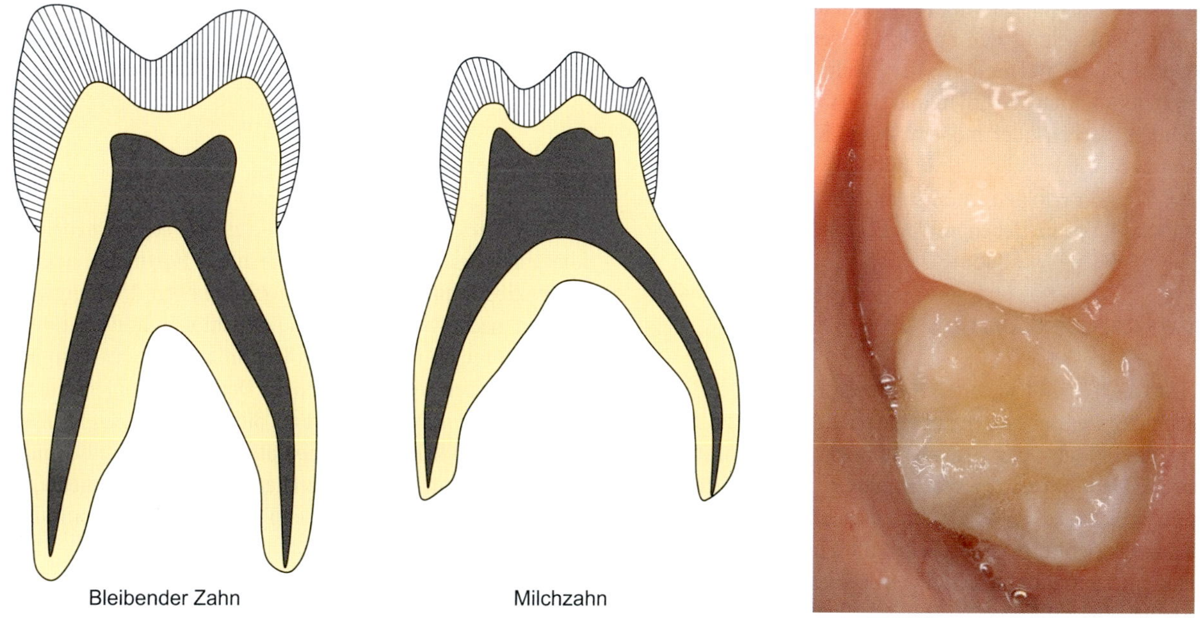

Abb. 10.1 a, b Unterschiede zwischen Milchzähnen und bleibenden Zähnen
a) Schematische Zeichnung: Kennzeichnend bei den Milchzähnen sind ein in geringerer Schichtdicke vorliegender Schmelz und Dentin sowie große Pulpakammern mit teilweise ausgeprägten Pulpahörnern. [L143]
b) Größenunterschied zwischen Milchmolaren und permanenten Molaren [M1125]

Tab. 10.1 Makro- und mikromorphologische Besonderheiten von Milchzähnen

Makromorphologie	Mikromorphologie
• Kleiner dimensioniert • Kauflächen schmaler • Konvergenz der Zahnkronen in Richtung koronal und zervikaler Schmelzwulst • Breite Approximalkontakte • Schmelz und Dentin mit geringerer Schichtdicke • Schmelzmantel an keiner Stelle größer als 1 mm • Pulpakammer größer, Pulpahörner liegen näher zur Außenfläche	• Schmelzoberfläche weitgehend aprismatisch (ca. 30–100 µm) • Verminderter Mineralgehalt • Höhere Dichte an Dentintubuli • Größerer Durchmesser der Dentintubuli • Peritubuläres Dentin ausgeprägter

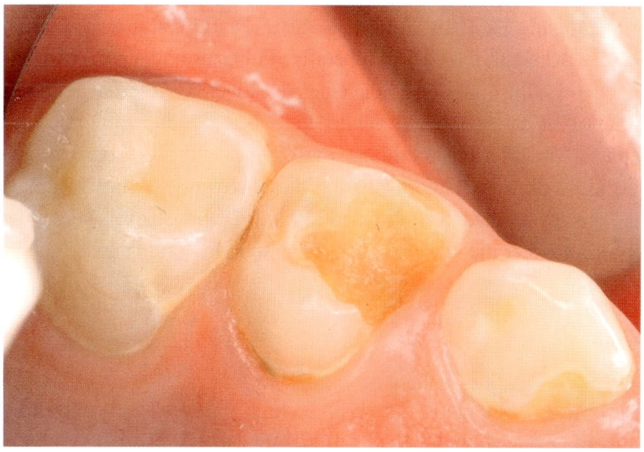

Abb. 10.2 Tiefe kariöse Läsion an einem oberen ersten Milchmolaren [M1125]

Tab. 10.2 Strategien der Kariesexkavation im Milchgebiss

Vollständige Kariesexkavation	Vollständige Exkavation allen infizierten Dentins und anschließend definitive Restauration
Schrittweise Kariesexkavation	1. Sitzung: peripher vollständige Kariesentfernung mit Belassen von erweichtem (kariösem) Dentin in der Nähe der Pulpa, anschließend temporäre Restauration 2. Sitzung: ggf. weitere Exkavation und abschließend definitive Restauration
Selektive Kariesexkavation	Vollständige Exkavation in der Peripherie, Belassen von erweichtem (kariösem) Dentin in der Nähe der Pulpa, abschließend definitive Restauration; keine Reintervention
Non-Exkavation	Belassen allen kariösen Dentins und dichter Verschluss durch Restauration oder Versiegelung

der Läsionsaktivität abzielen. All diese Techniken beruhen auf dem Prinzip der Versiegelung der im Dentin verbleibenden Mikroorganismen. Folglich sind diese von der Zufuhr mit Kohlenhydraten abgeschnitten, wodurch die Läsion inaktiviert wird.

Während in flachen oder moderat tiefen Kavitäten die Kariesexkavation nach wie vor nonselektiv mit dem Verbleib von hartem bzw. festem Dentin erfolgen kann, steht in tiefen Kavitäten vitaler Zähne nun das Pulpaüberleben im Vordergrund.

Selektive Kariesexkavation

Derzeit wird auch im Milchgebiss der Schwerpunkt bei der Behandlung solch tiefer Dentinläsionen auf eine selektive Kariesexkavation gelegt, bei der in Pulpanähe weitgehend trockenes, verfärbtes und/oder ledriges Dentin über der symptomlosen, vitalen, nicht exponierten Pulpa belassen werden kann, peripher hingegen komplett bis zum harten Dentin exkaviert wird, um eine stabile und dicht versiegelnde Restauration zu platzieren. Dieses Vorgehen führt zu einer Arretierung bzw. Chronifizierung des kariösen Prozesses und reduziert die Gefahr der Pulpafreilegung. Pulpennahe Bereiche können dabei mit kalziumhydroxidhaltigen Präparaten oder MTA/Portlandzement-Materialien abgedeckt werden.

Ein solches Prozedere, welches das Risiko von Pulpaexpositionen und postoperativen Komplikationen reduziert, wird durch eine zunehmende Zahl von Studien gestützt. Die Literatur zeigt hierbei jedoch auch auf, dass der präoperative Pulpazustand einen entscheidenden Einfluss auf den Erfolg einer selektiven Kariesexkavation des Zahnes zu haben scheint, denn bereits bestehende Symptome und apikale Veränderungen erhöhen die Wahrscheinlichkeit postoperativer Komplikationen signifikant. Aus diesem Grunde sei hier nochmals auf die notwendige strikt durchzuführende Diagnostik verwiesen, die im Kindesalter nicht immer einfach in ihrer Durchführung ist.

Non-Exkavation

Eine Alternative bietet die „Hall-Technik", bei welcher vollständig auf eine Exkavation der Karies verzichtet wird. Es handelt sich hierbei um eine Therapie, die für Milchmolaren mit einer Dentinkaries entwickelt wurde [7] und sich die Kenntnis der mikrobiellen Keimreduktion zunutze macht. Hier soll ohne Exkavation die Dentinkaries durch Eingliederung einer konfektionierten Stahlkrone inaktiviert werden. Erfinderin ist die schottische Zahnärztin Dr. Norna Hall aus Aberdeen, die dieses Verfahren bereits in den 1980er-Jahren für die Versorgung von Kavitationen bei Kindern mit erhöhtem Kariesrisiko und eingeschränkter Kooperationsfähigkeit nutzte [7]. 2006 fand die Hall-Technik dann Eingang in die Literatur. Der Ansatz zeigt in klinischen Studien gute Erfolgsraten, wird jedoch auch sehr kontrovers diskutiert. Wichtig für den Erfolg der Technik ist die richtige Indikationsstellung. Der zu versorgende Zahn muss vital sein; er darf keine interradikuläre Aufhellung oder Osteolyse sowie keine Lockerung aufweisen. Eine intakte Restdentinbrücke zwischen dem Boden der kariösen Läsion und dem Pulpenkammerdach ist ebenfalls unabdingbar. Zum Ausschluss dieser Faktoren wird ein präoperatives Röntgenbild benötigt. In ➤ Kapitel 11 werden die Indikationen und Kontraindikationen für die Hall-Technik sowie das Step-by-Step Vorgehen detailliert beschrieben.

Instrumente

Bei der Kariesexkavation im Milchgebiss stehen neben den herkömmlich bekannten Rosenbohrern aus Hartmetall oder Keramik auch selbstlimitierende Kunststoffbohrer zur Verfügung. Letztere können nach vorhergehender Exkavation mittels herkömmlicher Rosenbohrer im pulpennahen Dentin zum Einsatz kommen. Nach dem Entfernen weichen, kariösen Dentins stumpfen diese auf hartem, gesundem Dentin sofort ab. Sie limitieren sich also selbst und lassen folglich keine Überpräparation zu. Selbstlimitierende Kunststoffbohrer sind dementsprechend Einmalinstrumente, da ihre Schneiden auf harten, gesunden Dentinbereichen verrunden.

10.1.5 Kavitätenpräparation im Milchgebiss

Bei der Kavitätenpräparation im Rahmen der restaurativen Therapie von Milchzähnen muss die Anatomie der Milchzähne berücksichtigt werden. Der Abstand zwischen Zahnoberfläche und beginnender Pulpa ist minimal, im Durschnitt sind dies 2–3 mm. Somit ist der Gestaltungsspielraum für Kavitäten als gering einzustufen.

Seitenzahnbereich

Kavitäten im Seitenzahnbereich können in Abhängigkeit von der Compliance des Kindes mit Glasionomerzementen oder Kompomeren bzw. Kompositen versorgt werden. Je nach Wahl des Füllungsmaterials ergeben sich unterschiedliche Präparationstechniken.

Klasse I Für die Versorgung mit *Glasionomerzementen* ist eine makromechanische Präparationsform von Bedeutung. Unter Schonung der Höckerabhänge werden die kariösen Fissuren gezielt eröffnet. Eine Unterminierung der Höcker sollte dabei vermieden werden. Die Extension der Präparation erfolgt in Abhängigkeit von der Ausdehnung der Karies und vom Fissurenrelief. Bei den zweiten oberen Milchmolaren und den ersten unteren Milchmolaren werden die Querleisten erhalten. Die Tiefe der Kästen sollte bei 1,5 bis 2 mm liegen. Bei den oberen Milchmolaren muss zudem die Möglichkeit mesial-vestibulär ausladender Pulpenhörner bedacht werden, die möglicherweise die Gefahr einer iatrogenen Eröffnung evozieren. Werden *Kompomere* oder *Komposite* als Füllungsmaterial gewählt, wird eine mikromechanische Präparationstechnik genutzt. Die Kavität wird hierbei so zierlich wie möglich gestaltet, und der Zugang zur Karies sollte nur so weit ausgedehnt werden, dass das von Karies infizierte Dentin entfernt werden kann. Dehnt sich eine Läsion unterhalb des gesunden Zahnschmelzes aus, können exkavierte, unterminierende Bereiche belassen werden, da diese durch die adhäsive Restauration unterstützt werden [8]. Die Tiefe der Kavität sollte bei 1,5–2 mm liegen, um eine ausreichende Materialstärke zu gewährleisten. Die Kavitätenränder werden nach der Entfernung der Karies geglättet. Bei permanenten Zähnen wird im Rahmen der adhäsiven Füllungstherapie die nachfolgende Anschrägung der Schmelzränder gefordert, um die Schmelzprismen möglichst senkrecht anzuschneiden und damit die Haftung nochmals zu verbessern. Auch für das Milchgebiss gelten diese Vorteile [9]. Allerdings gibt es hierzu unterschiedliche Sichtweisen: Der Verbesserung der marginalen Adaptation steht die Vergrößerung der Füllungsoberfläche entgegen. Auf der anderen Seite wird bei Weglassen des Anschrägens nicht die aprismatische Schmelzschicht entfernt, sodass selektive längere Ätzzeiten des Schmelzes (120 Sekunden) in Kauf genommen werden müssen.

Klasse II Auch bei Klasse II ist bei Anwendung von *Glasionomerzementen* die makromechanische Präparationstechnik zu wählen. Aufgrund der geringen Dimensionierung der Milchmolaren im Vergleich zu bleibenden Molaren ist jedoch die Möglichkeit der Gestaltung einer konventionellen Klasse-II-Kavität begrenzt. Die Behandlerin oder der Behandler steht vor dem Problem, zahnhartsubstanzschonend arbeiten zu wollen, auf der anderen Seite jedoch so viel Platz schaffen zu müssen, dass eine ausreichende Stärke des Füllungsmaterials gewährleistet werden kann, um Frakturen zu vermeiden. Die okklusale Präparation der Kavität erfolgt analog zum Vorgehen in Klasse I mit einem guten Abrunden der Winkel. Die Breite im Isthmusbereich sollte mind. 1,5 mm betragen, angestrebt werden sollte jedoch ein Drittel des Höckerabstandes. Approximal wird bei geringer Ausdehnung der Karies makromechanisch retentiv präpariert, sodass die orale und die vestibuläre Wand leicht konvergent sind. Der Kastenboden sollte idealerweise etwa 1,5 mm unterhalb des okklusalen Kastens zu liegen kommen und, falls die Karies das zulässt, unter dem Kontaktpunkt zum Nachbarzahn enden. Auch zwischen dem Kavitätenboden und der pulpalen Wand des approximalen Kastens sollten die Winkel wieder abgerundet sein. Für die Präparation eignen sich kleine birnenförmige Diamanten. An jeder Stelle im Bereich der Klasse-II-Kavität muss eine Mindestschichtdicke des Füllmaterials von 1,5–2 mm gewährleistet sein. Bei der Versorgung mit *Kompomeren* oder *Kompositen* ist ein mikromechanisches, minimalinvasives und defektorientiertes Kavitätendesign anzustreben. Der Zugang ist dabei nur so weit zu öffnen, dass die Karies vollständig entfernt werden kann. Auch hier sind kleine birnenförmige Diamanten eine gute Wahl. Ein Verkeilen mittels eines Holzkeils kann für den notwendigen Abstand zum Nachbarzahn im Approximalbereich sorgen, die hier notwendige Übersicht schaffen und so ein Anschleifen des benachbarten Zahnes verhindern. Der approximale Kasten ähnelt in seiner Form einer Amalgamkavität. Approximal kann zudem die Kavität im oralen und vestibulären Bereich mit einem flammenförmigen Diamanten geweitet werden, um den aprismatischen Schmelz zu entfernen und ein Benetzen aller Kavitätenwände mittels Ätzgel zu garantieren. Im zervikalen Bereich des Approximalkastens ist die Anschrägung praktisch kaum durchführbar. Zudem bergen dünn auslaufende Ränder die Gefahr einer Überschussbildung, wenn die Matrize nicht exakt anliegt.

Das Anschrägen der Kavitätenränder im okklusalen Bereich ist analog zum Vorgehen in Klasse I zu sehen.

Frontzähne

Bei Milchfrontzähnen ist die adhäsive Füllungstherapie das Mittel der Wahl. Die Präparation erfolgt minimalinvasiv und richtet sich nach der Ausdehnung der Karies.

Klasse III Für Schneidezähne kann hier oft ein Zugang von vestibulär gewählt werden (➤ Abb. 10.3), bei Eckzähnen ist dieser durch die Lokalisation der Karies meist von oral zu wählen. Die

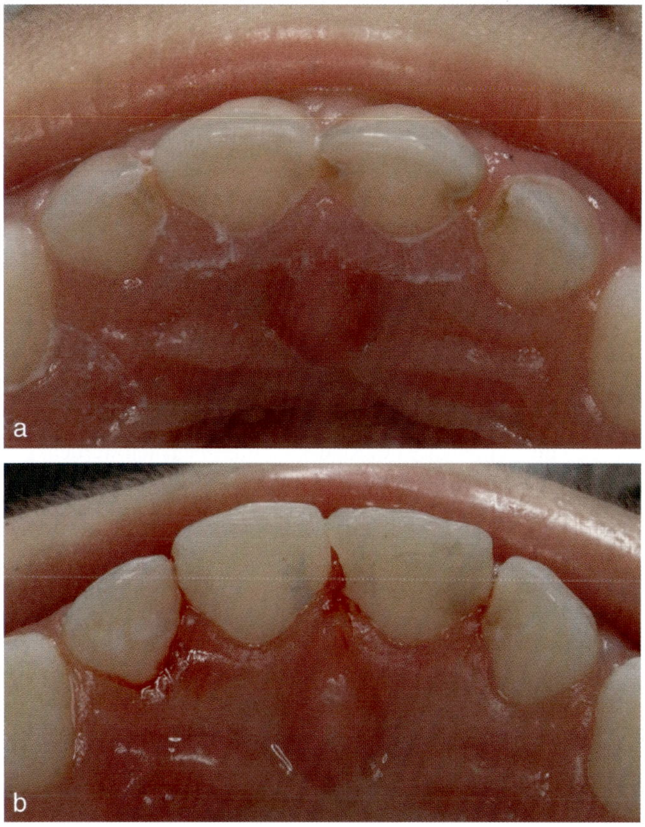

Abb. 10.3 a, b Klasse III-Kavitäten kommen im Milchgebiss bei Vorliegen einer frühkindlichen Karies relativ häufig vor. [M1125]
a) Ansicht von okklusal vor der Füllungstherapie
b) Nach erfolgter Füllungstherapie

Präparation richtet sich nach der Ausdehnung der Karies. Makromechanische Präparationstechniken werden nicht benötigt. Nach der Entfernung der Karies wird der Kavitätenrand angeschrägt.

Klasse IV Auch bei dieser Kavitätenklasse kann von einer makromechanischen Präparationstechnik aufgrund der geringen Größe eines Milchfrontzahns Abstand genommen werden. Klasse-IV-Defekte aufgrund einer Karies sind meist ausgedehnt. Sie können in direkter Technik unter Zuhilfenahme von Stripkronen versorgt werden (vgl. ➤ Kapitel 11).

Klasse V Kavitäten im Zahnhalsbereich sind bei Milchzähnen meist schmelzbegrenzt. Folglich orientiert sich die Präparation analog zu der für den Frontzahnbereich gewählten. Die Kavität wird nach Kariesexkavation zirkulär angeschrägt.

10.1.6 Hilfsmittel für die Füllungstherapie im Milchgebiss

Je nach Größe der Kavität, der Wahl des Füllungsmaterials und der damit verbundenen Technik sind einige Hilfsmittel für das Prozedere der Füllungstherapie im Milchgebiss unabdingbar.

Trockenlegung

Die Vorteile der Trockenlegung bei restaurativen Behandlungen in der Zahnmedizin sind vielfach belegt. Dabei wird zwischen der relativen (Watterollen etc.) und absoluten (Kofferdam) Trockenlegung unterschieden. Letztere ist seit Einführung der Adhäsivtechnik praktisch zur Conditio sine qua non erklärt worden. In der Kinderzahnheilkunde muss dies allerdings differenzierter betrachtet werden.

Kofferdam

Die Kofferdamtechnik ermöglicht eine absolute Trockenlegung. Bei der zahnmedizinischen Behandlung von Kindern ist ihre Indikation im Bereich der Endodontie und der adhäsiven Füllungstherapie zu sehen. Jedoch müssen auch hier die Begleitumstände berücksichtigt und die Compliance des Kindes im Auge behalten werden. Die Vorteile der Technik liegen u. a. in der Isolierung des Arbeitsfeldes und dem Infektionsschutz, der sicheren Abschirmung vor Speichelzutritt, dem Schutz der Weichteile, dem Schutz vor Instrumentenaspiration sowie vor ätzenden Agenzien, einer erhöhten Übersicht und der Qualitätssteigerung.

10

Ein *Kofferdamset* besteht aus Kofferdamgummi, Stempel bzw. Schablone, Lochzange, Rahmen, Klammern und Kofferdamzange. Das Gummi wird von den Herstellern in unterschiedlichen Materialien, Tuchstärken, Größen und Farben angeboten. Für Kinder werden teilweise auch Gummis mit Geschmackskorrigenzien (z. B. „Kaugummi") beworben. Der Stempel bzw. die Schablone dienen als Hilfsmittel zur Markierung der Zahnpositionen. Sie sind sowohl für das bleibende Gebiss als auch für das Milchzahngebiss erhältlich. Der Stempel/die Schablone wird mittig justiert und die matte Seite des Kofferdams gestempelt/markiert. Mit der Lochzange werden die markierten Löcher gestanzt. Hier kann zwischen 5 oder 6 Größen gewählt werden. Für den Schneidezahnbereich sind kleine, für den Eckzahnbereich mittlere und für den Seitenzahnbereich größere Perforationen zu wählen. Zum Aufspannen des Kofferdams wird dann der Rahmen genutzt, der aus Metall oder Kunststoff gefertigt ist. Kofferdamklammern fixieren den Kofferdam an den Zähnen. Die Federkraft der Klammern und die Positionierung der Klammerenden unterhalb des Zahnäquators sorgen für einen sicheren Halt. Die Retention erfolgt in der Regel über einen Vierpunktkontakt. Die Klammern werden mittels Kofferdamzange positioniert.

Für das Legen von Kofferdam sind unterschiedliche *Techniken* denkbar. Es kann lediglich der zu behandelnde Zahn einzeln isoliert werden, oder es können die Nachbarzähne in die Isolation mit einbezogen werden. Bei Klasse-I-Defekten bietet sich die einzelne Isolation des zu versorgenden Zahnes unter Verwendung einer Kofferdamklammer an. Bei approximalen Läsionen oder der Versorgung von mehreren Zähnen in einem Quadranten werden mehrere Zähne in die Isolation aufgenommen. Auf den distal gelegenen Zahn wird eine Kofferdamklammer gesetzt, mesial können entweder eine Klammer, ein Wedget oder eine Gummilasche appliziert werden.

Milchmolaren sind aufgrund ihrer bukkalen, oft ausgedehnten zervikalen Schmelzwülste als Klammerzahn gut geeignet. Probleme für die Kofferdamapplikation können sich im Milchgebiss an den konisch zulaufenden Frontzähnen ergeben. ➤ Abb. 10.4 zeigt geeignete Kofferdamklammern für Milchzähne.

Isolite

Als mögliche Alternative zur absoluten oder relativen Trockenlegung ist auf das Isolite-System zu verweisen (➤ Abb. 10.5). Es kombiniert Licht, Absaugung und Retraktion in einem Vollzug. Das Kernstück des Isolite-Systems ist das Mundstück, welches auf eine aus Titan gefertigte Steuerkopfeinheit gesteckt wird, die mit einem Licht ausgestattet ist. Das Mundstück besteht aus einem weichen Elastomer und ist latex- und silikonfrei. Es handelt sich dabei um einen Einmalartikel, der in 6 verschiedenen Größen angeboten wird. Das Isolite-System bietet folgende Vorteile:

- Abhalten der Zunge und Schutz der Wange: Das Mundstück hält die Zunge ab und schützt Wange und Zunge gegen möglichen

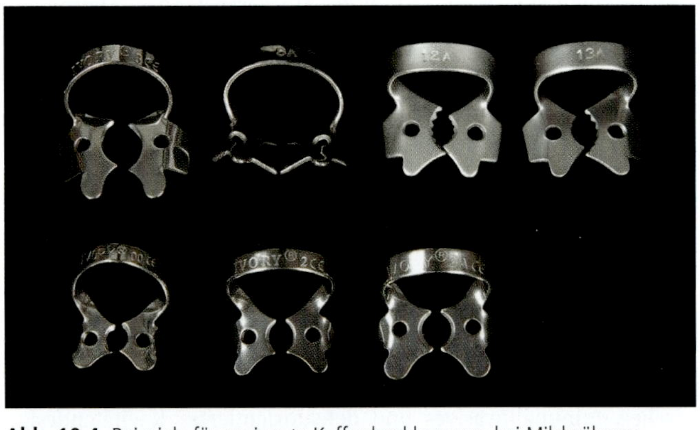

Abb. 10.4 Beispiele für geeignete Kofferdamklammern bei Milchzähnen: untere Reihe v. l. n. r. Milchfrontzähne (0 [Ivory] oder 00 [Hygienic]), erste Milchmolaren (2, 2A [Ivory, Hygienic]); obere Reihe v. l. n. r. zweite Milchmolaren (3, 8A, 12A, 13 A [Ivory, Hygienic, Hu Friedy]) [M1125]

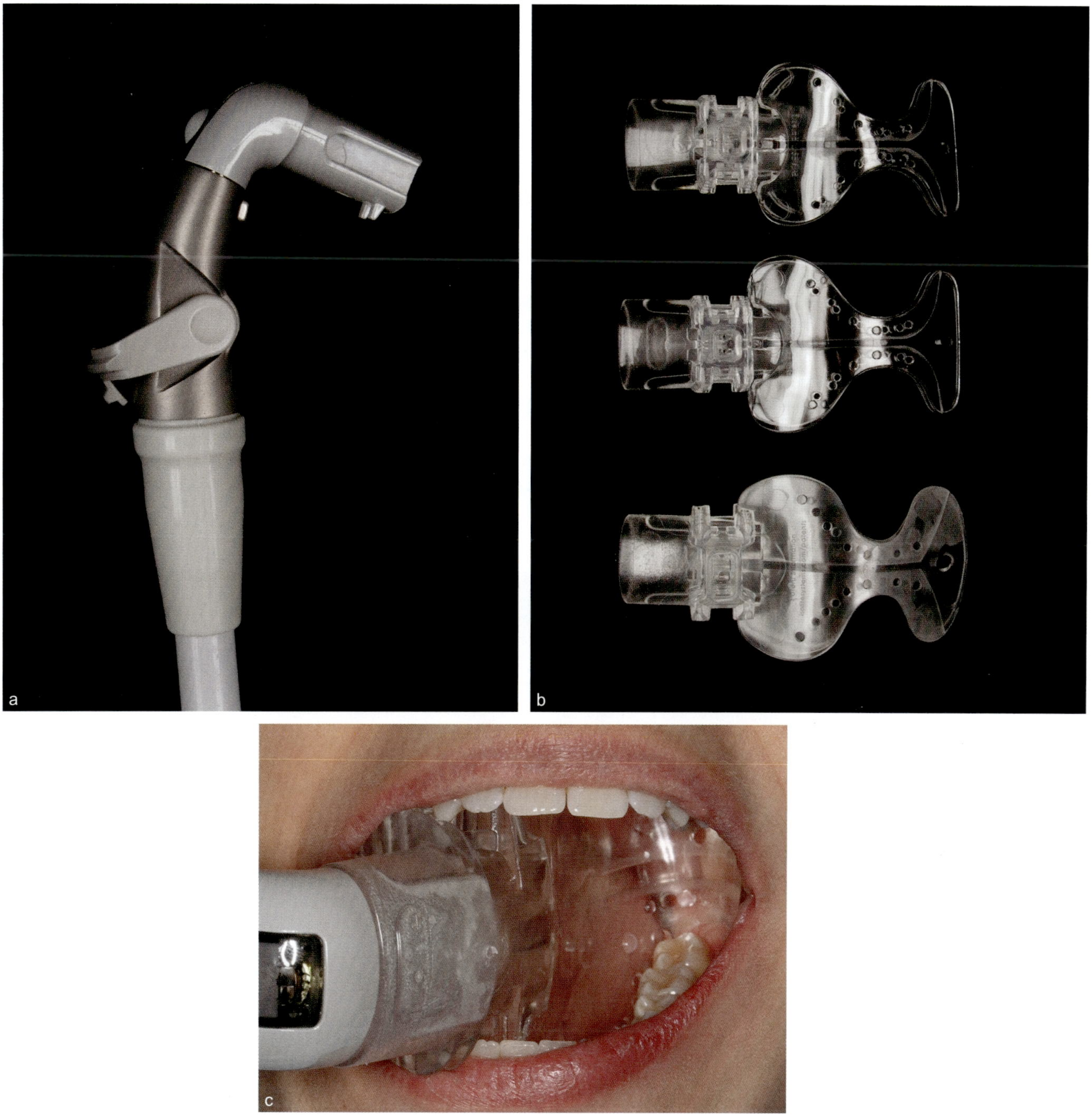

Abb. 10.5 a–c Isolite-System [M1125]
a) Steuerkopfeinheit aus Titan
b) Aufsätze verschiedener Größe
c) Im Patientenmund

Kontakt mit rotierenden Instrumenten. Die Zunge wird vom Arbeitsfeld ferngehalten und kann somit die Behandlung nicht beeinträchtigen.

- Isolation von zwei Quadranten: Im Gegensatz zu anderen Trockenhaltungstechniken können auf der gleichen Seite sowohl der obere als auch der untere Quadrant parallel isoliert werden.
- Absaugung des Speichels und des Sprühwassers.
- Reduktion der oralen Luftfeuchtigkeit.
- Schutz der Atemwege: Das Mundstück schützt die Atemwege, sodass kein Material verschluckt und/oder aspiriert werden kann.
- Blick auf die Atemwege: Die Transparenz des Mundstücks ermöglicht einen freien Blick auf die Atemwege und somit eine bessere Überwachung des intraoralen Umfelds.

Matrizensysteme

Wesentliche Qualitätsmerkmale einer Seitenzahnfüllung sind ein guter Approximalkontakt und eine marginale Adaptation. Fehlen diese, führt dies in der Regel zur Impaktion von Speiseresten, einer Schädigung des Zahnhalteapparats und/oder zu einer Sekundärkaries. Mithilfe der richtigen Matrizen können diese Forderungen erfüllt werden. Diese sind aus Kunststoff oder aus Metall verfügbar, sie können zudem konturiert bzw. nicht konturiert sein. Bei der Auswahl des Systems für Kinder sind einige Besonderheiten zu beachten. Für einen sperrigen Matrizenhalter gibt es in der kleiner dimensionierten Mundhöhle kaum Platz. Ist der Halter zu groß, kann dieser leicht durch die Lippe oder Zunge abgehebelt werden.

Auch die Anatomie der Milchzähne muss beachtet werden. Die Kronen der Milchmolaren sind in ihrer Höhe kürzer als die der permanenten Molaren und im zervikalen Bereich abgerundeter. Um ein Abgleiten des Matrizenbandes nach okklusal zu verhindern, ist es unabdingbar, dass die Matrize unter der zervikalen Vorwölbung hält. Matrizensysteme mit Halter werden aus diesem Grunde nicht favorisiert, da diese häufig im Bereich des größten Unterschnitts des Milchmolaren zu liegen kommen und das Matrizenband somit nicht genau am Zahn platziert werden kann. Folglich ist die Retention der Matrize kaum gewährleistet und kann bei kleinen Bewegungen des Patienten gelöst werden.

Folgende Matrizensysteme für Milchzahnrestaurationen im Molarenbereich sind empfehlenswert: „T-Band“-Matrizen (Pulpdent, USA), „Automatrix“-System (Caulk), „SuperMat“ universelles Matrizenspannsystem (Hawe Neos) oder Sektionsmatrizensysteme (Palodent oder GDS) (➤ Abb. 10.6). Die ersten drei Systeme bieten den Vorteil, dass sie ohne Halter angewendet werden können. Die Sektionsmatrizensysteme sind vor allem bei der Gestaltung guter Kontakte in problematischen Approximalbereichen sehr hilfreich, da sie konturierbar sind.

Im Frontzahnbereich eignen sich insbesondere bei ausgedehnten Läsionen die in ➤ Kapitel 11 beschriebenen „Stripkronen“.

Unabhängig vom gewählten Matrizensystem sollte die Matrize mit Keilen nach zervikal abgedichtet werden. Da es sich bei den vorgestellten Matrizensystemen für die Versorgung von Milchmolaren

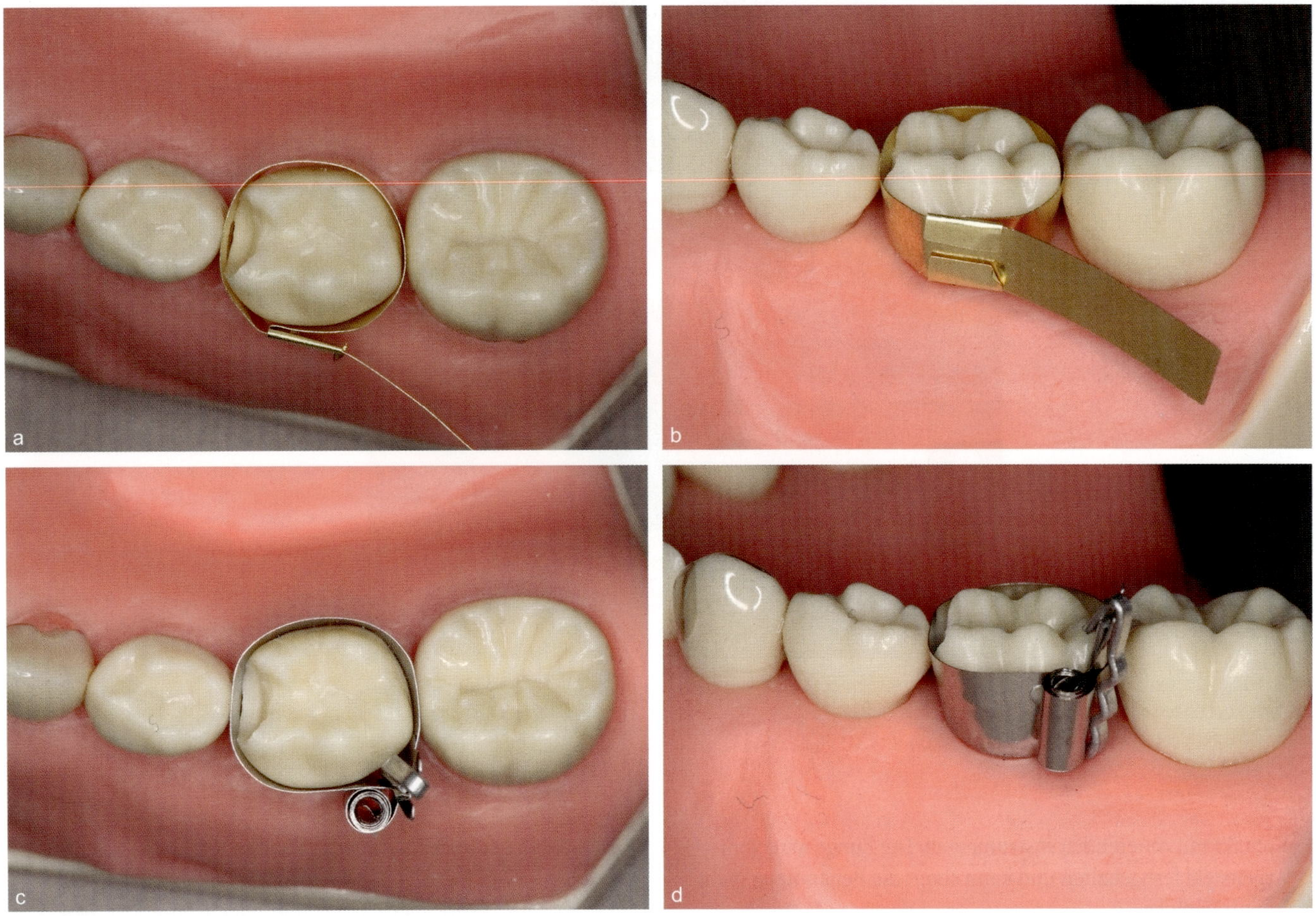

Abb. 10.6 a–d Matrizensysteme für das Milchgebiss [M1125]
a) T-Band: Sicht von okklusal
b) T-Band: Sicht von vestibulär
c) Automatrix: T-Band: Sicht von okklusal
d) Automatrix: T-Band: Sicht von vestibulär

um Metallmatrizen handelt, ist die Verwendung von Lichtkeilen überflüssig, und es können Holzkeile appliziert werden.

10.1.7 Füllungsmaterialien für das Milchgebiss

Für das Milchgebiss sind verschiedene Füllungsmaterialien nutzbar, die nachfolgend detailliert beleuchtet werden. Zahnfarbene Füllungsmaterialien, die mittels Adhäsivtechnik angewendet werden, sind dabei auch in der Kinderzahnheilkunde von herausragender Bedeutung [10][11]. In der Vergangenheit stellte Amalgam eines der gebräuchlichsten Füllungsmaterialien für die Milchzähne dar. Aufgrund der benötigten retentiven Verankerungsform bei dieser Füllung musste die Präparation allerdings in erheblichem Maße unter sich gehend gestaltet werden, was zu einem unvermeidlichen Verlust gesunder Zahnhartsubstanz und aufgrund der geringen Schmelz- und Dentindicke des Milchzahnes häufig zu pulpennahen Kavitäten führte. Auch aus umweltmedizinischer und pharmakologischer Sicht wurde immer wieder darauf aufmerksam gemacht, auf die Verwendung des Materials bei Kindern und anderen vulnerablen Patientengruppen zu verzichten. Das Robert Koch-Institut [12] sprach sich bereits 2007 dafür aus, „Amalgamfüllungen aus Gründen des vorbeugenden Gesundheitsschutzes nicht mehr für Sanierungsmaßnahmen im Milchgebiss und bei Frauen während Schwangerschaft und Stillzeit, sowie bei Niereninsuffizienz und nachgewiesener Allergie zu verwenden". Nach der EU-Quecksilberverordnung darf Dentalamalgam nun europaweit seit dem 1. Juli 2018 bei Kindern unter 15 Jahren, Schwangeren und Stillenden nur noch in medizinischen Ausnahmefällen verwendet werden.

Glasionomerzemente (GIZ)

Glasionomerzemente (GIZ) sind bei der restaurativen Versorgung von Milchzähnen bei Kindern aufgrund ihrer leichten Verarbeitbarkeit weit verbreitet (➤ Abb. 10.7). Als vorteilhaft sind die chemische Haftung an der Zahnhartsubstanz, die geringe thermische Expansion und die Biokompatibilität des Füllungsmaterials zu werten.

Konventionelle GIZ

Konventionelle GIZ finden ihren Einsatz in der Kinderzahnheilkunde vor allem aufgrund ihrer leichten Handhabung. Allerdings weisen sie einen großen Nachteil auf. Sie zeigen nur eine geringe Toleranz gegenüber Feuchtigkeit und Austrocknung. Dieses Problem kann jedoch durch das Abdecken mit einem Bonding-Agent oder GIZ-Lack nach der Applikation umgangen werden. Weitere Schwachstellen sind die geringe Abrasionsresistenz und die niedrige Biegefestigkeit [13], die zu marginalen Defekten und Isthmusfrakturen (vor allem bei Klasse-II-Füllungen) führen können. Die durchschnittliche Überlebensdauer in Klasse-II-Kavitäten beträgt nur 1,4–2 Jahre und ist damit im Vergleich zu anderen Füllungsmaterialien wie Amalgam, Kompomer oder Komposit deutlich reduziert [14].

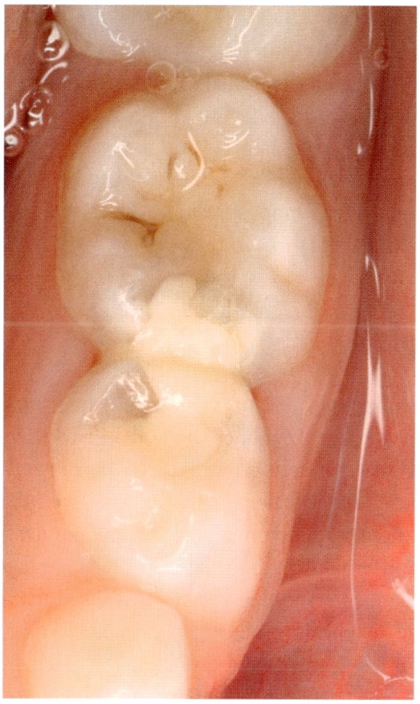

Abb. 10.7 Glasionomerzementfüllung an einem ersten und zweiten Milchmolaren [M1125]

Hochvisköse GIZ

Hochvisköse GIZ haben ebenfalls eine kurze Abbindezeit, sind jedoch im Gegensatz zu konventionellen GIZ stopfbar. Sie ähneln in ihrer Verarbeitung dem Amalgam. Die Materialklasse hat ihre Indikation bei einflächigen Kavitäten sowie als semipermanente Füllung bei unkooperativen Kindern. Auch bei hochviskösen GIZ muss nach der Applikation ein Abdecken mit einem Bonding-Agent erfolgen. Zu dieser Materialklasse liegen nur wenige klinische Studien vor. Der klinische Vergleich eines metallverstärkten hochviskösen GIZ mit einem konventionellen GIZ zeigte aber keine verbesserten klinischen Ergebnisse und Überlebensraten sowie ähnlich häufige Füllungsverluste und Frakturraten bei Klasse-II-Kavitäten [15].

Kunststoffmodifizierte GIZ

Wie in ➤ Kapitel 9 ausgeführt, besitzen die kunststoffmodifizierten bzw. lichthärtenden GIZ den Vorteil der steuerbaren Aushärtung und weisen darüber hinaus verbesserte mechanische Eigenschaften auf. Hierzu gehören eine höhere Bruchfestigkeit und eine geringere Empfindlichkeit gegenüber Feuchtigkeit. Im Vergleich mit konventionellen GIZ wurden insbesondere weniger Füllungsfrakturen für Klasse-II-Restaurationen beobachtet [16]. Kunststoffmodifizierte bzw. lichthärtende GIZ können theoretisch im Front- und Seitenzahngebiet eingesetzt werden. Vor dem Hintergrund der Verfügbarkeit von Kompomeren ist ihre Anwendung jedoch von nachrangiger Bedeutung.

Studienlage

Laut aktuellen Daten liegen die jährlichen Ausfallraten für konventionelle Glasionomerzemente zwischen 7,6–16,6 %, für kunststoffmodifizierte GIZ in einem Bereich von 1,9–16,9 % und für hochvisköse GIZ bei 2,9–25,6 %. Gründe für das Versagen von Glasionomerzementen sind Retentionsverluste (2 % bis 25,6 %), Frakturen (0–15,2 %), marginale Adaptation (0–13,5 %) und Sekundärkaries (0–7 %) [11]. Im Vergleich zu Amalgam weisen konventionelle GIZ eine höhere und kunststoffmodifizierte GIZ eine niedrigere Ausfallrate auf. Letztere zeigen zudem im Vergleich mit Kompomer- oder Kompositrestaurationen ähnliche oder leicht höhere Ausfallraten [11].

Kompomere

Adhäsive, zahnfarbene Restaurationen sind heutzutage nicht nur in der konservierenden Zahnheilkunde bei Erwachsenen Standard und unverzichtbar, sondern gehören auch längst in der Kinderzahnheilkunde zum Alltag in der Zahnarztpraxis (➢ Abb. 10.8). Mit der Einführung der Kompomere, die seit Anfang der 1990er-Jahre auf dem Markt erhältlich sind, hat sich hier eine dauerhafte und zufriedenstellende Versorgungsmöglichkeit für Milchzahnkavitäten im Front- und Seitenzahngebiet ergeben [17]. Sie können im Milchgebiss sowohl bei kleinen und größeren Kavitäten gut eingesetzt werden und zeigen auch bei Kindern mit erhöhtem Kariesrisiko akzeptable Ergebnisse [17][18].

Die Abriebfestigkeit von Kompomeren ist ebenso wie ihre Oberflächenhärte im Vergleich zu Kompositen herabgesetzt [19]. Den GIZ hingegen sind sie jedoch in Bezug auf die mechanischen und physikalischen Eigenschaften überlegen [19]. Kompomere haben zudem den Vorteil, dass sie eine substanzschonende, rein defektbezogene und damit minimalinvasive Präparation erlauben. Sie müssen nicht unbedingt mit Kofferdam verwendet werden, allerdings setzt ihre Nutzung die Kooperation des Kindes, zumindest jedoch ein Mindestmaß an Mitarbeit für die Minuten der kontrollierten Trockenlegung, der perfekten Anwendung des gewählten Adhäsivs und des Legens der Füllung voraus [17].

➢ Abb. 10.9 zeigt die vergleichsweise komplexe und techniksensitive Applikation der adhäsiven zahnfarbenen Füllungstherapie.

Komposite

Komposite sind im Milchgebiss sowohl im Front- als auch im Seitenzahnbereich einsetzbar. Sie gewinnen aufgrund ihrer vorteilhaften ästhetischen, biologischen und mechanischen Eigenschaften für die Füllungstherapie im Milchgebiss an Bedeutung. Allerdings setzt ihre Anwendung ein trockenes Arbeitsfeld, die Applikation von Kofferdam, eine hohe Kooperation des Kindes und die Möglichkeit des exakten schrittweisen Vorgehens in der gewählten Adhäsivtechnik voraus. Der gegenüber den Kompomeren beschriebene Vorteil der höheren Abriebfestigkeit dürfte aufgrund der kürzeren Funktionsperiode der Milchzähne vernachlässigbar sein.

Das klinische Verhalten von Kompositfüllungen im Milchgebiss ist generell weniger gut nachuntersucht als das für Glasionomerzement- oder Kompomerrestaurationen. Generell zeigt sich, dass Füllungen aus Komposit im Milchgebiss etwas geringere Überlebensraten aufweisen als solche, die an bleibenden Molaren bei Erwachsenen gelegt werden [20]. Ein Parameter scheint die Art der Behandlung zu sein. Während Kinder, die in Narkose saniert werden, nach 5 Jahren vergleichbare Prozentzahlen an vorhandenen Füllungen verzeichnen wie erwachsene Hochrisikopatienten (etwa 80 %), liegt die Zahl bei Kindern, die in wachem Zustand behandelt

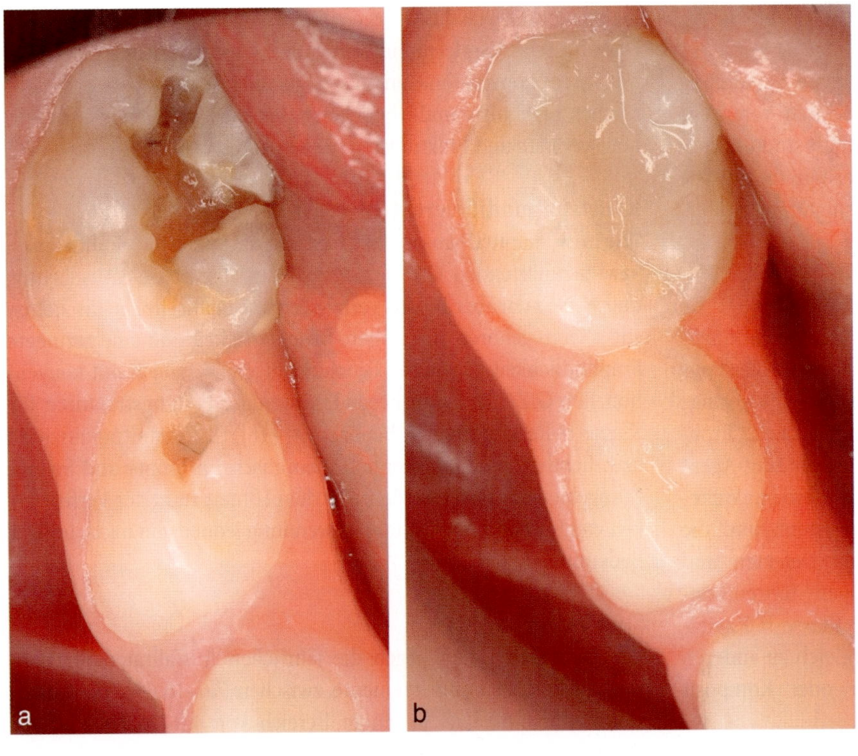

Abb. 10.8 Füllungstherapie bei einem ersten und zweiten kariösen Milchmolaren mittels Kompomer [M1125]

10

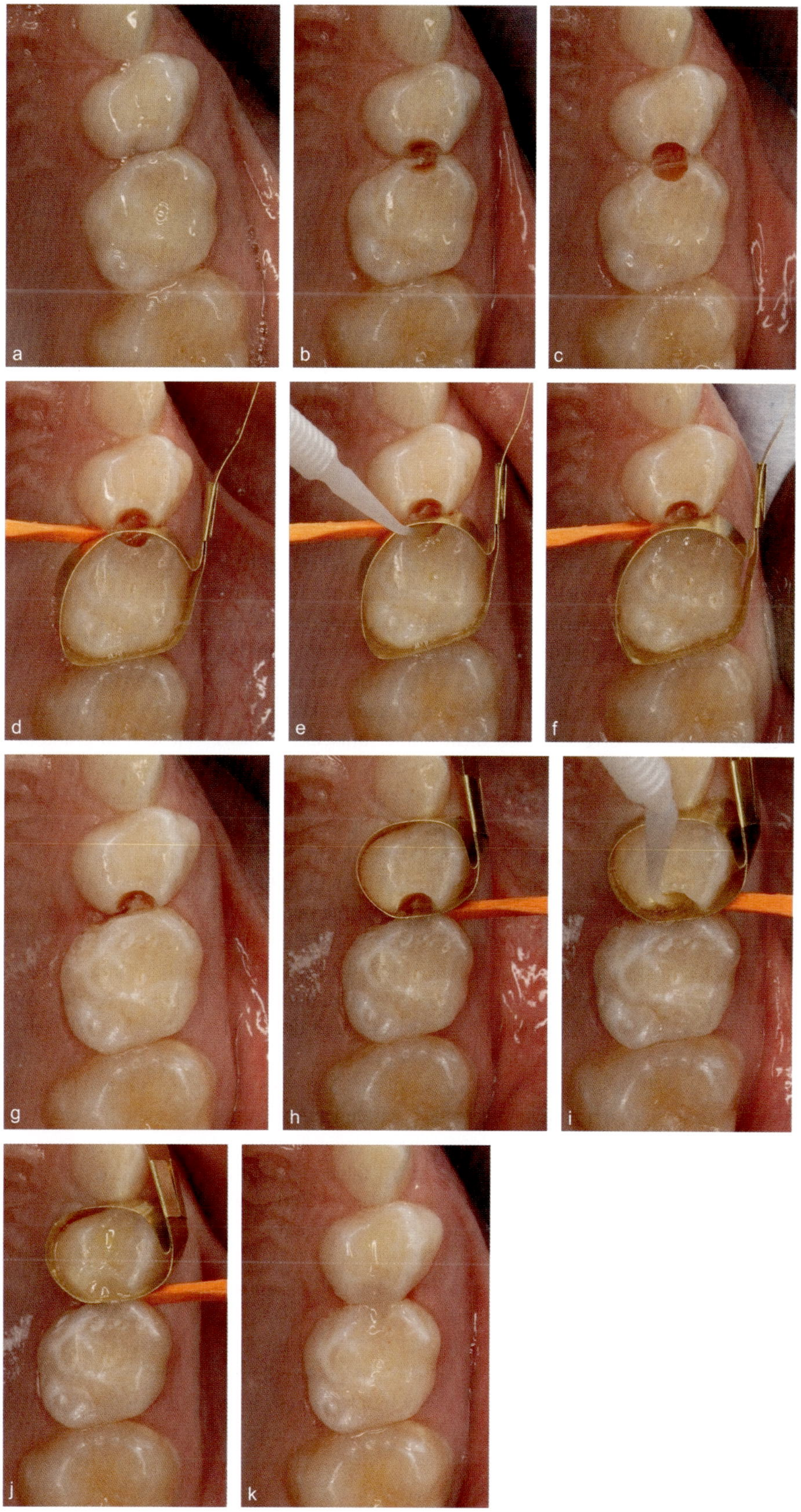

Abb. 10.9 a–k Step-by-Step Vorgehen bei der approximalen Füllungstherapie bei beiden Milchmolaren mit einem Kompomer unter Verwendung der Adhäsivtechnik [M1125]
a) Ausgangssituation klinisch
b) Eröffnung der kariösen Läsion
c) Nach Kariesexkavation
d) Anlegen der T-Band-Matrize am zweiten Milchmolaren
e) Applikation des selbstätzenden Adhäsivs am zweiten Milchmolaren
f) Gefüllte Kavität im mesialen und okklusalen Bereich
g) Polierte Füllung am zweiten Milchmolaren
h) Anlegen der T-Band-Matrize am ersten Milchmolaren
i) Applikation des selbstätzenden Adhäsivs
j) Gefüllte Kavität im distalen und okklusalen Bereich
k) Polierte Füllungen

wurden, häufig darunter [20][21]. Ein aktueller Review bezifferte die Erfolgsraten von Kompositrestaurationen mit 50–90 % (81,5 % nach ca. 2,5 Jahren) [22]. Mehrflächige Kompositrestaurationen im Frontzahnbereich zeigten dabei deutlich niedrigere Retentionsraten auf als einflächige Kompositrestaurationen [22].

Generell kann ergänzt werden, dass frühe Verluste von Kompositfüllungen bei Milchzähnen meist auf ein technisches Versagen zurückzuführen sind, während mittel- und langfristige Verluste mit dem Auftreten von Sekundärkaries und somit dem individuellen Kariesrisiko des Patienten bzw. der Patientin in Zusammenhang stehen.

Die jährliche Verlustrate von Kompomerrestaurationen liegt zwischen 0 % und 14,7 %. Diese zeigen im Milchgebiss eine ähnliche klinische Leistung wie Amalgam, kunststoffmodifizierte GIZ und Komposit sowie fließfähige Bulk-Fill-Komposite [11].

Bulk-Fill-Komposite (BFK)

Üblicherweise werden Komposite in der inkrementellen Schichttechnik verarbeitet, wobei die einzelnen Inkremente wiederum jeweils separat zu polymerisieren sind. Dickere Kompositschichten führen zu einer ungenügenden Durchhärtung des Materials und in der Folge zu schlechteren mechanischen Eigenschaften und einer reduzierten Biokompatibilität. In der Kinderzahnheilkunde lässt sich dieses zeitintensive Vorgehen nicht immer umsetzen, sodass hierfür die in der letzten Zeit auf den Markt gebrachten sogenannten Bulk-Fill-Komposite (➤ Abb. 10.10) interessant werden könnten. „Bulk Fill" bedeutet, dass man die Kavität ohne Schichttechnik in einem einzigen Schritt lege artis füllt. Das Material wird bei einer verkürzten Aushärtungszeit mit entsprechend hoher Lichtintensität der Polymerisationslampe und gleichzeitig optimierter Durchhärtetiefe (4–5 mm Schichtstärke) schneller in der Kavität platziert. Auf dem Markt verfügbar sind zwei Kategorien: die fließfähigen, niedrigviskösen Materialien sowie die modellierbaren, normal- bis hochviskösen Bulk-Fill-Komposite. Erstere sollten nach der Applikation noch mit einer Deckfüllung versehen werden.

Die werkstoffkundlichen Eigenschaften dieser Materialklasse sind mit denjenigen der herkömmlichen lichthärtenden Komposite vergleichbar. Bei korrekter Anwendung entspricht die Randqualität der Bulk-Fill-Komposite den regulär geschichteten Kompositrestaurationen [23]. Unter hoher Belastung zeigen sie ähnlich wie herkömmliche Komposite ein akzeptables Kriechverhalten und eine hohe Formstabilität [24].

Für die Kinderzahnheilkunde scheinen Bulk-Fill-Komposite ideal, da hier die schnelle Applizierbarkeit und die Zuverlässigkeit der verwendeten Materialien im Vordergrund stehen. Durch die Anwendung von Bulk-Fill-Kompositen kann sich die Behandlungszeit verkürzen, was speziell bei der Versorgung unkooperativer Kinder Vorteile bietet. Angeboten werden Bulk-Fill-Komposite in einer stopfbaren und in einer fließfähigen Form („Flowable"). Die geringere Abrasionsbeständigkeit der fließfähigen Materialien kommt der natürlichen Milchzahnabrasion entgegen und ist somit in der Abnutzungsphase des Milchgebisses nicht als Nachteil anzusehen [25]. Derzeit sind im Hinblick auf den Einsatz von Bulk-Fill-Kompositen in der Kinderzahnheilkunde allerdings kaum Studien verfügbar. Rezente Daten zeigen nach einem bzw. zwei Jahren vergleichbar gute klinische Leistungen für diese Materialklasse wie für Komposite [25][26].

10.1.8 Adhäsivtechnik im Milchgebiss

Der klinische Einsatz von zahnfarbenen Füllungsmaterialien wie Kompomeren, Kompositen oder Bulk-Fill-Materialien setzt die Vorbehandlung von Schmelz und Dentin mit geeigneten Adhäsivsystemen voraus, um einen ausreichend stabilen und dauerhaften Verbund herzustellen. Aufgrund der oben beschriebenen Besonderheiten in der Morphologie der Milchzähne können geltende Gebote für den Zahnschmelz und das Dentin bleibender Zähne jedoch nicht ohne Weiteres auf die Milchzähne übertragen werden. So führt beispielsweise die Applikation einer Säure beim Milchzahndentin in der gleichen Zeit zu einer tieferen Demineralisierung als bei dem Dentin permanenter Zähne [27]. Folglich beträgt die optimale Ätzzeit für Milchzahndentin nur 7–10 statt 15 Sekunden [28].

Für die Kinderzahnheilkunde wäre die einfache Handhabung eines Adhäsivsystems von Vorteil, da sie die Anfälligkeit gegenüber Fehlern in der technischen Anwendung reduzieren würde.

Die richtige Auswahl eines geeigneten Adhäsivs gestaltet sich jedoch aufgrund der Vielfalt und der unterschiedlichen Eigenschaften der auf dem Markt angebotenen Systeme schwierig. Auch die Daten aus der Literatur sind heterogen: Eine aktuelle systematische Übersichtsarbeit zu In-vitro-Daten zeigt auf, dass ein mildes Universaladhäsivsystem die Etch-and-rinse- und Self-etch-Systeme bei der Restauration von Milchzähnen ersetzen kann [29]. Eine weitere Arbeit zeigt, dass die Etch-and-rinse-Systeme in Laborstudien den Self-etch-Systemen überlegen sind [30]. In-vitro-Untersuchungen zu Self-etch-Adhäsiven kommen ebenfalls zu uneinheitlichen Ergebnissen. Bei der Auswertung von zehn erhältlichen 1-Schritt- und 2-Schritt-Self-Etch-Adhäsiven konnten aus beiden Kategorien jeweils nur zwei Präparate überzeugen, sodass sich kein eindeutiger Trend ablesen ließ [31]. Aus diesem Grund sollte jedes Bondingpräparat vor seinem Einsatz in der Praxis individuell kontrolliert werden.

10.1.9 Fazit

Die Frühbehandlung kariöser Läsionen im Milchgebiss ist von großer Bedeutung für die Mundgesundheit. In diesem Zusammenhang stellt die Füllungstherapie bei Milchzähnen nicht selten eine Herausforderung dar, denn die Geduld der kleinen Patienten ist häufig limitiert. Für das Milchgebiss stehen verschiedene Füllungsmaterialien zur Auswahl. Standardfüllungsmaterial für den Seitenzahnbereich sind bei ausreichender Kooperation die Kompomere, während für den Frontzahnbereich Kompomere oder Komposite verwendet werden können. GIZ spielen nach wie vor insbesondere bei unkooperativen Kindern als provisorisches Füllungsmaterial eine Rolle.

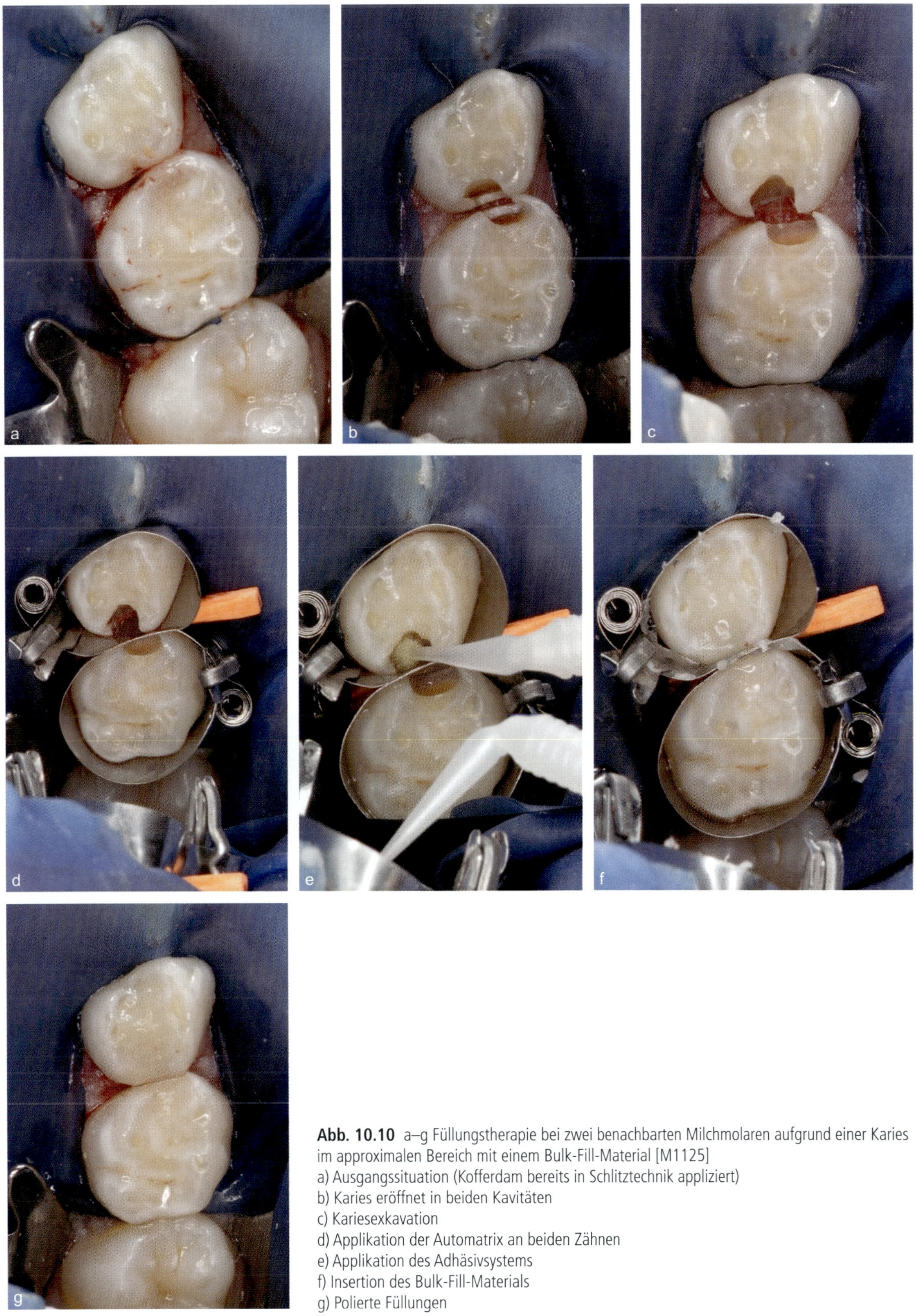

Abb. 10.10 a–g Füllungstherapie bei zwei benachbarten Milchmolaren aufgrund einer Karies im approximalen Bereich mit einem Bulk-Fill-Material [M1125]
a) Ausgangssituation (Kofferdam bereits in Schlitztechnik appliziert)
b) Karies eröffnet in beiden Kavitäten
c) Kariesexkavation
d) Applikation der Automatrix an beiden Zähnen
e) Applikation des Adhäsivsystems
f) Insertion des Bulk-Fill-Materials
g) Polierte Füllungen

10.2 Direkte Kompositrestaurationen im Wechselgebiss

10.2.1 Einleitung

Direkte Kompositrestaurationen im Wechselgebiss stellen nicht selten eine Herausforderung dar. Neben der Frage der Compliance ist vor allem die Zugänglichkeit der zu versorgenden Zähne häufig schwieriger als bei Erwachsenen. Befinden sich Zähne noch in der Durchbruchsphase, dann ist der restaurative Eingriff deutlich komplexer. Neben einer möglichen Infrapositionierung der Zähne können weitere Faktoren wie eine kleinere Mundöffnung und hoch anliegende, ggf. entzündete Gingiva die Therapie deutlich erschweren. Im Seitenzahnbereich wird eine restaurative Therapie überwiegend durch das Vorliegen von primären kariösen Läsionen erforderlich. Im Frontzahnbereich treten hingegen häufiger traumatisch bedingte Zahnschäden auf. Daneben haben sich in den letzten Jahren zunehmend direkte Zahnformkorrekturen für die Versorgung bei funktionell-ästhetischem Bedarf, so z. B. bei Fehlbildungen, Formanomalien oder Farbveränderungen und auch Bildungsstörungen der Zahnhartsubstanzen etabliert.

Ziel sollte sein, dass im Rahmen der vorliegenden ggf. anspruchsvollen Behandlungsbedingungen eine möglichst optimale Prozessqualität eingehalten wird, denn diese ist ein wichtiger Faktor für ein gutes Outcome der Therapie. Eine äußerst schwierige klinische Situation oder eingeschränktes Verhalten der jungen Patientinnen und Patienten kann es erforderlich machen, ein abgestuftes Vorgehen mit einer initialen semipermanenten Versorgung zu wählen und zu einem späteren Zeitpunkt eine definitive Versorgung durchzuführen.

Minimalinvasives Vorgehen

In den letzten Jahrzehnten hat ein radikales Umdenken von den Black´schen Standardkavitäten hin zu einem defektorientierten und minimalinvasiven Vorgehen stattgefunden: „So viel wie nötig, so wenig wie möglich!" Es ist vor allem bei jugendlichen bleibenden Zähnen obligatorisch, dass ein minimalinvasives Konzept verfolgt wird. Dabei muss vermieden werden, dass diese Zähne schon in einer frühen Lebensphase in den sog. Repeat Restoration Cycle geführt werden. Übertrieben ausgedehnte Restaurationen (Stichwort „Extension for Prevention") führen in einen sich wiederholenden Zyklus mit immer weiter ausgedehnten Kavitäten, an dessen Ende frühzeitiger Zahnverlust stehen kann [32]. Zurückhaltung ist das oberste Gebot, noninvasive präventive Maßnahmen müssen ausgeschöpft werden, und die invasive restaurative Therapie sollte erst dann als Maßnahme in Erwägung gezogen werden, wenn noninvasive präventive Maßnahmen nicht erfolgreich waren und mit einer Progredienz des kariösen Prozesses sowie mit Folgeschäden (z. B. pulpitische Erkrankungen) zu rechnen ist. Die Weiterentwicklungen der Adhäsiv- und Komposittechnologie und deren Anwendungsprozesse haben maßgeblich dazu beigetragen, dass wir heute ein absolut minimalinvasives Konzept verfolgen können. Die Notwendigkeit zum Entfernen gesunder Zahnhartsubstanz im Sinne der retentiven Kavitätenform (nach Black) entfällt, und starre Kavitätenformen mit Mindestschichtstärken und Vorgaben zur Form und Ausdehnung sind nicht mehr erforderlich [33] (➤ Tab. 10.3).

Die Kavitätenpräparation orientiert sich heute daran, dass anatomische Strukturen, die dem Zahn Stabilität verleihen, z. B. Randleisten oder Kauflächenstrukturen, erhalten werden. Es werden keine flächenübergreifenden MOD-Kavitäten mehr präpariert, sondern an den kariös befallenen Stellen kleinere begrenzte Kavitäten hergestellt, die nicht miteinander verbunden sind. Damit können stabilisierende Elemente wie z. B. transversale Höckerabhänge erhalten werden.

10.2.2 Vorbereitende Maßnahmen

Fotodokumentation

Eine Fotodokumentation kann aus forensischen Gründen empfehlenswert sein. Zum anderen hilft sie, die Strukturen der Zähne genauer evaluieren zu können. Für Kinder und Jugendliche mit

Tab. 10.3 Systematische Kavitätenerstellung. Gegenüberstellung der historischen Forderungen nach G.V. Black und der aktuell gültigen Forderung bei der Verwendung von direkten adhäsiv befestigten Kompositen

Schritt	Phase	Forderung nach Black	Aktuell gültige Forderung bei Verwendung von Kompositen
Herstellen der …			
… Umrissform	Primärpräparation	(+) Extension for Prevention	+ defektorientiert
… Widerstandsform		(+) gemäß Werkstoff und Kavitätenmorphologie	(–) nicht mehr erforderlich
… Retentionsform		(+) gemäß Befestigung der Restauration	(–) nicht mehr erforderlich
… Erleichterungsform		(+) gemäß Zugänglichkeit	(+) gemäß Zugänglichkeit
Entfernen der kariös veränderten Zahnhartsubstanz	Kariesexkavation	(+) befallener Schmelz und alles veränderte Dentin	(+/–) befallener Schmelz und nicht mehr remineralisierbares Dentin
Finieren der Ränder	Sekundärpräparation	(+) im Schmelz	(+) Entfernen gelockerter Schmelzprismen
Reinigen der Kavität		(+) mit desinfizierenden Substanzen	(+/–) CHX-Anwendung vorteilhaft

kleinerer Mundöffnung sind Lippenhalter und Spiegel in geringeren Größen verfügbar. Die Verwendung eines Kontrastors, welcher während der Fotoaufnahme hinter die (Front-)Zähne gehalten wird, erlaubt eine verbesserte standardisierte Darstellung, die im Verlauf reproduzierbar ist (➤ Abb. 10.11). Das Anfertigen von Fotografien zu Behandlungsbeginn kann als erster Schritt zum Prüfen der Compliance dienen.

Farbauswahl

Diese erfolgt zu Beginn der Behandlung an den noch ausreichend feuchten Zähnen. Je nach Erfahrung der Behandlerin/des Behandlers können dafür die von den Kompositsystemen mitgelieferten Farbringe, individuell hergestellte, eigene Farbringe oder auch Farbproben der verschiedenen Kompositmassen auf den Zähnen verwendet werden (➤ Abb. 10.12).

Die Kompositproben müssen lichtpolymerisiert sein, damit die finale Farbwirkung erkannt werden kann. Nicht ausgehärtete Massen haben eine veränderte Farbwirkung, die davon beeinflusst wird, dass Lichtinitiatoren (z. B. Campherchinon) im Ausgangszustand gelblich sind, während der Lichtpolymerisation zerfallen und sich daraufhin die Farbe des Materials ändert. Arbeitet man konsistent mit einem System, dann wird man die notwendigen Farben nach etwas Übungszeit gut vorhersagen können. Bei neuen, unbekannten Systemen oder um die Auswahl zu überprüfen, empfiehlt sich die Verwendung der gezeigten Farbproben.

Die Auswahl der Dentinmasse erfolgt am feuchten Zahn im mittleren bzw. zervikalen Drittel, die Schmelzmasse wird dem inzisalen Drittel angepasst. Die Proben aus den später verwendeten Karpulen oder Spritzen werden in ausreichender Schichtstärke auf den Zahn oder Nachbarzahn aufgebracht, lichtpolymerisiert und dann mit und ohne OP-Leuchte evaluiert. Gegebenenfalls werden noch weitere Dentin- und Schmelzmassen oder auch Charakterisierungsfarben ausgewählt. Alle Farben und deren geplante Lokalisierung werden notiert und in mehreren Applikatoren für die Behandlung bereitgelegt.

Zahnreinigung

Um die Voraussetzungen für die Adhäsivtechnik möglichst optimal zu gestalten, sollten die zu behandelnden und auch angrenzenden Zahnoberflächen vorbehandelt werden. Häufig finden sich Plaqueauflagerungen, Zahnstein oder extrinsische dunkle Verfärbungen, die nicht zwischen Adhäsivschicht, Kompositrestauration und Zahnoberfläche eingefasst werden dürfen. Deswegen sollten die Flächen vorgereinigt werden. Dafür eignen sich z. B. Handinstrumente (Scaler), Polierbürste und fluoridfreie Polierpaste, Finierstreifen oder Polierscheibchen. Alternativ bietet sich an, ein Mikrosandstrahlgerät mit Aluminiumoxid-Pulver (50 µm) zu verwenden.

Liegen entzündete Weichgewebe vor, dann sollte vorab eine professionelle Zahnreinigung durchgeführt werden. Diese wird 3–4 Tage vor dem Behandlungstermin angesetzt, um der Gingiva Zeit für eine Heilung zu geben. Eine zu lange Vorlaufzeit sollte vermieden werden, da sonst die Effekte der Reinigung ggf. durch ungenügende häusliche Mundhygienemaßnahmen hinfällig werden. Den Patientinnen und Patienten sowie den Eltern muss erklärt werden, dass bis zum Behandlungstermin eine sehr gute häusliche Reinigung erforderlich ist, da damit auch das Ergebnis der restaurativen Therapie beeinflusst wird.

Trockenlegung

Im Rahmen der Restaurationsherstellung sollte möglichst mit Kofferdam gearbeitet werden. Dieser wird mindestens um den zu restaurierenden Zahn gelegt, bzw. wenn ein approximaler Defekt zur

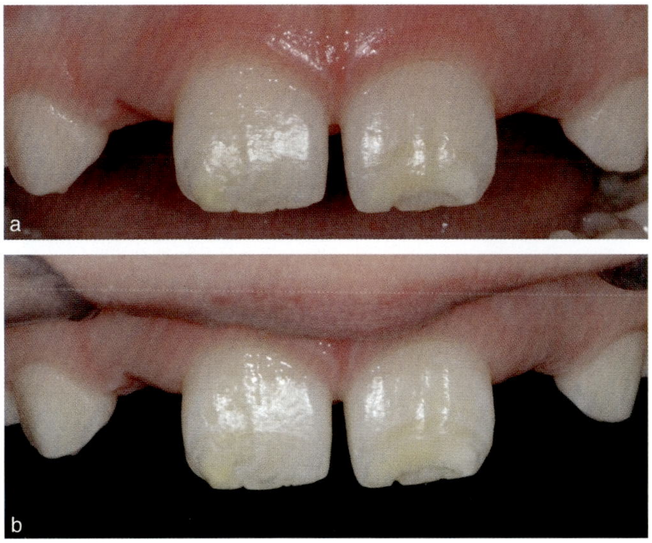

Abb. 10.11 a, b Intraorale Fotografien einer Frontzahnsituation mit Molaren-Inzisiven-Hypomineralisation [M1126]
a) Ohne Kontrastor
b) Mit Kontrastor

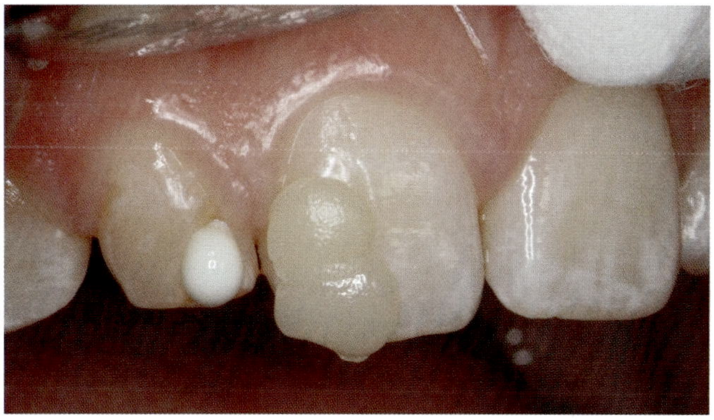

Abb. 10.12 Kompositproben von Schmelzmasse (im inzisalen Drittel an Zahn 11), Dentinmasse (im mittleren Drittel an Zahn 11) und von Charakterisierungsmasse (opak-weiß an Zahn 12 zum Abdecken der Hypoplasie) auf den noch feuchten Zähnen [M1126]

Versorgung ansteht, zusätzlich um die Nachbarzähne. Im Wechselgebiss können die zu behandelnden Zähne noch in Infraposition stehen, und der Zahnäquator kann für die Fixierung des Kofferdams, der Kofferdamklammer oder einer Ligatur nicht zugänglich sein. In dieser erschwerten Ausgangssituation kann versucht werden, nach Anästhesie eine subgingival angreifende Klammer aufzusetzen (z. B. HuFriedy RDCM1A, HuFriedy Group, Tuttlingen, D) (➤ Abb. 10.13), die in den Sulkus eintaucht, die Gingiva verdrängt und dort fixiert werden kann.

Bei fehlendem Unterschnitt können weitere Hilfselemente wie beispielsweise Widerlager aus Komposit angebracht werden. Hierfür werden Kofferdam und Klammer auf dem Zahn platziert und in Position gehalten. Oberhalb der Klammerarme wird eine Phosphorsäure-Ätzung vorgenommen und etwas Kompositmaterial aufgetragen, damit ein stabiles Widerlager für die Klammer entsteht. Nach der restaurativen Therapie wird das Material mit einem Handinstrument abgesprengt oder mittels rotierenden Instruments vorsichtig abgetragen und überpoliert. Vor allem im Frontzahnbereich bietet sich die Verwendung von Zahnseidenligaturen an (➤ Abb. 10.14).

Diese werden an einem vertikal in den oralen Sulkus eingestellten Heidemannspatel durch Zuziehen des vestibulär liegenden Knotens in die Tiefe bewegt. Durch Verdrängen der marginalen Gingiva kann die Zahnseide unter den Zahnäquator rutschen und den Kofferdam fixieren. Während des Gleitens in den Sulkus wird mit dem Heidemannspatel Druck auf die Zahnseide ausgeübt, ähnlich wie beim Legen eines Retraktionsfadens. Da dieser Prozess unangenehm ist, sollte er immer nur unter Lokalanästhesie ausgeführt werden.

Wenn der Versuch einer Kofferdamapplikation scheitert und keine absolute Trockenlegung der umgebenden Weichgewebe gewährleistet werden kann, dann kann mit einer relativen Trockenlegung, kombiniert mit Gewebemanagement und Blutstillung, gearbeitet werden. Dieser Ansatz sollte jedoch nur verfolgt werden, wenn das Behandlungsteam in der Lage ist, das Arbeitsfeld während der Adhäsivtechnik trocken zu halten. Ist dies unwahrscheinlich, dann sollte auf eine semipermanente Restauration zurückgegriffen werden, um den Defekt primär zu versorgen. Im weiteren Verlauf der Gebissentwicklung und Zahneruption sowie mit höherem Alter der Patientinnen und Patienten ist mit einer Erleichterung der Trockenlegung zu rechnen.

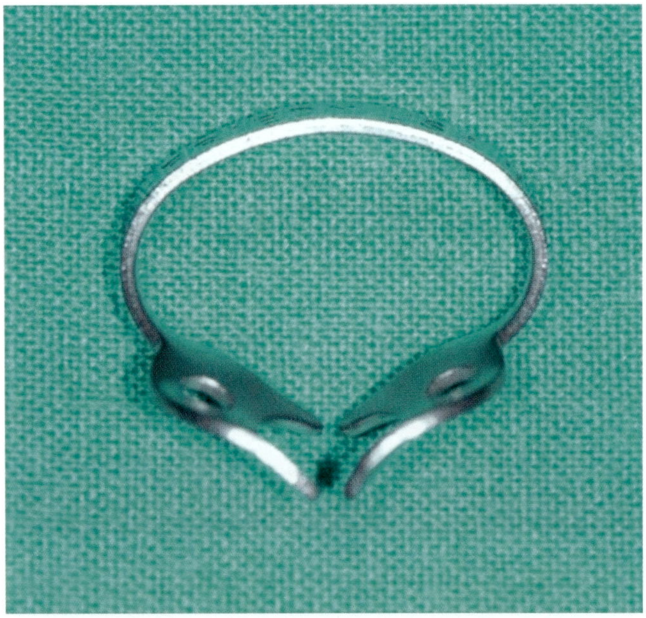

Abb. 10.13 Subgingival angreifende Kofferdamklammer [M1126]

10.2.3 Präparation und Kariesexkavation

Primärpräparation

Für die Primärpräparation kommen Winkelstücke für hochtourige Drehzahlbereiche (bis 400000 U/min, in der Regel 100000 bis 120000 U/min) mit rotierenden Diamanten einer normalen Körnung (90 µm) zum Einsatz. Im approximalen Bereich eignen sich oszillierende Präparationsinstrumente, da mit ihnen eine iatrogene Schädigung der Nachbarzähne sicher vermieden werden kann (z. B. Sonicsys®, Fa. KaVo, Biberach, D). Die einseitig diamantierten Ansätze gibt es in verschiedenen Formen, wobei sich für die Primärpräparation bei initialer Karies halbkugelige Ansätze gut eignen (SONICflex Micro Spitzen Nr. 30, 31, 32, 33, KaVo, Biberach). Der Zugang zur approximalen Karies wird im Bereich der Randleiste

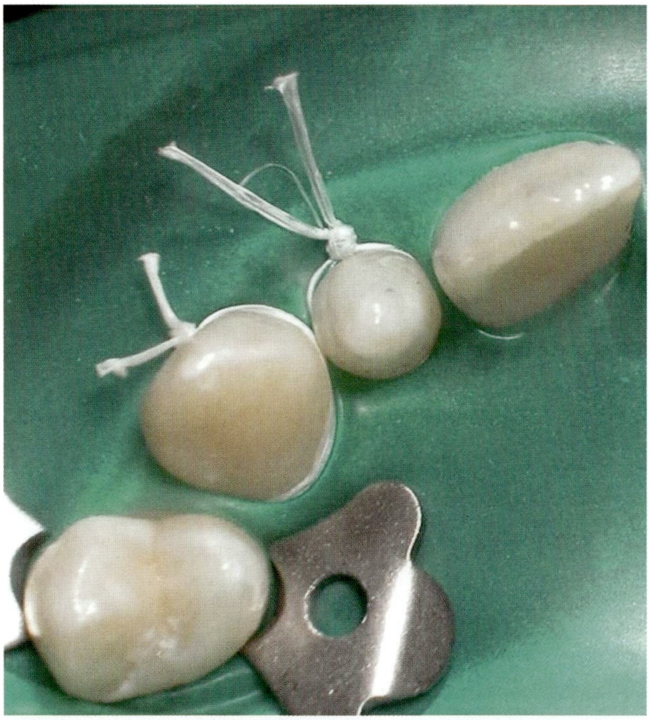

Abb. 10.14 Anlegen von Kofferdam an den Zähnen 11–14 bei einem Jugendlichen. Der hypoplastische Zahn 12 hat keine Unterschnitte, dennoch gelingt es, mit einer Ligatur den Kofferdam am Zahnhals zu fixieren. An Zahn 13 konnte der Kofferdam durch die Ligatur ebenfalls fixiert werden. An 11 ist noch keine Ligatur angelegt, sodass der Kofferdam noch nicht stabil am Zahnhals fixiert ist und nach inzisal rutscht. [M1126]

mithilfe rotierender Diamanten angelegt, wobei noch eine dünne Schmelzwand stehen gelassen wird, um eine iatrogene Schädigung des Nachbarzahnes durch das rotierende Instrument zu vermeiden. Dann kommen die oszillierenden und lediglich einseitig diamantierten Ansätze zum Einsatz (➤ Abb. 10.15 d). Mit ihnen werden noch bestehende Schmelzüberhänge entfernt und ein sauberer Kavitätenrand geschaffen.

Kariesexkavation

Für die mechanische Kariesexkavation kommen Winkelstücke für mittel- und niedertourige Drehzahlbereiche (max. 4500 U/min) und rotierenden Hartmetallfräsern (Rosenbohrer) zum Einsatz. Alternativ können auch Handinstrumente (scharfe Exkavatoren) angewendet werden, beispielsweise wenn im Rahmen der Atraumatischen Restaurativen Therapie (ART) gearbeitet wird. Wichtig ist, dass die Kariesexkavation von peripher nach zentral erfolgt. Erst wenn peripher alle Schmelz- und Dentinareale kariesfrei sind, wird das pulpennahe Dentin exkaviert. Unter den Höckern und an der Schmelz-Dentin-Grenze breitet sich die Karies häufig unterminierend aus, sodass man dort ggf. zusätzlich okklusale Schmelzbereiche im Sinne der Erleichterungsform entfernen muss. Für die zentrale pulpanahe Kariesexkavation können spezielle Polymer-Rosenbohrer (Polybur, Komet, Gebr. Brasseler GmbH & Co. KG, Lemgo, D) verwendet werden. Diese basieren auf dem Konzept der selbstlimitierenden Kariestherapie.

Nach aktuellem Kenntnisstand unterscheidet man zwischen zwei Dentinkaries-Schichten, einer nicht remineralisierbaren äußeren und einer inneren Schicht. Von der inneren Schicht nimmt man an, dass sie unter einer dicht versiegelten Restauration über die Zeit remineralisieren kann [34][35][36]. Die Abgrenzung zwischen beiden Schichten ist jedoch schwierig, da es sich eher um einen fließenden Übergang handelt. Mit zunehmender Exkavationstiefe nehmen Härte und Mineralisationsgrad zu und bakterielle Besiedelung und Degradierung ab. Der Polymer-Rosenbohrer stumpft während der Anwendung und mit zunehmender Härte des Dentins ab. Wenn seine Schneidefähigkeit nachlässt, dann geht man davon aus, dass man im Bereich des remineralisierbaren, also erhaltungsfähigen Dentins angekommen ist. Verwendet man den Polymer-Rosenbohrer erstmalig, so überrascht die nach dem Exkavieren verbliebene Oberfläche. Sie kann immer noch bräunlich-craqueliert (rissig) erscheinen. Man beendet die Kariesexkavation, wenn der Polymer-Rosenbohrer seine Schneidefähigkeit verliert.

Es ist hervorzuheben, dass das Belassen von Restkaries in peripheren Kavitätenanteilen nach wie vor obsolet ist. Das belassene demineralisierte Dentin, welches unter der dicht versiegelten adhäsiven Restauration remineralisieren soll, kann auf Röntgenkontrollaufnahmen als transluzenter Bereich unterhalb des Restaurationsmaterials in Erscheinung treten. Ggf. kann der röntgenologische Befund als Kariesrezidiv missgedeutet werden. Insofern müssen Patientinnen und Patienten gründlich über das Vorgehen aufgeklärt werden.

Kavitätendesinfektion

Im Bereich des belassenen kariösen remineralisierbaren Dentins werden Mikroorganismen in der Kavität verbleiben. Vor allem in den Dentintubuli können Mikroorganismen über die Zone des stark infizierten Dentins hinaus in die Tiefe eindringen und sind über die Kariesexkavation nicht vollständig zu eliminieren. Eine antiseptische Behandlung der Kavität sollte a) eine gute Wirkung entfalten und b) die Adhäsivtechnik und Langzeitstabilität der Hybridschicht nicht beeinträchtigen, bestenfalls optimieren. Chlorhexidindigluconat (CHX) ist der meist verwendete Wirkstoff hierfür. Ein aktueller Review [37] berichtet, dass CHX als sichere Möglichkeit für eine Kavitätendesinfektion verwendet werden kann und auch nach dessen Applikation gute Haftkräfte resultieren. Andere desinfizierende Wirkstoffe wie z. B. Ethanol, EDTA, Fluoridverbindungen, NaOCl und andere sind weniger erforscht und können nicht umfassend empfohlen werden. Für CHX wird berichtet, dass die Haftkräfte im Vergleich zu Kontrollen ohne CHX-Anwendung gleichwertig oder sogar erhöht waren. Die am häufigsten untersuchte Konzentration war 2 %, wobei weder bei unterschiedlichen CHX-Konzentrationen noch bei Verwendung verschiedener Adhäsivsysteme Unterschiede gesehen wurden.

CHX ist zudem in der Lage, kollagendegradierende Enzyme, sog. Matrixmetalloproteinasen (MMPs) und Zystein-Kathepsine, zu hemmen. Weiterhin kann CHX gelöste Schmierschichtbestandteile ablösen und die Oberflächenenergie erhöhen, was wiederum die Benetzung mit Primern erleichtert. Somit ist eine Kavitätentoilette mit CHX in handelsüblichen Konzentrationen möglich und mit positiven Effekten verbunden. Nach der Kariesexkavation kann ein mit CHX getränktes Pellet (Watte oder Schaumstoff) in die Kavität mit einer Einwirkzeit von ca. einer Minute eingebracht werden. In der Literatur ist jedoch auch beschrieben, dass Mikroorganismen unter einer dicht versiegelten Restauration den Kariesprozess nicht weiter vorantreiben können. Ihnen fehlen die notwendigen Nährstoffe für das Überleben und die Produktion von Metaboliten. Phänotyp und Stoffwechsel der Bakterien ändern sich, die Mikroorganismen passen sich der veränderten Ökologie an, reduzieren ihre Kariesaktivität oder sterben ab [38][39].

Kariesdetektor

Vor einigen Jahrzehnten wurden Kariesdetektoren eingeführt, um die selektive Kariesentfernung zu vereinfachen. Allerdings haben viele Studien gezeigt, dass nicht, wie ursprünglich ausgewiesen, Mikroorganismen im kariösen Dentin angefärbt werden, sondern die organische Matrix des demineralisierten Dentins [40]. Der Farbstoff färbt unter anderem auch die Schmelz-Zement-Grenze bei frisch extrahierten kariesfreien Zähnen an, weil dort ein größerer Anteil an organischer Matrix vorhanden ist [41]. Das bedingt, dass man bei Entfernung aller eingefärbten Bereiche nicht ausschließlich kariös veränderte, sondern auch gesunde Zahnhartsubstanz

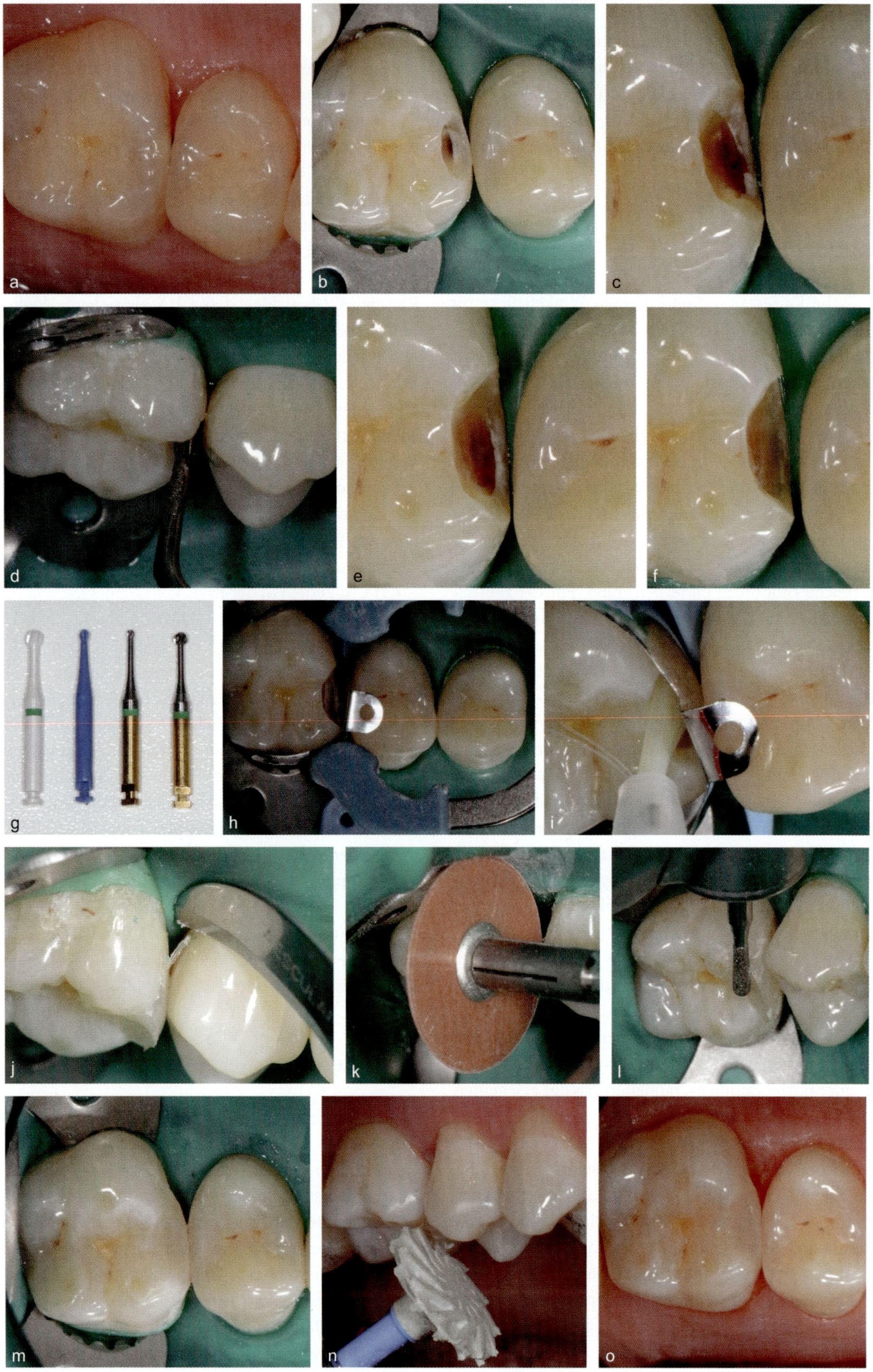

Abb. 10.15 a–o Schrittweise systematische Herstellung einer Seitenzahnrestauration [M1126]
a) Ausgangssituation mit einer Approximalkaries mesial am 6-Jahr-Molar
b) Situation nach Anlegen von Kofferdam und initialer Eröffnung der Läsion mittels hochtourig rotierenden Diamanten
c) Bei weiterer Eröffnung der Läsion ist eine deutliche Ausdehnung ins Dentin erkennbar.

Abb. 10.15 Forts.
d) Anwendung eines einseitig diamantierten schallaktivierten Präparationsinstrumentes (SONICflex Micro Spitzen Nr. 30, KaVo, Biberach)
e) Die periphere Kariesexkavation ist fertiggestellt.
f) Die zentrale Kariesexkavation erfolgt mittels rotierenden Hartmetallfräsern und Polymer-Rosenbohrer.
g) Keramik-Rosenbohrer, Polymer-Rosenbohrer, Hartmetall-Rosenbohrer, verschiedene Größen (v. l. n. r.).
h) Eine anatomisch konturierte Teilmatrize wurde mit Keil und Ring adaptiert (Palodent V3 System, Dentsply Sirona, Bensheim, D).
i) Applikation eines Adhäsivsystems
j) Entfernung überstehender approximaler Komposit- und Adhäsivreste mittels sichelförmigem Skalpell (Nr. 12)
k) Anwendung von Polierscheiben für die Ausarbeitung und Formgebung (SofLex, 3M ESPE, Seefeld, D)
l) Okklusale Gestaltung mit birnenförmigem Finierdiamant
m) Situation nach Vorpolitur vor Entfernung des Kofferdams
n) Nach dem Einschleifen der Okklusion erfolgt die finale Hochglanzpolitur mit einem Mehrschritt-Poliersystem.
o) Fertige Restauration

entfernen würde, was völlig entgegen jeglichem minimalinvasiven Konzept steht.

Sekundärpräparation

Die Sekundärpräparation erfolgt mit Winkelstücken für mitteltourige Drehzahlbereiche (10000–45000 U/min), rotierenden Diamanten mit einer Körnung von 10–30 µm oder mittels Silikonpolierern. Nach der Primärpräparation können am Kavitätenrand gelockerte Schmelzprismen vorliegen. Werden diese belassen, dann kann sich eine instabile Randsituation ergeben, und ein späteres Lösen oder Ausbrechen der Schmelzprismen ist möglich. Im Rahmen der Adhäsivtechnik und Kompositapplikation kommt es zur Polymerisationsschrumpfung, und das applizierte Material übt Zug auf die Schmelzränder aus, dabei können sich die gelockerten Prismen verschieben und es entsteht eine weiße Demarkationslinie am Restaurationsrand („White Line"). Mikroskopisch liegen Mikrorisse mit unterschiedlichem Brechungsindex vor, die diese Demarkationslinie kennzeichnen [42]. Das Risiko von Randverfärbung ist in Folge erhöht. Die Entfernung der gelockerten Schmelzprismen als abschließender Finierschritt ist aus diesem Grund zu empfehlen. Das Finieren der Kavitätenränder im Seitenzahnbereich ist nicht als klassische Anschrägung zu verstehen, sondern beinhaltet lediglich eine grazile Überarbeitung der Schmelzränder. Im Approximalbereich, wo die Kavitätenränder im Dentin oder Wurzelzement liegen, ist das Finieren nicht erforderlich. Es gab vereinzelt Hinweise, dass Schmelzflächen mit quer getroffenen Schmelzprismen eine bessere Grundlage für die Adhäsivtechnik darstellen als solche mit längs getroffenem Prismenverlauf. Im Laborversuch resultierten höhere Mikrozugfestigkeiten bei Verwendung eines Ein-Flaschen-Adhäsivsystems bei Schmelzprismen quer: 40–51 MPa versus längs: 24–27 MPa [43]. Allerdings waren diese Unterschiede nicht konsistent über verschiedene Adhäsivsysteme darstellbar. ➢ Abb. 10.15 illustriert die schrittweise systematische Herstellung einer Seitenzahnrestauration.

Im Frontzahnbereich wird der Schmelz im Regelfall angeschrägt, um eine schöne anatomische Kontur für die Restauration sowie einen ästhetischen Farbübergang des Kompositmaterials zu erzeugen. Hierfür werden scharfe Kanten abgerundet und intakte Schmelzränder ca. 0,5–1 mm angeschrägt. Im sichtbaren und ästhetisch relevanten Bereich wird die Anschrägung auf ca. 1–2 mm ausgedehnt (➢ Abb. 10.16).

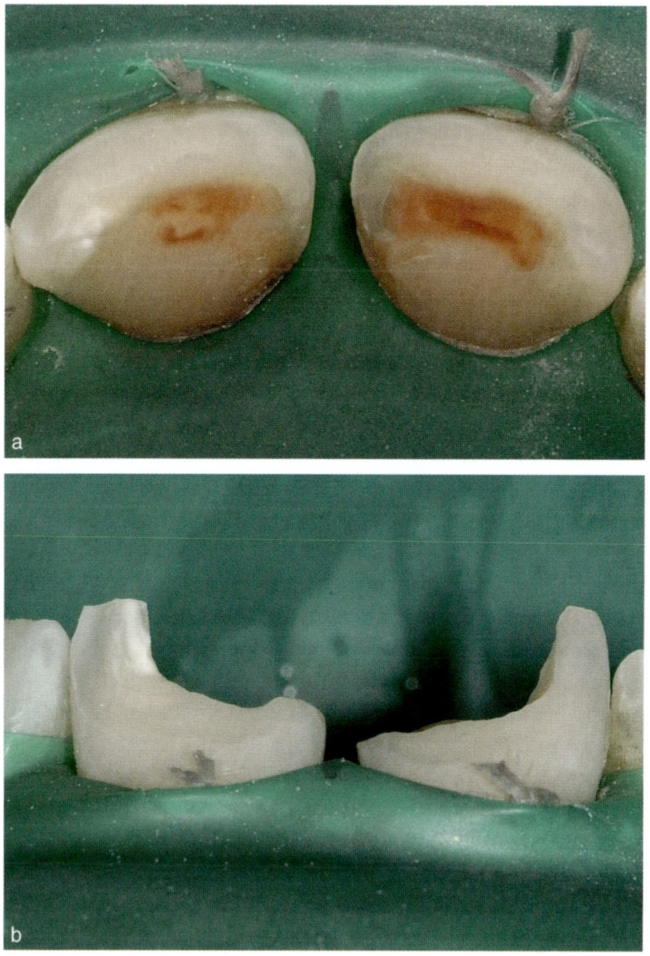

Abb. 10.16 a, b Sekundärpräparation an den Frontzahnkavitäten 11 und 21 [M1126]
a) Ansicht von inzisal zweier Klasse-IV-Kavitäten an 11 und 21 mit Abschrägung
b) Ansicht von bukkal

Durch die Anschrägung wird die adhäsive Fläche zwischen Kompositrestauration und Zahnhartsubstanz vergrößert. Man kann insofern von höherer Frakturresistenz bei Restaurationen mit Anschrägung im Vergleich zu Restaurationen ohne Anschrägung ausgehen [44][45]. Die Insertion von parapulpären Stiften aus korrosionsfreien Nichtedelmetallen oder Titan zur Verbesserung der Retention ist nach aktuellem Wissensstand nicht mehr erforderlich.

In einer aktuellen Laborstudie zeigte die Verwendung der Stifte im Vergleich zu einer rein adhäsiv verankerten Kompositrestauration keine erhöhten Belastbarkeiten [46].

10.2.4 Matrizensysteme

Die Matrizensysteme für Komposite haben sich in den letzten Jahrzehnten deutlich weiterentwickelt. Im Unterschied zu Amalgam, bei dem mit geschlossenen Ringbandmatrizen sehr einfach suffiziente Kontaktpunkte herzustellen waren, ist dies bei Kompositen deutlich anspruchsvoller, da neben der Polymerisationsschrumpfung auch die Matrizenbandstärke kompensiert werden muss. Verwendet man ähnliche Matrizentechniken für Komposite wie für Amalgam, dann resultieren daraus nicht selten schwache, fehlende, fehlgeformte und -platzierte Kontaktpunkte [47] mit deutlich höherer Frakturanfälligkeit der Randleisten [48]. Nach aktuellem Wissensstand ist deswegen für Seitenzahnrestaurationen aus Komposit die Verwendung von konvexen vorkonturierten Teilmatrizen in Kombination mit Separationsringen und Keilen zu empfehlen [49].

Bei sehr weit subgingival liegenden Kavitäten ist es empfehlenswert, spezielle Matrizenbänder für den subgingivalen Bereich anzuwenden (z. B. Margin Elevation Band; Fa. Garrison Dental Solutions, Übach-Palenberg). Diese Matrizenbänder helfen, tiefe Stellen im approximalen Kasten oder auch den Kasten insgesamt auf ein para- oder supragingivales Niveau anzuheben (sog. Kastenelevation oder Proximal Box Elevation).

Im Frontzahnbereich werden im Regelfall transparente Bandmatrizen aus Kunststoff verwendet. Diese sind für kleinere bis mittlere Defekte ausreichend. Die neueren Matrizentypen hierfür sind nicht mehr plan, sondern anatomisch konturiert und mit verschiedener Bandhöhe sowie Kolorierung verfügbar. Eine Erleichterung bei der anatomischen Formgebung und eine höhere Kontrastierung zum Zahn sind die Folge, was das Arbeiten sehr erleichtert. Für ausgedehnte Kavitäten oder auch Zahnformkorrekturen bieten sich bikonvexe Transparentmatrizen an. Sie werden nicht horizontal, sondern vertikal in den Approximalbereich eingebracht und mit provisorischem Kunststoff, flüssigem Kofferdam, einem Keil oder Separator fixiert (➤ Abb. 10.21 f).

Vor allem im Hinblick auf die Bandstärke gibt es zwischen Metall- und Kunststoffmatrizenbändern deutliche Unterschiede. Metallmatrizenbänder sind im Durchschnitt 30–40 µm dick, Kunststoffmatrizenbänder 50–75 µm. Durch diese größere Schichtstärke der Kunststoffmatrizenbänder muss eine größere Distanz überwunden werden (durch Separieren der Zähne), um einen suffizient straffen Approximalkontakt zu generieren. Ursprünglich war die Idee, mit transparenten Matrizenbändern und Keilen eine gute Ausleuchtung des Approximalbereiches und des dort polymerisierenden Komposits zu erreichen. Als falsch hat sich jedoch die Annahme erwiesen, dass dadurch das Kompositmaterial randspaltfreier zum Kavitätenboden hin schrumpft. Beide Matrizentypen sind prinzipiell für die Herstellung suffizienter, spalt- und überschussfreier Restaurationen geeignet [50], wobei man sich die Vorteile der Metallmatrizen (geringere Stärke, stabiler, bombierbar) oder die der Kunststoffmatrizen (lichtdurchlässig) je nach Behandlungssituation zunutze machen kann.

Mittlerweile hat sich das Sortiment an Interdentalkeilen in Form, Beschaffenheit und Design deutlich erweitert. Die früher verwendeten Holzkeile verschiedener Stärken waren ursprünglich das einzige Hilfsmittel für die approximale Separation. Heute kommen Keile nicht mehr hauptsächlich zur Separation, sondern zur Fixierung des Matrizenbandes am Zahnhals zum Einsatz. Die Separation der Zähne wird im Seitenzahnbereich durch das Anlegen von Separationsringen erreicht. Im Frontzahnbereich separiert man mit einem im Approximalbereich verkeilten Instrument, das während der Lichtpolymerisation die Matrize an den Kontaktbereich des Nachbarzahnes drückt und damit die Ausbildung eines straffen Kontaktpunktes sicherstellt. Aktuell verfügbare Keile haben vielfältige Formen, man findet wellenförmige, lamellenförmige, fischgrätenartige, V-förmige, stapelbare, verschieden harte und aus unterschiedlichen Materialien zusammengesetzte Keile. Diese innovativen Formen sollen erreichen, dass die Papille bei der Applikation wenig traumatisiert wird (V-Form), ein sicherer Sitz im Approximalraum gewährleistet ist (konkav, wellenförmig), die Keile während der restaurativen Therapie nicht verrutschen (fischgrätenartig) und Konkavitäten sowie Wurzeleinziehungen sauber abgedichtet werden (➤ Abb. 10.17).

Die Aufgabe der Separationsringe ist das Auseinanderdrücken/Separieren der Zähne während der restaurativen Therapie. Zusätzlich adaptieren die Füße der Separationsringe die Matrizenbänder bukkal und oral an den Übergängen der approximalen Wände und stellen sicher, dass es zu keiner Überstopfung von Kompositmaterial in diesem Bereich kommt. Auch die Separationsringe haben eine deutliche Weiterentwicklung erfahren. Die Ringe der ersten Generationen waren aus Edelstahl und hatten gerade oder retentive Füßchen. Heute gibt es verschiedene Ringformen, Ringfüßchen, Materialien und Designs. Die verfügbaren Separationsringe sind heute zumeist aus Nickel-Titan-Legierungen und damit sehr lange ermüdungsfrei verwendbar. Die Füße sind meist mit einem Kunststoff-oder Kunststoff-Silikon-Formteil umgeben, welches eine bessere Adaptation an den Zahnflächen ermöglicht. Es gibt verschiedene Größen, Höhen, und Fußformen. Die Füße sind sehr häufig V-förmig, umfassen die Keile mesial und distal und sichern damit den Sitz im Approximalbereich (➤ Abb. 10.18).

10.2.5 Adhäsivtechnik und Kompositapplikation

Nach dem Anlegen von Matrize, Keil und Ring beginnt die Kompositapplikation mit der Durchführung der Adhäsivtechnik. Je nach ausgewähltem System wird mit, ohne oder mit selektiver Phosphorsäureätzung gearbeitet. Nach dem Ätzen erfolgen das gründliche Abspülen und die sanfte Trocknung der Kavität, wobei ein Übertrocknen, vor allem von geätztem Dentin, vermieden werden soll. Dies hätte zur Folge, dass das demineralisierte Kollagennetzwerk kollabieren und verkleben kann, sodass darauffolgend keine suffiziente Infiltration von Primer/Adhäsiv mehr möglich ist. Je nach Adhäsivsystem werden Primer und Adhäsiv oder eine Primer/Adhäsiv-Mischung eingearbeitet. Diese müssen exakt nach

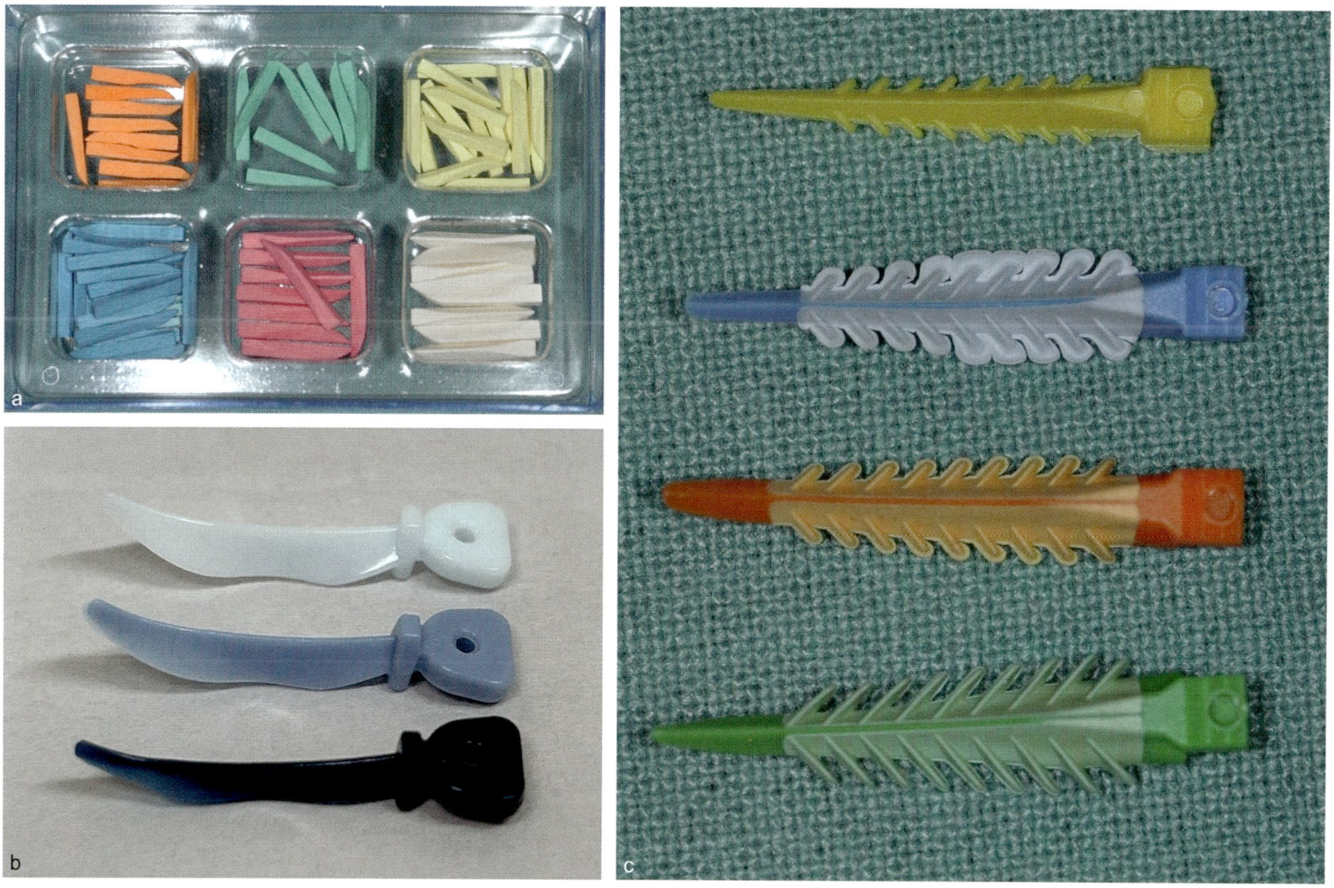

Abb. 10.17 a–c Interdentalkeile verschiedener Hersteller, Formen und Materialien [M1126]
a) Klassische Holzkeile
b) V-förmige, taillierte Keile aus Kunststoff (Palodent V3 System, Dentsply Sirona)
c) Fischgrätenförmige Keile aus Kunststoff und Silikon (Composi Tight 3D Fusion, Garrisson Dental Solutions)

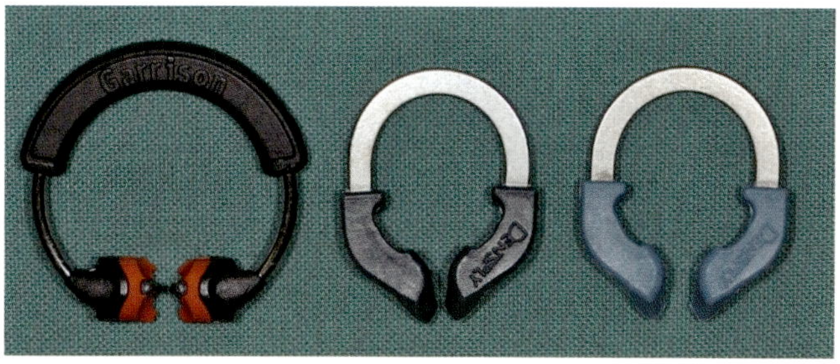

Abb. 10.18 Separationsringe verschiedener Hersteller: Palodent V3 Separationsring (Dentsply Sirona) (links), Composi Tight 3D Matrizenring (Garrisson Dental Solutions) (2 × rechts) [M1126]

Herstellerangaben verarbeitet werden. Generalisierte Hinweise zur Verarbeitung zu geben ist an dieser Stelle nicht zielführend, da sich die Applikationszeiten, die Häufigkeit der Applikation oder auch der Applikationsmodus zwischen den verschiedenen Systemen unterscheiden können. Deswegen erfolgt an dieser Stelle der wichtige Hinweis, sich mit den Herstellerangaben des verwendeten Adhäsivsystems sehr gut vertraut zu machen und diese dann exakt umzusetzen.

Generalisiert kann empfohlen werden, die Einwirkzeiten für die Lösungen zu verlängern, da in den Herstellerangaben immer die minimal kürzesten Zeiten angegeben sind. Gleiches gilt für die Polymerisationszeiten. Diese dürfen auch verlängert werden. Es muss bei Verlängerung der Polymerisationszeiten nur Acht darauf gegeben werden, die Zahnflächen nicht zu überhitzen. Die Lampe kann bei Überhitzung etwas weiter weggehalten werden, oder es wird ein sanfter Luftstrom aus der Multifunktionsspritze (ohne Wasser) zur Kühlung auf die Polymerisationsfläche gerichtet.

Zur Schichtung eignen sich herkömmliche Nanohybrid-Komposite oder auch neuartigere Bulk-Fill-Komposite. Um eine möglichst zeiteffiziente Behandlung gewährleisten zu können, kann auf elaborierte Schichttechniken wie beispielsweise Oblique Layering/schräges Schichten mit herkömmlichen Kompositen zugunsten eines Bulk-Fill-Ansatzes verzichtet werden (➤ Abb. 10.19).

Mit Bulk-Fill-Kompositen können je nach Hersteller im Durchschnitt 4 mm Schichtstärke in einer Schicht aufgetragen werden. Einige Hersteller ermöglichen das Füllen der Kavität bis zur okklusalen Fläche, andere fordern hingegen, dass das Bulk-Fill-Material im okklusalen Bereich mit einem herkömmlichen Komposit abgedeckt wird. Um diesen zusätzlichen Schritt zu umgehen, sollte ein Bulk-Fill-Material ausgewählt werden, welches bis zur okklusalen

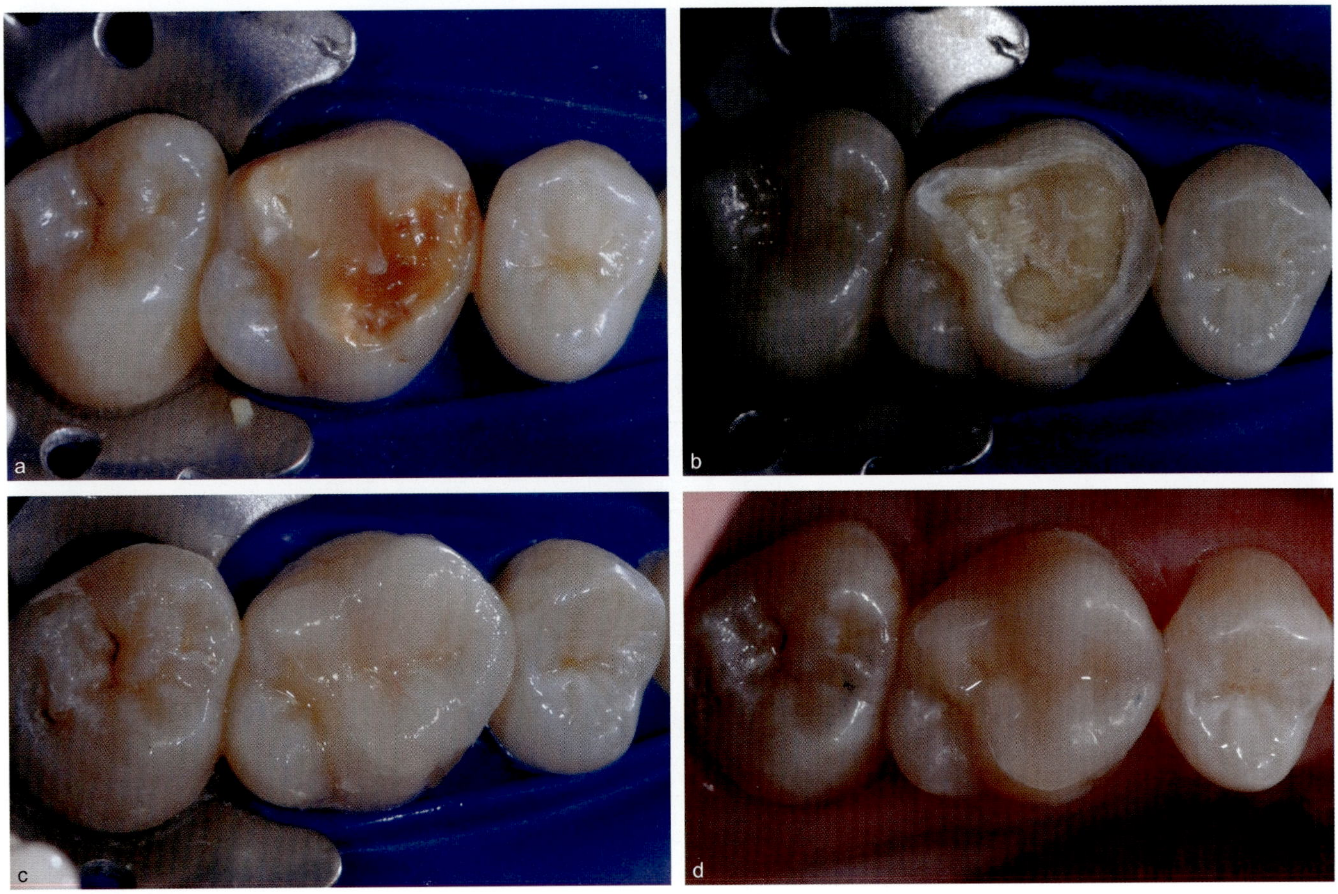

Abb. 10.19 a–d 6-Jahr-Molar mit Molaren-Inzisiven-Hypomineralisierung [M1126]
a) Ausgangssituation unter Kofferdam
b) Präparation bis in die unveränderte Zahnhartsubstanz
c) Nach Adhäsivtechnik effiziente Schichtung der Restauration im Sinne eines höckerersetzenden Overlays
d) Nach Fertigstellung der Restauration

Fläche in möglichst einer Schicht inseriert und dann vollständig durchgehärtet werden kann. Auch hier ist anzuraten, die minimal geforderten Aushärtezeiten eher zu verlängern, auf die richtige Positionierung der Lampe und den Strahlengang zu achten (Cave: Schattenbildung durch Metallmatrizen beachten) und damit eine suffiziente Durchhärtung der Restauration sicherzustellen. Das okklusale Relief kann vor der Lichtpolymerisation je nach Konsistenz des Materials (eher fließfähig oder eher viskös) modelliert und in eine ausreichende Form gebracht werden. Nach Abnahme der Matrize sollte von oral und vestibulär im Approximalbereich nachgehärtet werden, da dort die weiter oben beschriebene Schattenbildung zu einer möglicherweise insuffizienten Polymerisation geführt hat.

10

10.2.6 Farb- und Schichtkonzepte

Für die Schichtung von Frontzahnrestaurationen existieren verschiedene Methoden. Die einfachste ist die Versorgung mit Universalkomposit in einer Farbe und Viskosität. Unter Zuhilfenahme einer Formgebungshilfe (z. B. Strip-Krone) kann hiermit effizient gearbeitet werden. Nachteilig ist, dass bei großen Restaurationen die dreidimensionale Farbwirkung nicht vorhanden ist und die Restauration weniger natürlich wirkt. Anspruchsvoller ist die Verwendung von verschiedenen Kompositmassen mit unterschiedlicher Opazität. Noch aufwendiger, aber damit auch ästhetisch anspruchsvoller ist das Einbringen von Charakterisierungsfarben. Man erreicht damit insgesamt eine bessere dreidimensionale Farbwirkung und vermeidet, dass bei größeren Restaurationen ein Graustich auftritt. Die klinische Bilderserie ➢ Abb. 10.20 zeigt das systematische Vorgehen beim Anfertigen einer Frontzahnrestauration aus Komposit.

Formgebungshilfen

Bei Anwendung eines Silikonschlüssels kann folgendermaßen vorgegangen werden: Die Zahnoberflächen werden angeätzt (Schmelz 30 Sekunden, Dentin max. 15 Sekunden), mit dem Adhäsivsystem touchiert und lichtpolymerisiert. Die Nachbarzähne können dabei mit Teflonband oder Matrizenbändern geschützt werden, damit diese nicht unnötig angeätzt oder mit Adhäsivsystem benetzt werden. Dann erfolgt der Aufbau der palatinalen Wand. Dafür wird Schmelz-

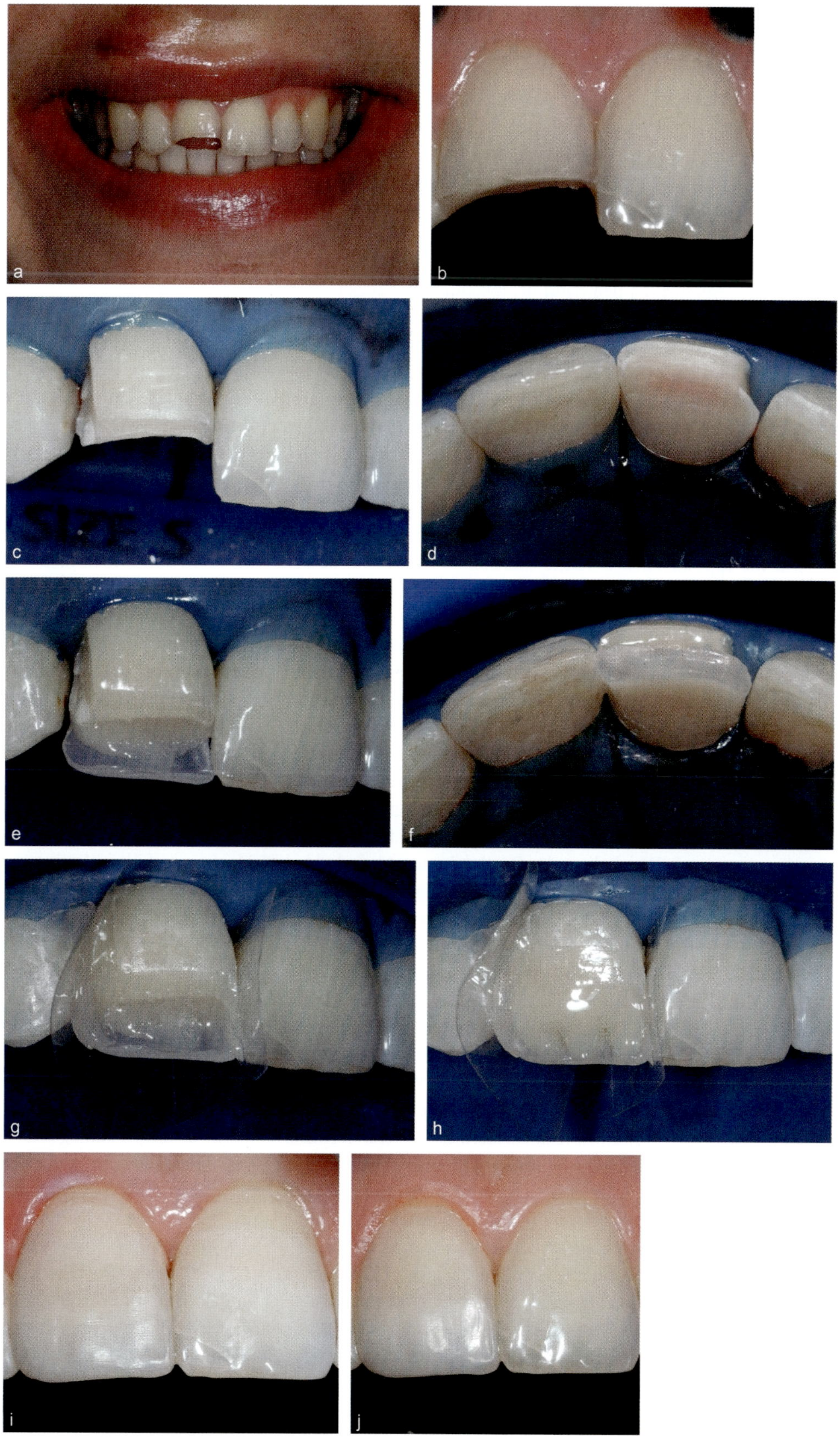

Abb. 10.20 a–j Direkte Kompositrestauration nach dentalem Trauma am rechten mittleren Inzisivus [M1126]
a) Ausgangssituation
b) Detailaufnahme mit Kontrastor
c) Situation nach Legen des Kofferdams, Ansicht von bukkal
d) Ansicht von inzisal
e) Aufbau der palatinalen Wand mit Schmelz-Kompositmasse mit Hilfe eines am Wax-up angefertigten Silikonschlüssels, Ansicht von bukkal
f) Ansicht von inzisal
g) Aufbau der approximal-distalen Wand nach Anlegen eines Matrizenbandes mit Schmelz-Kompositmasse
h) Schichtung des Dentinkerns mit opaker Dentinmasse, Anlegen von Dentinfingern, sog. Mammelons
i) Finale Überschichtung mit Schmelzmasse, Ausarbeitung und Hochglanzpolitur
j) Nachkontrolle ein Jahr postoperativ

masse in den Silikonschlüssel appliziert und mit einem flächigen Instrument (z. B. großer Spatel oder Optrasculpt Modellierinstrument, Ivoclar Vivadent) zu einer dünnen Schicht modelliert (ca. 0,5–1 mm Schichtstärke). Auf die palatinale Kavitätengrenze wird ein fließfähiges Kompositmaterial passender Farbe aufgetragen. Die Menge ist sehr dezent, das Material dient nur dafür, eventuelle Fehlstellen durch einen ungleichmäßig verlaufenden Kavitätenrand auszugleichen und eine gute Adaptation der palatinalen Wand sicherzustellen.

Dann wird der Silikonschlüssel mit dem eingebrachten Schmelzmaterial von palatinal an den Zahn herangeführt und angedrückt. Die palatinale Wand sollte am Kavitätenrand satt anliegen. Es dürfen keine Fehlstellen vorhanden sein, und eventuell zu viel eingebrachtes Material, welches herausgedrückt wird, sollte entfernt werden. Ziel dieses Arbeitsschrittes ist die Herstellung einer grazilen palatinalen Wand, die die Umrissform des Zahnes nach palatinal repräsentiert. Die Wand wird von bukkal ausreichend lichtpolymerisiert, und dann wird der Silikonschlüssel vorsichtig abgenommen. Wenn Position und Stärke der Wand ausreichend sind, dann kann von palatinal erneut lichtpolymerisiert werden. Anschließend werden die approximalen Bereiche mit einer Sägematrize, scharfen Nr. 12-Skalpellen und Finierstreifen geöffnet und durchgängig gemacht.

Für den Aufbau der approximalen Wand können unterschiedliche Matrizensysteme zum Einsatz kommen. Gerade transparente Matrizenbänder oder auch anatomisch konturierte Bänder sind einsetzbar. Diese sollten in ihrer Form und Positionierung so verwendet werden, dass die Herstellung eines suffizienten Approximalkontaktes und einer anatomisch korrekten approximalen Form sichergestellt wird. Nach Fixierung der Matrize mit Keilen, flüssigem Kofferdam oder provisorischem Kunststoffmaterial (Verschalungstechnik) werden die approximale Wand, dann der Dentinkörper und die bukkal liegende Schmelzschicht rekonstruiert. Dabei fängt man mit der approximalen Wand an. Es wird etwas fließfähiges Kompositmaterial auf den approximalen Kavitätenrand aufgebracht und blasenfrei verteilt, dann wird die Matrize mit einem Instrument an den Nachbarzahn gedrückt, das Instrument, z. B. eine Spatel, sollte dabei leicht verkeilt werden, damit die Matrize während der Lichtpolymerisation an den Nachbarzahn gedrückt wird. Dadurch entsteht ein satter und suffizienter Approximalkontakt. Die approximale Wand wird dann mit Schmelzmasse aufgebaut. Der zentrale Anteil wird schichtweise mit ein oder zwei Dentinfarben rekonstruiert. In die Schneidekante können Dentinfingerchen, sog. Mammelons, modelliert werden.

Schließlich kann, wenn erforderlich, auf den Dentinkern Charakterisierungsmasse aufgetragen und abschließend eine dünne Schmelzschicht aufgetragen werden. Wichtig ist, dass im Bereich des bukkalen Kavitätenrandes eine dünne Schicht Dentinmasse über die Anschrägung hinaus modelliert wird, um einen guten Farbübergang zu gewährleisten und keine graue Demarkationslinie am Restaurationsrand zu erhalten. Jede Schicht muss ausreichend lichtpolymerisiert werden.

Verwendet man keinen Silikonschlüssel, sondern individualisierte Stripkronen oder bikonvexe Transparentmatrizen, dann werden diese vor Anwendung der Phosphorsäureätzung und Adhäsivtechnik angelegt. Anschließend wird das Kompositmaterial einmodelliert. Für die sog. „Fingerspitzen-Technik" wird ein bandförmiges Matrizenband (gerade oder konturiert) angelegt, mit einem Keil fixiert und palatinal um den Defekt herumgelegt. Während des Auftragens des Komposits wird dieses mit einer Fingerspitze palatinal am Zahn fixiert, um als Wiederlager für das Einmodellieren des Komposits zu dienen.

10.2.7 Direkte Zahnformkorrekturen

Am Ende einer kieferorthopädischen Therapie können im Wechselgebiss Befunde vorliegen, die einer restaurativen Korrektur bedürfen. Dazu gehören persistierende Diastemata, Hypoplasien von Zähnen, persistierende Milchzähne bei Nichtanlagen, unharmonische Schneidekantenverläufe oder nicht ausreichend korrigierbare Zahnfehlstellungen. Dann ist die Anfertigung von direkten Zahnformkorrekturen aus Komposit empfehlenswert. Im Vergleich zu den Therapiealternativen, z. B. keramische Veneers oder Kronen, vereinen direkte Zahnformkorrekturen viele Vorteile. Dazu gehört, dass man mit ihnen minimal- oder sogar noninvasiv vorgehen kann. Weiterführend bieten sie eine exzellente Reparaturfähigkeit. Man kann die Restaurationen flexibel über die Jahre hinweg an sich ändernde Situationen in der Mundhöhle anpassen, z. B. wenn sich Zahnstellungen oder der Eruptionsgrad der Zähne im Zuge der Gebissentwicklung verändern.

Gegen Ende der kieferorthopädischen Therapie, bestenfalls noch vor Entfernung von kieferorthopädischen Apparaturen, sollte eine erste Beurteilung der Versorgungsmöglichkeiten und Planung des weiteren Vorgehens stattfinden. Nach Entfernung der kieferorthopädischen Apparatur erfolgen Abdrucknahme, Herstellung von Planungsmodellen und des Wax-ups. Zur Simulierung kann ein Mock-up erfolgen. Dafür wird die Wax-up-Situation provisorisch auf die Zähne übertragen und dann beurteilt, ob die Planungen mit den Erwartungen der Patientinnen und Patienten übereinstimmen. Zur Übertragung eignen sich wiederum Silikonschlüssel oder Tiefziehschienen. Provisorisches Kunststoffmaterial oder Kompositmaterial wird ohne Ätzung und Adhäsivtechnik zur Simulierung auf die Zähne aufgebracht, und die Patientinnen und Patienten können die Korrekturen intraoral beurteilen. Die zum Teil deutlichen Veränderungen an den Zähnen bewirken nicht selten auch eine maßgebliche Änderung des Erscheinungsbildes und des Gesichtes. Deswegen sollte für diese Planungssitzung genügend Zeit eingeräumt werden, und Eltern oder Begleitpersonen dürfen gern mit anwesend sein. Eine fotografische Dokumentation ist sehr zu empfehlen.

Da Zahnformkorrekturen meist elektive und planbare Behandlungen sind, kann als vorbereitende Maßnahme eine Prophylaxesitzung ca. 3–4 Tage vor der Behandlung angesetzt werden. Patientinnen und Patienten sowie die Eltern müssen darauf hingewiesen werden, dass entzündungsfreie Gingivaverhältnisse für die Optimierung des Behandlungsergebnisses wichtig sind. Eine Intensivierung der häuslichen Mundhygiene vor der Behandlung wird instruiert. Je nach Anzahl der Zähne und Belastbarkeit der Patientin bzw. des Patienten werden ein oder mehrere Termine vereinbart. Es wird erläutert, dass es sich um eine vergleichsweise aufwendige Behandlung handelt, da eine entsprechende Prozessqualität sichergestellt werden muss.

Zu Beginn des eigentlichen Behandlungstermins erfolgt als erstes die Farbauswahl. Nach der Kofferdamapplikation werden die Zähne mit einem Mikrosandstrahlgerät angeraut (z. B. Aluminiumoxid-Partikel 27–50 µm), und es erfolgt eine Phosphorsäureätzung. Dann wird ein Adhäsivsystem aufgetragen (wahlweise klassisches Multi-Step oder modernes Universaladhäsiv) und lichtgehärtet. Der Silikonschlüssel wird anprobiert (vor Kofferdamapplikation und danach) und derart beschnitten, dass ein spannungsfreier Sitz an den zu restaurierenden Zähnen besteht. Die sich anschließende Herstellung ist in ➤ Abb. 10.21 illustriert und erfolgt analog zum beschriebenen Vorgehen bei Frontzahnrestaurationen (➤ Kapitel 10.2.6).

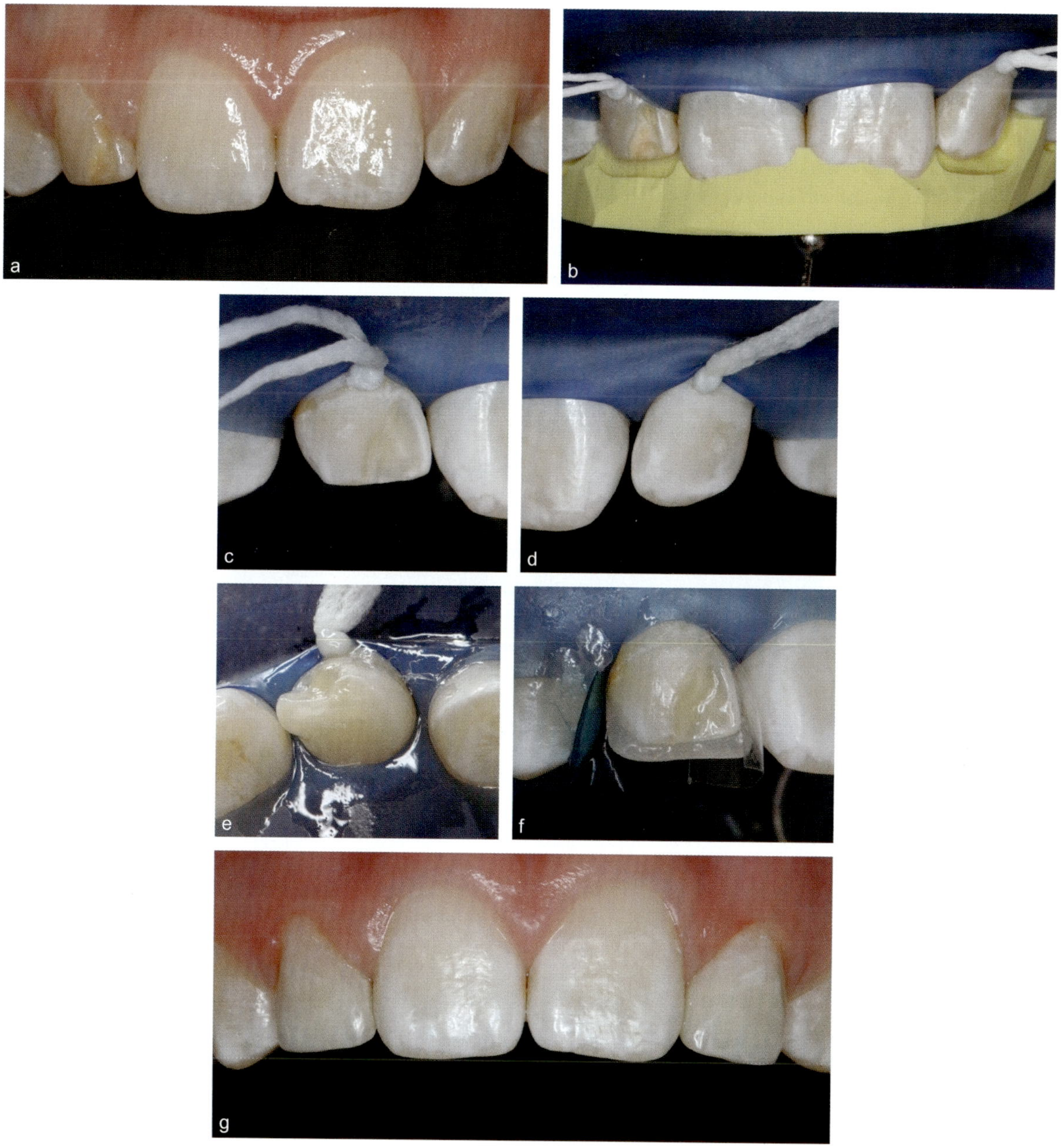

Abb. 10.21 a–g Direkte Zahnformkorrekturen an hypoplastischen lateralen Inzisiven
a) Ausgangssituation [M1126]
b) Nach Anlegen des Kofferdams wird der Silikonschlüssel anprobiert, das Ausmaß der geplanten Aufbauten an 12 und 22 ist erkennbar.
c) Detailaufnahme von 12 nach Anwendung des Mikrosandstrahlgerätes (50 µm Aluminiumoxid), die hypomineralisierten Bereiche wurden durch das Mikrosandstrahlen schonend entfernt.
d) Detailaufnahme von 22 nach Anwendung des Mikrosandstrahlgerätes
e) Ansicht 12 von Inzisal nach Phosphorsäureätzung und Applikation des Adhäsivsystems, die selektive und schonende Entfernung der hypomineralisierten Bereiche durch das Mikrosandstrahlen ist zu erkennen.
f) 12 nach Aufbau der palatinalen Wand mithilfe des Silikonschlüssels und angelegter Teilmatrizen (mesial: Bioclear (ADS); distal: Blue View Vari Strip (Garrisson Dental Solutions) und Verschalungsmaterial (Clip, VOCO)
g) Situation nach Ausarbeitung und Politur

10.2.8 Ausarbeitung und Politur

Alle Kompositrestaurationen, die in die Mundhöhle eingebracht werden, egal ob sie sichtbar sind oder nicht, müssen ausreichend poliert und oberflächenvergütet werden, damit sie Belastungen und Alterungsprozessen standhalten können. In ➢ Tab. 10.4 sind die wichtigsten Gründe für eine Politur zusammengefasst.

Im ersten Teil der Ausarbeitung erfolgen die Formgebung und das Vorpolieren. Überhänge werden entfernt, Restaurationsränder geglättet, und eine anatomisch korrekte Form wird hergestellt. Dann werden grobe Oberflächenunebenheiten entfernt. Man verwendet dafür Diamantfinierer mit 30 bzw. 15 µm Korngröße. Gröbere Überschüsse können mit schneidenden Handinstrumenten (z. B. scharfen Scalern und sichelförmigen Skalpellen) entfernt werden. Des Weiteren kommen Polierscheiben absteigender Körnung und Finierstreifen zum Einsatz. Rotierende Steinchen sind obsolet, da man festgestellt hat, dass sie zur Zertrümmerung der Schmelzränder führen. Die rotierenden Instrumente werden mitteltourig und mit guter Wasserkühlung verwendet [52], um eine Überhitzung der Kontaktflächen zu vermeiden sowie den Abtransport von Spänen zu ermöglichen.

Anschließend erfolgt die Politur. Mit jedem Polierschritt werden die Oberflächen zunehmend vergütet. Unebenheiten werden mit immer feiner gekörnten Polierinstrumenten geglättet, bis schließlich ein natürlicher Hochglanz entsteht. Die Oberflächenmikromorphologie und -makromorphologie (Grübchen, Fissuren, Rillen, Randleisten) werden erhalten und mit Hochglanz versehen [53]. Zur Hochglanzpolitur eignen sich Silikonpolierer mit Diamantpartikeln oder auch Filzräder oder Bürsten zuzüglich einer Hochglanzpolierpaste. Alternativ können siliziumkarbidhaltige Bürstchen verwendet werden [52][54] (➢ Tab. 10.5).

Tab. 10.4 Notwendigkeit suffizienter Oberflächenpolitur und -vergütung bei Kompositrestaurationen (modifiziert nach [51])

1. Verringerung der Biofilm- und Plaquebildung durch Entfernen von Retentionsstellen (Grate, Überschüsse, Rauigkeiten)
2. Erhöhung der Frakturresistenz durch Entfernen von Oberflächenrauigkeiten, die Rissbildung und Frakturanfälligkeit begünstigen würden
3. Vorbeugen von Degradationsprozessen im Material durch Minimierung der Gesamtoberfläche und somit der Angriffsfläche für Alterungsprozesse
4. Verbesserung der Kaufunktion durch besseres Gleiten von Nahrungsbestandteilen
5. Optimierung der professionellen und häuslichen Hygienefähigkeit
6. Verringerung des Verschleißes an Kontaktpunkten und -flächen zu Antagonisten und Nachbarzähnen
7. Angenehmeres Tastgefühl für Zunge und Weichgewebe
8. Höhere Ästhetik der Restaurationsoberfläche

Tab. 10.5 Vorgehensweise beim Ausarbeiten und Polieren von Kompositrestaurationen (mit beispielhaften Instrumenten und Materialien)

	Frontzahnrestauration	Seitenzahnrestauration
Finieren/ Überschuss-entfernung	Entfernen von Adhäsivresten und überschüssigem Komposit aus dem Approximalbereich *Sichelförmiges Skalpell (Nr. 12)*	
	Optional Anwendung maschineller Feilen oder Finierstreifen für die Entfernung approximaler Überschüsse *z. B. SONICflex Micro Spitzen Nr. 30, 31, 32, 33, KaVo, Biberach, D; Intensiv Proxoshape, Intensiv, Lugano, CH*	
	Ausarbeitung der oralen und vestibulären Flächen und Finieren der Ränder mit Feinkorndiamanten *Flamme 8863.314.012(Komet)* *Kurze Flamme 8889.314.009 (Komet)* *Ei 8379.314.012 (Komet)*	Herausarbeiten der okklusalen Strukturen und Ausarbeitung der oralen und vestibulären Übergänge mit Feinkorndiamanten *Birne 8830L.314.010 (Komet)* *Flamme 8863.314.012(Komet)*
	Ausformen der Umrissform, Randleisten und Inzisalkante mit Polierscheiben *SofLex (3M ESPE) 2382C(oarse)* *SofLex (3M ESPE) 2382M(edium)*	Ausformen der Randleisten und der approximal-oral-vestibulären Übergänge mit Polierscheiben *SofLex (3M ESPE) 2382C(oarse)* *SofLex (3M ESPE) 2382M(edium)*
Politur	Approximale Politur mit Finierstreifen *z. B. DS25 (45 µm), DS25F (30 µm) und DS25EF (15 µm) (Komet) oder 1954N und 1956 (3MESPE)*	
	Einarbeiten der Makrostruktur in Form von vertikalen Furchen und Einkerbungen der Inzisalkante mittels groben Silikonpolierern *z. B. „Brownie" 9608.314.030 (Komet)*	Glätten der gesamten Restauration *z. B. „Brownie" 9608.314.030 (Komet)*
	Schrittweise Politur bis zum seidenmatten Glanz, dabei Erhalt und Auspolieren der eingebrachten Makrostrukturen (Furchen, Randleisten) *SofLex (3M ESPE) 2382F(ine)* *Kompositpolierer Astropol HP, P (Ivoclar Vivadent)*	
	Schrittweise Politur der gesamten Restauration bis zum Hochglanz *SofLex (3M ESPE) 2382S(uper)F(ine)* *Kompositpolierer Astropol F (Ivoclar Vivadent)*	Schrittweise Politur der gesamten Restauration bis zum Hochglanz *SofLex (3M ESPE) 2382F(ine)* *SofLex (3M ESPE) 2382S(uper)F(ine)* *Kompositpolierer Astropol HP, P und F (Ivoclar Vivadent)*

10.2.9 Einordnung anhand der aktuellen Literatur

Klassen I und II

Mittlerweile sind zahlreiche klinische Studien und Metaanalysen verfügbar. Opdam et al. [55] beschrieben in ihrem systematischen Review eine jährliche Fehlerrate von 1,8 % (über 5 Jahre) und von 2,4 % (über 10 Jahre) für direkte Kompositrestaurationen im Seitenzahnbereich. Sie fanden heraus, dass Kompositrestaurationen bei Patientinnen und Patienten mit niedrigem Kariesrisiko bessere Überlebensraten zeigten als bei Patienten mit hohem Kariesrisiko. Zwei weitere Metaanalysen zu direkten Kompositrestaurationen im Seitenzahnbereich zeigten jährliche Fehlerraten von 1,55 (95 % CI 1,24; 1,93) nach 4 Jahren [56] und 1,97 (± 1,53) nach ≥ 5 Jahren Beobachtungszeit [57].

In einer prospektiven klinischen Studie aus Deutschland wurden über 29 Jahre Kompositrestaurationen nachuntersucht und hinsichtlich ihres Überlebens und der Randqualitäten überprüft [58]. Die Studie begann 1987 mit 194 Klasse-I- und -II-Kompositrestaurationen. Nach 6, 12 und 29 Jahren waren die kumulativen Überlebensraten (Kaplan-Meier) 91,7 %, 81,6 % und 71,4 %. Die mittlere jährliche Fehlerrate war 1,92 %, und es zeigten sich über die Jahre mikromorphologische Veränderungen, Verschleiß und Mikrofrakturen an den Oberflächen, die den dynamischen Alterungsprozess darstellten. Sekundärkaries und Frakturen waren allerdings selten [58].

Die federführend von der Deutschen Gesellschaft für Zahnerhaltung (DGZ) und der Deutschen Gesellschaft für Zahn-, Mund- und Kieferheilkunde (DGZMK) [59] angefertigte S1-Handlungsempfehlung illustriert in einer Übersichtstabelle eindrücklich, wie sich die jährlichen Fehlerraten über die letzten 15 Jahre kontinuierlich (schwankend) verbesserten und bei Studien mit bis zu 30 Jahren Nachbeobachtungsdauer bei exzellenten Werten von teilweise unter 1,0 und generell meist zwischen 1,0 und 2,9 liegen.

Klassen III und IV

Anfang 2015 wurde die erste Metaanalyse zum Überleben von direkten Frontzahnrestaurationen der Klassen III und IV veröffentlicht [60]. Hier lag das mittlere Gesamtüberleben nach 10 Jahren bei 95 % für Klasse-III-Restaurationen und bei 90 % für Klasse-IV-Restaurationen. Das systematische Review zum Überleben von Frontzahnrestaurationen aus Komposit von Demarco et al. zeigt, wie sich die Erfolgsraten dieser Versorgungsart über die letzten zwei Jahrzehnte sukzessive verbessert haben [61]. Im Frontzahnbereich zeigen größere (Klasse IV) im Vergleich zu kleineren Restaurationen (Klasse III) immer noch ein tendenziell schlechteres Überleben. Dennoch können wir heute bei Nachbeobachtungszeiten von bis zu 17 Jahren mit Überlebensraten von knapp 90 % (Klasse III und IV) von einer stabilen und langlebigen Restaurationsart sprechen.

Eine praxisbasierte Studie aus den Niederlanden, die über 70000 Frontzahn-Kompositrestaurationen bei knapp 30.000 Patientinnen und Patienten evaluierte, fand eine mittlere Überlebenszeit von 4,8 Jahren (Minimum 2 Wochen bis Maximum 13 Jahre). Hier zeigte sich in der Altersgruppe bis 12 Jahre ein höheres Versagensrisiko von 17 %, wenn diese mit der Altersgruppe 18–25 Jahre verglichen wurden. Die Restaurationen an den mittleren Inzisiven hatten das höchste Risiko für ein Versagen und Austausch [62].

Die Ergebnisse untermalen, dass adhäsive restaurative Techniken bei Kindern und Jugendlichen anspruchsvoll sind, da der Prozess durch eingeschränkte Compliance und komplexe Behandlungsbedingungen deutlich erschwert ist. Dennoch müssen adhäsive Versorgungen mit Komposit das Mittel der ersten Wahl bei Kindern und Jugendlichen sein, um ein möglichst minimalinvasives Vorgehen zu gewährleisten und Zahnhartsubstanzschonung sicherzustellen.

Zahnformkorrekturen

Zum Überleben von Zahnformkorrekturen wurden 2020 die Ergebnisse einer Multicenter-Studie veröffentlicht, in der 198 Patientinnen und Patienten mit 667 Zahnformkorrekturen mit einer mittleren Nachbeobachtungszeit von 15,5 Jahren präsentiert wurden. Das funktionelle Überleben lag nach 15,5 Jahren bei 98,5 %, d. h., dieser Anteil an Restaurationen war funktionsfähig und in situ. 20,9 % der Restaurationen zeigten in der Nachbeobachtungszeit geringfügigere Versagen wie beispielsweise Verfärbungen oder Chipping, die mit Reparaturen behoben wurden. Die jährliche Fehlerrate lag bei 1,45. Die Qualität der Restaurationen war nach der Nachbeobachtungszeit gut bis sehr gut, ein negativer Einfluss auf die parodontale Gesundheit war nicht nachzuweisen [63][64].

Die Ergebnisse zeigen, dass direkte Zahnformkorrekturen eine sehr gute Langlebigkeit aufweisen und vor allem bei Patientinnen und Patienten, die gesunde oder weitgehend unversehrte Zähne haben, als funktionell-ästhetisch ansprechende Therapiealternative angeboten werden können, die eine sehr gute Kosten-Nutzen-Risiko-Relation aufweist.

LITERATUR

[1] Deutsche Arbeitsgemeinschaft für Jugendzahnpflege, Epidemiologische Begleituntersuchungen zur Gruppenprophylaxe 2016. Bonn; 2017.
[2] Johnsen D C. Comparison of Primary and Permanent Teeth, in Oral Development and Histology, Avery JK (Hrsg.), p. 180–190. University of Michigan Williams & Wilkins; 1987.
[3] De Menezes Oliveira MA, et al. Microstructure and mineral composition of dental enamel of permanent and deciduous teeth. Microsc Res Tech, 2010. 73: 572–577.
[4] Lenzi TL, et al. Tubule Density and Diameter in Coronal Dentin from Primary and Permanent Human Teeth. Microsc Microanal, 2013. 15: 1–5.
[5] Kidd EA. How "clean" must a cavity be before restoration? Caries Res, 2004. 38(3): 305–313.
[6] Schwendicke F, et al. Managing Carious Lesions: Consensus Recommendations on Carious Tissue Removal. Adv Dent Res, 2016. 28(2): 58–67.
[7] Innes NP, et al. A novel technique using preformed metal crowns for managing carious primary molars in general practice – a retrospective analysis. Br Dent J, 2006. 200(8): 451–454; discussion 444.
[8] McCullock AJ, and Smith BG. In vitro studies of cuspal movement produced by adhesive restorative materials. Br Dent J, 1986. 161: 405–409.
[9] Swanson TK, et al. Effect of adhesive systems and bevel on enamel margin integrity in primary and permanent teeth. Pediatr Dent, 2008. 30(2): 134–140.

[10] Schwendicke F, et al. Interventions for treating cavitated or dentine carious lesions. Cochrane Database Syst Rev, 2021. 7: CD013039.
[11] Amend S, et al. Clinical effectiveness of restorative materials including new biomaterials for the restoration of carious primary teeth: A systematic review. Eur Arch Paediatr Dent, 2022. Jul 12: Online ahead of print.
[12] Robert Koch Institut, Amalgam: Stellungnahme aus umweltmedizinischer Sicht. Mitteilung der Kommission „Methoden und Qualitätssicherung in der Umweltmedizin"; 2007.
[13] Tyas MJ. Milestones in adhesion: glass-ionomer cements. J Adhes Dent, 2003. 5(4): 259–266.
[14] Almuhaiza M. Glass-ionomer Cements in Restorative Dentistry: A Critical Appraisal. J Contemp Dent Pract, 2016. 17(4): 331–336.
[15] Qvist V. et al. The longevity of different restorations in primary teeth. Int J Paediatr Dent, 2010. 20(1): 1–7.
[16] Xie D, et al. Mechanical properties and microstructures of glass-ionomer cements. Dent Mater, 2000. 16(2): 129–138.
[17] Sidhu S K. Glass-ionomer cement restorative materials: a sticky subject? Aust Dent J, 2011. 56 Suppl 1: 23–30.
[18] Krämer N, and Frankenberger R. Clinical performance of a condensable metal-reinforced glass ionomer cement in primary molars. Br Dent J, 2001. 190(6): 317–321.
[19] Qvist V, Manscher E, Teglers PT. Resin-modified and conventional glass ionomer restorations in primary teeth: 8-year results. J Dent, 2004. 32(4): 285–294.
[20] Krämer N, and Frankenberger R. Compomers in restorative therapy of children: a literature review. Int J Paediatr Dent, 2007. 17(1): 2–9.
[21] Krämer N, Lohbauer U, Frankenberger R. Restorative materials in the primary dentition of poli-caries patients. Eur Arch Paediatr Dent, 2007. 8(1): 29–35.
[22] Burke FJ, et al. Materials for restoration of primary teeth: 2. Glass ionomer derivatives and compomers. Dent Update, 2002. 29: 10–17.
[23] Bücher K, et al. Survival characteristics of composite restorations in primary teeth. Clin Oral Investig, 2015. 19(7): 1653–1662.
[24] Bücher K, et al. Longevity of composite restorations in patients with early childhood caries (ECC). Clin Oral Investig, 2014. 18(3): 775–782.
[25] Schmoeckel J, et al. How to Intervene in the Caries Process: Early Childhood Caries – A Systematic Review. Caries Res, 2020. 54(2): 102–112.
[26] Taschner M, et al. Marginal Quality of four different bulkfill composites. IADR General Session 2013. #92(Spec Iss Letter A): Nr. 174564.
[27] El-Safty S, Silikas N, Watts DC. Creep deformation of restorative resin-composites intended for bulk-fill placement. Dent Mater, 2012. 28(8): 928–935.
[28] Ehlers V, et al. One-year Clinical Performance of Flowable Bulk-fill Composite vs Conventional Compomer Restorations in Primary Molars. J Adhes Dent, 2019. 21(3): 247–254.
[29] Sarapultseva M, and Sarapultsev A. Flowable Bulk-Fill Materials Compared to Nano Ceramic Composites for Class I Cavities Restorations in Primary Molars: A Two-Year Prospective Case-Control Study. Dent J (Basel), 2019. 7(4): 94.
[30] Nor JE, et al. Dentin bonding: SEM comparison of the resin-dentin interface in primary and permanent teeth. J Dent Res, 1996. 75(6): 1396–1403.
[31] Sardella TN, et al. Shortening of primary dentin etching time and its implication on bond strength. J Dent, 2005. 33(5): 355–362.
[32] da Silva CL, et al. Bonding Performance of Universal and Contemporary Adhesives in Primary Teeth: A Systematic Review and Network Meta-Analysis of In Vitro Studies. Pediatr Dent, 2021. 43(3): 170–177.
[33] Lenzi TL, et al. Adhesive systems for restoring primary teeth: a systematic review and meta-analysis of i. vitro studies. Int J Paediatr Dent; 2016. 26(5): 364–375.
[34] Krämer N, et al. Status of ten self-etch adhesives for bonding to dentin of primary teeth. Int J Paediatr Dent, 2014. 24(3): 192–199.
[35] Elderton RJ, and Osman YI. Preventive versus restorative management of dental caries. J Dent Assoc S Afr, 1991. 46(4): 217–221.
[36] Peters MC, and McLean ME. Minimally invasive operative care. I. Minimal intervention and concepts for minimally invasive cavity preparations. J Adhes Dent, 2001. 3(1): 7–16.
[37] Alves LS, et al. Qualitative and quantitative radiographic assessment of sealed carious dentin: a 10-year prospective study. Oral Surg Oral Med Oral Pathol Oral Radiol Endod, 2010. 109(1): 135–141.
[38] Mertz-Fairhurst EJ, et al. Ultraconservative and cariostatic sealed restorations: results at year 10. J Am Dent Assoc, 1998. 129(1): 55–66.
[39] Bjorndal L, Larsen T, Thylstrup A. A clinical and microbiological study of deep carious lesions during stepwise excavation using long treatment intervals. Caries Res, 1997. 31(6): 411–417.
[40] Coelho A, et al. Effect of Cavity Disinfectants on Dentin Bond Strength and Clinical Success of Composite Restorations-A Systematic Review of In Vitro, In Situ and Clinical Studies. Int J Mol Sci, 2021. 22(9): 4398.
[41] Mertz-Fairhurst EJ, et al. Clinical progress of sealed and unsealed caries. Part I: Depth changes and bacterial counts. J Prosthet Dent, 1979. 42(5): 521–526.
[42] Weerheijm KL, and Groen HJ. The residual caries dilemma. Community Dent Oral Epidemiol, 1999. 27(6): 436–441.
[43] Boston DW, and Graver HT. Histological study of an acid red caries-disclosing dye. Oper Dent, 1989. 14(4): 186–192.
[44] Yip HK, Stevenson AG, Beeley JA. The specificity of caries detector dyes in cavity preparation. Br Dent J, 1994. 176(11): 417–421.
[45] Han L, Okamoto A, Iwaku M. The effects of various clinical factors on marginal enamel micro-cracks produced around composite restoration. Dent Mater J, 1992. 11(1): 26–37.
[46] Shimada Y, and Tagami J. Effects of regional enamel and prism orientation on resin bonding. Oper Dent, 2003. 28(1): 20–27.
[47] Coelho-de-Souza FH, et al. Influence of restorative technique, beveling, and aging on composite bonding to sectioned incisal edges. J Adhes Dent, 2008. 10(2): 113–117.
[48] Poojary PK, et al. Influence of restorative technique, Bevelling and aging on composite bonding to sectioned incisal edges: A comparative i. vitro study. J Conserv Dent, 2013. 16(1): 28–31.
[49] de Moraes Melo Neto CL et al. Effect of using the New Glass Fiber Pin in Resin Composite Restorations. J Contemp Dent Pract, 2018. 19(5): 541–545.
[50] Wirsching E, et al. Influence of matrix systems on proximal contact tightness of 2- and 3-surface posterior composite restorations i. vivo. J Dent, 2011. 39(5): 386–390.
[51] Loomans BA, et al. The effect of proximal contour on marginal ridge fracture of Class II composite resin restorations. J Dent, 2008. 36(10): 828–832.
[52] Loomans BA, et al. A randomized clinical trial on proximal contacts of posterior composites. J Dent, 2006. 34(4): 292–297.
[53] Demarco FF, et al. Class II composite restorations with metallic and translucent matrices: 2-year follow-up findings. J Dent, 2007. 35(3): 231–237.
[54] Jones CS, Billington RW, Pearson GJ. Interoperator variability during polishing. Quintessence Int, 2006. 37(3): 183–190.
[55] Hellwig E, Klimek J, Attin T. Einführung in die Zahnerhaltung. 4th ed., München: Elsevier GmbH, Urban & Fischer Verlag; 2007.
[56] Jefferies SR. Abrasive finishing and polishing in restorative dentistry: a state-of-the-art review. Dent Clin North Am, 2007. 51(2): 379–397, ix.
[57] Frankenberger R. Adhäsiv-Fibel: adhäsive Zahnmedizin - Wege zum klinischen Erfolg. Vol. 3., überarb. und erw. Aufl. Balingen: Spitta; 2013.
[58] Opdam NJ, et al. Longevity of posterior composite restorations: a systematic review and meta-analysis. J Dent Res, 2014. 93(10): 943–949.
[59] Astvaldsdottir A, et al. Longevity of posterior resin composite restorations in adults – A systematic review. J Dent, 2015. 43(8): 934–954.
[60] Beck F, et al. Survival of direct resin restorations in posterior teeth within a 19-year period (1996–2015): A meta-analysis of prospective studies. Dent Mater, 2015. 31(8): 958–985.
[61] Montag R, et al. Clinical and Micromorphologic 29-year Results of Posterior Composite Restorations. J Dent Res, 2018. 97(13): 1431–1437.

[62] Federlin M. et al. Kompositrestaurationen im Seitenzahnbereich – S1-Handlungsempfehlung. Deutsche Zahnärztliche Zeitschrift, 2017. 72(1): 75–81.

[63] Heintze SD, Rousson V, Hickel R. Clinical effectiveness of direct anterior restorations – a meta-analysis. Dent Mater, 2015. 31(5): 481–495.

[64] Demarco FF, et al. Anterior composite restorations: A systematic review on long-term survival and reasons for failure. Dent Mater, 2015. 31(10): 1214–1224.

[65] Collares K, et al. Longevity of Anterior Composite Restorations in a General Dental Practice-Based Network. J Dent Res, 2017. 96(10): 1092–1099.

[66] Frese C, et al. A Multicenter Trial on the Long-term Performance of Direct Composite Buildups in the Anterior Dentition - Survival and Quality Outcome. J Adhes Dent, 2020. 22(6): 573–580.

[67] Hahn B, et al. A Multicenter Trial on the Long-term Performance of Direct Composite Buildups in the Anterior Dentition – Periodontal Health. J Adhes Dent, 2020. 22(5): 465–474

KAPITEL

11 Zahnersatz – Kinderkronen, Lückenhalter und Kinderprothesen

Katrin Bekes und Johannes Einwag

11.1 Einleitung

Wie inzwischen vielfach beschrieben und einlässlich dokumentiert, ist für Deutschland zwar eine Verbesserung der Mundgesundheit im Kindes- und Jugendalter zu konstatieren, diese jedoch mit eingeschränkter Gültigkeit für das Milchgebiss. Die Kariesreduktion ist hier deutlich geringer als in der bleibenden Dentition und die Karies selbst stärker polarisiert. Aktuelle Daten zeigen, dass im Durchschnitt immer noch jedes 2. Kind im Alter von 6 Jahren eine Karieserkrankung vorweisen kann. Der Sanierungsgrad in dieser Altersklasse ist weiterhin ungenügend, nur knapp mehr als die Hälfte (57 %) dieser betroffenen Zähne sind therapiert. Weitaus extremer stellt sich das Bild für die 3-Jährigen dar. 13,7 % der Kinder dieser Altersgruppe sind bereits von Karies betroffen. Im Durchschnitt sind dies 3,57 Zähne, der Sanierungsgrad liegt hier gerade einmal bei 26,1 % [1].

Das vorliegende Kapitel zeigt zum einen die Möglichkeiten der Versorgung mit konfektionierten Kronen auf und spannt dabei den Bogen vom Einsetzen der traditionellen Stahlkrone bis zu gegenwärtigen therapeutischen Möglichkeiten, ästhetische Kronen zu applizieren. Zum anderen werden die verfügbaren Therapieoptionen nach einem frühzeitigen Milchzahnverlust in Form von Lückenhaltern und Kinderprothesen diskutiert.

11.2 Konfektionierte Kronen

11.2.1 Indikationen und Kontraindikationen

Die Indikationen für die Applikation einer konfektionierten Krone bei Kindern sind vielfältig: Haupteinsatzgebiet ist das Milchgebiss, insbesondere [2] [3]

- bei mehrflächigem Kariesbefall (zweiflächig und mehr) (➢ Abb. 11.1),
- bei approximal großflächigen Defekten,
- zum Erhalt des mesiodistalen Kronendurchmessers, um Vorwanderungen im Seitenzahnbereich zu verhindern,
- bei hoher Kariesaktivität,
- nach endodontischen Maßnahmen in Form der Pulpotomie oder Pulpektomie (➢ Abb. 11.2),
- bei Anomalien der Zahnform und -struktur (z. B. Amelogenesis imperfecta, Dentinogenesis imperfecta oder Milchmolarenhypomineralisation) (➢ Abb. 11.3),
- zum Aufbau nicht oder nicht mehr in Okklusion stehender Milchmolaren, um die Elongation des Antagonisten zu verhindern,
- bei Verankerungs- oder Retentionsproblemen im Rahmen einer kieferorthopädischen oder prothetischen Behandlung im Kindesalter.

Kontraindiziert sind konfektionierte Kronen, wenn [2]

- die Compliance des zu behandelnden Kindes im Wachzustand nicht ausreichend ist,
- die physiologische Exfoliation kurz bevorsteht,
- die Milchzähne eine klinische erhöhte Mobilität aufweisen und nicht erhaltungswürdig sind (Fistel, Nekrose, irreversible Pulpitis u. a.),
- ggf. eine Materialunverträglichkeit bei Nickelallergie vorliegt; hierzu existiert allerdings bisher keine Beschreibung in der Literatur.

Die **Aufgaben** einer konfektionierten Krone liegen vor allem in der Stabilisierung der verbleibenden Zahnhartsubstanz des kariös befallenen bzw. strukturell geschwächten Milchzahnes, im funktionellen Wiederaufbau der Zahnkrone sowie im Schutz vor weiteren Zerstörungen (insbesondere Karies). Die gewünschte Tragedauer im Milchgebiss liegt beim Zeitpunkt der physiologischen Exfoliation.

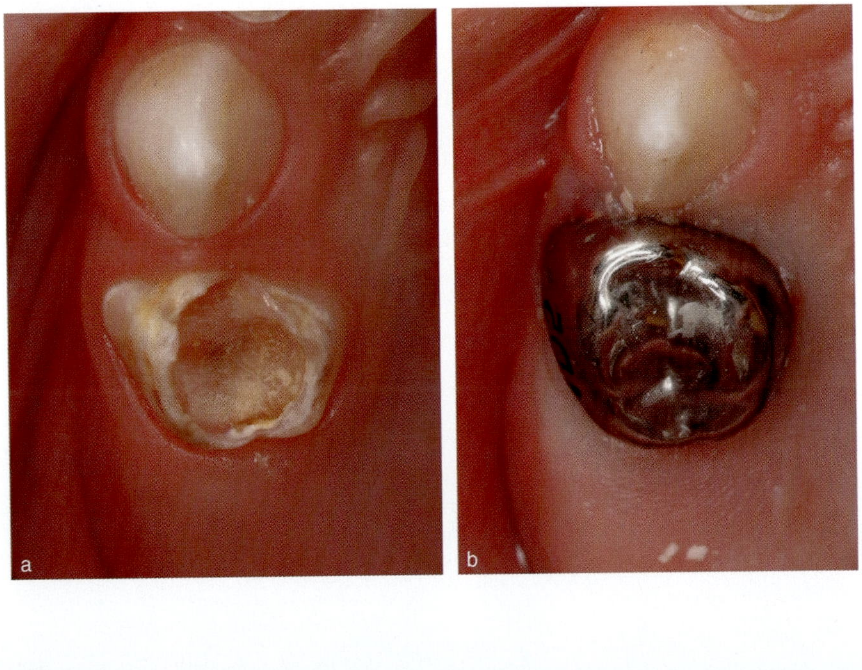

Abb. 11.1 a, b Großflächiger Kariesbefall an einem ersten oberen Milchmolaren [M1125]
a) Ausgangsbefund
b) Zustand nach Kariesexkavation, Pulpotomie und Versorgung mittels Stahlkrone

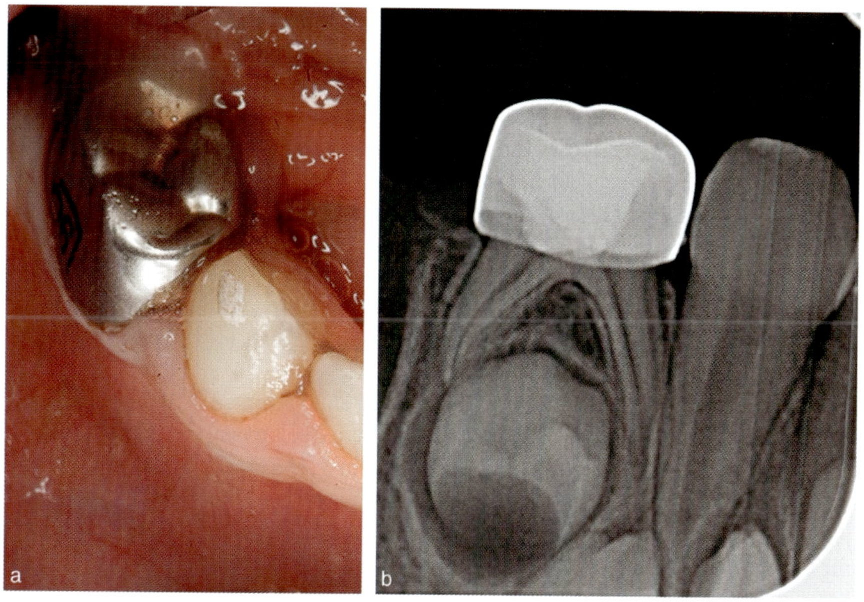

Abb. 11.2 a, b Versorgung eines ersten unteren Milchmolaren mit einer Stahlkrone nach vorangegangener Pulpotomie [M1125]
a) Klinisches Bild
b) Röntgenbild

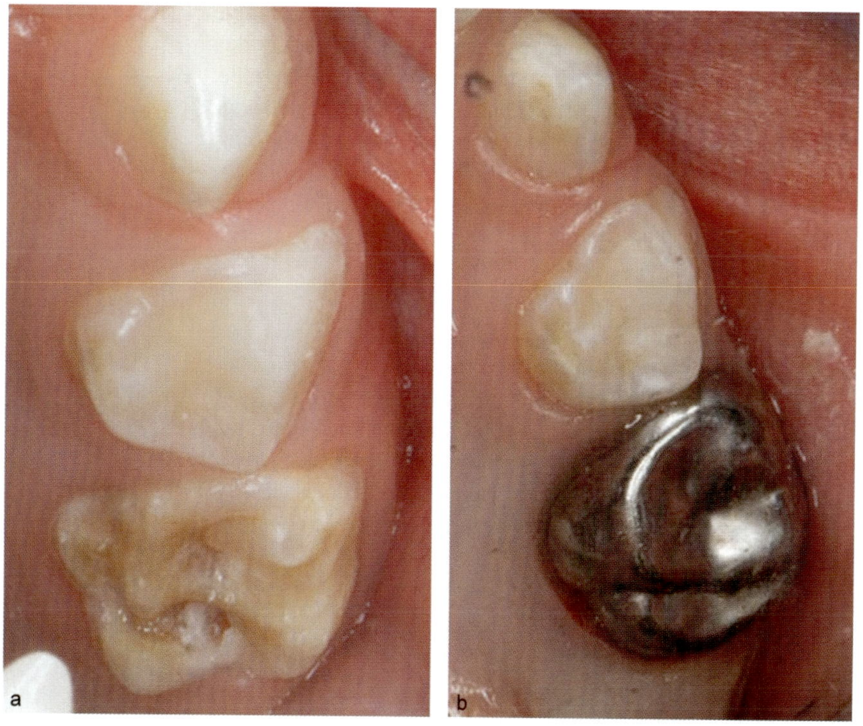

Abb. 11.3 a, b Versorgung eines hypomineralisierten Milchmolaren mit einer Stahlkrone [M1125]
a) Vor der Versorgung
b) Nach der Versorgung

11.2.2 Stahlkronen

Die in der Kinderzahnheilkunde bekannteste und am häufigsten zum Einsatz kommende konfektionierte Krone im Seitenzahngebiet ist die Stahlkrone. Sie wurde erstmalig in den 1950er-Jahren von Engel und Humphrey erwähnt [4] [5]. Ihr Einsatz erscheint in vielerlei Hinsicht gut möglich. Zunächst einmal erlaubt die besondere Kronenform der Milchmolaren eine gute Retention und leichte Anpassung der vorgefertigten Stahlkrone. Diese weisen vestibulär und oral ausgeprägte Schmelzwülste auf, wobei der vestibuläre Wulst weiter apikal liegt. Zudem konvergiert die Milchzahnkrone vom Zahnäquator ab sehr stark in Richtung Okklusalfläche [6]. Diese spezielle Anatomie der Milchmolaren wird ausgenutzt, indem ein dünn auslaufender, eingezogener Kronenrand über den Schmelzwulst „schnappt" und so einen akzeptablen Randschluss bewirkt. Möglich wird dies dadurch, dass konfektionierte Stahlkronen über einen elastischen Federrand verfügen.

Ein Aspekt, welcher oftmals gerade von den Eltern oder Betreuungspersonen als Nachteil empfunden wird, ist die Materialfarbe der Stahlkronen. Während das Vorliegen einer Milchzahnkaries und die damit im fortgeschrittenen Stadium eingehende bräunliche Verfärbung der Zähne oftmals lange nicht wahrgenommen oder sogar akzeptiert werden, wird der silberne Farbton der Stahlkrone als störend empfunden. Behandelte Kinder hingegen nehmen diese Art der Versorgung nicht als ästhetisch befremdlich wahr, sondern gewöhnen sich sehr schnell an die Situation. So konnten Maciel et al. zeigen, dass die Akzeptanz von Stahlkronen im Vergleich zu plastischen zahnfarbenen Füllungsmaterialien unter Kindern gleich hoch war, während die Eltern die plastischen Füllungsmaterialien bevorzugten [7].

Materialien

Die Grundausstattung für das Milchgebiss bildet ein Sortiment aus 5–6 Größen (in Abhängigkeit vom Hersteller) pro Milchmolar (➤ Abb. 11.4). Somit umfasst ein komplettes Set 40 bzw. 44 Kronen in einfacher Ausführung. Für die einzelnen Konfektionsgrößen sind jeweils Nachfüllpackungen erhältlich. Es wird auch eine Ausführung für den ersten bleibenden Molaren in verschiedenen Größen angeboten, die im Rahmen der Therapie von MIH befallenen Molaren eine Behandlungsoption darstellt (vgl. ➤ Kapitel 17).

Für die Versorgung eines Milchmolaren mit einer Stahlkrone werden zusätzlich folgende Instrumente benötigt: ein Tasterzirkel oder eine Schieblehre zur Bestimmung der korrekten Kronengröße, ggf. eine Kronenschere und eine Feinkonturierzange zur individuellen Anpassung der Krone, Präparationsdiamanten (z. B. ein konischer oder eiförmiger Diamant zur Reduktion der Okklusalfläche, ein spitzer Diamant zum Durchtrennen des Approximalkontaktes), Schleifsteine und Poliergummis sowie ein Zement zum Einsetzen der Krone (➤ Abb. 11.5).

Auswahl der Konfektionsgröße

Entscheidend für die ordnungsgemäße Anpassung der konfektionierten Krone auf den Zahn ist die Auswahl der korrekten Größe. Aus diesen Gründen sollte vor der Präparation die mesiodistale Breite an den approximalen Kontaktpunkten gemessen werden. Alternativ können auch – wenn praktikabel – präoperative Studienmodelle verwendet werden, um vorab Details zur Kronenbreite und -höhe zu eruieren.

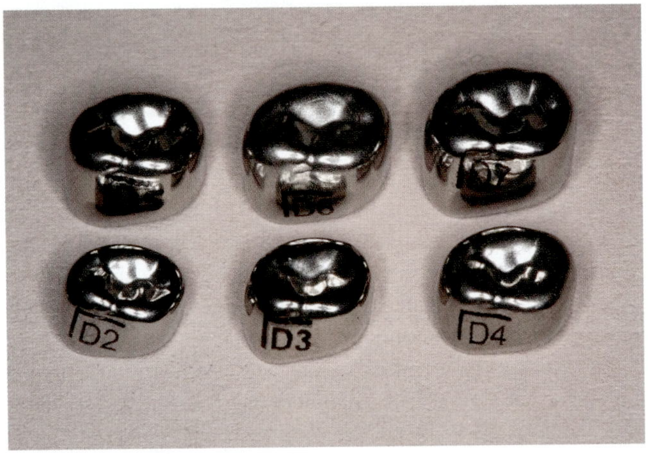

Abb. 11.4 Verschiedene Größen einer konfektionierten Stahlkrone für den ersten unteren Milchmolaren auf der linken Seite [M1125]

In der Regel ist der Anfänger versucht, eine zu große Krone einzusetzen. Der „zervikale Schnappeffekt", der das Umgreifen des basalen Schmelzwulstes durch einen enganliegenden, elastischen Federrand signalisiert, tritt dann nicht mehr auf. Zudem steht der Kronenrand ab, welches ein Einklemmen der Interdentalpapille zwischen Kronenrand und Zahnstumpf nach sich zieht. Um derartige Komplikationen zu vermeiden, empfiehlt es sich, die mesiodistale Breite des Zahnes genau abzumessen. Auf diese Weise erhält man einen sicheren Anhaltspunkt für die tatsächlich benötigte Konfektionsgröße (➤ Abb. 11.6).

Präparation

Zeitaufwand Der Zeitaufwand für die Präparation des Milchzahnes ist relativ gering. Für die Aufnahme einer Stahlkrone bei einem Milchmolaren wird eine im Vergleich zur bleibenden Dentition einfache Präparationstechnik genutzt, die aus den folgenden Arbeits-

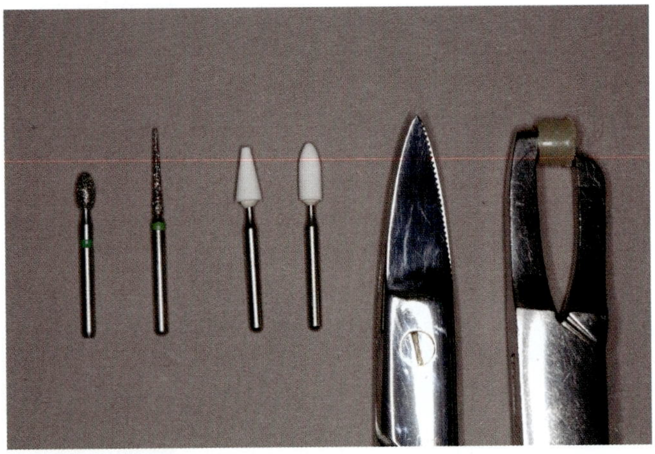

Abb. 11.5 Instrumentarium für die Präparation und korrekte Anpassung einer konfektionierten Milchzahnkrone [M1125]

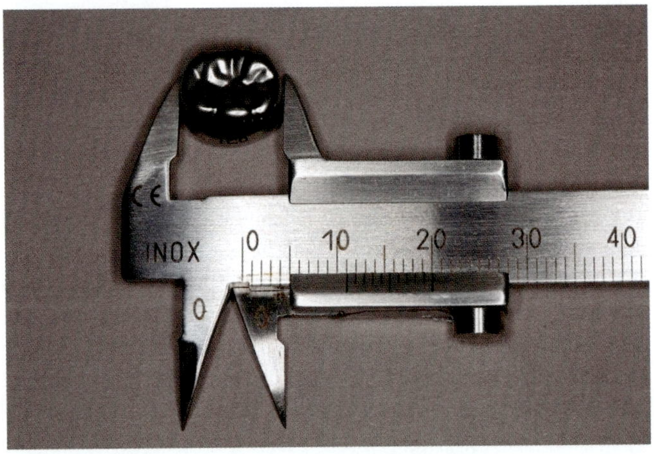

Abb. 11.6 Schieblehre zur Kronenauswahl [M1125]

schritten besteht: okklusales Reduzieren, approximales Separieren und Abrunden der Übergänge (➤ Abb. 11.7). Bukkal und oral wird der Zahn in der Regel nicht präpariert, um möglichst große Anteile des basalen Schmelzwulstes für den Sitz der Krone zu erhalten.

Präparationsschritte Nach der Lokalanästhesieanästhesie, der Kariesentfernung, ggf. der endodontischen Vorbehandlung und der nachfolgenden Aufbaufüllung sind im Einzelnen folgende Präparationsschritte durchzuführen (➤ Abb. 11.7):

- **Okklusale Reduktion**
  Die Okklusalfläche wird, sofern sie noch vorhanden ist, um ca. 1–1,5 mm reduziert. Dies schafft günstigere Voraussetzungen für die sich anschließende approximale Präparation [8]. Das Fissurenrelief sollte nach Möglichkeit beibehalten werden. Der Grund hierfür liegt in der Herstellungsweise der konfektionierten Kronen. Es handelt sich nicht um gegossene, sondern um gestanzte Kronen. Dies bedeutet, dass die Fissur vom präparierten Zahnstumpf aus gesehen einen Grat darstellt. Wird die Zentralfissur bei der Präparation zu weit nach oral oder vestibulär verlegt, ist es nicht möglich, die konfektionierte Stahlkrone zu adaptieren.
- **Approximales, stufenloses Separieren**
  Eine stufenlose Präparation ist entscheidend, da die vollständig vorgeformte Krone nach zervikal konvergiert. Bei einer stufigen oder hohlkehlförmigen Präparation kann die Krone nicht über die Präparationsgrenze in den zervikalen Bereich des basalen Schmelzwulstes rutschen. Dies ist jedoch die grundlegende Voraussetzung für die Retention der Krone.
  Mit dem Terminus „Separieren" soll zum Ausdruck gebracht werden, dass nur ein geringer Präparationsaufwand erforderlich ist. Wird zu viel Substanz entfernt, ist keine marginale Adaptation im zervikalen Bereich möglich und somit auch kein akzeptabler Randschluss erreichbar. In der Praxis wird die korrekte Durchführung dieses Schrittes durch die approximale Präparation des Zahnes mit einem konischen Diamanten, der ca. 1 mm subgingival angesetzt wird, sichergestellt.
- **Abrunden der Übergänge**
  Abschließend erfolgt das Abrunden aller Übergänge: approximal-bukkal, approximal-oral sowie approximal-okklusal. Bedingt durch ihre Herstellung ist die innere Kontur der konfektionierten Krone abgerundet. Werden die korrespondierenden Flächen des präparierten Stumpfes nicht abgerundet, schaukelt die Krone. Das Abrunden der Übergänge zwischen den Zahnflächen ist daher eine wesentliche Voraussetzung für das korrekte Einpassen der Krone an den Zahnstumpf.
- **Vestibuläre und linguale Flächen**
  Vestibuläre und linguale Zahnareale werden – wenn überhaupt – nur äußerst gering beschliffen. In jedem Fall ist der basale Schmelzwulst zu belassen!

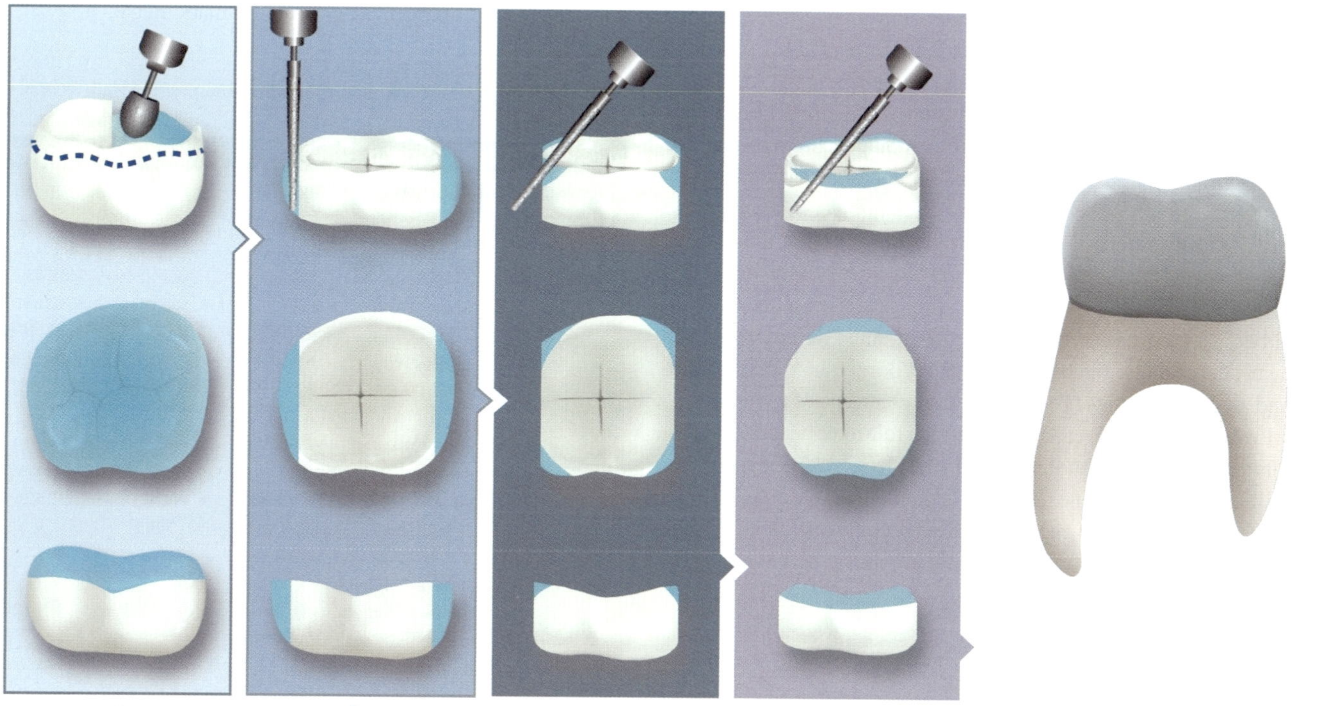

Abb. 11.7 a–d Schematische Darstellung des Step-by-Step-Vorgehens zur Präparation einer Milchmolaren-Stahlkrone (Cornelia Jungwirth, Katrin Bekes) [O708; M1125]
a) Okklusale Reduktion
b) Approximales, stufenloses Separieren
c) Abrunden der Übergänge
d) Ggf. vestibuläre und/oder linguale Präparation ohne Einbezug des Schmelzwulstes

Grund für diese einschneidende Abweichung von den üblichen Regeln der Kronenpräparation ist die bereits oben angemerkte besondere Retention der konfektionierten Krone: Der Halt der Krone am präparierten Milchzahnstumpf wird dadurch sichergestellt, dass der zervikale Federrand der Krone um den zervikalen Teil des basalen Schmelzwulstes „einschnappt". Ist der basale Schmelzwulst durch Karies zerstört oder durch übertriebene Präparation entfernt, kann in diesem Teil des Zahnes keine Retention der Krone gewährleistet werden.

Modifikationen der o.g. Präparationsregeln Diese werden erforderlich, wenn der Nachbarzahn infolge einer Approximalkaries oder großflächiger kariöser Zerstörung aufwandert und somit die mesiodistale Dimension des Zahnes verringert ist. In diesem Fall wird die Stahlkrone nach Beschleifen der Approximalflächen oder okklusaler Reduktion nicht auf Anhieb platzierbar sein. Im Vergleich zum „normalen" mesiodistalen Durchmesser ist dann die Milchzahnkrone in bukkolingualer (bzw. palatinaler) Richtung zu groß. In diesem Fall müssen die Bukkal- und Lingualflächen mitpräpariert werden, um das ungleiche Breiten-/Längen-Verhältnis auszugleichen.

Adaptation der Krone

Die vorausgewählte Krone ist richtig ausgesucht, wenn sie nach der Präparation des Zahnes beim Einsetzen von lingual bzw. palatinal mit **leichtem Druck** über die Präparationsgrenze ca. 1 bis 1,5 mm in den Sulkus rutscht („Schnapp"-Effekt). Ist die Krone zu lang – etwa erkennbar an einer fehlerhaften Okklusion bzw. der Anämie der Gingiva –, muss sie gekürzt werden, um den Sulcus gingivae nicht zu verletzen und die Passform der Krone in der Höhe sicherzustellen. Das Kürzen kann mit einer Kronenschere erfolgen. Anschließend wird der Kronenrand mit Karborundsteinchen und Gummipolierern nachgearbeitet und geglättet. Da durch das Beschneiden der Randschluss im Bereich des zervikalen Schmelzwulstes aufgelöst wird und der elastische Federrand verloren geht, muss nach dem Kürzen mehr oder weniger intensiv mittels einer Bördelzange der Kronenrand an die individuelle Form des Stumpfes angepasst werden.

Probleme besonderer Art ergeben sich mitunter bei der Präparation der **ersten Milchmolaren im Unterkiefer.** Werden diese teilweise sehr kleinen Zähne beschliffen, kann es vorkommen, dass die kleinste vom Hersteller angebotene Konfektionskrone noch zu groß ist. In solchen Fällen kann man sich mit provisorischen Prämolarenkronen behelfen.

Einsetzen der Krone

Nach Reinigung und Entfettung der Krone sowie Trocknen des präparierten Zahnstumpfes wird die Stahlkrone zu ca. drei Vierteln mit sahnig angerührtem Zement gefüllt und von lingual/palatinal auf den Zahnstumpf aufgesetzt. Im Prinzip ist jeder Zement verwendbar, am häufigsten genutzt wird jedoch Glasionomerzement [3]. Im Anschluss an eine Okklusionskontrolle werden die Zementüberschüsse entfernt und die Krone sowie ggf. die Nachbarzähne inkl. der angrenzenden Weichgewebe gesäubert.

Hall-Technik

Einen modifizierten Behandlungsansatz, der sich den Einsatz konfektionierter Stahlkronen im Milchmolarenbereich zunutze macht, stellt die sog. Hall-Technik dar. Bei dieser Therapieform wird vollständig auf eine Kariesexkavation, eine Zahnpräparation und die Gabe einer Lokalanästhesie verzichtet und die Krone auf den kariösen Milchmolaren (ohne Anzeichen einer pulpalen Beteiligung) zementiert. Das Verfahren wurde in Schottland von Norna Hall in den 1980er-Jahren entwickelt und fand 2006 Eingang in die Literatur. Sie nutzte diese Technik für die Versorgung von Kavitationen bei Kindern mit erhöhtem Kariesrisiko und eingeschränkter Kooperationsfähigkeit [9]. Die Methode macht sich die Kenntnis der mikrobiellen Keimreduktion zunutze. Durch das Abdecken mittels einer Krone werden die kariogenen Bakterien von der oralen Umgebung isoliert und die Kariesläsion inaktiviert.

Indikationen und Kontraindikationen für die Hall-Technik können auf zahnbezogener und patientenbezogener Ebene formuliert werden. Diese werden detailliert in ➤ Tab. 11.1 aufgelistet. Da für diese Technik keine Kariesexkavation erforderlich ist, sollten vor dem Erwägen dieser Therapieform klinische und radiologische Anzeichen einer Pulpabeteiligung ausgeschlossen werden. Das Anfertigen eines Röntgenbildes ist somit unabdingbar.

Tab. 11.1 Indikationen und Kontraindikationen für die Hall-Technik (nach [10])

	Indikationen	Kontraindikationen
Zahnbezogene Faktoren	• Approximale Läsionen, kavitiert oder nicht kavitiert • Okklusale, nicht kavitierte Läsionen (wenn Fissurenversiegelung nicht durchführbar) • Okklusale, kavitierte Läsionen (wenn selektive Kariesentfernung nicht durchführbar) • Milchmolaren mit kariöser Läsion in äußeren zwei Dritteln des Dentins • Klare Dentinschicht (mind. 1 mm) zwischen Pulpa und Karies auf Röntgenbild erkennbar • Keine pulpalen Symptome • Keine Pathologie im Röntgenbild erkennbar	• Zeichen/Symptome einer irreversiblen Pulpitis oder eines dentalen Abszesses • Klinische oder radiologische Zeichen einer Pulpenexposition oder einer periradikulären Pathologie • Nichtphysiologische Mobilität des Zahnes • Nicht restaurierbare Zähne
Patientenbezogene Faktoren	• Mäßige Kooperation • Hohes Kariesrisiko • Ängstliche Kinder	• Sehr unkooperative Kinder, bei denen Aspirationsgefahr besteht • Endokarditisrisiko • Eltern oder Kind nicht mit Ästhetik einer Stahlkrone einverstanden

Das **Step-by-Step-Prozedere** zur Versorgung eines Milchmolaren mit der Hall-Technik gestaltet sich wie folgt: 1–3 Tage vor dem Behandlungstag wird bei Vorliegen enger Kontaktflächen ein kieferorthopädisches Separiergummi mesial und/oder distal gesetzt. Am eigentlichen Behandlungstag wird dieses dann entfernt und die Größe der zu verwendenden Stahlkrone bestimmt. Das Aussuchen der Größe erfolgt derart, dass die Krone das Okklusalrelief bedeckt, aber nicht auf beiden Seiten eindringt. Es sollte sich ein Gefühl des „Zurückspringens" einstellen. Anschließend wird die gewählte Stahlkrone mit einem Befestigungszement (GIZ) befüllt und die Krone eingesetzt. Evtl. kann vorab ein wenig Zement auf den Zahn bzw. in die Kavität zur Gewährleistung einer guten Dichtigkeit gegeben werden. Die Krone wird über dem Zahn platziert und mittels Fingerdruck in die Approximalkontakte eingeklickt, um die Position zu sichern. Anschließend wird das Kind gebeten, zuzubeißen. Sobald die Krone sitzt, wird überschüssiger Zement abgewischt und das weitere Abbinden des Zementes abgewartet. Dabei wird das Kind instruiert, erneut 2–3 Minuten zuzubeißen und den Druck zu halten. Abschließend erfolgen ein finaler Check und die Säuberung.

Stahlkronen für bleibende Molaren

Konfektionierte Kronen werden auch für die bleibenden Molaren angeboten. Hier sind einige Besonderheiten zu beachten. Ein permanenter Molar ist in allen Dimensionen größer als ein Milchmolar. Er besitzt eine breite, mehrhöckerige Kaufläche. Die Höcker selbst sind höher und ausgeprägter im Vergleich zum Milchgebiss. Zudem fehlt der zervikale Schmelzwulst.

Indikationen Die Versorgung eines bleibenden Molaren mit einer Stahlkrone ist eine Interimslösung. Ihr Einsatz ist in folgenden Situationen indiziert:

- bei Unsicherheit über die Langzeitprognose des Zahnes (wenn beispielsweise noch nicht geklärt ist, ob einer rein konservativen oder einer chirurgisch-kieferorthopädischen Therapie der Vorzug zu geben ist),
- bei frühzeitigem Verlust der Milchmolaren und gleichzeitiger erheblicher Zerstörung eines oder mehrerer 6-Jahr-Molaren, um z. B. die Bisshöhe zu sichern oder der Entwicklung von Bisslageanomalien entgegenzuwirken,
- bei Strukturanomalien.

Präparation Wie auch bei der Behandlung im Milchgebiss wird eine einfache Präparationstechnik genutzt, die aus den gleichen Arbeitsschritten besteht: okklusales Reduzieren, approximales Separieren und Abrunden der Übergänge. Diese Schritte können die teilweise unvermeidliche Entfernung von nicht geschädigter Zahnhartsubstanz zur Folge haben.

11.2.3 Verblendete Stahlkronen

Ein erster Lösungsansatz, Stahlkronen in ihrer Farbe zu verändern und die ästhetische Akzeptanz zu steigern, liegt in der chairside durchgeführten Verblendung der Kronen mit Kompositen/Kompomeren [11] [12]. Seit Beginn der 1990er-Jahre sind auch industriell hergestellte konfektionierte verblendete Stahlkronen für das Front- und Seitenzahngebiet auf dem Markt verfügbar.

Vor- und Nachteile

Für eine verblendete Krone muss der zu versorgende Milchzahn insbesondere bukkal stärker präpariert werden als zur Aufnahme einer einfachen Stahlkrone. Als vorteilhaft angesehen werden jedoch die Ästhetik, die relativ kurze Behandlungsdauer, die vergleichbare Lebensdauer mit einer Stahlkrone und die geringe Feuchtigkeitsempfindlichkeit im Vergleich zu einer Kompositkrone. Allerdings muss insbesondere die Ästhetik als diskutabel betrachtet werden, da bei längerer Verweildauer im Munde immer wieder Abplatzungen beobachtet werden (➤ Abb. 11.8). Nachteilig erweist sich darüber hinaus, dass neben dem höheren Preis keine große Nachbearbeitung der Krone in der Form möglich ist. Ein Anbiegen und Anpassen des Kronenrandes ist nur im oralen Bereich möglich, da sonst eine Frakturgefahr der Verblendung besteht.

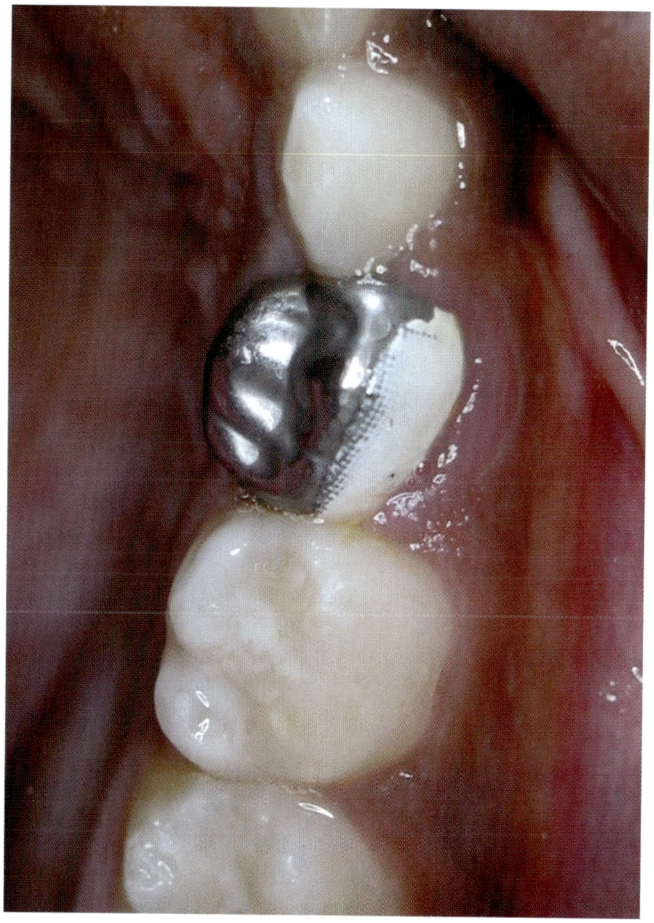

Abb. 11.8 Abplatzung der Verblendung einer Stahlkrone am Zahn 64 nach längerer Tragedauer [F1105–002]

11.2.4 Stripkronen

Stripkronen eignen sich zur Versorgung von Milchzahninzisiven. Es handelt sich hierbei um Kunststoffsilhouetten aus Zelluloid in Form von Milchfrontzähnen, die als Formhilfe dienen und nach erfolgter Präparation und Konditionierung des Zahnes mit einem gebräuchlichen Komposit oder Kompomer gefüllt, auf den Milchzahn positioniert und anschließend ausgehärtet werden. Die eigentliche Kunststoffhülle wird nach erfolgter Aushärtung geschlitzt und entfernt [14].

Indikationen

Stripkronen finden bei der Versorgung von Frontzähnen ihre Indikation, wenn diese kariös befallen sind, Strukturanomalien aufweisen und ein Trauma mit Schädigung der Zahnhartsubstanz vorliegt. Stripkronen bieten ein sehr gutes ästhetisches Ergebnis bei einem moderaten Kostenaufwand.

Präparation

Die Präparation umfasst ein Kürzen der Inzisalkante um 1 mm und eine leichte Reduktion der Approximalflächen, sodass die Stripkrone gerade eben über den Zahn gezogen werden kann [6]. Bukkal und oral wird lediglich die prismenlose Schmelzoberfläche abgetragen. Bei einem bereits kariös befallenen Zahn kann ggf. nur noch eine geringere Präparation notwendig sein.

Anpassen der Krone

Nach Auswahl der richtigen Größe muss die Stripkrone mit einer Schere im zervikalen Bereich zurechtgeschnitten werden. Es empfiehlt sich, mit der Sonde in einer der beiden inzisalen Kronenecken ein kleines Abflussloch zu schaffen, sodass keine Luftblasen entstehen und eingebrachtes, überschüssiges Kompositmaterial entweichen kann.

Einsetzen der Krone

Zunächst wird der zu versorgende Zahn mittels Adhäsivtechnik vorbehandelt. Je nach Wahl des Systems sind hierzu unterschiedliche Schritte notwendig. Anschließend wird die Stripkrone mit Komposit gefüllt und langsam über den Stumpf geschoben. Zervikale und inzisale Überschüsse werden vor der Lichtpolymerisation mit einer Sonde entfernt.

Ausarbeitung und Politur

Nach der Polymerisation wird die Stripkrone entfernt. Eine Ausarbeitung ist nur im Bereich des zervikalen Übergangs und der Abflusslöcher erforderlich. Nach der Okklusionskontrolle und nach ggf. notwendigen Korrekturen wird die Krone poliert.

Trotz der einfachen Präparation ist die Behandlungstechnik deutlich anspruchsvoller als die der Applikation einer Stahlkrone. Auf eine ausreichende Compliance für die streng einzuhaltenden Schrit-

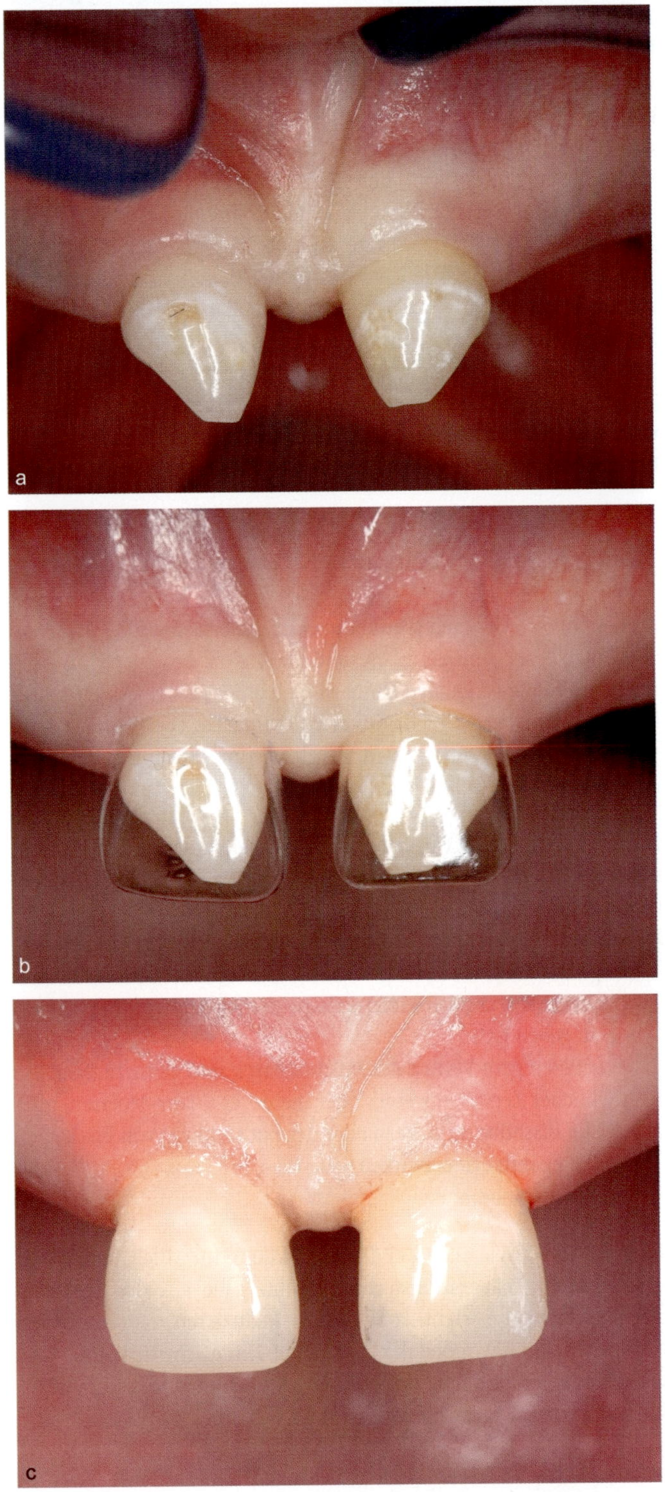

Abb. 11.9 a–c Versorgung der beiden Milchfrontzähne mittels Stripkrone und Komposit bei einem Patienten mit ektodermaler Dysplasie [M1125]
a) Ausgangssituation
b) Anpassen der Stripkronen
c) Ausgearbeiteter Kompositaufbau

te und Trockenlegung bei der Adhäsivtechnik ist daher dringend zu achten. ➤ Abb. 11.9 zeigt die Applikation zweier Stripkronen bei einem Patienten mit ektodermaler Dysplasie.

11.2.5 Zirkonoxidkronen

Konfektionierte Kronen aus Zirkonoxid für das Milchgebiss werden seit knapp 10 Jahren von verschiedenen Firmen sowohl für den Front- als auch für den Seitzahnbereich angeboten. Sie zeichnen sich durch eine hervorragende Ästhetik und Widerstandsfähigkeit aus (➤ Abb. 11.10) [15] [16] [17].

Präparation im Molarenbereich

Im Gegensatz zu Stahlkronen benötigen Zirkonoxidkronen eine ausgedehntere Präparation, da sie passiv auf den zu versorgenden Zahn passen müssen [15]. Ein Anpassen der Krone ist nicht möglich. Folglich sollte der Beschliff zirkulär erfolgen. Das schrittweise Vorgehen gestaltet sich wie folgt: okklusale Reduktion, supragingivale Präparation, subgingivale Präparation (➤ Abb. 11.11).

- **Okklusale Reduktion**
  Die Okklusalfläche wird, sofern sie noch vorhanden ist, um ca. 1,5–2 mm reduziert. Nach Möglichkeit sollte auch hier das Fissurenrelief beibehalten werden.
- **Supragingivale Präparation**
  Zunächst erfolgt eine Reduktion der mesialen und distalen Wände unter Schonung der Nachbarzähne. Hier wird im Vergleich zur Stahlkronenpräparation mehr Zahnhartsubstanz entfernt. Zudem werden die bukkalen und oralen Zahnanteile reduziert. Durch die Präparation wird die gesamte Zirkumferenz der klinischen Krone um etwa 20–30 % (0,5–1,25 mm) geschmälert. Natürliche anatomische Unterschnitte des Zahnes werden ebenfalls entfernt. Es resultiert daraus ein parallel bis leicht nach okklusal konvergierender Zahnstumpf.
- **Subgingivale Präparation**
  Die Präparationsgrenze wird abschließend vorsichtig mit einem dünnen, spitz zulaufenden Diamanten nach subgingival bis zu einer Federkante von ca. 1–2 mm erweitert.

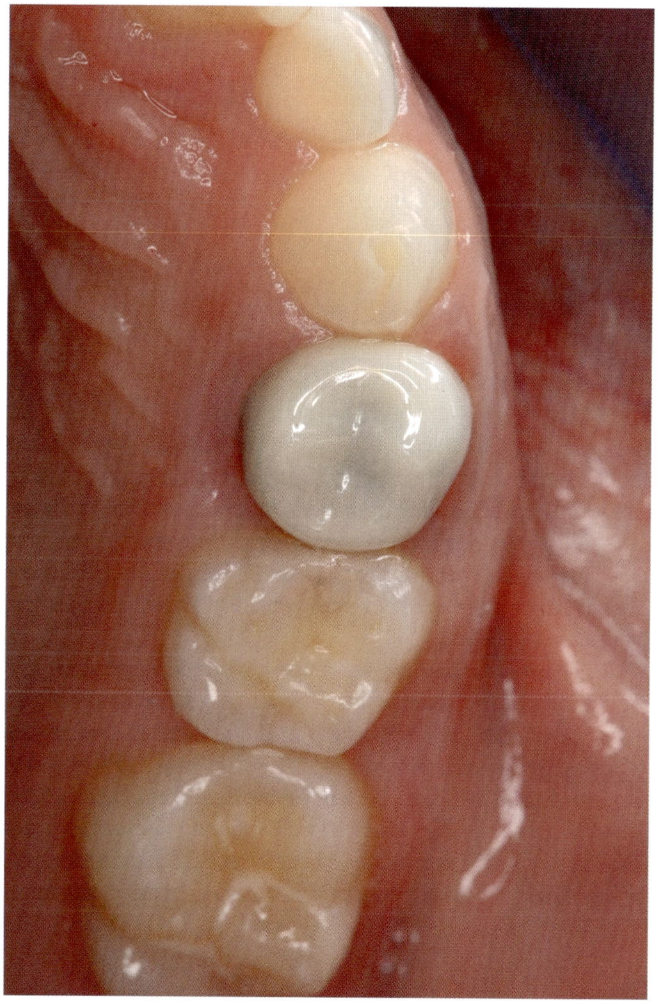

Abb. 11.10 Versorgung eines oberen ersten Milchmolaren mit einer konfektionierten Zirkonoxidkrone [F1105–002]

Präparation im Frontzahnbereich

Das schrittweise Vorgehen im Frontzahnbereich gliedert sich in die inzisale Reduktion, die supragingivale Präparation und die subgingivale Präparation.

- **Inzisale Reduktion**
  Die Inzisalfläche wird um ca. 1,5–2 mm reduziert.
- **Supragingivale Präparation**
  Nach Öffnen der approximalen Kontakte erfolgt eine Reduktion der gesamten Zirkumferenz der klinischen Krone um etwa 20–30 % (0,5–1,25 mm).
- **Subgingivale Präparation**
  Abschließend wird die Präparationsgrenze vorsichtig mit einem dünnen, spitz zulaufenden Diamanten nach subgingival bis zu einer Federkante von ca. 1–2 mm erweitert.

Einprobe

Wie auch bei der Applikation von konfektionierten Stahlkronen wird vor Beginn der Präparation anhand der mesiodistalen Breite der approximalen Kontaktpunkten die Kronengröße bestimmt. Manche Firmen bieten für die Einprobe sog. Try-In-Kronen an, um eine Kontamination der Innenfläche der Zirkonoxidkronen mit Speichel oder Blut vor dem definitiven Einsetzen zu vermeiden. Sollten diese Try-In-Kronen nicht vorhanden oder verfügbar sein, so empfiehlt es sich, nach der Einprobe die innere Kronenoberfläche zu reinigen und mit Aluminiumoxid abzustrahlen.

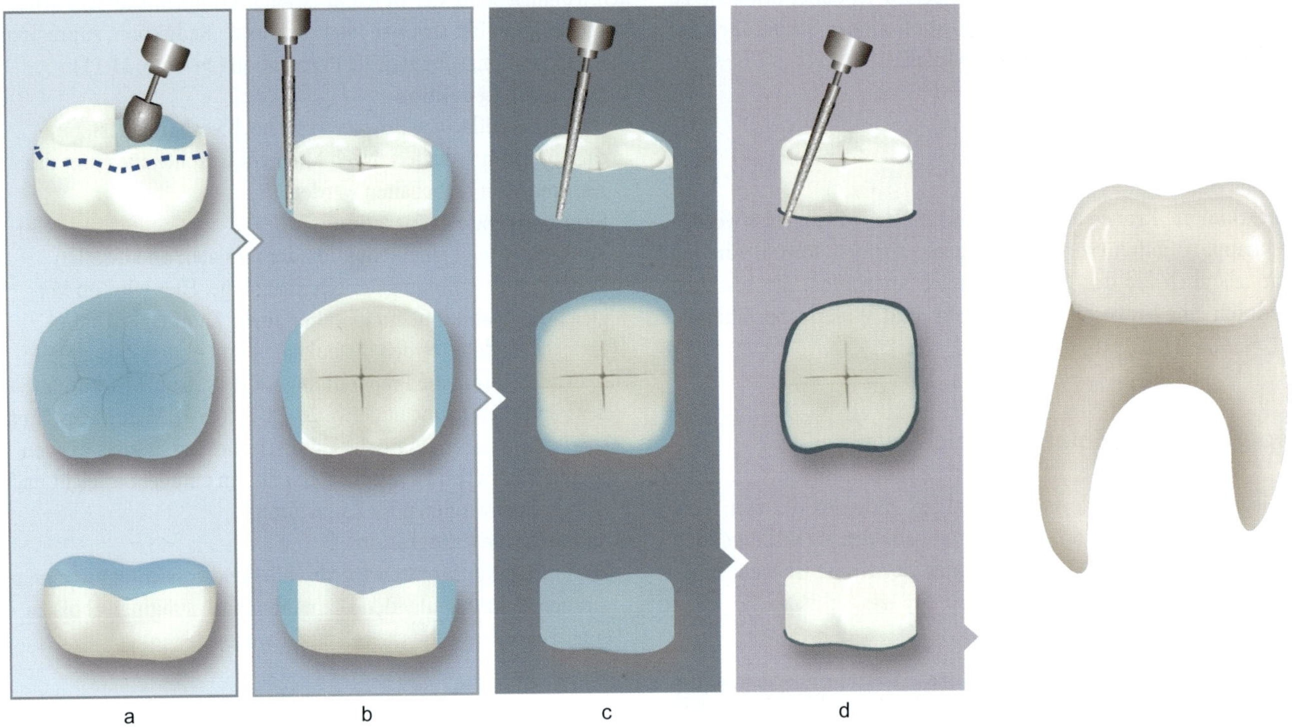

Abb. 11.11 a–d Schematische Darstellung des Step-by-Step-Vorgehens zur Präparation einer Milchmolaren-Keramikkrone (Cornelia Jungwirth, Katrin Bekes) [O708; M1125]
a) Okklusale Reduktion
b) Supragingivale Präparation approximal
c) Supragingivale Präparation vestibular und lingual
d) Subgingivale Präparation

Einsetzen der Krone

Aufgrund der Notwendigkeit des passiven Sitzes hält die Zirkonoxidkrone nicht über den Schnappeffekt wie die Stahlkrone, sondern über die Adhäsivität des gewählten Zementes [15]. Die Zementage wiederum ist auf Feuchtigkeit und etwaige Sulkusblutungen sehr anfällig. Solche Blutungen lassen sich aber häufig aufgrund der notwendigen invasiveren Präparation nicht verhindern. Ein weiterer Nachteil ist der Kostenpunkt. Zirkonkronen sind teurer als Stahlkronen.

11.2.6 Polykarbonat- und Kompositkronen

Bei den Polykarbonat- und Kompositkronen handelt es sich ebenfalls um konfektionierte weiße Kronen. Sie werden für den Front- und Seitenzahnbereich angeboten. Auch sie bieten eine verbesserte Ästhetik im Vergleich zu Stahlkronen, da es sich um zahnfarbene Restaurationen handelt. Klinisch randomisierte Studien dazu fehlen derzeit.

11.2.7 Bewertung

Krone versus Füllungstherapie

In einem Cochrane Review [18] wurde die klinische Wirksamkeit und Sicherheit aller Arten von konfektionierten Kronen im Milchgebiss im Vergleich zu Füllungsmaterialien bewertet. Die Ergebnisse zeigen, dass die Applikation von Milchzahnkronen bei kariösen oder endodontisch behandelten Molaren im Vergleich zur Füllungstherapie langfristig das Risiko eines größeren Misserfolgs oder von Schmerzen verringert.

Ein noch etwas aktuellerer Review bestätigt diese Ergebnisse [19]. Die Autoren zeigten zudem, dass wenn es zu einem Versagen von Stahlkronen kam, dies aufgrund von Zahnfrakturen, wegen des Verlustes der Restauration oder infolge endodontischer Komplikationen passierte. Bei den direkten Restaurationstechniken wurden höhere Erfolgsraten bei einflächigen Restaurationen und bei der Verwendung von Kofferdam beobachtet. Das Auftreten von Sekundärkaries wurde hier als Hauptursache für das Versagen angezeigt.

Kronenarten

Als Goldstandard für die Restauration kariöser Milchzähne im Seitenzahnbereich fungieren nach wie vor die Stahlkronen. Sie weisen Überlebensraten von über 90 % auf und gelten als die beste Therapieoption zur Versorgung von Milchmolaren mit mehr als zweiflächigen Defekten [20] [21] [22]. Aktuelle Daten deuten darauf hin, dass Kronen aus Zirkonoxid für die Versorgung von Milchmolaren ähnlich gute Ergebnisse aufweisen wie konfektionierte Stahlkronen [23].

Im Frontzahngebiet zeigen Stripkronen gute Resultate [24] [25]. Zirkonkronen scheinen hier jedoch hinsichtlich der gingivalen Gesundheit, des Blutungsrisikos und der Plaqueansammlungen günstigere Voraussetzungen zu schaffen. Auch der Materialverlust über die Zeit hinweg ist geringer. Auf der anderen Seite geht mit der notwendigen Präparation auch ein höherer Verlust von Zahnsubstanz einher [26].

Konventionelle Technik versus Hall-Technik

Die klinischen und radiologischen Erfolgsraten der Hall-Kronen-Technik entsprechen denen der konventionellen Therapie mit Stahlkronen [27] [28].

An dieser Stelle sei jedoch nochmals auf die im ➤ Kapitel 11.2.2 beschriebenen Indikationen verwiesen.

11.2.8 Fazit

Die konfektionierte Stahlkrone gilt nach wie vor als einfach anzuwendende, zuverlässige und langlebige Therapieoption. Als Reaktion auf die steigenden ästhetischen Ansprüche seitens der Eltern und der Behandler sind inzwischen Kinderkronen aus Zirkonoxid und Komposit verfügbar, die sich in Langzeitstudien allerdings erst noch bewähren müssen. Welchen Kronentyp der Praktiker wählt, wird letztlich von verschiedenen Faktoren abhängig sein: von der Lokalisation des Defektes (Front- oder Seitzahnbereich), der Compliance des Kindes, den Kosten, den ästhetischen Wünschen der Eltern und nicht zuletzt von der eigenen praktischen Routine in der kinderzahnärztlichen prothetischen Rehabilitation.

11.3 Lückenhalter und Kinderprothesen

Trotz Einsatzes aller Möglichkeiten der Prophylaxe und der Zahnerhaltung kann die vorzeitige Milchzahnextraktion in manchen Fällen nicht vermieden werden. Das vorliegende Kapitel zeigt Möglichkeiten auf, wie mögliche Folgen nach einem frühzeitigen Milchzahnverlust in Form eines Platzmangels, von Stützzoneneinbrüchen oder Sprachentwicklungsstörungen verhindert werden können.

11.3.1 Definition des frühzeitigen Milchzahnverlustes

Der frühzeitige Milchzahnverlust wird definiert als ein Verlust des Zahnes mindestens ein Jahr vor seiner physiologischen Exfoliation und der Eruption des permanenten Nachfolgers. Zu den weiteren Parametern zählen eine verbleibende Restdicke des Alveolarknochens über dem durchbrechenden Zahnkeim von mehr als 1 mm sowie eine weniger als zwei Drittel ausgebildete Wurzellänge des Nachfolgers [29].

Um abschätzen zu können, wo und wie die bleibenden Zahnkeime liegen und wann mit deren Durchbruch zu rechnen ist, sind Röntgenbilder unabdingbar. So können auch eventuell vorhandene Nichtanlagen oder sonstige Störungen der Zahnentwicklung ausgeschlossen werden. Weiterhin sollten die Stellung der Zähne im Milchgebiss und die Bisslage beurteilt werden. Physiologischerweise stehen Milchzähne lückig. Sollte dies nicht der Fall sein, muss auch ohne vorzeitigen Milchzahnverlust mit einem Platzmangel für die nachfolgenden bleibenden Zähne gerechnet werden.

11.3.2 Ursachen für Zahnverlust und fehlende Zähne im Kindesalter

Die häufigste Ursache für Zahnverlust im Kindesalter stellt nach wie vor die Karies dar. Darüber hinaus sind aber auch traumatisch bedingte Pathogenesen denkbar. Unfälle im Milchgebiss ereignen sich vor allem zwischen dem dritten und vierten Lebensjahr, da in diesem Alter die Entwicklung der motorischen Koordination beginnt, Kleinkinder zu laufen anfangen und ihre Umgebung alleine erkunden wollen. Weiterhin ist eine unterminierende Resorption als Grund vorstellbar. Hierbei resorbiert der 6-Jahr-Molar durch Mesialabweichung auf seinem Durchbruchsweg zuerst die distale Wurzel des Milchmolars und gegebenenfalls in der Folge auch das Kronendentin. Der Oberkiefer ist meist häufiger betroffen als der Unterkiefer. Weitere Gründe für das Fehlen von Zähnen im Milch- und Wechselgebiss können auch Nichtanlagen sein, wie z. B. beim Krankheitsbild der ektodermalen Dysplasie (➤ Abb. 11.12).

11.3.3 Folgen

Prinzipiell muss bei den möglichen Folgen eines Milchzahnverlustes zwischen dem Front- und Seitenzahngebiet differenziert werden. Während bei einem vorzeitigen Verlust von Frontzähnen ggf. mit Sprachstörungen, Zungendysfunktionen und ästhetischen Problemen zu rechnen ist, kann es im Bereich der Seitenzähne zu einem Platzverlust der Stützzone (➤ Abb. 11.13), einer Störung der Kaufunktion und Kippungen sowie der Elongation der Antagonisten kommen [29]. Insbesondere bei einem Milchzahnverlust vor dem Durchbruch des ersten Molaren bzw. der bleibenden Frontzähne, einem vorzeitigen Verlust des zweiten Milchmolaren oder dem Verlust von 2–3 Milchzähnen in einem Quadranten (besonders im OK) sollte der behandelnde Zahnarzt an einen möglichen Platzverlust denken [29].

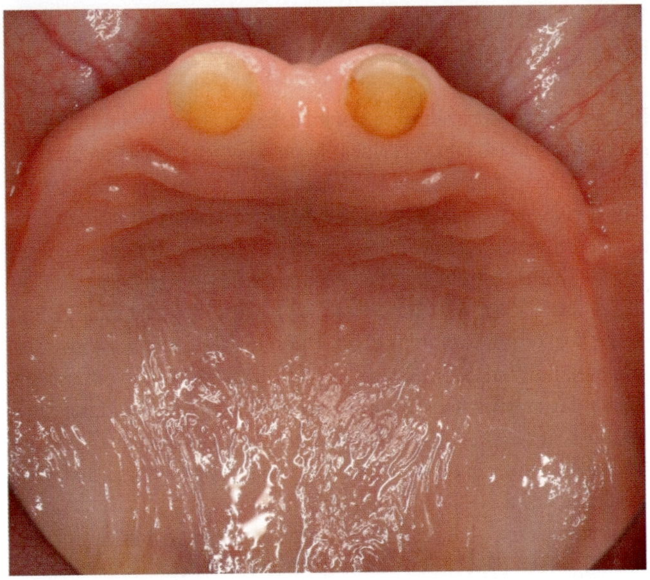

Abb. 11.12 Multiple Nichtanlagen bei einem Patienten mit ektodermaler Dysplasie. Nur die Zähne 51 und 61 sind im Milchgebiss angelegt. [M1125]

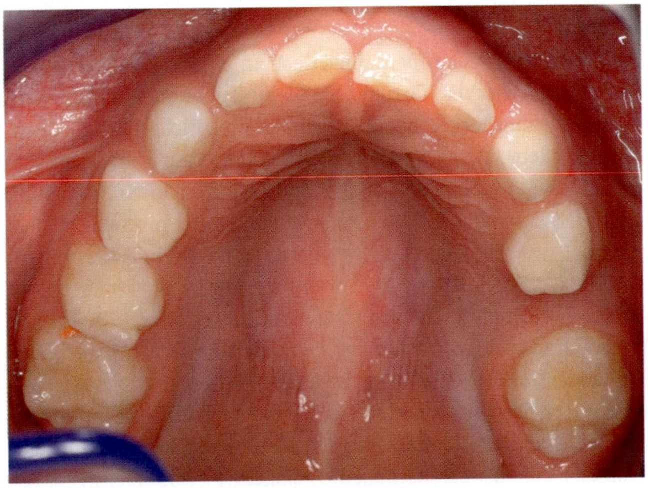

Abb. 11.13 Platzverlust in Regio 65 durch Mesialwanderung von 26 nach vorzeitigem Milchzahnverlust von Zahn 65 [M1125]

11.3.4 Arten von Lückenhaltern

Die Lösung zur Unterbindung dieser nicht erwünschten möglichen Folgen sind sog. Lückenhalter/Platzhalter. Diese können sowohl herausnehmbar als auch festsitzend konstruiert werden [20] [31] [32]. Festsitzende Lückenhalter eignen sich dabei hervorragend für Einzelzahnlücken, während herausnehmbare Lückenhalter für multiple Lücken verwendet werden können. Prinzipiell richtet sich die Wahl des Lückenhalters nach den folgenden Kriterien: der Anzahl der zu ersetzenden Zähne, der Mundhygiene, der Familiensituation (Verlässlichkeit, finanzielle Möglichkeiten …).

Festsitzende Lückenhalter

Festsitzende Lückenhalter bestehen in der Regel aus zementierten Bändern mit Drahtschlaufen zur anterioren Abstützung. Sie werden in Form konfektionierter Lückenhaltersysteme angeboten, können aber auch (individuell) laborgefertigt sein (➤ Abb. 11.14).

Konfektionierte Systeme (z. B. DENOVO der Firma Denovo Dental, Boldwin Park, USA) erlauben der Behandlerin oder dem Behandler die Herstellung des Lückenhalters in nur einer Therapiesitzung, da keinerlei Abformungen notwendig sind. Das auf dem Markt verfügbare DENOVO-Sofortplatzhaltersystem besteht aus mehreren Komponenten, welche vom Behandler in einem Set erworben werden können. In diesem Set befinden sich Molarenbänder („bands") und Drahtschlaufen („loops") unterschiedlicher Größe und Gestaltungsformen (einfach, okklusale Abstützung, „distal shoe").

Zunächst wird das passende Molarenband ausgesucht und auf den Nachbarzahn gesetzt. Anschließend wird der individuelle Abstand der Lücke ausgemessen, die Schlaufe dementsprechend angepasst und mittels Zange arretiert. Anschließend kann die Eingliederung durch Zementierung erfolgen. ➤ Abb. 11.15 zeigt die Applikation eines Platzhalters zum Offenhalten der Lücke in Regio 74.

Der Vorteil eines festsitzenden Lückenhalters besteht darin, dass dieser vom Patienten nicht selbstständig entfernt werden kann und die Tragedauer somit unabhängig von seiner Compliance ist. Als Nachteile sind der Erhalt der Lücke ohne Kontrolle der Gegenkieferzähne sowie eine erschwerte Mundhygiene zu werten. Weitere Komplikationen bei schlechter Compliance können das Abrutschen des Bandes in die Gingiva durch Lockerung oder der Durchbruch des bleibenden Zahnes sein, der von den Eltern nicht rechtzeitig bemerkt wird.

Herausnehmbare Lückenhalter und Kinderprothesen

Bei dem Verlust mehrerer Milchzähne wird in der Regel ein herausnehmbarer Lückenhalter angefertigt (➤ Abb. 11.16). Der Übergang zu einer Kinderprothese ist hier sicherlich fließend. Lückenhalter sind per definitionem als eine Apparatur zum Offenhalten von Lücken und zur Vermeidung einer Lückeneinengung zu sehen. (Kinder-)Prothesen dagegen dienen vornehmlich der Wiederherstellung der Kaufunktion sowie der Sprache und der Ästhetik. In Einzelfällen können auch Totalprothesen notwendig sein.

Herausnehmbare Lückenhalter und Kinderprothesen werden kinderfreundlich aus einer farbigen Basis gefertigt, die nur die Schleimhaut mit Knochenunterlage belastet. Als Halteelemente werden einfache Klammern wie die C-, Adams- oder Pfeilklammer gewählt (➤ Abb. 11.17). Pfeilklammern bieten sich bei Vorhandensein von beiden Milchmolaren an, Adamsklammern und C-Klammern bei der Existenz nur noch eines Milchmolaren. Für Kinderprothesen sind zum Ersatz der Zähne spezielle Milchzahngarnituren, die sog. „Bambino Zähne", erhältlich, die weiß und kindgerecht gestaltet sind.

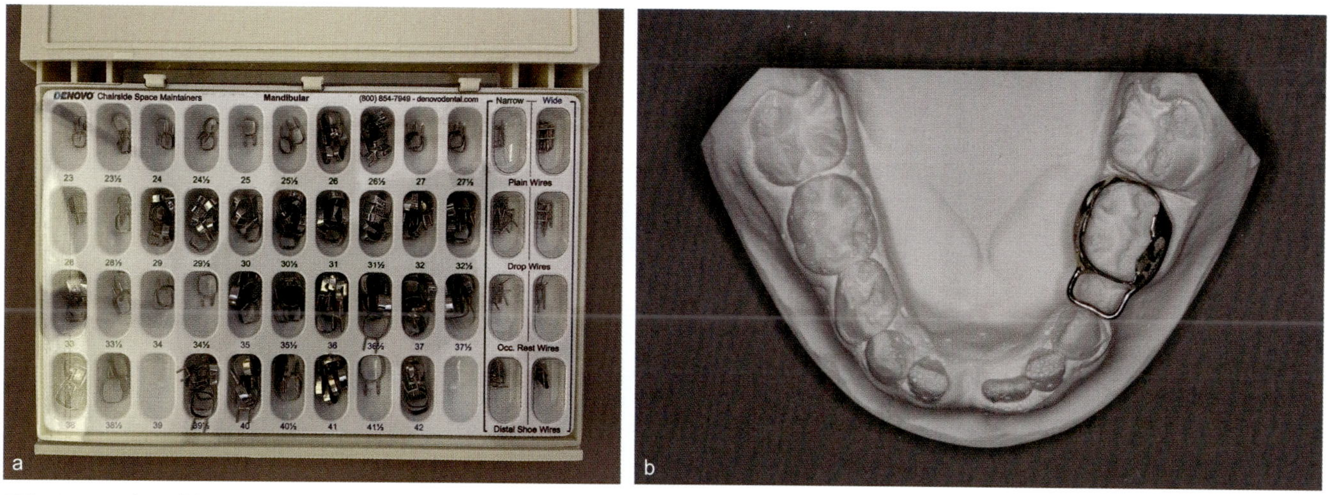

Abb. 11.14 a, b Konfektionierte Lückenhalter und individualisierte Lückenhalter [U399]
a) DENOVO-Lückenhalter System
b) Individualisierter Lückenhalter, der im Labor hergestellt wurde

Ziel der herausnehmbaren Lückenhalter und Kinderprothesen ist es, im Bereich der Molaren eine Sicherung der kieferorthopädischen Stützzone zu erreichen und eine Abstützung der Antagonisten zur Verhinderung einer Elongation zu gewährleisten. Im Frontzahnbereich sind der positive Einfluss auf die Ästhetik, die Unterstützung einer regelrechten Sprachentwicklung und die Funktion von Lippen, Zunge und Wangen sowie die Vermeidung von Dysfunktionen anzuführen.

Der Vorteil dieser Versorgungsform liegt bei der guten Reinigungsmöglichkeit, als nachteilig ist die Abhängigkeit von der Mitarbeit des Patienten zu sehen.

Kieferwachstum Bedingt durch das Kieferwachstum muss damit gerechnet werden, dass Kinderprothesen in Abhängigkeit vom Alter des Patienten bei der Eingliederung nach mehr oder weniger kurzer Zeit adaptiert werden müssen. Die Häufigkeit entsprechender Änderungen hält sich im Kleinkindalter jedoch in engen Grenzen.

In der Regel ist im 4. und 5. Lebensjahr keine Umgestaltung der Prothesenbasis notwendig. Erst im 6. Lebensjahr werden – bedingt durch das Wachstum der Alveolarfortsätze im Zuge der ersten Wechselgebissphase – erste umfassendere Maßnahmen wie z. B. Ausschleifen der Basis und ggf. Unterfütterung durchgeführt. Stehen die bleibenden Zähne vor dem Durchbruch, wird das korrespondierende Prothesensegment entfernt.

Geringfügige Deviationen des Durchbruchverhaltens im Vergleich zur Norm (verstärkte Distalkippung der oberen mittleren Schneidezähne) werden immer dann beobachtet, wenn das gesamte Frontzahnsegment (d. h. Regio 52 bis 62) der Kinderprothese unmittelbar vor dem Durchbruch von 21 und 11 entfernt wird. Dieser Zustand reguliert sich in der Regel weitgehend selbstständig, spätestens mit der Einstellung der oberen Eckzähne.

11.3.5 Fazit

Milchzähne sollen in ihrer Funktion möglichst bis zum physiologischen Durchbruch der bleibenden Zähne erhalten werden. Dies ist jedoch nicht immer möglich. Die Übergangslösung ist in der Verwendung von Lückenhaltern zu sehen, die es ermöglichen, unerwünschte Folgen wie Stützzonenverlust und Platzmangel zu unterbinden. Der Erhalt von tief zerstörten Milchzähnen durch etwaiges „Offenlassen“, lange bevor der Durchbruch des permanenten Nachfolgers zu erwarten ist, ist somit nicht notwendig.

MERKE

Auf Lückenhalter und Kinderprothesen sollte immer dann zurückgegriffen werden, wenn die normale Entwicklung der Sprache, der Beiß- und Kaufunktion, der Muskulatur sowie des Kieferwachstums gefährdet ist. Nicht zuletzt erzeugen diese – aufgrund der ästhetischen Wirkung – auch einen nicht zu unterschätzenden psychosozialen Effekt durch Wiederherstellung der „Gesellschaftsfähigkeit“.

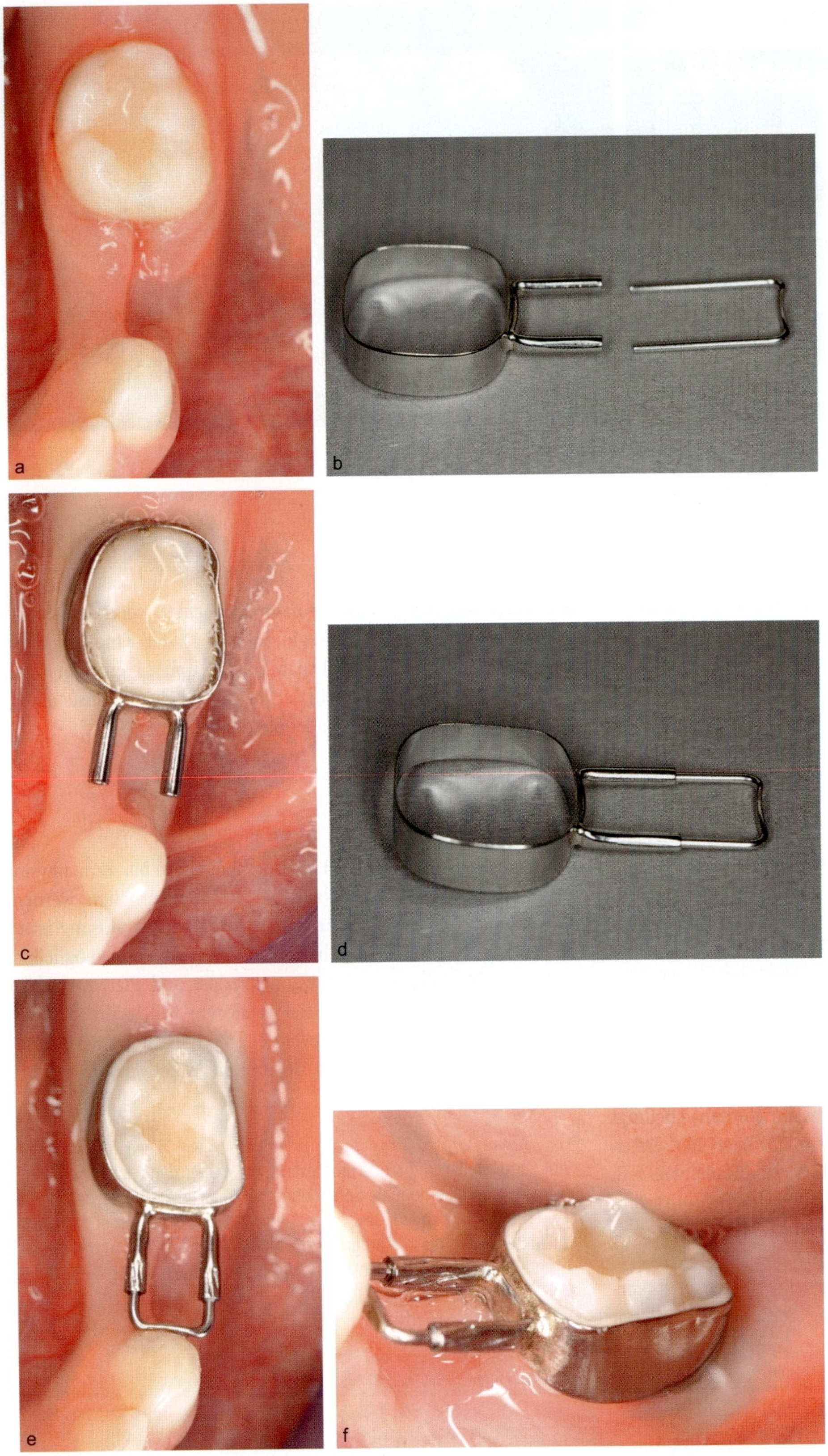

Abb. 11.15 a–f Versorgung der Lücke in Regio 74 mit einem festsitzenden Lückenhalter [U399]

a) Ausgangssituation

b) Aussuchen des Molarenbandes und der Drahtschlaufe

c) Anpassen des Molarenbandes und Ausmessen der Lücke

d) Arretieren der Drahtschlaufe auf der richtigen Länge

e) Arretierter festsitzender Lückenhalter nach Zementierung

f) Ansicht von vestibulär. Ein Aufliegen des Lückenhalters auf der Ginigiva ist zu vermeiden.

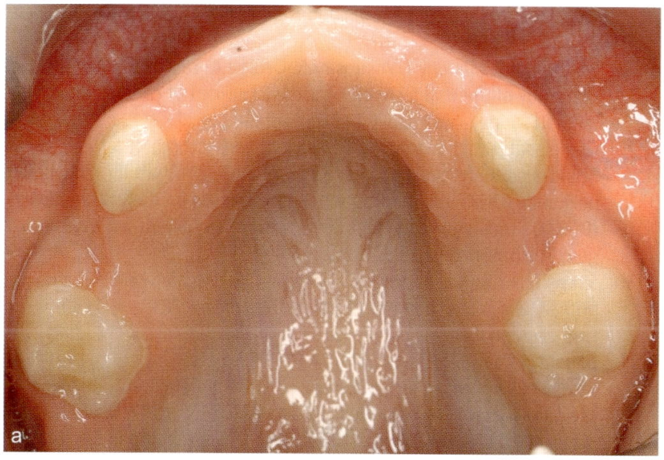

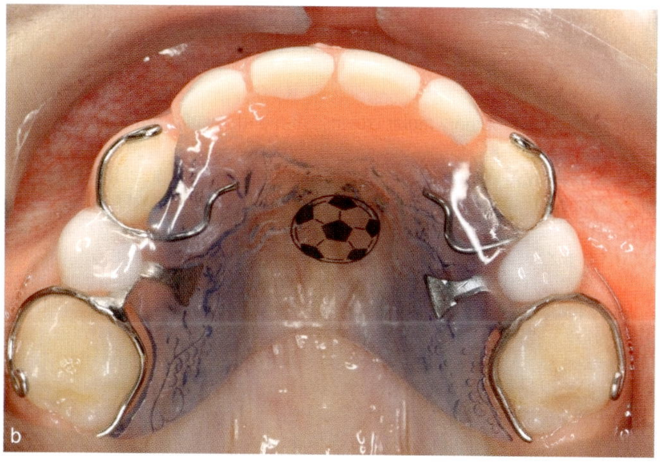

Abb. 11.16 a, b Frühzeitiger Milchzahnverlust der Zähne 54, 52–62 und 64 aufgrund einer frühkindlichen Karies mit nachfolgender prothetischer Versorgung [U399]
a) Ausgangssituation
b) Prothetische Versorgung

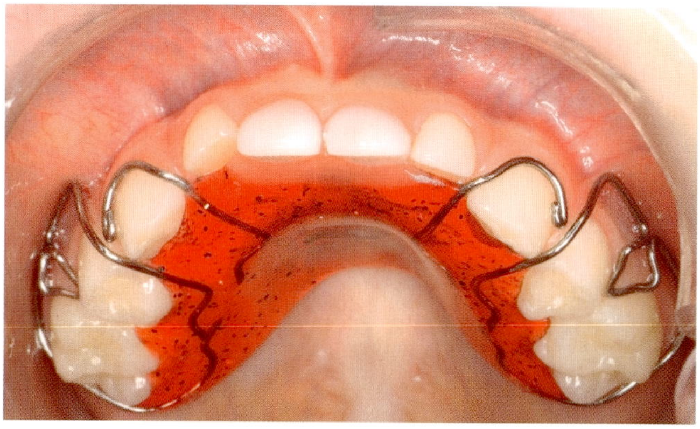

Abb. 11.17 Ersatz der Fronzähne 51 und 61. An den verbleibenden Milchmolaren wurden Pfeilklammern als Retentionselement gewählt. [M1125]

LITERATUR

[1] Deutsche Arbeitsgemeinschaft für Jugendzahnpflege. Epidemiologische Begleituntersuchungen zur Gruppenprophylaxe 2016. Bonn; 2017.

[2] Kindelan SA, Day P, Nichol R, Willmott N, Fayle SA. British Society of Paediatric D. UK National Clinical Guidelines in Paediatric Dentistry: stainless steel preformed crowns for primary molars. Int J Paediatr Dent. 2008; 18 Suppl 1(20–28).

[3] American Academy of Pediatric Dentistry. Pediatric restorative dentistry. The Reference Manual of Pediatric Dentistry. III. ed. 2020, 371–383. Chicago: American Academy of Pediatric Dentistry.

[4] Humphrey WP. Use of chrome steel in children's dentistry. Dent Sur. 1950; 26(945–949).

[5] Engel RJ. Chrome steel as used in children's dentistry. Chron Omaha Dist Dent Soc. 1950; 13(255–258).

[6] Schulte A. Konfektionierte Kronen im Milchgebiss. Schweiz Monatsschr Zahnmed. 1999; 109(3):243–254.

[7] Maciel R, Salvador D, Azoubel K, Redivivo R, Maciel C, da Franca C, Amerongen E, Colares V. The opinion of children and their parents about four different types of dental restorations in a public health service in Brazil. Eur Arch Paediatr Dent. 2017; 18(1):25–29.

[8] Croll TP. Preformed posterior stainless steel crowns: an update. Compend Contin Educ Dent. 1999; 20(2):89–92, 94–86, 98–100 passim; quiz 106.

[9] Innes NP, Stirrups DR, Evans DJ, Hall N, Leggate M. A novel technique using preformed metal crowns for managing carious primary molars in general practice – a retrospective analysis. Br Dent J. 2006; 200(8):451–454; discussion 444.

[10] Innes NP, Evans D, Stewart M, Keightley AJ. The Hall Technique. A minimal intervention, child centred approach to managing the carious primary molar. A Users Manual. 4th ed., Dundee, Scotland: The University of Dundee; 2015.

[11] Salama FS, el-Mallakh BF. An in vitro comparison of four surface preparation techniques for veneering a compomer to stainless steel. Pediatr Dent. 1997; 19(4):267–272.

[12] Wiedenfeld KR, Draughn RA, Goltra SE. Chairside veneering of composite resin to anterior stainless steel crowns: another look. ASDC J Dent Child. 1995; 62(4):270–273.

[13] Bekes K. Versorgung mit Präparation: Konfektionierte Milchzahnkronen – Klassische Stahlkrone oder ästhetische Krone? Oralprophylaxe & Kinderzahnheilkunde. 2020; 42(2):49–53.

[14] Grosso FC. Primary anterior strip crowns: a new technique for severely decayed anterior primary teeth. J Pedod. 1987; 11(4):375–384.

[15] Cohn C. Zirconia-Prefabricated crowns for pediatric patients with primary dentition: technique and cementation for esthetic outcomes. Compend Contin Educ Dent. 2016; 37(8):554–558.

[16] Holsinger DM, Wells MH, Scarbecz M, Donaldson M. Clinical evaluation and parental satisfaction with pediatric zirconia anterior crowns. Pediatr Dent. 2016; 38(3):192–197.

[17] Planells del Pozo P, Fuks AB. Zirconia crowns – an esthetic and resistant restorative alternative for ECC affected primary teeth. J Clin Pediatr Dent. 2014; 38(3):193–195.

[18] Innes NP, Ricketts D, Chong LY, Keightley AJ, Lamont T, Santamaria RM. Preformed crowns for decayed primary molar teeth. Cochrane Database Syst Rev. 2015; (12):CD005512.

[19] Chisini LA, Collares K, Cademartori MG, de Oliveira LJC, Conde MCM, Demarco FF, Correa MB. Restorations in primary teeth: a systematic review on survival and reasons for failures. Int J Paediatr Dent. 2018; 28(2):123–139.

[20] Roberts JF, Attari N, Sherriff M. The survival of resin modified glass ionomer and stainless steel crown restorations in primary molars, placed in a specialist paediatric dental practice. Br Dent J. 2005; 198(7):427–431.

[21] Seale NS, Randall R. The use of stainless steel crowns: a systematic literature review. Pediatr Dent. 2015; 37(2):145–160.

[22] Einwag J, Dünninger P: Stahlkrone vs. mehrflächige Amalgamfüllung – ein klinischer Langzeitvergleich über 8 Jahre. Dtsch Zahnärztl Z. 1995; 50:504.
[23] Donly KJ, Mendez MJC, Contreras CI, Liu JA. Prospective randomized clinical trial of primary molar crowns: 36-month results. Am J Dent. 2020; 33(3):165–168.
[24] Kupietzky A, Waggoner WE, Galea J. Long-term photographic and radiographic assessment of bonded resin composite strip crowns for primary incisors: results after 3 years. Pediatr Dent. 2005; 27(3):221–225.
[25] Chen XX, Zhong J, Yan WJ, Zhang HM, Jiang X, Huang Q, Xue SH, Liu XG. [Clinical performance of rensin-bonded composite strip crowns in primary incisors]. Beijing Da Xue Xue Bao Yi Xue Ban. 2020; 52(5):907–912.
[26] Alaki SM, Abdulhadi BS, AbdElBaki MA, Alamoudi NM. Comparing zirconia to anterior strip crowns in primary anterior teeth in children: a randomized clinical trial. BMC Oral Health. 2020; 20(1):313.
[27] Ayedun OS, Oredugba FA, Sote EO. Comparison of the treatment outcomes of the conventional stainless steel crown restorations and the hall technique in the treatment of carious primary molars. Niger J Clin Pract. 2021; 24(4):584–594.
[28] Sapountzis F, Mahony T, Villarosa AR, George A, Yaacoub A. A retrospective study of the Hall technique for the treatment of carious primary teeth in Sydney, Australia. Clin Exp Dent Res.; 2021.
[29] Gemeinsame Stellungnahme der Deutschen Gesellschaft für Zahn-, Mund- und Kieferheilkunde, der Deutschen Gesellschaft für Kinderzahnheilkunde (DGK) und der Deutschen Gesellschaft für Kieferorthopädie (DGKFO). Indikation und Gestaltung von Lückenhaltern nach vorzeitigem Milchzahnverlust. DZZ 59; 2004.
[30] Simon T, Nwabueze I, Oueis H, Stenger J. Space maintenance in the primary and mixed dentitions. J Mich Dent Assoc. 2012; 94(1):38–40.
[31] Law CS. Management of premature primary tooth loss in the child patient. J Calif Dent Assoc. 2013; 41(8):612–618.
[32] Brothwell DJ. Guidelines on the use of space maintainers following premature loss of primary teeth. J Can Dent Assoc. 1997; 63(753–765.
[33] Bekes K. Frühzeitiger Milchzahnverlust und Lückenhalter in der Kinderzahnheilkunde. ZMK. 2016; 32(12):826–830.

KAPITEL

12

Jutta Margraf-Stiksrud

Zahnbehandlungsangst

12.1 Was ist Zahnbehandlungsangst?

Jeder, Laien wie (Kinder-)Zahnärzte, kennt die Angst vor dem Zahnarzt, wie sie meist genannt wird. Nicht jeder empfindet sie gleich stark, aber viele haben sie – zumindest bei anderen – in der einen oder anderen Weise schon erlebt. Es gibt gute Argumente, sich gerade in der Kinderbehandlung genauer mit den Hintergründen des Auftretens von Angst zu beschäftigen. Die wichtigsten sind:

1. Zahnbehandlungsangst bei Erwachsenen hat fast immer ihre Ursprünge in Erfahrungen während der Kindheit – Kinder ohne Angst werden wahrscheinlicher Erwachsene ohne Angst.
2. Ängstliches Verhalten von Kindern vor und während der Behandlung kann darauf hinweisen, dass das Kind mehr Probleme hat als nur Angst vor dem Zahnarzt.
3. Langfristig führt Zahnbehandlungsangst zu schlechterer Mundgesundheit. Hierfür sind mehrere Faktoren verantwortlich, z. B. Aufschieben notwendiger Kontrolltermine, geringere Aufmerksamkeit auf das Thema Zahngesundheit, mangelnde Compliance bei Empfehlungen und Vernachlässigung der Mundhygiene. Prävention von Zahnbehandlungsangst bedeutet also auch Prävention von Zahn-, Mund- und Kieferkrankheiten.
4. Kompetenter Umgang mit kindlichen Ängsten erleichtert den Behandlungsablauf, führt zu weniger Stress beim Behandeln und führt bei Kindern und zahnärztlichem Personal (eventuell sogar bei Eltern) zu einem Erfolgsgefühl.

Zahnbehandlungsangst wird bereits seit vielen Jahrzehnten international wissenschaftlich untersucht, Publikationen dazu sind in den letzten 5 Jahren sprunghaft angestiegen. Sie tritt mit ihren gesundheitlich negativen Folgen in zahlreichen Ländern und unterschiedlichen Gesundheitssystemen auf. Unser Wissen über Zahnbehandlungsangst ist demzufolge umfangreicher und genauer geworden und ist zunehmend besser empirisch abgesichert. Damit ist es möglich und angemessen, daraus Handlungsempfehlungen zur Prävention und zum Abbau von Ängsten abzuleiten.

12.1.1 Häufigkeit und Verbreitung

Von 1.200 Publikationen, die zwischen 1985 und 2020 erschienen sind, wurden in einer Übersichtsarbeit von Grisolia et al. (2020) [1] nur 50 als methodisch aussagekräftig akzeptiert, um in ihre Metaanalyse über die Prävalenz von Zahnbehandlungsangst bei Kindern im Alter zwischen 3 und 18 Jahren aufgenommen zu werden. Die Studien stammten aus 21 verschiedenen Ländern aus allen Erdteilen (außer Australien) und umfassten insgesamt mehr als 20.000 Kinder, allerdings erfüllte keine deutsche Studie die Einschlusskriterien. Die Autoren finden über alle Studien gesammelt folgende Häufigkeiten: für Vorschulkinder (3–5 Jahre) 36,5 %, für Grundschulkinder (6–12 Jahre) 25,8 % und für Jugendliche (13–18 Jahre) 13,3 %. Die Prävalenz betrug im Mittel über alle Altersgruppen 23,9 %. Dabei traten mit einer Ausnahme (Brasilien) keine Geschlechtsunterschiede und kein Zusammenhang mit dem soziökonomischen Status der Kinder auf.

Speziell für Deutschland können Daten aus eigenen Untersuchungen herangezogen werden [2]. Bei einer Befragung von über 3.000 Kindern im Alter von 6, 9 und 12 Jahren mit einem kindgerechten Fragebogen zur Zahnbehandlungsangst im Jahr 2008 wurden folgende Prävalenzen festgestellt: für 6-Jährige 32,6 %, für 9-Jährige 15,4 % und für 12-Jährige 15,2 %. Da die Daten nicht aus einer repräsentativen Stichprobe stammen, sind sie allerdings nur als Anhaltspunkt brauchbar. Sie entsprechen jedoch ungefähr den internationalen Analysen.

Insgesamt ist also davon auszugehen, dass etwa jedes 5. Kind mit deutlicher Angst in die Zahnbehandlung geht. Damit wird auch aufgrund der Auftretenshäufigkeit wichtig, angemessen auf diese Ängste eingehen zu können.

12.1.2 Zahnbehandlungsangst, Kooperation und Verhaltensauffälligkeiten

Ein Kind zappelt während der Behandlung auf dem Stuhl herum, hört nicht richtig zu, will ständig etwas sagen während der Untersuchung und fängt an zu weinen, wenn eine Anästhesie angekündigt wird. Was ist der Hintergrund dieses Verhaltens? Hat das Kind Angst?

An diesem kurzen Beispiel kann gut illustriert werden, dass es für das geschilderte Verhalten eine ganze Reihe von Gründen geben kann, unter denen Angst einer sein kann, nicht aber der einzige sein muss. Zunächst lässt sich nur feststellen, dass das Verhalten des Kindes wenig kooperativ ist und wenig angepasst an die Erfordernisse der Situation erscheint. Eine solche Anpassung an Situationsanforderungen ist ganz allgemein eine (kulturelle) Leistung von Kindern, die sie im Erziehungsprozess von Bezugspersonen vermittelt bekommen oder die sie sich selbst aneignen. Dazu gehören angemessenes Sozialverhalten in verschiedenen Kontexten ebenso wie der Einsatz von jeweils wichtigen Kompetenzen (z. B. Aufmerksamkeit in der Schule, motorisches Geschick auf dem Spielplatz, Umgang mit Geld beim Einkaufen). Mangelnde Kooperation kann also auf nicht gelernte „Regeln“ für das Vorgehen in einer bestimmten Situation, hier bei der Zahnbehandlung, hinweisen.

Während solche fehlende Regelkenntnis oder Regelbefolgung bei jungen Kindern meist als „noch nicht ausgebildet“ toleriert wird, gilt sie mit zunehmendem Alter als auffällig und unerwünscht. Zeigen Hinweise und Erklärungen oder andere Maßnahmen keine Verhaltensänderung, wird nicht selten ein „Problem“ des Kindes vermutet. Tatsächlich könnten solche Probleme des Kindes auch in der Zahnbehandlung zu mangelnder Kooperation führen.

Von Verhaltensauffälligkeiten kann generell gesprochen werden, wenn bestimmte Reaktionen oder Reaktionsmuster des Kindes nicht altersangemessen sind (d. h. nicht dem entsprechen, was die meisten Kinder in diesem Alter zeigen) oder für die Situation übermäßig intensiv oder lang andauernd ausfallen. Diese Auffälligkeiten sind im Kindes- und Jugendalter recht häufig. Problematisch ist, wenn sie immer wieder über einen längeren Zeitraum (und/oder in mehreren Situationen) in ähnlicher Weise gezeigt werden. Je nach Art der Reaktionsmuster unterscheidet man externalisierende und internalisierende Störungen. Erstere sind für die Umwelt eher erkennbar, da expressive Verhaltensweisen (Wutanfälle, soziale Unangepasstheit, Übergriffe …) dazugehören, während internalisierende Störungen eher *im* Kind ablaufen (Ängste, Verstimmungen, Essprobleme …). Das Vorkommen solcher Störungen ist deutlich seltener als die passageren Auffälligkeiten und liegt je nach Art zwischen 5 und 10 % aller Kinder und Jugendlichen zwischen 3 und 18 Jahren. Bei Vorliegen einer problematischen Verhaltensauffälligkeit sollte eine genaue Diagnostik mit Berücksichtigung der familiären und sozialen Situation des Kindes erfolgen, um Kind und Familie angemessen unterstützen zu können. Dies kann nicht im Rahmen zahnärztlicher Maßnahmen geleistet werden. Wenn es allerdings ungewöhnlich schwierig erscheint, zum Kind Kontakt zu bekommen (weil es besonders still, aber auch extrem unaufmerksam, schwer lenkbar, emotional instabil etc. reagiert), kann es sinnvoll sein, sich bei den Bezugspersonen danach zu erkundigen, ob das Kind auch in anderen Situationen Probleme erkennen lässt. Dem Verdacht auf das Vorliegen von Zahnbehandlungsangst als Ursache für das gezeigte Verhalten kann dann zwar nachgegangen werden, dies greift aber unter Umständen zu kurz und führt allenfalls zu Teilerfolgen.

12.1.3 Erfassung und Bestimmung von Zahnbehandlungsangst – Diagnostik

Ein „erster Eindruck“, der von einem Kind gewonnen wird, das sich zum ersten Mal (oder nach längerer Pause) in der Praxis vorstellt, reicht also nicht für die angemessene Einschätzung der Gründe für eventuelle Verhaltensprobleme aus. Eine gute Kenntnis über Entwicklung und Entwicklungspathologie insgesamt ist für Kinderzahnärzte und Kinderzahnärztinnen sehr nützlich, um einen optimalen Zugang zu den Kindern und ihren Familien zu gewinnen (z. B. [3]). Eine spezielle Expertise zu Zahnbehandlungsangst ist jedoch unverzichtbar, damit die situationsbezogenen Reaktionsmuster differenzialdiagnostisch von anderen Verhaltensauffälligkeiten abgegrenzt werden können. Um abzusichern, ob das oben geschilderte Verhalten des Kindes tatsächlich auf Angst zurückzuführen ist, sind zwei Schritte notwendig:

1. Kenntnis und Beachtung aller Anzeichen, die mit Angst verbunden sein können
2. Eingrenzung der Art und des Ausmaßes, in dem diese Symptome vorhanden sind

Schritt 1: Kenntnis und Beachtung aller Angstanzeichen

Angst äußert sich in verschiedenen Lebensaltern und in verschiedenen Situationen unterschiedlich. Bei sehr jungen Kindern dominieren direkt sichtbare Verhaltensweisen (Weinen, Schreien, Weglaufen, an die Mutter anklammern), während ältere Kinder zunehmend versuchen, ihre Angst zu beherrschen und weniger offen zu zeigen, z. B. Blickkontakt vermeiden. Jugendliche (ebenso wie viele Erwachsene) versuchen manchmal, ihre Angst durch besonders viele Fragen zu überspielen. Angst ist also eine altersabhängige komplexe emotionale Reaktion, die den gesamten Organismus betrifft. Weil es eine Vielzahl von möglichen Angstanzeichen gibt, empfiehlt sich die systematische Prüfung folgender vier Bereiche:

1. **Verhaltensebene/Motorik** (z. B. Weggehen, Wegdrehen, Zittern, Festhalten – sich selbst, z. B. am Stuhl; die Bezugsperson, z. B. Anklammern; die behandelnde Person, z. B. Hand oder Arm abwehren)
2. **Körperliche Ebene/physiologische Reaktionen** (z. B. Schwitzen, blasses oder gerötetes Gesicht, zur Toilette müssen)
3. **Emotionale Ebene/inneres Empfinden** (z. B. Gefühle von Angst, Hilflosigkeit, Ausgeliefertsein, ggf. Panik)
4. **Kognitive Ebene/Denkvorgänge und Vorstellungen** (z. B. Wahrnehmungseinschränkung, Befürchtung von „Katastrophen“, Erwartung von Schäden/Schmerzen/Verletzungen)

Auf der Basis einer Vielzahl von empirisch-wissenschaftlichen Untersuchungen zur Angst (nicht nur in der Zahnbehandlung) kann als gut nachgewiesen gelten, dass eine angemessene Einschätzung darüber, ob bei einer Person Angst vorliegt, nur durch die Zusammenschau aller genannter Bereiche gelingen kann. Es zeigt sich nämlich immer wieder, dass Personen mit Angst nicht unbedingt auf allen Ebenen Symptome zeigen. Achtet man beispielsweise nur auf das offene Verhalten – das möglicherweise angepasst wirkt –, entgeht einem, dass der Patient oder die Patientin innerlich voller Angst- und Panikgefühle ist. Ein Kind, das laut schreit, könnte gar keine Angst empfinden, sondern „nur“ versuchen, die Aufmerksamkeit seiner Mutter zu gewinnen. Erst die Kombination der Angstäußerungsebenen sichert ab, ob wirklich Angst den aktuellen Zustand des Patienten beschreibt.

Daher kann als wissenschaftlich begründete Eingrenzung dessen, was unter Zahnbehandlungsangst zu verstehen ist, Folgendes gelten:

Hintergrundinformation

Zahnbehandlungsangst ist ein intensives unangenehmes Gefühl, das alle Gedanken und Handlungen auf eine vermeintliche oder tatsächliche Bedrohung im Zusammenhang mit Zahnarzt oder zahnärztlichem Personal, Behandlungsablauf oder Behandlungsumständen richtet und Abwehr- und Alarmreaktionen im Körper wachruft [4].

Schritt 2: Einschätzung von Art und Ausmaß der Symptome

Wenn sich durch genaue Beobachtung und kindgemäße Befragung (je nach Alter des Kindes ergänzt durch eine Befragung der Bezugspersonen) das Vorliegen von Angst bestätigt, ist eine weitere Diagnostik sinnvoll. Sie bestimmt das Ausmaß der beeinträchtigenden Gefühle genauer und vermeidet subjektive Fehleinschätzungen durch den Zahnarzt/die Zahnärztin oder die Eltern. Dazu stehen eine ganze Reihe geeigneter und geprüfter Instrumente zur Verfügung, die altersbezogen eingesetzt werden können und meist in wenigen Minuten und mit wenig Aufwand für das Kind zuverlässige Werte liefern. Dazu geben beispielsweise Hoefert und Jöhren

(2010) [5] und Margraf-Stiksrud (2013) [6] einen Überblick. In ➤ Tab. 12.1 sind die gebräuchlichsten Instrumente aufgeführt, wobei nur zum FEZ-Ki deutsche Vergleichsdaten vorliegen.

Wie aus den oben berichteten Prävalenzen hervorgeht, ist Zahnbehandlungsangst ein recht häufiges und nicht unbedingt pathologisches Phänomen. Allerdings sind sehr ausgeprägte, starke Formen der Angst deutlich seltener. Gerade bei Kindern werden sie manchmal schlecht erkannt. Bei Erwachsenen führen intensive Ängste in der Regel zur vollständigen Vermeidung des Zahnarztbesuches. Kinder haben diese „Freiheit" jedoch nicht. Meist entscheiden die Bezugspersonen, dass eine Behandlung oder Kontrolle nötig ist, und die Kinder werden trotz ihrer an Panik grenzenden Angst in die Praxis gebracht. Intensive Angst, die als Phobie anzusehen ist, kommt bei ca. 5 % der Kinder vor. Dies sind jedoch Schätzungen und Extrapolationen, da eine genaue klinische Diagnostik der Zahnbehandlungsphobie gerade bei Kindern in entsprechenden Studien nicht immer durchgeführt wird. Phobische Angst hat Krankheitswert und bedarf daher zunächst und selbst einer Behandlung, bevor zahnärztliche Maßnahmen möglich werden. Dies wird in den Leitlinien zur Zahnbehandlungsangst bei Erwachsenen [7] beschrieben, gilt aber auch für Kinder:

„Zahnbehandlungsangst mit Krankheitswert ist eine interventionsbedürftige Störung und wird in der vorliegenden Leitlinie als intensive Gefühlsreaktion auf Elemente der zahnärztlichen Behandlungssituation definiert, die für den Betroffenen Leiden verursacht und die angesichts der tatsächlichen Gefahren in der Situation übertrieben erscheint. Sie äußert sich nicht nur durch Gefühle von Angst, Bedrohung und Unbehagen, sondern führt auch zu kognitiven Verzerrungen bei der Situationswahrnehmung, zu typischen physiologischen Veränderungen und zu Flucht-, Ausweich- und Vermeidungsreaktionen. Sie ist mit Risiken für die Zahngesundheit verbunden und kann auf psychopathologische Prozesse hinweisen. Die genaue psychische Diagnose obliegt nicht dem Zahnarzt, sondern dem Psychiater, Psychosomatiker oder psychologischen Psychotherapeuten."

Tab. 12.1 Instrumente zur Selbsteinschätzung von Zahnbehandlungsangst für Kinder

Name	Altersgruppe	Dauer/Antwortmodus/ Anzahl Fragen	Ergebnis in Punkten
Fragebogen zur Erfassung von Zahnbehandlungsangst bei Kindern (FEZ-Ki) 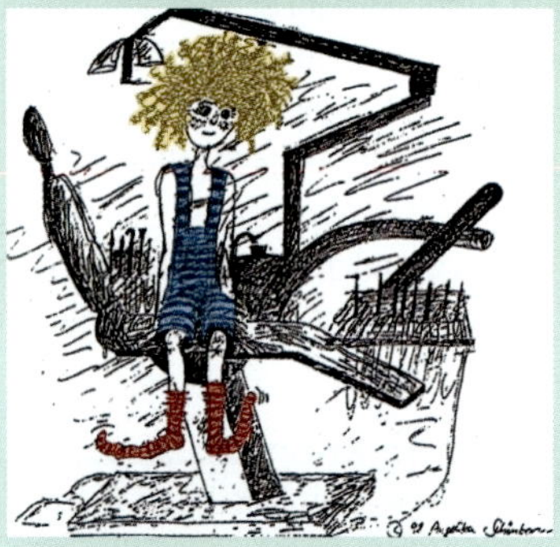		10 Minuten stimmt/stimmt nicht	
Bildversion	6–11 Jahre	5 Aussagen/5 Situationen	5–25 (ab 8 erhöhte Angst)
Listenversion	10–14 Jahre	20 Aussagen	1–20
Children's Fear Survey Schedule – Dental Subscale (CFSS-DS)	5–14	8–10 Minuten 5-stufige Beantwortung 15 Angstauslöser	15–75
Venham Picture Test 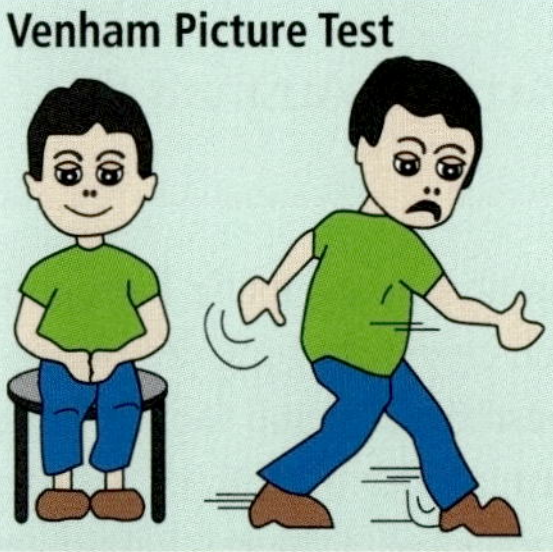	Vorschulkinder	2 Minuten, 8 Bilder	0–8
Visuelle Analogskala 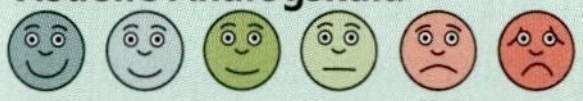	Ab Vorschulalter	1 Minute (Frage: Wie viel Angst)	Abhängig von der Anzahl der Stufen
Angstthermometer 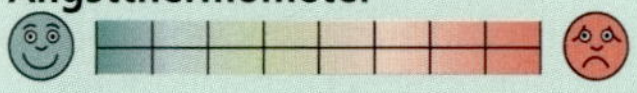	Ab 6 Jahre	1 Minute (Frage: Wie viel Angst)	Abhängig von der Anzahl der Stufen

Quellcodes der Abbildungen: FEZ-Ki [R465/L143]; Venham Picture Test [O711/L143]; Visuelle Analogskala [L143]; Angstthermometer [L143]

12.2 Wie entsteht Zahnbehandlungsangst?

Ängste bei Kindern sind ein allen Eltern vertrautes Phänomen. Kleinkinder lernen früh, dieses Gefühl zum Ausdruck zu bringen. Oft gehört das Wort „Angst“ (in kindersprachlichen Variationen) zu den ersten Begriffen, die es zu sprechen lernt. An dieser Stelle kann auf die entwicklungsbiologischen Hintergründe der Grundemotion Angst nicht eingegangen werden. Es spricht jedoch viel dafür, dass sie zu vorprogrammierten Prozessen im gesamten Organismus führt, die ihn effektiv vor Schaden bewahren und Bedrohungen abwenden sollen. In diesem Sinne ist Angst praktisch vom Beginn des Lebens an „natürlich“ und kein „angelerntes“ Verhaltensmuster.

Offenbar führen eine Reihe von prototypischen bedrohlichen Reizkonstellationen in der Umwelt sehr rasch und unmittelbar zu Angstgefühlen und einer Kaskade von Schutzreaktionen. Trotzdem gibt es erhebliche interindividuelle Unterschiede in der Auslösbarkeit von Angst (welche Situationen führen zu Angst), in der Intensität der Emotion und in der Art der Reaktionen. Je jünger die Kinder sind, desto ähnlicher scheinen sich die angstauslösenden Situationen und das darauf gezeigte Verhaltensrepertoire zu sein (➤ Tab. 12.2).

Tab. 12.2 Häufige Angstauslöser in verschiedenen Lebensaltern

Alter	Angstauslöser
1. Lebensjahr	Neue, unerwartete Situationen; fremde Personen; plötzlicher Haltverlust, Trennung
2.–4. Lebensjahr	Phantasiefiguren (Monster); Tiere (Hunde); Alleinsein; Dunkelheit
5–7 Jahre	Körperliche Verletzungen; Naturkatastrophen; belastende Erlebnisse (auch stellvertretend, z. B. durch Medien); Tiere
8–12 Jahre	Schule, Prüfungen; Krankheiten
13–18 Jahre	Soziale Abwertung und Zurückweisung; Verletzungen und Krankheiten

Die Übersicht zeigt, dass es mit zunehmendem Alter zu einer Veränderung von angstauslösenden Situationen kommt. Dies geht zum einen auf die Erfahrung mit diesen Ereignissen zurück, zum anderen auf die Art und Weise, darauf zu reagieren. Tatsächlich potenziell gefährliche Situationen (Trennung, Alleinsein, Dunkelheit, Verletzungen) werden von eher vorgestellten, erwarteten Bedrohungen (Prüfungen, Zurückweisung) abgelöst. Dies hängt vor allem mit der kognitiven Entwicklung der Kinder zusammen. Die Heranwachsenden lernen, mit einer Vielzahl von Reizkonstellationen in der Umwelt umzugehen, womit diese ihre Bedrohlichkeit verlieren. Im Laufe des Lebens entwickelt sich ein immer differenzierteres Inventar von Verhaltensweisen und Reaktionen, das es ermöglichen soll, den Alltag weitgehend angstfrei zu gestalten.

Um die Entstehung von Zahnbehandlungsangst zu erklären, reicht ein Blick auf die allgemeine Entwicklung von Ängsten im Kindesalter allerdings nicht aus. Sie tritt nicht passager als natürlicher Teil der kindlichen Reifungsprozesse auf. Viele Kinder zeigen keine nennenswerte Angst während der Untersuchung oder Behandlung ihrer Zähne. Tatsächlich müssen nach aktueller Erkenntnislage mehrere (ungünstige) Faktoren beteiligt sein, damit es zu deutlichen Angstreaktionen bei Kindern kommt [6].

➤ Abb. 12.1 zeigt eine vereinfachte Darstellung der beteiligten Prozesse. Basis der Analyse (siehe zentraler Kasten) stellt die bekannte Zwei-Faktoren-Theorie der Angstkonditionierung dar. Sie besagt, dass Angst praktisch bei allen Menschen durch spezifische Reize spontan (reflexhaft) ausgelöst werden kann. Zu diesen (unkonditionierten, nicht gelernten) Reizen gehört vor allem Schmerz. Wird dieser empfunden, wird sofort mit einer Vermeidung seiner (vermeintlichen) Ursache reagiert. Menschen assoziieren nun andere Elemente einer Situation, in der Schmerz ausgelöst wird, mit der schmerzhaften Erfahrung (z. B. Spritze, Bohrer) und reagieren dann (konditioniert, gelernt) mit Angst (und damit Vermeidung) auf diese Elemente – auch dann, wenn kein Schmerz mehr auftritt. Nach dieser Theorie wird Angst durch Erfahrung mit Schmerzen gelernt, und durch den Erfolg der (Schmerz-)Vermeidung wird

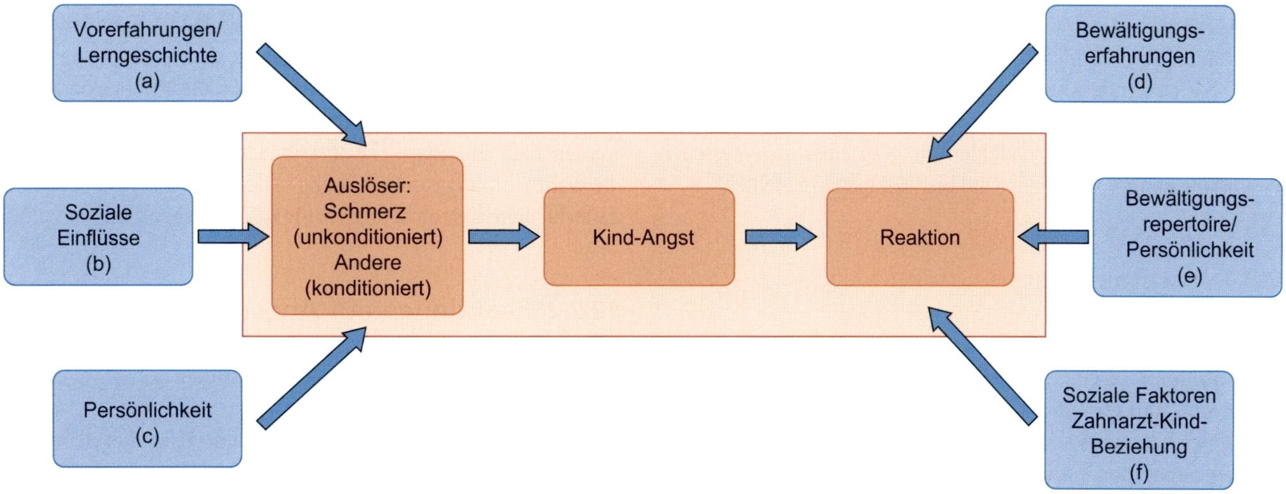

Abb. 12.1 Einflussfaktoren auf Angstentstehung (die Buchstaben a–f beziehen sich auf die entsprechenden Abschnitte im Text) [M1141/L143]

12

die Vermeidungsreaktion „verstärkt" (das bedeutet hier: verfestigt, nicht: intensiver gemacht). Es hat sich gezeigt, dass diese Annahmen grundsätzlich zutreffend sind, aber einer Reihe von Erweiterungen bedürfen. Wichtig ist dabei, dass Zahnbehandlungsangst durch Lernprozesse entsteht (aktuell dazu [8]).

Eine *erste* wichtige Erweiterung der einfachen Zwei-Faktoren-Theorie betrifft die *Auslöser von Angst.* Wenn ein Kind in die zahnärztliche Praxis kommt, bringt es bereits eine „Lerngeschichte" mit. Es kann in der Vergangenheit bereits viele Verbindungen zwischen unkonditionierten Bedrohungsreizen und damit verbundenen anderen Hinweisen (gelernte Angstauslöser) hergestellt haben, ohne dass die zahnärztlichen Maßnahmen selbst Schmerzen bereitet haben. Das Kind reagiert z. B. mit Angst auf alle Personen in weißem Kittel, auf eine laute Stimme, auf Berührungen von fremden Personen u. v. m. Es bringt im Kopf eine individuelle „Liste" von Umständen mit, die es für bedrohlich hält, weil es bereits schlechte (unangenehme oder sogar schmerzhafte) Erfahrungen damit gemacht hat. Nimmt es in einer bestimmten Situation einen solchen bedrohlichen Umstand wahr, reagiert es mit Angst. Das bedeutet auch, dass nicht immer gut erkennbar ist, was genau das Kind als bedrohlich empfindet. Ältere Kinder können dies aber häufig angeben, wenn sie angemessen und verständnisvoll danach gefragt werden.

Eine *zweite* wichtige Erweiterung der Ausgangstheorie betrifft die *Angstreaktionen.* Im einfachen Konditionierungsparadigma führt die Angst (z. B. aufgrund erwarteter Schmerzen) zur Vermeidung – entweder der kompletten Situation oder der spezifischen Elemente, von denen Schmerz erwartet wird. Solche Vermeidungsreaktionen sind im zahnärztlichen Kontext bekannt und dysfunktional, da sie eine Heilbehandlung erschweren oder unmöglich machen. Häufig werden die Vermeidungsreaktionen als „übertrieben" angesehen, da entweder gar nicht mit Schmerzen zu rechnen ist oder diese durch Anästhesie fast komplett ausgeschaltet werden können. Wünschenswert wäre also, selbst bei ängstlichen Gefühlen in der Situation zu bleiben, am besten die Angst zu überwinden. Dass das Erleben von Angst nicht zwingend bedeutet, die Situation zu verlassen, ist Kindern und Erwachsenen zumindest in anderen Kontexten oft hinlänglich bewusst. Etwas „auszuhalten" gehört zu den Kompetenzen, die dem Kind meist im Zusammenhang mit dem Erreichen eines wichtigen Zieles vermittelt werden (z. B. im medizinischen Kontext: eine Impfung erhalten, eine Wunde reinigen lassen, eine Verletzung behandeln lassen). Fortdauernde Angstreaktionen während der zahnärztlichen Behandlung bis hin zu Vermeidungsverhalten zeigen also an, dass es beim Umgang mit Angstgefühlen nicht zu einer angemessenen Bewältigung kommt, dass dem Kind hier Kompetenzen fehlen.

12.2.1 Angstauslöser

An der Entstehung von Zahnbehandlungsangst sind jedoch noch weitere Faktoren beteiligt. Folgende Aspekte beeinflussen die **Auslösung** von Angst (➤ Abb. 12.1, links):

a) *Zahnbehandlungsbezogene Vorerfahrungen*

Wie oben angedeutet, bringt das Kind eine Lerngeschichte zu Angst, ängstigenden Situationen und Bedrohungen in die Praxis mit. Je spezifischer die Erfahrungen in einem Zusammenhang mit Zähnen und Zahnbehandlungen stehen, desto relevanter sind diese für seine Reaktionen. Dies gilt in positiver wie in negativer Hinsicht. In Untersuchungen zeigte sich, dass Kinder mit häufigeren Besuchen bei der Behandlung (ohne unangenehme Ereignisse) weniger ängstlich waren als Kinder ohne bisherige Erfahrungen. Daher sind Prophylaxeprogramme und Initiativen der Zahnärzteschaft (z. B. Besuchsprogramme in der Praxis) so nützlich. Haben Kinder jedoch selbst Angsterfahrungen beim Zahnarzt gemacht, werden sie nicht mehr unbefangen in die Situation gehen – selbst wenn ihnen eine andere Zahnärztin oder ein anderer Zahnarzt begegnet. Aus der aktuell empfundenen, auf die Einzelsituation bezogenen Angst (Zustands- oder „State"-Angst) ist eine allgemeine Tendenz geworden, beim Zahnarztbesuch ängstlich zu reagieren (Angstneigung oder „Trait"-Angst).

b) *Wichtige andere Personen*

Zur Lerngeschichte gehört auch, dass das Kind andere, für es selbst wichtige Personen beobachtet oder von ihnen Berichte hört, die mit der Zahnbehandlung zu tun haben. Auch hier gilt, dass positive (zumindest neutrale) Reaktionen anderer keine Angstgefühle hervorrufen, während Berichte über eigene Angst, schmerzhafte Prozeduren oder unfreundliches Personal dem Kind sogenannte „stellvertretende" Erfahrungen vermitteln, die ähnlich wie eigene wirken. Dies gilt insbesondere für wichtige Bezugspersonen (Eltern) und (ältere) Geschwister, aber auch Freunde können hier „Schaden" anrichten.

c) *Persönlichkeit des Kindes*

In der Praxis entsteht manchmal der Eindruck, Kinder mit Zahnbehandlungsangst seien insgesamt eher ängstliche Kinder. Untersuchungsbefunde dazu zeigen, dass ein solcher Zusammenhang allenfalls schwach nachgewiesen werden kann. Die Ausprägung von Persönlichkeitseigenschaften – dazu gehört auch Ängstlichkeit – kann als eine Konsequenz aus dem Zusammenwirken von Anlagefaktoren und Umwelteinflüssen angesehen werden [9]. Zu diesem Zusammenwirken gehören auch die Erfahrungen, die das Kind mit bedrohlichen Situationen macht. Wie oben geschildert, ist die Bewältigung von Ängsten im kindlichen Entwicklungsverlauf eine wichtige Aufgabe. Ängstlichere Kinder könnten häufiger Situationen mit Angstgefühlen erlebt haben, die sie nicht (oder ungenügend) überwinden konnten. Die zahnärztliche Behandlung kann eine weitere solche Erfahrung sein. Allerdings spielen beim Zahnarztbesuch viele protektive Faktoren (vor allem der einfühlsame Zahnarzt oder die Zahnärztin) eine Rolle, sodass auch primär ängstliche Kinder die Untersuchung positiv in Erinnerung behalten können und sollten. Es kann geschlussfolgert werden, dass eine ängstliche „Persönlichkeit" ein gewisses Risiko für die Wahrnehmung von Bedrohung in der zahnärztlichen Behandlung darstellt, diese aber nicht regelmäßig zu Zahnbehandlungsangst führt.

12.2.2 Reaktionen auf Angstgefühle

Folgende Aspekte beeinflussen die **Reaktionen** auf Angstgefühle:

d) *Bewältigungserfahrungen*

Im Entwicklungsprozess erfährt das Kind in der Regel Unterstützung, Hilfe und Beruhigung, sobald in einer Situation Angst gezeigt wird. Diese Reaktionen der sozialen Umwelt tragen dazu bei, dass das Kind sich sicher fühlt und lernt, dass Angst überwunden werden kann, dass vermeintliche Bedrohungen sich als harmlos herausstellen und tatsächliche „Schäden" (Verletzungen, aber auch Abwertungen) heilen oder abgemildert werden können. Je nach Art der Bedrohung und Alter des Kindes kann es über viele Jahre notwendig sein, dass vertraute Personen bei der Bewältigung von Angst helfen. Werden Erfahrungen mit der Überwindung von Angst nicht gemacht oder fehlen unterstützende Personen, bleiben Angstreaktionen auf solche Situationen bestehen, die mit unangenehmen und für das Kind nicht vermeidbaren Folgen verbunden waren.

e) *Bewältigungsrepertoire/Persönlichkeit*
Das Kind sammelt Kenntnisse darüber, welche Art von Reaktion auf eine Bedrohung erfolgreich Angst mildert. Dies kann zunächst die Schutzsuche bei Mutter oder Vater sein, später folgt der aktive Umgang mit der Bedrohung (z. B. allmähliches Kennenlernen eines vermeintlich gefährlichen Hundes, das Anschreien oder Verjagen eines aggressiven Spielkameraden oder besonders intensives Lernen vor einer gefürchteten Klassenarbeit). Wichtig dabei ist, dass die Maßnahme tatsächlich Angst reduziert und zu einer emotionalen Entlastung führt, dabei ökonomisch und dem Ausmaß der Bedrohung angepasst ist („modulierte Angstkontrolle"). Um wirksam mit unterschiedlichen Ängsten und Bedrohungen umzugehen, muss das Kind ein möglichst umfangreiches Repertoire an jeweils nützlichen Bewältigungsmaßnahmen kennen und einsetzen können. Im günstigen Fall entwickelt sich beim Kind ein Bewusstsein für die eigene Kompetenz zur Meisterung von Bedrohungssituationen. Ab dem Alter von etwa 10 Jahren wird dieses Bewusstsein als Teil des Selbstkonzepts („Selbstwirksamkeit") verallgemeinert und macht damit das Kind unabhängiger von anderen. Wenn das Kind insgesamt überzeugt ist, bedrohliche Situationen ganz gut bewältigen zu können, ist es weniger angstanfällig für Einzelereignisse, in denen eine Bewältigung nicht vollständig gelingt – es sieht sie als Besonderheit, als Ausnahme an. Umgekehrt führt die wiederholte Erfahrung nicht gelingender Angstreduktion in spezifischen Situationen zu einer Beibehaltung oder gar Steigerung der empfundenen Angst und zu unmodulierten Vermeidungsreaktionen. Diese Kinder entwickeln kein Konzept eigener Kompetenz, sondern schützen sich durch Ausblenden und Umgehen der Situation, wo immer möglich.

f) *Soziale Faktoren, Zahnarzt-Kind-Beziehung*
Primäre Bezugspersonen, in der Regel die Eltern, spielen eine wichtige Rolle für das Erlernen von Angstbewältigung. Eltern, die ihr Kind von Anfang an unterstützen, genaue Information geben und das Kind ermutigen, vermitteln dem Kind Kompetenzen, die es sicherer und selbständiger im Umgang auch mit möglichen Belastungen während der zahnärztlichen Untersuchung und Behandlung machen. Studien haben gezeigt, dass nicht nur Eltern, sondern auch andere Kinder Fähigkeiten im angemessenen Reagieren beim Zahnarzt weitergeben können. Beobachtet ein ängstliches Kind ein anderes, ihm selbst z. B. in Alter und Geschlecht ähnliches, dabei, wie dieses andere Kind bestimmte zahnärztliche Maßnahmen erfolgreich mitmacht, wird es selbst dieses kooperierende Verhalten eher nachahmen (vor allem dann, wenn das beobachtete Kind zu Beginn zwar auch etwas ängstlich war, dann aber doch kooperativ bleibt).

Ein besonderes „Bindeglied" zwischen Angstauslösung und Angstreaktionen stellen die Zahnärztin und der Zahnarzt, in zweiter Linie auch das zahnärztliche Personal dar. Auch sie können „konditionierte" Angstauslöser sein (siehe oben). Sie stehen mit allem in Verbindung, was unangenehm ist, Missbefindlichkeiten hervorruft und möglicherweise Schmerz induziert. Allerdings können sie auch wichtige Unterstützung dabei liefern, dass das Kind gerade diese – meist sehr begrenzten und seltener schmerzhaften – Prozeduren kooperativ bewältigen kann und die Maßnahme ohne Widerstand toleriert:

- Wenn das Kind den Zahnarzt/die Zahnärztin insgesamt eher als zugewandt und freundlich erlebt, wird das Kind die Person(en) selbst eher nicht mit unangenehmen Konsequenzen in Verbindung bringen.
- Je genauer und ausführlicher Maßnahmen und Abläufe erläutert werden, desto eher richtet sich die Aufmerksamkeit auf die Bewältigung dieser Aspekte und weniger auf Personen.
- Wenn Zahnärztin und Zahnarzt das Kind bei der Bewältigung unangenehmer Maßnahmen unterstützen, werden Kinder unabhängiger von Bezugspersonen und lernen eigene, neue Kompetenzen.

Folgerichtig wünschen sich Kinder in Befragungen immer wieder von ihrem Zahnarzt und ihrer Zahnärztin, dass sie vor allem Zeit für sie haben und ihnen zuhören.

Wenn Erwachsene oder ältere Jugendliche daraufhin befragt werden, was ihre Zahnbehandlungsangst ausgelöst habe, werden oft einzelne, negative Erlebnisse und Erfahrungen geschildert – etwa eine extrem schmerzhafte Extraktion oder ein besonders abweisender Behandler. Solche Ereignisse lösen aber nicht bei allen Personen Angst aus. Entscheidend für die Erinnerung und Bewertung als „traumatisches" Erlebnis ist vor allem die Hilflosigkeit in der *Bewältigung* dieser Erfahrung.

12.3 Wie lässt sich Zahnbehandlungsangst vermeiden oder abmildern?

Viele Zahnärztinnen und Zahnärzte, besonders in der Kinderbehandlung, gehen in vielfältiger Weise auf ihre jungen Patienten und Patientinnen ein. Sie sind geduldig, versuchen die Kinder abzulenken und/oder genau aufzuklären, verabreden Signale mit ihnen, gehen langsam vor und vieles mehr. Es gibt zahlreiche Ratschläge und Hilfsmittel, die – wenn auch unterschiedlich wirksam – den Zugang zu den Kindern erleichtern sollen (vgl. ➤ Kapitel 22). Wenn es speziell um die Vermeidung von Angst und Angstreaktionen gehen soll und vor allem um den Abbau von bereits vorhandener Angst, sollte auf der Basis des Wissens um die „Dynamik" der Angstentstehung und -stabilisierung über das Vorgehen entschieden werden, da damit die höchste Erfolgswahrscheinlichkeit verbunden ist.

12.3.1 Angstvermeidung

Im Zentrum aller Strategien zur Vermeidung von Angst steht das Ziel, möglichen Auslösereizen die Bedrohlichkeit zu nehmen. Da diese zahlreich sind und, wie oben erläutert, von Kind zu Kind unterschiedlich sein können, sind alle Maßnahmen erfolgversprechend, die das Kind in der Einschätzung der Geschehnisse positiv begleiten. Das bedeutet, dem Kind bisher unbekannte Personen,

Geräte, Abläufe etc. zu erklären und zu bewerten (wozu dient das, wie fühlt sich das an, wie lange dauert es …) und gegebenenfalls auch auf Missbefindlichkeiten hinzuweisen, auf die das Kind sich dann innerlich vorbereiten kann. Dieses Vorgehen hilft dem Kind, die komplexe Behandlungssituation Stück für Stück zu erleben und zu lernen, verschiedene Elemente zu unterscheiden – Zahnarzt/Instrumente/Abläufe – und diese als nicht bedrohlich einzustufen.

Dies gilt für Kinder, die bisher noch wenig Erfahrung mit dem Zahnarztbesuch haben – weil sie noch jung sind, weil bisher wenig mehr als einmal „in den Mund schauen" gemacht werden musste oder weil sie zum ersten Mal in dieser speziellen Praxis sind. Bei erfahreneren oder älteren Kindern reicht es oft aus, sich über ihre Kenntnisse zu vergewissern („…wurden Deine Zähne schon mal versiegelt?") und nur bei unbekannten Maßnahmen in der oben erläuterten Weise zu verfahren. Insgesamt können damit Kindern positive, zumindest neutrale Erfahrungen beim Zahnarztbesuch vermittelt werden. Diese eigenen Erlebnisse sind auch dazu geeignet, mögliche negative Vorinformationen (durch andere, z. B. Eltern, andere Kinder, Medien) zu neutralisieren. Studien zeigen, dass mit häufigeren selbst erlebten Zahnbehandlungen der Zusammenhang zwischen kindlicher Ängstlichkeit und z. B. der der Mutter sinkt [10].

Das geschilderte Vorgehen ist stets angemessen, selbst wenn Kinder ängstlich in die Praxis kommen. Dies bedeutet ja, dass sie „etwas" Bedrohliches erwarten. Wenn dieses jedoch nicht eintritt, sondern im Gegenteil neutrale oder gar angenehme Erfahrungen gemacht werden, verschwindet die Ängstlichkeit. Aufmerksame Begleitung des Kindes durch die Behandlung ist nicht nur allgemein kooperationsfördernd, sondern dient gezielt der Angstvermeidung und ist daher unverzichtbar.

12.3.2 Angstabbau

Ausgangspunkt für alle Maßnahmen, die zum Abbau von (ausgeprägter) Zahnbehandlungsangst führen sollen, ist eine sorgfältige Diagnostik. Wenn medizinisch verantwortbar, kann es sinnvoll sein, die Behandlung der Zähne zugunsten der Behandlung der Angst aufzuschieben. Die angemessene (Differenzial-)Diagnostik geschieht entlang den oben dargestellten Äußerungsebenen der Angst: Werden bei sorgfältiger Beobachtung des Kindes *physiologische* und *motorische* Angstreaktionen festgestellt, erfolgt eine kindgemäße Befragung zu seinen Angst*gefühlen*. Dies sollte umso eher durch eine objektive Intensitätserhebung ergänzt werden, je mehr der Verdacht auf starke Angst besteht. Dazu sind visuelle Analogskalen ein guter Einstieg, gegebenenfalls gefolgt von kurzen Fragebögen. Wenn das Kind jünger als etwa 7 Jahre alt ist oder zuvor noch keine Behandlungserfahrung hatte, sollte auch die begleitende Bezugsperson zur Angst des Kindes befragt werden. Die Angaben des Kindes sind jedoch immer relevanter. Wie sich speziell bei der Einschätzung von subjektiven Beeinträchtigungen, die mitunter wenig im Verhalten erkennbar sind (Angst, negative Verstimmungen, Sorgen, Schuldgefühle etc.), gezeigt hat, können Eltern die Befindlichkeit ihrer Kinder nicht immer angemessen einschätzen [11].

Speziell bei starker Angst stellen die Erkundung von Gedanken und Vorstellungen und die vom Kind bisher genutzten Mittel zur Überwindung seiner Angst wichtige Anhaltspunkte für die Planung einer Intervention dar. Die Informationssammlung zu anderen Verhaltensauffälligkeiten – z. B. im Gespräch mit der Begleitperson – kann Aufschluss darüber geben, ob das Kind auch anderweitig belastet ist und daher möglicherweise eine ausschließliche Angsttherapie zu kurz greifen würde.

Schematisch dargestellt, kann der so durchgeführte diagnostische Prozess drei Ausgangsbedingungen ergeben:

1. Das Kind hat deutlich Angst, die jedoch nicht extrem ausfällt und mit benennbaren Auslösern, aber mit wenig effizienten Bewältigungskompetenzen des Kindes verbunden ist.
2. Das Kind hat starke Angst, die sich auf (fast) alles bei der Zahnbehandlung bezieht, und kann auch einfache Maßnahmen kaum akzeptieren. Hier ist der Verdacht einer phobischen Störung naheliegend.
3. Das Kind hat starke Angst oder sehr starke Angst und es liegen weitere Verhaltensauffälligkeiten vor.

Für die Strategien zum Abbau von Angst haben die drei Bedingungen unterschiedliche Konsequenzen: Im ersten Fall ist der Angstabbau im Rahmen der zahnärztlichen Praxis möglich und erfolgversprechend. Im zweiten und dritten Fall wird der Aufwand für den Angstabbau zeitlich deutlich höher, besonders im dritten Fall wird durch zusätzliche Risiken der Erfolg gefährdet. Hier ist meist die primäre Angstbehandlung, gegebenenfalls außerhalb der Praxis und mit Unterstützung entsprechender Experten (z. B. Kinder- und Jugendlichenpsychotherapeuten), ratsam.

Ausgangsbedingung 1: Deutliche Angst

Kernpunkt des Angstabbaus bildet die Annahme, dass die gezeigte Angst auf Lernprozessen beruht, die eine ungünstige Verknüpfung von Elementen der zahnärztlichen Situation mit der Erwartung von Schmerz oder anderen unangenehmen Empfindungen beinhaltet. Die Angst wird aufrechterhalten oder intensiviert, da keine wirksamen Kompetenzen erlernt wurden, solche Empfindungen zu bewältigen. Angstabbau beruht zunächst darauf, die angstauslösenden Elemente systematisch zu identifizieren und zu prüfen, welche unangenehmen Empfindungen damit verbunden sind und wie intensiv diese sind. Vor allem wird erarbeitet, wie diese gegebenenfalls ausgehalten werden können.

Angstabbau können der Zahnarzt und die Zahnärztin insofern selbst bewirken, als sie Element für Element mit dem Kind durchgehen, erwartete und befürchtete Empfindungen mit tatsächlichen vergleichen lassen und (nur) für die Aspekte, die das Kind als schwer erträglich empfindet, mit dem Kind Maßnahmen trainieren, die ihm helfen könnten. ➤ Tab. 12.3 zeigt solche möglichen Maßnahmen in Abhängigkeit vom Alter des Kindes.

Insgesamt stellen diese Strategien ein „Nach-" oder „Umlernen" dessen dar, wie Kinder dem zahnärztlichen Behandlungsablauf begegnen (➤ Kapitel 12.3.1). Erfolgreich wird dieses Vorgehen vor allem dann, wenn das Umlernen mit Elementen beginnt, die das Kind am wenigsten ängstigend empfindet. Hier kann es dann erste Erfolge erkennen und Motivation gewinnen, auch schwierigere Aspekte zu bewältigen. Wichtig ist dabei, dass das Kind die Erfahrung macht, mit den eingeübten Maßnahmen tatsächlich weniger Angst zu empfinden und damit „selbstwirksam" zu sein, Handlungsspielraum zu gewinnen. Dies legt die Grundlage für ein selbständiges Einsetzen der Bewältigungsmaßnahmen und eine dauerhafte Abnahme von Angstgefühlen.

Tab. 12.3 Maßnahmen zur Bewältigung ängstigender Behandlungselemente (Beispiele)

Alter	Ablenkung/ Beruhigung	Information	Interne Techniken
Vorschulkinder	Etwas erzählen, ruhige Stimme, Körperkontakt, „magische" Handlungen	In Geschichte einbetten, z. B. Puppen oder Bilder verwenden	–
Grundschulkinder	Musik/Geschichten hören, Video ansehen, induzierte Entspannung	Abläufe selbst explorieren lassen (Instrumente anfassen), „Tell-Show-Do", Erklärungen einfach halten	Augen schließen, sich wegdenken, an etwas Schönes denken, Empfindungen umbewerten
Jugendliche	Zusätzlich: autogenes Training, selbst gewählte Entspannungstechniken	Detaillierte Information mit Konsequenzen und Vorhersage von Empfindungen, Begründungen liefern, Medien einsetzen	Alle vorgenannten, außerdem positive Selbstinstruktion, Gedankenstopp

Ausgangsbedingungen 2 und 3: Starke bis sehr starke Angst

Bei starker, phobischer Angst sollte die eigentliche zahnärztliche Behandlung unterbrochen oder aufgeschoben werden. Liegen medizinische Notwendigkeiten vor, wird eine Behandlung mit Prämedikation oder gar in Narkose erwogen werden müssen. Neben den damit verbundenen bekannten Risiken ist jedoch zu bedenken, dass eine solche Behandlung in der Regel keinen Zugewinn an Kompetenzerfahrung für das Kind bedeutet und damit das Risiko eines Fortbestehens der Angst hinzukommt.

Auch bei Zahnbehandlungsangst sind kognitiv-behaviorale Interventionen die Therapiemethode der Wahl, wie zahlreiche inzwischen publizierte Übersichtsarbeiten zeigen [12]. Im Zentrum dieser Interventionen steht zunächst die kognitive Bearbeitung der Behandlungssituation. Mit Vorstellungen, Bildern, Demonstrationen bis hin zu computerunterstützten Methoden wird den ängstlichen Kindern eine Auseinandersetzung mit den Ereignissen beim Zahnarzt ermöglicht, und sie werden dabei angeleitet, ihre Angstgefühle wahrzunehmen und wirksame Bewältigungsmethoden einzuüben. Die Hinführung zu einer realen Behandlung ihrer Zähne erfolgt schrittweise und unter der Voraussetzung, dass die Kinder selbst zunächst die Kontrolle über Tempo und Intensität der Konfrontation mit den zahnärztlichen Behandlungsmaßnahmen behalten, bis sie diese (und ihre Angst) gut bewältigen und die Kontrolle nach und nach an Zahnärztin bzw. Zahnarzt abgeben können.

Für Kinder ab dem Alter von etwa 8 Jahren bewährt sich ein Vorgehen, das an das sogenannten „Stressimpfungstraining" nach Meichenbaum angelehnt ist. Dabei wird mit dem Kind der Prozess seiner ganz persönlichen Angstentstehung in kindgerechter Weise erarbeitet und erklärt, wie es zu Angst kommt und was man dagegen tun kann. In der intensiven Einübungsphase (dem Hauptteil der Therapie) werden differenzierte Situationswahrnehmung, (Neu-)Bewertung eigener körperlicher und emotionaler Reaktionen, Anwendung von Ablenkungs- und Bewältigungsstrategien und die Vorbereitung auf unerwartete Ereignisse trainiert. Erst dann erfolgt die Anwendung all dieser neu erlernten Verhaltensweisen auf die reale Situation, zu Beginn unter Supervision des Therapeuten. Die Therapie phobischer Ängste erfordert eine intensive Mitarbeit des Kindes und stellt eine gewisse Herausforderung dar, benötigt aber meist nur eine überschaubare Anzahl von Therapiestunden in wenigen Wochen. Kinder mit einer Vielzahl von Problemen sind dieser Beanspruchung jedoch nicht ohne Weiteres gewachsen und benötigen umfassendere, oft länger andauernde Hilfen.

MERKE

Für die erfolgreiche Hinführung hoch ängstlicher Kinder zur Kooperation in der zahnärztlichen Behandlung ist eine Zusammenarbeit zwischen psychotherapeutischem und zahnärztlichem Personal notwendig und lohnend: Wenn diese nämlich gelingt, wird aus einem scheinbar unbehandelbaren ein weitgehend unproblematisches Kind, das zudem gute Voraussetzungen erwirbt, auch künftige zahnärztliche Maßnahmen ohne oder nur mit sehr geringer Angst zu bewältigen.

LITERATUR

[1] Grisolia BM, Pires dos Santos AP, Monteiro Dhyppolito I, Buchanan H, Hill K, Oliveira BH. Prevalence of dental anxiety in children and adolescents globally: A systematic review with meta-analyses. Int J Paediatr Dent. 2020; 00:1–16. doi: https://doi.org/10.1111/ipd.12712.

[2] Pieper K, Margraf-Stiksrud J. Auswirkungen der Selektiven Intensivprophylaxe in Marburg: Zusammenhänge zwischen zahnmedizinischen und psychologischen Ergebnissen in der Gesamtgruppe und bei unterschiedlichen sozialen Gruppen. Oralprophylaxe Kinderzahnheilk 35, 39–43 (2013). doi: https://doi.org/10.3238/OPKZH.2013.0039–0043.

[3] Höwler E. Kinder- und Jugendpsychiatrie (2. Auflage). Berlin: Springer; 2020.

[4] Jöhren P, Margraf-Stiksrud J. Zahnbehandlungsangst und Zahnbehandlungsphobie bei Erwachsenen. Wissenschaftliche Stellungnahme der DGZMK. DZZ 57; 2002.

[5] Hoefert H-W, Jöhren H-P. Zahnbehandlungsangst erkennen und behandeln. Balingen: Spitta; 2010.

[6] Margraf-Stiksrud J. Der ängstliche Patient (2013). Zahnmedizin up2date 7(3): 271–291.

[7] Arbeitskreis Psychologie und Psychosomatik in der DGZMK (AKPP), Deutsche Gesellschaft für Zahn-, Mund- und Kieferheilkunde (DGZMK): S3-Leitlinie Zahnbehandlungsangst beim Erwachsenen. AWMF-Registernummer: 083–020; 2019.

[8] Seligman LD, Hovey JD, Chacon K, Ollendick TH. Dental anxiety: An understudied problem in youth. Clin Psychol Rev. 2017 Jul; 55: 25–40. doi: https://doi.org/10.1016/j.cpr.2017.04.004. Epub 2017, Apr 19. PMID: 28478271.
[9] Margraf-Stiksrud J. Die Betrachtung wichtiger Eigenschaften. In: Deinzer R, v. d. Knesebeck O. Online Lehrbuch der Medizinischen Psychologie und Medizinischen Soziologie (Kapitel 2.3.1). Publisso; 2019.
[10] Wu L, Gao X. Children's dental fear and anxiety: exploring family related factors. BMC Oral Health 2018, 18:100.
[11] Ravens-Sieberer U, Wille N, Bettge S, Erhart M. Psychische Gesundheit von Kindern und Jugendlichen in Deutschland. Ergebnisse aus der BELLA-Studie im Kinder- und Jugendgesundheitssurvey (KiGGS) Bundesgesundheitsbl – Gesundheitsforsch – Gesundheitsschutz 2007, 50:871–878: doi: https://doi.org/10.1007/s00103-007-0250-6.
[12] Noble F, Marshman Z. The effectiveness of Cognitive Behavioural Therapy in the reduction of dental anxiety in children. Evidence-Based Dentistry 2018, 19, 104. doi: https://doi.org/10.1038/sj.ebd.6401339.

KAPITEL

13

Monika Daubländer und Jacqueline Esch

Schmerzausschaltung und Sedierung

13.1 Einleitung

MERKE

Die konsequente Therapie bestehender Schmerzen und die Ausschaltung potenzieller Schmerzen im Rahmen zahnärztlicher Manipulationen sind grundlegende Voraussetzungen bei der Behandlung von Kindern und Jugendlichen.

Nur so kann das Vertrauen der kleinen Patienten gewonnen und eine stabile Zahnarzt-Patient-Beziehung aufgebaut werden. „Schmerz ist ein unangenehmes Sinnes- und Gefühlserlebnis, das mit einer aktuellen oder potenziellen Gewebeschädigung verbunden ist oder dieser ähnelt." Diese aktualisierte Definition der Internationalen Schmerzgesellschaft (IASP) wurde um sechs zentrale Aussagen ergänzt, um den Nuancen und der Komplexität des Phänomens Schmerz besser gerecht zu werden und so die Hoffnung auszudrücken, dass dies zu einer Verbesserung von Diagnostik und Therapie führt. Drei dieser Aussagen sollen im Kontext der Behandlung von Kindern und Jugendlichen besonders erwähnt werden: Durch die Erfahrungen im Laufe des Lebens wird das Konzept Schmerz erlernt, die Schilderung des Schmerzerlebnisses jedes Einzelnen sollte respektiert werden, die verbale Schilderung ist nur eine Möglichkeit von vielen, Schmerz auszudrücken [33].

Damit stellt sich für den Zahnarzt die Aufgabe, neben der Notwendigkeit zur Schmerzausschaltung auch deren Ausmaß (z. B. lokal, zusätzliche Sedierung, Allgemeinanästhesie) in Abhängigkeit von der Entwicklung, den Vorerfahrungen und der aktuellen Belastbarkeit des Kindes bzw. Jugendlichen einzuschätzen. Von elementarer Bedeutung sind in diesem Kontext die adäquate verbale und nonverbale Kommunikation und die Kooperation mit den kleinen Patienten.

MERKE

Die Anxiolyse ist in diesem Zusammenhang häufig von zentraler Bedeutung und daher eine notwendige Ergänzung zur Schmerzausschaltung.

Hierzu stehen nichtmedikamentöse und medikamentöse Verfahren zur Verfügung, die entsprechend dem Bedarf des Patienten oder der Patientin, der Ausbildung der behandelnden Person und der Ausstattung der Behandlungseinrichtung eingesetzt werden sollten.

Der Umgang mit Schmerzen und der zahnärztlichen Behandlungssituation ist nicht angeboren, sondern muss vom Kind erst erlernt werden. Effektives Lernen kann aber nur stattfinden, wenn die gestellten Anforderungen den kognitiven, physischen und psychischen Fähigkeiten des Lernenden angemessen sind. Sowohl in akuten als auch in chronischen Stresssituationen ist Lernen nicht möglich. Dauerhaft hohe Cortisolspiegel führen sogar zu einer messbaren Degeneration von Nervenzellen, insbesondere im Bereich des Hippocampus.

13.2 Biopsychosoziale Aspekte der Schmerzwahrnehmung

Die früher vorherrschende Annahme, dass Kinder ein vermindertes Schmerzempfinden haben und daher weniger Anästhetika und Analgetika benötigen, ist längst überholt und durch wissenschaftliche Untersuchungen widerlegt. Bereits intrauterin (etwa ab der 25. Gestationswoche) lassen sich Schmerz- und Stressreaktionen feststellen. Vor allem die nozizeptive Reizweiterleitung von peripher nach zentral (bis zum somatosensorischen Kortex) mit Umschaltung auf spinaler Ebene wird sehr früh ausgebildet, erst verspätet reifen jedoch die absteigenden, schmerzhemmenden Bahnen aus. Dies bedeutet, dass der kindliche Organismus bereits sehr früh über alle Mechanismen der Schmerzempfindung verfügt, aber nur eine unzureichende körpereigene **Schmerzhemmung** aufweist.

Hinzu kommt eine hohe Plastizität des kindlichen Nervensystems **(neuronale Plastizität)** sowohl in der Peripherie (z. B. Kiefer- Gesichtsbereich), auf Rückenmarksebene als auch im Gehirn. Im Bereich des somatosensorischen Kortex können infolge andauernder Reize Veränderungen der Größe des ohnehin schon sehr ausgedehnten rezeptiven Feldes des Mund- und Gesichtsbereichs beobachtet werden. Diese ausgeprägte Adaptationsfähigkeit und die sehr hohe sensible Innervationsdichte des gesamten Kopf-Hals-Bereichs in Kombination mit der besonderen psychischen Bedeutung dieser Region für den Patienten machen den Schmerz im Bereich der Zähne und des Gesichts zu einem speziellen Problem.

Da frühe Schmerzerfahrungen zu einer dauerhaft gesteigerten Schmerzempfindlichkeit der Kinder führen können, ist auch im Sinne einer „Prophylaxe" eine gute Schmerzausschaltung im Kindesalter notwendig.

Kinder reagieren stärker auf akute Schmerzereignisse als Erwachsene. Dies ist darauf zurückzuführen, dass sie das Ereignis und seine transiente Natur nicht in ursächlichem Zusammenhang mit dem Schmerz sehen und in der Regel mit noch nicht kontrollierbaren Ängsten reagieren. Das Schmerzerleben im Kindesalter ist darüber hinaus noch von einer Vielzahl von Einflussfaktoren abhängig. Diese können in situationsabhängige und situationsunabhängige Faktoren unterteilt werden (➤ Tab. 13.1).

Zusammenfassend kann daher formuliert werden:

MERKE

Jede neue Schmerzerfahrung aktualisiert die kognitiv-emotionale Repräsentation eines früheren Schmerzerlebnisses. Kinder memorieren grundsätzlich eher die affektiven als die sensorischen Aspekte.

13.3 Lokalanästhesie

MERKE

Die zahnärztliche Lokalanästhesie nimmt als die regelhafte Methode der Schmerzausschaltung in der Kinderzahnheilkunde eine zentrale Rolle ein und muss als Goldstandard angesehen werden.

Tab. 13.1 Einflussfaktoren auf das kindliche Schmerzerleben

Situationsunabhängig	Situationsabhängig
Alter	Erwartung und Vorstellung von Schmerz
Geschlecht	Bedeutung des Schmerzgeschehens
Kulturelle und familiäre Bedingungen	Erinnerung an Schmerzgeschehen
Schmerzvorerfahrungen	Einstellung zum Schmerz
Entwicklungsabhängige Fähigkeiten • über Schmerzen zu kommunizieren • Vorstellungen über Schmerzursachen zu entwickeln • auf Schmerz verhaltensmäßig zu reagieren	Aktuelle Schmerztoleranz Aktuelle Gefühle (Angst, Frustration, Ärger, Wut, Hilflosigkeit etc.) Verhalten des Kindes und anwesender Personen

Sie sollte bestimmte grundlegende Forderungen erfüllen, sowohl hinsichtlich der Sicherheit der verwendeten Substanzen als auch der eingesetzten Techniken. Um unnötige Begleitverletzungen, die sich die kleinen Patienten in der Regel selbst zufügen, zu vermeiden, ist es wichtig, die zeitliche und räumliche Ausdehnung der Anästhesie stets der durchgeführten Behandlung anzupassen, diese entsprechend zu planen und auf ein Minimum zu reduzieren. Die Zahl der variablen Faktoren ist groß und damit auch die Chance einer differenzierten Lokalanästhesie, die der aktuellen Situation bestmöglich angepasst ist (➤ Tab. 13.2).

13.3.1 Anatomische und physiologische Besonderheiten

Bereits bei den **körperlichen Proportionen** sind Unterschiede zwischen Erwachsenen und Kindern zu erkennen [17]. Mit dem Alter verändert sich die Größenrelation von Kopf und Körper zugunsten des Letzteren. Im Bereich der oberen Atemwege ist allein aufgrund der großen Zunge und der engen Nasengänge sowie der fragilen Schleimhäute mit Behinderung der Atmung durch Schwellung, ggf. auch Blutung zu rechnen (➤ Tab. 13.3). Die Kinder sollten daher bei der Behandlung infektfrei sein, insbesondere wenn eine Sedierung oder Narkose geplant ist.

Der **Flüssigkeitsgehalt** des kindlichen Körpers ist größer, damit auch das Risiko, dass es durch ein Defizit infolge längerer Nüchternheit zu Komplikationen kommen kann (➤ Tab. 13.4).

Dies beeinflusst natürlich auch die Verteilung der applizierten Medikamente und muss berücksichtigt werden. Das geringere Körpergewicht macht eine Berechnung der individuellen **Grenzmenge** der Lokalanästhetika für die kleinen Patienten unerlässlich, um eine absolute Überdosierung zu verhindern.

$$\text{Individuelle Grenzmenge}\,(\text{ml}) = \frac{\text{Grenzdosis des LA}\,(\text{mg/kg Kg}) \times \text{Körpergewicht}\,(\text{kg})}{\text{Konzentration der LA-Lösung} \times 10}$$

Tab. 13.2 Variable Faktoren für eine differenzierte Lokalanästhesie

Patient	• Allgemeine Risikofaktoren • Kooperationsfähigkeit/-bereitschaft • Individuelle familiäre Faktoren
Behandlung	• Art • Dauer • Ausdehnung
Lokalanästhesielösung	• Lokalanästhetikum • Vasokonstriktor • Zusatzstoffe
Lokalanästhesietechnik	• Oberflächenanästhesie • Infiltrationsanästhesie • Leitungsanästhesie • Intraligamentäre, -ossäre Anästhesie • Computerassistiert
Zahnarzt	• Erfahrung • Tätigkeitsschwerpunkt • Vorlieben

Tab. 13.3 Anatomische Besonderheiten

• Großer Kopf
• Kurzer Hals
• Große Zunge
• Leicht verletzbare Schleimhaut
• Enge Nasengänge – zusätzlich Sekretion und/oder Ödem
• Höher und anteriorer positionierter Larynx
• Lange und starre Epiglottis
• Kurze Trachea
• Symmetrische Hauptbronchien

Tab. 13.4 Physiologische Besonderheiten

• Höherer Flüssigkeits- und geringerer Fettgehalt des Körpers
– höheres Verteilungsvolumen
– niedrigere Spitzenspiegel
– verzögerte Elimination
• Geringes Körpergewicht
• Geringe Grenzmenge des Lokalanästhetikums
• Reduzierte Belastbarkeit (physisch und psychisch)

Eine weitere Reduktion der Grenzdosis ist aus pharmakokinetischer Sicht nicht notwendig, da ab dem Säuglingsalter der Metabolismus der Amidlokalanästhetika dem der Erwachsenen vergleichbar ist [34].

Aufgrund der sehr guten Durchblutung im Kopf-Hals-Bereich ist die **Resorptionsrate** der applizierten Substanzen sehr hoch. Erfolgt die Injektion intraligamentär bzw. intraossär, ist das applizierte Volumen geringer, aber die Resorptionsrate höher als nach einer Infiltrations- oder Leitungsanästhesie (➤ Abb. 13.1). Nach dem Übertritt der Lokalanästhetikummoleküle in den Intravasalraum werden diese entweder sofort metabolisiert (Ester) oder an Plasmaeiweiße

13

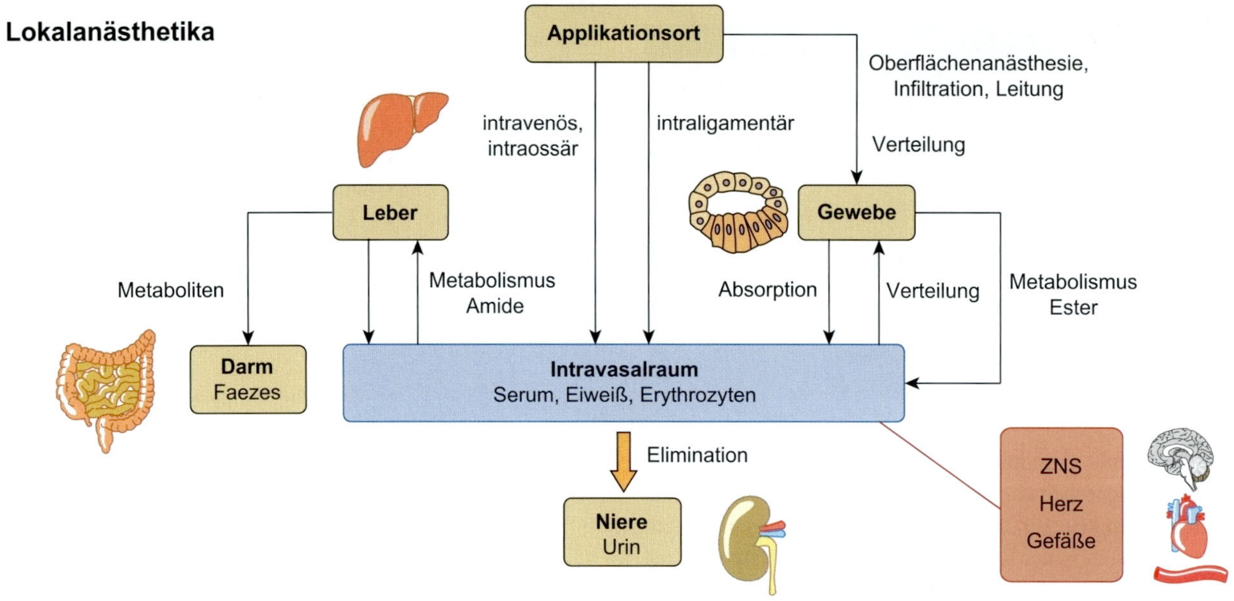

Abb. 13.1 Resorption und Metabolismus von Lokalanästhetika nach intraoraler Applikation [M1142/L143]

gebunden und zur Leber transportiert (Amide). Freie Lokalanästhetikummoleküle können zu Nebenwirkungen an ZNS, Herz und Gefäßen führen.

Wird ein instrumentelles Monitoring durchgeführt, so ist zu gewährleisten, dass auch geeignete **Messgeräte** zur Verfügung stehen (z. B. schmale, der Größe des Oberarms entsprechende Blutdruckmanschetten). Ansonsten ist es nicht möglich, valide Werte zu erhalten. Darüber hinaus sollten die **altersentsprechenden Normwerte** bekannt sein (➤ Tab. 13.5). Mit dem Heranwachsen nehmen Herzfrequenz, Atemfrequenz sowie Sauerstoffverbrauch ab, während sowohl der systolische als auch diastolische Blutdruck ansteigen [17].

13.3.2 Substanzen

Lokalanästhetika sind niedermolekulare Pharmaka, die reversibel die Entstehung und Weiterleitung von nervalen Erregungsreizen unterdrücken. Dies geschieht durch die Blockade spannungsabhängiger Natriumkanäle. Voraussetzung hierfür ist die Applikation in unmittelbarer Nähe des peripheren Nervs (Leitungsanästhesie), dessen terminaler Endäste (Infiltrationsanästhesie) oder feiner Nervenendigungen (Oberflächenanästhesie). Lokalanästhetika werden entsprechend der Art der chemischen Strukturformel im Bereich der Zwischenkette in **Ester** oder **Säureamide** unterteilt. Aufgrund ihrer hohen Komplikationsrate (vor allem allergische Reaktionen) sollten Ester in der modernen Zahnheilkunde nach Möglichkeit gar nicht mehr und, wenn unverzichtbar, höchstens als Oberflächenanästhetikum (Benzocain, Tetracain) verwendet werden.

Tab. 13.5 Normwerte bei Kindern

Alter	Herzfrequenz	Syst. BD	Diast. BD	O_2-Verbrauch
	Schläge/min	mmHg	mmHg	ml/kg
6 Monate	120 ± 20	89 ± 29	60 ± 10	5,0 ± 0,9
1 Jahr	120 ± 20	96 ± 30	66 ± 25	5,2 ± 0,1
2 Jahre	105 ± 25	99 ± 25	64 ± 25	6,4 ± 1,2
5 Jahre	90 ± 10	94 ± 14	55 ± 9	6,0 ± 1,1
12 Jahre	70 ± 17	109 ± 16	58 ± 9	3,3 ± 0,6
Erwachsene	75 ± 5	122 ± 30	75 ± 20	3,4 ± 0,6

MERKE

Zur Injektion werden nur noch Lokalanästhetika vom Amidtyp empfohlen, da diese ein höheres Maß an pharmakologischer Sicherheit und ein günstigeres Wirkungsprofil aufweisen [22].

Allergien auf diese Substanzen sind selten, eine Kreuzallergie besteht in der Regel nicht.

Die beiden überwiegend eingesetzten Substanzen Lidocain und Articain sind als vergleichbar wirksam anzusehen (➤ Tab. 13.6). Es gibt derzeit keine belastbare wissenschaftliche Evidenz bezogen auf den klinischen Einsatz von Lokalanästhetika in der Kinderzahnheilkunde, die eine klare Überlegenheit eines Medikamentes oder einer Technik nachweisen kann [19]. Dennoch konnte im Rahmen eines europäischen Konsensusprozesses festgestellt werden, dass die Lokalanästhesie bei Kindern und Jugendlichen, wenn sie regelrecht appliziert wird, eine sichere und effektive Methode zur Schmerzausschaltung ist und selten zu Komplikationen oder Nebenwirkung führt [20].

Tab. 13.6 Pharmakologische Kenngrößen typischer Lokalanästhetika

	Grenzdosis (mg/kg KG)	Maximaldosis (mg)	Wirkdauer (min)		Latenzzeit (min)	Plasma-Protein-Bindung (%)	Konzentration der Lösung (%)
			Infiltrationsanästhesie	Leitungsanästhesie			
Lidocain	3	300	5–10		2–3	64	2–3
	7	500	60–170	85–190			
Articain	3	300	9–15		2–4	95	4
	7	500	150–180	180–285			
Mepivacain	3	300	25–90	40–165	3	65–78	2–3
	7	500	50–130	75–185			
Bupivacain	2	150	375	415	4–6	95	0,25–0,5
	2	150	40–395	240–540			

obere Zeilen = Angaben ohne Vasokonstriktor – untere Zeilen = Angaben mit Vasokonstriktor

Lidocain ist weltweit am meisten verbreitet, hat als einziges Amid einen oberflächenanästhesierenden Effekt und wird vor allem als 2%-ige Lösung mit Adrenalinzusatz eingesetzt. Es wird in der Leber metabolisiert. Dabei entstehen aktive Metaboliten, die sedierend wirken [26].

Articain wird in Deutschland am häufigsten eingesetzt, überwiegend als 4%-ige Lösung mit einem Adrenalinzusatz von 1:200.000. Im Hinblick auf die Metabolisierung kann dieses Lokalanästhetikum als Zwitter angesehen werden, da der primäre Inaktivierungsschritt die Spaltung der Esterbindung durch die Plasmacholinesterase im Gewebe und Blut ist und dann erst die weitere Metabolisierung in der Leber stattfindet. Dies bedingt eine kurze Halbwertszeit (ca. 20 min) und geringe Toxizität. Somit sind Nachinjektionen im Hinblick auf erhöhte Plasmaspiegel als risikoärmer anzusehen. Darüber hinaus weist Articain eine hohe Plasmaproteinbindung (95 %) auf, sodass bei Einhaltung der empfohlenen Grenzdosen der Anteil an freiem Lokalanästhetikum im Blut minimiert wird. Ein weiterer Vorteil ist die gute Knochenpenetration, die nicht auf spezifische Eigenschaften, sondern auf die hohe Konzentration zurückzuführen ist. Hierdurch kann häufig auf die zusätzliche palatinale Injektion verzichtet oder im Unterkiefer auch im Seitenzahnbereich mit Infiltrationsanästhesie Schmerzfreiheit erzielt werden. Da bei geringem Körpergewicht relativ kleine Grenzmengen bei Beachtung der empfohlenen Grenzdosis zur Verfügung stehen, kann alternativ in der Kinderzahnheilkunde eine 2%-ige Lösung mit Adrenalinzusatz zum Einsatz kommen [13]. Bei vorhandener Kontraindikation für Adrenalin kann Articain auch ohne Vasokonstriktor Verwendung finden. Ansonsten sollte die vasokonstriktorfreie Lösung aufgrund ihrer schwachen Effekte nicht in der Kinderzahnheilkunde zum Einsatz kommen [8].

Problematisch und unbefriedigend ist jedoch die Tatsache, dass Articain für Kinder unter 4 Jahren nicht zugelassen ist [20].

Darüber hinaus stehen noch **Mepivacain** und **Bupivacain** zur Verfügung. Ersteres kann ebenfalls ohne Vasokonstriktor zur zahnärztlichen Behandlung eingesetzt werden, Letzteres als Langzeitanästhetikum postoperativ oder im Rahmen der Schmerztherapie (Wirkdauer nach Leitungsanästhesie 6–8 h).

Diese vier Lokalanästhetika unterscheiden sich hinsichtlich der Toxizität und analgetischen Potenz (jeweils bezogen auf Procain) zum Teil erheblich, was sich durch einen Quotienten ausdrücken lässt und somit eine Bewertung ermöglicht (➤ Abb. 13.2).

13.3.3 Vasokonstriktoren

MERKE

Als sicherster und effektivster Vasokonstriktor ist das Adrenalin anzusehen. Aufgrund der verbesserten Anästhesie (verbesserte Erfolgsrate und Anästhesietiefe, längere therapeutische Nutzzeit) und der Verzögerung der Abdiffusion und damit geringeren systemischen Plasmaspiegeln der Lokalanästhetika sollte es wann immer möglich eingesetzt werden.

Die **Dosierung** ist wesentlich abhängig von der Anästhesietechnik, den Vorerkrankungen und der geplanten Behandlung.

Als **absolute Kontraindikation** für die Verwendung müssen folgende Erkrankungen angesehen werden [31]:

- Phäochromozytom (adrenalinbildender Tumor der Nebenniere
- Tachyarrythmie (erhöhte und unregelmäßige Herzfrequenz)
- Hyperthyreose (aktuell erhöhte Thyroxinspiegel)
- Sulfitallergie (Stabilisator des Adrenalins)

Andere Vorerkrankungen (insbesondere Diabetes mellitus, Herzinsuffizienz) werden im Wesentlichen als **relative Kontraindikation** angesehen, was in praxi eine Dosisanpassung erfordert.

Da sich **Articain** und Adrenalin teilweise in ihren kardiovaskulären Effekten verstärken, bedeutet dies konkret für diese Kombination eine Adrenalinkonzentration von 1:200.000 und geringer, z. B. 1:400.000. Letztere Lösung ist mit einer therapeutischen Nutzzeit nach Infiltrationsanästhesie von ca. 36 Minuten sehr gut für Routinebehandlungen geeignet [18].

Bei der Verwendung von **Lidocain** ist eine Adrenalinkonzentration von 1:100.000 sehr wohl vertretbar.

13.3.4 Zusatzstoffe

MERKE

Allen Lösungen, die Adrenalin enthalten, ist Natriumdisulfit als Antioxidans zugesetzt.

	Analgetische Potenz (Bezug: Procain = 1)	Systemische Toxizität (Bezug: Procain = 1)	Verhältnis von Wirkung zu Toxizität
Lidocain	4,0	2,0	2,0
Mepivacain	3,5	2,0	1,75
Bupivacain	16,0	8,0	2,0
Articain	5,0	1,5	3,3

Abb. 13.2 Charakteristika relevanter Lokalanästhetika [M1142/L143]

Dieses kann sowohl **allergische Reaktionen** als auch bei Patienten mit allergischem Asthma einen Anfall auslösen.

Die Lösungen in den Glasampullen (2 ml Brechampullen) und Zylinderampullen enthalten keine weiteren Konservierungsstoffe oder Stabilisatoren. Sie sollten deshalb bevorzugt bei Kindern eingesetzt werden.

13.3.5 Technik

Die **Oberflächenanästhesie** kann nur die Schmerzsensationen infolge der Penetration der Mundschleimhaut durch die Kanüle reduzieren, zusätzlich führt sie zu einer Desinfektion.

MERKE

Der eigentliche Injektionsschmerz entsteht durch einen zu schnellen Druckaufbau im Gewebe infolge einer forcierten Injektion.

Bei der Verwendung von Oberflächenanästhetika sollte, sofern es nicht die einzige Anästhesieform ist, die Applikation punktuell (z. B. mittels Watteträger oder Schaumstoffpellet) und nicht großflächig erfolgen. Amerikanische Produkte sind den deutschen geschmacklich überlegen und werden daher besser akzeptiert.

MERKE

Die **Infiltrationsanästhesie** ist sicher, schmerzarm und in der Regel ausreichend für die Kinderzahnheilkunde (➤ Abb. 13.3).

Sie sollte streng supraperiostal, jedoch unter Knochenkontakt erfolgen mit einer entsprechend dünnen (27 G) und kurzen (21–25 mm) Kanüle und einer Injektionsgeschwindigkeit von 1 ml/30 s.

MERKE

Die **Leitungsanästhesie** ist bei umfangreichen (örtlich und zeitlich) Behandlungen indiziert. Sie bietet den Vorteil, mit geringen Mengen Lokalanästhesielösung und wenigen Injektionen große Areale für lange Zeit zu betäuben.

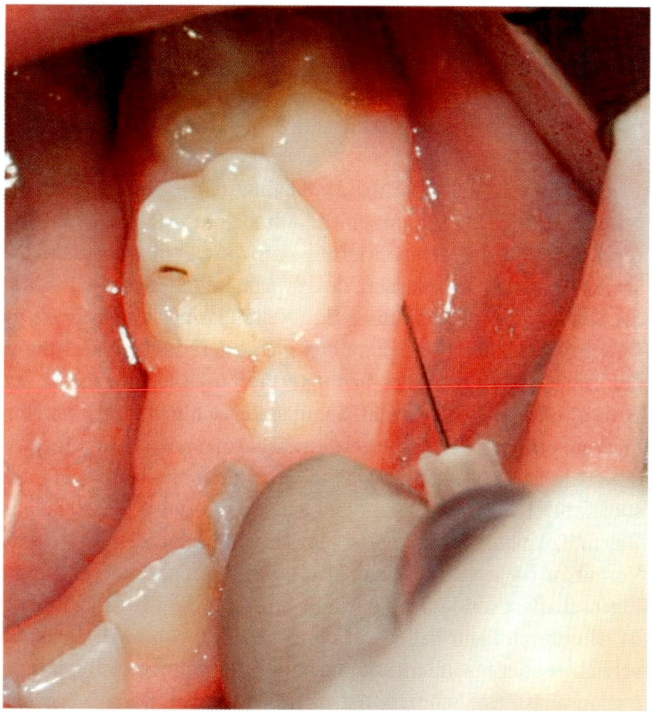

Abb. 13.3 Infiltrationsanästhesie Unterkiefervestibulum links. Der Ringfinger oder Mittelfinger stützt sich an der Zahnreihe ab. [R463]

Die Anästhesie des **N. alveolaris** inferior ist bei Kindern technisch schwieriger und häufiger mit einer positiven Aspiration verbunden. Darüber hinaus ist zu berücksichtigen, dass sich die Position des Foramen mandibulare im Laufe des Unterkieferwachstums (vor allem durch das Längenwachstum des aufsteigenden Astes) in der Relation zur Okklusionsebene verändert (➤ Abb. 13.4). Dennoch sollte auch bei Kindern die Kaufläche der Unterkieferzähne als anatomische Leitstruktur benutzt werden. Entsprechend dem Alter des Kindes liegt das Foramen mandibulare etwas unterhalb der Okklusionsebene, mit dem Durchbruch der bleibenden Zähne in Höhe der Okklusionsebene und beim ausgewachsenen Kiefer 1 cm darüber. Die Weichteile, insbesondere die Plica pterygomandibularis und ggf. die Vorwölbung des Planum buccale, können ebenfalls als „Landmarks“ dienen (➤ Abb. 13.5).

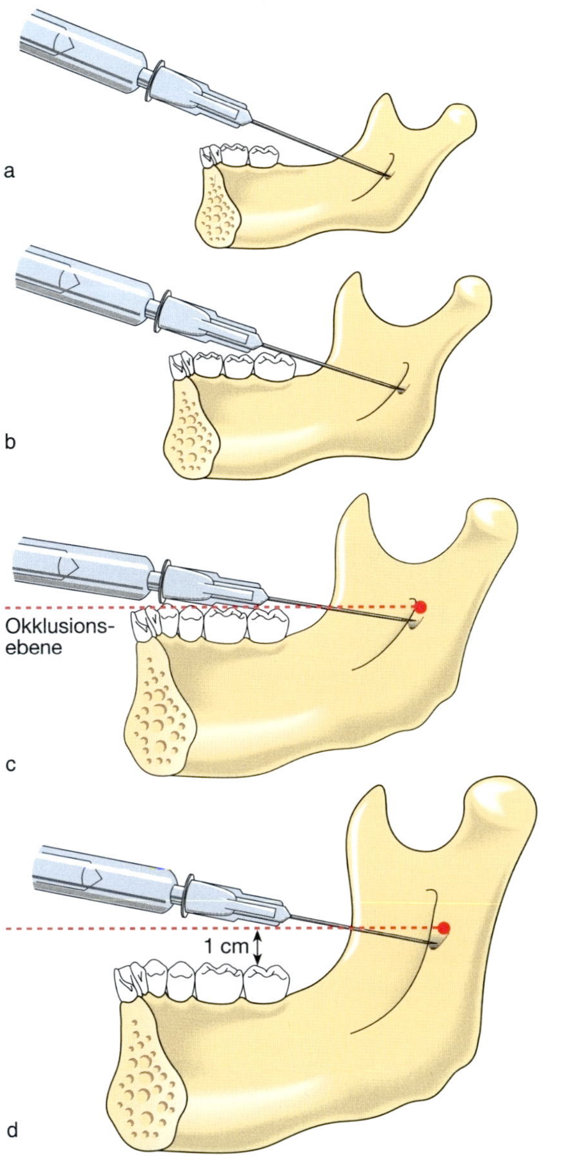

Abb. 13.4 a–d Die Position des Foramen mandibulare verändert sich im Laufe des Wachstums. In den Skizzen wird die sich ändernde vertikale Orientierung der Spritze deutlich. [R463/L106]
a) Beim Kleinkind liegt die Öffnung unterhalb der Kauebene.
b) Bei Kindern im Alter von 5 bis 6 Jahren ist sie auf gleicher Höhe.
c) Bei 12-Jährigen liegt sie etwas darüber.
d) Beim ausgewachsenen Kiefer beträgt der vertikale Abstand des Foramen etwa 1 cm zur Kauebene.

Die Kanüle wird horizontal von der Eckzahn- bzw. Prämolarenregion der Gegenseite kommend bis zum aufsteigenden Unterkieferast der zu anästhesierenden Seite ca. 1,5 cm vorgeschoben und nach Aspiration in zwei Ebenen ca. 1 ml Lokalanästhesielösung langsam (1 ml/30 s) appliziert. Sollte mit dieser Injektion der N. lingualis nicht gleichzeitig betäubt sein, so muss eine zusätzliche Injektion, vorzugsweise am inneren Kieferwinkel, erfolgen und ein Depot von 1 ml abgesetzt werden.

Die Leitungsanästhesie des **N. infraorbitalis** unterscheidet sich nicht wesentlich vom Vorgehen beim Erwachsenen, lediglich die

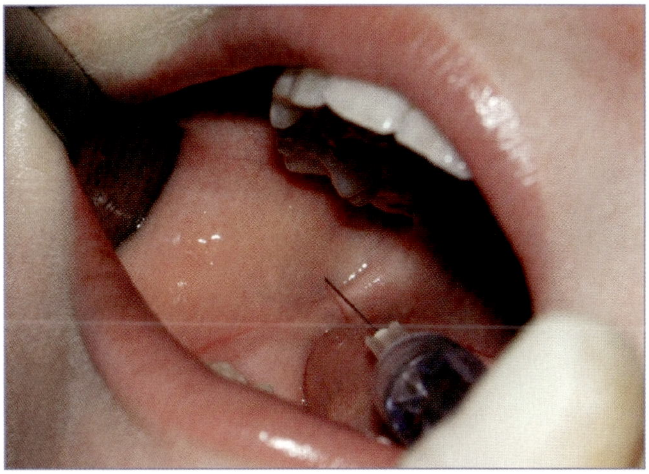

Abb. 13.5 Leitungsanästhesie N. alveolaris inferior rechts (direkte Technik). Durch Rotation des Handstücks der computerassistierten Injektionseinheit (The Wand Plus™) beim Vorschieben der Kanüle lässt sich die Deflexion der Nadel (Verbiegung der Kanüle durch den Widerstand des Gewebes) ausgleichen. [R463]

Eindringtiefe ist geringer. Wichtig ist die Palpation des Foramen infraorbitale von extraoral während des Vorschiebens der Kanüle, um so eine visuelle Orientierungshilfe zu haben. Als intraorale Leitstruktur dient in der Regel der Eckzahn (ggf. auch der Prämolar). Unter Straffung der Oberlippe wird vom Vestibulum aus die Kanüle in Achsrichtung des Eckzahnes ca. 10–15 mm nach kranial und lateral vorgeschoben (Augen des Behandlers fixieren den palpierenden Finger am Foramen infraorbitale) (➤ Abb. 13.6). Dazu sollte die Oberlippe wieder entspannt sein. Da bei diesen beiden Injektionen die Eindringtiefe in das Gewebe größer ist, kommen dickere (25 G) und längere (25–42 mm) Kanülen zum Einsatz.

Die Leitungsanästhesien am N. palatinus, N. incisivus und N. mentalis differieren ebenfalls nicht vom Vorgehen beim Erwachsenen. Die Leitungsanästhesie am N. buccalis wird durch eine Infiltrationsanästhesie im Unterkiefervestibulum ersetzt.

MERKE

Es sollte vermieden werden, mit der Kanüle in den Knochenkanal einzudringen, da hierbei sowohl mechanische Verletzungen des Trigeminusastes, aber auch Nekrosen durch zu hohen Druck oder ausgedehnte Vasokonstriktion auftreten und zu vorübergehenden oder bleibenden Nervläsionen mit An-, Hyp- oder Parästhesien führen können.

Die **intraligamentäre Anästhesie** führt zu einer schnell einsetzenden Schmerzausschaltung eines einzelnen Zahnes ohne Betäubung der umliegenden Weichteile. Aufgrund des hohen Injektionsdrucks sind spezielle Spritzensysteme notwendig.

MERKE

Da sich die Lokalanästhesielösung nach Injektion in den Parodontalspalt in den spongiösen interradikulären Knochen verteilt, muss sie als intraossäre Injektion mit dem entsprechenden Resorptionsmechanismus eingestuft werden.

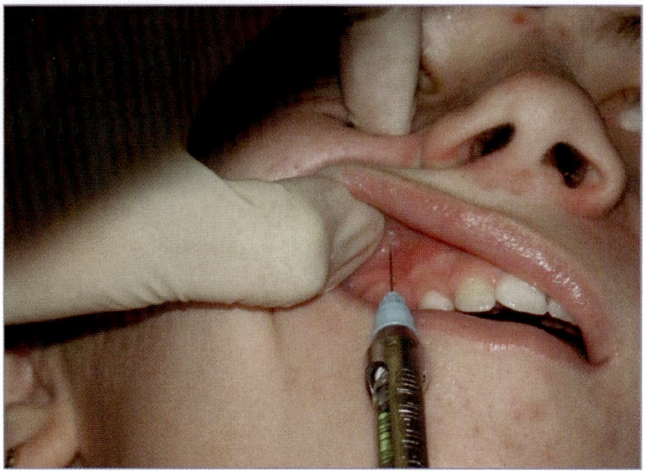

Abb. 13.6 Leitungsanästhesie N. infraorbitalis rechts von intraoral [R463]

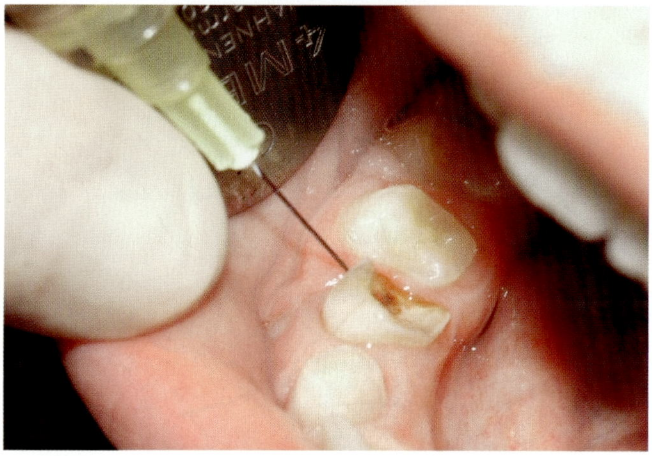

Abb. 13.7 Intraligamentäre Anästhesie (distale Injektion 84) [R463]

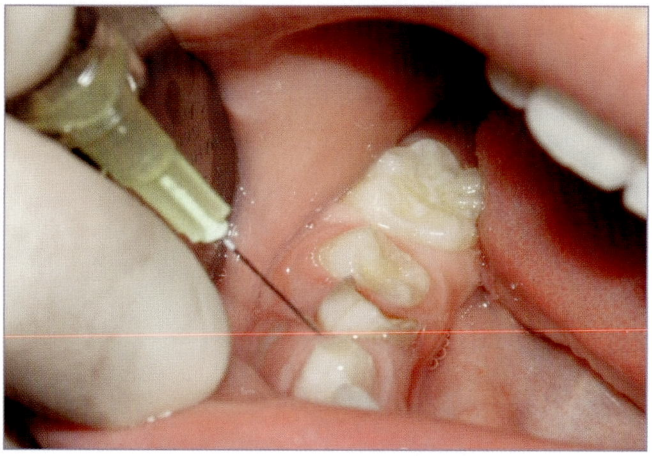

Abb. 13.8 Intraligamentäre Anästhesie (mesiale Injektion 84) [R463]

Die entsprechende Volumenbegrenzung wird durch die zur Verfügung stehenden Spritzensysteme erleichtert (Abgabe von 0,2 bzw. 0,3 ml pro Applikation). In der Regel wird jeweils eine Injektion mesial und distal durchgeführt, bei mehrwurzeligen Zähnen sind auch zusätzliche Injektionen vestibulär und lingual bzw. palatinal notwendig (➤ Abb. 13.7, ➤ Abb. 13.8). Bei langsamer Injektion ist diese schmerzarm und gut für die Kinderzahnheilkunde geeignet.

Ein Risiko ist die **erhöhte Bakteriämierate** durch die Penetration des PA-Spalts. Patientinnen und Patienten mit erhöhtem Endokarditisrisiko sollten daher von dieser Injektionstechnik ausgenommen werden.

Alternativ kann nach vorheriger vestibulärer Infiltrationsanästhesie die transseptale Technik eingesetzt werden (vor allem nach palatinal).

13.3.6 Instrumentarium

Die Auswahl zwischen Zylinderampullenspritze und Einmalspritze sollte jedem Behandler überlassen bleiben. Wenn auch das große Metallgestell für manche Kinder primär furchterregend aussieht, so ist das Handling in der Regel einfacher, die Fixierung der Kanüle sicherer und die Kanülenauswahl besser, sodass die Injektion atraumatischer wird. Auch selbstaspirierende Systeme stehen für die Infiltrations- und Leitungsanästhesie zur Verfügung.

Die Systeme zur intraligamentären Anästhesie weisen alle Schutzvorrichtungen (Metall, Kunststoff oder Glas) auf, um bei einem Bruch der Zylinderampulle Verletzungen von Behandler und Patient zu vermeiden, und auch Volumen- und/oder Druckbegrenzungen (➤ Abb. 13.9).

Einen echten Fortschritt stellen die **computerassistierten Injektionssysteme** dar, die adaptiert an den Gewebewiderstand die Lokalanästhesielösung entsprechend langsam applizieren können (➤ Abb. 13.10). Mittels Fußpedal können zwei Geschwindigkeiten gewählt werden. Es stehen auch hierfür drei Kanülenlängen zur Verfügung, sodass alle Arten von Injektionen möglich sind (➤ Abb. 13.11). Vor allem die Injektionen in sehr festes Gewebe (palatinal, fixierte Gingiva, intraligamentär) sind so schmerzärmer und effektiver möglich [34].

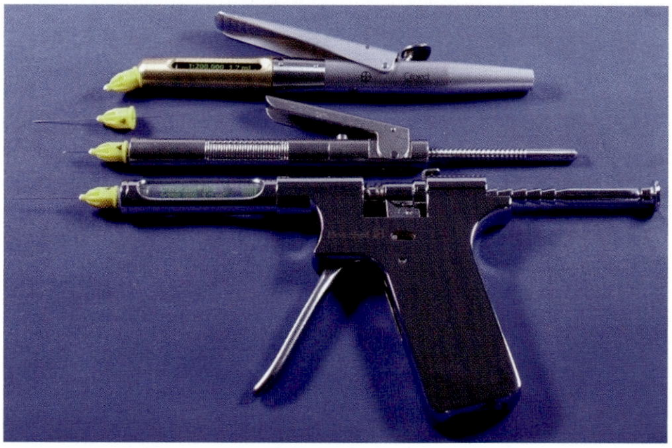

Abb. 13.9 Intraligamentäre Injektionssysteme
Von oben nach unten: Citoject®, Paroject®, Ligmaject® [R463]

Nicht durchsetzen konnten sich in der Zahnheilkunde bislang die **nadellosen Injektionssysteme,** während sie bei der Applikation von Insulin und Impfstoffen in der Humanmedizin umfangreich eingesetzt werden. Probleme sind das notwendige Umfüllen der Anästhesielösung aus der Zylinderampulle in den Injektor sowie das

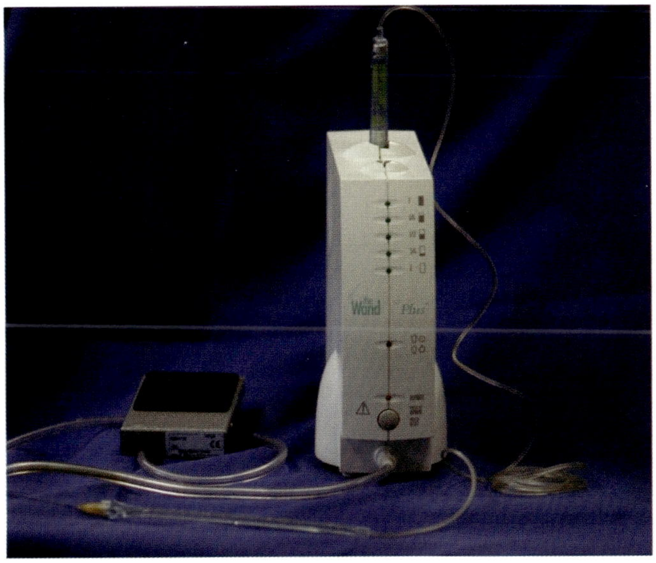

Abb. 13.10 Computerassistierte Injektionseinheit – The Wand plus™ mit Fußanlasser und „Zauberstab" (Kunststoffhandstück mit Kanüle) [R463]

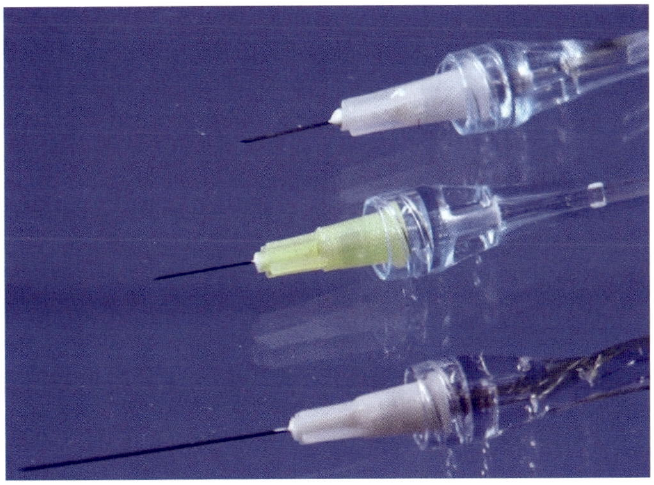

Abb. 13.11 Dentale Injektionskanülen
Von oben nach unten: intraligamentäre Anästhesie, Infiltrationsanästhesie, intraligamentäre Leitungsanästhesie [R463]

dichte Aufsetzen des Injektors auf die fixierte Gingiva. Letzteres Problem wurde durch die Einführung eines Silikonaufsatzes zumindest teilweise gelöst. Das relativ laute Geräusch bei der Auslösung der Injektion, mit dem die Lösung unter hohem Druck durch Mukosa und Periost hindurch appliziert wird, stößt gerade bei Kindern nicht immer auf große Akzeptanz.

Ebenfalls nicht bewährt hat sich die **Elektroanästhesie,** da sie nur zu einer unsicheren und minimalen Schmerausschaltung führt.

13.3.7 Komplikationen

Die **lokalen** Komplikationen sind in der Regel transienter Natur und erfordern selten umfangreiche therapeutische Maßnahmen:

- Kanülenbruch
- Blutungen und Hämatome
- Infektionen
- Nekrosen
- Kieferklemme
- Fazialisparese
- Nervschäden
- Hyperämie und Nachblutung
- Ischämie der umgebenden Gewebe
- Trockene Alveole und sekundäre Infektion
- Weichteilverletzungen (Patient)

Die **unspezifischen systemischen** Komplikationen, die in der Regel auf Angst, Stress und ggf. Schmerz zurückzuführen sind, sollten durch das zahnärztliche Team auch bei Kindern beherrscht werden können. Hierzu zählen vor allem die vasovagale und orthostatische Synkope sowie das Hyperventilationssyndrom.

In subtoxischer Dosierung von Lokalanästhetikum und Adrenalin bestimmt Letzteres die Art und Häufigkeit von **Nebenwirkungen** [8]. Diese sind vor allem, entsprechend der physiologischen Effekte, Tachykardie, Hypertonie, Hitzegefühl und Schwitzen. Da die Halbwertszeit des Adrenalins sehr kurz ist, sind diese Symptome bei gesunden Patienten nur von kurzer Dauer [23].

Schwerwiegender sind die Auswirkungen einer relativen oder absoluten Überdosierung einer oder beider Substanzen. Absolute Überdosierungen beruhen auf dem Überschreiten der individuellen Grenzmenge, relative auf einer forcierten Resorption oder partiellen bzw. kompletten intravasalen Injektion. In einem solchen Fall steigert das Adrenalin die Toxizität des Lokalanästhetikums.

Die **Intoxikation** durch das **Lokalanästhetikum** kann in drei Phasen unterteilt werden und verursacht vor allem zerebrale Symptome, die sich auch bei Kindern gut verbal monitoren lassen.

- Die **Prodromalphase** ist gekennzeichnet durch Schwindel, Ohrensausen, Zittern und Zucken der Gesichtsmuskulatur sowie einen metallischen Geschmack.
- Infolge der hemmenden Wirkung des Lokalanästhetikums auf die übergeordneten inhibitorischen Zentren des ZNS kommt es im Rahmen der **Erregungsphase** zu Unruhe und Muskelkrämpfen bis hin zu einem tonisch-klonischen Krampfanfall. Reaktiv steigen Puls, Blutdruck und Atemfrequenz an.
- Erst in der **Depressionsphase** treten neben dem zerebral ausgelösten Atemstillstand auch lokalanästhetikuminduzierte kardiale Symptome auf. Diese bestehen aus Puls- und Blutdruckabfall bis zum Herz-Kreislauf-Stillstand.

Sobald die beschriebenen Symptome auftreten, sollte die Injektion abgebrochen werden, der Patient Sauerstoff (4–6 l) per Nasensonde erhalten und adäquat gelagert werden. Bei fortschreitender Symptomatik ist der Notruf abzusetzen, um das externe Rettungssystem zu aktivieren. Bei Kindern kann zusätzlich versucht werden, die Krämpfe durch die rektale Gabe von Diazepam (5 bzw. 10 mg als Rektiole) zu behandeln. Alternativ bieten sich inzwischen auch Midazolamzubereitungen zur Therapie an, die über die Mundschleimhaut resorbiert werden (bukkales Midazolam).

Im Falle eines Herz-Kreislauf- und Atemstillstandes ist die Herz-Lungen-Wiederbelebung erforderlich.

Als ebenfalls substanzspezifische Nebenwirkung kann eine **anaphylaktische Reaktion** auf das Lokalanästhetikum oder Natriumdisulfit auftreten. Auch hierbei können drei Phasen unterschieden werden.

- Primär zeigen sich im Bereich der Injektionsstelle Schwellung, Rötung und Juckreiz.
- Infolge der Histaminausschüttung kommt es anschließend zu einer Weitstellung und Durchlässigkeit der Gefäße, sodass ein relativer Volumenmangel mit Blutdruckabfall und reaktivem Herzfrequenzanstieg resultiert. Zusätzlich können Übelkeit und Erbrechen sowie Atemnot auftreten.
- Im Stadium III liegt ein manifester anaphylaktischer Schock vor sowie ein Bronchospasmus mit einer Kompromittierung der Sauerstoffversorgung. Jederzeit ist der Übergang in einen Herz-Kreislauf-Stillstand möglich.

Das zahnärztliche Team sollte qualifizierte Erste Hilfe leisten und Sauerstoff geben (4–6 l per Nasensonde) und frühzeitig den Notruf absetzen. Für die weitergehende Therapie (Volumensubstitution, Gabe von Adrenalin und Antihistaminika) ist ein intravenöser oder alternativ ein intraossärer Zugang notwendig, was der Zahnarzt in der Regel bei Kindern ohne spezielle Ausbildung nicht leisten kann. Lediglich Adrenalin kann alternativ initial intramuskulär appliziert werden (300 µg).

13.3.8 Klinische Aspekte

MERKE

Wesentlichen Einfluss auf die Auswahl von Präparat und Anästhesietechnik haben die Vorerkrankungen des Patienten. Daher ist die Anamnese eine Conditio sine qua non.

Auch Kinder können bereits unter allgemeinmedizinisch relevanten Krankheiten (angeboren oder erworben) leiden, die eine zusätzliche Medikation (z. B. Endokarditisprophylaxe) erforderlich machen oder Kontraindikationen für die Behandlung darstellen. Am häufigsten ist in dieser Altersgruppe mit allergischen Diathesen zu rechnen.

Selbstverständlich gehört auch das Einverständnis von Kind und Eltern bzw. Betreuer (justiziabel) zu den vorbereitenden Maßnahmen.

MERKE

Um das Risiko einer Intoxikation zu minimieren und die Compliance des Patienten zu erhalten, sollten die Injektionen wann immer möglich fraktioniert erfolgen, d. h. nur Betäubung des Areals, das gerade behandelt wird.

Darüber hinaus muss der jeweilige Behandlungsumfang der Leistungsfähigkeit (Konzentration und Ausdauer) des Kindes angepasst werden. Eindeutige Ablehnung der Injektion durch den kleinen Patienten oder fehlende Compliance infolge von Alter oder Behinderung sowie eine Infektion im Injektionsgebiet und Allergie auf einen der Inhaltsstoffe stellen absolute Kontraindikationen dar, die eine andere Form der Schmerzausschaltung erforderlich machen.

Die zahnärztliche Lokalanästhesie ist aber nicht nur als alleinige Form der Schmerzausschaltung von zentraler Bedeutung, sondern auch in Kombination mit anderen Verfahren. Eine zusätzliche lokale Betäubung im Rahmen der Behandlung in Allgemeinanästhesie bei schmerzhaften Behandlungen (z. B. chirurgische Maßnahmen) kann dazu beitragen, die Narkosetiefe zu reduzieren, die Aufwachphase zu verkürzen und die postoperative Analgesie zu verbessern. Sedierungsverfahren erzielen keine ausreichende Schmerzausschaltung, sodass eine zusätzliche Lokalanästhesie zwingend erforderlich ist.

13.4 Anxiolyse und Sedierung

MERKE

Da die Zahnbehandlungsangst sowohl durch direkte als auch durch indirekte Erfahrungen entstehen kann, fällt dem Zahnarzt im Rahmen der Prophylaxe und bei der Behandlung leichterer Formen eine wesentliche Aufgabe zu [27][29].

Darüber hinaus verstärkt Angst die Schmerzwahrung, sodass deshalb anxiolytische Maßnahmen sinnvoll sind.

Neben den verhaltenstherapeutischen Maßnahmen („Tell-Show-Do") und dem langsamen Heranführen des Kindes an die eigentliche Behandlungssituation, ggf. unterstützt durch Entspannungstechniken, nimmt die pharmakologische Sedierung vor allem in der Kinderbehandlung einen großen Raum ein. Trotzdem haben die nichtmedikamentösen Verfahren wie Audioanalgesie, visuelle Trance (z. B. Filmbrille), Hypnose etc. ihre Berechtigung und können alternativ oder zusätzlich in der Kinderzahnheilkunde sinnvoll eingesetzt werden. Aufgrund der umfangreichen Expertisen in den angloamerikanischen Staaten insbesondere im Rahmen von zahnärztlichen Behandlungen wurden die in USA und Großbritannien entwickelten Guidelines in die deutschen Empfehlungen weitgehend übernommen [1][5][6][7][12].

Während bei den Zielen der Sedierung primär die Behandlung selbst und die Anforderungen des Behandlers im Vordergrund standen, haben sich diese in den letzten Jahren hin zu den Vorteilen für den Patienten verschoben. Hier ist es zu einem Paradigmenwechsel gekommen. Dem zufolge ist die Angstreduktion (Anxiolyse) als Therapieziel in den Vordergrund gerückt, der Tatsache Rechnung tragend, dass ein angstfreier Patient auch sediert ist und effektive Schmerzkontrollmechanismen aktivieren kann. Es handelt sich somit um die praktische Umsetzung der eingangs dargestellten physiologischen Theorien. Die Deutsche Gesellschaft für Anästhesiologie und Intensivmedizin (DGAI) formulierte bereits 2002 die Ziele so: Die Verabreichung von Sedativa und Analgetika hat das Ziel, an Patienten diagnostische oder therapeutische Maßnahmen unter geringstmöglicher Beeinträchtigung der Funktionen von Herz, Kreislauf und Lunge, Bewusstsein und Befindlichkeit durchführen zu können und gleichzeitig für den Durchführenden bestmögliche Arbeitsbedingungen zu schaffen. Dieses Ziel ist erreicht, wenn der angst- und stressfreie Patient in der Lage ist, mit dem Untersucher/Behandler zu kommunizieren und zu kooperieren [9].

Die aktuelle Definition unterscheidet drei verschiedene Bewusstseinszustände. Der Übergang von der minimalen Sedierung über die moderate Sedierung bis hin zur Anästhesie ist dabei als ein Kontinuum anzusehen. Die englische Differenzierung ist dabei mit ihren vier Stadien deutlich präziser als die deutsche. Glücklicherweise erfolgt aber eine Angleichung der Nomenklatur.

Wichtig ist in diesem Zusammenhang, dass auch bei beabsichtigter minimaler Sedierung die nächste Sedierungsstufe, in diesem Fall die moderate Sedierung, vom Behandler beherrscht werden muss. Auf die Zahnmedizin übertragen bedeutet dies, dass nur eine minimale Sedierung angestrebt werden kann, da in der Regel die Ausbildung für weiterführende Maßnahmen fehlt. Dies bedeutet aber auch, dass die notwendigen Fertigkeiten in speziellen Ausbildungsmodulen erworben werden müssen.

MERKE

Entscheidend bei der Behandlung von Kindern ist die ausreichende eigene Kontrolle der Atemwege, da eine Kompromittierung dieses Faktors am häufigsten zur Notfallsituation führt.

Essenzielle **Voraussetzungen** für jede Behandlung unter Sedierung, unabhängig vom Setting (Krankenhaus, Praxis, eigenverantwortlich oder mit Anästhesist), sind:

- Möglichst lückenlose Informationseinholung zu Vorerkrankungen und Vorerfahrungen
- Klares Behandlungskonzept
- Aufklärung von Kind und Eltern
- Umfassende Dokumentation

MERKE

Die Klassifikation des Patienten in vier Risikogruppen entsprechend der Empfehlung der American Society of Anesthesiologists (ASA) sollte bei jeder Sedierung angewandt werden [27].

- Ein normaler, gesunder Patient **(ASA-Klasse I)** ist sehr gut für Sedierungsmaßnahmen geeignet.
- Patienten mit leichten Allgemeinerkrankungen ohne Leistungseinschränkung **(ASA-Klasse II)** werden im Allgemeinen gut zu sedieren sein.
- Patienten mit schweren Allgemeinerkrankungen mit Leistungseinschränkungen **(ASA-Klasse III)** weisen eine mittlere bis schlechte Eignung für eine Sedierung auf. Hier sollte eine ganz klare Nutzen Risiko Abwägung erfolgen und ein Krankenhaus bevorzugt werden.
- Bei Patienten mit schweren Allgemeinerkrankungen, die mit oder ohne Operation das Leben des Patienten bedrohen **(ASA-Klasse IV),** ist die Eignung zur Sedierung schlecht, da die Risiken überwiegen.
- Moribunde Patienten, bei denen der Tod innerhalb von 24 Stunden mit und ohne Operation eintreten wird **(ASA-Klasse V),** haben eine äußerst schlechte Prognose.

MERKE

Das gesamte zahnärztliche Team, insbesondere aber der Behandler, muss sowohl in dem angewendeten Sedierungsverfahren selbst als auch in der notfallmedizinischen Versorgung der sedierten Patienten speziell ausgebildet sein.

Ebenso ist eine entsprechende Ausrüstung als Conditio sine qua non anzusehen. Als **Monitoring** wird allgemein die kontinuierliche Kontrolle von Puls, Blutdruck und Sauerstoffsättigung (Pulsoximetrie) als adäquat und Mindestanforderung gesehen. Ein Mitarbeiter sollte speziell für die Überwachung der sedierten Patienten ausgebildet werden.

Entsprechend einem aktuellen BGH-Urteil (Az: VI ZR 265/02) ist der Behandler für die Überwachung seiner Patienten nach einer Sedierung und bis zur definitiven Entlassung aus den Behandlungsräumen verantwortlich. Da Kinder in der Regel noch nicht selbstverantwortlich handeln können, sind die erziehungs- bzw. betreuungsberechtigten Begleitpersonen einzubeziehen.

Im Rahmen der Festlegung des individuellen Behandlungskonzepts gilt es auch, die Differenzialtherapie Allgemeinanästhesie in Betracht zu ziehen. Dabei müssen sowohl allgemeinmedizinische Aspekte als auch die lokalen Gegebenheiten berücksichtigt werden (➤ Tab. 13.7). Besondere Bedeutung haben in diesem Zusammenhang Probleme der oberen Luftwege sowie der Atemmechanik, die durch die Sedierung noch zusätzlich kompromittiert werden können. Auch bei sehr umfangreichen Sanierungen (alle vier Quadranten) ist es sinnvoller, eine Behandlung in Intubationsnarkose durchzuführen, als multiple Sedierungen vorzunehmen. Dies gilt auch für schwierige operative Eingriffe und Behandlungen, die in Lokalanästhesie nicht sicher schmerzfrei durchgeführt werden können [21].

13.4.1 Benzodiazepine

Die gute Steuerbarkeit in vertikaler und horizontaler Richtung, d. h. sowohl die Sedierungstiefe als auch die -länge betreffend, ist eine wichtige Eigenschaft eines Sedativums. Ferner sind das Fehlen einer relevanten Kumulation und die Halbwertszeit von besonderem

Tab. 13.7 Sedierung versus Allgemeinanästhesie

Allgemeine Risiken	• Respiratorische Einschränkungen
	• Gastroösophageale Refluxkrankheiten
	• Sehr kleine Kinder
	• Muskelatrophie bzw. -dystrophie
	• Kardiale Vorerkrankungen (Vitien, Kardiomyopathie)
	• Stoffwechselerkrankungen (vor allem bei muskulärer Beteiligung)
	• Akute Exazerbation des bestehenden Krankheitsbildes
Lokale Risiken	• Umfangreiche Sanierung
	• Schwierige operative Eingriffe
	• Sehr schmerzhafte Behandlungsmaßnahmen bei begrenzter Lokalanästhesiewirkung
	• Anatomische Besonderheiten

Interesse. Gerade für Zahnärzte spielt der Applikationsweg eine entscheidende Rolle dafür, ob letztendlich die orale oder inhalative Route angewendet wird.

Allen aufgeführten Medikamenten ist gemeinsam, dass sie in den angegebenen Dosierungen keine analgetischen Effekte erzielen (➤ Tab. 13.8).

MERKE

Ein deutlich erhöhtes Komplikationsrisiko entsteht durch die Kombination verschiedener Medikamente.

Vom Einsatz von Opioiden, Hypnotika, Neuroleptika und Barbituraten ist dem Zahnarzt ganz abzuraten. Wenn diese auch gut steuerbar sind, so haben sie doch teilweise schwer beherrschbare Nebenwirkungen und die Applikation sollte einem Facharzt für Anästhesie vorbehalten bleiben.

Zu den typischen **Komplikationen** der Sedierung zählen eine geringfügige Atemdepression (daher Pulsoximeter als Monitoring notwendig) sowie – bei Kindern gerade in Stresssituationen relativ häufig – Übelkeit und Erbrechen. Hyperaktivität als Zeichen einer paradoxen Reaktion ist typisch für Benzodiazepine. Mit **Midazolam** (Dormicum) steht ein kurz wirksames Benzodiazepin zur Verfügung, das die oben beschriebenen Anforderungen zu großen Teilen erfüllt. Es hat im klinischen Alltag für diese Indikation das deutlich länger aktive und schlechter steuerbare Diazepam verdrängt. Der Wirkmechanismus beruht auf einer Bindung an zentrale Benzodiazepinrezeptoren, was zu einer erhöhten Affinität der GABA-Rezeptoren für gamma-Aminobuttersäure führt, dem wichtigsten inhibitorischen Neurotransmitter. Die Benzodiazepinwirkung ist abhängig von der GABA-Konzentration am Rezeptor und der Empfindlichkeit. Diese weist große interindividuelle Unterschiede auf und ist altersabhängig. Entsprechend dem Ausmaß der Rezeptorbesetzung ist somit eine dosisabhängige zentrale Dämpfung zu beobachten.

Ein großer Vorteil der intravenösen Gabe ist die Möglichkeit der **Titration,** d. h. der Dosierung nach gewünschtem klinischem Effekt. Leider geht dieser Vorteil bei der oralen Gabe verloren, d. h., eine nachträglich applizierte orale Dosis führt nicht zu einer Wirkverstärkung. Dies kann erst in einem weiteren Behandlungsversuch erfolgen. Möglich ist jedoch nach oraler Prämedikation eine intravenöse oder intranasale (vergleichbare Resorption) Aufdosierung bis zum gewünschten Effekt.

Tab. 13.8 Medikamente, die für eine Sedierung von Kindern durch den Zahnarzt in Personalunion geeignet sind

Medikament	Applikationsart	Dosierung (mg/kg KG)	Besonderheiten
Midazolam (Dormicum®)	Oral, rektal	< 5 J: 0,4–0,6 6–12 J: 0,3–04 > 12 J: 0,1	Flüssige Lösung und Tablettenform
Diazepam (Valium®)	Oral, rektal	0,2–0,5	Geeignet > 4 J
Lorazepam (Tavor®)	Oral	0,05	Auch als lyophilisierte Plättchen

Aufgrund der geringen Bioverfügbarkeit und einer kalkulierbaren enteralen Resorption sollte die Trinklösung auf nüchternen Magen verabreicht werden. Bei größeren Kindern, die bereits Tabletten schlucken können, sollte die 7,5-mg-Tablette portioniert werden, da trotz Geschmackskorrigenzien größere Volumina ungern getrunken werden.

Die Indikation für eine Sedierung mit Midazolam ist sehr sorgfältig zu stellen, um den bestmöglichen Benefit zu erzielen. Dazu muss das Kind ausreichend kooperativ sein, um den Saft zu trinken und sich zahnärztlich behandeln zu lassen.

MERKE

Die sehr positive anterograde Amnesie, d. h. Vergessen der Ereignisse nach Wirkungseintritt des Medikaments, darf nicht dazu verleiten, ohne ausreichende Schmerzausschaltung zu behandeln oder die Belastbarkeit des Kindes zu überschreiten.

Das spezifische Antidot Flumazenil (Anexate®) sollte nur in Notfällen appliziert werden und nicht um die Überwachungszeit zu verkürzen. Da der Antagonist eine kürzere Wirkzeit als Midazolam aufweist, trübt der kleine Patient nach Abklingen der Wirkung wieder ein.

Keineswegs können pharmakologische Interventionen die psychologischen und nichtmedikamentösen Maßnahmen ersetzen.

Die **Auswahl des geeigneten Verfahrens** zur Schmerzausschaltung in der Kinderzahnheilkunde sollte im Wesentlichen in Abhängigkeit von der Compliance des Kindes und vom Umfang der Behandlung bestimmt werden (➤ Abb. 13.12). Spezielle allgemeinmedizinische Risiken sind selbstverständlich in Absprache mit dem Pädiater zu berücksichtigen. In pädiatrischen Zentren ist u. U. auch die Kombination mehrerer unterschiedlicher Maßnahmen während einer Sedierung oder Narkose möglich. Entsprechend diesen Kriterien wird die Behandlung in reiner Lokalanästhesie, oberflächlicher oder tiefer Sedierung bzw. Vollnarkose durchgeführt. Dabei sollte die Intubationsnarkose den Goldstandard darstellen, nur in Ausnahmefällen ist eine Kurznarkose (inhalativ bzw. intravenös) indiziert.

13.4.2 Lachgas

Die Lachgassedierung ist mittlerweile ein fester Bestandteil der Kinderzahnheilkunde geworden [11] und wird von der EAPD (European Academy of Paediatric Dentistry) als Sedierungsverfahren der ersten Wahl angegeben [12].

Eine gemeinsame Stellungnahme der Deutsche Gesellschaft für Anästhesiologie und Intensivmedizin (DGAI), der Deutsche Gesellschaft für Kinderzahnheilkunde (DGKIZ) und der Deutsche Gesellschaft für Zahn-, Mund- und Kieferheilkunde (DGZMK) regelt den Einsatz von Lachgas in der Kinderzahnheilkunde [32] und hat eine Resolution ausgearbeitet, um die Vorteile, Sicherheit und Zweckmäßigkeit des Einsatzes von N_2O in der Zahnarztpraxis zu betonen sowie dafür zu plädieren, dass ein derartiges Instrument in der Hand des praktizierenden Zahnarztes verbleibt und von ausgebildeten und geprüften Zahnärzten angewendet werden kann [4].

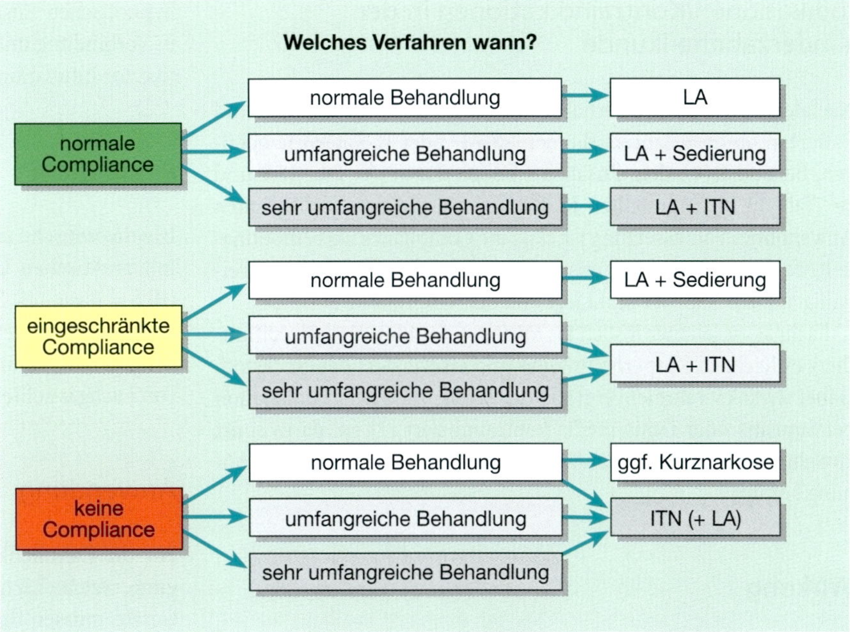

Abb. 13.12 Auswahl des geeigneten Verfahrens zur Schmerzausschaltung in Abhängigkeit von der Compliance des Kindes und dem Umfang der Behandlung [R463/L106]

Definition

Die Lachgassedierung ist eine Methode der „minimal sedation", wenn nicht mehr als 50 % Lachgas zusammen mit Sauerstoff verabreicht und kein anderes zusätzliches Sedativum verwendet wird außer einer Lokalanästhesie. Wenn Lachgas mit Sauerstoff mit anderen Sedativa kombiniert wird oder mehr als 50 % Lachgas verabreicht wird, dann spricht man von „moderate sedation", früher „conscious sedation" [5].

Eigenschaften

Lachgas ist ein stabiles, reaktionsträges, farb- und geruchloses Gas, das schwerer als Luft ist. Es zählt zu den Treibhausgasen. Allerdings machen medizinische Lachgasemissionen nach UN-Angaben nur 0,05 % der gesamten Treibhausgasemissionen aus und werden bei Klimaschutzmaßnahmen nicht berücksichtigt (www.unfccc.int).

Lachgas hat neben der anxiolytischen Wirkung [2] eine schmerzlindernde und sedative Wirkung (➤ Abb. 13.13). Durch die Sedierung wird die Angst reduziert und die Schmerzwahrnehmung vermindert. Die Behandlungswilligkeit wird erhöht, und einer entstehenden Zahnarztangst wird vorgebeugt. Bei nicht kooperativen Patienten, Kindern mit geistiger Behinderung und vor allem bei behandlungsunwilligen Kindern ist eine zahnärztliche Behandlung ohne Sedierung häufig unmöglich.

Lachgas wird über die Lunge aufgenommen und ist aufgrund seines niedrigen Blut-Gas-Verteilungskoeffizienten und seines geringen Fett-Blut-Verteilungskoeffizienten das am besten steuerbare inhalative Medikament in der Anästhesie. Es reizt nicht die Atemwege, verursacht keine Atemdepression und wird weder im Gewebe (Muskel-, Knochen-, Fettgewebe) aufgenommen noch durch die Leber oder Niere verstoffwechselt. Die Blut-Hirn-Schranke wird leicht passiert, und bereits 3–5 Minuten nach der Inhalation von Lachgas tritt eine klinische Wirkung auf. Die Elimination erfolgt über die Lunge. Die Sedierungstiefe kann durch die Änderung der eingeatmeten Lachgaskonzentration einfach und schnell vom Zahnarzt variiert werden.

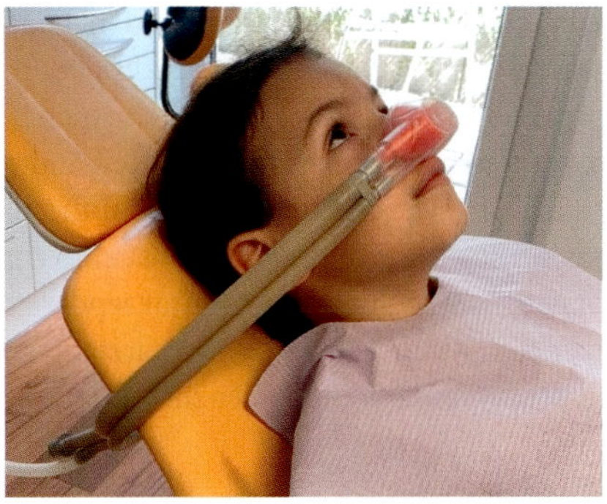

Abb. 13.13 Kind unter Lachgassedierung [P1208]

Theoretisch könnten sehr hohe Dosen von Lachgas nach Beenden einer Behandlung zur Diffusionshypoxie führen. Um das Auftreten einer solchen auszuschließen, wird dem Patienten oder der Patientin im Anschluss an die Inhalationssedierung 3–5 Minuten lang nur Sauerstoff verabreicht.

Die Lachgasabgabe in die Arbeitsumgebung sollte verhindert werden, um die zulässige Arbeitsplatzbelastung von 100 ppm im 8-Stunden-Mittel zu halten. Eine geeignete Ausrüstung und ein entsprechendes Verhalten des Patienten oder der Patientin durch nonverbale Kommunikation mit dem Behandlungsteam, eine gut und dicht sitzende Doppelmaske, aus welcher gleichzeitig überschüssiges und ausgeatmetes Gas an der Quelle abgesaugt wird, sowie die Verwendung von Kofferdam [10] tragen dazu bei. Eine wichtige Möglichkeit zum Schutz des Arbeitsplatzes ist ein konsequenter Austausch der Raumluft. Auch die „Staff-Rotation" trägt zur Minimierung der eigenen Arbeitsplatzbelastung bei.

Indikationen/Kontraindikationen in der Kinderzahnheilkunde

Nachdem die Anamnese erhoben wurde, können Patientinnen und Patienten ab ca. 4 Jahren, die der ASA-I- oder II-Kategorie genügen, behandelt werden. Zusätzlich finden die in ➤ Tab. 13.9 und ➤ Tab. 13.10 dargestellten Indikationen und Kontraindikationen Anwendung. Voraussetzung ist, dass die Compliance und emotionale Reife des Kindes soweit ausgeprägt sind, dass sich das Kind freiwillig auf den Zahnarztstuhl legt und die Nasenmaske aufsetzt.

Lachgas ist leichter löslich als Stickstoff im Blut. Deshalb diffundiert es leicht in Körperhohlräume und ersetzt dort den Stickstoff. Dabei wirkt es volumenvergrößernd, sodass die Lachgasinhalation bei Sinusitis oder Otitis media kontraindiziert [1] ist, da es sonst zu Schmerzen aufgrund der Volumenausdehnung bzw. Druckerhöhung kommt.

Wirkung

Die wesentlichen Wirkungen sind Euphorie, Entspannung, Verlust des Zeitgefühls und Erhöhung der Suggestibilität [35]. Dabei bleibt das Bewusstsein erhalten und die Schutzreflexe bleiben intakt. Der Würgereflex wird reduziert und die Schmerzschwelle erhöht. Zudem wird die Kooperation wird verstärkt – vor allem, wenn unterstützende Techniken der Verhaltenssteuerung (z. B. Tell-Show-Do = TSD, ➤ Kapitel 22.2.2) angewendet werden. Sowohl die Herabsetzung des Zeitgefühls als auch der entspannte Zustand ermöglichen es dem Kind, längere Behandlungszeiten zu akzeptieren. Zusätzlich vermindert oder eliminiert Lachgas die Zahnarztangst. Es kann zur Unterstützung der Tranceinduktion oder zur Aufrechterhaltung des hypnotischen Zustandes eingesetzt werden. Die Lachgassedierung in Verbindung mit Lokalanästhesie ist eine kostengünstige Alternative zur Intubationsnarkose [15].

Tab. 13.9 Kontraindikationen
• Beeinträchtigte Kommunikationsfähigkeit
• Beeinträchtigte Nasenatmung
• Schwere psychische oder Verhaltens-/Persönlichkeitsstörungen
• B12- oder Folsäuremangel/-störung
• Chronisch-obstruktive Lungenerkrankung (COPD)
• Neuromuskuläre Störungen (z. B. Multiple Sklerose)
• Chemotherapeutisch mit Bleomycin-Präparaten behandelter Krebs
• Im ersten Schwangerschaftstrimenon

Tab. 13.10 Indikationen
• Ängstliche oder verunsicherte Patienten
• Patienten mit geringer Bewältigungskapazität (z. B. Probleme mit der Verhaltensführung = Behaviour Management Problems (BMP), Dentalphobie, Nadelphobie)
• Ausgeprägter Würgereflex
• Bestimmte Patienten mit geistiger oder körperlicher Behinderung
• Patienten, die eine spezielle Behandlung benötigen (z. B. Notfallbehandlung, komplizierte und lange Behandlung, kleine orale Operationen in Verbindung mit Lokalanästhesie)

Ausbildung

Die theoretische und praktische Ausbildung sollte durch einen Kurs mit praktischen Übungen, Rollenspielen und Notfallmanagement (BLS = Basic Life Support) erworben werden. Strategien zur Angst- und Verhaltenssteuerung, technische Aspekte verschiedener Sedierungsgeräte, chemische, physiologische und biologische Aspekte von Lachgas sollten dabei gelehrt werden [4].

Anwendung

Für die Zahnheilkunde stehen spezielle Lachgasgeräte zur Verfügung, welche Lachgas und Sauerstoff mischen (➤ Abb. 13.14). Die Geräte müssen die geltenden europäischen Normen erfüllen und entsprechend den Herstellerangaben regelmäßig gewartet werden. Das titrierte Gemisch wird über eine Nasenmaske kontinuierlich eingeatmet, wobei immer die kleinste notwendige Dosis [5] verwendet werden sollte. Dabei kann nicht mehr als 50 % Lachgas verab-

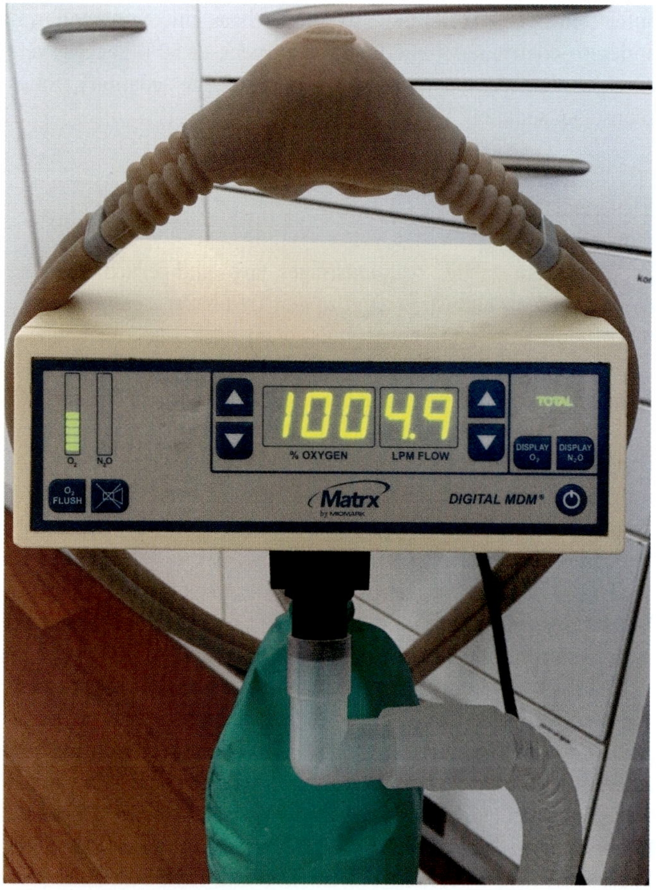

Abb. 13.14 Lachgasgerät Digital MDM [P1208]

reicht werden und damit auch nicht weniger als 50 % Sauerstoff. In den meisten Fällen reichen 30–40 % Lachgas bei Kindern zur Sedierung aus. Die zahnärztlichen Lachgasgeräte müssen zudem einen sogenannten „Nitro-Lock“ [1] besitzen. Dieser sorgt dafür, dass kein Lachgas ohne Sauerstoff gegeben werden kann. Weiterhin sind ein Durchflussmesser für die individuelle Einstellung des Gasflusses und der Lachgaskonzentration vorhanden sowie ein Notluftventil, rückatmungssichere Schläuche mit geringem Atemwiderstand und ein effektives Absaugsystem für das ausgeatmete und überschüssige Gas.

Eine fachgerechte Installation ist erforderlich, um eine sichere Anwendung zu gewährleisten. Die Raumluftkonzentration wird sowohl durch integrierte Absaugsysteme, durch Lüften der Praxisräume, durch Verhindern von Sprechen der Patientin oder des Patienten, Verwendung von Kofferdam als auch durch Kontrolle von Undichtigkeiten und Wartung der Geräte vermindert. Geräte zur Lachgasmessung im Behandlungszimmer sind im Handel z. B. von der FA. Geotech (www.geotechuk.com) erhältlich (➤ Abb. 13.15).

Ablauf beim Kind

Ziel ist die leichte Sedierung. Das bedeutet, das Kind sollte die Augen offen haben und auf Anweisungen adäquat reagieren. Nüchternheit ist nicht erforderlich, jedoch ist es sinnvoll, nur eine leichte Mahlzeit spätestens 2 Stunden vor der Behandlung einzunehmen. Bei Kindern ist das Einverständnis der Eltern einzuholen [2]. ➤ Tab. 13.11 stellt den Ablauf der Behandlung dar.

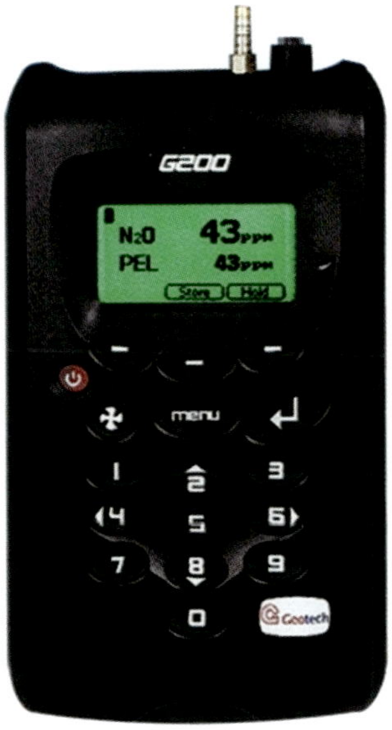

Abb. 13.15 Gerät zur Messung der Raumluftkonzentration von N_2O, 0–1000 ppm, G200 Geotechnical Instruments (UK) Ltd. [P1208]

Tab. 13.11 Behandlung in liegender Position

• Abklären einer Erkältung
• Anbieten des Lachgases als Unterstützung, die „stark und mutig macht"
• Lachgas kindgerecht erklären: „wie Tauchen im Meer" oder „Schweben wie ein Astronaut im Weltraum"
• Kind soll dann nicht mehr sprechen, sondern zuhören; es werden Zeichen vereinbart
• Pulsoximeter anlegen
• Je nach Alter und Größe des Kindes „total flow" mit 100 % Sauerstoff für 1–2 Minuten einstellen
• Nasenmaske aufsetzen und Atembeutel auf korrekten Durchfluss kontrollieren (Beutel sollte bei jedem Atemzug sanft pulsieren und weder zu stark noch zu schwach aufgeblasen sein)
• Dosierung in Abhängigkeit vom Atemvolumen individuell bestimmen
• Kontakt zum Patienten halten
• Lachgas-Gefühl ansprechen
• Schrittweise Einleiten/Titrieren von Lachgas, bis der gewünschte Effekt erreicht ist
• Zahnärztliche Behandlung
• Abstellen des Lachgases zum Ende der Behandlung
• Gabe von Sauerstoff für 5 Minuten
• Verlassen der Praxis in elterlicher Begleitung

Im Allgemeinen ist die Wirkung eines Medikamentes nach ca. 5 HWZ (Halbwertszeiten) abgeklungen. Nach einer Lachgassedierung ist deshalb der Patient nach ca. 30 Minuten wieder geschäftsfähig.

Die European Academy of Paediatric Dentistry, die American Academy of Paediatric Dentistry und die British Society of Paediatric Dentistry empfehlen alle eine "Titrationstechnik", bei der die N_2O-Konzentration im Sauerstoffgemisch je nach Ansprechen des Patienten etwa jede Minute in Schritten von 5 bis auf 10 % gesteigert wird, bis die gewünschte sedierende Wirkung erreicht ist [4]. Bei zu schneller Administration kann Schwindel oder Übelkeit auftreten. Die gesprochenen Worte werden unter dem Einfluss des Lachgases verstärkt, weshalb der Behandler mit sprachlichen Mitteln eine beruhigende entspannte Atmosphäre schaffen sollte. Das Kind sollte nicht sprechen und nicht durch den Mund atmen. Die Anwendung von Kofferdam (➤ Abb. 13.16) unterstützt dies automatisch. Darüber hinaus wird auch die Raumluftkontamination reduziert [11]. Nach der Injektion des Lokalanästhetikums kann das Lachgas reduziert werden auf ein Niveau, bei dem sich der Patient kooperativ verhält [1]. Gegen Ende der Behandlung wird das Lachgas abgestellt und ca. 5 Minuten lang reiner Sauerstoff gegeben [1]. Sowohl Puls als auch Sauerstoffsättigung werden überprüft. Instruktionen bezüglich des Verhaltens nach der Behandlung (z. B. Lokalanästhesie, Extraktionen) sind selbstverständlich. Danach kann das Kind die Praxis in elterlicher Begleitung verlassen. Ein längeres Verweilen in der Praxis ist nach der Behandlung nicht erforderlich.

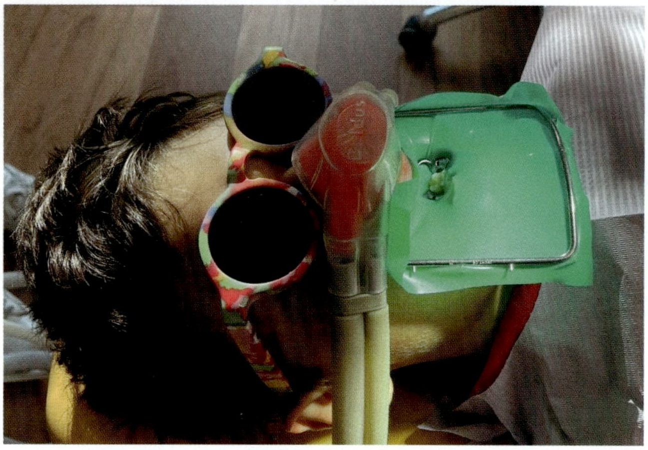

Abb. 13.16 Behandlung mit Kofferdam [P1208]

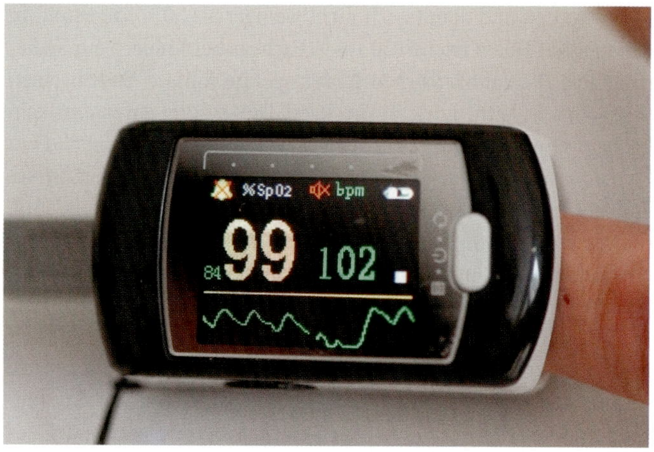

Abb. 13.17 Monitoring mit Pulsoximeter. Dieser zeigt während der Behandlung die Sauerstoffsättigung und die Herzfrequenz an. [P1208]

Monitoring

Das visuelle Monitoring [1] – die Reaktion auf verbale oder physikalische Reize, Beobachtung der Atmung und Hautkolorit – wird durch ein Pulsoximeter (➤ Abb. 13.17) ergänzt. Eine Überdosierung kann zu unerwünschten Nebenwirkungen wie Unruhe, Schwindel, Übelkeit, Schweißbildung, Kopfschmerzen und im Einzelfall zu Erbrechen [24] führen. Beim ersten Anzeichen einer Überdosierung (Stirnfalten, zunehmende Unruhe, kalter Schweiß) wird deshalb umgehend mit einer Reduktion der Lachgaskonzentration reagiert. Dabei wird das Lachgas sofort eliminiert und durch Sauerstoff substituiert. Somit sind die Gegenmaßnahmen in Falle einer Überdosierung so gut steuerbar wie bei keiner anderen Sedierungsmethode. In der Patientenakte werden die Herzfrequenz, die arterielle Blutsauerstoffsättigung, die Länge des Eingriffs, die maximale Dosierung und die Dauer der Nachbelüftung mit 100%-igem Sauerstoff dokumentiert.

Schlussfolgerung

Die Inhalationssedierung ist in vielen Ländern etabliert und bewährt [16][36]. Das zahnärztliche Team kann die Lachgassedierung ohne Risiken anwenden [28], wenn eine effektive Absaugung an der Nasenmaske und ausreichende Raumventilation vorhanden ist. Der Einsatz von Lachgas bei Kindern setzt selbstverständlich eine profunde Ausbildung voraus [1][4]. Die Lachgassedierung ist sehr patientenfreundlich, was insbesondere die Kinderbehandlung sehr erleichtert. Sie wird als eine der sichersten Sedierungsmethoden bezeichnet [28][36].

13.5 Analgetika

Zur Behandlung akuter Schmerzen im Kindesalter werden fast ausschließlich **Nichtopioidanalgetika** eingesetzt (➤ Tab. 13.12). Indikationsgebiete sind vor allem dentogene Infektionen und post-

Tab. 13.12 Analgetika bei Kindern und Jugendlichen

Substanz	Einzeldosis (mg/kg KG)	Dosisintervall (h)	Maximaldosis (mg/kg KG)	Besonderheiten
Paracetamol	15 (oral oder rektal) Loadingdose: 20–40	6	100	Verzögerte rektale Resorption Auch als Kurzinfusion (Perfalgan®) möglich
Ibuprofen	10	8	40	
Diclofenac	1–2 (rektal)	8	3	Kombination mit Protonenpumpenhemmer empfohlen
Metamizol	10	4	70	Kreislaufreaktion nach i. v.-Gabe

operative Zustände. Zur Prophylaxe einer peripheren oder zentralen Sensibilisierung sollte dies konsequent und über einen angemessenen Zeitraum erfolgen. Die nichtsteroidalen Antirheumatika (NSAIDs) sind aufgrund ihrer prostaglandinhemmenden Effekte für beide Indikationen auch bei Kindern sicher einsetzbar [14].

Bei sehr schmerzhaften Behandlungen ist auch eine unmittelbar präoperative Gabe (d. h. mit der Narkoseeinleitung) zu bedenken, da so die postoperative Analgesie verbessert und sichergestellt werden kann. In diesem Fall wäre eine rektale Gabe anzustreben (z. B. Paracetamol-Suppositorium).

MERKE

Nach Eingriffen in alleiniger Lokalanästhesie sollte die erste Dosis bereits vor dem vollständigen Abklingen der örtlichen Betäubung und dem Schmerzmaximum eingenommen werden.

Das Analgetikaregime sollte schriftlich fixiert mitgeben werden.

Da nichtsteroidale Antiphlogistika (NSAID) zu einer Beeinträchtigung der Blutgerinnung führen, da sie sowohl die Cyclooxigenase 1 als auch 2 hemmen, muss dieses Risiko im Einzelfall abgewogen werden.

MERKE

Intramuskuläre Injektionen sind bei Kindern prinzipiell abzulehnen.
Auf die Gabe von Acetylsalicylsäure sollte bei Kindern ganz verzichtet werden.

Ibuprofen ist im Hinblick auf die gute analgetische Wirksamkeit und geringe Nebenwirkungsrate (vor allem gastrointestinale Beschwerden) als Medikament der ersten Wahl anzusehen. Als stärker analgetisch wirksam, aber auch ausgeprägter im Nebenwirkungsprofil ist **Diclofenac** einzuschätzen. Aufgrund der vor allem gastrointestinalen Nebenwirkung wird hier parallel die Gabe von Protonenpumpenhemmern empfohlen.

Bei den selektiven COX-2-Hemmern wird die Blutgerinnung nicht beeinflusst und die Zahl der gastrointestinalen Nebenwirkungen wird reduziert, allerdings steigt das kardiovaskuläre Risiko. Aufgrund seiner langen Wirkzeit (24 h) ist die Substanz sehr gut postoperativ einsetzbar.

Paracetamol war lange Zeit Mittel der ersten Wahl bei Kindern. Es steht in zahlreichen kindgerechten Applikationsformen und Dosierungen zur Verfügung. Es hat jedoch eine schwächere analgetische Wirkung als Ibuprofen und das Risiko von Leberschäden bei hohen Dosen.

Noch größere Zurückhaltung ist bei der Verordnung von **Metamizol** als Analgetikum geboten. Neben dem Auftreten einer Agranulozytose wurden inzwischen auch medikamenteninduzierte Leberschäden beschrieben. Auch individuelle Kombinationen von zwei Analgetika sind möglich. Diese sollten sich dann allerdings sinnvoll ergänzen (z. B. NSAID und Paracetamol) und unterschiedliche pharmakologische Angriffspunkte aufweisen.

MERKE

Dringend abzuraten ist von der Verwendung fixer Kombinationspräparate. Es sollten auch nach zahnärztlich-chirurgischen Routinebehandlungen (z. B. Weisheitszahnentfernung) keine Opioide eingesetzt werden.

LITERATUR

[1] American Academy of Pediatric Dentistry: Guideline on use of nitrous oxide for pediatric dental patients (2018); http://www.aapd.org/media/Policies_Guidelines/G_Nitrous.pdf.

[2] Alexopoulos E, Hope A, Clark SL, McHugh S, Hosey MT. A report on dental anxiety levels in children undergoing nitrous oxide inhalation sedation and propofol target controlled infusion intravenous sedation. Europ J Paediatr Dent. 2007; 8:82–86.

[3] Babl FE, Oakley E, Seaman C, Barnett P, Sharwood LN. High-concentration nitrous oxide for procedural sedation in children: adverse events and depth of sedation. Pediatrics. 2008; 121:528–532.

[4] CED Council of European Dentists (2021); https://eudental.eu/library/policy.html?filter_id=22.

[5] Coté CJ, Stephen W. American Academy of Pediatrics, American Academy of Pediatric Dentistry. Guidelines for Monitoring and Management of Pediatric Patients Before, During, and After Sedation for Diagnostic and Therapeutic Procedures. Pediatrics, Volume 143, number 6; June 2019.

[6] Coté CJ, Nottermann DA, Karl HW, Weinberg JA, McCloskey C. Adverse sedation events in pediatrics: a critical incident analysis of contributing factors. Pediatrics 105, 805; 2000.

[7] Coté CJ, Karl HW, Weinberg JA, McCloskey C. Adverse sedation events in pediatrics: analysis of medications used for sedation. Pediatrics. 2000; 106, 633.

[8] Daubländer M. Adrenalin als Vasokonstriktor in der zahnärztlichen Lokalanästhesie. Habilitationsschrift; 1999.

[9] Deutsche Gesellschaft für Anästhesie und Intensivmedizin: Leitlinie zur Sedierung und Analgesie (Analgosedierung) von Patienten durch Nicht-Anästhesisten. A&I. 2002; 43: 639–641.

[10] Esch J. Anxiolyse und Sedierung mit Lachgas in der Kinderzahnheilkunde. Quintessenz. 2009; 10:1215–1223.

[11] Esch J, Schneck H, Bujara N. Exposition gegen N2O während zahnärztlicher Lachgassedierung von Kindern. Der Einfluss unterschiedlicher Scavenging-Maßnahmen. Dtsch Zahnärztl Z. 2003; 58(4):244–248.

[12] European Academy of Pediatric Dentistry. Hallonsten AL, Jensen B, Raadal M, Veerkamp J, Hosey MT, Poulsen S. EAPD Guidelines on Sedation in Paediatric Dentistry, https://www.eapd.eu/uploads/5CF03741_file.pdf.

[13] Jakobs W, Ladwig B, Cichon P, Ortel R, Kirch W. Serum Levels of Articaine 2 % and 4 % in Children. Anest Prog. 1995; 42, 113.

[14] Jöhr M. Kinderanästhesie (4. Aufl.). Lübeck: G. Fischer; 1998.

[15] Hallonsten AL. Sedation by the use of inhalation agents in dental care. Acta Anaesthesiol Scand. 1987; 32:31.

[16] Houpt MI, Limb R, Livingston RL. Clinical effects of nitrous oxide conscious sedation in children. Pediatr Dent. 2004; 26:29–36[19].

[17] Katz J, Steward DJ. Anatomy and physiology in relation to pediatric anesthesia (2nd ed.). Philadelphia: W.B. Saunders.

[18] Kämmerer PW, Krämer N, Esch J, Pfau H, Uhlemann U, Piehlmeier L, Daubländer M. Epinephrin-reduced articaine solution (1:400,000) in pediatric dentistry: a multicenter non-interventional clinical trial. Eur Arch Paediatr Dent. 2013; 14:89–95.

[19] Klingberg G, Ridell K, Brogardh-Roth S, Vall M, Berlin H. Local analgesia in pediatric dentistry: a systematic review of techniques an pharmacologic agents. Eur Arch Pediatric Dent. 2017; 18:323–329.

[20] Kühnisch J, Daubländer M, Klingberg G, Dougall A; Spyridonos Loizides M, Stratigaki E, Amar JL, Anttonen V, Duggal M, Gizani S. Best clinical practice guidance for local analgesia in paediatric dentistry: an EAPD policy document. Eur Arch Paediatric Dent. 2017; 18:313–321.

[21] Lipp M. Die zahnärztliche Behandlung von Kindern in Intubationsnarkose. Wissenschaftliche Stellungnahme der DGZMK 6/1995; https://www.dgzmk.de.

[22] Lipp M, Daubländer M, Fuder H. Die Lokalanästhesie in der Zahn-, Mund- und Kieferheilkunde. Quintessenz. Berlin; 1993.

[23] Lipp M, Dick W, Daubländer M, Fuder H, Stanton Hicks M. Exogenous and endogenous plasma levels of epinephrine during dental treatment under local anesthesia. Reg Anesth. 1993; 18, 6.

[24] Lourenço-Matharu L, Ashley PF, Furness S. Sedation of children undergoing dental treatment. Cochrane Database of Systematic Reviews 2012, Issue 3. Art. No.: CD003877. doi: https://doi.org/10.1002/14651858.CD003877.pub4.

[25] Makkes PC, Jonker MJ, Turk T. Nitrous-oxide sedation indispensable in the dental care of anxious people and the mentally impaired. Ned tijdsch Geneeskd. 2006; 150:1055–1058.

[26] Malamed S F. Handbook of Local Anaesthesia (7th ed.). St. Louis–Toronto–London: Mosby; 2019.

[27] Malamed S F. Sedation – A Guide to Patient Management (6th ed.). St. Louis–Toronto–London: Mosby; 2017.

[28] Malamed SF, Clark MS. Nitrous oxide-oxygen: a new look at a very old technique. J Calif Dent Assoc. 2003; 31:397–403.

[29] Margraf-Stiksrud J. Angst und Angstabbau. In: Sergl HG (Hrsg.). Psychologie, Psychosomatik in der Zahnheilkunde. PdZ spezial. München–Wien–Baltmore: Urban & Schwarzenberg; 1996.

[30] Nusstein J, Lee S, Reader A, Beck M, Weaver J. Injection pain and postinjection pain of the anterior middle superior alveolar injection administered with the Wand® or conventiional syringe. Oral Surg Oral Med Oral Pathol Oral Radiol Endod. 2004; 98, 124.

[31] Perusse R, Goulet JP, Turcotte JY. Contraindications to vasoconstrictors in dentistry: Part II. Hyperthyroidism, diabetes, sulfite sensitivity, cortico-dependent asthma, and pheochromocytoma. Oral Surg Oral Med Oral Pathol. 1992; 74, 687.
[32] Philippi-Höhne C, Daubländer M, Becke K, Reinhold P, Splieth C, Beck G. Einsatz von Lachgas zur minimalen Sedierung von Kindern in der Zahnheilkunde. Dtsch Zahnärztl Z. 2013; 68:58–61.
[33] Raja SN, Carr DB, Cohen M, Finnerup NB, Flor H, Gibson St, Keef FJ, Mogil J, Ringkamp M, Sluka K, Song, X-J, Stevens B, Sullivan MD, Tutel PR, Ushida T, Vader K. The revised International Association for the Study of Pain definition of pain: concepts, challenges, and compromises. PAIN: September 2020; 161(9):1976–1982.
[34] van Aken H, Wulf H (Hrsg.). Lokalanästhesie, Regionalanästhesie, Regionale Schmerztherapie (3. Auflage). Stuttgart: Thieme; 2010.
[35] Whalley MG, Brooks GB. Enhancement of suggestibility and imaginative ability with nitrous oxide. Psychopharmacology. 2009; 203:745–752.
[36] Zier JI, Liu M. Safety of high-concentration nitrous oxide by nasal mask for pediatric procedural sedation: experience with 7802 cases. Pediatr Emerg Care. 2011; 27(12):1107–1112.

KAPITEL

14

Katrin Bekes und Matthias Widbiller

Endodontie im Milch- und Wechselgebiss

14.1 Endodontie im Milchgebiss

Die frühkindliche Karies (Synonym: Early Childhood Caries, ECC) zählt auch heute noch weltweit zu den häufigsten Erkrankungen bei Kleinkindern. Mit zum Teil massiver Gebisszerstörung dominiert sie das Gesamtkariesaufkommen. Obwohl Deutschland in der Breite der zahnmedizinischen Versorgung insgesamt einen hohen Versorgungsgrad erreicht hat, ist auch hier diese Form der Karies unverändert als ein ernsthaftes und ungelöstes Versorgungsproblem einzustufen. In Deutschland liegt die durchschnittliche Prävalenz bei 13,7 %, bei den 3-Jährigen [1]. Das Therapiespektrum reicht von restaurativen Versorgungen einschließlich endodontischer Maßnahmen bis zur Notwendigkeit von Zahnextraktionen.

Während im Allgemeinen viele Behandlungsprinzipien von Erwachsenen auf die Kinderzahnmedizin übertragen werden können, unterscheidet sich die Endodontie am Milchzahn in diagnostischer und therapeutischer Hinsicht in einigen wesentlichen Punkten von der am bleibenden Zahn. Dies liegt in den abweichenden anatomischen Gegebenheiten, der Morphologie und der Physiologie des Milchzahnes begründet. Zudem können Schwierigkeiten bei der korrekten Diagnosestellung sowie die mit einem jungen Patienten verbundenen Probleme beim Verhaltensmanagement eine Herausforderung darstellen.

14.1.1 Milchzahnerhaltung durch Endodontie

Die Erhaltung kariöser Milchzähne bis zu ihrer physiologischen Exfoliation ist für eine reguläre Entwicklung der Dentition von großer Bedeutung. Die Dentes decidui erfüllen wichtige Funktionen: Sie dienen sowohl als Platzhalter für die nachfolgenden permanenten Zähne als auch für das Kauen, die Sprachentwicklung und eine psychisch gesunde Entwicklung. Folglich sollte es oberste Priorität sein, Milchzähne so lange wie möglich (bestenfalls bis zur natürlichen Exfoliation) zu erhalten. Endodontische Maßnahmen und die anschließende restaurative Versorgung des Zahnes bieten eine Option, dieses Ziel zu erreichen.

Für das Milchgebiss sind dabei verschiedene endodontische Therapieverfahren denkbar. Dazu zählen die Caries-profunda-Therapie, die direkte Überkappung, die Pulpotomie (Synonym: Vitalamputation) oder die Pulpektomie mit nachfolgender Wurzelbehandlung. Voraussetzungen für den Erfolg dieser Behandlungen sind neben einer exakten Arbeitsweise und einer guten Mitarbeit des Kindes die genaue Kenntnis der Physiologie und Pathophysiologie des Milchzahnes sowie die möglichst korrekte Einschätzung des Zustands des Endodonts.

14.1.2 Morphologische Besonderheiten der Milchzähne

Milchzähne weisen im Vergleich zu ihren nachfolgenden permanenten Zähnen makro- und mikromorphologische Besonderheiten auf, die im Rahmen von endodontischen Therapiemaßnahmen beachtet werden sollten. Milchzähne sind in ihrer Größe zunächst einmal kleiner als bleibende Zähne. Die Dicke des Zahnschmelzes und des Dentins ist geringer ausgeprägt, der Schmelzmantel misst an keiner Stelle mehr als 1 mm [2]. Dies hat zur Folge, dass kariöse Prozesse im Milchgebiss deutlich schneller voranschreiten können als im bleibenden Gebiss. Vulnerable Flächen sind insbesondere die Approximalräume der Milchmolaren und die Glattflächen der Frontzähne. Weiterhin stellt sich die Ausdehnung der Kronenpulpa im Vergleich zu den permanenten Zähnen deutlich größer dar, ihre Pulpenhörner können weit in die Höcker hineinreichen [2]. Zudem zeigen Schmelz und Dentin der Milchzähne einen geringeren Mineralisierungsgrad. Im Dentin ist der Durchmesser der Dentintubuli größer und das peritubuläre Dentin deutlich ausgeprägter. Zusätzlich findet sich eine sehr viel höhere Dichte an Tubuli, die in den pulpanahen Bereichen ansteigt. Diese Gegebenheiten ermöglichen im Milchzahndentin ein rascheres Fortschreiten kariogener Prozesse.

Das Kronen-Wurzel-Verhältnis ist bei Milchzähnen im Vergleich zu den bleibenden Zähnen vergrößert. Die Wurzeln der Milchmolaren sind grazil, in der Regel gekrümmt und umschließen den darunter liegenden Zahnkeim (➤ Abb. 14.1). Somit besteht grundsätzlich die Gefahr der Verletzung des Zahnkeims bei über die Wurzelspitze hinausgehenden Manipulationen. Die Wurzelkanäle der Molaren sind eng und verästelt, auch der Pulpakammerboden weist akzessorische Kanälchen auf. Dies bietet ungünstige Voraussetzungen für eine optimale Wurzelkanalbehandlung. Ein Aufbereiten und ein vollständiges Abfüllen der Wurzelkanäle werden erschwert. Auch endodontische Instrumente müssen aufgrund der weiter oral lokalisierten Kanaleingänge in einem anderen Winkel eingeführt werden.

Mit dem Älterwerden des Kindes beginnen die Wurzeln der Milchzähne zudem physiologischerweise zu resorbieren (➤ Abb. 14.1). Ab diesem Moment lässt die Abwehrkraft der Pulpa nach, sodass die Reaktionsfähigkeit der Milchzahnpulpa auf äußere Reize schwächer ist und reparative Prozesse langsamer verlaufen oder gar nicht mehr stattfinden. Dies hat zur Folge, dass die Entzündung der Pulpa nicht mit Schmerzen einhergeht und der tatsächliche Pulpazustand sowohl für das Kind als auch für die Eltern und für die Zahnärztin bzw. den Zahnarzt nicht erkennbar ist. Dieser primär-chronische Entzündungsverlauf findet sich im Milchgebiss nicht nur bei Pulpaerkrankungen häufig, sondern auch bei den apikalen Parodontitiden, die oft infolge früherer akuter oder chronischer Pulpitiden entstehen (➤ Abb. 14.2).

MERKE

Milchzähne weisen im Vergleich zu bleibenden Zähnen makroskopische und mikroskopische Besonderheiten auf, die zu Unterschieden bei der Durchführung endodontischer Behandlungsmaßnahmen führen.

14.1.3 Diagnostik des Pulpazustandes am Milchzahn

Die skizzierten Besonderheiten der Dentes decidui zeigen, dass eine sorgfältige Diagnostik und eine sorgfältige Behandlungsplanung unabdingbar sind. Prinzipiell gilt es hierbei, den Stellenwert des zu

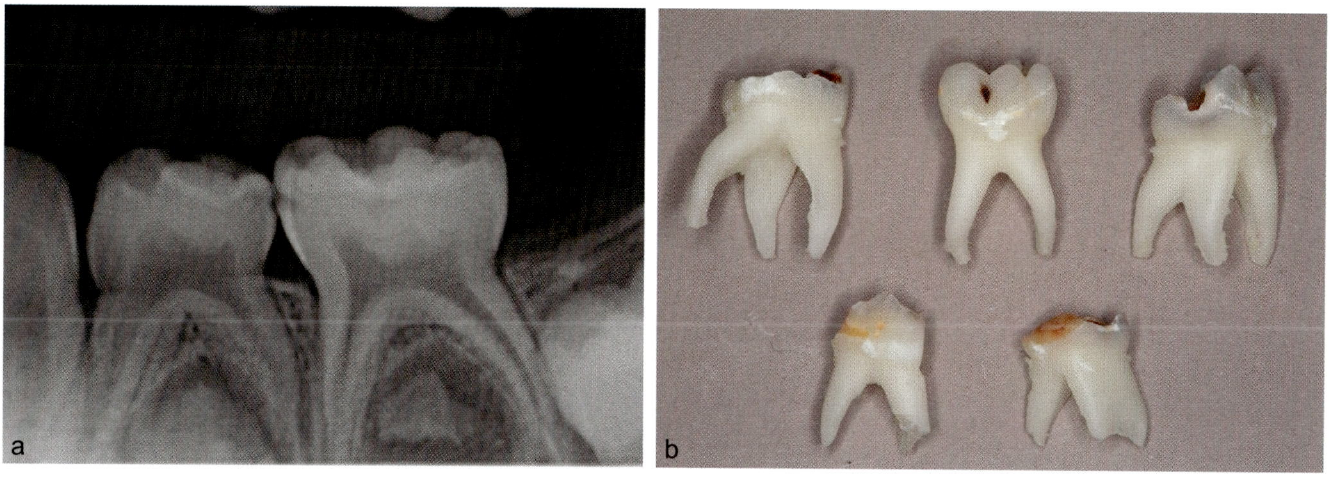

Abb. 14.1 a, b Milchzahnanatomie [F1104]
a) Die Wurzeln der Milchmolaren umschließen die nachfolgenden Zahnkeime.
b) Unterschiedliche Wurzelkonfiguration von ersten und zweiten Milchmolaren

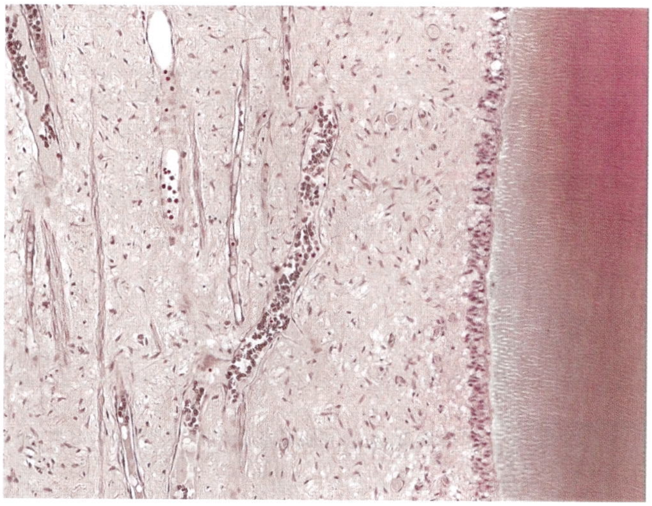

Abb. 14.2 Histologische Darstellung des Pulpa-Dentin-Komplexes eines Milchzahnes. Das dichte Bindegewebe wird von zahlreichen und großen Gefäßen sowie Nervenfasern durchzogen. Dem tubulären Dentin liegt ein Saum aus Odontoblasten auf, der im Vergleich zum bleibenden Zahn dünner ist. Eine sogenannte zellreiche Zone, die bei bleibenden Zähnen angrenzend zum Odontoblastensaum liegt, ist in der Milchzahnpulpa kaum erkennbar. [M1135]

behandelnden Milchzahnes in der gesamten Gebissentwicklung zu betrachten, dessen Pulpazustand zu bewerten und auszuloten, welche Therapiealternativen für welche Diagnosen in Frage kommen.

Erste wertvolle Informationen können die anamnestische Befragung der Eltern und des Kindes mit Angaben zur Schmerzlokalisation und -dauer liefern. Schmerzen beim Abbeißen oder Kauen sowie das Auftreten von Nachtschmerzen oder die notwendige Einnahme von Analgetika weisen auf eine signifikante Pulpaentzündung und -pathologie hin [4]. Die klinische Untersuchung ergänzt die Anamnese. Im Vordergrund stehen hierbei das Erkennen evtl. existierender Perkussions- und Druckempfindlichkeiten sowie das Vorhandensein von Rötungen der Gingiva, Schwellungen oder Fisteln in der Umgebung betroffener Milchzähne [4]. Der bei Erwachsenen verwendete Sensibilitätstest ist im Kindesalter als weniger zuverlässig zu werten. Erst bei Schulkindern liefert dieser in der Regel nutzbare Ergebnisse.

Neben der klinischen Untersuchung ist das Anfertigen von Röntgenaufnahmen zur Erweiterung der Diagnostik notwendig (➤ Abb. 14.3). Das Röntgenbild stellt die wertvollste Informationsquelle dar, um Fehldiagnosen zu vermeiden. Es gibt Auskunft über das Ausmaß der Karies, die eventuelle Nähe großer Restaurationen zu einem Pulpahorn, den Stand der physiologischen (oder pathologischen) Wurzelresorption, das Vorhandensein einer peri- oder interradikulären Pathologie (➤ Abb. 14.3 a) sowie das Vorhandensein des permanenten Nachfolgers (➤ Abb. 14.3 b) [4]. ➤ Tab. 14.1 gibt die zu beachtenden Parameter in einer Übersicht wieder.

MERKE

Eine präzise Diagnostik und Behandlungsplanung sind vor dem Einsatz endodontischer Maßnahmen im Milchgebiss unbedingt erforderlich.

14.1.4 Indikationen und Grenzen für endodontische Maßnahmen im Milchgebiss

Neben der zahnbezogenen Diagnose entscheiden auch allgemeine Faktoren über die Durchführung oder die Grenzen endodontischer Verfahren im Milchgebiss [5]. Die Indikation für die Endodontie im Milchgebiss ergibt sich dabei erst in letzter Instanz aus dem Zustand des betroffenen Zahnes und dessen Erhaltungsfähigkeit. Insbesondere die Situation des Kindes (allgemeinmedizinische Anamnese, Alter, Kooperation) sowie der generelle Umfang der Gebisszerstörung beeinflussen maßgeblich die Entscheidung, ob der Zahnerhaltung oder der Extraktion der Vorzug zu geben ist. Letzten Endes sollte immer im Einzelfall anhand eines realistischen Behandlungsplanes zusammen mit den Eltern über die Indikation endodontischer Maßnahmen beim Kind entschieden werden. ➤ Tab. 14.2 zeigt die zu berücksichtigen Faktoren in der Übersicht.

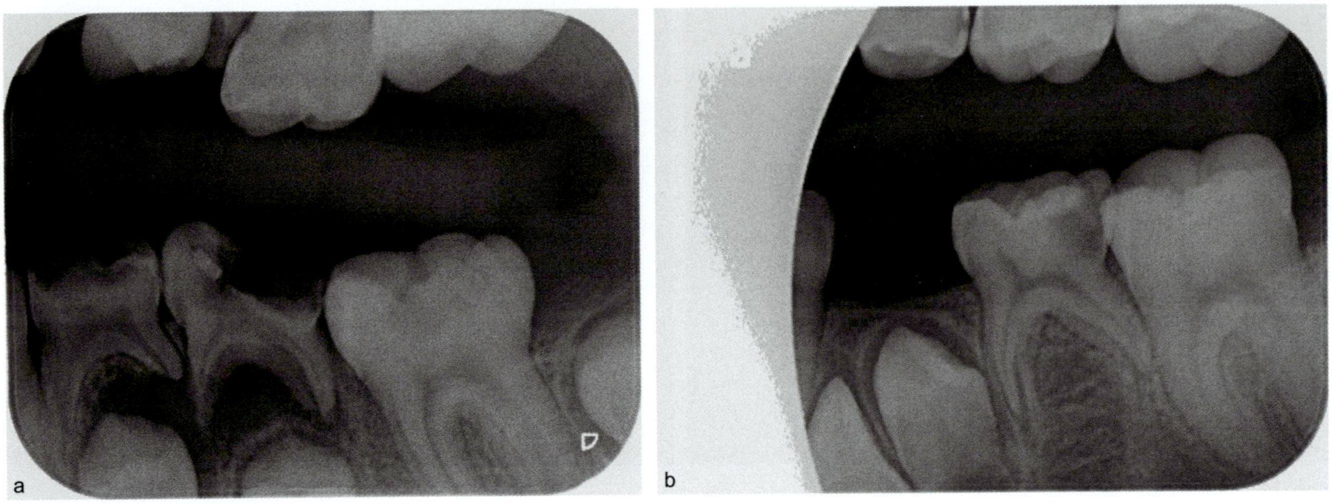

Abb. 14.3 a, b Röntgendiagnostik [M1125]
a) Osteolyse im Furkationsbereich des Zahnes 75 und periradikuläre Aufhellung um die distale Wurzel von 74
b) Zahn 75 zeigt keinen permanenten Nachfolger.

Tab. 14.1 Diagnostik im Milchgebiss

Anamnese	Allgemeinzustand Schmerzdauer und -qualität
Inspektion	Aufbissempfindlichkeit Ausdehnung der Karies
Röntgenbild	Ausdehnung der Karies Ausdehnung der Pulpakammer Lage und Form der Wurzeln Stand der Wurzelresorption (physiologisch/pathologisch) Veränderungen im periapikalen/interradikulären Raum Lagebeziehung zum nachfolgenden Zahnkeim Interne Resorptionen
Intraoperativer Befund	Zustand des Kavitätenbodens Blutung bei Eröffnung der Pulpa (Intensität, Farbe, Nekrose)

Tab. 14.2 Entscheidungskriterien für oder gegen eine endodontische Behandlung an Milchzähnen

Allgemeine Faktoren	Zahnbezogene und lokale Faktoren
Allgemeinmedizinische Anamnese Alter des Kindes Kooperations- und Behandlungsfähigkeit des Kindes Kooperationsbereitschaft der Eltern (Umsetzung evidenzbasierter Präventionsmaßnahmen im häuslichen Umfeld, Wahrnehmung von Recall-Terminen) Interessen bzw. Wünsche der Eltern	Umfang der Gebisszerstörung Wertigkeit des behandlungsbedürftigen Zahnes in Bezug zur Gebissentwicklung Restaurierbarkeit des Zahnes

MERKE

Für die Therapieentscheidung endodontischer Maßnahmen im Milchgebiss müssen allgemeinmedizinische, zahnärztliche und soziale Faktoren mit einbezogen werden.

14.1.5 Caries-profunda-Therapie

Die am wenigsten invasive endodontische Intervention stellt die Caries-profunda-Behandlung dar. Sie ist indiziert, wenn eine pulpanahe Dentinwunde bei einem klinisch symptomlosen Milchzahn infolge einer Karies oder eines Traumas vorliegt. Ihre Ziele sind der Schutz und die Förderung der Reparationsleistung (Tertiärdentinbildung) der vitalen Milchzahnpulpa [4] [5] [6].

Ansätze zur Kariesexkavation

Als entscheidende Voraussetzung für den Therapieerfolg beim Management tiefer kariöser Läsionen wurde lange Zeit die vollständige Exkavation des kariös erweichten, infizierten Dentins mit nachfolgender Überkappung des verfärbten, aber harten Kavitätenbodens gewertet [5]. Diese Form der Behandlung wurde dabei insbesondere im Milchgebiss als überwiegend einzeitiges Verfahren durchgeführt. Ein besseres Verständnis der Karies hat in den letzten Jahren neue Strategien im Kariesmanagement hervorgerufen. Angesichts des heutigen Kenntnisstandes, dass die Karies ein dynamischer Prozess ist, der durch säureproduzierende Mikroorganismen im Biofilm initiiert und unterhalten wird, wird das Ziel einer vollständigen Entfernung tiefer kariöser Läsionen zunehmend in Frage gestellt [7] und der Fokus auf weniger invasive Maßnahmen gelegt. Statt einer undifferenzierten Entfernung der gesamten Karies wird vielmehr der Ansatz verfolgt, die Zusammensetzung und die metabolische Aktivität des dentalen Biofilms als Ursache der Erkrankung zu kontrollieren. Der klassischen, vollständigen Exkavation werden Konzepte der Non-Exkavation, der schrittweisen oder der selektiven Kariesentfernung gegenübergestellt [8], die bewusst demineralisiertes bzw. infiziertes Dentin zeitweise oder dauerhaft unter einer Restauration belassen und auf eine Kontrolle der Läsionsaktivität abzielen. Alle Techniken beruhen auf dem Prinzip der Versiegelung der im Dentin verbleibenden Mikroorganismen. Demzufolge sind diese von der Zufuhr mit Kohlenhydraten abgeschnitten, wodurch die Läsion inaktiviert wird.

Im Milchgebiss hat sich bei tiefer Karies am symptomlosen Milchzahn die selektive Kariesexkavation als Konzept etabliert. Die zweizeitige Therapie (Belassen von ledrig-erweichtem kariösem Dentin nahe der Pulpa mit temporärer Versorgung; erneute Eröffnung nach ca. 6 Monaten, Prüfung der Remineralisation und vollständige Entfernung des zurückgebliebenen weichen Dentingewebes) wird hingegen nicht empfohlen [9]. Bei der selektiven Methode wird weitgehend trockenes, verfärbtes oder ledriges Dentin über der symptomlosen, vitalen, nicht exponierten Pulpa belassen und nur in der Kavitätenperipherie das erweichte, kariöse Dentin komplett entfernt. Dieses Vorgehen führt zu einer Arretierung des kariösen Prozesses und reduziert die Gefahr der Pulpafreilegung. Eine Abdeckung der pulpanahen Bereiche kann dabei mit kalziumhydroxidhaltigen Präparaten oder hydraulischen Kalziumsilikatzementen vorgenommen werden. Die Literatur zeigt, dass der präoperative Pulpazustand einen entscheidenden Einfluss auf den Erfolg einer selektiven Kariesexkavation des Zahnes zu haben scheint, denn bereits bestehende Symptome und apikale Veränderungen erhöhen die Wahrscheinlichkeit postoperativer Komplikationen signifikant. Aus diesem Grunde sei hier nochmals auf die notwendige strikt durchzuführende Diagnostik verwiesen, was im Kindesalter nicht immer einfach ist [8].

Eine Alternative bietet die „Hall-Technik", bei welcher vollständig auf eine Exkavation verzichtet wird. Es handelt sich hierbei um ein für Milchmolaren mit einer Dentinkaries in England entwickeltes Verfahren [10] [11], welches sich die Kenntnis der mikrobiellen Keimreduktion zunutze macht. Hier soll ohne Exkavation die Dentinkaries durch Eingliederung einer konfektionierten Stahlkrone inaktiviert werden. Der Ansatz zeigt gute Erfolgsraten, wird jedoch auch sehr kontrovers diskutiert (vgl. ➤ Kapitel 10 und ➤ Kapitel 11).

Materialien

Die therapeutisch eingesetzten Materialien zur Abdeckung des pulpanahen Kavitätenbodens im Rahmen der selektiven Kariesentfernung können Präparate auf Basis von Kalziumhydroxid oder hydraulische Kalziumsilikatzemente wie Mineraltrioxidaggregat (MTA) sein. Angestrebt werden eine Stimulation der Reizdentinbildung, eine Förderung der Dentinsklerosierung und eine Inaktivierung der Mikroorganismen. Die Notwendigkeit zur Nutzung von solchen Überkappungsmaterialien wird jedoch seit dem Einsatz der Adhäsivtechnik verstärkt diskutiert, da diese eine bakteriendichte Versiegelung des Dentins erlaubt, die durch konventionelle Unterfüllungsmaterialien nicht erreicht werden kann. Die Entscheidung der Zahnärztin bzw. des Zahnarztes für die Applikation eines Pulpaschutzes hängt aus heutiger Sicht vorrangig von der Nähe der Läsion zur Zahnpulpa ab.

14.1.6 Direkte Überkappung

Keine endodontische Maßnahme wurde lange Zeit in der Literatur so kontrovers diskutiert wie der Versorgungsansatz der direkten Überkappung. Die Indikation im Milchgebiss ist auf die punktförmige Freilegung der klinisch symptomlosen Pulpa im kariesfreien Dentin begrenzt [6]. Diese muss jedoch unter Verweis auf die heute zu favorisierende unvollständige bzw. selektive Kariesentfernung zurückhaltend eingesetzt werden, zumal sich diese vorgeschriebene Konstellation kaum noch klinisch beobachten lässt. Es finden sich allenfalls Pulpaeröffnungen im kariösen Dentin. Hier ist eine Überkappung kontraindiziert und der Vitalamputation der Vorzug zu geben [5] [6].

Vorgehen

Die Überkappung der eröffneten Pulpastelle erfolgt mit bioaktiven Zementen, z. B. MTA oder Biodentine (Septodont, Niederkassel, Deutschland), oder einer wässrigen Kalziumhydroxidsuspension. Nach der Applikation sollte die Kavität bakteriendicht restauriert werden. Dies ist für den Erfolg der Behandlung von entscheidender Bedeutung.

14.1.7 Pulpotomie

Die Pulpotomie (Vitalamputation) zählt nach wie vor – trotz der Tendenz zu einer unvollständigen oder selektiven Kariesentfernung zur Vermeidung einer Pulpafreilegung – zu den relevanten endodontischen Verfahren im Milchgebiss, da aufgrund der schnellen Kariesprogression die Exkavation des kariösen Dentins ohne Eröffnung der Pulpakammer nicht immer gelingt.

Indikationen und Kontraindikationen

Die Behandlungsmaßnahme ist bei Exposition einer klinisch symptomlosen Pulpa (reversible Pulpitis) im kariösen Dentin indiziert und verfolgt das Ziel, die radikuläre Pulpa vital zu erhalten. Neben kariös erweichtem Dentin werden auch die koronalen Pulpaanteile, die irreversibel entzündet sind, entfernt. Die radikulären und vermutlich nicht erkrankten Pulpaanteile werden belassen.

Nicht durchgeführt werden sollte eine Pulpotomie bei diversen pathologischen Anzeichen in Form von Schwellungen, Fisteln, erhöhter Mobilität, Wurzelresorptionen von mehr als einem Drittel der Wurzellänge, röntgenologischen Aufhellungen (z. B. periapikale Entzündungen, pathologische Resorptionen) oder dem Auftreten von Spontanschmerzen [5].

Verfahren

Je nach Höhe der gewählten Amputationsstelle der Pulpa kann die Pulpotomie in eine partielle, vollständige oder hohe (zervikale) Pulpotomie unterteilt werden. Alle drei Varianten verfolgen jedoch das gleiche genannte Ziel, die Erhaltung der radikulären Pulpa.

Klinisch bedeutsam für die Sicherung des Erfolgs der endodontischen Maßnahme ist jedoch weniger die gewählte Amputationshöhe als vielmehr die atraumatische Amputation der Kronenpulpa, die optimale Blutstillung und die Applikation eines biokompatiblen Wundverbands mit nachfolgendem bakteriendichtem Verschluss der Amputationsstelle.

Vorgehen

Eine Pulpotomie sollte gut vorbereitet sein. Unter Lokalanästhesie und absoluter Trockenlegung mittels Kofferdams wird die Karies vollständig entfernt und das Pulpakammerdach abgetragen [4]. Dabei kommt es zu einer Blutung, deren Farbe und Ausmaß bereits einen ersten Hinweis auf eine mögliche Blutstillung geben kann. Eine Amputation von gesundem Pulpagewebe zeigt eher eine geringere Blutung, wohingegen entzündliches Pulpagewebe in der Regel stark blutet. Anschließend wird das koronale Pulpagewebe entfernt. Hierzu kommen rotierende Diamantschleifer zum Einsatz, die ein hochtouriges Abtrennen unter Kühlung ermöglichen [4] [5] [6]. Im Bereich der Furkation sollten sie jedoch mit Vorsicht eingesetzt werden, um keine Hartgewebsdefekte zu verursachen. Handinstrumente oder niedrigtourige Rosenbohrer sollten nicht verwendet werden, da sie das Pulpagewebe stark traumatisieren.

Die Blutstillung der radikulären Pulpastümpfe erfolgt durch eine kurzzeitige Applikation (15–30 Sekunden) von Eisen-III-Sulfat [5]. Sollte die Blutung anschließend nicht zum Stillstand gekommen sein, ist eine Wiederholung möglich und notwendig. Kann durch die zweite Applikation die Blutung nicht gestoppt werden, ist von einer irreversiblen Pulpitis auszugehen. Ab diesem Zeitpunkt ist die Fortführung der Vitalamputation kontraindiziert. Alternativ ist nun nur eine Pulpektomie oder sogar die Extraktion möglich, da die Ausbildung eines Blutkoagulums an der Amputationsstelle negative Auswirkungen auf den Therapieerfolg hätte. Ein Blutkoagulum kann die Entwicklung einer Entzündungsreaktion fördern, die Ausbildung einer Hartgewebsbrücke verhindern und interne Resorptionsprozesse bis hin zu einer Pulpanekrose begünstigen. Somit kommt diesem Arbeitsschritt auch eine diagnostische Bedeutung zu.

Bei einer erfolgreichen Blutstillung können die radikulären Pulpastümpfe nachfolgend versorgt und mit einem Wundverband abgedeckt werden. In einem Zwischenschritt wird das Pulpakavum dabei von Blut und Geweberesten mittels Spülung mit Wasser oder Ringerlösung vorsichtig gereinigt, um das Gewebe nicht zu traumatisieren und eine intakte Wurzelpulpaoberfläche zu schaffen, die frei von Keimen ist. Das Überkappungsmaterial sollte reaktionsneutral bzw. heilungsfördernd sein. Dabei ist eine gewisse Bakterizidie erwünscht, um Keime am Wachstum zu hindern. Somit kann der Wundverband die Restpulpa anregen, eine Hartgewebsbrücke zu bilden (Bridging). Die hierfür zur Verfügung stehenden Materialien werden im folgenden Abschnitt näher beleuchtet und deren Vor- und Nachteile diskutiert.

Nach Applikation des Wundverbandes erfolgt der Verschluss der Kavität. Dieser sollte zum einen definitiv (nicht provisorisch) und zum anderen bakteriendicht sein. Konfektionierte Edelstahlkronen eignen sich aufgrund ihrer einfachen Applikationsweise, ihrer Dichtigkeit und der guten Prognose hervorragend zur Versorgung pulpotomierter Milchzähne im Molarenbereich. ➤ Abb. 14.4 und ➤ Abb. 14.5 zeigen schematisch und exemplarisch das Step-by-Step-Vorgehen einer Pulpotomie.

MERKE

Vier relevante klinische Arbeitsschritte entscheiden neben der korrekten Indikationsstellung über den Erfolg einer Pulpotomie: eine saubere Amputationstechnik, die Blutstillung, der Wundverband und der dichte Kavitätenverschluss.

Materialien

Formokresol ist seit seiner Einführung durch Sweet 1932 nicht nur der am meisten verwendete, sondern sicher auch der meist diskutierte Pulpotomie-Wundverband in der ersten Dentition. Insbesondere das Erreichen einer klinischen Symptomlosigkeit von 80 bis 100 % galt als wesentlicher Grund für die Verwendung. Tier- und Laboruntersuchungen haben jedoch die zytotoxischen, mutagenen, allergenen, kanzerogenen und genotoxischen Veränderungen nach einer Formaldehydexposition gut dokumentiert. 2004 klassifizierte die International Agency for Research on Cancer (IARC) Formaldehyd als karzinogen für den Menschen. Nach heutigen Behandlungsstandards wird die Verwendung (glutar)aldehyd- oder formokresolhaltiger Präparate für Pulpotomien aufgrund der beschriebenen Eigenschaften nicht mehr empfohlen [5].

Eisensulfat zeichnet sich durch seine hämostyptischen Eigenschaften aus und wird als Pulpotomie-Hilfsmittel im Anschluss an die sorgfältige Amputation der Kronenpulpa empfohlen [5] [6]. Zur Verwendung kommt meist eine 15,5 % Lösung, deren Wirkung auf einer Ausfällungsreaktion beruht. Kommen Blut und Eisensulfat in Kontakt, setzt die Blutgerinnung ein und es formen sich Blut-Eisensulfat-Komplexe. Diese lagern sich in den Blutkapillaren ab und verschließen die Gefäße der Pulpa. Die entstandenen Metall-Blutgerinnsel-Verbindungen werden ihrer Funktion nach als Protein-Plugs bezeichnet. Die Amputationsstelle wird nach einigen Minuten vorsichtig abgespült, um nach erfolgter Blutstillung bestenfalls eine dünne Blut-Eisensulfat-Schicht zwischen Überkappungsmaterial und Pulpa zu erhalten. Da Eisensulfat lediglich eine blutstillende Eigenschaft besitzt, gewinnt der nachfolgende Wundverband zur Vitalerhaltung der radikulären Pulpa eine hohe Bedeutung.

Kalziumhydroxid [$Ca(OH)_2$] wird in Mitteleuropa und Skandinavien als das Medikament der Wahl für die Behandlung von exponiertem Pulpagewebe propagiert [5]. Es wirkt aufgrund seines hohen pH-Werts von 12 antimikrobiell. Nach Applikation erfolgt eine Koagulationsnekrose, die die Pulpa zur Regeneration stimulieren soll und die Bildung einer Hartgewebsbarriere induziert. Allerdings zeigen sich nach Pulpotomien mit $Ca(OH)_2$ häufig patho-

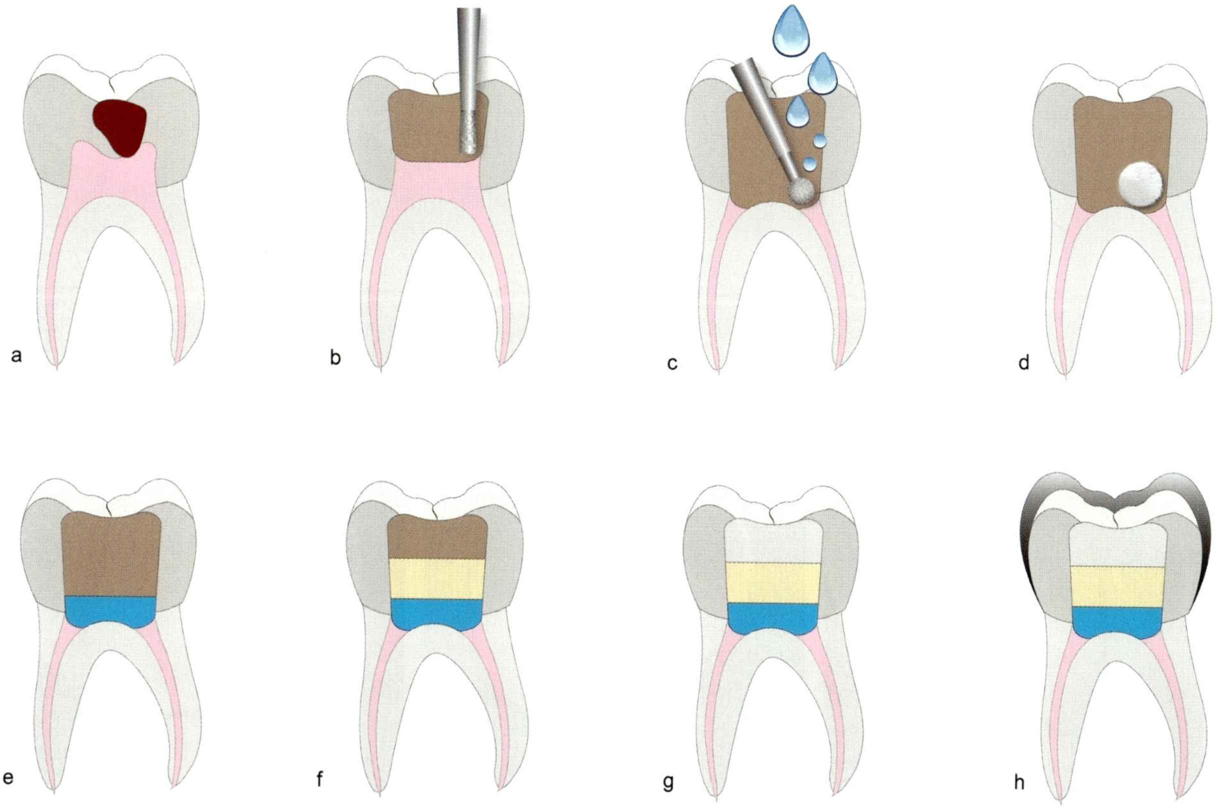

Abb. 14.4 a–h Schematische Darstellung des Step-by-Step-Vorgehens bei einer Pulpotomie am Milchzahn (Cornelia Jungwirth, Katrin Bekes) [O708; M1125]
a) Caries profunda an einem Milchzahn und Eröffnung der Pulpa bei der Exkavation
b) Abtragen des Pulpendaches
c) Amputation der Kronenpulpa
d) Blutstillung
e) Auftragen des Wundverbandes
f) Ggf. Unterfüllung (falls anschließend eine Füllungstherapie mit Adhäsivtechnik erfolgt)
g) Füllung (Glasionomerzement oder adhäsive Füllung)
h) Definitiver Verschluss mittels konfektionierter Krone (falls kein adhäsiver Verschluss)

logische Resorptionserscheinungen, insbesondere wenn bereits Entzündungszellen in der Wurzelpulpa vorhanden waren. Dies macht nochmals die außerordentliche Bedeutung einer guten klinischen Diagnostik und einer strengen Indikationsstellung auf gesunde Pulpen deutlich. Nur unter diesen Voraussetzungen können hohe Erfolgsraten erwartet werden. Dies untermauern Studien, die bei Einhaltung der genannten Kriterien Erfolgsquoten von mehr als 80 % erzielen.

Zinkoxid-Eugenol-Zemente wurden lange im angloamerikanischen Raum für die Abdeckung der Amputationswunde eingesetzt und werden nun durch hydraulische Kalziumsilikatzemente in Form des MTA verdrängt [6]. In geringen Konzentrationen zeigt Eugenol eine antiinflammatorische und schmerzlindernde Wirkung, in höherer Konzentration kann es jedoch zytotoxisch wirken. Aus histologischen Studien ist bekannt, dass es in Kontakt zu Zinkoxid-Eugenol-Zement nicht zu einer Hartgewebsneubildung kommt, sondern zu einer persistierenden chronischen Entzündung.

Hydraulische Kalziumsilikatzemente in Form des Mineraltrioxidaggregats wurden erstmals Anfang der 1990er-Jahre in der Zahnheilkunde eingesetzt. Diese Zemente sind werkstoffkundlich den aus der Bauindustrie bekannten Portlandzementen ähnlich. Sie werden als „hydraulisch“ beschrieben, da sie sowohl an der Luft als auch unter Wasser erhärten und dort beständig sind [13]. Ursprünglich als apikales Verschlussmaterial bei chirurgischen endodontischen Therapien verwendet, wird MTA heute ebenfalls bei der direkten Pulpaüberkappung, bei Pulpotomien oder Apexifikation sowie zur Abdeckung von Perforationen bei der Wurzelkanalaufbereitung genutzt. MTA besteht größtenteils aus modifiziertem, stark erhitztem und fein gemahlenem Portlandzement. Während des Herstellungsprozesses werden zudem Gips zur Verbesserung des Abbindeverhaltens und Wismutoxid zur Erzielung eines guten Röntgenkontrasts beigemischt, sodass ein aus feinen Partikeln bestehender hydrophiler Zement entsteht [14].

In seiner Gesamtheit enthält MTA zu großen Teilen Kalzium, Silizium und Aluminium. Das Pulver (Trikalzium- und Dikalziumsilikat etc.) wird mit sterilem Wasser angemischt, wobei die Dynamik des Abbindeprozesses produktspezifisch ist. Ausgehärtetes MTA kann aus seiner hydrierten Silikatmatrix Kalziumhydroxid freisetzen, das in Kontakt zu vitalem Gewebe die angrenzenden Zellen und Proteine denaturiert. Der sinkende pH des Materials führt zu einem

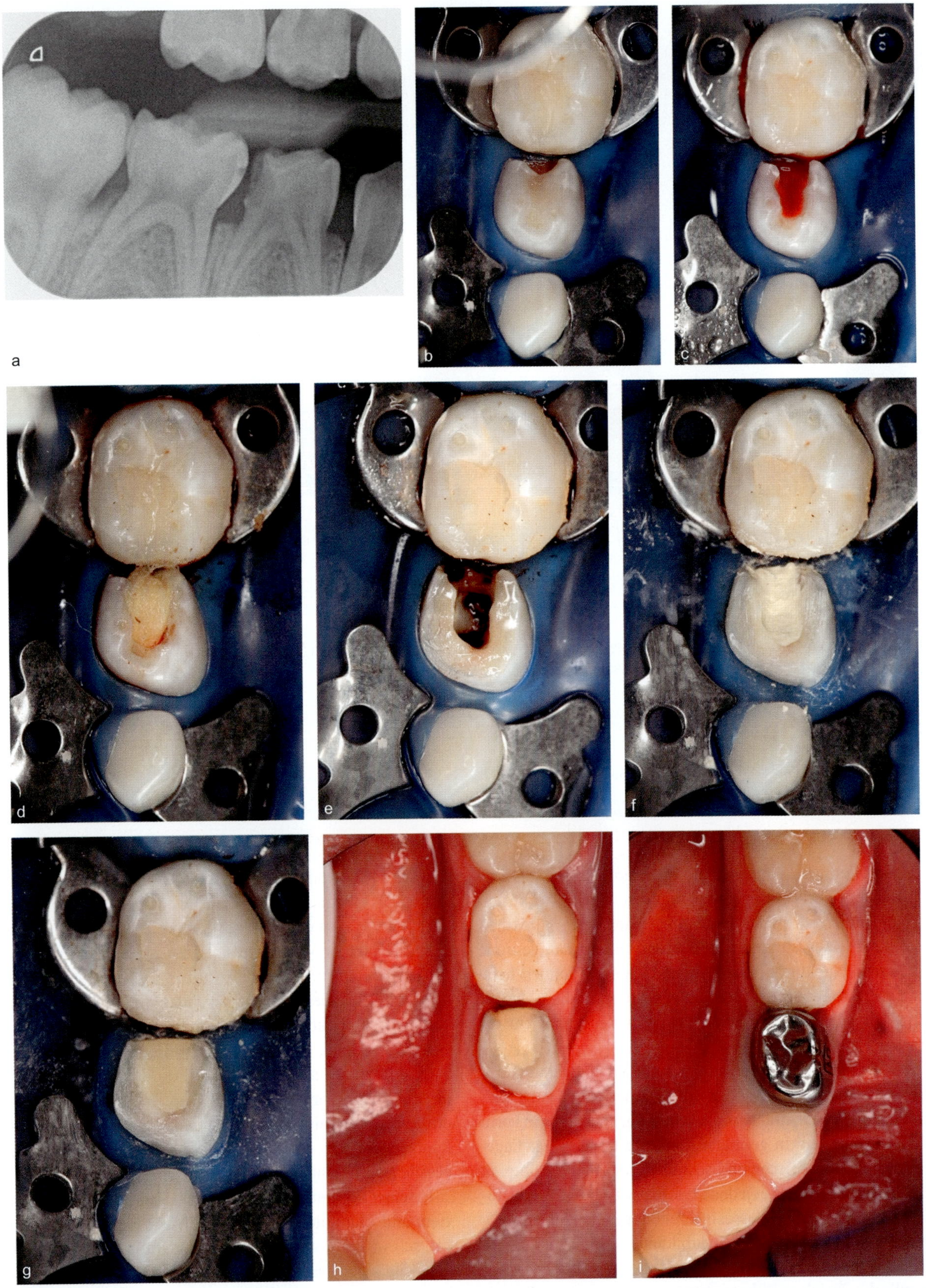

Abb. 14.5 a–i Vitalamputation an einem unteren ersten Milchmolaren mit anschließender Stahlkronenversorgung [F1106]
a) Röntgenologische Ausgangssituation
b) Klinische Ausgangssituation nach Applikation des Kofferdams

Abb. 14.5 Forts.
c) Kariesexkavation mit Eröffnung der Pulpa
d) Blutstillung nach Entfernung der Kronenpulpa mit Eisen-III-Sulfat
e) Stehende Blutung und Vorpräparation zur Aufnahme der Stahlkrone
f) Applikation des Wunderbandes (Biodentine) nach vorangegangener Reinigung der Kavität
g) Füllung der Kavität mit Glasionomerzement
h) Anprobe der Stahlkrone
i) Zementierung und Versäuberung

Abklingen entzündlicher Reaktionen. Hierdurch wird die Fibroblastenaktivität stimuliert, welche ihrerseits die Hartsubstanzbildung unterstützt. Die Dentinbildung erfolgt unter einer Nekrosezone. Zu den positiven Eigenschaften von MTA zählen dessen Biokompatibilität und die Möglichkeit, in Gegenwart von Feuchtigkeit (z. B. Blut) abzubinden sowie nach Aushärtung ein gutes Abdichtungsvermögen gegenüber bakterieller Invasion aufzuweisen [15]. Das Ausbleiben interner Resorptionen bei der Verwendung von MTA, die scheinbar bessere Biokompatibilität, die hohe Randdichtigkeit und die Induktion von Hartgewebe lassen MTA geradezu ideal für die Indikation der Pulpotomie nicht nur im Milchgebiss erscheinen. Vor einigen Jahren sprach noch der hohe Preis dieser Produkte gegen ihren Einsatz insbesondere in der Kinderzahnheilkunde. In der Zwischenzeit ist dieser aber durch die Verfügbarkeit weiterer Präparate deutlich gesunken.

Nichtmedikamentöse Pulpotomieverfahren

Zu den nichtmedikamentösen Pulpotomieverfahren zählen die Laser- und Elektrochirurgie, die v. a. wegen ihrer hämostatischen Wirkung als potenzielle Alternativmethoden in Erwägung gezogen werden. Beide Verfahren haben allerdings den Nachteil, dass die Amputationswunde mit einer thermisch nekrotisierten Gewebsschicht bedeckt wird und sich unter der Nekrose noch irreversibel entzündetes Gewebe befinden kann [4]. Zu beiden Ansätzen gibt es vergleichsweise wenig Studien bzw. Langzeitergebnisse. Zudem sind sie durch eine Techniksensibilität und einen hohen Kostenaufwand charakterisiert.

Erfolgsquoten

In der Literatur finden sich teilweise kontroverse Erfolgsraten für die Milchzahnpulpotomie, die stark von dem verwendeten Wundverband und der Dauer der Beobachtungszeit abhängen. Der derzeit aktuell verfugbare Cochrane-Review legt dar, dass MTA gegenüber Kalziumhydroxid nach 12 bzw. 24 Monaten Nachbeobachtung statistisch bessere klinisch-radiologische Ergebnisse zeigt. Allerdings ist das Evidenzniveau derzeit aufgrund zu wenig verfügbarer randomisierter klinischer Studien als schwach einzuordnen [16]. Die Erfolgsquoten von MTA bewegen sich derzeit zwischen 87–100 % nach 2 Jahren [16] [17] [18].

Vielversprechende Ergebnisse zeigen ferner die jüngst auf den Markt gekommenen kalziumsilikatbasierten Zemente [19]. Hier müssen allerdings noch weitere randomisierte klinische Studien mit adäquaten Stichprobengrößen und langen Nachbeobachtungszeiten folgen, um diese Ergebnisse zu untermauern.

14.1.8 Pulpektomie und Wurzelkanalbehandlung

Die Pulpektomie mit sich anschließender Wurzelkanalbehandlung ist bei Vorliegen einer irreversiblen Pulpitis oder einer nekrotischen Pulpa am Milchzahn angezeigt. Bei der Pulpektomie wird das radikuläre Pulpagewebe entfernt und das Kanalsystem vorsichtig gereinigt. Diese Maßnahme setzt ein abgeschlossenes Wurzelwachstum und den Ausschluss apikaler und interradikulärer Entzündungsresorptionen sowie physiologischer Resorptionen mit Eröffnung des radikulären Pulpakavums voraus [5]. Andernfalls ist das Verfahren kontraindiziert und der Extraktion der Vortritt zu geben. Als Faustregel hat sich für Milchfrontzähne eine Altersgrenze von 4–5, für Milcheckzähne und Milchmolaren ein Alter von 8–9 Jahren etabliert. Ergänzend sei zudem auf die große anatomische Variabilität der Anzahl von Wurzelkanälen insbesondere an Milchmolaren sowie deren Konfiguration verwiesen, die auch nicht zu vernachlässigende Faktoren hinsichtlich der Erfolgsaussichten einer Pulpektomie sein können und den Therapiererfolg limitieren können [20].

Weiterhin ist vor der Indikationsstellung die Anfertigung eines präoperativen Röntgenbilds unabdingbar. Dieses gibt wichtige Informationen zur Wurzelkanalkonfiguration, den Stand der physiologischen oder das Vorhandensein einer pathologischen Wurzelresorption sowie die räumliche Nähe zum Zahnkeim. Wenn die Kooperationsfähigkeit des Kindes keine Röntgendiagnostik ermöglicht, sollte der betreffende Milchzahn extrahiert werden, da in diesen Fällen wahrscheinlich auch keine regelrechte Wurzelkanalbehandlung möglich ist [5].

Vorgehen

Das schrittweise Vorgehen bei einer Pulpektomie mit anschließender Wurzelkanalbehandlung am Milchzahn gestaltet sich wie folgt (➤ Abb. 14.6): Nach Schaffung der Zugangskavität, der Darstellung der Wurzelkanäle und der Exstirpation der Pulpa erfolgt die Bestimmung der Arbeitslänge. Hier gewinnt neben der klassischen Röntgenaufnahme zunehmend auch die Endometrie als Alternative an Bedeutung [21]. Die Arbeitslänge sollte auf 1–2 mm vor dem röntgenologischen Apex eingestellt und eine Überinstrumentierung aufgrund der Nähe zum Zahnkeim verhindert werden. Die Aufbereitung der Wurzelkanäle erfolgt bis etwa ISO 30 [4]. Von einer forcierten Aufbereitung sollte aufgrund der Grazilität der Wurzeln Abstand genommen werden. Als Spüllösung wird in der deutschsprachigen wissenschaftlichen Mitteilung der DGKiZ und der DGZ NaOCl (0,1 %) zur Desinfektion des Kanalsystems empfohlen [5]. Internationale Guidelines ziehen auch Kochsalz (0,9 %) oder Chlorhexidin (0,4 %) in Betracht [4] [6]. Einer möglichen

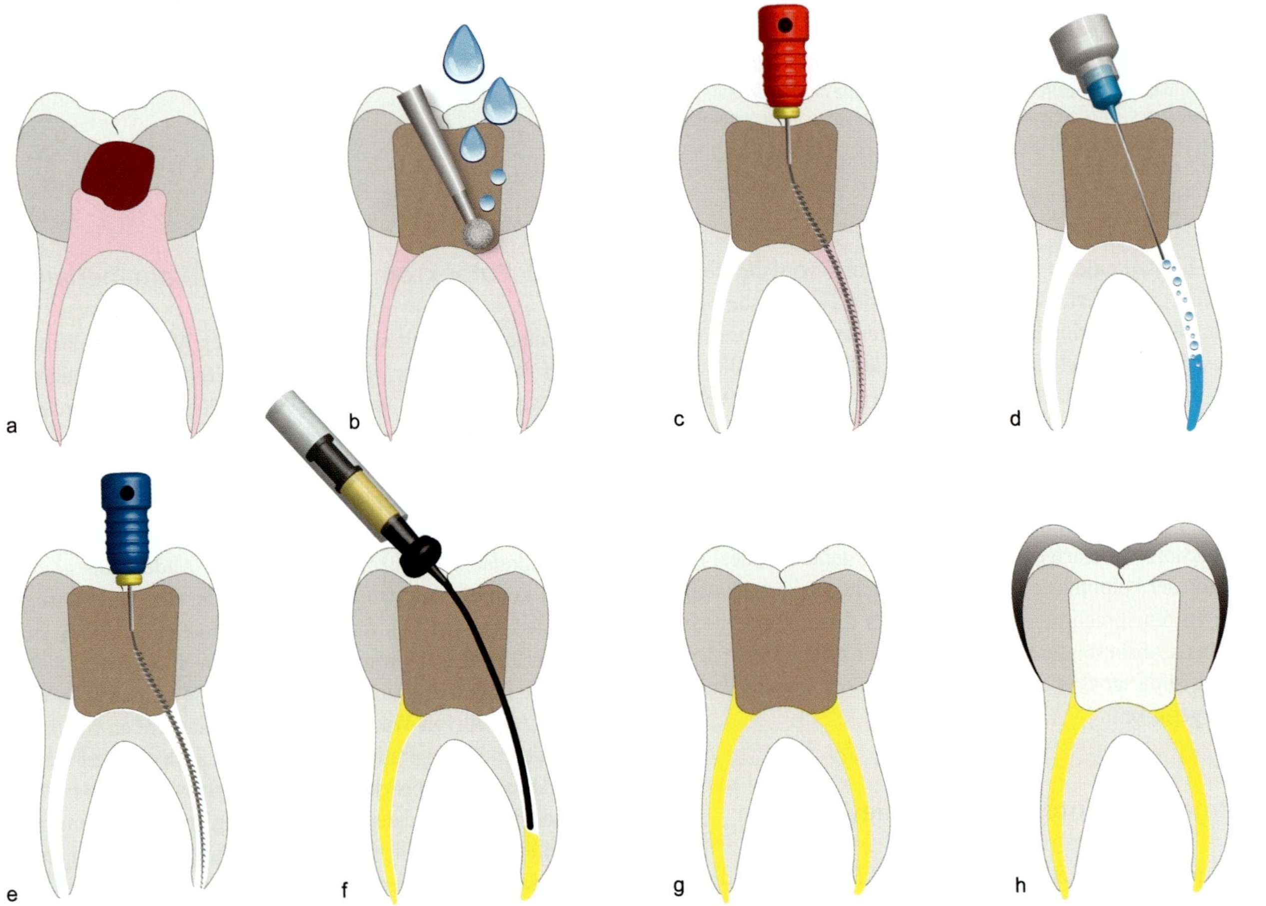

Abb. 14.6 a–h Schematische Darstellung des Step-by-Step-Vorgehens bei einer Pulpektomie mit anschließender Wurzelkanalbehandlung am Milchzahn (Cornelia Jungwirth, Katrin Bekes) [O708; M1125]

a) Caries profunda an einem Milchzahn und Eröffnung der Pulpa bei der Exkavation
b) Entfernen der Kronenpulpa und Darstellung der Wurzelkanaleingänge
c) Exstirpation der Pulpa und nachfolgende Längenbestimmung
d) Intermittierende Spülung
e) Aufbereitung der Wurzelkanäle bis ISO 30 bzw. 35
f) Wurzelkanalfüllung mit einer resorbierbaren Paste
g) Gefüllte Wurzelkanäle
h) Definitive Restauration (z.B. adhäsive Füllung oder konfektionierte Krone)

Komplexbildung zwischen NaOCl und CHX sollte durch intermittierende Spülung mit Kochsalz oder destilliertem Wasser vorgebeugt werden. Für die Wurzelkanalfüllung werden die Kanäle vorab getrocknet. Eine Überinstrumentierung der Kanäle sollte unbedingt vermieden werden, um keine Blutungen zu generieren (➤ Abb. 14.7). Als Wurzelkanalfüllmaterial werden – außer bei Nichtanlage des bleibenden Nachfolgers – resorbierbare Pasten aus Jodoform und Kalziumhydroxid, Kalziumhydroxidsuspensionen oder Materialien auf Kalziumsalicylatbasis empfohlen (➤ Abb. 14.8) [4] [5]. Da solche Pasten nicht zu einer festen Masse aushärten, wird die Wahrscheinlichkeit der Ablenkung der Durchbruchsrichtung des nachfolgenden Zahnes minimiert. Für die Erfolgskontrolle ist die abschließende Anfertigung einer Röntgenaufnahme unerlässlich [4] [5] [6]. Sie sollte nach der definitiven Versorgung des Zahnes in Form einer direkten Füllung oder konfektionierten Krone erfolgen [5].

Erfolgsraten

Die klinisch-röntgenologischen Erfolgsraten einer Wurzelkanalbehandlung am Milchzahn werden mit 31–96 % beziffert [22]. Grundsätzlich sinkt die Quote mit dem Fortschreiten der Wurzelresorption und bei Vorhandensein von überpresstem Wurzelkanalfüllmaterial. Der umfangreiche und sensitive klinische Arbeitsablauf sowie die oftmals mangelnde Kooperationsfähigkeit kindlicher Patienten schränken allerdings die Indikation und Prognose des Verfahrens insbesondere in einem ambulanten Setting ein.

Endodontische Therapie bei Nichtanlage der Nachfolger

Ist der Keim des nachfolgenden permanenten Zahns nicht angelegt, so ändern sich die Bedingungen und die Zielsetzung der Therapie. Da die Resorption der Milchzahnwurzeln zunächst einmal ausbleibt und das intraoperative Risiko einer Keimschädigung entfällt, ist eine langfristige Erhaltung des Milchzahns anzustreben. Die Pulpektomie wird in diesen Fällen zur langfristigen Zahnerhaltung empfohlen. Zur Wurzelkanalfüllung können dann Guttapercha und Sealer oder hydraulische Kalziumsilikatzemente verwendet werden [23].

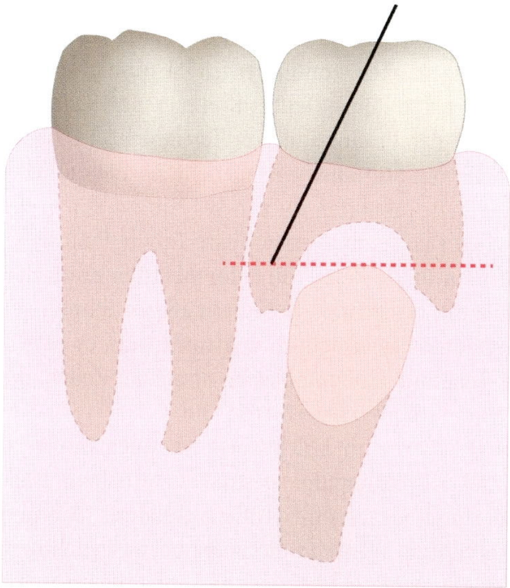

Abb. 14.7 Aufbereitungslänge der Kanäle im Rahmen einer Pulpektomie. Zum Schutz des nachfolgenden Zahnkeims kann die Oberkante des permanenten Zahnes als Orientierungspunkt dienen. (Cornelia Jungwirth, Katrin Bekes) [O708; M1125]

14.1.9 Wurzelreste und Pulpapolypen

Das Belassen von Milchzahnwurzelresten ist nicht akzeptabel. Ist die endodontische Therapie eines Milchzahnes mit nekrotischer Pulpa nicht mehr indiziert, sollte der Wurzelrest extrahiert werden. Hierdurch wird die intraorale Keimzahl reduziert und ein optimales Milieu für den Durchbruch der bleibenden Zähne geschaffen. Wurzelreste haben keinerlei Platzhalterfunktion für die nachfolgenden Zähne. Aus demselben Grund ist auch das Offenlassen von Zähnen oder das Belassen von Pulpapolypen nur als temporäre Maßnahme zu billigen.

14.2 Endodontie im Wechselgebiss

Die Zeit vom 6. bis zum 12. Lebensjahr eines Kindes ist nicht nur durch den Zahnwechsel geprägt, sondern zeichnet sich auch durch ein reges Schädelwachstum sowie Veränderungen emotionaler und sozialer Kompetenzen aus. Im Gegensatz zum Milchgebiss liegen Milchzähne in der Phase des Wechselgebisses aufgrund ihrer physiologischen Exfoliation neben durchgebrochenen bleibenden Zähnen vor. Alle zahnmedizinischen Beurteilungen und Interventionen finden demzufolge im dynamischen System des Zahnwechsels statt [24]. Sowohl die bevorstehende Exfoliation der Milchzähne als auch die Eruption bleibender Zähne sollte stets in Therapieentscheidungen und in die Behandlungsplanung einbezogen werden. Die Aufgabe der betreuenden Zahnärztin bzw. des betreuenden Zahnarztes ist es, den geregelten Ablauf der Exfoliation von 20 Milchzähnen sowie die Eruption von 28 bleibenden Zähnen fachkompetent zu begleiten. Dabei stellen insbesondere die Gesundheit und Ästhetik der jungen bleibenden Zähne eine große Verantwortung dar.

Gerade die intensiven Bemühungen zur Prophylaxe und sorgfältige Mundhygieneinstruktionen resultierten in einem Rückgang der Karies für Milch- und bleibende Zähne insbesondere bei Heranwachsenden in Deutschland im Laufe der vergangenen Jahre [25].

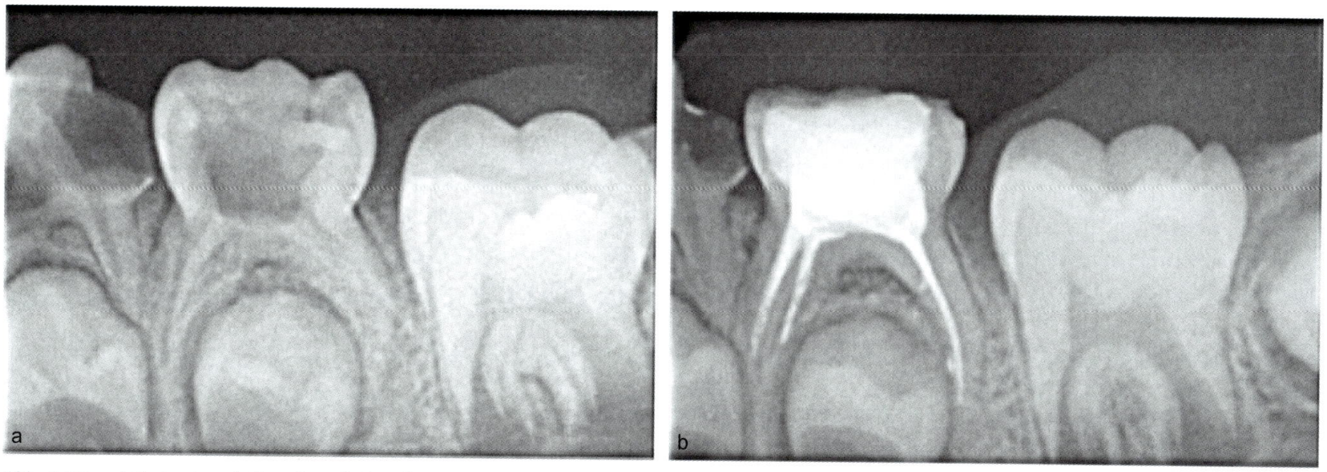

Abb. 14.8 a, b Zustand nach Wurzelkanalbehandlung und Wurzelkanalfüllung des Zahns 75 mit einer Kalziumhydroxid-Jodoformpaste [F1104]
a) Ausgangsröntgenbild
b) Wurzelkanalfüllung

Dennoch bildet die frühkindliche Karies (ECC) mit einer Prävalenz von bis zu 50 % eine große Gefahr im Wechselgebiss [26], selbst für 6,1 % der Kinder im Alter von 12 Jahren ist ein erhöhtes Kariesrisiko beschrieben [27]. Neben der Karies stellen Zahnunfälle ein weiteres Risiko für die Zähne des Wechselgebisses dar. So erleiden etwa ein Drittel der Kinder an Milchzähnen und ein Fünftel aller Jugendlichen bzw. Erwachsenen an bleibenden Zähnen ein unfallbedingtes Trauma [28]. Nicht zuletzt der altersbedingte Drang zu Spiel- und Sportaktivitäten resultiert in folgenschweren Verletzungen von Zähnen und anderen Strukturen.

Insbesondere die Entwicklung neuer Werkstoffe und ein zunehmendes biologisches Verständnis erweiterten das therapeutische Spektrum bei der Behandlung von Kindern und Jugendlichen in den vergangenen Jahren. So bieten sich durch den Einsatz hydraulischer Kalziumsilikatzemente wie Mineraltrioxidaggregat neue Möglichkeiten zur Vitalerhaltung mit sehr guten Erfolgsprognosen in der primären und bleibenden Dentition. Indirekte Überkappungen der Zahnpulpa mit Kalziumhydroxid oder anderen bioaktiven Werkstoffen veränderten die traditionelle Ansicht, dass eine ausgedehnte Karies an Milchzähnen meist in einer endodontischen Behandlung mündet. Wissenschaftliche Langzeituntersuchungen von Zahnunfällen erlauben eine bessere Einschätzung der Prognose und erleichtern die Behandlungsplanung bei jungen Patienten. Regenerative endodontische Verfahren ermöglichen ein Wiedererlangen der Pulpavitalität bei jugendlichen bleibenden Zähnen, was deren Langzeitprognose verbessern kann.

14.2.1 Morphologie und biologische Eigenschaften wurzelunreifer bleibender Zähne

Während die physiologische Resorption der Milchzähne im Wechselgebiss entwicklungsbedingt zum Teil weit fortgeschritten ist, sind die Zahnwurzeln der bleibenden Zähne zum Eruptionszeitpunkt noch unreif (➤ Abb. 14.9 a). Beim Durchbruch in die Mundhöhle sind die Wurzeln permanenter Zähne nur etwa bis zur Hälfte ausgebildet, ihre Entwicklung schließt erst 2–3 Jahre nach Eruption ab [29]. Während des Wachstums bezeichnet man die Zähne als wurzelunreif, während man nach Ausbildung des apikalen Foramens von reifen Zähnen spricht [30]. Es werden fünf Stadien der Wurzelentwicklung nach Cvek et al. unterschieden [31]. Dabei beschreiben die Stadien 1–4 Zahnwurzeln mit zunehmendem Wachstum und Stadium 5 die vollständig entwickelte Wurzel (➤ Abb. 14.9 b). Insbesondere in den Stadien 1–3 sind die Dentinwände der kurzen Wurzeln sehr dünn und frakturanfällig [31]. Das Pulpakavum besitzt zunächst ein weites Lumen und zeichnet sich durch ausladende Pulpahörner und einen weiten Wurzelkanal aus (➤ Abb. 14.10 a, b). Im Zuge der Zahnentwicklung führt die Apposition von Primärdentin zur allmählichen Verengung des Kronenpulpakavums. Zeitgleich ist die Hertwigsche epitheliale Wurzelscheide am apikalen Ende der sich entwickelnden Zahnwurzeln für deren Wachstum und ihre Form verantwortlich. Apikal der Epithelscheide verdichtet sich darüber hinaus ein zellreiches und gut vaskularisiertes Gewebe, das als apikale Papille bezeichnet wird (➤ Abb. 14.10 c). In der apikalen Papille befinden sich genau wie in der Zahnpulpa in großer Zahl multipotente Stammzellen, die mutmaßlich an der Wurzelentwicklung beteiligt sind und eine wichtige Rolle bei Regenerationsprozessen und Heilungsvorgängen spielen [29].

Die Zahnpulpa jugendlicher, bleibender Zähne ist sehr zellreich und hervorragend mit Blutgefäßen versorgt, weshalb ihr ein höheres Regenerations- und Heilungspotenzial als bei erwachsenen, bleibenden Zähnen zugeschrieben wird [24]. Somit spielt der Entwicklungszustand des Zahnes auch eine wichtige Rolle für die Therapieentscheidung. Wie auch bei Milchzähnen ist das Pulpakavum bleibender Zähne mit einem einreihigen Saum von Odontoblasten ausgekleidet, welche ihre Zellfortsätze in die Tubuli des Dentins erstrecken und Prädentin sezernieren [30]. Die Pulpa und das Dentin sind somit anatomisch und funktionell eng miteinander verbunden und werden dementsprechend als Pulpa-Dentin-Komplex bezeichnet (➤ Abb. 14.11). In der Gebrauchsperiode nach Abschluss des Wurzelwachstums sezernieren Odontoblasten in geringen Mengen aber kontinuierlich Sekundärdentin. Darüber hinaus reagiert der Pulpa-Dentin-Komplex auf Karies oder sonstige Reize mit der Produktion von Tertiärdentin. Dieses kann in Abhängigkeit vom Stimulus verschiedene Formen annehmen, von einem regulären, tubulären Dentin bis hin zu einem weitgehend dysplastischen Dentin ohne erkennbare Tubuli. Ersteres wird dabei als Antwort auf milde Reize von Odontoblasten produziert und als Reaktionsdentin bezeichnet. Bei übermäßigen Stimuli gehen diese primären Odontoblasten jedoch zugrunde, und es entwickelt sich eine neue Generation Odontoblasten-ähnlicher Zellen, die ein atubuläres Reparaturdentin sezernieren [30].

Letztendlich ist es im Milchgebiss wie auch im Wechselgebiss oberstes Ziel, die Zahnpulpa gesund zu erhalten. Dabei stellen Zahnunfälle und Karies ihre größten Gefahren dar und können zur Pulpitis führen. Während die Pulpa bei ausgedehnten kariösen Läsionen häufig bakteriell infiziert und inflammatorisch verändert ist, zeigt das Gewebe bei zahnunfallbedingten Defekten, die nahe an die Pulpa reichen oder diese sogar freilegen, initial keine Entzündungszeichen [33]. Da die Regenerationsfähigkeit der Pulpa bei zunehmender Entzündung abnimmt, ist die Vitalerhaltung gerade bei einer gesunden Pulpa mit gutem Erfolg möglich. Aufgrund dessen ist es von großer Bedeutung für die Therapieplanung und die Einschätzung der Erfolgsprognose, den Entzündungszustand der Pulpa durch umfassende diagnostische Maßnahmen korrekt zu bestimmen.

MERKE
Die jugendliche Zahnpulpa besitzt ein sehr hohes Regenerationspotenzial.

14.2.2 Endodontische Diagnostik im Wechselgebiss

Auch bei jugendlichen Patienten sollte sich die zahnärztliche Diagnostik auf mehrere Quellen stützen. Um pulpale Erkrankungen im Wechselgebiss sicher festzustellen, müssen die Informationen aus der Anamnese gemeinsam mit klinischen und radiologischen Befunden bewertet werden [6] [34].

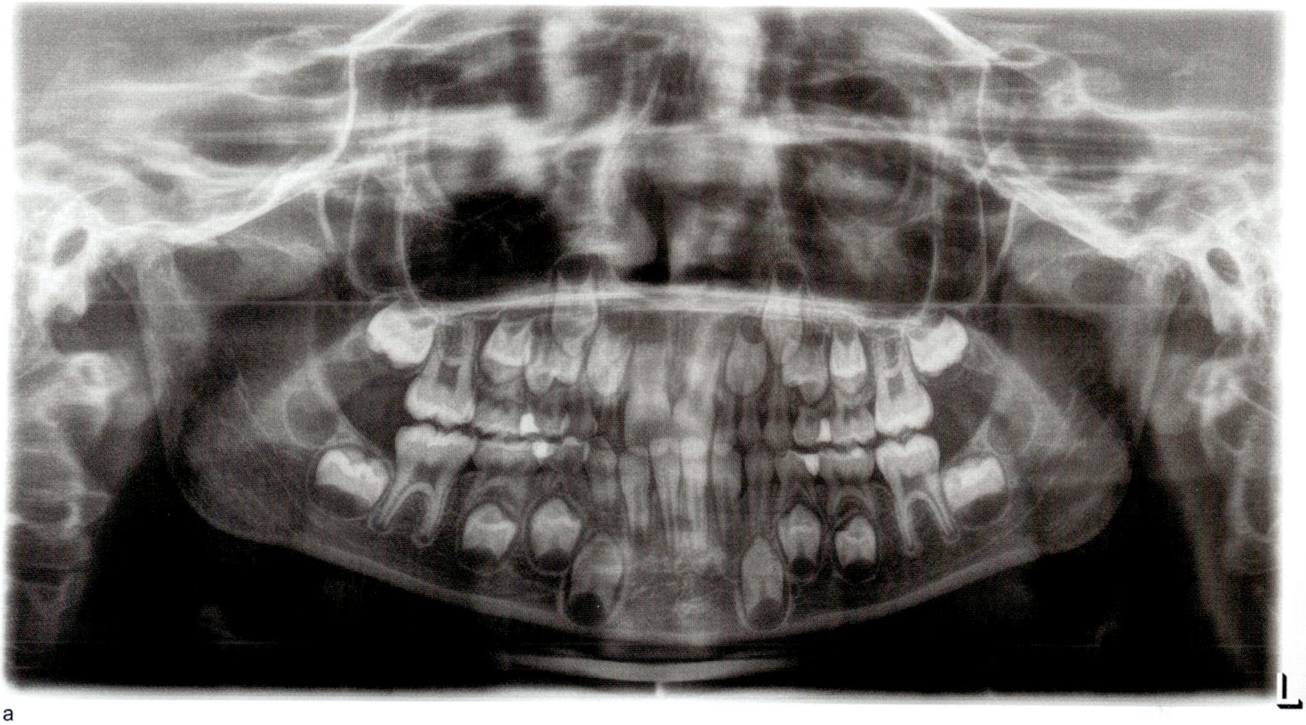

a

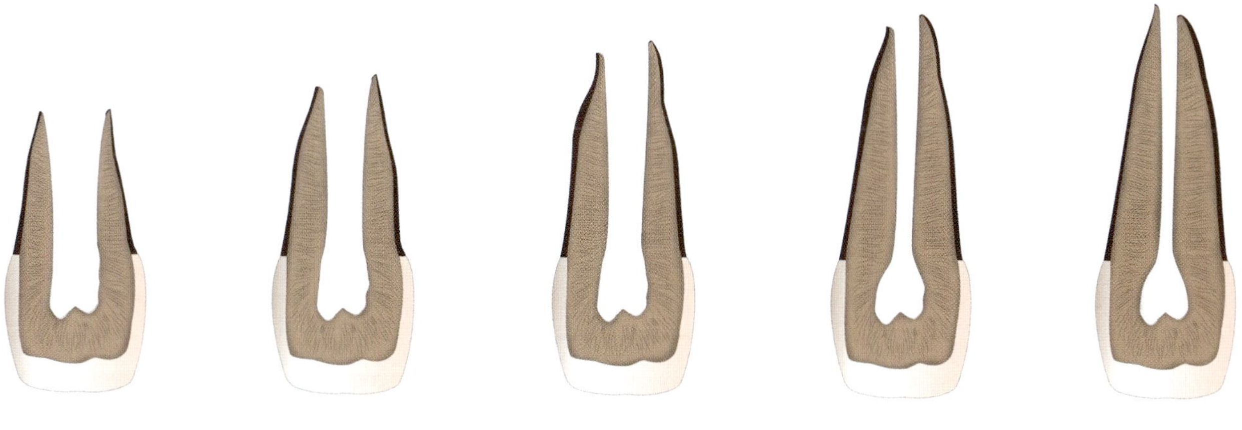

b

Abb. 14.9 a, b Im Wechselgebiss stehen Milchzähne und bleibende Zähne nebeneinander.
a) Orthopantomogramm eines 8-jährigen Patienten mit Wechselgebiss, das verschiedene Stadien der Milchzahnresorption und der Wurzelbildung bleibender Zähne zeigt.
b) Die Wurzelentwicklung wird in verschiedene Stadien nach Cvek et al. eingeteilt [31]. Die Stadien 1–4 beschreiben Zahnwurzeln im Wachstum, Stadium 5 das abgeschlossene Wurzelwachstum. (Cornelia Jungwirth, Matthias Widbiller) [O708; M1135]

Anamnese

Häufig klagen Patienten während des Zahnwechsels über Schmerzen, die mit dem Eruptionsprozess in Verbindung stehen. Es gilt zu differenzieren, ob die Beschwerden auf eine Perikoronitis oder einen Okklusionskontakt zu einem Operculum, der teilweisen Schleimhautbedeckung eines durchbrechenden Zahnes, zurückzuführen sind [24]. Davon sind Schmerzen pulpalen Ursprungs abzugrenzen, auf die eine aufmerksame Anamnese Hinweise geben kann. Die Beschreibung der Schmerzqualität spielt dabei eine wichtige Rolle und auch die Tatsache, ob die Schmerzen durch einen Reiz hervorgerufen werden oder spontan auftreten. Schmerzen, die spontan auftreten, einen Reiz lange überdauern und nicht nur durch Kälte, sondern auch durch Wärme ausgelöst werden, deuten in der Regel

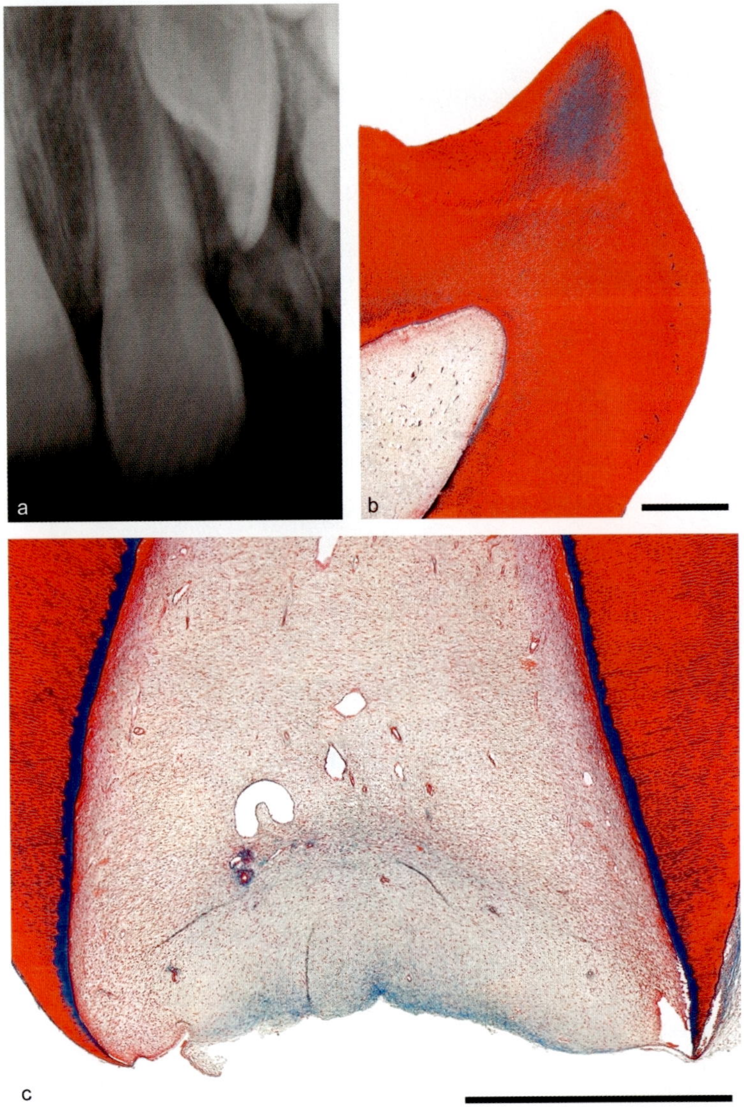

Abb. 14.10 a–c Die Pulpa jugendlicher Zähne nimmt einen großen Raum ein. [M1135]

a) Zahnfilm einer 6-jährigen Patientin. Der wurzelunreife Zahn 11 besitzt ein großes Pulpakavum, dünne Wurzelwände und ein weites apikales Foramen.

b) Histologische Darstellung des Pulpa-Dentin-Komplexes eines wurzelunreifen Molaren (Masson-Trichrom-Färbung; Maßstabsbalken: 1 mm). Das Pulpahorn des jugendlichen Zahnes erstreckt sich weit in den Höcker, was einen dünnen Dentinmantel bedingt.

c) Apikale Papille einer unreifen Zahnwurzel (Masson-Trichrom-Färbung; Maßstabsbalken: 1 mm). Das Foramen erscheint weit offen und die Wurzelwände laufen dünn aus.

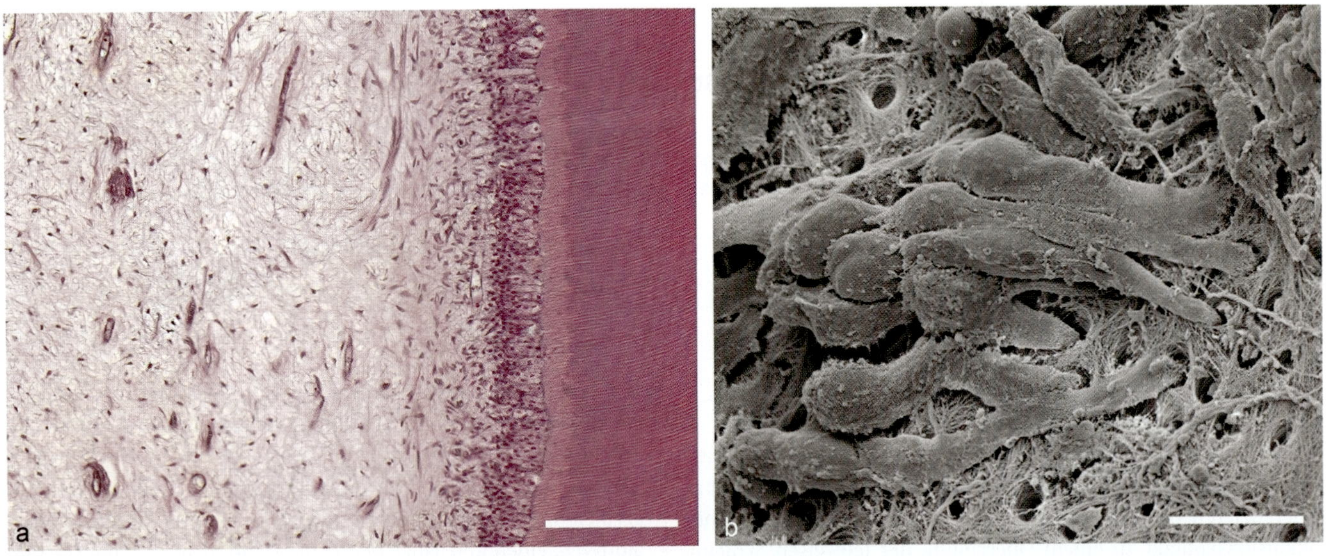

Abb. 14.11 a, b Anatomie des Pulpa-Dentin-Komplexes eines bleibenden Zahnes [M1135]

a) Histologische Darstellung des Pulpa-Dentin-Komplexes (H&E-Färbung; Maßstabsbalken: 200 µm). Einen Großteil der Zahnpulpa bildet gut vaskularisiertes Bindegewebe (links). Dem tubulären Dentin liegen Odontoblasten pallisadenartig als geschlossener Zellsaum auf.

b) Rasterelektronenmikroskopische Darstellung von Odontoblasten auf der Dentinoberfläche (Maßstabsbalken: 10 µm) [32]. Die Zellkörper erstrecken ihre Fortsätze in die Tubuli des Dentins.

auf irreversible Schädigungen der Zahnpulpa hin [29]. Damit gehen meist auch Perkussionsschmerzen und Berührungsempfindlichkeiten einher. Ein Druckschmerz kann aber auch bei parodontalen Entzündungen auftreten oder infolge eines Vorkontaktes von Restaurationen oder Fissurenversiegelungen. Auch impaktierte Speisereste können ähnliche Beschwerden zur Folge haben.

Befund

Bei der klinischen Untersuchung sollten sowohl extraorale als auch intraorale Befunde Beachtung finden, um den Zahn mit Pulpopathie sicher zu identifizieren. Dabei können Schwellungen, Rötungen oder selten auch Fisteln der Gesichtshaut erste Hinweise auf das Krankheitsgeschehen und die Schmerzursache geben. Eine sorgfältige intraorale Befunderhebung bildet die Grundlage dafür, den erkrankten inmitten gesunder Zähne ausfindig zu machen. Dazu werden wiederum die im Schmerzgebiet liegenden Weichgewebe hinsichtlich Schwellungen, Rötungen und Fisteln beurteilt und palpiert. Die Palpation des Vestibulums kann einen Hinweis auf ein akutes apikales Entzündungsgeschehen liefern. Alle Zähne des Wechselgebisses werden auf mögliche Verfärbungen, kariöse Läsionen, Hartsubstanzdefekte oder Restaurationen hin untersucht, was Informationen zur Vorgeschichte und somit zur Schmerzursache geben kann (Hypomineralisationen, Füllungen etc.). Darüber hinaus wird ihre Reaktion bei Perkussion getestet und eine Überprüfung der Sensibilität und Mobilität vorgenommen. Schmerzen bei Perkussion eines Zahnes geben weniger einen Hinweis auf den Zustand der Zahnpulpa selbst, sondern vielmehr auf die Entzündung des Parodontalligamentes bzw. des periapikalen Gewebes, was die Folge einer Pulpitis oder Pulpanekrose sein kann [24] [29]. Mit der Sondierung des Sulkus kann ein Knochenabbau diagnostiziert werden, der Rückschlüsse auf parodontale oder pulpale Erkrankungen zulässt. Wie auch für Milchzähne beschrieben, sind Sensibilitätsüberprüfungen an wurzelunreifen, bleibenden Zähnen häufig wenig reproduzierbar und zuverlässig [24]. Dies ist auch darauf zurückzuführen, dass der Innervationsprozess mit dem Wurzelwachstum beginnt und das neuronale Netzwerk in der Zahnpulpa erst nach etwa 4 Jahren abgeschlossen ist [35]. Die Sensibilität kann zudem nach Zahntraumata aufgrund temporärer Schädigungen eingeschränkt sein [33].

Röntgen

Zusätzlich zur klinischen Befunderhebung sollen bei gegebener Indikation auch Röntgenbilder angefertigt werden. Dabei dienen Bissflügelaufnahmen, die primär die Zahnkronen und das marginale Parodont abbilden, der Kariesdiagnostik und erlauben die Beurteilung des Ausmaßes der Karies (➤ Abb. 14.12 a). Darüber hinaus geben sie Hinweise auf die Größe der Pulpakammer und die Lage der Pulpahörner sowie die Qualität und die Pulpanähe von Restaurationen. Mithilfe mehrerer Aufnahmen kann zudem beurteilt werden, ob sich das Kavum einer vitalen Pulpa verkleinert oder ggf. Tertiärdentin gebildet wurde. Dahingegen bildet eine Zahnfilmaufnahme die gesamte Zahnwurzel ab und erlaubt die Beurteilung des gesamten Parodontalapparates sowie des periapikalen Gewebes (➤ Abb. 14.12 b). Bei jugendlichen bleibenden Zähnen kann die Beurteilung der anatomischen Strukturen insbesondere wegen des offenen apikalen Foramens und des weiten Wurzelkanals schwierig sein. Im besten Falle können geschädigte Zähne aus mehreren Perspektiven betrachtet und mit gesunden Nachbarzähnen verglichen werden. Gerade eine Zunahme der Wurzellänge und der Dicke der Wurzelwände zeigt, dass die Zahnpulpa vital ist (➤ Abb. 14.12 c).

Diese radiologischen Vitalitätszeichen sind gerade nach Zahnunfällen bei möglicherweise fehlender klinischer Sensibilität wichtige Hinweise. Insbesondere nach einem dentalen Trauma ist es somit entscheidend, ein Röntgenbild anzufertigen, um neben der initialen Diagnostik von Zahnfrakturen den Ausgangszustand zu dokumentieren. Zusätzlich zu den Veränderungen im Pulpakavum und dem Wurzelwachstum sollte in Kontrollaufnahmen auch der Parodontalspalt beurteilt werden, denn dort können sich insbesondere nach starken Dislokationsverletzungen pathologische Resorptionen abzeichnen.

In den vergangenen Jahren hielten auch dreidimensionale Aufnahmetechniken wie die digitale Volumentomografie (DVT) zunehmend Einzug in den zahnärztlichen Alltag. Sie erlauben die Darstellung von Zähnen und zahnumgebenden Geweben in verschiedenen Schnittebenen (➤ Abb. 14.12 d). Die Indikation für ein DVT bei Kindern und Jugendlichen ergibt sich nach Einschätzung der American Association of Endodontics (AAE) und der European Society of Endodontology (ESE) nur in solchen Fällen, in denen die Mehraussage aus der dreidimensionalen Bildgebung den Risiken durch die Strahlenbelastung überwiegen [36] [37]. So sollten DVT-Aufnahmen nur angefertigt werden, wenn die Fragestellung durch klassische Röntgenaufnahmen nicht beantwortet werden kann.

Intraoperativ

Neben klinischen und radiologischen Befunden können auch wichtige Informationen über den Gesundheitszustand der Zahnpulpa während der Behandlung gewonnen werden und die primäre Diagnose bestätigen oder zu einer Therapieanpassung führen. Wurde die Zahnpulpa bei der Kariesexkavation oder durch ein Zahntrauma exponiert, ist visuell beurteilbar, ob das Gewebe gut durchblutet und vital erscheint. Das Ausmaß der Blutung sowie die Farbe lassen zudem Rückschlüsse auf den Entzündungsgrad zu. So deuten eine starke, nicht stillbare Blutung, eine dunkelrote Färbung oder gar purulentes Exsudat auf eine irreversible Pulpaschädigung hin [24] [29].

MERKE

Zu einer fundierten Diagnostik gehören die Anamnese, der klinische und radiologische Befund sowie intraoperative Beobachtungen.

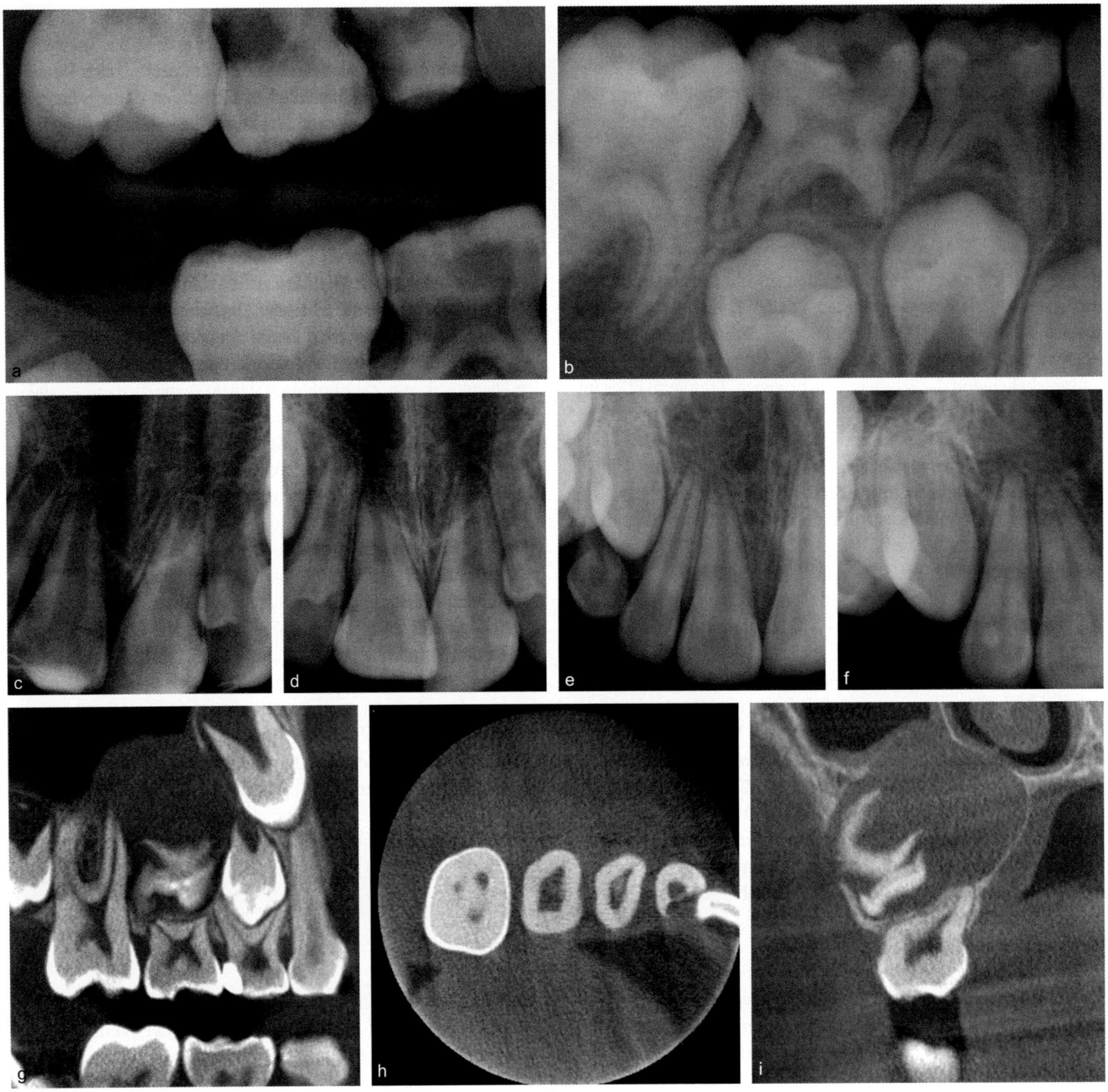

Abb. 14.12 a–i Röntgendiagnostik im Wechselgebiss [M1135]
a) Bissflügelaufnahme eines 10-jährigen Patienten mit kariösen und entzündungsbedingten Defekten an 54, 55 und 85. Es sind gleichzeitig die Zahnkronen des 1. und 4. Quadranten beurteilbar.
b) Die Zahnfilmaufnahme einer 6-jährigen Patientin zeigt Karies an den Zähnen 84 und 85. Zudem sind der Resorptionsgrad der Milchzahnwurzeln sowie der Entwicklungszustand der bleibenden Zähne ersichtlich.
c) Zahnfilm einer 8-jährigen Patientin nach einem unfallbedingten Trauma der Zähne 11 und 12. Das Wurzelwachstum der Inzisiven ist zum Zeitpunkt des Unfalles nicht abgeschlossen. Klinisch zeigen die beiden Zähne keine Kältesensibilität.
d) Die Kontrollaufnahme nach 6 Monaten zeigt ein gleichmäßiges Voranschreiten des Wurzelwachstums der traumatisierten (11, 12) und nicht traumatisierten Inzisiven (21, 22).
e) Nach 12 Monaten ist das Wurzelwachstum abgeschlossen, wobei die Kanäle noch weit erscheinen.
f) 18 Monate nach dem Unfall sind die Zähne klinisch symptomlos und die Wurzelkanäle zunehmend verengt.
g) DVT des 1. Quadranten eines 9-jährigen Patienten in sagittaler Richtung. Es sind Milch- und bleibende Zähne erkennbar. Der Zahn 14 ist fehlentwickelt und liegt in der rechten Kieferhöhle.
h) Die axiale Ebene des DVTs zeigt eine physiologische Resorption des Zahnes 53 durch den nachfolgenden Zahn 12.
i) In der transversalen Ebene sind die deformierte Zahnkrone des Zahnes 14 sowie eine radikuläre Zyste mit Ausdehnung in die rechte Kieferhöhle erkennbar.

14.2.3 Endodontische Behandlungsmöglichkeiten im Wechselgebiss

Das primäre Ziel der zahnärztlichen Behandlung im Wechselgebiss ist es, einerseits den vorzeitigen Verlust von Milchzähnen zu vermeiden und andererseits die bleibenden Zähne gesund zu erhalten.

Ein vorzeitiger Verlust von Milchzähnen kann die Eruption des folgenden bleiben Zahnes beeinflussen. Zudem kann ein verfrühter Milchzahnverlust die Verkürzung des Zahnbogens bewirken, und durch Verengung der Zahnlücke kann ein Durchbruchshindernis entstehen. So sind im Wechselgebiss gerade beim Verlust posteriorer Milchzähne Lückenhalter angezeigt, wenn in den Folgemonaten nicht mit dem Durchbruch des bleibenden Zahnes zu rechnen ist (➤ Kapitel 11) [24]. Von einer baldigen Eruption des permanenten Zahnes kann man ausgehen, wenn dessen Zahnwurzel zu einem bis zwei Drittel ausgebildet ist. Einen weiteren Hinweis bietet die Dicke des bedeckenden Alveolarknochens, wobei zum Abbau eines Millimeters etwa 6 Monate nötig sind [24].

Wie bereits für das Milchgebiss beschrieben, ist es auch im Wechselgebiss Ziel, die Milchzähne durch minimalinvasive Therapieverfahren und vitalerhaltende Maßnahmen zu erhalten (➤ Kapitel 14.1.5 bis ➤ 14.1.7). Ist eine Vitalerhaltung nicht mehr möglich und tritt eine Nekrose der Milchzahnpulpa ein, können endodontische Maßnahmen und Wurzelkanalfüllungen mit biodegradierbaren Werkstoffen angezeigt sein (➤ Kapitel 14.1.8). Neben dem Stadium des Zahnwechsels sind die Anlage der bleibenden Zähne und eventuell vorhandene Engstände in die Planung miteinzubeziehen.

Therapieziel bei wurzelunreifen bleibenden Zähnen ist es ebenfalls, die Zahnpulpa vital zu erhalten und somit die vollständige Reifung der Zahnwurzel sicherzustellen [6]. Während unreife Zahnwurzeln aufgrund ihrer kurzen und dünnwandigen Anatomie sehr frakturgefährdet sind, ist die mechanische Stabilität vollständig entwickelter Wurzeln höher und somit auch das Langzeitüberleben dieser Zähne [31].

Eine vitalerhaltende Maßnahme der Zahnpulpa kann dann vorgenommen werden, wenn die Pulpa asymptomatisch ist oder eine reversible Entzündung vorliegt [6]. Der Vitalerhaltung von jugendlichen Zähnen dienen die Caries-profunda-Therapie, die direkte Pulpaüberkappung sowie die partielle und vollständige Pulpotomie. Während bei Milchzähnen im Falle einer irreversiblen Entzündung eine Pulpektomie indiziert ist, kann bei wurzelunreifen bleibenden Zähnen weiterhin eine Pulpotomie in Erwägung gezogen werden [24]. Bei Pulpanekrosen bleibender Zähne im Wechselgebiss ist eine Pulpektomie notwendig und die Wurzelkanalbehandlung muss eingeleitet werden. Die Wurzelkanäle jugendlicher Zähne sind jedoch weitlumig und besitzen oftmals noch keinen geschlossenen Apex, was klassische Obturationstechniken unmöglich macht. Stattdessen greift man auf Verfahren wie die Apexifikation oder die Obturation mittels apikalem Plug zurück [29]. Gerade in den letzten Jahren hielten zudem vermehrt regenerative Therapieverfahren wie die Revitalisierung Einzug in die Praxis. Diese biologische Behandlungsvariante zielt auf die erneute Ausbildung eines Gewebes im Wurzelkanal ab, wodurch wichtige Funktionen der Zahnpulpa wiedererlangt werden können und sich das Wurzelwachstum abschließen kann.

14.2.4 Caries-profunda-Therapie

Grundlagen

Bakterien in einer kariösen Läsion entkalken zunächst den anorganischen Teil des Dentins durch organische Säuren, gefolgt von einer enzymatischen Degradation der organischen Matrix. Eine tiefe Karies charakterisiert sich durch einen kontinuierlichen Übergang vom oberflächlich stark degradierten und bakteriell besiedelten Dentin bis hin zum darunterliegenden, teilweise demineralisierten Dentin, dessen Kollagennetzwerk weiterhin intakt ist und die Fähigkeit zu Remineralisation besitzt [24]. Während man bei kariösen Defekten lange Jahre danach strebte, erweichtes und verfärbtes Dentin vor einer Restauration stets vollständig zu entfernen, legt man mittlerweile viel Wert darauf, bei der Exkavation einer Karies substanzschonend und minimalinvasiv vorzugehen [38]. Beim Management einer tiefen Karies besteht das Ziel darin, strukturell zerstörtes Gewebe zu entfernen, aber gleichzeitig Zahnhartsubstanz aus mechanischen Gründen zu erhalten und dabei die Zahnpulpa zu schonen.

Wenn auch das Fortschreiten kariöser Zerstörung histologisch gut beschrieben ist, ist es für Zahnärztinnen bzw. Zahnärzte wichtig, die Ausprägungen der Karies anhand visueller und taktiler Parameter festlegen zu können. Klinisch unterscheidet man somit weiches von ledrigem, festem oder hartem Dentin [39]. Während weiches Dentin problemlos mit Handinstrumenten deformiert und ohne Krafteinsatz mit einem Löffelexkavator entfernt werden kann, spricht man vom ledrigen Zustand, wenn sich das Dentin nicht deformiert, ein Abtrag aber mit einem scharfen Instrument möglich ist. Dahingegen ist bei festem Dentin Krafteinsatz notwendig, um es mit einem Handinstrument abzutragen. Hartes Dentin kann hingegen nur mit hohem Druck oder rotierenden Instrumenten entfernt werden. Bei der Sondierung von hartem Dentin treten die typischen Kratzgeräusche auf (cri dentinaire).

Vorgehen

Zur Kariesentfernung an vitalen Zähnen ohne Anzeichen einer irreversiblen Pulpitis stehen verschiedenen Strategien zur Verfügung (vollständig, selektiv, schrittweise). Die Auswahl der optimalen Methode wird an bleibenden Zähnen des Wechselgebisses in Abhängigkeit von der oben beschriebenen Dentinhärte, der Karieslokalisation und der Läsionstiefe getroffen.

Bei der traditionellen vollständigen Kariesexkavation wird geschädigtes Gewebe in der Peripherie sowie in Pulpanähe komplett entfernt, sodass nur hartes Dentin zurückbleibt. Diese Methode gilt heutzutage jedoch als Übertherapie und sollte in dieser Form nicht mehr zum Einsatz kommen [40]. Vielmehr sollte bei Läsionen, die radiologisch bis ins mittlere Dentindrittel reichen, eine selektive Kariesentfernung bis zu festem Dentin erfolgen und ggf. ledriges Dentin in der Nähe zur Zahnpulpa belassen werden. Bei tiefen Defekten mit einer Karies, die radiologisch bis ins innere Dentindrittel vorgedrungen ist, kann sogar weiches Dentin belassen werden. Durch die selektive Exkavation bis zum weichen Dentin wird die Zahnpulpa geschont und das Risiko der Eröffnung des Pulpakavums minimiert. Dabei ist bei der selektiven Kariesexkavation bis zum festen wie auch bis zum weichen Dentin zu beachten, dass die Schmelz- und Dentinkaries in der Peripherie stets vollständig bis zum harten Schmelz bzw. Dentin entfernt werden muss (➤ Abb. 14.13). Dies stellt eine wichtige Voraussetzung für eine suffiziente Restauration und somit für den Behandlungserfolg dar [40].

Ein ähnliches Vorgehen wird bei der schrittweisen Kariesentfernung gewählt. Dabei wird im ersten Behandlungsschritt gezielt kariöses Dentin in Pulpanähe zurückgelassen und der Zahn zunächst provisorisch versorgt [24]. Infolge der Behandlung remineralisiert das erweichte Dentin und die Zahnpulpa reagiert auf den Stimulus mit einer Dentinsklerosierung und der Bildung von Tertiädentin [41]. Nach 6 bis 12 Monaten wird die Karies letztendlich vollständig entfernt. Durch das zweizeitige Vorgehen wird das Risiko einer Pulpaexposition vermindert, welche den Erfolg der Vitalerhaltung reduzieren würde. Da ein zweiter Eingriff weiterhin das Risiko einer Pulpaexposition birgt sowie zeit- und kostenaufwendig ist, erhält die Technik der selektiven Kariesentfernung immer häufiger Vorzug vor den der schrittweisen Exkavation.

Protektive Liner

Nach erfolgreicher selektiver Kariesentfernung bis zu festem bzw. ledrigem oder weichem Dentin werden pulpanahe Dentinbereiche tiefer Kavitäten mit bioaktiven Materialien abgedeckt [6]. Diese werden dünn als Barriere aufgetragen, um den Pulpa-Dentin-Komplex zu schützen. Der angrenzende Odontoblastensaum wird dabei zu einer peritubulären Mineralisation im Sinne einer Dentinsklerosierung und der Sekretion von Tertiärdentin angeregt, wodurch die Dentinpermeabilität verringert wird und die Pulpa sich zunehmend von der einstigen Läsion entfernt [24] [29]. Hierbei kommen Werkstoffe wie Kalziumhydroxid oder hydraulische Kalziumsilikatzemen-

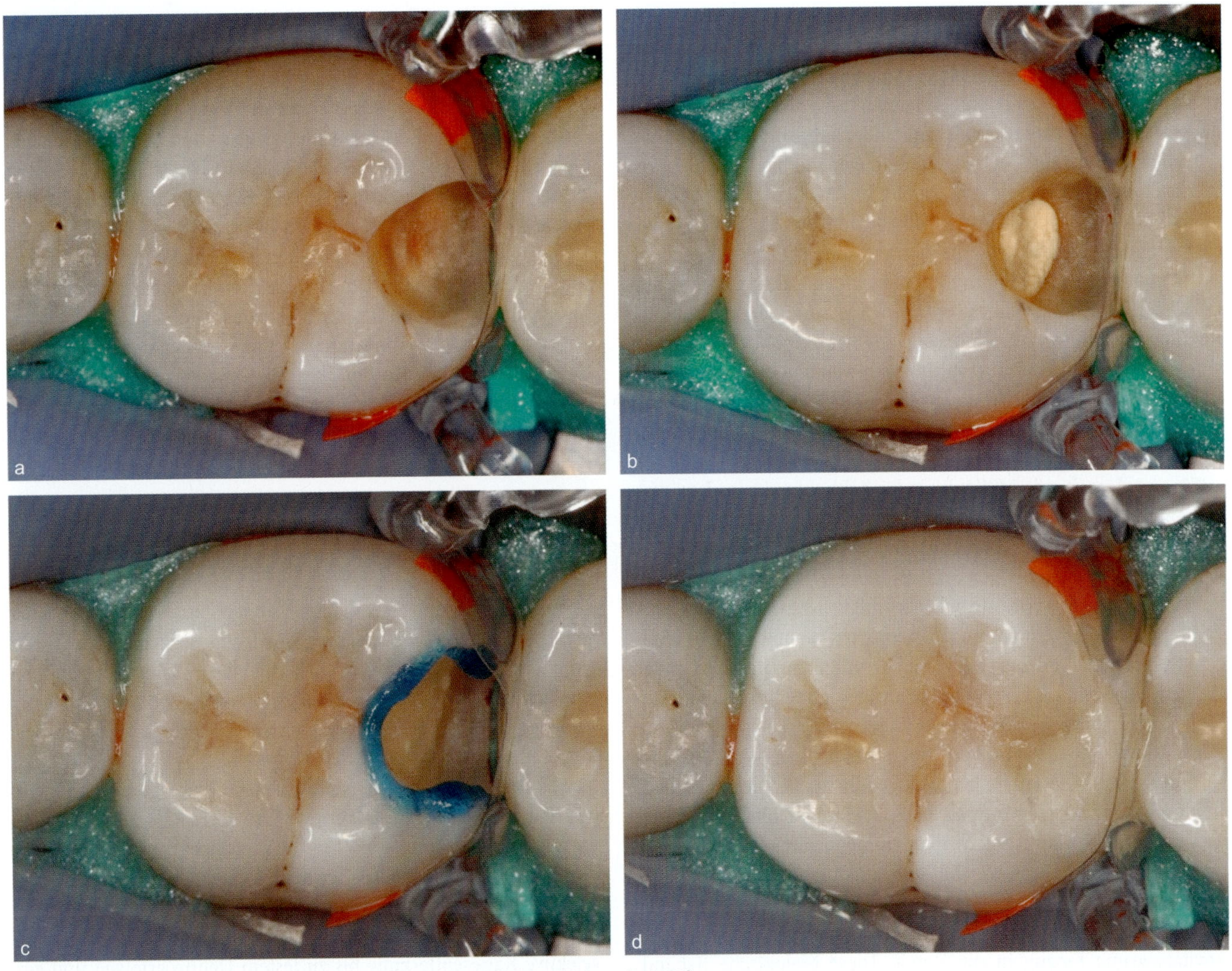

Abb. 14.13 a–d Behandlung einer Caries profunda an einem bleibenden Molaren [M1135]
a) Kariesexkavation und Kavitätenpräparation
b) Applikation eines bioaktiven Zementes (Biodentine)
c) Abdeckung mit einem selbstadhäsiven Flowable-Komposit (Vertise Flow, Kerr, Kloten, Schweiz), selektive Schmelzätzung
d) Füllung der konditionierten Kavität

te wie MTA oder Biodentine mit ähnlichem Erfolg zum Einsatz [42]. Nach der Abdeckung mit dem protektiven Liner muss die Kavität unmittelbar adhäsiv restauriert werden, um eine weitere Diffusion von Bakterien oder bakteriellen Nährstoffen zu verhindern.

MERKE

Die selektive Exkavation einer Karies und die Applikation protektiver Liner in Pulpanähe schaffen die Voraussetzung, dass die Zahnpulpa heilen kann.

14.2.5 Direkte Überkappung

Grundlagen

Trotz großer Vorsicht kann es dennoch dazu kommen, dass die Pulpa bei der Exkavation oder durch ein Zahntrauma exponiert wird. Zeigt sich klinisch eine Zahnpulpa ohne irreversible Entzündungszeichen, kann sie vital erhalten und direkt überkappt werden [6] [34]. Dabei ist die Erfolgsvoraussetzung beim kariösen Zahn von der bei einer Fraktur mit Pulpabeteiligung zu unterscheiden. Liegt eine tiefe Karies vor, ist die Zahnpulpa unter Umständen schon längere Zeit mikrobiologischen Reizen ausgesetzt und zeigt pulpitische Veränderungen [24]. Kommt es zu einem Zahntrauma, ist die Pulpa in der Regel gesund und nur kurzfristig den Bakterien der Mundhöhle ausgesetzt. Da das Regenerationspotenzial der entzündlich veränderten Zahnpulpa geringer eingeschätzt wird, ist die Prognose der direkten Überkappung beim Zahntrauma besser [33] [40]. Die direkte Überkappung der Zahnpulpa sollte dabei unmittelbar nach der Exposition erfolgen, um eine Kontamination zu vermeiden.

Ziel der direkten Überkappung ist es, eine Heilung der Pulpa herbeizuführen und die Bildung von Reparaturdentin zu stimulieren. Durch Reparaturdentin soll der Defekt wieder verschlossen und dadurch die Integrität des Pulpakavums wiederhergestellt werden, was als Bridging bezeichnet wird [24]. Zur Überkappung werden bioaktive Werkstoffe wie Kalziumhydroxid oder hydraulische Kalziumsilikatzemente (MTA, Biodentine etc.) eingesetzt, wobei Letztere beim Abbinden Kalziumhydroxid freisetzen. Ihre biologische Wirkung beruht auf der Dissoziation von Kalzium- und Hydroxidionen, was zu einem Anstieg des pH-Wertes führt. So kommt es bei der direkten Überkappung zu einer oberflächlichen Nekrose des Pulpagewebes und einer milden Entzündungsreaktion, die in einer Hartgewebsbildung mündet. Die kaustischen Effekte sind bei Kalziumhydroxidpräparaten sehr ausgeprägt und das entstehende Hartgewebe ist häufig von Defektstellen gezeichnet (sog. Tunnel-Defekte), wohingegen hydraulische Kalziumsilikatzemente mildere Reaktionen hervorrufen und ein homogeneres Bridging ermöglichen. Zudem sind wirksame Kalziumhydroxidpräparate wasserlöslich, was letztendlich zu Hohlräumen unter Füllungen führt. Hydraulische Kalziumsilikatzemente können somit als Material der Wahl zur direkten Überkappung der Zahnpulpa angesehen werden, denn sie haften an der Zahnhartsubstanz und härten vollständig aus, was die Zelladhäsion erleichtert und Mikroleakage verhindert [24] [40]. Klinisch können mit bioaktiven Zementen wie MTA oder Biodentine bessere Erfolge erzielt werden [43]. Ein Nachteil von MTA liegt jedoch in seiner Eigenschaft, die Zahnhartsubstanz zu verfärben. Daher sollte man insbesondere bei direkten Überkappungen von bleibenden Zähnen im Frontzahnbereich auf nichtverfärbende Werkstoffe wie Biodentine zurückgreifen.

Vorgehen

In Vorbereitung der direkten Überkappung sollte der Zahn mit einem Kofferdam isoliert werden und die Desinfektion des Arbeitsfeldes z. B. mit Natriumhypochlorit (NaOCl) erfolgen [6]. Während der Kavitätenpräparation sollte NaOCl regelmäßig zur Desinfektion eingesetzt werden. Es kann zudem ein möglicherweise gebildetes Blutkoagulum auflösen und eine pulpale Blutung stillen [24] [29]. Ist die Blutung gestillt, wird der hydraulische Kalziumsilikatzement direkt auf das Pulpagewebe mit einer Schichtdicke von 1,5 bis 2 mm appliziert. Kann die Blutung jedoch nicht gestoppt werden, weist dies auf eine irreversible Entzündung hin, und man muss eine Pulpotomie in Erwägung ziehen (➤ Kapitel 14.2.6).

Im Anschluss sollte das Material mit einem selbstadhäsiven Flowable-Komposit oder einem Glasionomerzement bedeckt werden. In Analogie zur Caries-profunda-Behandlung muss unmittelbar eine definitive adhäsive Restauration des Zahnes erfolgen.

MERKE

Hydraulische Kalziumsilikatzemente stellen den Goldstandard bei der direkten Überkappung dar.

14.2.6 Pulpotomie

Grundlagen

Eine tiefe Karies führt in der Zahnpulpa durch das Eindringen von Bakterien zunächst zu lokalisierten Entzündungen, wobei das restliche Gewebe unverändert erscheint. Ohne Intervention breitet sich die Pulpitis zunehmend auf die gesamte Kronenpulpa und letztendlich auch auf die Wurzelpulpa aus [24] [29]. Im Gegensatz zur direkten Überkappung wird bei der Pulpotomie gezielt entzündlich verändertes oder degeneriertes Pulpagewebe abgetragen, um den gesunden Anteil der Kronenpulpa zu erhalten (partielle Pulpotomie). Die Einschätzung über den Entzündungszustand erfolgt dabei klinisch. Gewebe, das trotz NaOCl-Desinfektion eine nicht stillbare Blutung vorweist, wird als entzündet erachtet und muss entfernt werden. So kann es bei ausgedehnten Entzündungen auch zur Amputation der gesamten Kronenpulpa kommen (vollständige Pulpotomie), wobei sichergestellt sein muss, dass die Wurzelpulpa gesund ist und die Fähigkeit besitzt, Tertiärdentin zu bilden. Der Vorteil der Pulpotomie besteht gerade bei wurzelunreifen bleibenden Zähnen des Wechselgebisses darin, dass sich das Wurzelwachstum durch die Vitalerhaltung der Zahnpulpa abschließen kann und der Zahn somit weitere Stabilität erhält [31].

Während bei einer Pulpaexposition im Rahmen der Kariesentfernung aufgrund der vorherrschenden Entzündung oftmals ein beträchtlicher Gewebeteil entfernt werden muss, ist nach großflächiger Freilegung durch ein Zahntrauma aufgrund der kurzen Expositionsdauer oft nur die Amputation der oberflächlichen Pulpaschicht (ca. 2 mm) notwendig [24] [33]. Der gesunde Anteil der Pulpa wird mit einem bioaktiven Material bedeckt, wodurch es zu Heilung und zum Bridging an der Amputationsstelle kommt. In Analogie zur direkten Überkappung stellen auch bei der Pulpotomie hydraulische Kalziumsilikatzemente den Goldstandard dar, wobei auch hier MTA im Frontzahngebiet aufgrund seiner verfärbenden Eigenschaften zu vermeiden ist [6].

Vorgehen

Der mit Kofferdam isolierte Zahn wird zunächst mit NaOCl desinfiziert und entzündetes Gewebe vorsichtig mit einem schnellrotierenden, groben Diamantschleifer unter Flüssigkeitskühlung abgetragen (➤ Abb. 14.14). Nachdem das irreversibel geschädigte Gewebe amputiert wurde, wird das Pulpagewebe mit NaOCl gespült, um es zu desinfizieren, Blutgerinnsel zu entfernen und die Blutung zu kontrollieren. Falls keine Hämostase eintritt, muss weiteres Pulpagewebe abgetragen werden, um gesundes Gewebe zu erreichen [24] [40]. Es ist stets darauf zu achten, dass Gewebereste koronal der Amputationsstelle, z. B. in Pulpahörnern, sorgfältig entfernt werden, denn sie können zu Zahnverfärbungen führen. Ist die Blutung unter Kontrolle, wird ein bioaktiver Zement vorsichtig und ohne Druck aufgebracht und mit einem selbstadhäsiven Flowable-Komposit oder einem Glasionomerzement abgedeckt. Zum Schluss erfolgt die definitive und bakteriendichte Versorgung des Zahnes. Im Rahmen regelmäßiger Nachkontrollen wird der Erfolg der Behandlung klinisch und radiologisch bewertet. Bestenfalls zeichnet sich auf den Röntgenbildern die Bildung von Tertiärdentin ab [24].

MERKE

Bei der Pulpotomie wird irreversibel geschädigtes Gewebe entfernt und regenerationsfähiges Gewebe belassen.

14.2.7 Pulpektomie und konventionelle Wurzelkanalfüllung

Im Falle einer irreversiblen Pulpitis oder einer Pulpanekrose ist die Pulpektomie notwendig, um eine Infektionsausbreitung zu verhindern und einer periradikulären Entzündung vorzubeugen [6]. Bei Zähnen des Wechselgebisses mit abgeschlossenem Wurzelwachstum wird in gewohnter Weise das gesamte Gewebe entfernt, das Wurzelkanalsystem gereinigt und mit NaOCl (0,5 bis 5,25 %) desinfiziert. Es folgt die Aufbereitung der Wurzelkanäle, wobei aufgrund der dünnen Kanalwände jugendlicher Zähne nur wenig Dentin abgetragen werden sollte, um mechanische Schwächungen und Perforationen vorzubeugen. Dabei ist auf die sorgfältige Desinfektion der Isthmen zu achten, die sich meist zwischen den Wurzelkanälen mehrwurzeliger jugendlicher Zähne darstellen und infiziertes Gewebe enthalten können. Bei einer Behandlung in mehreren Sitzungen kann zwischenzeitlich eine medikamentöse Einlage mit einer Kalziumhydroxidpaste vorgenommen werden, welche antiseptisch und gewebeauflösend wirkt [44]. Zuletzt erfolgen eine Obturation mit Guttapercha und Sealer sowie die definitive Restauration des Zahnes. Da das apikale Foramen jugendlicher Zähne mit abgeschlossenem Wurzelwachstum häufig noch einen großen Durchmesser hat, muss auf eine präzise Passung des Masterpoints geachtet werden, damit bei der Obturation keine Materialien überpresst werden [24] [29].

Wenn der infektiöse Prozess durch die in diesem Kapitel beschriebenen Behandlungsmethoden nicht gestoppt werden kann, der knöcherne Halt nicht wiederhergestellt werden kann, nicht genügend Zahnsubstanz für eine Restauration vorhanden ist oder eine pathologische Wurzelresorption vorliegt, sollte eine Extraktion in Betracht gezogen werden.

14.2.8 Apexifikation und apikaler Plug

Grundlagen

Wird bei einem wurzelunreifen bleibenden Zahn eine Pulpektomie vorgenommen, tritt sogleich ein Stillstand des Wurzelwachstums ein. Der Wurzelkanal bleibt weit und der Apex offen, sodass eine konventionelle Wurzelkanalfüllung technisch nicht möglich ist. Traditionell wurde zum Verschluss des Wurzelkanals eine apikale Hartgewebsbarriere induziert, was als Apexifikation bezeichnet wird. Dazu werden mehrere medikamentöse Einlagen mit Kalziumhydroxid vorgenommen, was zur Ausheilung der periapikalen Entzündung führt und eine Hartgewebsbarriere am Ausgang des Wurzelkanals bewirkt. Aufgrund der langen Behandlungsdauer und des hohen Frakturrisikos, dem Zähne während der medikamentösen Einlagen ausgeliefert sind, findet dieses Verfahren nunmehr selten Anwendung. Stattdessen wird zum Verschluss des unreifen Wurzelkanals in der Regel ein apikaler Plug mit einem hydraulischen Kalziumsilikatzement wie MTA angefertigt. Dabei handelt es sich um ein schnelles Verfahren, das eine rasche Restauration ermöglicht und dadurch die Frakturgefahr des wurzelunreifen Zahnes minimiert. Nach Behandlungsabschluss sollte in regelmäßigen Nachkontrollen der klinische und radiologische Zustand überprüft werden [24] [29].

Vorgehen

Zur Anfertigung eines apikalen Plugs wird der Wurzelkanal in einer ersten Sitzung sorgfältig desinfiziert und eine medikamentöse Einlage mit Kalziumhydroxid vorgenommen. In der zweiten Sitzung wird der Zahn wieder mit Kofferdam isoliert, die medikamentöse

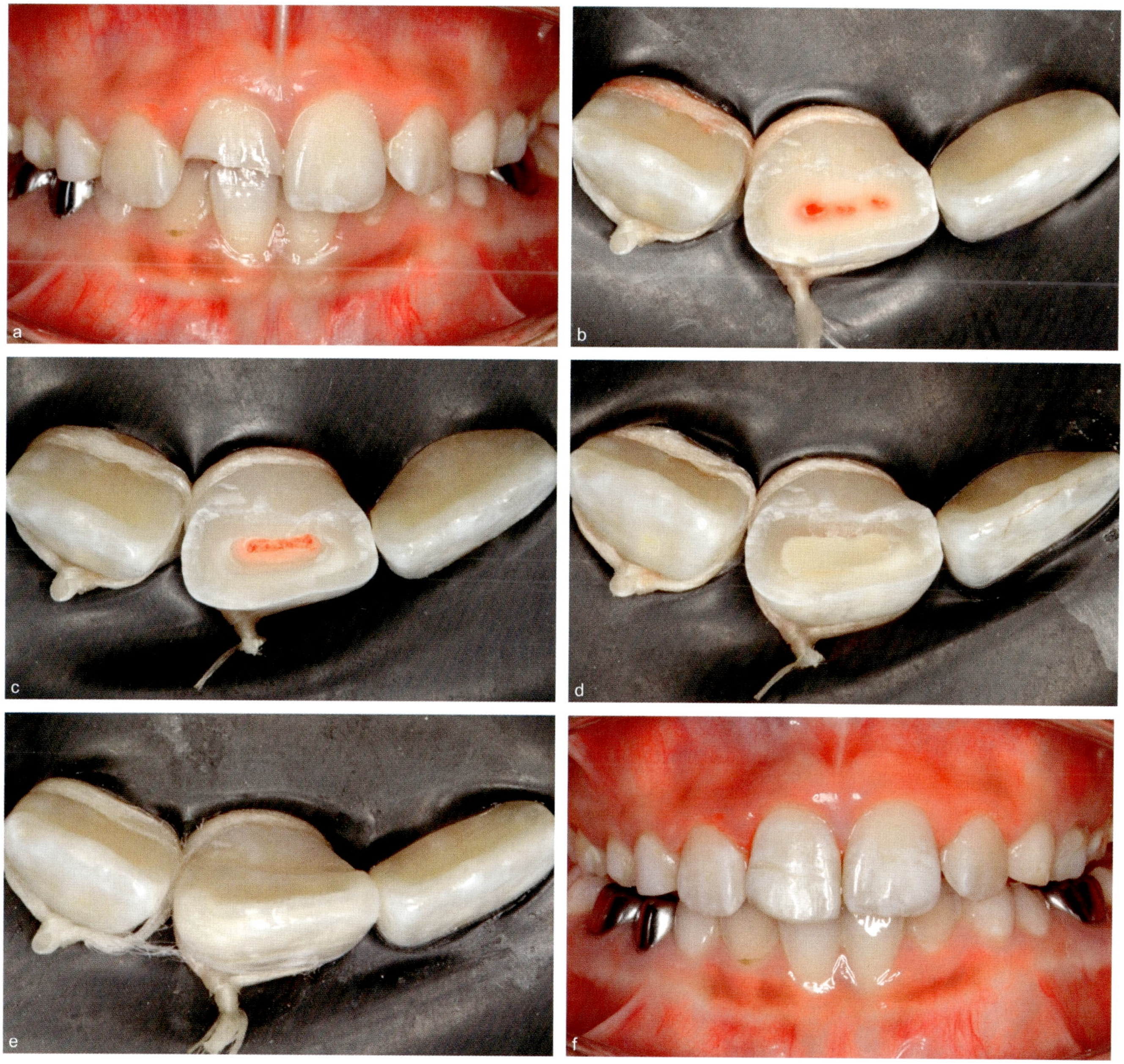

Abb. 14.14 a–f Partielle Pulpotomie nach einer Kronenfraktur mit Pulpabeteiligung [M1135]
a) Frontalansicht der Verletzung des Zahnes 11 im Wechselgebiss
b) Kofferdam zur absoluten Trockenlegung
c) Pulpotomie und Blutstillung
d) Abdeckung mit einem bioaktiven Zement (Biodentine)
e) Adhäsive Wiederbefestigung des Kronenfragmentes
f) Frontalansicht des Zahnes 11 nach der Initialversorgung

Einlage entfernt und der Kanal getrocknet. Der Wurzelkanal wird anschließend bis etwa 1 mm vor den Ausgang mit einem bioaktiven Zement gefüllt, sodass ein apikaler Plug von etwa 4 mm im Wurzelkanal entsteht (➤ Abb. 14.15). Der Zement kann entweder mithilfe von Handpluggern oder speziellen Carriern eingebracht werden und wird anschließend sanft kompaktiert. Ist am Wurzelkanalausgang kein Bindegewebe vorhanden, sodass der Zement ins periapikale Gewebe gleiten würde, können resorbierbare Materialien wie Kalziumsulfat oder ein Kollagenschwamm dort platziert werden und als Widerlager dienen [6] [24]. Abschließend wird der Plug mit einer Röntgenaufnahme kontrolliert und der Kanal bei Bedarf mit thermoplastifizierter Guttapercha und Sealer gefüllt

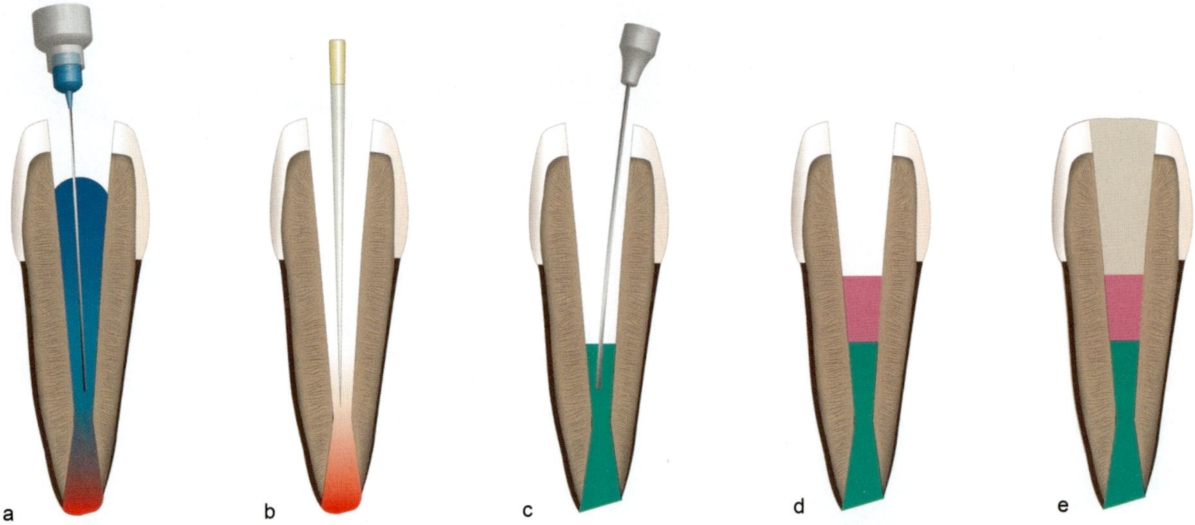

Abb. 14.15 a–e Schematische Darstellung des Step-by-Step-Vorgehens bei der Anfertigung eines apikalen Plugs (Cornelia Jungwirth, Matthias Widbiller) [O708; M1135]
a) Desinfektion des Wurzelkanals
b) Trocknung
c) Applikation des bioaktiven Zements
d) Füllung des Wurzelkanals mit thermoplastifizierter Guttapercha
e) Adhäsiver Verschluss

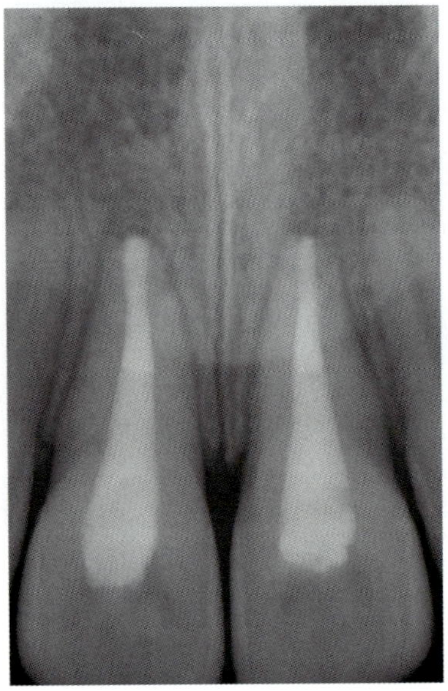

Abb. 14.16 Zahnfilm mit apikalen Plugs aus MTA an den Zähnen 11 und 21 [M1135]

(➤ Abb. 14.16). Bei der definitiven Restauration des Zahnes soll die adhäsiv befestigte Kompositfüllung maximal in den Wurzelkanal ausgedehnt werden, um eine hohe mechanische Stabilität zu herzustellen [24] [29].

MERKE
Ein apikaler Plug stellt ein sicheres Verfahren zur Obturation weiter Wurzelkanäle dar.

14.2.9 Revitalisierung

Grundlagen

Alternativ zum apikalen Plug steht nach der Pulpektomie wurzelunreifer Zähne mit der Revitalisierung zudem eine regenerative Therapieoption zur Verfügung. Es wird die Bildung neuen Gewebes im Wurzelkanal ermöglicht, sodass sich das Wurzelwachstum im Erfolgsfall fortsetzen kann. Durch ein zunehmendes Längen- und Dickenwachstum erlangt der jugendliche Zahn eine höhere mechanische Stabilität und dadurch eine bessere Langzeitprognose [31]. Dieses regenerative endodontische Verfahren basiert auf einer gezielten Einblutung in den Wurzelkanal, wodurch mesenchymale Stammzellen aus der Periapikalregion eingeschwemmt werden. Dabei formiert sich ein Blutkoagulum und fungiert als biologische Matrix, welche Wachstumsfaktoren des Blutes und multipotente Stammzellen einschließt [45]. Wichtige Voraussetzungen für die erfolgreiche Revitalisierung sind eine optimale Infektionskontrolle und eine suffiziente Restauration des Zahnes. Dadurch kann sich im Wurzelkanal ein strukturiertes Bindegewebe entwickeln, das von Blutgefäßen versorgt und innerviert wird und die Fähigkeit besitzt, Hartgewebe zu bilden [45]. Histologische Untersuchungen revitalisierter Zähne zeigten zwar, dass das neu gebildete Gewebe im Wurzelkanal typische Elemente der Zahnpulpa enthält (Fibroblasten, kollagenes Bindegewebe, Blutgefäße, Nerven), jedoch wurden charakteristische Zellarten wie Odontoblasten meist nicht vorgefunden, aber dafür unspezifische Zelltypen (Osteoblasten, Zementoblasten etc.) und ektopische Gewebe. Somit wird das Ergebnis der Revitalisierung definitionsgemäß nicht als Regeneration, sondern als biologische Reparatur bezeichnet [45].

Nichtsdestotrotz ist in vielen klinischen Untersuchungen der Erfolg der Revitalisierung mit Ausheilung periapikaler Entzündungen und dem zunehmenden Wachstum der Zahnwurzel beschrieben und kann bei wurzelunreifen Zähnen als Alternativtherapie zum apikalen Plug betrachtet werden [46] [47]. Dahingegen ist von einer Revitalisierungsbehandlung abzusehen, wenn die Verwendung eines Kofferdams nicht möglich ist, die Kooperationsbereitschaft gering ist oder sonstige allgemeinmedizinische Beeinträchtigungen vorliegen. Sind zur Restauration weitere Verankerungselemente wie Wurzelkanalstifte notwendig, ist die eine Revitalisierung ebenfalls nicht möglich. Die Patientinnen und Patienten oder ihre Erziehungsberechtigten müssen nachvollziehbar und verständlich über allgemeine und spezielle Aspekte der geplanten Behandlung informiert werden [46] [47].

Vorgehen

Die Revitalisierung wird in der Regel in zwei Sitzungen durchgeführt. In der ersten Sitzung wird zunächst eine Lokalanästhesie vorgenommen und der Zahn mithilfe eines Kofferdams isoliert. Das nekrotische Gewebe wird aus dem Wurzelkanal entfernt, wobei eine mechanische Bearbeitung der Kanalwände vermieden wird. Visuell oder unter Zuhilfenahme von Röntgenbildern wird die Länge des unreifen Wurzelkanals bestimmt und dieser bis kurz vor das apikale Foramen mit NaOCl desinfiziert. Dabei wird eine Konzentration von 1,5 bis 3 % eingesetzt, um unter Schonung lokaler Zellen eine ausreichende Desinfektion sowie die Auflösung des Restgewebes zu erzielen [46] [47]. Anschließend wird der Wurzelkanal mit physiologischer Kochsalzlösung und 17 % EDTA gespült, um das zytotoxische NaOCl zu neutralisieren. Der Kanal wird anschließend getrocknet, mit einem Kalziumhydroxidpräparat versorgt und bis zur zweiten Sitzung adhäsiv verschlossen. Nach 2–4 Wochen wird die klinische Situation evaluiert und bei asymptomatischen Verhältnissen die Revitalisierung vorgenommen (➤ Abb. 14.17). Der Zahn wird nach lokaler Anästhesie erneut mit Kofferdam isoliert und die medikamentöse Einlage durch Spülung mit 17 % EDTA entfernt (➤ Abb. 14.18). Dabei wird zudem die Schmierschicht von der Kanalwand entfernt, und bioaktive Proteine werden auf der Dentinoberfläche freigelegt. Nach erneuter NaCl-Spülung wird der Wurzelkanal getrocknet und die Einblutung durch Überinstrumentieren mit einer endodontischen Handfeile induziert. Das Blut sollte bis etwa zur Schmelz-Zement-Grenze ansteigen und dort koagulieren. Das Koagulum wird im Anschluss zur Stabilisierung mit einer Kollagenmatrix bedeckt und der Kanal mit einem hydraulischen Kalziumsilikatzement verschlossen. Zuletzt erfolgen eine Röntgenkontrolle und die adhäsive Restauration des Zahnes [46] [47].

MERKE

Mit der Revitalisierung steht eine regenerative Therapieoption zur Verfügung, die den Abschluss des Wurzelwachstums jugendlicher Zähne ermöglicht.

14.3 Zusammenfassung

Endodontische Maßnahmen haben im Milch- sowie im Wechselgebiss nach wie vor einen hohen Stellenwert, da insbesondere die frühkindliche Karies weiterhin häufig auftritt. Besonderheiten in der Anatomie, Morphologie und Physiologie der Zähne machen die endodontische Therapie oftmals zur Herausforderung. Ebenso fordern Schwierigkeiten bei der korrekten Diagnosestellung sowie eine

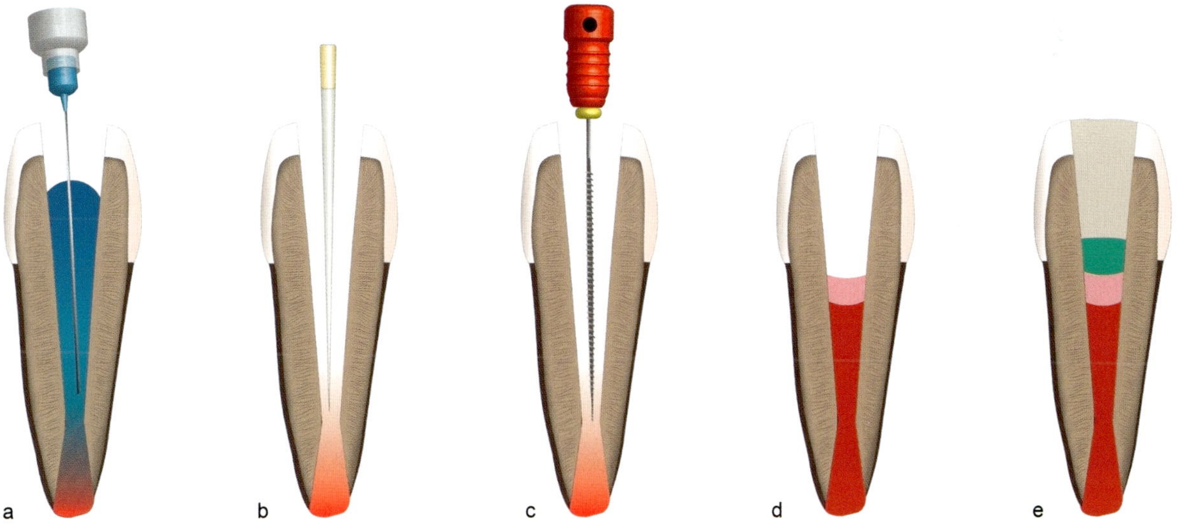

Abb. 14.17 a–f Schematische Darstellung des Step-by-Step-Vorgehens bei einer Revitalisierung (Cornelia Jungwirth, Matthias Widbiller) [O708; M1135]
a) EDTA-Spülung
b) Trocknung des Wurzelkanals
c) Induzierung einer Einblutung
d) Abdeckung des Blutkoagulums mit einer Kollagenmatrix
e) Verschluss des Wurzelkanals mit einem bioaktiven Zement und adhäsive Restauration

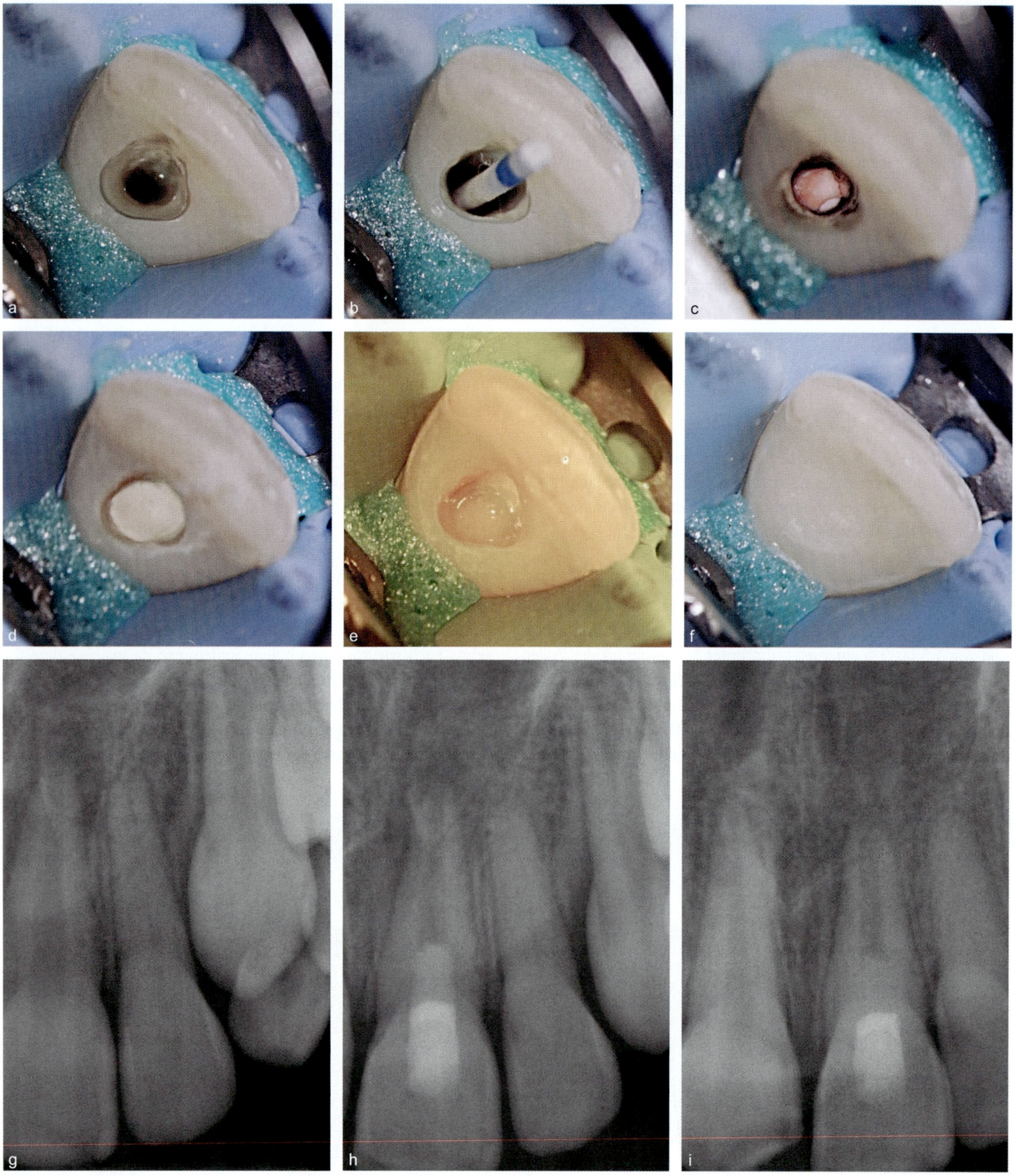

Abb. 14.18 a–i Revitalisierung des Zahnes 21 nach traumabedingter Pulpanekrose [M1135]
a) Spülung des Zahnes mit 17 % EDTA
b) Trocknung des Wurzelkanals
c) Abdeckung der induzierten Blutkoagulums mit einer Kollagenmatrix
d) Verschluss des Wurzelkanals mit einem bioaktiven Zement (Biodentine)
e) Konditionierung der Zugangskavität
f) Adhäsive Restauration mit einem Komposit
g) Zahnfilm vor Revitalisierung mit apikaler Parodontitis am Zahn 21
h) Röntgenaufnahmen nach der Revitalisierung
i) Kontrollröntgenbild nach 12 Monaten ohne apikale Parodontitis

geringe Kooperationsfähigkeit der jungen Patienten das Behandlungsteam. Im Zuge der Endodontie im Milch- und Wechselgebiss zählen vitalerhaltende Maßnahmen immer noch zu den häufigsten Anwendungen. Bei der Pulpotomie sind neben einer genauen Indikationsstellung die richtige Technik bei der Amputation und Blutstillung sowie die Wahl eines bioaktiven Restaurationsmaterials von entscheidender Bedeutung. Wurzelkanalfüllungen müssen den physiologischen Prozessen des Zahnwechsels sowie den anatomischen Gegebenheiten angepasst werden.

LITERATUR

[1] Deutsche Arbeitsgemeinschaft für Jugendzahnpflege e. V. (DAJ). Epidemiologische Begleituntersuchungen zur Gruppenprophylaxe 2016. Bonn: DAJ; 2017.
[2] Avery JK. Oral development and histology (3rd ed.). New York: Thieme; 2002.
[3] Bekes K. Milchzahnendodontie. Zahnmedizin Up2date. 2018; 12:395–411.
[4] Rodd HD, Waterhouse PJ, Fuks AB, Fayle SA, Moffat MA. Dentistry BS of P. Pulp therapy for primary molars. Int J Paediatr Dent. 2006; 16:15–23.
[5] Kühnisch J, Schäfer E, Heinrich-Weltzien R. Endodontie im Milchgebiss. Wissenschaftliche Mitteilung der Deutschen Gesellschaft für Kinderzahnheilkunde (DGKiZ) und der Deutschen Gesellschaft für Zahnerhaltung (DGZ); 2011.
[6] American Academy of Pediatric Dentistry (AAPD). Pulp therapy for primary and immature permanent teeth. The Reference Manual of Pediatric Dentistry. Chicago: AAPD. 2020; 384–392.
[7] Kidd EAM. How 'clean' must a cavity be before restoration? Caries Res. 2004; 38:305–313.
[8] Schwendicke F, Paris S. Kariesexkavation: Ein systematischer Überblick. Deutsche Zahnärztliche Zeitung (DZZ). 2014; 69:456–466.
[9] Schwendicke F, Frencken JE, Bjørndal L, Maltz M, Manton DJ, Ricketts D, et al. Managing carious lesions: consensus recommendations on carious tissue removal. Adv Dent Res. 2016; 28:58–67.
[10] Innes NPT, Stirrups DR, Evans DJP, Hall N, Leggate M. A novel technique using preformed metal crowns for managing carious primary molars in general practice – a retrospective analysis. Brit Dent J. 2006; 200:451–454.
[11] Innes NPT, Evans DJP, Bonifacio CC, Geneser M, Hesse D, Heimer M, et al. The Hall Technique 10 years on: questions and answers. Brit Dent J. 2017; 222:478–483.
[12] Bekes K. Vitalamputation – Die etablierte Alternative zur Wurzelkanalbehandlung am Milchzahn. Quintessenz. 2021; 772–9.
[13] Torabinejad M. Mineral trioxide aggregate: properties and clinical applications. Hoboken: Wiley-Blackwell; 2014.
[14] Parirokh M, Torabinejad M. Mineral trioxide aggregate: a comprehensive literature review-part I: chemical, physical, and antibacterial properties. J Endod. 2010; 36:16–27.
[15] Torabinejad M, Parirokh M. Mineral trioxide aggregate: a comprehensive literature review-part II: leakage and biocompatibility investigations. J Endod. 2010; 36:190–202.
[16] Smaïl-Faugeron V, Glenny A, Courson F, Durieux P, Muller-Bolla M, Chabouis HF. Pulp treatment for extensive decay in primary teeth. Cochrane Database Syst Rev. 2018; 31;5:CD003220.
[17] Ng FK, Messer LB. Mineral trioxide aggregate as a pulpotomy medicament: an evidence-based assessment. Eur Arch Paediatr Dent. 2008; 9:58–73.
[18] Anthonappa RP, King NM, Martens LC. Is there sufficient evidence to support the long-term efficacy of mineral trioxide aggregate (MTA) for endodontic therapy in primary teeth? Int Endod J. 2013;46: 198–204.
[19] Bossù M, Iaculli F, Giorgio GD, Salucci A, Polimeni A, Carlo SD. Different pulp dressing materials for the pulpotomy of primary teeth: a systematic review of the literature. J Clin Med. 2020; 9:838.
[20] Fumes AC, Sousa-Neto MD, Leoni GB, Versiani MA, Silva LAB da, Silva RAB da, et al. Root canal morphology of primary molars: a micro-computed tomography study. Eur Arch Paediatr Dent. 2014; 15:317–326.
[21] Ahmad IA, Pani SC. Accuracy of electronic apex locators in primary teeth: a meta-analysis. Int Endod J. 2015; 48:298–307.
[22] Ng Y-L, Mann V, Rahbaran S, Lewsey J, Gulabivala K. Outcome of primary root canal treatment: systematic review of the literature – part 1. Effects of study characteristics on probability of success. Int Endod J. 2007; 40:921–939.
[23] Mörchen-Trinkle S, Biggel A. Endodontische Behandlung von Milchzähnen bei Aplasie bleibender Zähne. Endodontie. 2014; 23:179–87.
[24] Nowak AJ. Pediatric dentistry: infancy through adolescence (6th ed.). Amsterdam: Elsevier; 2018.
[25] Jordan AR, Micheelis W. Fünfte Deutsche Mundgesundheitsstudie (DMS V). Köln: Deutscher Zahnärzte Verlag DÄV; 2016.
[26] Chen KJ, Gao SS, Duangthip D, Lo ECM, Chu CH. Prevalence of early childhood caries among 5-year-old children: a systematic review. J Investig Clin Dent. 2019; 10:e12376.
[27] Jordan RA, Bodechtel C, Hertrampf K, Hoffmann T, Kocher T, Nitschke I, et al. The fifth german oral health study (Fünfte Deutsche Mundgesundheitsstudie, DMS V) – rationale, design, and methods. BMC Oral Health. 2014; 14:161.
[28] Petti S, Glendor U, Andersson L. World traumatic dental injury prevalence and incidence, a meta-analysis – One billion living people have had traumatic dental injuries. Dent Traumatol. 2018; 34:71–86.
[29] Hargreaves KM, Berman LH. Cohen's pathways of the pulp. 11th ed. Amsterdam: Elsevier; 2015.
[30] Fuks AB, Peretz B. Pediatric endodontics. 1st ed. Berlin: Springer; 2016.
[31] Cvek M. Prognosis of luxated non-vital maxillary incisors treated with calcium hydroxide and filled with gutta-percha. A retrospective clinical study. Dent Traumatol. 1992; 8:45–55.
[32] Gallorini M, Krifka S, Widbiller M, Schröder A, Brochhausen C, Cataldi A, et al. Distinguished properties of cells isolated from the dentin-pulp interface. Ann Anat. 2021; 234:151628.
[33] Krastl G, Weiger R, Filippi A, Waes HV, Ebeleseder K, Ree M, et al. European Society of Endodontology position statement: endodontic management of traumatized permanent teeth. Int Endod J. 2021; 54:1473–1481.
[34] Kühnisch J, Ekstrand KR, Pretty I, Twetman S, Loveren C van, Gizani S, et al. Best clinical practice guidance for management of early caries lesions in children and young adults: an EAPD policy document. Eur Arch Paediatr Dent. 2016; 17:3–12.
[35] Johnsen DC, Harshbarger J, Rymer HD. Quantitative assessment of neural development in human premolars. Anat Rec. 1983; 205:421–9.
[36] American Association of Endodontists (AAE), American Acadamey of Oral and Maxillofacial Radiography (AAOMR). AAE and AAOMR joint position statement use of cone beam computed tomography in endodontics 2015 update. J Endod. 2015; 41:1393–1396.
[37] Patel S, Brown J, Semper M, Abella F, Mannocci F. European Society of Endodontology position statement: use of cone beam computed tomography in Endodontics. Int Endod J. 2019; 52:1675–1678.
[38] Fusayama T. The process and results of revolution in dental caries treatment. Int Dent J. 1997; 47:157–166.
[39] Innes NPT, Frencken JE, Bjørndal L, Maltz M, Manton DJ, Ricketts D, et al. Managing carious lesions: consensus recommendations on terminology. Adv Dent Res. 2016; 28:49–57.
[40] Duncan HF, Galler KM, Tomson PL, Simon S, ElKarim I, Kundzina R, et al. European Society of Endodontology position statement: management of deep caries and the exposed pulp. Int Endod J. 2019; 52:923–934.
[41] Smith AJ, Scheven BA, Takahashi Y, Ferracane JL, Shelton RM, Cooper PR. Dentine as a bioactive extracellular matrix. Arch Oral Biol. 2012; 57:109–121.
[42] Parirokh M, Torabinejad M, Dummer PMH. Mineral trioxide aggregate and other bioactive endodontic cements: an updated overview – part I: vital pulp therapy. Int Endod J. 2018; 51:177–205.

[43] Hilton TJ, Ferracane JL, Mancl L. Northwest Practice-based Research Collaborative in Evidence-based Dentistry (NWP). Comparison of CaOH with MTA for direct pulp capping: a PBRN randomized clinical trial. J Dent Res. 2013; 92:16–22.

[44] Mohammadi Z, Dummer PMH. Properties and applications of calcium hydroxide in endodontics and dental traumatology. Int Endod J. 2011; 44:697–730.

[45] Kim SG, Malek M, Sigurdsson A, Lin LM, Kahler B. Regenerative endodontics: a comprehensive review. Int Endod J. 2018; 51:1367–1388.

[46] Galler KM, Krastl G, Simon S, Gorp GV, Meschi N, Vahedi B, et al. European Society of Endodontology position statement: revitalization procedures. Int Endod J. 2016; 49:717–723.

[47] American Association of Endodontists (AAE). Scope of endodontics: regenerative endodontics. J Endod. 2013; 39:561–563.

KAPITEL

15 Parodontopathien

Christof Dörfer, Antje Geiken und Christian Graetz

Erkrankungen des Zahnhalteapparates spielen in der Kinderzahnheilkunde bislang eine untergeordnete Rolle. Dies hat vor allem drei Gründe. Erstens treten Parodontitiden im Kinder- und Jugendalter vergleichsweise selten und häufig in Verbindung mit systemischen Erkrankungen oder Defiziten auf. Zweitens ist die Diagnostik vor allem im Wechselgebiss durch die physiologischen Umbauvorgänge kaschiert, sodass eine Früherkennung häufig schwierig ist und im Behandlungsalltag die Erkrankungen der Zahnhartsubstanzen, in erster Linie die Karies, und deren Behandlung dominieren und den Blick aufs Parodont in den Hintergrund drängen. Drittens sind die klinischen Ausprägungen parodontaler Erkrankungen bei Kindern in der Regel auf gingivale Erkrankungen begrenzt. Diese werden häufig nicht in ihrer Bedeutung für die lebenslange orale Gesundheit wahrgenommen. Dabei sind Gingivitiden die zwingende Voraussetzung für das Entstehen einer Parodontitis und sind bei Kindern und Heranwachsenden weit verbreitet [1]. Zudem wächst die Evidenz, dass die Weichen für das individuelle Mikrobiom sehr früh gestellt werden, mit Sicherheit bereits im Geburtsvorgang. Möglicherweise findet eine erste Besiedelungen mit Bakterien des Fötus auch unter physiologischen Bedingungen bereits in der Gebärmutter statt, ohne dass dies als pathologischer Prozess zu werten wäre [2]. Zuletzt konnte in einer generationenübergreifenden Untersuchung gezeigt werden, dass das Risiko parodontaler Erkrankungen mit dem der Eltern assoziiert ist. Da es sich bei den identifizierten Risikofaktoren vor allem um soziodemografische Variablen handelte, ist dies unabhängig von und zusätzlich zu einem genetischen Risiko zu betrachten [3]. Die Konsequenz ist, dass die Prävention und Therapie von Entzündungen der Gewebe des Zahnhalteapparates auch im Kindes- und Jugendalter im Blick zu halten sind und dass präventive Maßnahmen nicht nur unter kariologischen Aspekten gesehen werden müssen.

Im vorliegenden Kapitel werden daher Prävalenz und Inzidenz parodontaler Erkrankungen bei Kindern und Jugendlichen vorgestellt, als Maßnahmen der Prävention die Früherkennung und Mundhygiene hervorgehoben und die therapeutischen Optionen beschrieben. Dabei wird nach Gingivitiden und Parodontitiden getrennt

Den Abschluss bilden in ungewohnter Folge spezifische Ätiologien und Pathogenesen mit einer Liste der zahlreichen Grunderkrankungen, die mit Parodontitis bei Kindern assoziiert sein können sowie mukogingivale Deformitäten und Rezessionen.

15.1 Gingivitis und Parodontitis: Prävalenz und Inzidenz

Es steht außer Frage: Der Zugang zu einer adäquaten zahnmedizinischen Versorgung ist ein wichtiger Faktor für die orale Gesundheit der Allgemeinbevölkerung. Bis heute stellt die unbehandelte Zahnkaries an bleibenden Zähnen immer noch weltweit die häufigste Zahnerkrankung dar. Auch in der Altersgruppe der Kinder und Jugendlichen können alle Formen parodontaler Erkrankungen auftreten [4]. In erster Linie finden sich gingivale Entzündungen in rund 70–90 % aller in zahnärztlicher Behandlung befindlicher Kinder [5]. Allerdings ist die Prävalenz von Gingivitis bei Kindern unterschiedlichen Alters verschieden, eine niedrige Gesamtprävalenz findet sich eher in der frühen Kindheit und steigt bis zur Pubertät hin an [6]. In der frühen Kindheit kommt es selbst bei schlechter Mundhygiene und Vorhandensein von Plaque im Allgemeinen nur zu einer minimalen Zahnfleischentzündung, solange die Zähne kariesfrei sind. Gingivitis ist als Erkrankung klassifiziert und sollte daher nicht unbehandelt bleiben. Parodontitiden mit einem irreversiblen Verlust an Zahnhalteapparat treten bei Kindern und Jugendlichen vergleichsweise selten auf. Die Prävalenz liegt in Abhängigkeit von der vorherrschenden Ethnizität bei 0,02 % (Mitteleuropa), 0,2 % (Asien) und 0,2–2,5 % (Nordafrika, Karibik, Südamerika) [7]. Die derzeit gültige Klassifikation differenziert zwar nicht nach verschiedenen Altersgruppen. Dennoch treten bei Kindern und Jugendlichen häufiger schnell fortschreitende Verläufe auf, meist aber nicht immer assoziiert mit geringen weichen Belägen. Trotz des verbesserten Verständnisses der Ätiologie und der Ursachen für die Parodontitis ist gerade dieser früh auftretende und schnelle Attachmentverlust bis heute unzureichend erforscht, weshalb in der Praxis bei anderen klinischen Anzeichen immer lokale oder systemische Erkrankungen in Betracht gezogen werden sollten. Ganz anders das epidemiologische Bild im Erwachsenenalter, wo beispielsweise in Deutschland jeder zweite der 35- bis 44-Jährigen (ca. 10 % davon sogar mit einer schwerer Parodontitis [Sondierungstiefen > 6 mm]) betroffen ist [8]. Die standardisierte weltweite Prävalenz wird von Kassebaum et al. [9] mit 11 % angegeben, und wie aktuelle Analysen zeigen [10], nimmt die Prävalenz der Parodontitis jenseits des Kindes- und Jugendalters allmählich zu und erreicht einen steilen Anstieg zwischen dem 3. und 4. Lebensjahrzehnt. Es ist derzeit unklar, welche Rolle chronische Entzündungen des Zahnhalteapparates im Kinder- und Jugendalter in der Pathogenese einer Parodontitis in späteren Phasen des Lebens spielen. Es gilt aber als gesichert, dass die chronische Entzündungssituation einen entscheidenden Faktor in der Manifestation einer Dysbiose darstellt, die Reaktion des Immunsystems dauerhaft modifiziert und die Voraussetzungen für eine progrediente Destruktion des Zahnhalteapparates schafft [11].

Der hohe Behandlungsbedarf bei Kindern und Jugendlichen ist also primär durch eine hohe Prävalenz der Gingivitis verursacht [12], diese sollte jedoch nicht ignoriert werden. Bis heute konzentriert sich die zahnmedizinische Versorgung von Kindern häufig auf die Behandlung der Zahnkaries und ist in der Regel von der allgemeinen Gesundheitsversorgung der Kinder isoliert. Orale Anzeichen und Symptome für chronische Entzündungen des Zahnhalteapparates werden nicht immer erkannt und/oder in ihrer Bedeutung unterschätzt [6]. Im Folgenden soll deshalb aufgezeigt werden, wie wichtig es für die tägliche Praxis ist, die Gesundheit und Krankheit der oralen Gewebe, insbesondere der Parodontalgewebe, im Kindes- und Jugendalter zu verstehen, damit eine gute langfristige Mundgesundheit bis hin zum Erwachsenenalter erhalten werden bleibt.

MERKE

Gingivitis ist eine weite verbreitete Entzündungserkrankung bei älteren Kindern und Jugendlichen, die eine Dysbiose fördert und als Voraussetzung

für später auftretende Parodontitiden gelten kann. Sie sollte behandelt und nicht ignoriert werden.
Parodontitiden bei Kindern und Jugendlichen sind vergleichsweise selten. Wenn sie auftreten, handelt es sich aber meist um schnell fortschreitende Formen, bei denen ein frühes Erkennen und eine sofortige Intervention erforderlich sind. Verdachtsunabhängiges parodontales Screening ist daher bei älteren Kindern und Jugendlichen wichtig.

15.2 Gingivitis und Parodontitis: Prävention

15.2.1 Früherkennung und häusliche Biofilmkontrolle

Bei chronisch destruktiven Erkrankungen in Geweben, bei denen eine Regeneration nicht oder nur unter bestimmten Rahmenbedingungen möglich ist, bekommt die Prävention eine noch größere Bedeutung, als dies ohnedies in der Medizin der Fall sein sollte. Dabei sind die Übergänge von Prävention und Therapie fließend und hängen von den Ausgangsvoraussetzungen und den Zielkrankheiten ab. Beispielsweise dient die Therapie der Gingivitis gleichzeitig auch der Prävention der Parodontitis, und die zentrale Maßnahme der Gingivitis- und Parodontitisprävention, die mechanische Beseitigung des Biofilms an allen der Bakterienbesiedelung zugänglichen Oberflächen, ist gleichzeitig die zentrale Maßnahme der Parodontitistherapie. Vor diesem Hintergrund hängt die Zuordnung einer Maßnahme zu den Kategorien Prävention oder Therapie von der Diagnose beim Patienten und nicht von den gewählten Maßnahmen ab. Dies ist unabhängig vom Alter und gilt auch im Kindes- und Jugendgebiss, obwohl dort Parodontitiden vergleichsweise selten sind. Denn gerät die Ökologie der Mundhöhle in Unordnung und verliert das Verhältnis von oralem Biofilm und Körperabwehr die Balance, kann sich aufgrund der manifestierten Dysbiose aus einer reversiblen Gingivitis im Kindesalter eine irreversible Parodontitis mit Attachmentverlusten und Knochenabbau im Erwachsenenalter entwickeln [13]. Daher wird die Durchführung eines Periodontal Screening Index (PSI) bereits nach Durchbruch der bleibenden 1er und 6er alle 2 Jahre empfohlen, bei Kindern mit einem erhöhten Risiko wie z. B. mit Diabetes Typ 1 bereits ab 6 Jahren sogar jährlich [14]. Das schnelle Fortschreiten der meisten Parodontitiden bei Kindern und Jugendlichen unterstreicht die Bedeutung der Früherkennung, da mit jedem verlorenen Millimeter Attachment die Therapie aufwendiger und der Therapieerfolg unsicherer werden.

MERKE

Früherkennung ist entscheidend!

Zerstörtes Parodontalgewebe ist in der Regel irreversibel, und je mehr Attachment verloren ist, desto größer wird der Therapieaufwand und desto mehr sinken die Heilungschancen.
Gerade weil Parodontitiden bei Kindern selten sind, aber schnell fortschreiten, müssen sie frühestmöglich erkannt und behandelt werden.

Immer noch sind die wirksamsten und Präventions- (und Therapie-)strategien mit der mechanischen Entfernung des oralen Biofilms einschließlich seiner mineralisierten Folgeerscheinungen verbunden, wodurch das physiologische Gleichgewicht der Mundhöhle ohne klinische Entzündung (➤ Abb. 15.1) wiederhergestellt wird.

15.2.2 Häusliche Mundhygiene

Durch häusliche Mundhygiene unter Alltagsbedingungen ist die Entfernung aller mikrobiellen Biofilme nur eingeschränkt möglich. Selbst bei gut motivierten und geschickten Anwendern scheint sie aufgrund diverser morphologischer Gegebenheiten wie z. B. Zahnengständen und anderen Fehlstellungen sowie durch Limitationen der verfügbaren Hilfsmittel illusorisch. Die alterstypischen motorischen Entwicklungsstadien der Kinder erfordern sowieso das Nachputzen durch die Eltern. Das geringe Platzangebot erschwert im Milchgebiss zusätzlich die Präzision der Reinigung. Wenn die Kinder älter werden, sind es die variablen Verhältnisse im Wechselgebiss, die bei weiter entwickelten motorischen Fähigkeiten dennoch die Unterstützung der Eltern beim Putzen erforderlich machen.

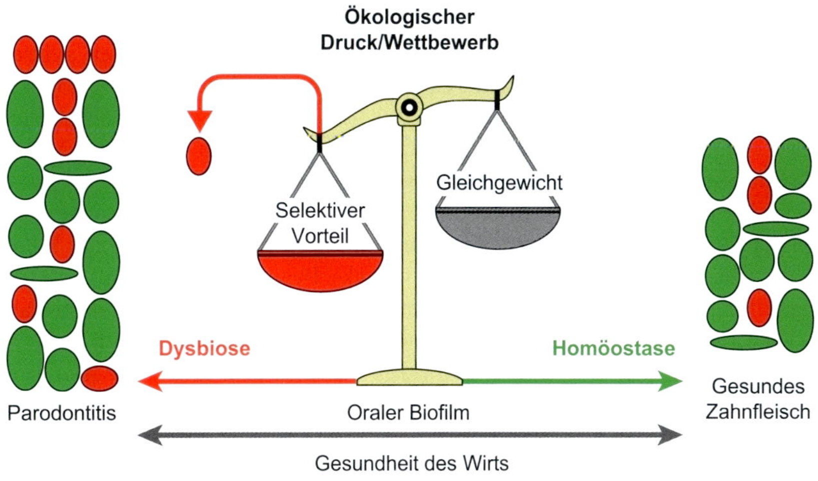

Abb. 15.1 Vereinfachte Darstellung zu möglichen Einflüssen der Wirtsgesundheit auf den oralen Biofilm und vice versa mit den entsprechenden Folgen für die parodontale Gesundheit [F1108/L143]

Als grobe Richtlinie für den Grad der Biofilmentfernung kann aber in allen Situationen die Putzdauer gelten. Eine zu kurze Putzdauer wird als Hauptgrund für eine unzureichende Reinigung beschrieben [16]. Aus klinischer Sicht ist jede Reduktion des mikrobiellen Biofilms wünschenswert, denn sie senkt die potenziell infektiöse Last und reduziert das Risiko für chronische Entzündungen des Zahnhalteapparates. Aus parodontologischer Sicht ist aber die Vollständigkeit der Reinigung vor allem im Bereich des Gingivarandes wichtiger als die Häufigkeit des Putzens, die in der Kariologie aufgrund der Fluoridapplikation im Vordergrund steht.

MERKE

Eine lückenlose Putzsystematik ist der wichtigste Garant für eine effiziente Mundhygiene. Über sie wird eine ausreichende Putzdauer am besten erzielt. Hilfsmittel zur Zeitmessung wie Sanduhren oder Timer haben sich nicht durchgesetzt, können aber eine sinnvolle Ergänzung darstellen.

Hilfsmittel zur Mundhygiene – die richtige Wahl und Instruktion

Unabhängig vom Alter kann mit Hand- als auch elektrischen Zahnbürsten rund die Hälfte des Biofilms entfernt werden [16]. Eine weitere Optimierung mittels effizienter Motivation und Instruktion der Anwender ist schwierig. Es müssen unbedingt Wirksamkeit und Anwendbarkeit der vielzählig verfügbaren Hilfsmittel und vor allem aber auch persönliche Neigungen der Anwender und Eltern berücksichtigt werden, was selbst unter Experten zu Kontroversen führen kann. In jedem Fall muss eine Motivation und Instruktion der häuslichen Mundhygiene das Krankheitsverständnis verbessern helfen, und die Behandlungsbereitschaft muss gefördert werden. Deshalb sind Schuldzuweisungen und Pauschalaussagen fehl am Platz!

Für Altersgruppen, die bereits selbständig Zähne putzen, sollte zunächst unabhängig von der verwendeten Zahnbürste empfohlen werden, eine Bürstdauer von mindestens 2 Minuten einzuhalten [17]. Dabei sollte erläutert werden, dass eine sich wiederholende Putzsystematik in der täglichen Routine essenziell ist, damit alle erreichbaren Flächen zuverlässig und reproduzierbar gereinigt werden. Dies beinhaltet vor allem die schwer zu erreichenden Areale. Wichtig ist in diesem Zusammenhang, dass Eltern gerade bei jüngeren Kindern die Zähne putzen bzw. nachputzen und entsprechend geschult werden.

Zur Reinigung sollte von den Eltern die Lippe des Kindes mit dem Finger leicht abgehoben werden, um den Zahnhals zugänglich zu machen und reinigen zu können (Zahnputztechnik: „Lift the Lip“). Die Bürstsystematik fördert eine ausreichende Putzzeit. Zeit wird beim Fehlen eines objektivierbaren Zeitmessers kontextabhängig empfunden, und das „Abarbeiten“ einer standardisierten und eingeübten Folge von Flächen überwindet dieses Manko. Dennoch kann natürlich gerade bei den jüngeren Patienten aus motivationstechnischen Gründen zusätzlich ein Timer oder eine Sanduhr eingesetzt werden. Unabhängig vom Alter sollten jedem Patienten bzw. den Eltern in einer Prophylaxesitzung die individuellen Schwachstellen und Lücken in der Systematik aufgezeigt werden. So kann Patienten aller Altersklassen verständlich gemacht werden, dass sie *bewusst* alle Flächen ihrer Zahnbögen täglich reinigen.

Entsprechend einer aktuellen systematische Übersichtsarbeit von Davidovich et al. [18] speziell zu Kinderzahnbürsten sind elektrische Zahnbürsten gegenüber Handzahnbürsten in der Reinigungsleistung überlegen. Unabhängig einer Altersspezifikation findet sich eine ähnliche Überlegenheit für die Biofilmentfernung bei Gingivitis [19]. Somit kann Anwendern mit Verbesserungsbedarf der Mundhygiene aller Altersgruppen eine elektrische Zahnbürste empfohlen werden. Allen anderen Patienten, die mit ihren bisherigen Handzahnbürsten gute Putzerfolge erzielen, brauchen und sollten keine Änderung angeraten werden, getreu dem Motto: „Never change a winning system.“ Aber auch bei elektrischen Zahnbürsten tragen Putzdauer [17] und Art der Instruktion entscheidend zum Reinigungserfolg bei [17], weil auch sie nur an den Stellen reinigen, an denen sie in Kontakt mit der Zahnoberfläche sind. Die größte Herausforderung für das zahnärztliche Team bleibt, die individuellen Voraussetzungen und Wünsche des Anwenders zu erkennen, um die richtige(n) Mundhygienehilfsmittel zu empfehlen und ihre Anwendung zu instruieren.

Besonderes Augenmerk soll bei der Instruktion auf die systematische Reinigung schwer zugänglicher Bereiche sowie des Gingivarandbereichs gelegt werden. Die Anleitung sollte durch geschultes zahnmedizinisches Fachpersonal erfolgen und bedingt eine vorhergehende Untersuchung mit Befundaufnahme. Eine gute Instruktion ist individualisiert und defizitorientiert und erfolgt unter Einbeziehung praktischer Übungen. Die stereotype Wiederholung erlernter Vorgehensweisen ist nicht zielführend. Dabei ist zu beachten, dass die in der frühen Kindheit bereits erlernten Handlungsweisen im Umgang mit Zahnbürsten nicht zugunsten einer vorgegebenen Bürsttechnik radikal, sondern vorsichtig modifiziert werden [20]. Es scheint ratsam, sofern nicht evidenzbasierte Gründe für ein bestimmtes Hilfsmittel bestehen (z. B. Interdentalraumbürsten bei approximalen Wurzelkonkavitäten [21], siehe ➤ Tab. 15.1), den Präferenzen der Patienten und/oder ihren Eltern eine große Priorität in der Entscheidungsfindung zu geben. Für das Erreichen einer optimalen häuslichen Mundhygiene sind neben den Eigenschaften der Hilfsmittel in jedem Einzelfall die Fähigkeiten, Fertigkeiten und Motivation des Anwenders relevant. Diese sind, wie bereits erwähnt, altersabhängig [20] und müssen unter Einbeziehung jeglicher Einschränkungen und Besonderheiten (z. B. immunsupprimierte Patienten, siehe auch ➤ Kapitel 15.5) bedacht werden.

Gerade im Kinder- und Jugendalter sollte auf eine leicht verständliche und motivierende Instruktion und Motivation der häuslichen Mundhygiene geachtet werden. Beispielsweise kann die Instruktion mit den gut gereinigten Zähnen oder auch Zahnflächen begonnen werden. Dabei sollte das Putzergebnis in kindlicher Sprache mit Hilfe der Kontrolle durch den Handspiegel (immer Anfärben!) erläutert werden. Sätze wie „Deine Backenzähne ganz hinten hat deine Zahnbürste nicht erreicht“ sollten immer mit einer positiven Motivation zu einer gemeinsamen Interaktion abschließen wie „Das machen/trainieren wir gleich einmal gemeinsam“, um ein Gefühl der Routine zu vermitteln. Daher sollten die zu Hause zum Einsatz kommenden Mundhygienehilfsmittel auch vor Ort in der

Tab. 15.1 Übersicht über die zusätzlichen mechanischen Hilfsmittel zur Interdentalraumreinigung, adaptiert nach Alter und Attachmentverlust im Interdentalraum

Interdentalraum-Morphologie	Hilfsmittel ergänzend zur Zahnbürste	Vor-/Nachteile der zusätzlichen Hilfsmittel	
Gesunde gingivale Verhältnisse bzw. Gingivitis bei z. B. plaqueretentiven KFO-Apparaturen	Ultrafeine Interdentalraumbürsten oder solche mit flexiblem Kunststoffkern („wireless") und elastoformen Borsten (nur geringe Evidenz vorhanden)	(+) vergleichsweise einfache Handhabung (–) bei sehr engen Zwischenräumen nicht möglich (–) Traumatisierungspotenzial	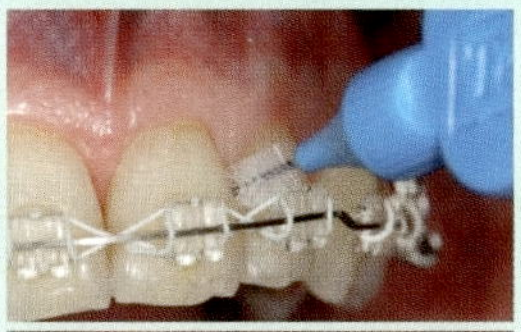 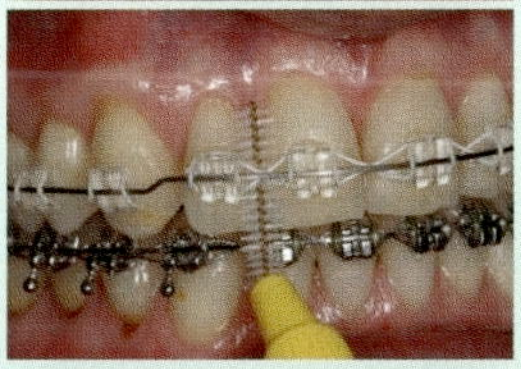
	Zahnseide (einschließlich Sonderformen wie Einfädelhilfe etc.)	(+) effektiv bei korrektem Einsatz (–) schwierige Anwendung (–) Traumatisierungspotenzial (–) keine Reinigung von Wurzeleinziehungen	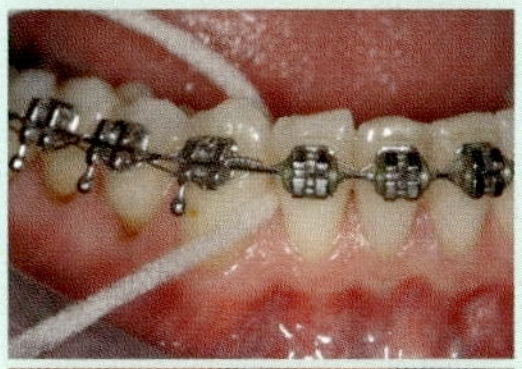 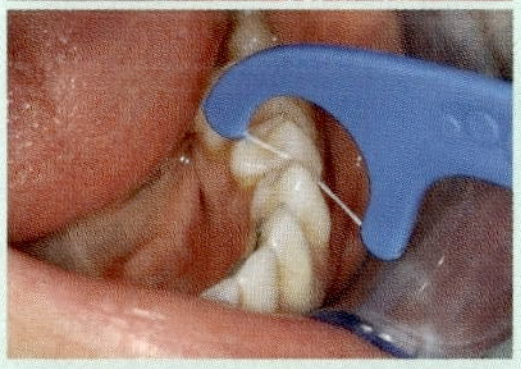
	Mono-/Einbüschelbürsten	(+) vergleichsweise einfache Handhabung (–) zeitaufwendig	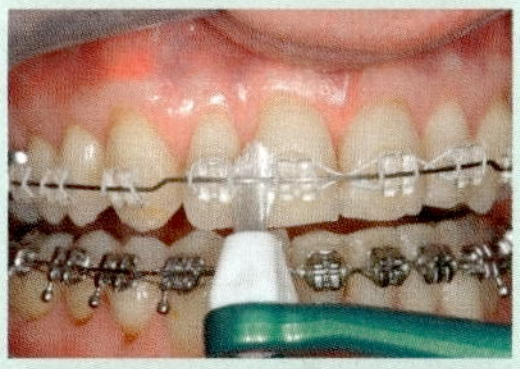
Gingivitis und/oder parodontale Rezession	Ultrafeine Interdentalraumbürsten oder solche mit flexiblem Kunststoffkern („wireless") und elastoformen Borsten (nur geringe Evidenz vorhanden)	(+) effektiv, auch in Wurzeleinziehungen (+) vergleichsweise einfache Handhabung (–) bei sehr engen Zwischenräumen nicht möglich (–) Traumatisierungspotenzial	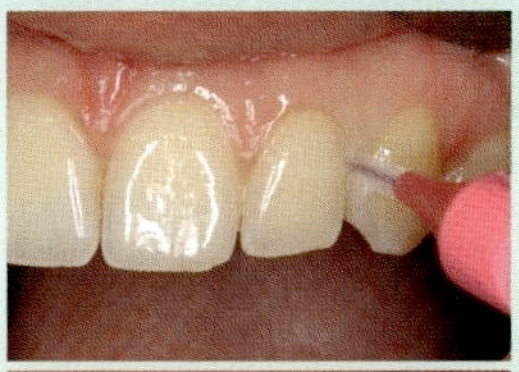 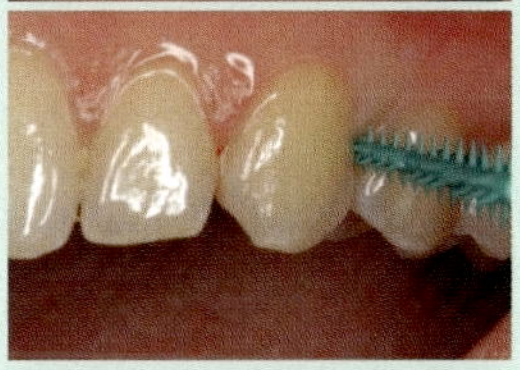
	Zahnseide (Zahnseidenhalter)	(+) effektiv bei korrektem Einsatz (–) schwierige Anwendung (–) Traumatisierungspotenzial (–) keine Reinigung von Wurzeleinziehungen	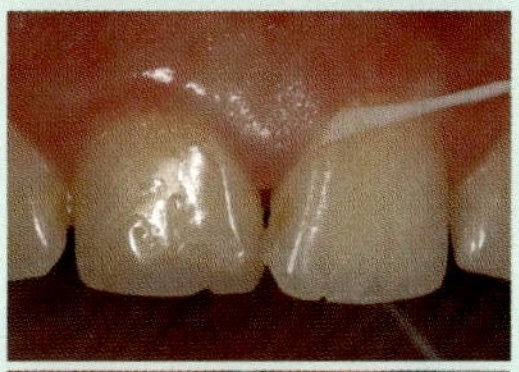 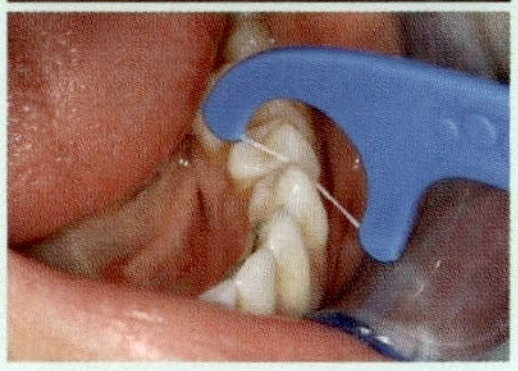

Tab. 15.1 Übersicht über die zusätzlichen mechanischen Hilfsmittel zur Interdentalraumreinigung, adaptiert nach Alter und Attachmentverlust im Interdentalraum (*Forts.*)

Interdentalraum-Morphologie	Hilfsmittel ergänzend zur Zahnbürste	Vor-/Nachteile der zusätzlichen Hilfsmittel	
Erste parodontale Veränderungen z. B. durch subgingivale Füllungsränder bei überwiegend noch unveränderter Papillenhöhe	Durchmesseradaptierte Interdentalraumbürsten oder solche mit flexiblem Kunststoffkern („wireless") und elastoformen Borsten (nur geringe Evidenz vorhanden)	(+) effektiv, auch in Wurzeleinziehungen (+) vergleichsweise einfache Handhabung (+) vielfältig anwendbar (z. B. auch bei KFO) (–) Traumatisierungspotenzial (–) verwirrend große Vielzahl (z. B. zylindrisch, konisch oder dreieckige Form, dicker versus dünner Drahtkern)	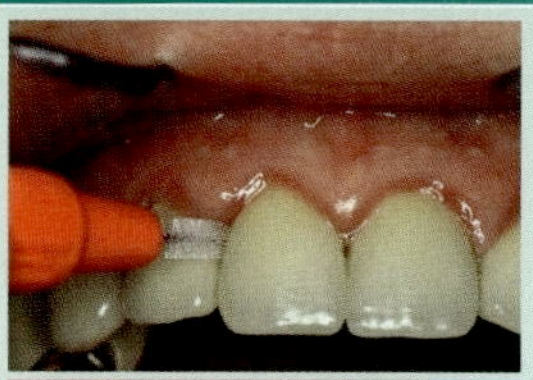 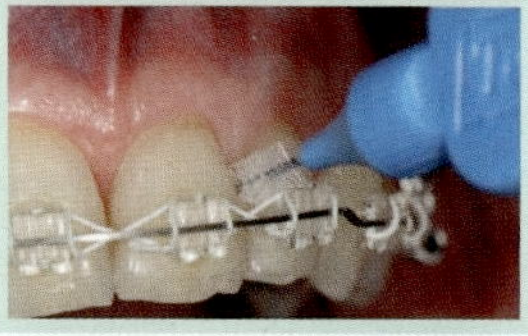
Offene Interdentalräume bei fortgeschrittener Parodontitis bzw. postoperativen Retraktionen der Gingiva, eingängige Furkationen, Zahnersatz mit Nischenbildung	Durchmesseradaptierte Interdentalraumbürsten		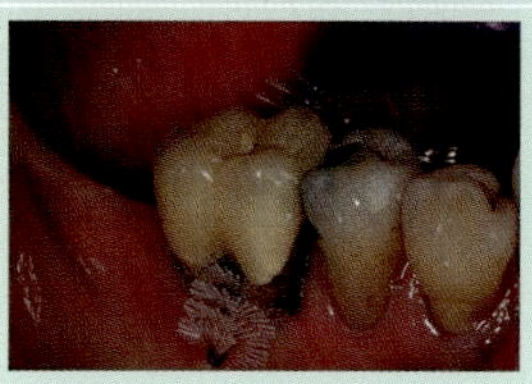

Quellcode für die Abbildungen: [M1131]

Praxis eingesetzt und ihre Anwendung trainiert werden. Es sollte daher zur Gewohnheit werden, dass die Patienten diese immer zu den entsprechenden Prophylaxeterminen mitbringen. Wenn auch in den verschiedenen Altersklassen mitunter schon allein geputzt wird, so sollte doch den Eltern vermittelt werden, dass ein gemeinsames Zähneputzen mit den Kindern dieses tägliche Ritual mit einem positiven Gefühl verbinden lässt. Als positiver Nebeneffekt können auf diese Weise zumindest die Putzdauer und -systematik beobachtet werden.

MERKE

Motivation und Instruktion sind nur dann erfolgversprechend, wenn sie auf die individuelle Situation abgestimmt und den individuellen Möglichkeiten angepasst sind. Individuelle Vorlieben der Patienten sind entscheidend – nicht die des zahnärztlichen Teams.

Idealisierte und auf verabsolutierte Zielvorstellungen und Instruktionen sind kontraproduktiv! Angesichts der hohen inter- und intraindividuellen Variation wird das für den Moment erzielbare individuelle Optimum angestrebt und nicht das absolute.

Zahnpaste & Co.

Auch wenn es für viele Anwender ungewöhnlich erscheinen mag: Zahnpasten haben nur einen vernachlässigbaren zusätzlichen Reinigungseffekt gegenüber dem Zähneputzen mit der Bürste allein. Aus Gründen der Akzeptanz und vor allem aus kariologischer Sicht soll dennoch eine fluoridhaltige Zahnpaste beim Zähneputzen verwendet werden [20]. Entsprechende Empfehlungen zur kariespräventiven Wirkung werden ausführlich in ➤ Kapitel 7 erläutert. Im Folgenden wird hingegen der Schwerpunkt auf der Gingivitisprävention und -therapie liegen. Hier sind die effektivsten Wirkstoffe zum chemischen Biofilmmanagement diejenigen, deren Wirkung sich gegen den oralen Biofilm und gleichzeitig auch gegen die gingivalen Entzündungen und Zahnsteinbildung richtet [22]. Die Effektivität solcher Zusätze wird maßgeblich vom antibakteriellen Potenzial, der Verweildauer des Wirkstoffs im Mund und der Substantivität (aktive Wirkung über die Spülzeit hinaus) bestimmt (S3-Leitlinie „Häusliches chemisches Biofilmmanagement in der Prävention parodontaler Erkrankungen", AMWF 083–016). Für die Empfehlung spezifischer Maßnahmen des häuslichen chemischen Biofilmmanagements sollte aber bedacht werden, dass eine begleitende Anwendung von antimikrobiellen Wirkstoffen nur für Patienten empfehlenswert ist, die den supragingivalen Biofilm nicht adäquat und effektiv allein durch Zähneputzen entfernen können. Mit wenigen Ausnahmen, z. B. für Patienten mit Unterstützungsbedarf, sollten derartige Interventionen nur temporär empfohlen werden. Auch wenn dann Mundspüllösungen eine höhere Effektivität gegenüber Zahnpasten versprechen, stellen diese jedoch auch eine zusätzliche Anforderung und somit einen möglichen Hinderungsgrund in der gesamten Mundhygieneroutine dar. Sofern also indiziert, sollten nach aktueller Evidenz und in Deutschland verfügbaren Zahnpasten bei Jugendlichen und Erwachsenen Zinnfluorid-Natriumhexametaphosphat als Adjuvans und Mundspülungen Chlorhexidin, ätherische Öle oder Cetylpyridiniumchlorid zur Kontrolle gingivaler Entzündung enthalten [23]. Aus geschmacklichen Gründen werden diese nicht bei Kindern, sondern allenfalls bei älteren Jugendlichen zum Einsatz kommen.

MERKE

Zahnpasten helfen nicht bei der Reinigung! Sie erhöhen die Akzeptanz durch Geschmack und Frischegefühl.
Antibakterielle oder entzündungshemmende Adjuvanzien in Zahnpasten und Mundspüllösungen haben in wenigen Fällen einen begrenzten Zusatznutzen.

Interdentalraumreinigung

Kaum ein Thema wird im Rahmen der Mundhygiene bei Kindern und Jugendlichen so kontrovers diskutiert wie die Frage, wann mit einer Zwischenraumreinigung begonnen werden sollte. Die einen vertreten die Ansicht, dass ein frühes Einüben entscheidend sei, denn „Was Hänschen nicht lernt, lernt Hans nimmermehr". Diese Aussage ist heute aus lernpsychologischer Sicht nicht mehr zu halten. Die anderen vertreten die Position, dass durch ein zu frühes Einfordern die Zwischenraumreinigung den Kindern so verleitet wird, dass sie es in der Pubertät verweigern und auch später nur schwer dazu zurückfinden.

Betrachtet man die Situation pragmatisch, kommt man zu dem Ergebnis, dass unter physiologischen Verhältnissen und guter Bürsttechnik alle Zahnflächen, die von Bakterien besiedelt werden können, auch mit der Zahnbürste zu erreichen sind. Weisen die Patienten bei der klinischen Inspektion keine interdentalen Erkrankungszeichen sowohl aus kariologischer als auch aus parodontaler Sicht auf, erscheint die Anwendung spezieller Hilfsmittel zur Interdentalreinigung nicht erforderlich. Treten jedoch Entzündungszeichen auf oder wird eine approximale Karies diagnostiziert, sollten sofern möglich Interdentalbürsten oder metallfreie Kunststoffsticks mit elastoformen Borsten eingesetzt werden. Sind die Zwischenräume zu eng, sind Zahnseiden die erste Alternative. Zahnseiden, die in Halter eingespannt sind, können unter Umständen die Anwendung wesentlich erleichtern. Eine Übersicht über verfügbare Hilfsmittel und ihre Anwendungsbereiche findet sich in ➤ Tab. 15.1.

MERKE

Bei klinisch gesunden Verhältnissen des Parodonts und der approximalen Zahnhartsubstanzen sowie einer guten Reinigung mit Zahnbürsten erscheint eine gesonderte Zwischenraumreinigung von untergeordneter Bedeutung. Bei Vorliegen einer approximalen Karies oder Parodontitis ist sie unverzichtbar. In diesem Falle sind Interdentalbürsten die erste Wahl, gefolgt von Sticks mit elastoformen Borsten und Zahnseiden, vorzugsweise in (Einmal-)Zahnseidehaltern.

Häusliche Mundhygiene – Fazit für die Praxis

Alle häuslichen Hilfsmittel zum mechanischen Biofilmmanagement sollten situationsspezifisch, altersadaptiert und angepasst an das jeweilige Ziel der Maßnahme ausgewählt werden. Besonderes Augenmerk muss bei der Instruktion auf die systematische Reinigung schwer zugänglicher Bereiche wie der Interdentalräume sowie des Gingivarandbereiches gelegt werden. Eine Instruktion hat somit stets individualisiert und defizitorientiert unter Einbeziehung praktischer Übungen zu erfolgen. Sofern nicht evidenzbasierte Gründe für ein bestimmtes Hilfsmittel (festsitzende kieferorthopädische Apparaturen) sprechen, kann Rücksicht auf die Patientenpräferenzen bei der Entscheidungsfindung genommen werden, denn für das Erreichen einer optimalen häuslichen Mundhygiene sind neben den Eigenschaften der Hilfsmittel auch die Fähigkeiten und Fertigkeiten des Anwenders relevant.

MERKE

Bei besonderen Gegebenheiten wie z. B. festsitzenden kieferorthopädischen Apparaturen sind kreative Lösungen gefragt. Speziell dafür entwickelte Zahnbürsten mit eingekerbtem Borstenfeld führen häufig nicht zum gewünschten Ergebnis und sollten dort, wo es erforderlich ist, durch atypisch eingesetzte Interdentalbürsten, Einbüschel- oder Monobürsten sowie Spezialzahnseiden ergänzt werden.

15.3 Gingivitis

15.3.1 Formen der gingivalen Entzündung

Entsprechend der aktuell gültigen Klassifikation parodontaler Erkrankungen von 2018 [24], sind im Wesentlichen zwei Formen der **gingivalen Entzündung** zu unterscheiden:

- die plaqueinduzierte (durch einen dentalen Biofilm verursachte) Gingivitis und
- die nicht plaqueinduzierte Gingivitis.

Dabei wird die **plaqueinduzierte Form** in der Klassifikation definiert als eine „entzündliche Läsion, die aus Wechselwirkungen zwischen Plaque/Biofilm und immuno-inflammatorischer Wirtsreaktion resultiert, wobei die Wechselwirkungen auf die Gingiva begrenzt bleiben und sich nicht auf das parodontale Attachment (Wurzelzement, Desmodont, Alveolarknochen) ausdehnen" [25]. Diese Entzündung ist dadurch gekennzeichnet, dass sie (a) auf die Gingiva beschränkt bleibt und (b) reversibel ist, sofern die ursächlichen Biofilme verringert werden. Dabei werden die Menge an Biofilm zur Induktion einer gingivalen Entzündung und die Progressionsrate der Entzündung (lokal versus generalisiert) je nach möglichen (1) lokalen Risikofaktoren (prädisponierende Faktoren: z. B. ungünstige Zahnmorphologie oder Restaurationsränder als Retentionsfaktor für den dentalen Biofilm, Mundtrockenheit, Mundatmung bei unzureichendem Lippenschluss) und (2) systemischen Risikofaktoren (modifizierende Faktoren: z. B. erhöhter Geschlechtshormonspiegel, Rauchen, Diabetes, schwerer Vitamin-C-Mangel, maligne Bluterkrankungen wie Leukämie etc.) variieren [25].

Die Auslöser einer Gingivitis sind mannigfaltig, und umso wichtiger ist es, diese richtig zu erkennen. Dabei muss unbedingt beachtet werden, dass Gingivitis eine klinische Diagnose ist und nicht mittels Röntgenbildern diagnostiziert wird. Die typischen Zeichen sind Erytheme, Ödeme, Schmerzen, Erwärmungen und ein Funktionsverlust des Gewebes. Symptomatisch können neben Schwellungen und Rötungen, Bluten und Schmerzen bei schonendem Sondieren (Sondierungsdruck: 0,2–0,25 N) auch Mundgeruch (Halitosis) und eingeschränkte mundgesundheitsbezogene Lebensqualität auftreten – abhängig von vielfältigen Faktoren wie z. B. der Immunantwort des Patienten oder einer Medikamenteneinnahme. Die Gingivitisformen sollten nach Schwergrad (z. B. nach dem BOP [Bleeding on Probing]„leicht" bei < 10 %, „moderat" bei 10–30 % und „schwer" bei > 30 % aller Messstellen) und Ausdehnung (lokalisiert mit 10–30 % versus generalisiert > 30 % aller Messstellen mit BOP) eingeteilt werden [26].

Für die **nicht plaqueinduzierten Gingivitiden** sind jedoch eine Vielzahl unterschiedlicher Läsionen beschrieben [24], welche nicht durch den ursächlichen Biofilm gekennzeichnet sind. Somit lassen sich diese Formen auch nicht einfach durch die häusliche/professionelle Biofilmentfernung beheben. Wie in einer Übersichtsarbeit von Holmstrup et al. [27] diskutiert, können die gingivalen Läsionen zum einen Manifestationen einer systemischen Erkrankung sein oder anderseits auch nur auf die Mundhöhle beschränkt sein. Jedoch konnten Stone et al. [28] zeigen, dass der Schweregrad der gingivalen Erkrankung oft ebenfalls wie bei den plaqueinduzierten Formen vom Ausmaß der Biofilmakkumulation abhängt.

MERKE

Gingivitis ist eine chronische Entzündungskrankheit! Sie sollte nicht ignoriert werden.
Auch bei nicht plaqueassoziierter Gingivitis hilft eine gute Mundhygiene, da dann der mögliche zusätzliche Eintrag der Plaque zum Krankheitsgeschehen verhindert wird.

15.3.2 Therapie der Gingivitis

Für alle gingivalen Erkrankungen gleichermaßen gilt: Auch wenn es sich um reversible Erkrankungen der parodontalen Gewebe handelt, sollte nie leichtfertig therapeutisch gehandelt werden. Es sollten immer zwingend differenzialdiagnostische Überlegungen erfolgen, insbesondere dann, wenn die patientenindividualisierten professionellen Maßnahmen und das nachweislich veränderte Mundhygieneverhalten nicht in einem Zeitrahmen von ca. 2 Wochen zu einer adäquaten Reduktion der Entzündungszeichen und nachfolgender Veränderung der gingivalen Gewebe führen!

Da die verschiedenen Formen der Gingivitis durch modifizierende Faktoren, systemisch (z. B. hämatologische Zustände wie bei einer Leukämie oder der Pubertät) oder lokal (überstehende Restaurationsränder), beeinflusst sein können, müssen diese eruiert und entsprechend therapiert werden. Dafür kann es auch einmal notwendig sein, interdisziplinär zu handeln.

Plaqueinduzierte Gingivitis

Die wichtigste Prophylaxestrategie zur Vermeidung, aber auch zur Therapie einer plaqueinduzierten Gingivitis ist die regelmäßige und vollständige Entfernung des dentalen Biofilms [29]. Der Instruktion und Motivation des häuslichen mechanischen Biofilmmanagements mit der Zahnbürste und weiteren Hilfsmitteln kommt wie bereits beschrieben eine besondere Rolle zu (S3-Leitlinie „Häusliches mechanisches Biofilmmanagement in der Prävention der Gingivitis", AMWF 083–022). Allerdings kann beobachtet werden, dass trotz verbesserten häuslichen Mundhygieneverhaltens nach erfolgter Motivation und Instruktion häufig nicht das notwendige Niveau erreicht wird, um die Erkrankung zu therapieren, weshalb weitere professionelle und/oder adjuvante Maßnahmen erforderlich sind [23]. Unterstützend zur mechanischen häuslichen Mundhygiene können antimikrobielle Wirkstoffe (z. B. Mundspüllösungen mit ätherische Ölen, Chlorhexidin oder Triclosan/Copolymer) zur Hemmung oder Vorbeugung der dentalen Biofilmbildung bei der Bekämpfung der Entzündung der Gingiva empfohlen werden (S3-Leitlinie „Häusliches chemisches Biofilmmanagement in der Prävention parodontaler Erkrankungen", AMWF 083–016). Dies sollte aber nur temporär geschehen.

Professionelle mechanische Plaquereduktion und Interventionen zur Änderung des Gesundheitsverhaltens

Die professionellen Maßnahmen in der zahnärztlichen Praxis sollten neben der bereits erwähnten Intervention zur Änderung des Gesundheitsverhaltens (Mundhygieneverhalten, Ernährung etc.) auch die supragingivale Plaqueentfernung (professionelle mechanische Plaquereduktion – Professional Mechanical Plaque Removal, PMPR) in Verbindung mit der Beseitigung plaqueretentiver Faktoren/lokaler Reizfaktoren sowie die Kontrolle von systemischen Risikofaktoren für die Progression der Gingivitis einschließen. Dies ist analog dem Vorgehen der ersten Therapiestufe einer systematischen Parodontitisbehandlung (S3-Leitline „Die Behandlung von Parodontitis Stadium I bis III – Die deutsche Implementierung der S3-Leitlinie ‚Treatment of Stage I–III Periodontitis' der European Federation of Periodontology [EFP]", AMWF 083–043). Um die häusliche Mundhygiene richtig einschätzen zu können, ist ein Anfärben der dentalen Plaque unbedingt notwendig.

Neben den Interventionen zur Änderung des Gesundheitsverhaltens gilt dabei die PMPR mit Entfernung von supragingivalem Biofilm und dessen mineralisierten Ablagerungen (Zahnstein) als wesentliche Komponente der Therapie von biofilminduzierten Parodontopathien. Zu diesem Zweck werden auf dem Markt verschiedenste Instrumente angeboten, und es muss vor jeder Behandlungsmaßnahme definiert werden, ob nur Biofilme oder auch harte mineralisierte Auflagerungen beseitigt werden sollen. Ultraschallscaler, rotierende oder oszillierende Polierhandstücke sowie Pulver-Wasser-Strahlgeräte (PWS) sind aufgrund ihrer geringen Abrasivität bei Instrumentierung der Zahnoberflächen indiziert, wenn im Rahmen von Prävention und Prophylaxe behandelt werden soll. Wenn hingegen eine hohe Effizienz bezüglich des Abtrags von harten Auflagerungen im Vordergrund steht, bieten Handinstrumente oder Schallscaler Vorteile. Da aber alle maschinellen Instrumente einer unbedingten Kühlung bedürfen oder wie beim PWS der eigentlich reinigende Strahl ein Gemisch aus Wasser und Pulver darstellt, wird ein zusätzlicher Sauger im Mund benötigt (➤ Abb. 15.2). Dies nehmen gerade Kinder aber zusammen mit der Kühlwassermenge im Mund und der begleitenden Geräuschkulisse als unangenehmer wahr als das Instrumentieren mit einem

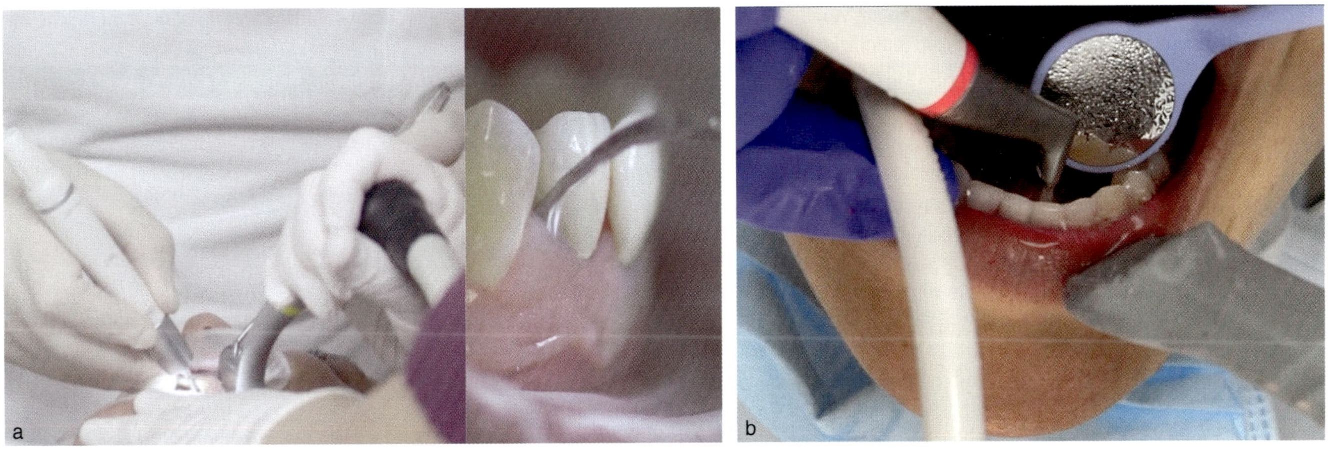

Abb. 15.2 a, b [M1131]
a) Intraorale Anwendung eines Ultraschallscalers (Tigon +, W&H, Österreich) bei Verwendung eines Kofferdams zum Abhalten der Lippen (OptraGate, Ivoclar Vivadent, Deutschland) (der rechte Bildausschnitt zeigt vergrößert die subgingivale Instrumentierung)
b) Anwendung eines Pulver-Wasser-Strahlgerätes mit niedrig-abrasivem Pulver (AIRFLOW Prophylaxis Master, EMS, Schweiz)
Bei allen maschinellen Instrumenten ist eine gleichzeitige Absaugung notwendig.

Handscaler oder Kürette. Jedoch darf die höhere Abtragsintensität der Handinstrumentierung bei wiederholter Anwendung auch nicht außer Acht gelassen werden, da sowohl eine unangenehme Schmerzwahrnehmung während des Instrumentierens, aber auch nachfolgend Missempfindungen z. B. auf Temperaturwechsel als Folge des systemimmanent erhöhten Zahnhartsubstanzverlust auftreten können [30].

Da bei der Therapie der Gingivitis im Kindes- und Jugendalter im Rahmen einer PMPR abgesehen von Pseudotaschen durch eine entzündliche Schwellung der marginalen Gingiva die supragingivale Instrumentierung im Vordergrund steht, können Techniken zur Anwendung kommen, die sich durch eine besonders schonende Wirkweise bei der Reinigung auszeichnen. Die Reinigung mit Pulver-Wasserstrahl-Technik mit niedrig-abrasiven Pulvern ist sehr gut geeignet sowohl in der präventiven als auch in der nachsorgenden Prophylaxe bei Gingivitis und Parodontitis, jedoch muss, wie zuvor erwähnt, eine Entfernung harter Auflagerungen mit ergänzenden Instrumenten erfolgen. PWS mit wenig-abrasiven Pulvern betrieben sind die moderne Interpretation des Biofilmmanagements, weshalb der Einsatz von hoch-abrasivem Strahlgut (Natriumbi-/Kalziumcarbonat oder Aluminiumtrioxid) für die Prophylaxe mittlerweile vernachlässigbar ist. Besonders geeignet für die supra- wie auch für die subgingivale Reinigung sind Glycin- und Erythritolpulver, wobei Korngrößen von weniger als 20 µm eine gute Reinigungsleistung bei gleichzeitig maximalem Zahnhartsubstanzerhalt gewährleisten. Zeitersparnis und Patientenakzeptanz machen die PWS-Technik attraktiv für den täglichen Einsatz, denn insbesondere in der parodontalen Nachsorge und in Prophylaxesitzungen bieten sie in Verbindung mit niedrig-abrasiven Pulvern gegenüber der konventionellen Reinigung etliche Vorteile sowohl für den Behandler als auch für den Patienten bei gleicher Effektivität [31]. Dennoch sind Kontraindikationen und Risiken bei jedem der genannten Instrumente patientenindividuell zu berücksichtigen (➤ Tab. 15.2) und im Vorfeld darüber aufzuklären.

Für einen Therapieerfolg aller Einzelmaßnahmen gilt jedoch, dass die theoretischen Kenntnisse vorhanden sind und eine gewisse Routine zur korrekten Anwendung notwendig ist [30]. Das Behandlungsergebnis sollte nach ca. 2 Wochen reevaluiert werden. ➤ Abb. 15.3 zeigt die intraorale Ansicht und Therapie einer 14-jährigen Patientin mit plaqueinduzierter Gingivitis.

MERKE

Professionelle Plaquekontrolle ist das zentrale Instrument der Gingivitistherapie. Je weniger harte Beläge vorhanden sind, desto weniger invasive Systeme sollten eingesetzt werden. Für die Entfernung weicher Beläge und Biofilme eignen sich Pulver-Wasserstrahl-Systeme am besten.

Nicht plaqueinduzierte Gingivitis mit entzündlichen und immunologischen Zuständen

Eine besondere Situation entsteht, wenn gingivale Entzündungen nicht plaqueinduziert sind und in Kombination mit systemischen Erkrankungen auftreten. Diese können vielfältiger Ursache sein und von Überempfindlichkeitsreaktionen wie beispielsweise einer Kontaktallergie (aber auch einer Plasmazellgingivitis) über Autoimmunerkrankungen der Haut/Schleimhaut (z. B. Pemphigus vulgaris, Pemphigoida, Lupus erythematodes) bis hin zu granulomatös-entzündlichen Erkrankungen (z. B. Morbus Crohn, Sarkoidose) reichen. Für die Diagnose und Therapie in der zahnärztlichen Praxis muss deshalb zwingend beachtet werden, dass die oftmals vorliegende systemische Beteiligung oder deren orale Manifestationen interdisziplinär mit anderen medizinischen Fachgebieten abgesprochen wird. Wie im Fallbeispiel aus ➤ Abb. 15.4 handelt es sich bei den Interventionen zur Änderung des Gesundheitsverhaltens einschließlich der professionellen mechanischen Plaquereduktion eher um eine begleitende Therapie des Morbus Crohn, die darauf abzielt, nahezu entzündungsfreie Zustände in

Tab. 15.2 Verschiedene Instrumente zur Entfernung von Biofilmen und harten/mineralisierten Auflagerungen von der Zahn-/Implantatoberfläche mit ihren systemimmanenten Vor- und Nachteilen (modifiziert nach [30])

Handinstrumente	Schall- und Ultraschallscaler	PWS mit niedrig-abrasiven Pulvern
• Ähnlich effektiv bei der Biofilmentfernung (zahn-, belags- und anwenderabhängig) • Ähnlich zeitaufwendig (Zahn-, Belags- und Anwenderabhängig) • Erfordern Training zum Erlernen und zur Effektivitätskontrolle sowie eine systematische Anwendung		
(+) hohe Taktilität (–) höherer Kraftaufwand (–) höherer Hartsubstanzverlust (–) Aufschleifen notwendig (–) eingeschränkte Anwendung bei Mukositis-/Periimplantitistherapie (+) Verfügbarkeit (+) keine Kontraindikationen (+) Kosten-Nutzen-Vorteil	(+) leichthändiges Arbeiten (+) Bearbeitung schmaler Knochentaschen und Furkationen (+) schonender zur Zahnhartsubstanz (–) kostenintensive Gerätewartung (+) erweiterte Einsatzmöglichkeiten (Mukositis-/Periimplantitistherapie oder Endodontologie bzw. zahnärztliche Chirurgie)	
	(–) Entstehung von potenziell infektiösem Aerosol (+) Patientenakzeptanz (+) schonend zu Weichgeweben (Ultraschall) (–) Kontraindikationen (elektromagnetische Interferenzen)	(–) Entstehung von potenziell infektiösem Aerosol (+) Patientenakzeptanz (–) keine Entfernung von harten Auflagerungen (+) schonend zu Weichgeweben (–) Kontraindikationen (Asthmatiker) und Nebenwirkungen (Emphysem)

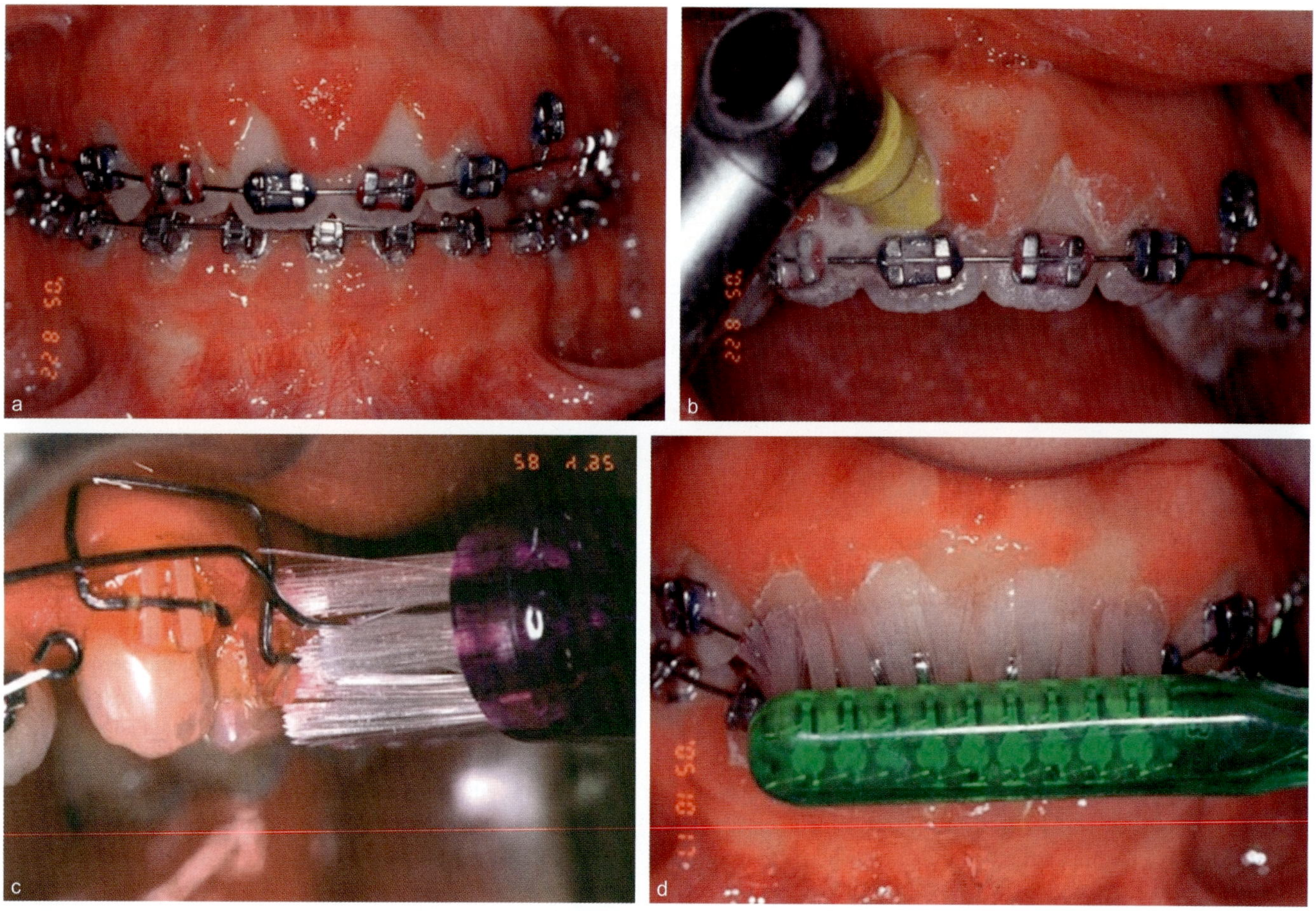

Abb. 15.3 a–d Patientin, weiblich, 14 Jahre, keine Allgemeinerkrankungen. Diagnose: plaqueinduzierte Gingivitis mit modifizierendem Faktor Geschlechtshormon (Pubertät) und prädisponierendem Faktor (plaqueretentive festsitzende kieferorthopädische Apparatur) [M1131]
(a) Intraorale Ansicht vor und
(b) während der PMPR
(c) Motivation und Instruktion einer individualisierten häuslichen Mundhygiene mit Handzahnbürsten für die vestibulären Glattflächen mit geklebten Brackets und
(d) am Zahnfleischrand

der Mundhöhle unter medikamentöser Therapie des Morbus Crohn langfristig zu etablieren.

Ebenfalls sollte bei Vorliegen von Allgemeinerkrankungen immer die mögliche Interaktion einer systemischen medikamentösen Therapie mit den parodontalen Geweben beachtet werden. Wenn diese besonderen Umstände der nicht plaqueinduzierten gingivalen Erkrankungen von allen Beteiligten richtig umgesetzt werden, können die individuellen gesundheitlichen Bedürfnisse der kleinen Patienten durch ein gemeinschaftlich-koordiniertes Handeln im Sinne der patientenzentrierten Behandlung am besten berücksichtigt werden.

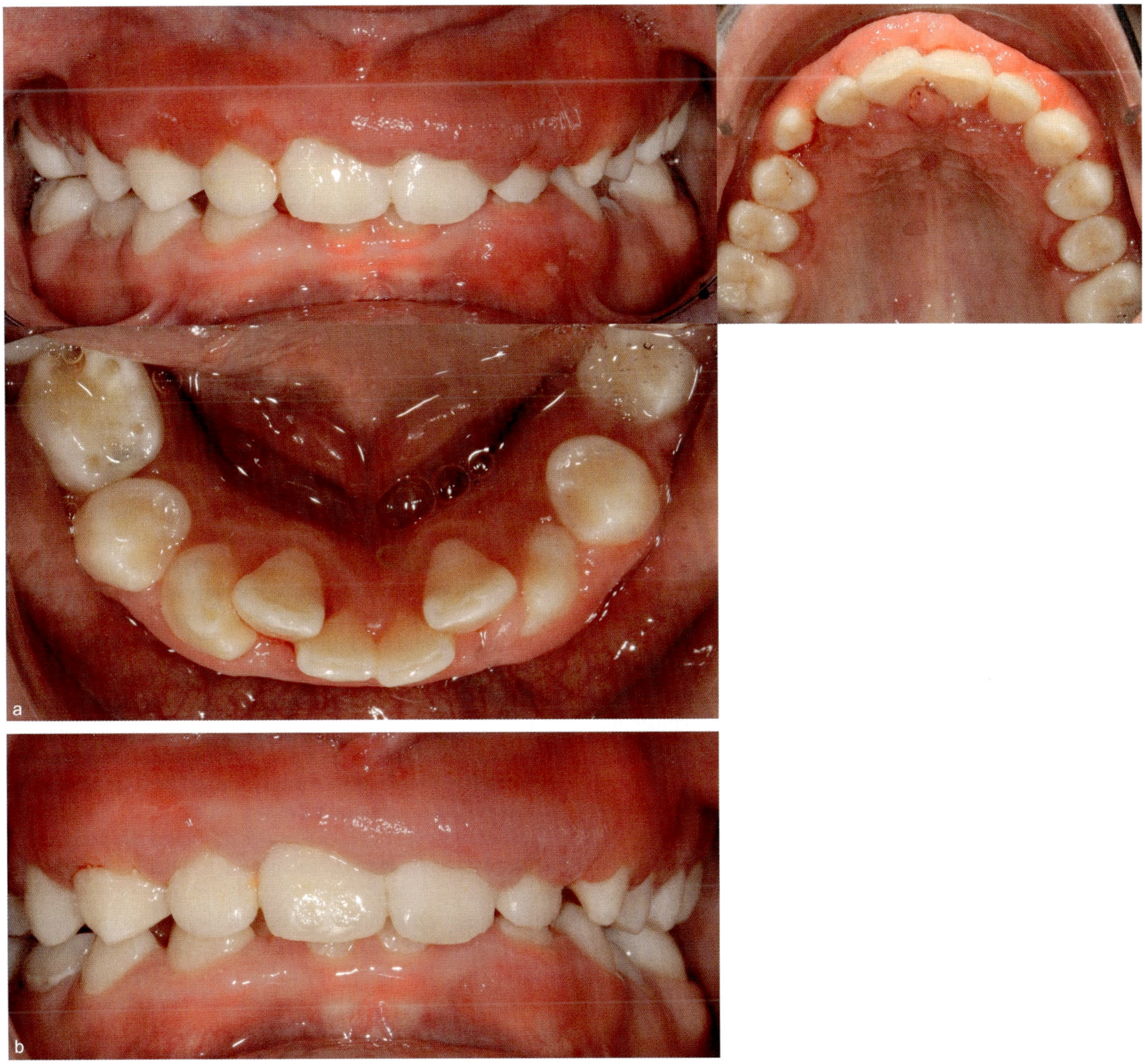

Abb. 15.4 a, b Patient, männlich, 12 Jahre, mit diagnostiziertem Morbus Crohn [M1131]
a) Klinisches Bild mit Pseudotaschen vor allem in den Frontzahnregionen des OK/UK bei ausgeprägtem Tiefbiss und multiplen Zahnfehlstellungen im späten Wechselgebiss; Diagnose: Gingivitis unter medikamentöser Therapie mit Adalimumab
b) 3 Wochen nach initialer Therapie mit Instruktion zur verbesserten häuslichen Mundhygiene und einmaliger professioneller Zahnreinigung einschließlich subgingivaler Biofilmentfernung (Ultraschallscaler, rotierender Gumminapf und Polierpaste)

MERKE

Unter Therapie nicht abheilende oder atypisch verlaufende Gingivitiden sollten immer als Alarmsignal für eine Allgemeinerkrankung gewertet und eine Abklärung durch den Kinder- oder Hausarzt sollte dringend angeraten werden! Wählen Sie Formulierungen, die die Dringlichkeit unterstreichen, ohne Ängste zu befördern.
Auch bei Gingivitiden, die auf Allgemeinerkrankungen basieren, hilft die PMPR zur Symptomlinderung und zur Aufrechterhaltung der oralen Homöostase.

Gingivawucherung

Gingivawucherungen können vielfältige Ursachen haben, häufig sind es Entzündungen der Gingiva, es können aber auch genetische und hämatologische Ursachen ätiologisch sein. Prinzipiell können bei jeder Gingivitis die verstärkte Durchblutung der Gefäße und der entzündlich bedingte Austritt von Blutbestandteilen (vor allem Serum) zur Schwellung bzw. Verdickung der Gingiva führen. Jedoch treten die ausgeprägten entzündlich bedingten Wucherungen eher auf, wenn die Entzündungsreaktion durch lokale (Zahnfehlstellungen, festsitzende kieferorthopädische Apparaturen) und/oder systemische Faktoren verstärkt wird [32]. Gerade bei Kindern und Jugendlichen kann aber die gingivale Entzündungsreaktion durch Sexualhormone wie Progesteron oder Östrogen getriggert sein. Diese erhöhen die Gefäßpermeabilität, verringern den Keratinisierungsgrad der Gingiva (verringerte mechanische Abwehr) und können so das klinische Bild einer primär plaqueinduzierten Gingivitis (➤ Abb. 15.5) deutlich verändern [33].

Ebenfalls kann die systemische Medikamenteneinnahme (Cyclosporin, Kalziumkanalblocker und Phenytoin) zu **medikamentös induzierter Wucherungen der Gingiva** führen (➤ Tab. 15.3). Jedoch spielen bei der Pathogenese weitere Faktoren eine Rolle. Als wichtigster Risikofaktor gilt wiederum die bakterielle Plaque [34]. Daher wird auch bei diesen gingivalen Veränderungen oftmals mittels einer sorgfältig durchgeführten PMPR eine deutliche Verbesserung, ggf. sogar vollständige Remission der Wucherung erreicht [32]. Erst nachdem das Ergebnis dieser konservativen Intervention abgewartet wurde und nur bei Bedarf sollte mittels externer Gingivektomie überschüssiges Gewebe entfernt werden (➤ Abb. 15.6). Dies ist zwar vergleichsweise schnell und einfach durchzuführen, kann aber von den jungen Patienten als sehr belastend wahrgenommen werden (postoperative Beschwerden, Dentinhypersensibilität, ästhetische Probleme). Deshalb sollte die Indikation streng nach Ausmaß und Dauer der Wucherungen gestellt werden [35]. Bisherige Untersuchungen ergaben auch keine eindeutige Indikation zur adjuvanten systemischen Gabe von Antibiotika. Hingegen nachgewiesen für alle Formen von Gingivawucherungen, einschließlich sehr seltener Formen wie der hereditären gingivalen Fibromatosen, ist, dass sich ein langfristiger Erfolg zur Vorbeugung von Rezidiven am besten mit einer regelmäßigen und engmaschigen Nachsorge erreichen lässt [36].

15.3.3 Therapie spezifischer gingivaler Infektionen

Spezifische Infektionen sind, wie es der Klassifikationsname nahelegt, durch spezifische Mikroorganismen verursacht. Diese können bakterieller (z. B. Mycobacterium tuberculosis, Streptokokken-Gingivitis), viraler (z. B. Coxsackie-Virus, Herpes simplex I und II, Varizella-zoster-Virus) oder fungaler (z. B. Candida albicans) Herkunft sein.

Wie bereits ausgeführt, beeinflusst das Ausmaß der Biofilmakkumulation die nachfolgende gingivale Entzündung, weshalb auch bei allen nicht plaqueinduzierten Gingivitiden eine PMPR durchgeführt werden sollte. Dies muss insbesondere dann geschehen, wenn der Biofilm zu Zahnstein mineralisiert ist und vom Patienten durch seine häuslichen Maßnahmen nicht mehr entfernt werden kann. Dieser bildet ansonsten neue Retentionsstellen für eine weitere Biofilmakkumulation.

Gängige spezifische Infektionen mit Bakterien, Viren und Pilzen sind im Folgenden exemplarisch zusammengestellt (➤ Tab. 15.4).

Bakterielle Infektionen: Streptokokken-Gingivitis

Nach Infektion mit grampositiven beta-hämolysierenden Streptokokken der Lancefield-Gruppe A im Halsbereich (z. B. in Form einer Pharyngitis, Rhinopharyngitis, akute Tonsillitis bzw. Tonsillopharyngitis), aber auch im Verlauf einer Scharlacherkrankung, kann eine Streptokokken-Gingivitis in der Mundhöhle auftreten. Hierbei gehen die oralen Läsionen oftmals mit einer diffusen generalisierten entzündlichen Gingivarötung und Erosionen an der Gingiva und Mundschleimhaut (Enantheme besonders an den Lippen und am weichen Gaumen) einher. Obwohl die Streptokokken-Gingivitis mit einer zeitlichen Verzögerung (Tage) als Folge einer Tonsillitis (Symptome: Halsschmerzen, Schluckbeschwerden), teils mit hohem Fieber, auftreten kann, ist für etliche bakterielle und virale exanthematische Infektionskrankheiten beschrieben, dass die intraoralen Veränderungen den Hautveränderungen vorauseilen können [38].

Das klinische Bild kann neben den Erosionen am Gingivarand bei Beteiligung der Mundschleimhaut auch durch kleine Bläschen gekennzeichnet sein (➤ Abb. 15.7). Wenn auch lokale interdentale Abszesse auftreten können, so sind dennoch keine Nekrosen der Papillenspitzen vorhanden (DD: nekrotisierende Parodontalerkrankungen). Die Therapie sollte nach Verdachtsdiagnosestellung mittels PMPR sowie einer Motivation und Instruktion der häuslichen Mundhygiene zeitnah erfolgen. Sofern Allgemeinsymptome wie z. B. Fieber, geschwollene submandibuläre Lymphknoten, Schnupfen, Husten, Heiserkeit oder eine Diarrhö vorliegen, wird eine Vorstellung beim Hausarzt empfohlen. Dies ist insbesondere dann dringend notwendig, wenn bei insgesamt starken Beschwerden eine ausbleibende Besserung oder ungewöhnliche zusätzliche Symptome wie etwa ein Hautausschlag auftreten (Verdacht auf Scharlach!). Unabhängig der Symptomatik in der Mundhöhle soll-

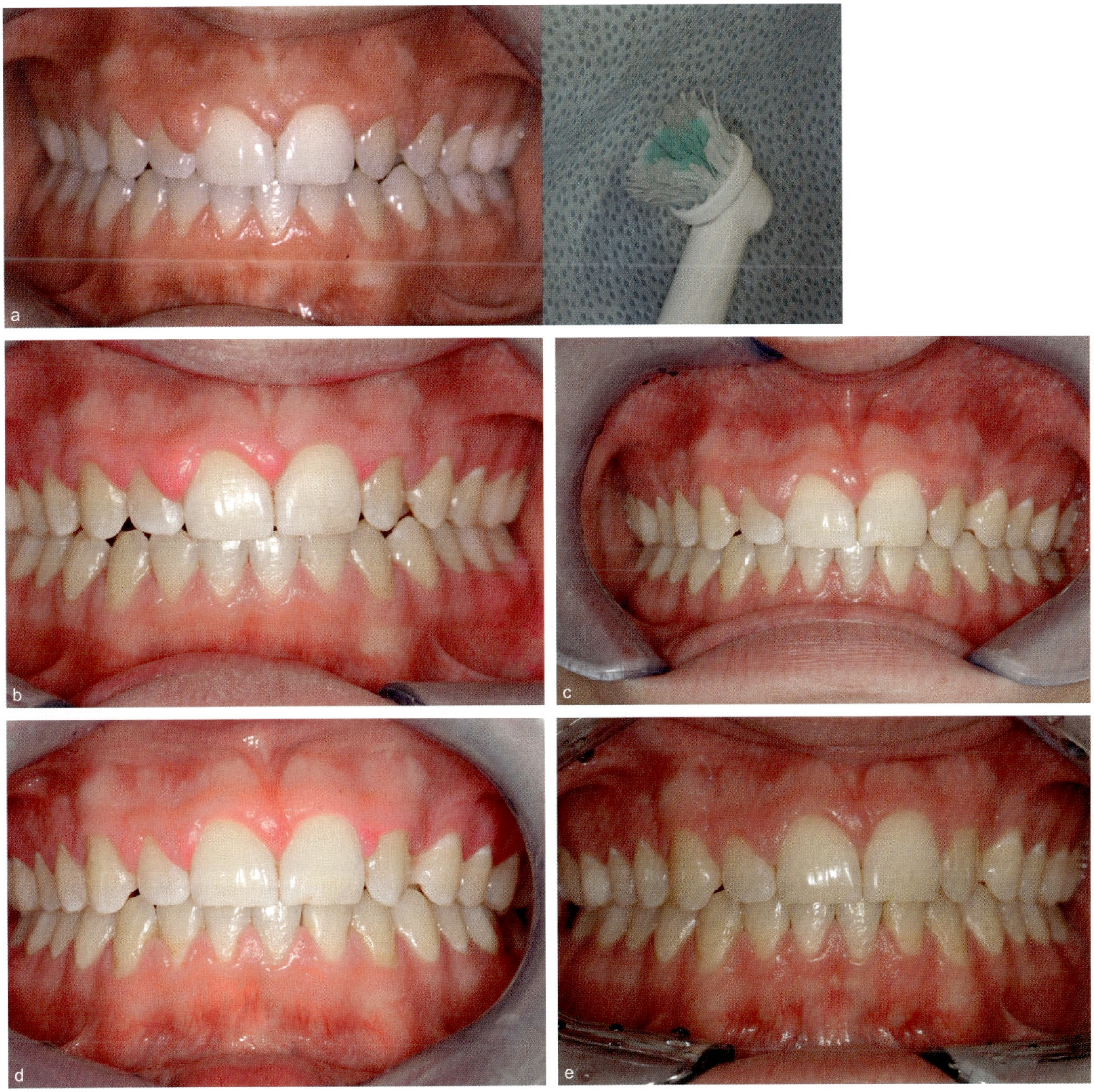

Abb. 15.5 a–e Patient, männlich, 14 Jahre, keine Allgemeinerkrankungen bekannt, keine kieferorthopädische Therapie angegeben [M1131]
a) Intraorale Ansicht bei Erstvorstellung mit deutlicher lokaler Schwellung der marginalen Gingiva und Interdentalpapillen OK-Frontzahnregion; Diagnose: plaquinduzierte Gingivitis hormonell modifiziert (Pubertät) und lokale Gingivawucherung. Der rechte Bildausschnitt zeigt den genutzten elektrischen Bürstenkopf (V. a. zu lange Nutzungsdauer und massiven Anpressdruck).
b) Kontrolle 6 Monaten nach zweimaliger PMPR und Motivation/Instruktion einer verbesserten häuslichen mechanischen Mundhygiene mit elektrischer Zahnbürste und größenadaptierten Interdentalraumbürstchen
c) Kontrolle 12 Monate,
d) 24 Monate und
e) 36 Monate nach Erstvorstellung im Rahmen einer regelmäßigen halbjährlichen Nachsorge

Tab. 15.3 Medikamenteninduzierte Gingivawucherung und weitere Gingivawucherungen anderer Genese

Name der Erkrankung	Medikament	Oralen Nebenwirkungen
Fibröse Gingivawucherung	Hydantoin, Phenytoin, Carbamazepin, Phenobarbital (Antikonvulsivum/Antiepileptikum) Ca. 10–50 % der Patienten zeigen eine Gingivawucherung.	Massive Vermehrung von Fibroblasten und Steigerung der Kollagensynthese im Bereich der Gingiva
	Ciclosporin (Immunsuppressiva) Ca. 20–70 % der Patienten zeigen eine Gingivawucherung.	Erhöhte Freisetzung des Wachstumsfaktors TGF-β und des Glykoproteins Fibronektin Anreicherung extrazellulärer Matrix und hyperplastische Vergrößerung des gingivalen Bindegewebes durch Faservermehrung Inhibierung der kollagenolytischen Aktivität innerhalb des gingivalen Gewebes
	Felodipin, Nitrendipin, Nifedipin, Amlodipin, Verapamil (Kalziumkanalblocker) Ca. 20–30 % der Patienten zeigen eine Gingivawucherung.	Massive Vermehrung und Aktivierung von Fibroblasten, hierdurch eine Steigerung der Kollagensynthese im Bereich der Gingiva
Akrodynie [37]	Verdacht einer neuroallergischen Überreaktion auf bestimmte Allergene/Haptene, insbesondere Quecksilber	Gingivawucherung, Attachmentverlust, V.a. vorzeitigen Milchzahnverlust

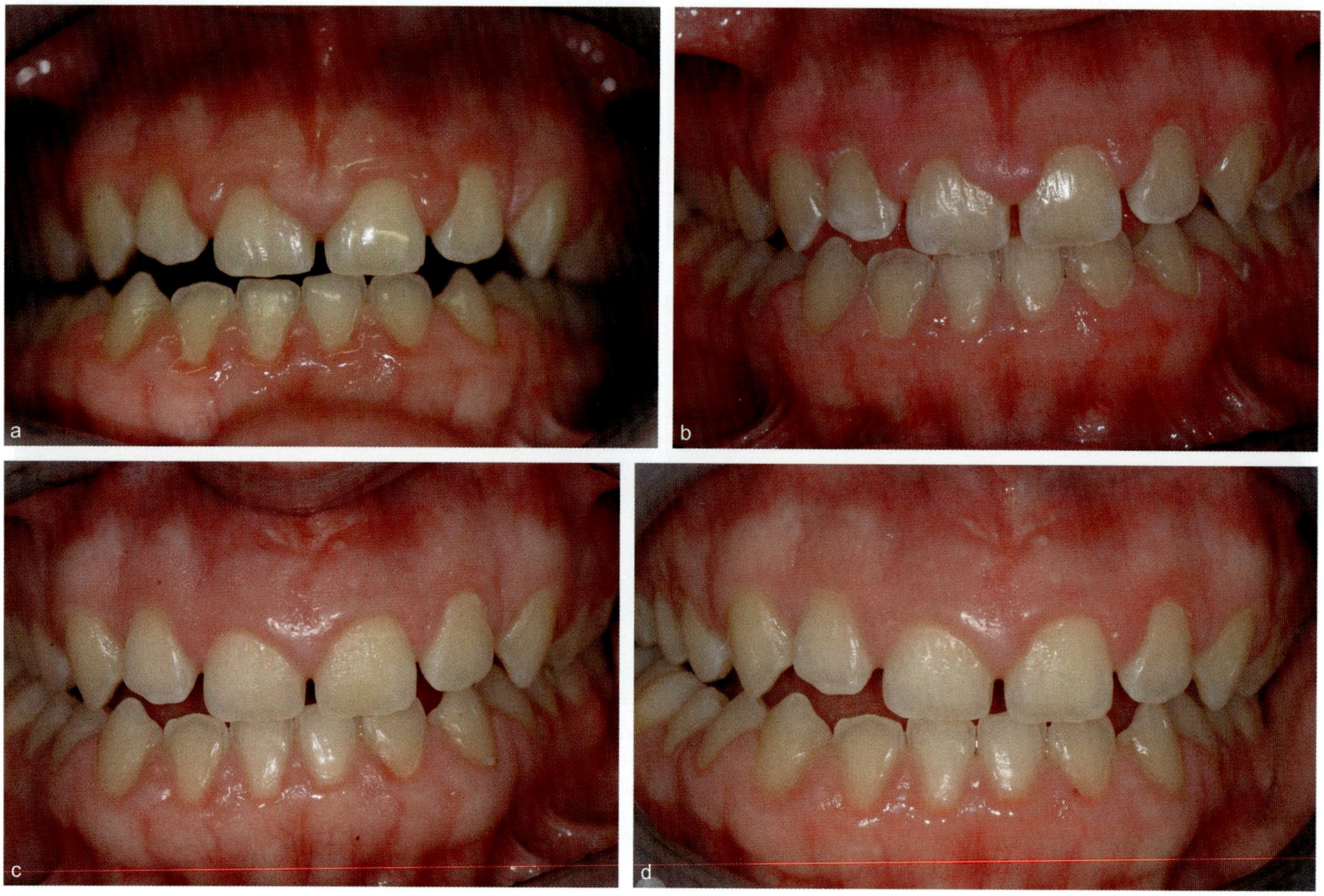

Abb. 15.6 a–d Patientin, weiblich, 16 Jahre, systemische Therapie mit Antikonvulsiva [M1131]
a) Intraorale Ansicht bei Erstvorstellung mit deutlicher Rötung und Schwellung der marginalen Gingiva insbesondere in der OK/UK-Frontzahnregion bei frontoffenem Biss (Z.n. Abbruch der festsitzenden kieferorthopädischen Behandlung mit Entbänderung). Diagnose: plaquinduzierte Gingivitis mit medikamentös induzierter Gingivawucherungen. Eine Umstellung der feintarierten medikamentösen Therapie bei bekanntem Krampfleiden wurde fachärztlich abgelehnt.
b) Kontrolle 3 Monate nach einmaliger PMPR und Motivation/Instruktion einer verbesserten häuslichen mechanischen Mundhygiene mit Zahnbürste und größenadaptierten Interdentalbürstchen (im Anschluss erfolgte eine externe Gingivektomie mit VY-Plastik des mittleren Bändchens der Oberlippe)
c) Kontrolle 6 Monate nach operativer Maßnahme und Nachsorge alio loco (deutlich sichtbare Plaquebeläge; erneute Intervention zur Änderung des Gesundheitsverhaltens)
d) Die letztmalige Vorstellung in der Klinik erfolgte 15 Monate nach Erstvorstellung; sowohl weitere Termine vor Ort als auch die Wiederaufnahme der kieferorthopädischen Korrektur lehnte die Patientin ab.

Tab. 15.4 Gingivale Erkrankungen

Name der Erkrankung	Auslösende Faktoren	Prävalenz	Lebensalter	Orale Manifestation	Systemische Manifestation
Gingivitis simplex	Schlechte Mundhygiene, Rauchen, psychosozialer Stress und genetische Disposition	70–80 %	Alle Altersgruppen	Orale Manifestation: Rötung und Ödeme der marginalen Gingiva und Blutungen (beim Sondieren). Fortschreitender Verlauf mit entzündlicher Schwellung der Gingiva und spontanen Blutungen [12]	–
Nekrotisierende Gingivitis	Borrelia vincentii Treponema spp., Selenomonas spp., Fusobacterium spp., Prevotella intermedia	0,51–3,3 % [44][45]	Alle Altersgruppen	Sehr schmerzhaft, fetider Foetor ex ore Ausgestanzte Interdentalpapille mit einer gräulich-weißen Pseudomembran bis zur marginalen Gingiva möglich [46]	Fieber, Lymphadenopathie, allgemeines Krankheitsgefühl
Gingivitis im Rahmen von insulinabhängigem Diabetes [47]	Abnahme der Insulinsekretion oder Verfügbarkeit durch einen genetischen Defekt in den Pankreas-β-Zellen Reduzierte PMN-Funktionen (Chemotaxis, Adhäsion, Phagozytose) Verminderte Kollagensynthese und erhöhte Kollagenose Aktivität.	–	–	2–4 × so häufig wie bei Gesunden Bei schlecht eingestellten Fällen schwere Verlaufsformen der Gingivitis bzw. nachfolgend eine Parodontitis möglich	Systemische Komplikationen möglich, verzögerte Wundheilung, erhöhte Anfälligkeit für Infektionen
Gingivitis bei bestehendem Vitamin-C-Mangel [48]	–	In Industrienationen sehr selten	–	Gingivitis, im Bereich der Interdentalpapillen beginnend bis zur marginalen befestigten Gingiva ausbreitend Im schweren Verlauf keine Regeneration der Kollagenfasen im Parodont, Ligament und Alveolarknochen – Zahn- und Knochenverlust Verminderter Speichelfluss, Hyperkeratose und Hyperplasie des gingivalen Epithels	Müdigkeit, verzögerte Wundheilung, Gelenkschmerzen, Petechien, verstärkte Blutungsneigung

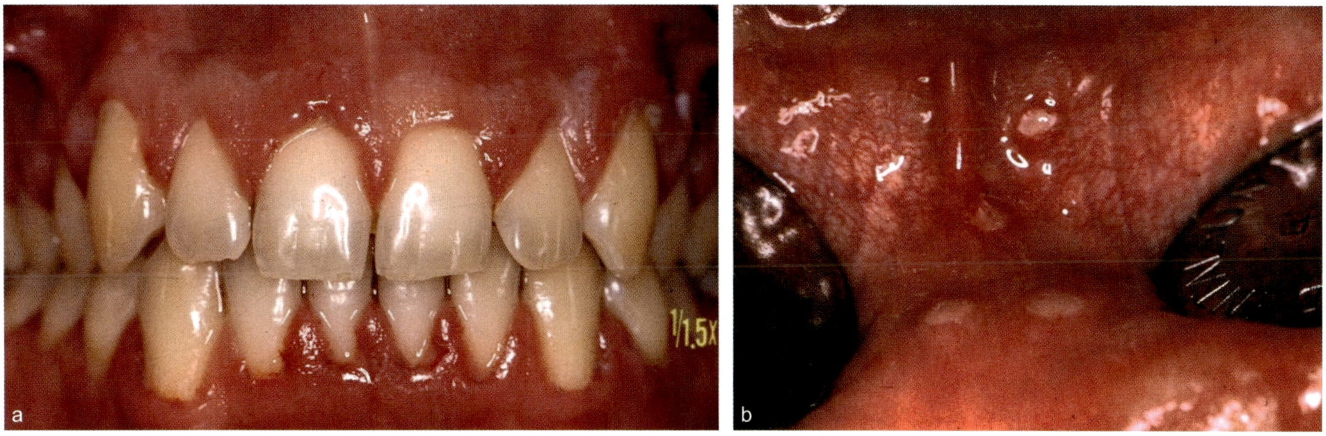

Abb. 15.7 a, b Patientin, weiblich, 16 Jahre [M1131]
a) Klinisches Bild mit deutlicher Rötung, Schwellung und lokalen Blutungen an der Margo gingivae insbesondere in der UK-Front sowie mit gingivalen Erosionen (mitteflächig, (mitteflächig, nicht an den Spitzen der Interdentalpapillen) im permanenten Gebiss. Diagnose: Streptokokken-Gingivitis
b) Lokale Bläschen im Vestibulum. Anamnestisch gab die Patienten an, seit ca. 2 Wochen Halsschmerzen bei starker Abgeschlagenheit und Mundgeruch zu haben (Selbstmedikation mit Lutschpastillen und Ibuprofen), eine weiterführende Untersuchung oder Behandlung beim Hausarzt unterblieb. Vor Ort erfolgten nach PMPR mit flankierender Motivation und Instruktion der häuslichen Mundhygiene die Empfehlung zur Vorstellung beim Hausarzt sowie die systemische Gabe von Amoxicillin für 7 Tage aufgrund weiterhin bestehender Allgemeinsymptome (Fieber, beidseitige Lymphknotenschwellung am Unterkiefer).

te nach aktuellen Empfehlungen der S3-Leitlinie „Halsschmerzen“ (AWMF-Register-Nr. 053–010, Stand 10/2020) keine routinemäßige Antibiotikagabe erfolgen. Eine systemische Antibiose kann insbesondere für Patienten unter 15 Jahren indiziert sein, wenn neben Fieber und putridem Exsudat auch eine zervikale Lymphadenopathie vorliegt.

Virale Infektionen: Gingivostomatitis herpetica (Stomatitis aphthosa)

Bis ins Vorschulalter ist eine Infektion mit dem Herpes simplex Typ 1 (oraler Typ) mit einem möglichen Befall von Kopf, Hals und Oberkörper häufig bereits aufgetreten und zumeist inapparent verlaufen. Jedoch kann eine Erstmanifestation des Typ 1 im 1.–2. Lebensjahr auch in schwerwiegenderer Form einer Gingivostomatitis herpetica mit einer Inkubationszeit von 4–6 Tagen und deutlichen klinischen Symptomen stattfinden. Nach Erstinfektion persistieren die Herpesviren dann vor allem in regionalen Ganglien im Körper, wobei entsprechend den Übertragungswegen nach Bhatta et al. [39] für den Typ 1 eine stark variierende Prävalenz weltweit (ca. 40–90 %) angegeben wird (Deutschland: rund 80 % [40]). Ein Rezidiv kann symptomatisch (➤ Abb. 15.8), aber auch asymptomatisch sein.

Typisch für die Gingivostomatitis herpetica sind sehr kurzfristig auftretende schmerzhafte Bläschen und nachfolgende Erosionen (= geplatzte Bläschen, oft mit einem roten Hof) der gesamten Mundschleimhaut und Gingiva (hier eher anterior, ➤ Abb. 15.9), ggf. mit Beteiligung der Lippen und des perioralen Bereiches. Differentialdiagnostisch zu beachten ist, dass die Erosionen an der marginalen Gingiva mittenflächig auftreten und die Interdentalpapillen erhalten bleiben (DD: Nekrotisierende Parodontalerkrankungen). Ein Foetor ex ore kann durch eine bakterielle Superinfektion (z. B. mit Spirochäten) auftreten. Das Allgemeinbefinden kann bei hohem Fieber stark reduziert sein, und infolge der Schmerzen tritt häufig eine Nahrungs- und Trinkverweigerung auf. Neben der Schwellung zervikaler Lymphknoten kann es bei reduzierter Immunabwehr (z. B. in Folge von vorangegangenen Scharlach- oder Masernerkrankungen) auch zu weiteren schwerwiegenden Komplikationen wie einer Keratokonjunktivitis, einer Meningoenzephalitis oder einer Herpessepsis kommen [41].

Die Diagnose der Gingivostomatitis herpetica basiert vordergründig auf den klinischen Symptomen, serologische Untersuchungen spielen hingegen nur eine untergeordnete Rolle. Die Therapie ist vor allem symptomatisch mit Analgetika (Paracetamol), Bettruhe und Flüssigkeitszufuhr. Zur Mundpflege eignen sich milde Mundspüllösungen mit Kamillezusatz. Oft heilen die Veränderungen nach 1–2 Wochen. Wie bereits erwähnt, können jedoch seltene, komplizierte Verläufe auftreten, welche dann einer interdisziplinären Behandlung bedürfen [42]. Wie anhand des Fallbeispiels in ➤ Abb. 15.10 erläutert, sollten virustatische Therapien (z. B. mit Aciclovir) nicht routinemäßig erfolgen und eher nur auf die schweren Verläufe, beispielsweise bei einer bakteriellen Superinfektion, beschränkt werden [43].

MERKE

Auch bakterielle und virale spezifische Infektionen der Gingiva werden durch Plaqueansammlung getriggert. Wenn eine mechanische Reinigung zu schmerzhaft ist, sind bis zum Abheilen der mukosalen Defekte desinfizierende Mundspüllösungen indiziert.

Fungale Infektionen: Candidiasis (Soor, Soormykose)

Candida albicans, heute klassifiziert als Syringospora albicans (Gattung der Sprosspilze), kann, obwohl als harmloser Saprophyt in der menschlichen Mundhöhle lebend, unter spezifischen Umständen menschenpathogen werden. Wie bei den bereits beschrieben bakteriellen und viralen Infektionserkrankungen der Mundhöhle hängt auch das Auftreten der Mykosen von lokalen und allgemeinen Faktoren des Wirtsorganismus ab. Schwere Allgemeinerkrankungen (hämatologische Systemerkrankungen, chronische Infektionskrankheiten wie z. B. HIV-Infektionen) oder ein metabolisches Syndrom eines bestehenden Diabetes mellitus können in der Folge mit Soormykosen assoziiert sein [24]. Lokale Ursachen können ein herausnehmbarer Zahnersatz (Mundschleimhautabdeckung), eine schlechte Mundhygiene sowie die feuchtigkeitsbedingte Mazeration der Mundwinkel (Perleche) sein. Ebenfalls kann es im Rahmen einer antibakteriellen Chemotherapie, aber auch von Steroidbehandlungen, Zytostatikatherapie und Strahlentherapie zu einem Missverhältnis der ausbalancierten körpereigenen Mundhöhlenflora kommen, sodass der Pilz mit klinischen Symptomen in den Vordergrund tritt. Ein Mundhöhlensoor ist klinisch durch enoral weißliche, gut verschiebbare Beläge mit rotem Randsaum gekennzeichnet, wobei die Patienten Schleimhautbrennen, Trockenheitsgefühl, Geschmacksstörungen und einen Foetor ex ore aufweisen können.

Wie immer im Rahmen der Therapie von Mundschleimhautveränderungen bei Kindern und Jugendlichen sollten die bekannten Kinderkrankheiten differenzialdiagnostisch abgeklärt werden (➤ Tab. 15.5). Die Diagnose einer Pilzinfektion wird nach Abstrich in einer Kultur gesichert. Eine konservative Therapie kann in der Mundpflege (z. B. Kamillosan-/Betaisodonalösung) bestehen, und als therapeutische Maßnahme in der Mundhöhle können Lutschtabletten oder eine Suspension indiziert sein (Wirkstoff: Amphotericin B).

MERKE

Pilzinfektionen sollten immer als Alarmsignal für eine Allgemeinerkrankung gewertet werden, und sofern keine Ursachen bekannt sind, sollte eine Abklärung durch den Kinder- oder Hausarzt dringend angeraten werden! Wählen Sie Formulierungen, die die Dringlichkeit unterstreichen, ohne Ängste zu befördern.

15.4 Parodontitis

Im Gegensatz zu früher spielt das Alter in der aktuellen Klassifikation der Parodontitis keine direkte Rolle. Lediglich über die indirekte Abschätzung der Progression der Erkrankung mithilfe

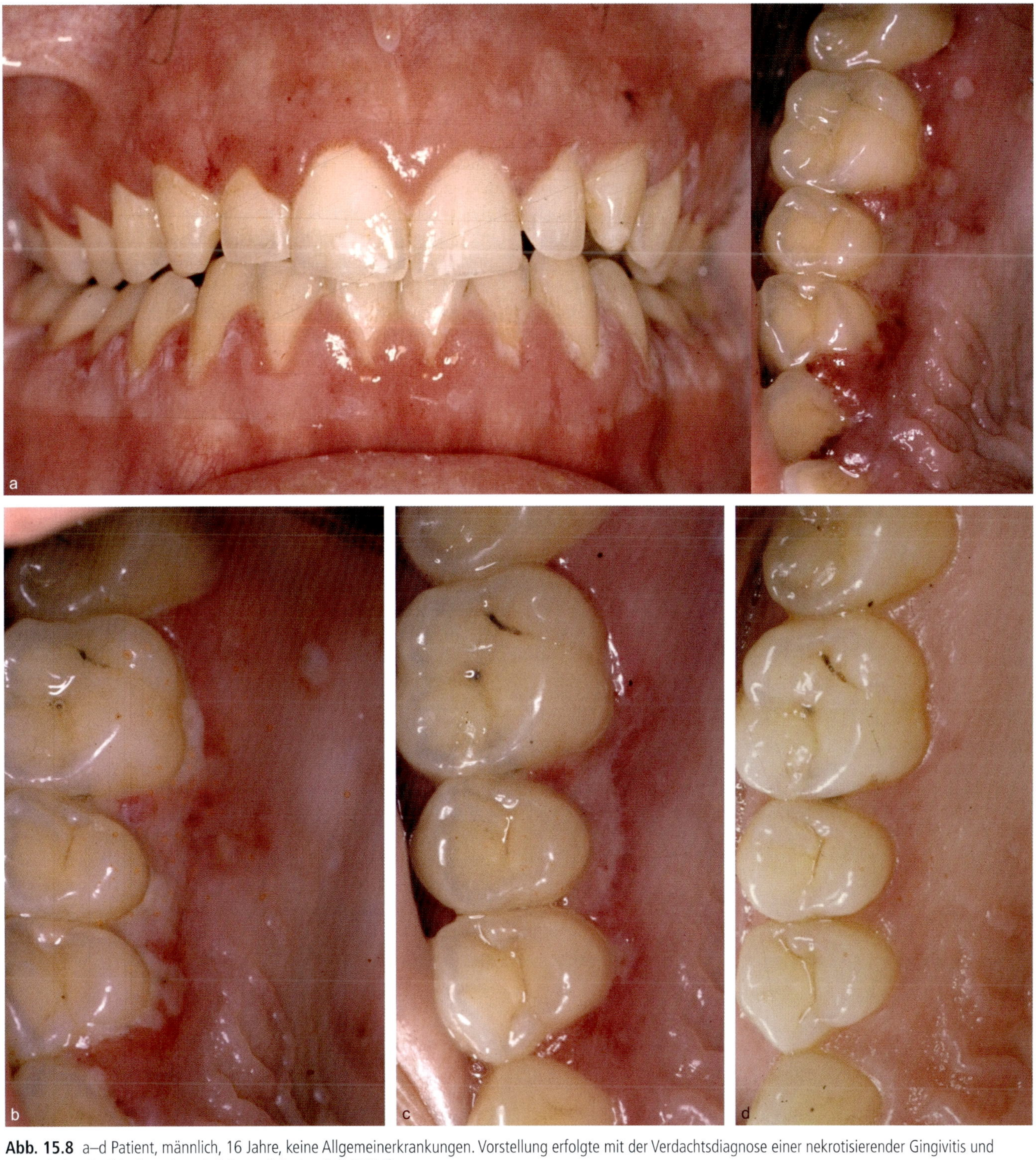

Abb. 15.8 a–d Patient, männlich, 16 Jahre, keine Allgemeinerkrankungen. Vorstellung erfolgte mit der Verdachtsdiagnose einer nekrotisierender Gingivitis und systemischer Antibiotikagabe seit 3 Tagen (alio loco). [M1131]

a) Intraorale Ansichten bei Neuvorstellung. Aufgrund der klinischen Symptomatik (Bläschenbildung, teils mit orale Erosionen der gesamten Mundschleimhaut einschließlich der marginalen Gingiva, keine Nekrosen der Papillenspitzen, kein Foetor ex ore) erfolgte der Ausschluss einer nekrotisierenden Parodontalerkrankung. Diagnose: rezidivierender oraler Herpes

b) Intraorale Ansicht 1 Tag,

c) 3 Tage und

d) 4 Wochen nach antiviraler Therapie (Aciclovir peroral) sowie nach einmaliger PMPR mit Instruktion und Motivation der häuslichen Mundhygiene des Alter-Knochenabbau-Index wird es berücksichtigt. Auf eine spezielle Darstellung parodontaler Erkrankungen bei Kindern oder Jugendlichen wird im Folgenden verzichtet, da sich keine besonderen Therapieoptionen ggü. Erwachsenen daraus ableiten lassen. Wie bereits erwähnt, führen Parodontitiden bei Jugendlichen überwiegend zu einem schnell fortschreitenden Verlust an Zahnhalteapparat. Daher reicht es aus Sicht des Behandlers nicht aus, lediglich die Grundzüge der Parodontitisbehandlung zu beherrschen, man sollte über eine profunde Erfahrung in diesem Bereich verfügen. Dennoch bestehen gegenüber der Therapie bei Erwachsenen keine grundsätzlichen Unterschiede.

Eine Parodontitis wird nach aktueller Klassifikation parodontaler Erkrankungen [24] beschrieben „als eine chronische, multifaktorielle, entzündliche Erkrankung, die mit einem dysbiotischen Plaque-Biofilm assoziiert ist und durch eine voranschreitende Zerstörung des Zahnhalteapparats gekennzeichnet ist". Die primären Zeichen der Erkrankung beinhalten

- den Verlust von parodontalem Stützgewebe (klinischer Attachmentverlust [CAL] bzw. röntgenologisch messbarer Knochenabbau),
- parodontale Taschenbildung sowie
- Blutungsneigung der Gingiva.

Im Gegensatz zur reversiblen Gingivitis kann die Parodontitis zu Zahnverlust und Funktionseinschränkung führen, was die Kaufunktion und die Ästhetik negativ beeinflusst und Bedeutung für die Lebensqualität hat. Der Falldefinition einer Parodontitis muss daher speziell im Kindes- und Jugendalter eine hohe Beachtung geschenkt werden, und sie muss immer drei Komponenten enthalten:

1. die Identifikation eines Patienten als Parodontitisfall,
2. die Identifikation der Form der Parodontitis sowie
3. die Beschreibung des klinischen Bildes und anderer Elemente der Erkrankung, die Einfluss haben auf die klinische Behandlung, die Prognose sowie mögliche weitere Einflüsse auf die orale und systemische Gesundheit.

Die Diagnose einer Parodontitis erfolgt nach aktueller Klassifikation [24] anhand eines mehrdimensionalen Schemas zur Einteilung in Stadien (Staging) (➤ Tab. 15.6) und Erkrankungsgrade (Grading) (➤ Tab. 15.7).

Entsprechend den Empfehlungen der aktuellen S3-Leitlinie zur Behandlung einer Parodontitis Stadium I–III (S3-Leitline „Die Behandlung von Parodontitis Stadium I bis III – Die deutsche Implementierung der S3-Leitlinie ‚Treatment of Stage I–III Periodontitis' der European Federation of Periodontology [EFP]", AMWF 083–043) sollte die Einteilung des Stadiums größtenteils aufgrund des Schweregrades der Erkrankung sowie des zu erwartenden Therapieaufwands erfolgen und auch das Ausmaß und die Verteilung der Erkrankung in der Dentition beinhalten, was bedeutet, dass das Stadium Grundlage für einen patientenindividuellen Behandlungsplan ist. Die Autoren der Leitlinie führen weiterhin aus: „… der Grad bietet zusätzliche Informationen über biologische Eigenschaften der Erkrankung einschließlich einer auf der Anamnese basierenden Beurteilung der Progressionsrate, Einschätzung des Risikos für die

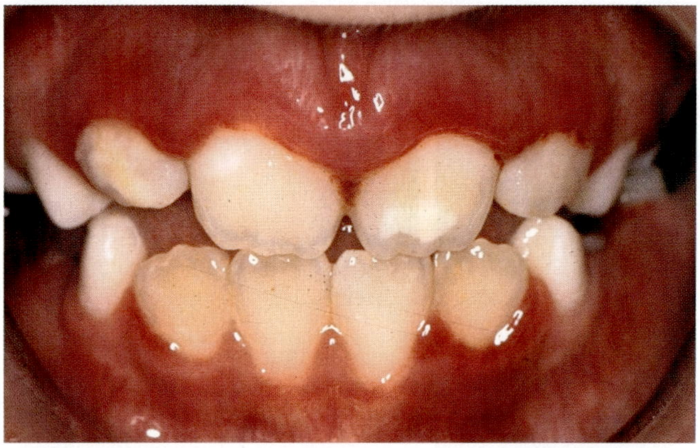

Abb. 15.9 Patientin, weiblich, 6 Jahre. Intraorales Bild mit deutlicher Rötung und Schwellung der Gingiva in der OK-/UK-Front, lokaler rötlicher Effloreszenz und Erosionen der marginalen Gingiva (mittenflächig). Patientin litt 3 Wochen zuvor unter Halsschmerzen mit deutlichen Schluckbeschwerden und Fieber (symptomatische Behandlung mit Lutschtabletten und peroralen Nichtopioid-Analgetika). Diagnose: Gingivostomatitis herpetica und V.a. MIH Grad 1 [M1131]

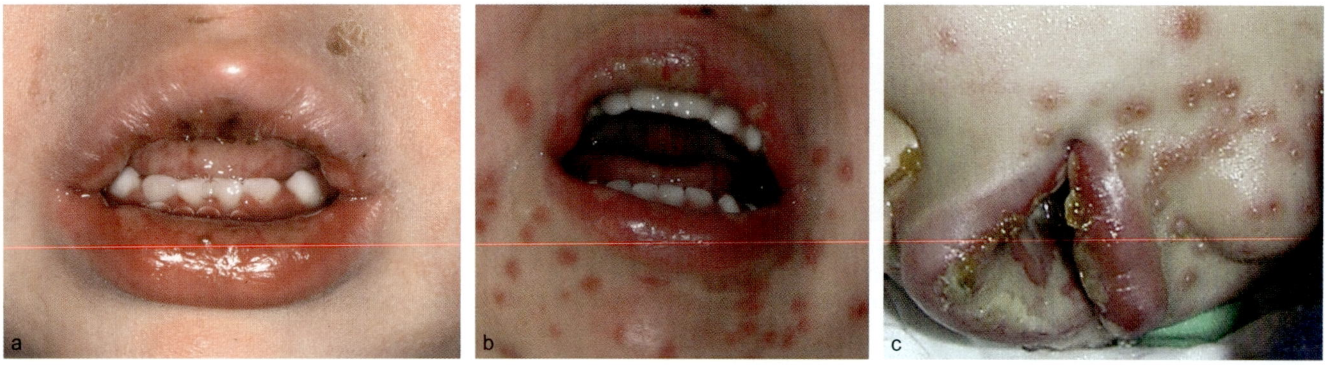

Abb. 15.10 a–c Patient, männlich, 2 Jahre [M1133]
a) Extraorales Bild mit deutlicher Rötung und Schwellung der Oberlippe am ersten Tag bei stationärer Aufnahme mit einer lokal unbehandelten Streptokokken-Gingivitis. Patient leidet unter starken Schmerzen in der Mundhöhle, Fieber und verweigert die Nahrungsaufnahme seit einem Tag.
b), c) Selber Patient am 2. und 5. Tag nach stationärer Aufnahme mit einer ausgeprägten Cheilitis der Oberlippe mit pseudomembranösen Belägen intraoral sowie perioraler Erosion infolge intravenöser antiviraler Therapie bei sich entwickelnder bakterieller Superinfektion
(Fall C. Springer, Kiel)

Tab. 15.5 Spezifische Infektionen, die mit intraoralen Manifestationen vergesellschaftet sind

Name der Erkrankung	Auslösende Faktoren	Prävalenz	Erkrankungsalter	Orale Manifestation	Systemische Manifestation
Orale Candidiasis (Soor) [37]	Candida, häufig Candida albicans (Syringospora albicans)	–	–	Gaumen und Gingiva: weißlich-gelbliche abwischbare Beläge, verbunden mit möglichen Blutungen	Befall des Genitals, Nasen-Rachen-Raums, Magen-Darm-Trakts möglich
Gingivitis herpetica [37]	Herpes-simplex-Virus (HSV)	Von den HSV-infizierten Kindern: 25–30 % [49]	1.–5. Lebensjahr	Diffuse Gingivitis, im Bereich der Mundschleimhaut schmerzhafte, prozyklische, konfluierende runde Bläschen, im späteren Verlauf der Erkrankung Fibrin belegt	Fieber, schmerzhafte Schwellungen der submandibulären Lymphknoten Selten: lebensbedrohliche Verläufe im Rahmen einer Meningoenzephalitis, Herpes-Sepsis möglich
Windpocken (Varizellen)	Varizella-Zoster-Virus (VZV)	Starker Rückgang durch Impfung	–	Mundschleimhaut: lokale oder multiple kleine Bläschen, im späteren Verlauf Ulzera	Juckende Hauteffloreszenzen („Sternenhimmel"), Fieber Selten: Meningitis, Pneumonien
Herpangina Zahorsky	Coxsackie-A-Viren	Saisonale Häufung im Sommer/Herbst	< 7 Jahren Häufigkeitsgipfel	Weicher Gaumen, Uvula: multiple Bläschen, flache Ulzera	Infektionen des Pharynx, der Tonsillen Fieber, Erbrechen, Gliederschmerzen
Hand-Fuß-Mund-Krankheit	Coxsackie-A-Viren Selten: humane Enteroviren	Sporadische Ausbrüche, dann gehäuft	Jedes Alter	Harter Gaumen, Zunge, Wangeneschleimhaut: multiple Bläschen und Ulzera	Fieber, Übelkeit, Durchfall, Exanthem der Handinnenflächen und Fußflächen Selten: Onychomadese
Masern (Morbilli)	Masernvirus (MeV) (Paramyxoviren) RNA-Virus	Selten durch Impfung	–	Wangenschleimhaut: weißliche Flecken (Koplik-Flecken)	Bronchitis, Konjunktivitis, Fieber, Übelkeit, Halsschmerzen, konfluierender, großfleckiger Ausschlag der Haut Selten: Masernpneumonie, Meningoenzephalitis, subakute sklerosierende Panenzephalitis
Scharlach	β-hämolysierende Streptokokken (S. pyogenes)	5:1000	5–12 Jahre	Weicher Gaumen, Gaumenbögen, Tonsillen (Scharlachangina) Enanthem: starke gerötete Flecken und Streifen Zunge: typisches Auftreten Initialstadium: trockene Zungenoberfläche mit bräunlichem, weißlichem Belag Nach einigen Tagen: Epitheldesquamation, verbunden mit einer starken Rötung und einer Vergrößerung der fungiformen Papillen (Himbeerzunge) Periorale Blässe In schweren Verläufen Stomatitis	Typischerweise Fieber, Schüttelfrost, Erbrechen und Pharyngitis, aber auch Bauch- oder Kopfschmerzen möglich Pharyngealschleimhaut-Enanthem, Lymphknotenschwellung sowie -entzündungen Selten und in schweren Verläufen: Tonsillitis
Röteln (Rubeola)	Rubella-Virus	Selten durch Impfung	–	Forchheimer-Flecken: Exanthem mit kleinen erhabenen roten Flecken am weichen Gaumen, Uvula Selten: harter Gaumen	Kinder: Hautausschlag in Form von kleinen, hellroten Macula, beginnend im Gesicht, über den Körper ausbreitend, schmerzhafte Schwellung der Lymphknoten Möglich: erhöhte Temperatur, Konjunktivitis Jugendliche und Erwachsene: schwerer Verlauf möglich Komplikationen: Bronchitis, Otitis media, sehr selten Meningitis, Endokarditis Cave Infektion bei Schwangeren: bis zur 8. Schwangerschaftswoche 90 % Risiko einer embryonalen Schädigung; Abort möglich

15

Tab. 15.6 Klassifikation der Parodontitis auf Basis von Erkrankungsstadien, die durch Schweregrad (gemäß interdentalem klinischen Attachmentverlust, röntgenologischem Knochenabbau und Zahnverlust), Komplexität, Ausdehnung und Verteilung definiert werden [W1190]

Paradontitis: Staging					
Paradontitis-Stadium STAGING		Stadium I	Stadium II	Stadium III	Stadium IV
Schweregrad	Interdentaler CAL an Stellen mit höchstem Verlust	1–2 mm	3–4 mm	≥ 5 mm	≥ 5 mm
	KA	< 15 %	15–33 %	> 33 %	
	Zahnverlust aufgrund von Paradontitis	Kein Zahnverlust		≤ 4 Zähne	≥ 5 Zähne
Komplexität	Lokal	• ST ≤ 4 mm • Vorwiegend horizontaler KA	• ST ≤ 5 mm • Vorwiegend horizontaler KA	**Zusätzlich zu Stadium II:** • ST ≥ 6 mm • Vertik. KA ≥ 3 mm • Moderate Kammdefekte • FB Grad II oder III	**Zusätzlich zu Stadium III:** • Komplexe Rehabilitation erforderlich • Sekundäres okklusales Trauma (Zahnbeweglichkeit ≥ Grad 2) • Zahnwanderung • Ausgeprägter Kammdefekt • Bisshöhenverlust • < 20 Restzähne • < 10 okkludierende Paare
Ausmaß und Verteilung	Wird zur genaueren Beschreibung des Staging verwendet	Für jedes Stadium Ausmaß als lokalisiert (< 30 % der Zähne betroffen), generalisiert oder Molaren-Inzisivi-Muster beschreiben			

Für das erste Staging sollte CAL herangezogen werden. Falls nicht verfügbar, sollte der KA verwendet werden. Die Information zum Zahnverlust kann das Staging auch in Abwesenheit anderer Komplexitätsfaktoren verändern. Oft sind nicht alle Komplexitätsfaktoren vorhanden, aber es wird auch nur ein einziger benötigt, um die Diagnose hin zu einem höheren Stadium zu verändern.

Für Patienten nach aktiver Therapie stellen CAL und KA weiterhin die primären Determinanten des Stadiums dar. Auch wenn Komplexitätsfaktoren, die zu höherem Staging geführt hatten, durch die Behandlung eliminiert wurden, soll doch keine Herabstufung erfolgen, weil dieser Faktor immer in der Erhaltungstherapie Berücksichtigung finden sollte.

CAL = klinischer Attachmentverlust/**KA** = röntgenologischer Knochenabbau/**ST** = Sondierungstiefe

Tab. 15.7 Klassifikation der Parodontitis auf Basis von Erkrankungsgraden, die biologische Eigenschaften der Erkrankung widerspiegeln wie Evidenz von oder Risiko für rasche Progression, das erwartete Behandlungsergebnis sowie den möglichen Einfluss auf die Allgemeingesundheit [W1190]

Paradontitis: Grading					
Paradontitis GRADING			GRAD A: langsame Progressionsrate	GRAD B: moderate Progressionsrate	GRAD C: rasche Progressionsrate
Primäre Kriterien	Direkte Evidenz für Progression	Longitudinale Daten für KA oder CAL	Kein Verlust	< 2 mm über 5 Jahre	≥ 2 mm über 5 Jahre
	Indirekte Evidenz für Progression	KA (%)/Alter	< 0,25	0,25–1,0	> 1,0
		Phänotyp	• Erheblicher Biofilm mit geringer parodontaler Destruktion	• Zerstörung proportional zum Biofilm	• Zerstörung unproportional zum Biofilm • Episoden rapider Zerstörung • Früher Erkrankungsbeginn (z. B. Molaren-Inzisivi-Muster oder behandlungsresistente Erkrankung)
Modifikatoren	Risikofaktoren	Rauchen	Nichtraucher	Raucher < 10 Zig./Tag	Raucher ≥ 10 Zig./Tag
		Diabetes	Kein Diabetiker, normoglykämisch	HbA1c < 70 % bei Patienten mit Diabetes	HbA1c ≥ 70 % bei Patienten mit Diabetes

Das Grading sollte als Indikator für die Geschwindigkeit der Parodontitis-Progression verwendet werden. Die primären Kriterien sind entweder direkte oder indirekte Evidenz für Progression. Sofern vorhanden, wird direkte Evidenz verwendet. Wenn diese nicht vorliegt, kann indirekt über die Relation des KA zum Lebensalter des Patienten bei dem am stärksten betroffenen Zahn auf die vergangene Progression geschlossen werden. Zunächst sollte allen Patienten ein Grad B zugeordnet werden. Danach soll nach Evidenz gesucht werden, die eine Einstufung in Grad A oder C rechtfertigen würde. Ähnlich dem Staging kann nach Bestimmung des Gradings eine Modifikation auf der Basis von Risikofaktoren erfolgen.

CAL = klinischer Attachmentverlust/**HbA1c** = glykiertes Hämoglobin/**KA** = röntgenologischer Knochenabbau/**Zig.** = Zigaretten zukünftige Progression, Abschätzung eines möglichen ungünstigen Therapieverlaufs sowie eine Risikobeurteilung, ob die Erkrankung oder deren Therapie einen negativen Einfluss auf die Allgemeingesundheit des Patienten nach sich ziehen könnte". Da somit das Grading die zusätzlichen Informationen von Risikofaktoren und die Progressionsrate bewertet, ist es die Grundlage für die individuelle Strukturierung der Betreuung.

MERKE

Ältere Kinder und Jugendliche können alle Formen von Parodontitis auch ohne bekannte Grunderkrankung entwickeln. In der Klassifikation parodontaler Erkrankungen werden daher keine altersspezifischen Differenzierungen vorgenommen.

15.4.1 Therapie der Parodontitis: Systematik

Da die Parodontitis durch eine fortschreitende Destruktion des Zahnhalteapparats gekennzeichnet ist, besteht zwingend ein Behandlungsbedarf. Je früher die Erkrankung erkannt wird, desto besser sind die Aussichten, die betroffenen Zähne lebenslang zu erhalten. Die überwiegende Zahl der parodontal erkrankten Zähne ist therapierbar, vor allem, wenn der Grad der Destruktion noch gering ist (S3-Leitline „Die Behandlung von Parodontitis Stadium I bis III – Die deutsche Implementierung der S3-Leitlinie ‚Treatment of Stage I–III Periodontitis' der European Federation of Periodontology [EFP]", AMWF 083–043). Im Folgenden sollen die Therapieempfehlungen und die Systematik kurz dargestellt werden (➤ Abb. 15.11), für weiterführende Informationen wird direkt auf die Leitlinie verwiesen.

Wie bei allen Patienten mit Parodontitis spielt die Aufklärung vor Therapiebeginn über die Diagnose, die Ursachen der Erkrankung, die Risikofaktoren, aber auch die Therapiealternativen aller Optionen eine entscheidende Rolle, jedoch ist gerade bei der Behandlung von Kindern und Jugendlichen die Einbeziehung der Eltern bzw. aller sorgeberechtigten Personen sehr wichtig, um die notwendige Unterstützung bei der Behandlung zu erhalten. Anhand des Fallbeispiels in ➤ Abb. 15.12 kann nachvollzogen werden, dass es bei Kindern und Jugendlichen teilweise andere Herausforderungen für die Bewältigung/Umsetzung der Therapiestufen ggü. einem Erwachsenen geben kann – jedoch gibt es keine Unterschiede bezüglich der Therapieoptionen.

In der **1. Therapiestufe** soll eine Verhaltensveränderung bewirkt werden. Dadurch sollen die Kinder und Jugendlichen, aber auch die Eltern motiviert werden, die flankierenden Maßnahmen der PMPR und einer positiven Beeinflussung möglicher Risikofaktoren umzusetzen. In der **2. Therapiestufe** erfolgt die subgingivale Biofilmreduktion (nur an Zähnen mit Verlust von parodontalem Stützgewebe und/oder der Ausbildung von parodontalen Taschen) sowie dessen mineralisierter Auflagerungen (Zahnstein, Konkremente). Eine **3. Therapiestufe** (chirurgische Maßnahmen) kann in Betracht gezogen werden, wenn nach ausreichender Wartezeit für die Heilungsprozesse die Endpunkte der Therapiestufe 2 noch nicht erreicht wurden. Gerade bei Kindern oder Jugendlichen mit bereits guter Biofilmkontrolle zum Zeitpunkt der Erstdiagnose mit lokalisiert hohen Taschensondierungstiefen (TST) kann es erforderlich sein, die 1. und 2. Therapiestufe gleichzeitig durchzuführen, um einer schnell fortschreitenden Progression zeitnah Einhalt zu geben. Sofern die Behandlung als erfolgreich reevaluiert wird, kann der Patient direkt in die **4. Therapiestufe** (unterstützende Parodontaltherapie [UPT]) überführt werden.

Wenn die Therapieziele der **1. und 2. Stufen** nicht erreicht wurden, kann es notwendig werden, einen chirurgischen Zugang für die subgingivale Instrumentierung im Rahmen der **3. Therapiestufe** zu wählen. Gründe hierfür können enge Knochentaschen oder ein Furkationsbefall mehrwurzeliger Zähne sein. Auch sollte ein offenes Vorgehen in Fällen mit fortgeschrittener Destruktion (infraalveolarer Knochenabbau ≥ 3 mm) in Erwägung gezogen werden (Cave:

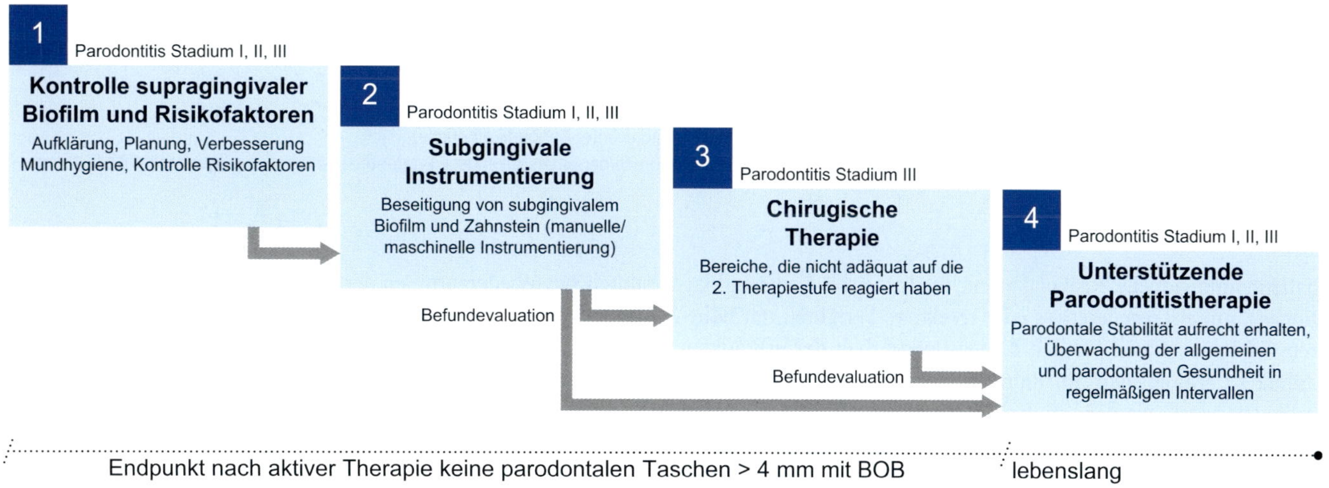

Abb. 15.11 Entsprechend aktuellen Therapieempfehlungen sollten nach der Diagnose alle Patienten mit Parodontitis nach einem stufenweise ablaufenden, aufeinander aufbauenden Therapiekonzept behandelt werden. Die Therapiestufen sind vom Schweregrad abhängig, und jedes Stadium bedarf unterschiedlicher Interventionen. [W1190–001]

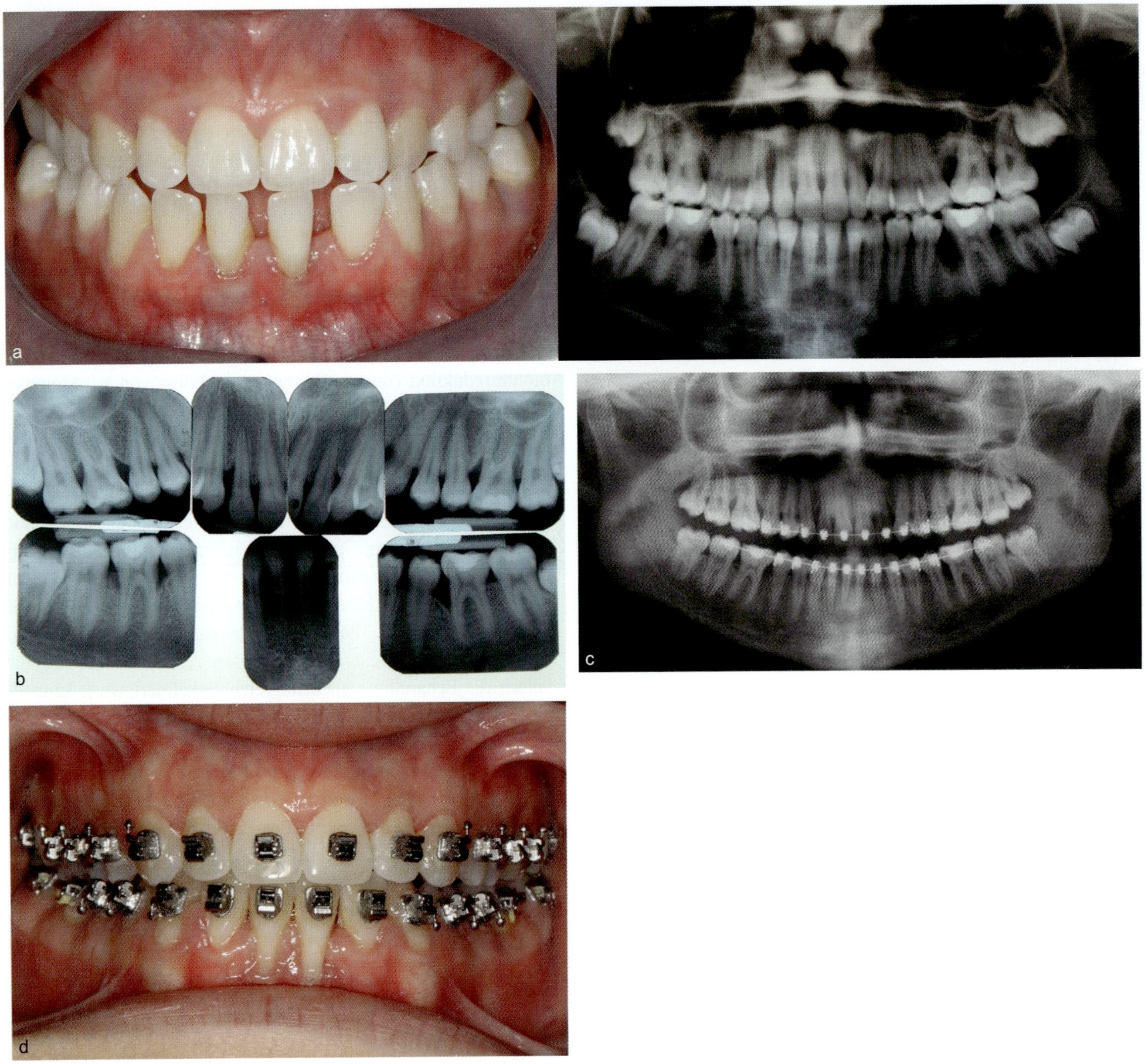

Abb. 15.12 a–d Patientin, weiblich, 14 Jahre, keine Allgemeinerkrankung, Zahnarztangst [M1131]
a) Klinisches und röntgenologisches Bild bei Erstvorstellung mit lokalisierter Sondierungstiefe bis zu 11 mm und beginnender Furkationsbeteiligung Grad I an allen 6-Jahres-Molaren. Diagnose: Parodontitis mit lokalisiertem Stadium III aller 6-Jahres-Molaren, generalisiertes Stadium I, Grad C
b) Ein Jahre nach antiinfektiöser Parodontitistherapie (geschlossenes Vorgehen mit adjuvanter Antibiotikatherapie)
c), d) Während der anschließenden kieferorthopädischen Behandlungsphase vor Abbruch der unterstützenden Parodontitistherapiephase (2,5 Jahre nach Erstvorstellung) mit gingivalen Rezessionen 31 und 41 von vestibulär

patientenindividuelle Risikofaktoren, medizinische Kontraindikationen), um ein regeneratives oder resektives Verfahren mit höheren Erfolgsaussichten für den langfristigen Erhalt der erkrankten Zähne zu ermöglichen. Im Rahmen einer erneuten Reevaluation sollte festgestellt werden, ob die Patienten in die UPT der **4. Therapiestufe** überführt werden können. Zur Sicherung und Verbesserung der erreichten parodontalen Stabilität sind die präventiven und therapeutischen Interventionen aus den Therapiestufen 1 und 2 in regelmäßigen Abständen nötig. Auch müssen während der UPT regelmäßige Reevaluationen aller Parameter erfolgen, um ein mögliches Wiederauftreten der Erkrankung frühzeitig zu erkennen und rechtzeitig mit erneuten Interventionen gegenzusteuern.

Die entsprechenden Interventionen sind in ➤ Tab. 15.8 aufgeführt.

MERKE

Unabhängig vom Alter wird die Parodontitistherapie in Abhängigkeit des klinischen Bildes unter einem standardisierten Durchlaufen der einzelnen Therapiestufen durchgeführt. Die Behandlung von Parodontitiden bei Kindern und Jugendlichen, vor allem, wenn die Destruktionsprozesse schon

Tab. 15.8 Maßnahmenkatalog der Parodontitistherapie, getrennt nach Therapiestufen

	1. Therapiestufe	2. Therapiestufe	3. Therapiestufe	4. Therapiestufe
Indikationen	Alle Patienten mit Parodontitis	Alle Patienten mit Parodontitis	Patienten nach vorherigen Stufen mit ST > 4 mm mit BOP oder ST ≥ 6 mm	Alle Patienten mit Parodontitis
Maßnahmen	• Kontrolle des supragingivalen Biofilms • Interventionen zur Verbesserung der Effektivität der Mundhygiene (Motivation, Instruktion) • Adjuvante Therapien bei gingivaler Entzündung • Professionelle mechanische Plaquereduktion (PMPR) • Beseitigung plaqueretentiver, die Mundhygiene erschwerender Faktoren • Extraktion hoffnungsloser Zähne • Kontrolle der Risikofaktoren (z. B. Raucherentwöhnung, metabolische Kontrolle eines Diabetes, Ernährungslenkung, Gewichtsreduktion)	• Subgingivale Instrumentierung • Adjuvante Anwendung physikalischer oder chemischer Mittel (lokal oder systemisch) • Adjuvante Anwendung subgingival applizierter lokaler Antibiotika oder systemisch wirksamer Antibiotika • Extraktion hoffnungsloser Zähne	• Parodontalchirurgie: – Zugangslappen – resektive Verfahren – regenerative Verfahren • Extraktion hoffnungsloser Zähne	• Kontrolle des supragingivalen Biofilms • Interventionen zur Verbesserung der Effektivität der Mundhygiene (Motivation, Instruktion) • Adjuvante Therapien bei gingivaler Entzündung • Professionelle mechanische Plaquereduktion (PMPR) • Beseitigung plaqueretentiver, die Mundhygiene erschwerender Faktoren • Extraktion hoffnungsloser Zähne • Kontrolle der Risikofaktoren (z. B. Raucherentwöhnung, metabolische Kontrolle eines Diabetes, Ernährungslenkung, Gewichtsreduktion)
Ziele	• Adhärenz und Motivation für die Behandlung aufbauen/Überleitung zu nächsten Therapiestufen ermöglichen • Kompetenz des Biofilmmanagements verbessern/modifizieren	• Keine Stellen mit ST > 4 mm mit BOP oder keine ST ≥ 6 mm	• Keine Stellen mit ST > 4 mm mit BOP oder keine ST ≥ 6 mm	• Adhärenz und Motivation für die Behandlung aufbauen/Überleitung zu nächsten Therapiestufen ermöglichen • Kompetenz des Biofilmmanagements verbessern/modifizieren • Keine Stellen mit ST > 4 mm mit BOP oder keine ST ≥ 6 mm

ST = Sondierungstiefe/**BOP** = Bleeding on Probing

fortgeschritten sind, erfordert Erfahrung und Routine. Im Zweifelsfall sollte eine Überweisung an eine ausgewiesene Spezialklinik oder -praxis vorgenommen werden.

15.5 Nekrotisierende Parodontalerkrankungen

Neben verschiedenen Pathologien des Parodonts wie parodontalen Abszessen oder endodontal-parodontalen Läsionen sollte die spezifische Entität der nekrotisierenden Parodontalerkrankungen insbesondere im Kindes- und Jugendalter beachtet werden. Die Erkrankung weist drei charakteristische klinische Zeichen auf:

- Nekrose der Papillen,
- Blutung und
- Schmerz.

Daneben treten oftmals noch ein ausgeprägter Mundgeruch sowie die Nekrosen abdeckende pseudomembranöse Beläge auf (➤ Abb. 15.13, ➤ Abb. 15.14). Die Erkrankung und insbesondere deren schnelle Progression stehen im Zusammenhang mit Einschränkungen der Immunabwehr des Wirtes (➤ Tab. 15.9). Für alle Altersgruppen wird die Prävalenz mit 0,51–3,3 % angegeben [45]. Herrera et al. [45] weisen aber darauf hin, dass z. B. in afrikanischen Bevölkerungsgruppen die Prävalenz mit 0,9–6,7 % wesentlich variabler ist. Ähnlich große Varianzen werden für erwachsene HIV-Patienten (nekrotisierende Gingivitis/Parodontitis: 0,0–27,7 %/0,3–9,0 %), aber auch für das Kindesalter (2,2–5,0 %) berichtet.

15.5.1 Therapie nekrotisierender Parodontalerkrankungen

Die nekrotisierenden Parodontalerkrankungen gehen immer von einer bestehenden plaqueinduzierten Gingivitis aus, jedoch beeinflussen die prädisponierenden Faktoren wie Stress, Mangelernährung oder eine HIV-Infektion massiv den Verlauf der Erkrankung (➤ Tab. 15.9). Deshalb sollte neben der akuten lokalen Therapie mittels PMPR unbedingt eine Abklärung des allgemeinen Infektionsstatus und möglicher schwerwiegender systemischer Erkrankungen wie z. B. einer Leukämie im Differenzialblutbild durch den Haus-/Facharzt angewiesen werden. Die oralen Veränderungen treten plötzlich auf und können mit einer regionären Lymphadenopathie und reduziertem Allgemeinzustand einschließlich Fieber

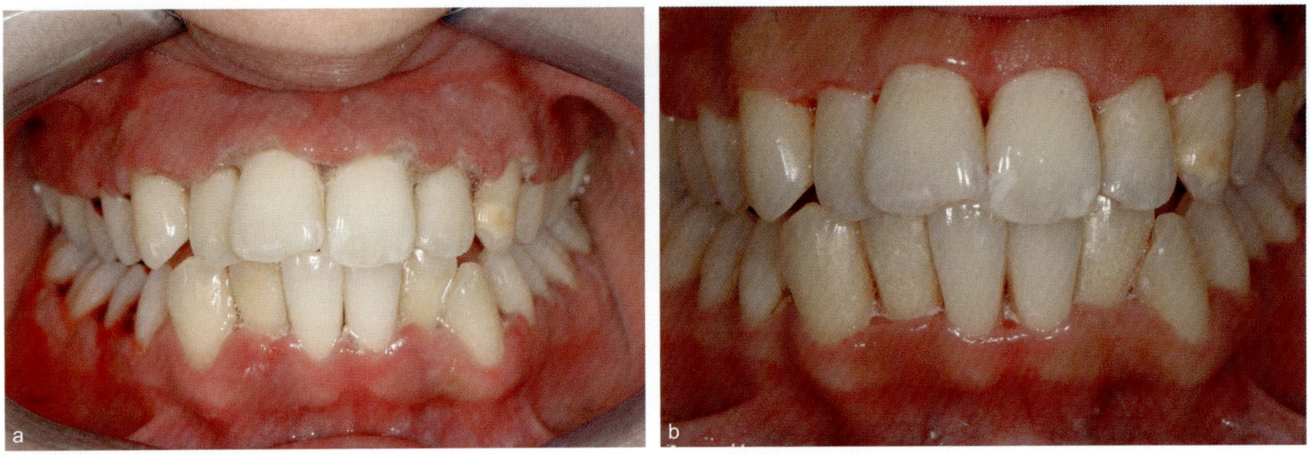

Abb. 15.13 a, b Patientin, weiblich, 17 Jahre, keine Allgemeinerkrankungen, Verdacht, dass sie raucht [M1131]
a) Klinisches Bild während der sofortigen professionellen Zahnreinigung (schmerzhafte Nekrosen interdental in der OK/UK-Frontzahnregion, keine erhöhten Sondierungstiefen, lokalisiertes BOP OK/UK Front, Foetor ex ore); Diagnose: lokalisierte nekrotisierende Gingivitis (prädisponierende Kondition: Prüfungsstress, V. a. Rauchen)
b) Eine Woche nach initialer lokaler Therapie und verbesserter häuslicher Mundhygiene

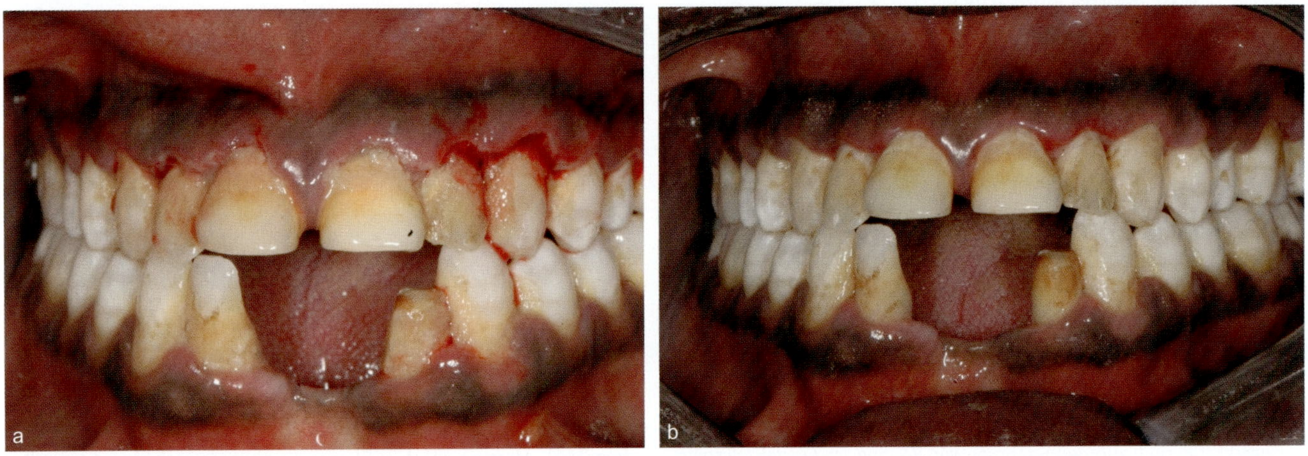

Abb. 15.14 a, b Patient, männlich, 18 Jahre, keine Allgemeinerkrankungen, Flüchtlingsstatus aus dem Senegal, Zahnverlust von 41 und 31 im Verlauf der einjährigen Flucht nach Europa [M1131]
a) Klinisches Bild während der sofortigen professionellen Zahnreinigung (schmerzhafte Nekrosen interdental in der OK/UK-Frontzahnregion, leicht erhöhte Sondierungstiefen ≤ 4 mm, lokalisiertes spontanes BOP OK/UK-Front, marginale Schwellungen der Gingiva, massive Plaqueablagerungen, Foetor ex ore); Diagnose: lokalisierte nekrotisierende Parodontitis (prädisponierende Kondition: extreme Lebensumstände)
b) 3 Tage nach initialer lokaler Therapie und verbesserter häuslicher Mundhygiene

einhergehen. Die orale Mikroflora ist vor allem durch Spirochäten geprägt. Aufgrund der raschen Ausbreitungsgefahr besteht akuter Behandlungsbedarf. Wird nicht rechtzeitig konsequent therapiert, kann es zu irreversiblen Attachmentverlusten/Knochenabbau kommen – im Extremfall beim seltenen Krankheitsbild der Noma (➤ Tab. 15.9) in Entwicklungsländern weisen unterernährte und vorerkrankte Kinder sogar Gewebsverluste im Gesicht auf.

Die Akutbehandlung erfolgt mittels sorgfältiger PMPR (ggf. Lokalanästhesie der betroffenen Regionen) und sollte durch antiseptische Mundspüllösungen (z. B. 0,1–0,2%-ige Chlorhexidindigluconat) unterstützt werden. Patienten müssen täglich nachkontrolliert werden, und bei Bedarf wird die lokale Therapie wiederholt. Wenn nach einem Tag keine Besserung eintritt und/oder eine Ausbreitungstendenz besteht (Lymphadenopathie in Kopf-Hals-Region, Fieber etc.), sollte eine systemische Antibiotikagabe (gewichtsadaptiert an das Alter mit Amoxicillin plus Metronidazol für 3–5 Tage) verordnet werden. Liegt eine Penizillinallergie vor, kann Amoxicillin durch Ciprofloxacin ersetzt werden. Trotz möglicher gastrointestinaler Nebenwirkungen und einer Sensibilisierungsgefahr ist eine systemische Darreichungsform gegenüber einer lokalen Antibiotika-Applikation vorzuziehen, da so nicht nur die Bakterien in der Zahnfleischtasche, sondern im gesamten Mund-Rachen-Raum erfasst werden.

➤ Abb. 15.13 zeigt ein Fallbeispiel für die Therapie einer nekrotisierenden Gingivitis, ➤ Abb. 15.14 ein Fallbeispiel für die Therapie einer nekrotisierenden Parodontitis.

Tab. 15.9 Klassifikation der nekrotisierenden Parodontalerkrankungen (nach [24]) [H266]

Kategorie	Patienten	Prädisponierende Kondition	Klinischer Befund
Nekrotisierende Parodontalerkrankungen bei chronisch schwer immunkompromittierten Patienten	Bei Erwachsenen	HIV+/AIDS mit CD4-Zahlen < 200 und nachweisbarer Viruslast	Nekrotisierende Gingivitis Nekrotisierende Parodontitis Nekrotisierende Stomatitis Noma Mögliche Krankheitsprogression
		Andere schwerwiegende systemische Erkrankung mit Immunsuppression	
	Bei Kindern	Schwere Mangelernährung[a]	
		Extreme Lebensumstände[b]	
		Schwere (virale) Infektionen[c]	
Nekrotisierende Parodontalerkrankungen bei temporär und/oder moderat immunkompromittierten Patienten	Bei Gingivitis-Patienten	Unkontrollierte Faktoren: Stress, Ernährung, Rauchen, Habits	Generalisierte nekrotisierende Gingivitis, mögliche Progression zur nekrotisierenden Parodontitis
		Vorgeschichte einer nekrotisierenden Parodontalerkrankung mit persistierenden interdentalen Kratern	Lokalisierte nekrotisierende Gingivitis, mögliche Progression zur nekrotisierenden Parodontitis
	Bei Parodontitis-Patienten	Lokale Faktoren: Wurzelengstand, Zahnfehlstellungen	Nekrotisierende Gingivitis, nur selten Progression
		Faktoren, die typischerweise für nekrotisierende Parodontalerkrankung prädisponieren	Nekrotisierende Parodontitis, nur selten Progression

[a] Mittlere Plasma- und Serumkonzentration von Retinol, Gesamt-Ascorbinsäure, Zink und Albumin deutlich reduziert oder deutlich ausgeprägter Verlust an Plasma, Retinol, Zink und Ascorbinsäure sowie erhöhte Konzentration von Albumin im Speichel und Kortisol in Speichel und Plasma
[b] Leben in unterdurchschnittlichen Verhältnissen, Exposition gegenüber stark einschränkenden Kinderkrankheiten, Leben in enger Nachbarschaft zu Viehzucht, schlechte Mundhygiene, eingeschränkter Zugang zu Trinkwasser und mangelhafte Beseitigung von menschlichen und tierischen Fäkalien
[c] Masern, Herpesviren (Zytomegalievirus, Epstein-Barr-Virus 1, Herpes-simplex-Virus), Windpocken, Malaria, fiebrige Erkrankungen

MERKE
Nekrotisierende Parodontalerkrankungen stellen eine gesonderte Entität dar und sind Zeichen eines kompromittierten Immunsystems. Eine PMPR unter Schmerzmedikation ist als Sofortmaßnahme indiziert.

15.6 Parodontitis als Manifestation systemischer Erkrankungen

Wie bereits erwähnt, können etliche Allgemeinerkrankungen und systemische Zustände des Organismus den Verlauf einer Parodontitis beeinflussen oder sich negativ auf den parodontalen Zahnhalteapparat auswirken [24]. Gemeinsam ist ihnen in der Regel ein schneller Verlust an parodontalem Attachment. Durch die genetische Prädisposition oder die Erkrankung wird das Risiko für destruktive Prozesse im Parodont erhöht. Der Schweregrad der Ausprägung der Grunderkrankung determiniert dabei das Risiko in Verbindung mit den anderen Risikofaktoren für Parodontitis. Dies führt einerseits dazu, dass die Ausprägung der Parodontitis individuell sehr verschieden sein kann. Sie kann lokalisiert oder generalisiert auftreten, und das Ausmaß an Zerstörung des Zahnhalteapparates kann von Zahn zu Zahn variieren. Andererseits bedeutet dies auch, dass dann ebenfalls eine Parodontitistherapie sinnvoll und indiziert ist, wenn ihr eine systemische Erkrankung zugrunde liegt. Durch die Ausschaltung der anderen Risikofaktoren ist zumindest eine Verlangsamung des Verlaufs, im günstigsten Fall bei engmaschiger Betreuung sogar ein Stillstand zu erzielen.

Viele dieser Grunderkrankungen sind extrem selten. Eine Zusammenstellung bietet ➤ Tab. 15.10.

Drei Grunderkrankungen sollten allerdings hervorgehoben werden: der Diabetes mellitus Typ 1, das Down-Syndrom und die Leukämie.

15.6.1 Diabetes mellitus Typ 1

Diabetes mellitus und Parodontitis sind eng miteinander verschränkt. Einerseits verstärkt ein erhöhter Blutzuckerspiegel die entzündliche Reaktion und damit die Destruktion des Parodonts, andererseits führen sowohl akute als auch chronische Entzündungen zu einer Entgleisung des Blutzuckerspiegels. Bei Kindern und Jugendlichen mit Diabetes mellitus muss daher der Parodontalzustand besonders akribisch und regelmäßig beobachtet werden. Auf europäischer Ebene ist konsentiert, dass bei diesen Kindern auch ohne parodontale Symptomatik ein jährliches Screening ab dem 6. Lebensjahr erforderlich ist. Bereits geringe entzündliche Veränderungen sollten unverzüglich therapiert werden, um dem erhöhten Risiko einer irreversiblen Destruktion Rechnung zu tragen [14].

15.6.2 Down-Syndrom

Auch wenn qualitative Berichte eine erhöhte Prävalenz von Parodontitiden bei Patienten mit Down-Syndrom nahelegen, konnte dies in einem systematischen Review mit Metaanalyse nach Korrektur für die Mundhygiene nicht gezeigt werden [50]. Es erscheint daher naheliegend, dass die erhöhte Prävalenz in erster Linie von den

Tab. 15.10 Allgemeinerkrankungen und Syndrome, die mit einem Auftreten von parodontalem Attachmentverlust einhergehen. Aufgeführt sind der Name der Erkrankung, die Prävalenz, das Erkrankungsalter, die oralen Symptome sowie allgemeinmedizinische Manifestationen.

Name der Erkrankung	Pathologie	Prävalenz	Erkrankungsalter	Gen	Dentale Manifestation	Allgemeinmedizinische Manifestation
Syndromale Erkrankungen						
Down-Syndrom (Trisomie 21)	Beeinträchtigte PMN-Funktionen	1:600–1:1000 [52]	–	Autosomal-dominant, dreifache Anlage des Chromosoms 21	Makroglossie, muskuläre Hypotonie, Gingivitis, Parodontitis	Morphologische Varianten Geistige Retardierung, Herzfehler, hormonelle Schwankungen, reduzierte Chemotaxis und eingeschränkte Phagozytose, Störungen der B- und T-Zellen [52]
Ehlers-Danlos-Syndrom (Typ IV und VIII)	Kollagenstörung	Typ IV: 1:5000/1:10.000 Typ VIII: 1:50.000 [53]	Neugeborenen-, Kleinkindalter	Typ IV: autosomal-rezessiv Typ VIII: autosomal-dominant Mutation in Chromosom 12p13	Schwere, generalisierte, frühzeitig einsetzende Parodontitis, Zahnverlust, Zerstörung des Alveolarknochens, Gingivawucherung mit unterschiedlich ausgeprägter Hyperkeratose, fehlende Zahnanlagen oder Mikrodontie [54]	Überelastische Haut, Gewebebrüchigkeit, krankhafte, hyperpigmentierte atrophische Narbenbildung in der Prätibialregion, schnelles Entstehen von Hämatomen, verlängerte Blutungsneigung
Hypophosphatasie (HPP) (Rathbun-Syndrom, HOPS) [55]	Erniedrigter alkalischer Phosphatspiegel oder Unwirksamkeit der alkalischen Phosphosphatase	Schwere Verlaufsform 1:100.000	Säuglings-, Kindesalter	Autosomal-rezessiv oder autosomal dominant Mutation des ALPL-Gens	Vorzeitiger Verlust von Milchzähnen. Zahnmineralisationsstörungen, Zementhypoplasie/-aplasie, Wurzelzementbildungsstörung [56]	Systemische Erkrankung Skelettdeformitäten, Knochenhypomineralisation, verzögertes Gehen lernen, Kleinwuchs, Exophthalmus
Wiskott-Aldrich-Syndrom (WAS) [48][57]	Blutgerinnungsinsuffizienz und reduziertes Immunsystem	1:100.000	Neugeborenen-, Kleinkindalter	X-chromosomal-rezessiv Hemizygote Mutationen im WAS-Gen	Parodontitis, Gingivitis, rezidivierende Aphten	Thrombozytopenie, gestörte zelluläre und humorale Immunreaktion, Lungenentzündungen, Pilzinfektion Akute oder chronische Ekzeme Hämorrhagische Symptome: Petechien, Purpura, Nasenbluten, blutiger Durchfall, intrakraniellen Blutungen
Haim-Munk-Syndrom (HMS) [48][58]	Formenkreis der palmoplantaren Keratosis	< 1:1.000.000	Neugeborenen-, Kleinkindalter	Autosomal-rezessiv Mutation des Cathepsin-C (CTSC)-Gens	Schwere Parodontitis in beiden Dentitionen	Arachnodaktylie, Akroosterolyse, Onychogryphose Umschriebene schuppende erythematöse Hautareale Auffällige Deformität der Finger (verjüngte, spitze Fingerkuppen, krallenartige volare Krümmung)

Tab. 15.10 Allgemeinerkrankungen und Syndrome, die mit einem Auftreten von parodontalem Attachmentverlust einhergehen. Aufgeführt sind der Name der Erkrankung, die Prävalenz, das Erkrankungsalter, die oralen Symptome sowie allgemeinmedizinische Manifestationen (*Forts.*)

Name der Erkrankung	Pathologie	Prävalenz	Erkrankungsalter	Gen	Dentale Manifestation	Allgemeinmedizinische Manifestation
Papillon-Lèfevre-Syndrom (PLS)	Gestörte Granulozytenfunktion [59]	1–4:1.000.000 [48]	Säuglings-, Kindesalter	Autosomal-rezessiv Mutation der Genkodierung für Cathepsin-C	Frühzeitiger Milchzahnverlust, parodontale Destruktionen, Gingivitis, Parodontitis, Verlust des Alveolarknochens, vorzeitiger Zahnverlust	Ektodermale Dysplasie Symmetrische diffuse palmoplantare Hyperkeratosen, psoriasiforme Hyperkeratosen an Ellenbeugen und Knien, Nageldystrophien
Sjögren-Larsson-Syndrom (Fettaldehyd-Oxidoreduktase-Mangel) [60][61][62]	Mangel und Funktionseinschränkung des Fettalkohol-NAD+ Oxidoreduktase-(FAO)-Enzymkomplexes: Erhöhung der Fettalkohole und Fettaldehyde im Blutplasma	1:250.000	Neugeboren-, Kleinkindalter	Autosomal-rezessiv Mutation des ALDH3A2-Gens	Hypo- und Aplasie von Zahnzement, Karies, Gingivitis, Parodontitis, Zahnschmelzhypoplasie	Kongenitale generalisierte, gelbbraune, eher verruköse, hystrixartige Ichthyose Geistige Retardierung Spastische Parese, oft Photophobie und Myopie
Kindler-Syndrom [63]	Verdacht einer möglichen geschädigten Verknüpfung im Aktin-Zytoskelett und der extrazellulären Matrix	Selten < 250 Fälle weltweit	Neugeborenen-, Kleinkindalter	Autosomal-rezessiv Funktionsverlustmutationen im KIND1-Gen	Frühzeitig einsetzende Parodontitis	Blasenbildung an den Akren, Fotosensitivität, fortschreitende Poikilodermie, Hautatrophie
Leukozytenadhäsionsdefekt-Syndrom (LAD) [37][46][48][52][64]	Defekte in den Integrinrezeptoren der Leukozyten Reduktion der Leukozyten-Glykoprotein-Adhäsion und Chemotaxis Gestörte Phagozytose	1:100.000	Kleinkind-, Kindesalter	Autosomal-rezessiv	Hypo- und Aplasie von Zahnzement auf Höhe des dentogingivalen Übergangs, Parodontitis, vorzeitiger Zahnverlust	Hautinfektionen (Abszesse, Erysipele), erhöhte Infektanfälligkeit, Pneumonien Häufig letaler Verlauf bei schwerem LAD I–III innerhalb der ersten zwei Lebensjahre ohne Knochenmarktransplantation
Chediak-Steinbrick-Higashi-Syndrom [65][66]	Gestörte Granulozytenfunktion (Neutrophile und Monozyten) im endoplasmatischen Retikulum Funktionsstörungen der polymorphkernigen Leukozyten und Mangel an Killer-Zellen. Erhöhte Phagozytose-Tätigkeit	Selten	Kindesalter	Autosomal-rezessiv Störung des LYST-/CHS-1 Gens	Schwerwiegende Parodontitis mit konsekutivem Zahnverlust, Ulzerationen von Mundschleimhaut, Gaumen und Zunge	Mehrzahl der Patienten zeigt eine hämophagozytische Lymphohistiozytose (HLH) Okulokutaner Albinismus mit Photophobie, silbrig-blondes Haar, rezidivierende eitrige Infektionen der Haut, intermittierendes Fieber, Blutungsneigung

15

Tab. 15.10 Allgemeinerkrankungen und Syndrome, die mit einem Auftreten von parodontalem Attachmentverlust einhergehen. Aufgeführt sind der Name der Erkrankung, die Prävalenz, das Erkrankungsalter, die oralen Symptome sowie allgemeinmedizinische Manifestationen (*Forts.*)

Name der Erkrankung	Pathologie	Prävalenz	Erkrankungsalter	Gen	Dentale Manifestation	Allgemeinmedizinische Manifestation
Jobs-Syndrom (Hyper-Immunglobulinämie E, Hiob-Syndrom) [65]	Immundefizitsyndrom Keine physiologische Chemotaxis möglich	Selten Weltweit 300 Fälle bekannt	Säuglingsalter oder frühes Kindesalter	Autosomal-dominant 70 % Mutation im STAT-Gen	Persistierende Milchzähne, frühzeitiger Verlust von Milchzähnen, Nichtanlagen Entwicklungsdefekte der Dentitionen Ulzerationen der Mundschleimhaut, hoher bogenförmiger Gaumen, Candidiasis [47][67]	Rezidivierende Hautinfektionen (überwiegend staphylogen), (Broncho-)Pneumonien, skelettale Veränderungen, Hyperplasie lymphatischer Organe und hohe IgE-Spiegel im Serum Wiederkehrendes Fieber V. a. lichenoide Veränderungen
Pringle-Bourneville-Syndrom (Tuberöse Sklerose) [68]	Störung des TSC-Proteinkomplexes Generalisierte Störung des Zellwachstums und der Zellgröße	1:10.000 bis 1:25.000	Alle Altersgruppen	Autosomal-dominant Störung es TSC1- und des TSC2-Gens 70 % Neu-Mutation	Fibrome der Gingiva und Mundschleimhaut/Mundhöhle, Zahnschmelzdefekte	Systemische Erkrankung: Fehlbildungen und Tumore (Hämatome) zahlreicher Organe (Haut, Gehirn, Augen, Nieren, Herz, Lunge und Knochen) Symptomentrias (29 %): 1. epileptische Anfälle, (kognitive epileptische Anfälle) 2. kognitive fortschreitende Behinderung (neuropsychiatrische Auffälligkeiten) 3. Angiofibrome im Gesicht
Erkrankungen des hämatopoetischen Systems						
Leukämien [69][70] Akute lymphatische Leukämie (ALL) Akute Myeloische Leukämie (AML)	Unkontrollierte Proliferation von Leukozyten	ALL 5,3:100.000 AML 1:100.000	0 bis ca. 14 Jahren	–	Gingivale Blutungen, Gingivawucherung, Attachmentverlust	Petechien, reduzierte Immunabwehr, erhöhtes Blutungsrisiko Anämie
Chronische benigne (familiäre) Neutrozytopenie (BEN) [70]	Abnahme der absoluten Zahl von Neutrophilen	3,9:100.000	–	–	Ulzerationen im Mundraum, chronische Gingivitis, chronische Parodontitis [71]	In der Regel kein erhöhtes Infektionsrisiko Aber: häufige Mittelohrentzündungen, Infektionen der oberen Atemwege, Lymphadenopathie, reduzierte Immunreaktionen möglich
Schwere angeborene Neutropenie (SCN) (Kostmann-Syndrom, infantile genetische Agranulozytose)	Absolute Abnahme der Neutrophilenzahl < 1500/l Monozyten, Eosinophile und Basophile erhöht [54]	1–2:1.000.000	–	Autosomal-dominant Mutation des ELANE-Gens Autosomal-rezessiv Mutation des HAX1-Gens	Gingivitis, erhöhte Sondierungstiefen, schwerer alveolärer Knochenverlust in beiden Dentitionen [72]	Stillstand der Myelopoese im Knochenmark auf der Ebene von Promyelozyten/Myelozyten Schwere rezidivierende bakterielle Infektionen

Tab. 15.10 Allgemeinerkrankungen und Syndrome, die mit einem Auftreten von parodontalem Attachmentverlust einhergehen. Aufgeführt sind der Name der Erkrankung, die Prävalenz, das Erkrankungsalter, die oralen Symptome sowie allgemeinmedizinische Manifestationen (*Forts.*)

Name der Erkrankung	Pathologie	Prävalenz	Erkrankungsalter	Gen	Dentale Manifestation	Allgemeinmedizinische Manifestation
Familiäre und zyklische Neutropenie	Zyklische Abnahme der zirkulierenden Neutrophilenanzahl	0,5–1:1.000.000 [73]		Autosomal-dominant Mutation des ELA2-Gens	Ulzerationen im Mundraum, chronische Gingivitis, chronische Parodontitis [73]	Fieber, Kopfschmerzen, Gewichtsabnahme, Lymphadenopathie, Sepsis, reduzierter Allgemeinzustand
X-chromosomale Agammaglobulinämie (XLA) [67]	Immunschwäche Versagen der Reifung von Prä-B-Zellen zu B-Zellen	1–9:100.000	Kleinkindalter	X-chromosomal-rezessiv	Gingivitis, Ulzerationen V. a. Parodontitis	Reduzierte Immunabwehr Erhöhtes Infektionsrisiko (Lungenentzündung, Empyem, Meningitis, Sepsis oder septische Arthritis)
Chronische Granulomatose (CGD) [75][76]	Eingeschränkte Funktion der Neutrophilen, Monozyten, Basophilen, Eosinophilen, Makrophagen Defekt in der mikrobiziden Aktivität aufgrund einer NADPH-Oxidase-Mutation	1–9:100.000	Jedes Lebensalter möglich, häufiger Onset mit 5 Jahren	Autosomal-rezessiv oder X-chromosomal-rezessiv	Gingivitis Rezidivierende aphtöse Ulzerationen der Mundschleimhaut	Häufige Pilzinfektionen Wiederkehrende oder anhaltende Infektionen Erkrankungen der Lymphknoten, Lunge, Leber, Milz, Knochen und Haut
Histiozytosis X (Langerhans-Zell-Histiozytose) Verschiedene Manifestationen: Eosinophiles Granulom, Hand-Schüller-Christian-Krankheit, Letterer-Siwe-Krankheit	Abnormale Proliferation von Langerhanszellen, aus dem Knochenmark stammenden Zellen (Histiozyten, Leukozyten, Eosinophile, Neutrophile, Plasmazellen, mehrkernige Riesenzellen)	1:200.000–1:2.000.000	Alle Altersgruppen	–	Destruktive Parodontitis, Zahnhypermobilität, Zerstörung von Kiefer- und Alveolarknochen [67][77]	Rotbraune, bläuliche Papeln oder Knoten, zentrale Exulzeration, atrophe Narben, gelbbraune, leicht schuppende bis nässende Papeln mit nekrotischem Zerfall, petechiale Blutungen, Nageldystrophie Fieber, sekundäre Superinfektionen
Cohen-Syndrom	Granulozytopenie, Neutropenie	Selten Weltweit bisher 200 Fälle bekannt	Neugeborenen-, Säuglingsalter	Autosomal-rezessiv Mutation im VPS13B-Gen [70]	Parodontale Erkrankung, prominente obere Schneidezähne	Geistige Retardierung, Entwicklungsverzögerung, Myopie, Netzhautdystrophie Charakteristisches Erscheinungsbild: schmale Hände und Füßen mit langen, schlanken Fingern, Rumpffettleibigkeit sowie charakteristische Gesichtszüge (hochgewölbte oder wellenförmige Augenlider, dichtes Haar, niedriger Haaransatz, kurzes Philtrum sowie lange, dichte Wimpern, markante Nasenwurzel) Erhöhte Infektanfälligkeit [72]

15

Tab. 15.10 Allgemeinerkrankungen und Syndrome, die mit einem Auftreten von parodontalem Attachmentverlust einhergehen. Aufgeführt sind der Name der Erkrankung, die Prävalenz, das Erkrankungsalter, die oralen Symptome sowie allgemeinmedizinische Manifestationen (*Forts.*)

Name der Erkrankung	Pathologie	Prävalenz	Erkrankungsalter	Gen	Dentale Manifestation	Allgemeinmedizinische Manifestation
Weitere Erkrankungen mit parodontalen und gingivalen Manifestationen						
Glykogenspeicher-Erkrankung Typ II (Morbus Pompe, Glycogen Storage Disease [GSD]) [58]	Mangel an Glucose-6-Phosphattranslocase	1:50.000–200.000	Erkrankungsbeginn im Säuglingsalter oder im Jugend-, Erwachsenenalter	Autosomal-rezessiv Defekt des Chromosoms 17	Ulzeration im Mundraum, hyperplastische Gingiva, parodontale Erkrankungen, längere Blutungsdauer [78]	Muskelschwäche, Kardiomyopathie, Hepatomegalie, Störungen der Magen-Darm-Funktion
Epidermolysis bullosa (EB) [79][80] 3 Hauptformen: EB simplex, EB junctionalis, EB dystrophica	EB simplex: Spaltung innerhalb der Epidermis im Bereich der basalen Keratinozyten EB junctionalis: Verknüpfung der Hemidesmosomen zur Epidermis und Basalmembran abnormal, Spaltung entlang der Basalmembran EB dystrophica: keine ausreichende Vernetzung zwischen Basalmembran und darunterliegender Dermis	11:1.000.000 [81]	Angeboren	Autosomal-dominant/-rezessiv	Mundschleimhaut: Blasen, Vernarbungen Generalisierte oder fokale Zahnschmelzhypoplasien, erhöhtes Kariesrisiko, Veränderungen in der Zahnschmelzstruktur, fokale Zahnschmelzhypoplasien Im Verlauf Mikrostomie	Ausprägung sehr abhängig von Hauptform Milde bis letale Verläufe Blasenbildung nach (minimalen) Traumen, Erosionen, Haut-/Schleimhautfragilität, z.T. Hautatrophie, Vernarbungen, Pigmentverschiebungen, Nageldystrophie
Systemische Sklerodermie 3 Untergruppen: begrenzt auftretende systemische Sklerodermie, (CREST-Syndrom), diffuse systemische Sklerodermie, systemische, Sklerose ohne Sklerodermie [82][83]	Rheumatische Autoimmunerkrankung Überschießende Fibroblastenreaktion Vermehrte Kollagenablagerung und geringer Kollagenabbau	1:10.000	Selten im Kindesalter Erwachsenalter	Mögliche genetische Prädisposition in Diskussion	Parodontitis, Mikrostomie, fibrös verdicktes Zungenbändchen, reduzierte Speichelflussmenge, Mundtrockenheit, Ulzera	Progriente systemische Erkrankung Morphologische Varianten Initialsyndrom: Raynaud-Phänomen, Sodbrennen, Schluckbeschwerden und Kurzatmigkeit Im weiteren Verlauf Sklerodaktylie, Nieren-, Lungen-, Herz-, GIT-Insuffizienz, pulmonale Hypertonie, eingeschränkte Mimik Je nach Schweregrad und Therapiebeginn letaler Verlauf
Morbus Behçet	Autoimmunerkrankung Rheumatischer Formenkreis Chronische Vaskulitis	0,6–1,5:100.000	Kindes-, Jugend-, Erwachsenenalter	Mögliche genetische Prädisposition des HLA-B51-Gens	Aphtöse Läsionen der Gingiva und Mundschleimhaut	Aphtöse Läsionen der Genitalschleimhaut, Augen, Haut Schwere Verläufe: Verlust der Sehkraft, neurologische/gastrointestinale Manifestationen, venöse Thrombosen und arterielle Aneurysmen

Tab. 15.10 Allgemeinerkrankungen und Syndrome, die mit einem Auftreten von parodontalem Attachmentverlust einhergehen. Aufgeführt sind der Name der Erkrankung, die Prävalenz, das Erkrankungsalter, die oralen Symptome sowie allgemeinmedizinische Manifestationen (*Forts.*)

Name der Erkrankung	Pathologie	Prävalenz	Erkrankungsalter	Gen	Dentale Manifestation	Allgemeinmedizinische Manifestation
Hereditäre Gingivafibromatose (HGF) [68][84]	Hyperplasie und Hypertrophie der Gingiva	Selten	Manifestationsbeginn in der Regel bei beim Durchbruch der permanenten Zähne, aber auch im Milchgebiss möglich	Autosomal-dominant oder im Rahmen von Syndromen	Benigne, langsam progrediente, nichtentzündliche fibröse Hyperplasie der Gingiva, lokalisiert oder generalisiert Durchbruchshinderungen/-verzögerungen, Zahnfehlstellungen	–
Juvenile hyaline Fibromatosis (JHF) [48][85]	Familiäre Häufung, Ursache unklar	Selten Weniger als 70 Fälle	Neugeborenen-, Kleinkindalter	Autosomal-dominat	Multiple gingivale und kutane Knötchen, Papeln Tumoren möglich	Fortschreitende schmerzhafte Beugekontraktionen der großen Gelenke Generalisierte Osteoporose, Skoliose, reduziertes Körpergewicht und -größe, weitergehende Skelettmanifestationen
Insulinabhängiger Diabetes [47]	Abnahme der Insulinsekretion oder Verfügbarkeit durch einen genetischen Defekt in den Pankreas-Beta-Zellen	23:10.000	–	–	Gingivitis, Attachmentverlust und Knochenverlust bei schlecht eingestellten Fällen [64]	Reduzierte PMN-Funktionen (Chemotaxis, Adhäsion, Phagozytose) Verminderte Kollagensynthese und erhöhte Kollagenose Aktivität Verzögerte Wundheilung Erhöhte Anfälligkeit für Infektionen

Schwierigkeiten der Etablierung einer adäquaten Mundhygiene bei diesen Patienten und erst in zweiter Linie durch genetische Prädisposition durch Einschränkungen im Immunsystem, die Zahnmorphologie – in erster Linie das Fehlen des dentalen Äquators – und die Mundatmung bedingt ist. Bei diesen Patienten ist daher von klein auf auf eine möglichst perfekte Mundhygiene zu achten. Ein darüber hinausgehendes parodontales Screening erscheint nicht erforderlich.

15.6.3 Leukämie

Unter dem Begriff der Leukämie ist eine heterogene Gruppe von Erkrankungen zusammengefasst, die von Störungen in der Blutbildung im Knochenmark ausgeht. Klinische Folge ist unter anderem eine massive Einschränkung des Immunsystems. In bis zu 90 % der Fälle ist eine Leukämie assoziiert mit primären oralen Manifestationen, vor allem mit Veränderungen der Mukosa, spontanen Blutungen, Gingivitiden und Parodontitiden, aber auch mit Karies und Verfärbungen der Zähne. Diese Veränderungen sind jedoch unspezifisch, und die Differenzierung von einer plaqueassoziierten Gingivitis ist vor allem durch die Reaktion auf die mechanische Biofilmkontrolle möglich [51]. Verschwindet eine Entzündung nach PMPR nicht, obwohl die Zähne nahezu plaquefrei sind, sollte immer auch eine Leukämie in Erwägung gezogen, und entsprechende Untersuchungen beim Kinderarzt sollten empfohlen werden. Leukämien bei Kindern haben eine gute Prognose. Zahnärzten kommt hier eine zentrale Rolle bei der Früherkennung zu.

MERKE

Diabetes mellitus, Down-Syndrom und Leukämie sind die Allgemeinerkrankungen, die am häufigsten bei Kindern und Jugendlichen zu parodontalen Manifestationen führen. Sie sollten immer im Blick behalten werden. Atypische Verläufe sollten immer umfassend internistisch abgeklärt werden, und man sollte auch bei einem negativen Befund hartnäckig bleiben, sofern einem die Situation ungewöhnlich vorkommt.

Bei Leukämie kommt den Zahnärzten und Zahnärztinnen eine zentrale Rolle bei der Früherkennung zu. Andere vor allem genetische Grunderkrankungen, die mit Manifestationen im Parodont einhergehen, sind in der Regel extrem selten, und die intraoralen klinischen Zeichen sind unspezifisch. Sind solche Grunderkrankungen bekannt, sollte man dem erhöhten Risiko durch engmaschige Kontrollen und sofortige Therapie bei den geringsten Entzündungszeichen begegnen.

15.7 Gingivale Rezessionen

Im Rahmen der Konsensussitzungen zur Erarbeitung der aktuellen Klassifikation wurde die Variabilität der Anatomie und Morphologie mukogingivaler Zustände diskutiert [86]. Es wurden „normale mukogingivale Zustände" als das „Fehlen von Erkrankung (z. B. gingivale Rezession, Gingivitis, Parodontitis)" definiert. Entsprechend wurden **gingivale Rezessionen** als eine Apikalverlagerung des Gingivarandes (Rezessionstiefe) im Verhältnis zur Schmelz-Zement-Grenze mit Freiliegen von Wurzeloberfläche und Attachmentverlust beschrieben. Die Prävalenz ist hoch, zumindest im Erwachsenenalter (18–64 Jahre) zeigen 50 % aller Patienten mindestens eine Zahnfläche mit gingivaler Rezession [87]. Bei 10- bis 15-Jährigen liegt die Prävalenz je nach untersuchter Gruppe bei bis zu 18 % [88]. Rezessionen sind also bei Kindern und Jugendlichen nicht selten und häufig mit hoch ansetzenden Bändchen und Fehlstellungen assoziiert [88]. Die betroffenen Zähne zeigen oftmals eine Hypersensitivität, Karies bzw. nichtkariöse zervikale Läsionen an den freiliegenden Wurzeloberflächen, verbunden mit beeinträchtigtem Aussehen [89]. Bis heute ist die Ätiologie der Erkrankung nicht vollständig verstanden, mehrere prädisponierende Faktoren gibt es aber (z. B. dünne parodontale Biotypen, unzureichendes/aggressives Mundhygieneverhalten, kieferorthopädische Behandlungen, zervikale Restaurationen) (➤ Abb. 15.15).

Der gingivale Biotyp, das Vorhandensein/Fehlen von Karies und nichtkariösen zervikalen Läsionen, ästhetische Bedenken des Patienten und das Vorhandensein/Fehlen von Dentinüberempfindlichkeit spielen eine entscheidende Rolle bei Entstehung, Progression und Therapie gingivaler Rezessionen [86]. Daher wurde eine neue Einteilung vorgeschlagen, basierend auf den Erkenntnissen von Cairo et al. [90]:

- Rezession Typ 1 (RT1): Gingivale Rezession ohne Verlust von approximalem Attachment. Die approximale Schmelz-Zement-Grenze (SZG) ist mesial und distal des Zahnes klinisch nicht detektierbar.
- Rezession Typ 2 (RT2): Gingivale Rezession mit approximalem Attachmentverlust. Der approximale Attachmentverlust (gemessen von der approximalen SZG bis in die Tiefe des/der

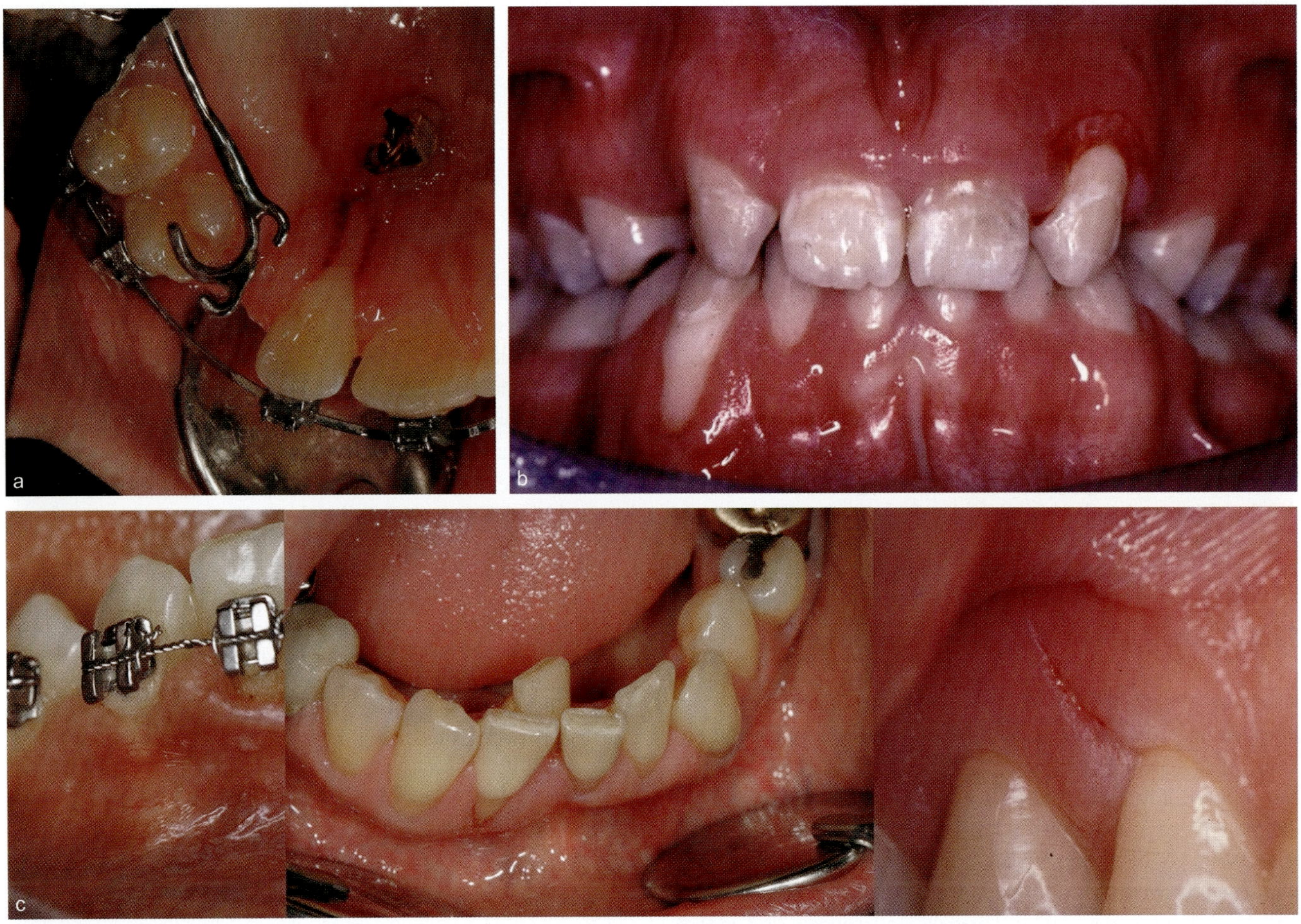

Abb. 15.15 a–c [M1131]
a) Gingivale Rezessionen (Anschlingen eines verlagerten oberen Eckzahnes) während kieferorthopädischer Therapie (16 Jahre, weiblich)
b) Gingivale Rezessionen bei aggressivem Putzverhalten in den Eckzahnregionen (14 Jahre, männlich, Tiefbiss)
c) Verschiedene Prädispositionen für gingivale Rezession (von links nach rechts): dünne Gingivadicke (< 1 mm) bei festsitzender kieferorthopädischer Therapie, Zahnfehlstellungen, traumatische Irritation der marginalen Gingiva (hier sog. Stillman-Spalte)

approximalen Sulkus/Tasche) ist geringer als der oder gleich dem bukkalen Attachmentverlust (gemessen von der approximalen SZG bis in die Tiefe des/der approximalen Sulkus/Tasche).

- Rezession Typ 3 (RT3): Gingivale Rezession mit approximalem Attachmentverlust. Der approximale Attachmentverlust (gemessen von der approximalen SZG bis in die Tiefe des/der approximalen Sulkus/Tasche) ist größer als der bukkale Attachmentverlust (gemessen von der approximalen SZG bis in die Tiefe des/der approximalen Sulkus/Tasche).

Diese Einteilung gilt auch für Kinder und Jugendliche.

15.7.1 Therapie von gingivalen Rezessionen

Da die parodontale Gesundheit bei den meisten Patienten mit gingivalen Rezessionen mit optimaler häuslicher Mundhygiene stabil gehalten werden kann (➤ Abb. 15.16), sollten bei fehlender klinischer Symptomatik/Pathologie diese spezifischen Stellen engmaschig überwacht und umsichtige Maßnahmen zur Verbesserung der klinischen Symptomatik ergriffen werden. Es sollte bedacht werden, dass die Wahrnehmung von Zahnfleischrückgängen und die Behandlungswünsche der Patienten sehr unterschiedlich sind und sorgfältig bewertet werden sollten, bevor eine Therapieentscheidung getroffen wird [91]. Deshalb sollte in Einzelfällen von weiterführenden Maßnahmen einschließlich chirurgischer Interventionen abgesehen werden, weil die Patienten entweder sehr ängstlich sind, die Eltern einen Eingriff aus Bedenken hinsichtlich möglicher Nebenwirkungen der mukogingivalen Chirurgie (z. B. postoperative Schmerzen, Blutungen) ablehnen (Cave: Aufklärungspflicht) oder sowohl Patient als auch Eltern aufgrund fehlender Beschwerdesymptomatik den Eingriff für nicht notwendig halten. Hier sollte alternativ ein engmaschiges Recall zur Kontrolle der Pathologie und Sicherung der Entzündungsfreiheit gewählt werden (➤ Abb. 15.17).

Ein chirurgischer Eingriff kann indiziert sein, wenn (1) das Risiko für die Entwicklung einer gingivalen Rezession, (2) die Progression

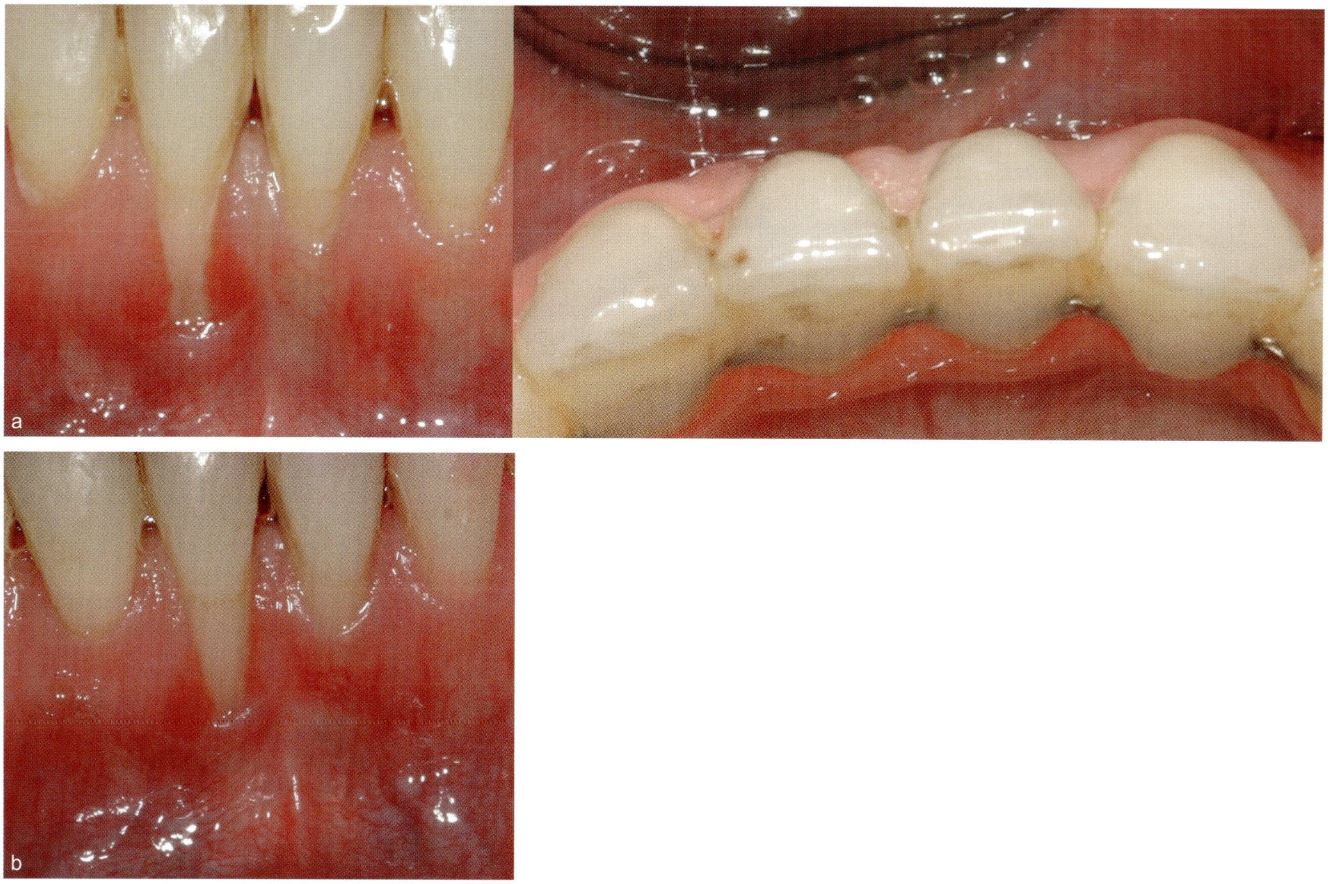

Abb. 15.16 a, b Patientin, weiblich, 16 Jahre, keine Allgemeinerkrankungen, Z. n. kieferorthopädischer Therapie (lingual festsitzender Retainer 33–43), schmaler UK-Alveolarkamm mit vestibulärem Wurzeltorque der Zähne 31, 41 [M1131]
a) Intraorale Ansicht (frontal/Aufsicht) bei Erstvorstellung mit deutlichem Zahnfleischrückgang an 41 bei Rötung und Schwellung der marginalen Gingiva; Diagnose: plaqueinduzierte Gingivitis und Rezession Typ 2. Patientin lehnt jegliche chirurgische Maßnahme ab aus Angst vor dem Eingriff (Zahnarztangst).
b) 3 Monate später nach PMPR und Interventionen zur Verhaltensveränderung mit deutlicher Reduktion der entzündlichen Veränderungen (ergänzende Nutzung einer Einbüschelbürste Regio 42)

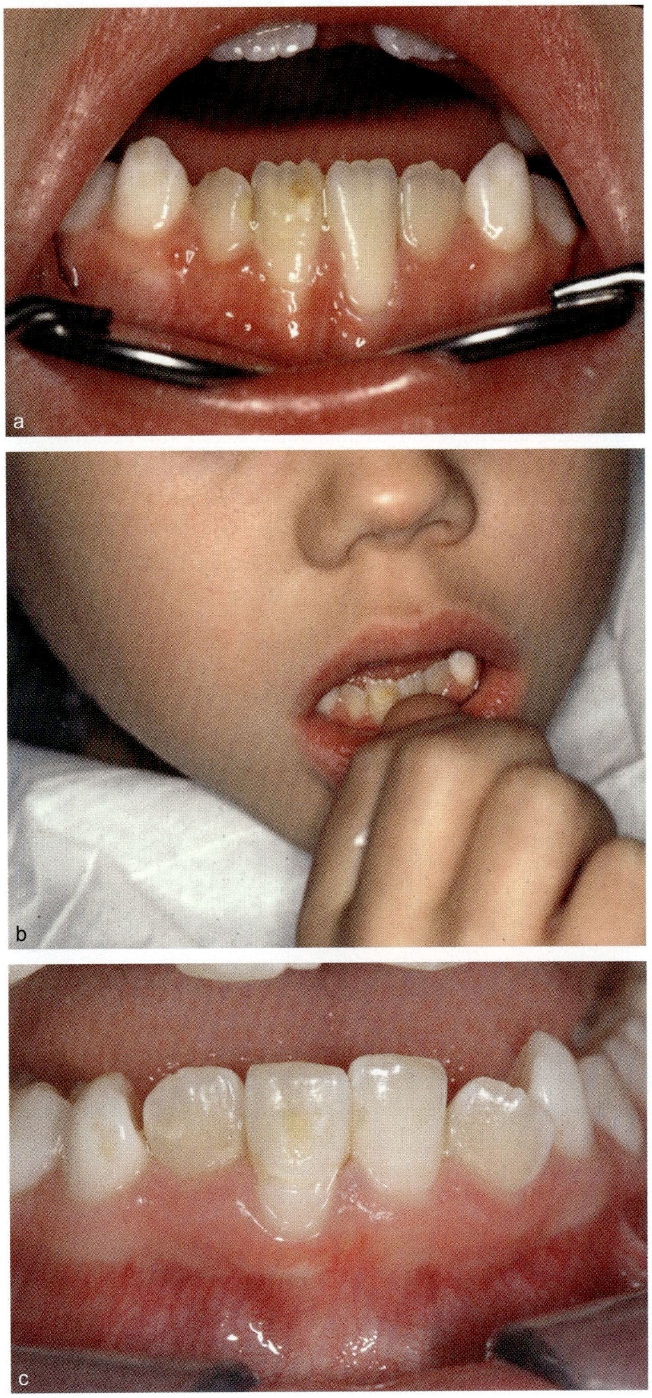

Abb. 15.17 a–c Patient, männlich 7 Jahre, keine Allgemeinerkrankungen [M1131]
a) Intraorale Ansicht bei Erstvorstellung im Wechselgebiss (Überweisung vom Hauszahnarzt). Eltern waren besorgt wegen des zunehmenden Zahnfleischrückgangs in der Unterkieferfront. Diagnose: Rezession Typ 1 bei dünnem Gingivaphänotyp an 31, 41
b) Zufällig beobachtetes Verhalten des Kindes in einem vermeintlich „unbeobachteten" Moment
c) 12 Monate später nach Aufklärung und Intervention zur Verhaltensveränderung (2 Sitzungen im Rahmen der Individualprophylaxe bei Kindern)

einer bereits vorliegenden gingivalen Rezession besteht und (3) mögliche Hartsubstanzschäden verhindert (Abdeckung der Wurzeln) bzw. (4) ästhetische Einschränkungen auf Patientenwunsch korrigiert werden sollen [89]. Aber auch eine Veränderung des Biotyps bei gleichzeitiger Weichgewebsdeckung kann eine Indikation sein, beispielsweise vor kieferorthopädischer Behandlung. Hinsichtlich der verschieden Verfahren kann festgestellt werden, das alle plastischen parodontalchirurgischen Techniken zur Verringerung der gingivalen Rezessionen bei gleichzeitiger Verbesserung des Attachmentlevels führen [92]. Auch wenn keine einzelne chirurgische Technik den anderen Verfahren überlegen scheint, so findet doch die solitäre Verwendung eines Bindegewebstransplantats (➤ Abb. 15.18) ohne/in Kombination mit Schmelz-Matrix-Proteinen eine große Verbreitung in der Praxis.

MERKE

Gingivale Rezessionen können auch bei Kindern und Jugendlichen auftreten. Feststellung ggf. traumatisierender Ursachen, falls vorhanden, Korrektur von Habits, Verbesserung der Mundhygiene und PMPR zur Entzündungsreduktion sind Therapie der Wahl.
Chirurgische Interventionen sollten, sofern eine Stabilisierung erreicht wurde, auf das Erwachsenenalter verschoben werden.

LITERATUR

[1] Tadakamadla SK, Tadakamadla J, Kroon J, et al. Effect of family characteristics on periodontal diseases in children and adolescents-A systematic review. Int J Dent Hyg. 2020; 18: 3–16. doi: https://doi.org/10.1111/idh.12398.

[2] Xiao J, Fiscella KA, Gill SR. Oral microbiome: possible harbinger for children's health. Int J Oral Sci. 2020; 12: 12. doi: https://doi.org/10.1038/s41368-020-0082-x.

[3] Shearer DM, Thomson WM, Caspi A, et al. Family history and oral health: findings from the Dunedin Study. Community Dent Oral Epidemiol. 2012; 40: 105–115. doi: https://doi.org/10.1111/j.1600--0528.2011.00641.x.

[4] Califano JV, Research S. Therapy Committee American Academy of P. Position paper: periodontal diseases of children and adolescents. J Periodontol. 2003; 74: 1696–1704. doi: https://doi.org/10.1902/jop.2003.74.11.1696.

[5] Ghafari M, Bahadivand-Chegini S, Nadi T, et al. The global prevalence of dental healthcare needs and unmet dental needs among adolescents: a systematic review and meta-analysis. Epidemiol Health. 2019; 41: e2019046. doi: https://doi.org/10.4178/epih.e2019046.

[6] Drummond BK, Brosnan MG, Leichter JW. Management of periodontal health in children: pediatric dentistry and periodontology interface. Periodontol 2000. 2017; 74: 158–167. doi: https://doi.org/10.1111/prd.12195.

[7] Susin C, Haas AN, Albandar JM. Epidemiology and demographics of aggressive periodontitis. Periodontol 2000. 2014; 65: 27–45. doi: https://doi.org/10.1111/prd.12019.

[8] Jordan AR, Micheelis W. Fünfte Deutsche Mundgesundheitsstudie (DMS V). Köln: Deutscher Ärzte-Verlag; 2016.

[9] Kassebaum NJ, Bernabe E, Dahiya M, et al. Global burden of severe periodontitis in 1990–2010: a systematic review and meta-regression. J Dent Res. 2014; 93: 1045–1053. doi: https://doi.org/10.1177/0022034514552491.

[10] Billings M, Holtfreter B, Papapanou PN, et al. Age-dependent distribution of periodontitis in two countries: Findings from NHANES 2009 to 2014 and SHIP-TREND 2008 to 2012. J Clin Periodontol. 2018; 45 Suppl 20: S130-S148. doi: https://doi.org/10.1111/jcpe.12944.

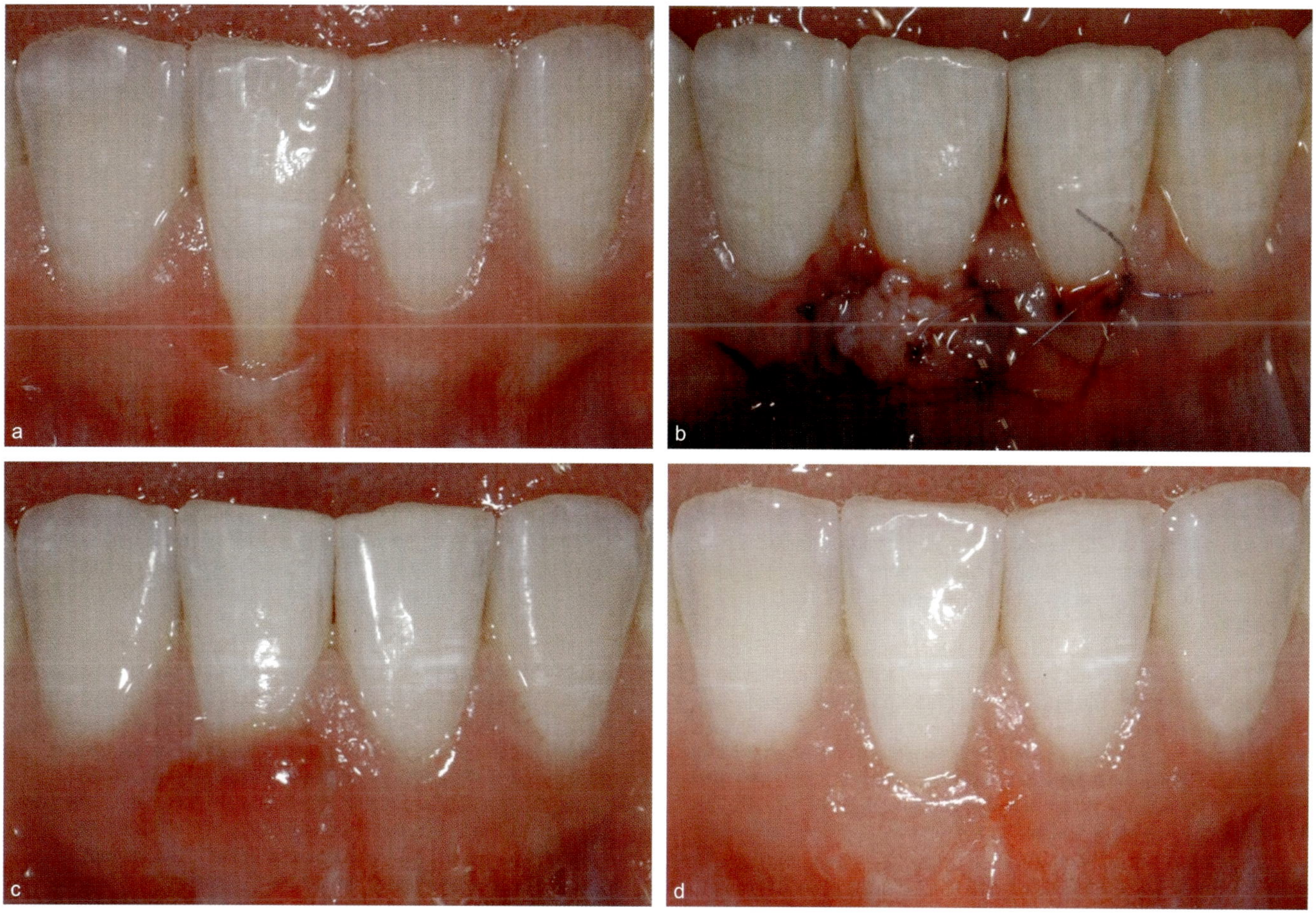

Abb. 15.18 a–d Patientin, weiblich, 11 Jahre, keine Allgemeinerkrankungen. Z. n. vor kieferorthopädischer Therapie [M1132]
a) Intraorale Ansicht (frontal) bei Erstvorstellung mit lokalem Zahnfleischrückgang an 41; Diagnose: Rezession Typ 1 bei dünner Gingivadicke (< 1 mm)
b) Intraoperativ nach Transplantation von palatinalem Bindegewebe mittels Enveloptechnik
c) Postoperative Kontrolle nach 3 Monaten
d) Postoperative Kontrolle nach 12 Monaten
(Fall S. Sälzer, Hamburg)

[11] Ganesan SM, Vazana S, Stuhr S. Waistline to the gumline: Relationship between obesity and periodontal disease-biological and management considerations. Periodontol 2000. 2021; 87: 299–314. doi: https://doi.org/10.1111/prd.12390.
[12] Pihlstrom BL, Michalowicz BS, Johnson NW. Periodontal diseases. Lancet 2005; 366: 1809–1820. doi: https://doi.org/10.1016/S0140-6736(05)67728-8.
[13] Sedghi L, DiMassa V, Harrington A, et al. The oral microbiome: Role of key organisms and complex networks in oral health and disease. Periodontol 2000. 2021; 87: 107–131. doi: https://doi.org/10.1111/prd.12393.
[14] Chapple IL, Genco R. Working group 2 of joint EFPAAPw. Diabetes and periodontal diseases: consensus report of the Joint EFP/AAP Workshop on Periodontitis and Systemic Diseases. J Clin Periodontol. 2013; 40 Suppl 14: S106–112. doi: https://doi.org/10.1111/jcpe.12077.
[15] Graetz C, El-sayed KF, Sälzer S, et al. Die neuen S3-Leitlinien zur Parodontitistherapie: Häusliches mechanisches Biofilmmanagement in der Prävention parodontaler Erkrankungen. ZM. 2019; 3: 46–49.
[16] Slot DE, Wiggelinkhuizen L, Rosema NA, et al. The efficacy of manual toothbrushes following a brushing exercise: a systematic review. Int J Dent Hyg. 2012; 10: 187–197. doi: https://doi.org/10.1111/j.1601--5037.2012.00557.x.
[17] Rosema N, Slot DE, van Palenstein Helderman WH, et al. The efficacy of powered toothbrushes following a brushing exercise: a systematic review. Int J Dent Hyg. 2016; 14: 29–41. doi: https://doi.org/10.1111/idh.12115.
[18] Davidovich E, Shafir S, Shay B, et al. Plaque Removal by a Powered Toothbrush Versus a Manual Toothbrush in Children: A Systematic Review and Meta-Analysis. Pediatr Dent. 2020; 42: 280–287.
[19] Van der Weijden FA, Slot DE. Efficacy of homecare regimens for mechanical plaque removal in managing gingivitis a meta review. J Clin Periodontol. 2015; 42 Suppl 16: S77–91. doi: https://doi.org/10.1111/jcpe.12359.
[20] Muller-Bolla M, Courson F. Toothbrushing methods to use in children: a systematic review. Oral Health Prev Dent. 2013; 11: 341–347. doi: https://doi.org/10.3290/j.ohpd.a30602.
[21] Salzer S, Slot DE, Van der Weijden FA, et al. Efficacy of inter-dental mechanical plaque control in managing gingivitis- -a meta-review. J Clin Periodontol. 2015; 42 Suppl 16: S92–105. doi: https://doi.org/10.1111/jcpe.12363.
[22] Heasman PA, Seymour RA. Pharmacological control of periodontal disease. I. Antiplaque agents. J Dent. 1994; 22: 323–335. doi: https://doi.org/10.1016/0300-5712(94)90083-3.

[23] Figuero E, Herrera D, Tobias A, et al. Efficacy of adjunctive anti-plaque chemical agents in managing gingivitis: A systematic review and network meta-analyses. J Clin Periodontol. 2019; 46: 723–739. doi: https://doi.org/10.1111/jcpe.13127.

[24] Caton JG, Armitage G, Berglundh T, et al. A new classification scheme for periodontal and peri-implant diseases and conditions – Introduction and key changes from the 1999 classification. J Clin Periodontol. 2018; 45 Suppl 20: S1-S8. doi: https://doi.org/10.1111/jcpe.12935.

[25] Chapple ILC, Mealey BL, Van Dyke TE, et al. Periodontal health and gingival diseases and conditions on an intact and a reduced periodontium: Consensus report of workgroup 1 of the 2017 World Workshop on the Classification of Periodontal and Peri-Implant Diseases and Conditions. J Clin Periodontol. 2018; 45 Suppl 20: S68-S77. doi: https://doi.org/10.1111/jcpe.12940.

[26] Trombelli L, Farina R, Silva CO, et al. Plaque-induced gingivitis: Case definition and diagnostic considerations. J Clin Periodontol. 2018; 45 Suppl 20: S44-S67. doi: https://doi.org/10.1111/jcpe.12939.

[27] Holmstrup P, Plemons J, Meyle J. Non-plaque-induced gingival diseases. J Clin Periodontol. 2018; 45 Suppl 20: S28-S43. doi: https://doi.org/10.1111/jcpe.12938.

[28] Stone SJ, Heasman PA, Staines KS, et al. The impact of structured plaque control for patients with gingival manifestations of oral lichen planus: a randomized controlled study. J Clin Periodontol. 2015; 42: 356–362. doi: https://doi.org/10.1111/jcpe.12385.

[29] Jepsen S, Blanco J, Buchalla W, et al. Prevention and control of dental caries and periodontal diseases at individual and population level: consensus report of group 3 of joint EFP/ORCA workshop on the boundaries between caries and periodontal diseases. J Clin Periodontol. 2017; 44 Suppl 18: S85-S93. doi: https://doi.org/10.1111/jcpe.12687.

[30] Graetz C, Bräuning A, Dörfer CE. Instrumentierung der Wurzeloberfläche im Rahmen der Parodontitistherapie. Quintessenz. 2017; 68: 643–658.

[31] Kruse A, Petersilka G, Schienle S, et al. Sind abrasiv-pulverhaltige Präparate schädlich? ZM. 2016; 24: 28–33.

[32] Dannewitz B. Wenn die Gingiva „ins Kraut schießt" – Ursachen, Risikofaktoren und Therapieoptionen für Gingivawucherungen. Parodontologie. 2006; 17: 307–316.

[33] Kinane DF, Podmore M, Murray MC, et al. Etiopathogenesis of periodontitis in children and adolescents. Periodontol 2000. 2001; 26: 54–91. doi: https://doi.org/10.1034/j.1600-0757.2001.2260104.x.

[34] Doufexi A, Mina M, Ioannidou E. Gingival overgrowth in children: epidemiology, pathogenesis, and complications. A literature review. J Periodontol. 2005; 76: 3–10. doi: https://doi.org/10.1902/jop.2005.76.1.3.

[35] Mawardi H, Alsubhi A, Salem N, et al. Management of medication-induced gingival hyperplasia: a systematic review. Oral Surg Oral Med Oral Pathol Oral Radiol. 2021; 131: 62–72. doi: https://doi.org/10.1016/j.oooo.2020.10.020.

[36] Boutiou E, Ziogas IA, Giannis D, et al. Hereditary gingival fibromatosis in children: a systematic review of the literature. Clinical oral investigations. 2021; 25: 3599–3607. doi: https://doi.org/10.1007/s00784-020-03682-x.

[37] Oh TJ, Eber R, Wang HL. Periodontal diseases in the child and adolescent. Journal of clinical periodontology. 2002; 29: 400–410. doi: https://doi.org/10.1034/j.1600-051x.2002.290504.x.

[38] Aebi C. Exanthema as a main symptom in the febrile child. Ther Umsch. 2005; 62: 549–555. doi: https://doi.org/10.1024/0040-5930.62.8.549.

[39] Bhatta AK, Keyal U, Liu Y, et al. Vertical transmission of herpes simplex virus: an update. J Dtsch Dermatol Ges. 2018; 16: 685–692. doi: https://doi.org/10.1111/ddg.13529.

[40] Korr G, Thamm M, Czogiel I, et al. Decreasing seroprevalence of herpes simplex virus type 1 and type 2 in Germany leaves many people susceptible to genital infection: time to raise awareness and enhance control. BMC Infect Dis. 2017; 17: 471. doi: https://doi.org/10.1186/s12879-017-2527-1.

[41] Tsatsos M, MacGregor C, Athanasiadis I, et al. Herpes simplex virus keratitis: an update of the pathogenesis and current treatment with oral and topical antiviral agents. Clin Exp Ophthalmol. 2016; 44: 824–837. doi: https://doi.org/10.1111/ceo.12785.

[42] Tarakji B, Gazal G, Al-Maweri SA, et al. Guideline for the diagnosis and treatment of recurrent aphthous stomatitis for dental practitioners. J Int Oral Health. 2015; 7: 74–80.

[43] Stoopler ET, Balasubramaniam R. Topical and systemic therapies for oral and perioral herpes simplex virus infections. J Calif Dent Assoc. 2013; 41: 259–262.

[44] Aaron SL, DeBlois KW. Acute Necrotizing Ulcerative Gingivitis. In StatPearls. Treasure Island (FL); 2021.

[45] Herrera D, Retamal-Valdes B, Alonso B, et al. Acute periodontal lesions (periodontal abscesses and necrotizing periodontal diseases) and endo-periodontal lesions. J Clin Periodontol. 2018; 45 Suppl 20: S78-S94. doi: https://doi.org/10.1111/jcpe.12941.

[46] Al-Ghutaimel H, Riba H, Al-Kahtani S, et al. Common periodontal diseases of children and adolescents. Int J Dent. 2014; 2014: 850674. doi: https://doi.org/10.1155/2014/850674.

[47] Dahl MV. Hyper-IgE syndrome revisited. Int J Dermatol. 2002; 41: 618–619. doi: https://doi.org/10.1046/j.1365-4362.2002.01486_5.x.

[48] Meyle J, Gonzales JR. Influences of systemic diseases on periodontitis in children and adolescents. Periodontol. 2000 2001; 26: 92–112. doi: https://doi.org/10.1034/j.1600-0757.2001.2260105.x.

[49] Huang CW, Hsieh CH, Lin MR, et al. Clinical features of gingivostomatitis due to primary infection of herpes simplex virus in children. BMC Infect Dis. 2020; 20: 782. doi: https://doi.org/10.1186/s12879-020-05509-2.

[50] Scalioni FAR, Carrada CF, Martins CC, et al. Periodontal disease in patients with Down syndrome: A systematic review. J Am Dent Assoc .2018; 149: 628–639 e611. doi: https://doi.org/10.1016/j.adaj.2018.03.010.

[51] Cammarata-Scalisi F, Girardi K, Strocchio L, et al. Oral Manifestations and Complications in Childhood Acute Myeloid Leukemia. Cancers (Basel). 2020; 12. doi: https://doi.org/10.3390/cancers12061634.

[52] Scott DA, Krauss J. Neutrophils in periodontal inflammation. Front Oral Biol. 2012; 15: 56–83. doi: https://doi.org/10.1159/000329672.

[53] Abel MD, Carrasco LR. Ehlers-Danlos syndrome: classifications, oral manifestations, and dental considerations. Oral Surg Oral Med Oral Pathol Oral Radiol Endod. 2006; 102: 582–590. doi: https://doi.org/10.1016/j.tripleo.2006.03.018.

[54] Kapferer-Seebacher I, Pepin M, Werner R, et al. Periodontal Ehlers-Danlos Syndrome Is Caused by Mutations in C1R and C1S, which Encode Subcomponents C1r and C1s of Complement. Am J Hum Genet. 2016; 99: 1005–1014. doi: https://doi.org/10.1016/j.ajhg.2016.08.019.

[55] Mornet E. Hypophosphatasia. Orphanet journal of rare diseases. 2007; 2:40. doi: https://doi.org/10.1186/1750-1172-2-40.

[56] van den Bos T, Handoko G, Niehof A, et al. Cementum and dentin in hypophosphatasia. Journal of dental research. 2005; 84: 1021–1025. doi: https://doi.org/10.1177/154405910508401110.

[57] Patel PD, Samanich JM, Mitchell WB, et al. A unique presentation of Wiskott-Aldrich syndrome in relation to platelet size. Pediatr Blood Cancer. 2011; 56: 1127–1129. doi: https://doi.org/10.1002/pbc.22920.

[58] Schuller A, Kornblum C, Deschauer M, et al. Diagnosis and therapy of late onset Pompe disease. Der Nervenarzt. 2013; 84: 1467–1472. doi: https://doi.org/10.1007/s00115-013-3947-9.

[59] Hewitt C, McCormick D, Linden G, et al. The role of cathepsin C in Papillon-Lefevre syndrome, prepubertal periodontitis, and aggressive periodontitis. Hum Mutat. 2004; 23: 222–228. doi: https://doi.org/10.1002/humu.10314.

[60] Schmuth M, Martinz V, Janecke AR, et al. Inherited ichthyoses/generalized Mendelian disorders of cornification. Eur J Hum Genet. 2013; 21: 123–133. doi: https://doi.org/10.1038/ejhg.2012.121.

[61] Mohrenschlager M, Rizzo WB, Kraus CS, et al. Sjogren-Larsson syndrome. Der Hautarzt; Zeitschrift fur Dermatologie, Venerologie, und verwandte Gebiete. 2000; 51: 250–255. doi: https://doi.org/10.1007/s001050051113.

[62] Bindu PS. Sjogren-Larsson Syndrome: Mechanisms and Management. Appl Clin Genet. 2020; 13: 13–24. doi: https://doi.org/10.2147/TACG.S193969.

[63] Wiebe CB, Petricca G, Hakkinen L, et al. Kindler syndrome and periodontal disease: review of the literature and a 12-year follow-up

case. J Periodontol. 2008; 79: 961–966. doi: https://doi.org/10.1902/jop.2008.070167.
[64] Clerehugh V, Tugnait A. Diagnosis and management of periodontal diseases in children and adolescents. Periodontol 2000. 2001; 26: 146–168. doi: https://doi.org/10.1034/j.1600-0757.2001.2260108.x.
[65] Szczawinska-Poplonyk A, Kycler Z, Pietrucha B, et al. The hyperimmunoglobulin E syndrome – clinical manifestation diversity in primary immune deficiency. Orphanet journal of rare diseases. 2011; 6: 76. doi: https://doi.org/10.1186/1750-1172-6-76.
[66] Kaplan J, De Domenico I, Ward DM. Chediak-Higashi syndrome. Curr Opin Hematol. 2008; 15: 22–29. doi: https://doi.org/10.1097/MOH.0b013e3282f2bcce.
[67] Sollecito TP, Sullivan KE, Pinto A, et al. Systemic conditions associated with periodontitis in childhood and adolescence. A review of diagnostic possibilities. Medicina oral, patologia oral y cirugia buccal. 2005; 10: 142–150.
[68] Tillman HH, De Caro F. Tuberous sclerosis. Oral Surg Oral Med Oral Pathol. 1991; 71: 301–302. doi: https://doi.org/10.1016/0030-4220(91)90304-u.
[69] Kinane DF, Marshall GJ. Periodontal manifestations of systemic disease. Australian dental journal. 2001; 46: 2–12. doi: https://doi.org/10.1111/j.1834-7819.2001.tb00267.x.
[70] Vagdouti T, Tsilingaridis G. Periodontal Diseases in Children and Adolescents Affected by Systemic Disorders – A Literature Review. Int J Oral Dent Health. 2018; 4: 1–10. doi: https://doi.org/10.23937/2469-5734/1510055.
[71] Buduneli N, Cogulu D, Kardesler L, et al. Dental findings and treatment in consanguinity associated congenital chronic familial neutropenia. The Journal of clinical pediatric dentistry. 2006; 31: 123–126. doi: https://doi.org/10.17796/jcpd.31.2.x78245364736262k.
[72] Khocht A, Albandar JM. Aggressive forms of periodontitis secondary to systemic disorders. Periodontol 2000. 2014; 65: 134–148. doi: https://doi.org/10.1111/prd.12015.
[73] Deas DE, Mackey SA, McDonnell HT. Systemic disease and periodontitis: manifestations of neutrophil dysfunction. Periodontol 2000. 2003; 32: 82–104. doi: https://doi.org/10.1046/j.0906-6713.2003.03207.x.
[74] Okada M, Kobayashi M, Hino T, et al. Clinical periodontal findings and microflora profiles in children with chronic neutropenia under supervised oral hygiene. J Periodontol. 2001; 72: 945–952. doi: https://doi.org/10.1902/jop.2001.72.7.945.
[75] Chiriaco M, Salfa I, Di Matteo G, et al. Chronic granulomatous disease: Clinical, molecular, and therapeutic aspects. Pediatric allergy and immunology: official publication of the European Society of Pediatric Allergy and Immunology. 2016; 27: 242–253. doi: https://doi.org/10.1111/pai.12527.
[76] Roos D. Chronic granulomatous disease. Br Med Bull. 2016; 118: 50–63. doi: https://doi.org/10.1093/bmb/ldw009.
[77] Madrigal-Martinez-Pereda C, Guerrero-Rodriguez V, Guisado-Moya B, et al. Langerhans cell histiocytosis: literature review and descriptive analysis of oral manifestations. Medicina oral, patologia oral y cirugia buccal. 2009; 14: E222–228.
[78] Mortellaro C, Garagiola U, Carbone V, et al. Unusual oral manifestations and evolution in glycogen storage disease type Ib. J Craniofac Surg. 2005; 16: 45–52. doi: https://doi.org/10.1097/00001665-200501000-00010.
[79] Hon KL, Chu S, Leung AKC. Epidermolysis bullosa: Pediatric perspectives. Curr Pediatr Rev. 2021. doi: https://doi.org/10.2174/1573396317666210525161252.
[80] Kramer S, Lucas J, Gamboa F, et al. Clinical practice guidelines: Oral health care for children and adults living with epidermolysis bullosa. Special care in dentistry : official publication of the American Association of Hospital Dentists, the Academy of Dentistry for the Handicapped, and the American Society for Geriatric Dentistry. 2020; 40 Suppl 1: 3–81. doi: https://doi.org/10.1111/scd.12511.
[81] Fine JD. Epidemiology of Inherited Epidermolysis Bullosa Based on Incidence and Prevalence Estimates From the National Epidermolysis Bullosa Registry. JAMA Dermatol. 2016; 152: 1231–1238. doi: https://doi.org/10.1001/jamadermatol.2016.2473.
[82] Reed DN, Hall DL, Cottle JH, et al. Dental management of scleroderma patients using pentoxifylline plus vitamin E with and without TheraBite((R)) to reduce trismus: Two case reports and brief review of literature. Clin Case Rep. 2020; 8: 247–253. doi: https://doi.org/10.1002/ccr3.2572.
[83] Pischon N, Hoedke D, Kurth S, et al. Increased Periodontal Attachment Loss in Patients With Systemic Sclerosis. J Periodontol. 2016; 87: 763–771. doi: https://doi.org/10.1902/jop.2016.150475.
[84] Gawron K, Lazarz-Bartyzel K, Potempa J, et al. Gingival fibromatosis: clinical, molecular and therapeutic issues. Orphanet journal of rare diseases. 2016; 11: 9. doi: https://doi.org/10.1186/s13023-016-0395-1.
[85] Park KT, Chang DY, Sung MW. Juvenile hyaline fibromatosis. Clin Exp Otorhinolaryngol. 2010; 3: 102–106. doi: https://doi.org/10.3342/ceo.2010.3.2.102.
[86] Jepsen S, Caton JG, Albandar JM, et al. Periodontal manifestations of systemic diseases and developmental and acquired conditions: Consensus report of workgroup 3 of the 2017 World Workshop on the Classification of Periodontal and Peri-Implant Diseases and Conditions. J Clin Periodontol. 2018; 45 Suppl 20: S219-S229. doi: https://doi.org/10.1111/jcpe.12951.
[87] Kassab MM, Cohen RE. The etiology and prevalence of gingival recession. J Am Dent Assoc. 2003; 134: 220–225. doi: https://doi.org/10.14219/jada.archive.2003.0137.
[88] Mathur A, Jain M, Jain K, et al. Gingival recession in school kids aged 10–15 years in Udaipur, India. J Indian Soc Periodontol. 2009; 13: 16–20. doi: https://doi.org/10.4103/0972-124X.51889.
[89] Cortellini P, Bissada NF. Mucogingival conditions in the natural dentition: Narrative review, case definitions, and diagnostic considerations. J Clin Periodontol. 2018; 45 Suppl 20: S190-S198. doi: https://doi.org/10.1111/jcpe.12948.
[90] Cairo F, Nieri M, Cincinelli S, et al. The interproximal clinical attachment level to classify gingival recessions and predict root coverage outcomes: an explorative and reliability study. J Clin Periodontol. 2011; 38: 661–666. doi: https://doi.org/10.1111/j.1600-051X.2011.01732.x.
[91] Nieri M, Pini Prato GP, Giani M, et al. Patient perceptions of buccal gingival recessions and requests for treatment. J Clin Periodontol. 2013; 40: 707–712. doi: https://doi.org/10.1111/jcpe.12114.
[92] Roccuzzo M, Bunino M, Needleman I, et al. Periodontal plastic surgery for treatment of localized gingival recessions: a systematic review. J Clin Periodontol. 2002; 29 Suppl 3: 178–194, discussion 195–176. doi: https://doi.org/10.1034/j.1600-051x.29.s3.11.x.

KAPITEL

16

Klaus Pieper, Julia Winter und Katrin Bekes

Zahnanomalien und ihre Versorgung

16

16.1 Einleitung

Anomalien der Zahngröße, Zahnzahl und Zahnform sowie Entwicklungsstörungen der Zahnhartgewebe sind – neben der Behandlung kariöser Zahnschäden – häufige Ursachen für therapeutische Eingriffe bei Kindern.

Die Eltern betroffener Kinder fragen in der Regel sehr genau nach der Genese solcher Störungen und wollen Auskunft über potenzielle Risiken für später geborene Kinder haben. In einer solchen Situation muss der Zahnarzt – will er das Vertrauen der Eltern nicht verlieren – eine fundierte Beratung durchführen. Deshalb sollen im Folgenden mögliche Abweichungen und ihre Ursachen sowie Wege für eine angemessene Therapie dargestellt werden.

Während der normalen Zahnentwicklung, die sich über einen Zeitraum von mehr als 10 Jahren hinzieht, greifen vielfältige biologische und biochemische Mechanismen ineinander. Dieser komplexe Entwicklungsprozess kann leicht durch genetische Fehlsteuerungen, Stoffwechselstörungen, Allgemeinerkrankungen sowie traumatische, entzündliche oder chemische Irritationen beeinträchtigt werden.

16.2 Variationen der Zahnzahl

Die normale Zahl der Zähne kann sowohl im Milch- als auch im Wechselgebiss überschritten werden, viel häufiger treten allerdings Zahnunterzahlen auf.

16.2.1 Hyperodontie (Zahnüberzahl)

Zahnüberzahlen kommen im Milchgebiss bei 0,2–2 %, im bleibenden Gebiss bei bis zu 5 % der Kinder vor, wobei überzählige Zähne vornehmlich im Bereich der oberen Schneide- und Eckzähne anzutreffen sind [1]. Dabei sind Jungen etwa doppelt so häufig betroffen wie Mädchen.

Der **Mesiodens,** der bei 0,4–1,4 % der Heranwachsenden gefunden wird [2], hat eine zapfenartige Form und eine relativ kurze, konische Wurzel. Er entwickelt sich meistens palatinal zwischen den oberen mittleren Schneidezähnen. Das Entstehen der Mesiodentes ist vermutlich genetisch bedingt, da familiäre Häufungen auftreten. Etwa 75 % sind verlagert und brechen nicht spontan durch. In der Regel verursachen verlagerte Mesiodentes keine Schmerzen oder entzündliche Veränderungen, bei Vorliegen einer Follikularzyste können allerdings klinische Symptome auftreten. Häufig liefern erst Durchbruchsstörungen und Fehlstellungen im Bereich der Prämaxilla Hinweise für das Vorliegen eines Mesiodens. Bei axial richtiger Kronenstellung kann ein Mesiodens mitunter vollständig unter Verdrängung der Nachbarinzisiven durchbrechen (➤ Abb. 16.1). In seltenen Fällen kann es auch zur extraossären Entwicklung eines Mesiodens in der palatinalen Mukosa oder zum Durchbruch eines Mesiodens in die Nasenhöhle kommen.

Besteht beispielsweise wegen einer Durchbruchsverzögerung eines bleibenden oberen Schneidezahnes (➤ Abb. 16.2 a) der Verdacht auf Vorliegen eines Mesiodens, so sind ergänzend Röntgenbilder anzufertigen (➤ Abb. 16.2 b–d). Mithilfe dieser Aufnahmen sollen Anzahl und Lage der überzähligen Zähne sowie begleitende pathologische Befunde festgestellt werden (siehe auch ➤ Kapitel 4).

In 72 % der Fälle liegen Mesiodentes palatinal (➤ Abb. 16.2 e–g), in 5 % vestibulär und in 23 % innerhalb der Zahnreihe (➤ Abb. 16.1) [3]. Zur Frage, wann der richtige Zeitpunkt für die Entfernung eines verlagerten Mesiodens gekommen ist, merkt Hotz an, dass eine operative Entfernung im frühen Entwicklungsstadium der bleibenden Inzisiven weder ratsam noch notwendig sei, da die Gefahr der Luxation von Zahnkeimen relativ groß sei [4].

Falls sich der Mesiodens radiologisch nicht eindeutig bestimmen lässt, sollte zunächst immer palatinal aufgeklappt werden (siehe auch ➤ Kapitel 19).

Disto- und **Paramolaren** sind kleine Zähne mit molarenähnlicher Form, die als M4 oder M5 distal des Weisheitszahns oder bukkal der Interdentalräume der Molaren auftreten; die Häufigkeitsangaben schwanken zwischen 0,1 und 0,3 %.

Relativ häufig treten Zahnüberzahlen bei Kindern mit Lippen-Kiefer-Gaumenspalten auf (➤ Abb. 16.3). Bei ca. 20 % dieser Kinder kommt es im Milchgebiss, bei ca. 10 % im bleibenden Gebiss zu einer Verdoppelung seitlicher oberer Schneidezahnkeime. Mehrfachanlagen mit je einer Anlage im mesialen und lateralen Segment sind dabei am häufigsten.

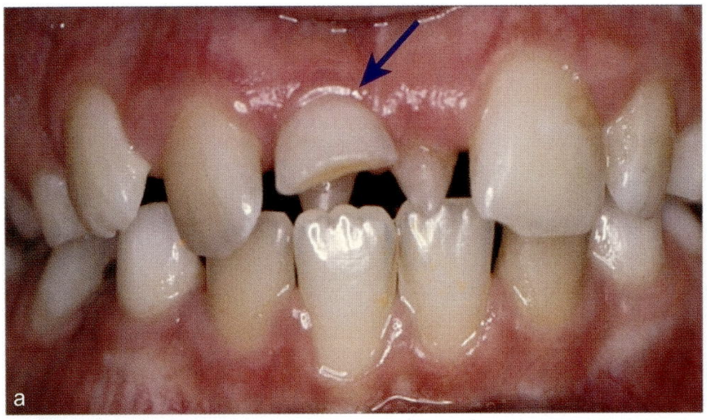

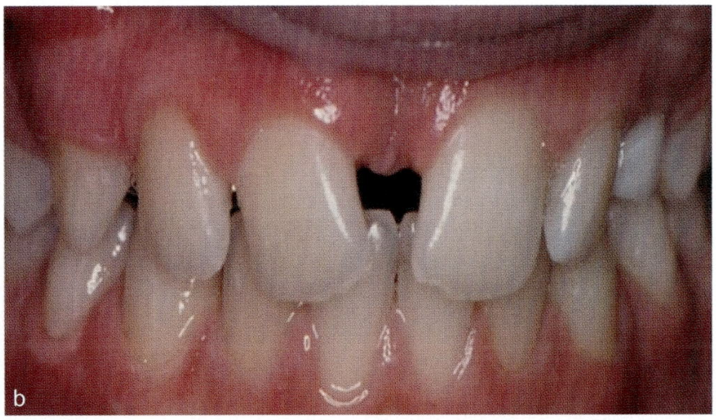

Abb. 16.1 a, b [M1118]
a) Bei diesem 11-jährigen Patienten haben sich die Mesiodentes in die Zahnreihe eingestellt und bilden ein Gleithindernis. Bei dem mit Pfeil bezeichneten Zahn handelt es sich um den Zahn 51.
b) 2 Jahre nach der Entfernung der Mesiodentes hat sich das Diastema teilweise geschlossen. Eine kieferorthopädische Nachbehandlung ist erforderlich.

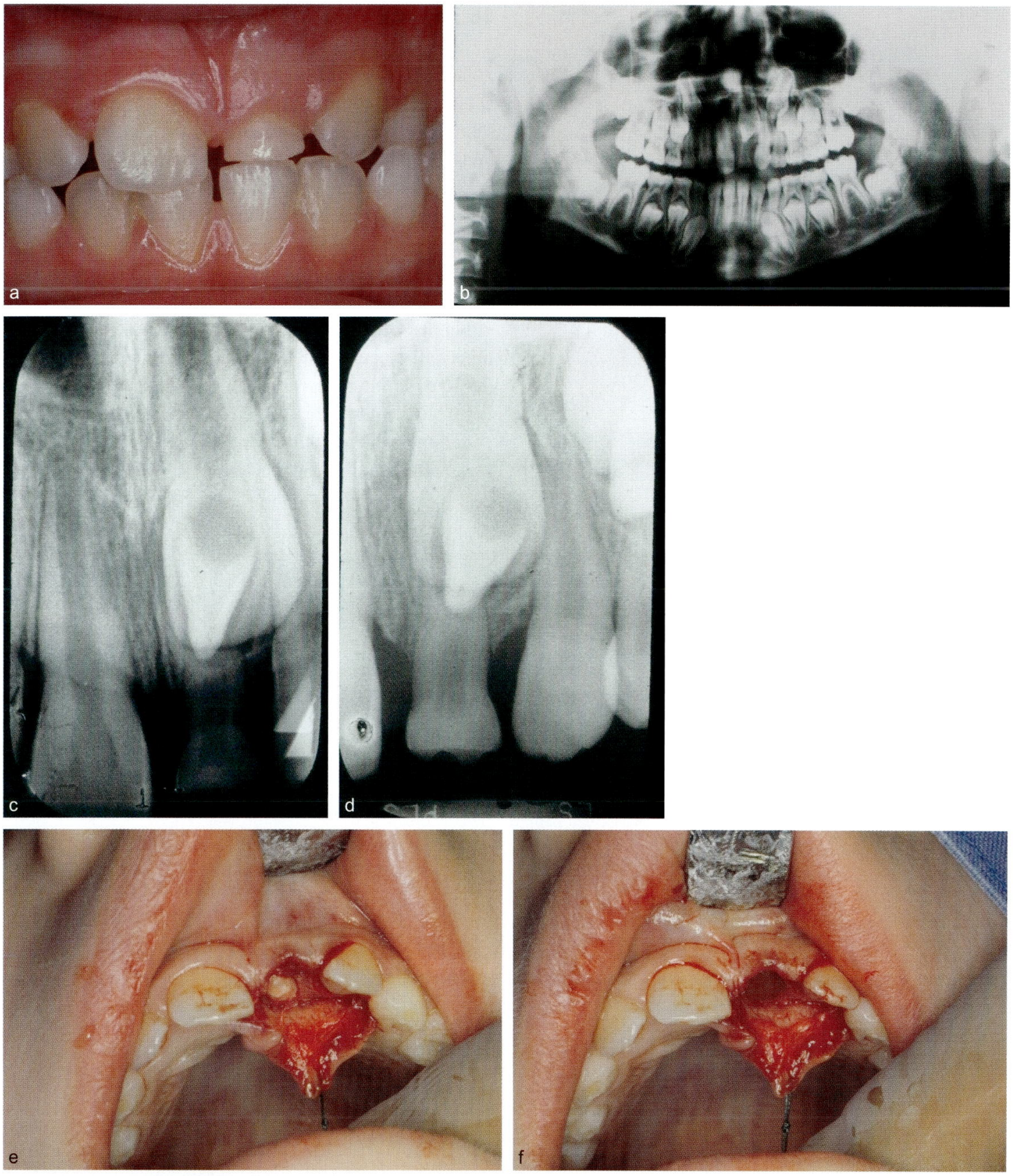

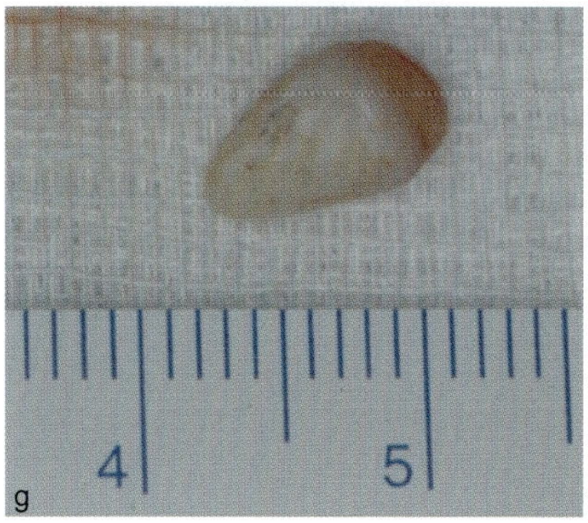

Abb. 16.2 a–g [M1118]

a) Durchbruchsverzögerung des Zahnes 21 bei einem 12-jährigen Patienten mit der Verdachtsdiagnose „Vorkommen eines Mesiodens“

b) Das Orthopantomogramm bestätigt die Verdachtsdiagnose.

c) Die erste Zahnfilm-Aufnahme in Rechtwinkeltechnik gibt Hinweise auf die Lokalisation des Mesiodens.

d) Anhand des mit distal exzentrischer Einstellung aufgenommenen Zahnfilms lässt sich der Mesiodens palatinal der Zahnkrone des noch nicht durchgebrochenen Zahnes 21 lokalisieren.

e) Situs des Mesiodens nach Aufklappung

f) OP-Situs nach Entfernen des Mesiodens

g) Der entfernte Mesiodens mit einer Länge von 9 mm

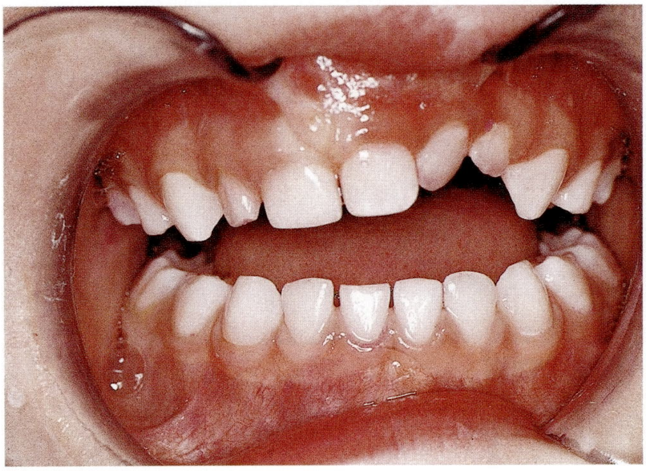

Abb. 16.3 Doppelanlage des Zahnes 62 bei einem Kind mit Lippen-Kiefer-Gaumenspalte (Zustand nach Operation) [R463]

16.2.2 Hypodontie (Zahnunterzahl, Anodontie)

Zahnunterzahlen können unterschiedlich stark ausgeprägt sein. Die totale **Anodontie,** d. h. das völlige Fehlen der Zähne, kommt sehr selten vor. Die **Hypodontie** tritt am häufigsten im Bereich der Weisheitszähne, der zweiten Prämolaren und der seitlichen oberen Schneidezähne auf, wobei einer oder mehrere Zähne fehlen können; insgesamt liegt die Morbidität für Zahnunterzahlen im bleibenden Gebiss bei 2–10 % [5]. Bei Patienten mit Lippen-Kiefer-Gaumenspalten treten Zahnunterzahlen – vor allem des seitlichen oberen Schneidezahns – sogar in annähernd 50 % der Fälle auf.

Bei der **Oligodontie** handelt es sich um eine ausgeprägte Zahnunterzahl, wobei meistens Zähne aus Zahngruppen fehlen, die nicht der Hypodontie zugeordnet sind (➤ Abb. 16.4).

Im bleibenden Gebiss fehlen am häufigsten:

- der untere zweite Prämolar (1–5 %),
- der obere seitliche Schneidezahn (0,5–3 %),

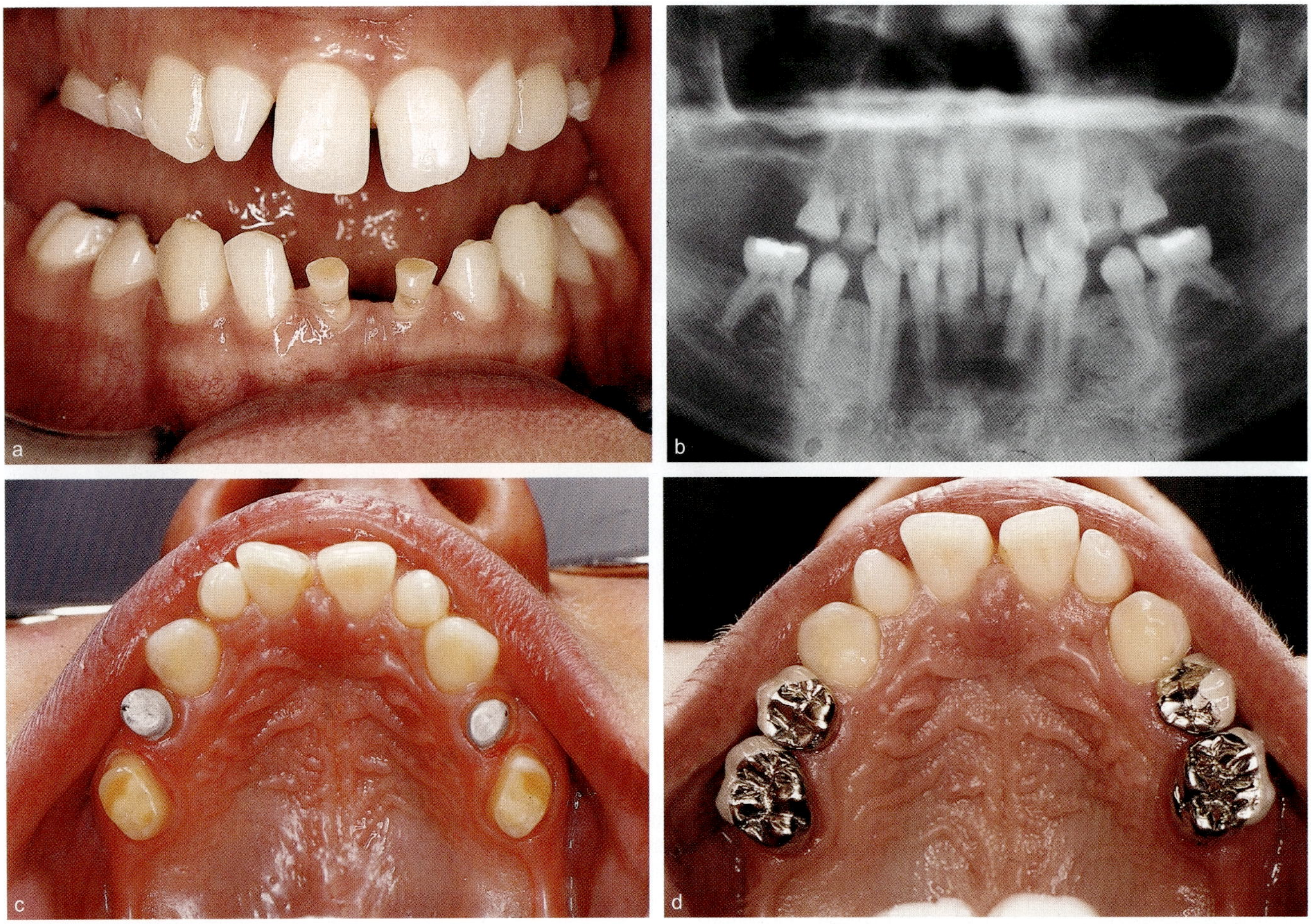

Abb. 16.4 a–d [R463]

a) Oligodontie bei einer 16-jährigen Patientin

b) Das Orthopantomogramm zeigt, dass die Zähne 18, 17, 16, 15, 14, 24, 25, 26, 27, 28, 38, 37, 36, 35, 31, 41, 45, 46, 47 und 48 nicht angelegt sind.

c) Da die Patientin im Bereich der Seitenzähne keine okklusalen Kontakte aufwies, wurde mit VMK-Kronen eine therapeutische Bisshebung durchgeführt.

d) Der Oberkiefer nach der Versorgung mit VMK-Kronen

- der obere zweite Prämolar (1–2,5 %),
- der untere seitliche Schneidezahn (etwa 0,5 %).

Dritte Molaren werden in 10–35 % der Individuen nicht angelegt, in 50 % der Fälle symmetrisch. Bei etwa 50 % der Individuen mit Nichtanlagen fehlt mehr als ein Zahn.

Zahnunterzahlen treten häufig auch im Zusammenhang mit **Syndromen** und anderen Allgemeinerkrankungen auf. So findet sich bei Kindern mit **Trisomie 21** (➤ Abb. 16.5) sowie bei Patienten mit **ektodermaler Dysplasie** (➤ Abb. 16.6) häufig eine Oligodontie.

Fleischer-Peters wies nach, dass bei Kindern mit **Rötelnembryopathie** sogar in 55 % der Fälle Zahnunterzahlen vorkommen [6]. Ansonsten treten Nichtanlagen einzelner Zähne (z. B. des zweiten Prämolaren) familiär gehäuft auf. Bei Nichtanlagen einzelner Zähne (beispielsweise des Zahnes 35 und/oder 45) sollte man sich für das Belassen des Milchzahnes entscheiden, wenn keine Anzeichen für eine Wurzelresorption oder Infraokklusion erkennbar sind.

MERKE

Bevor ein persistierender intakter Milchzahn extrahiert wird, sollte zunächst immer anhand einer Röntgenkontrollaufnahme überprüft werden, ob der entsprechende bleibende Zahn angelegt ist!

Ist der betreffende Milchzahn nicht erhaltungswürdig oder nicht (mehr) vorhanden, stehen im Prinzip **vier therapeutische Wege** zur Verfügung:

- Die Nichtanlage kann durch kieferorthopädischen Lückenschluss kompensiert werden.

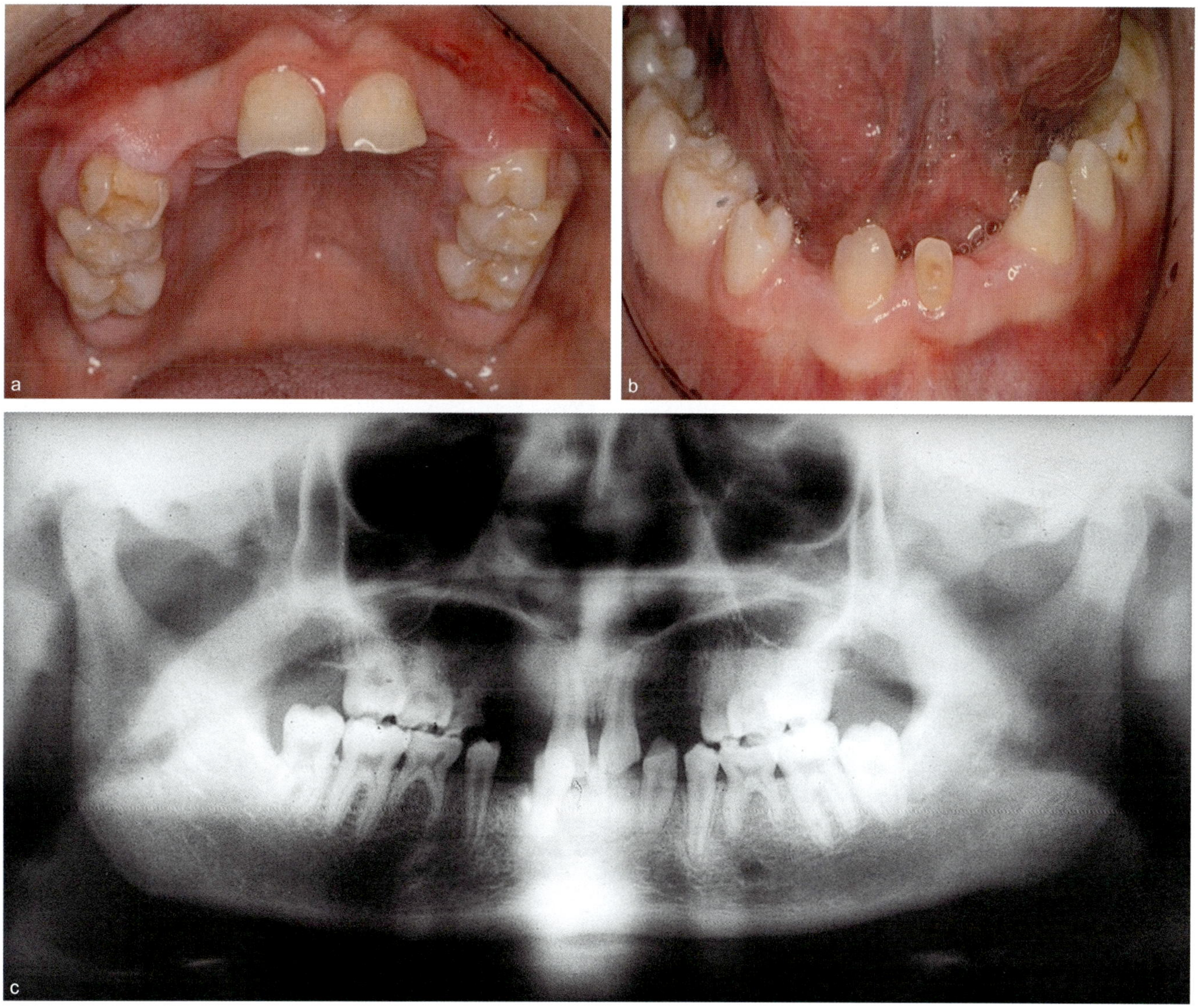

Abb. 16.5 a–c Oligodontie bei einer 16-jährigen Patientin mit Trisomie 21 [M1118]
a) Oberkiefer
b) Unterkiefer
c) Das Orthopantomogramm zeigt, dass die Zähne 18, 17, 15, 14, 13, 12, 22, 23, 25, 27, 28, 38, 35, 32, 31, 41, 43, 45, und 48 nicht angelegt sind. Bei den Zähnen 55, 65, 75, 71 und 85 handelt es sich um persistierende Milchzähne.

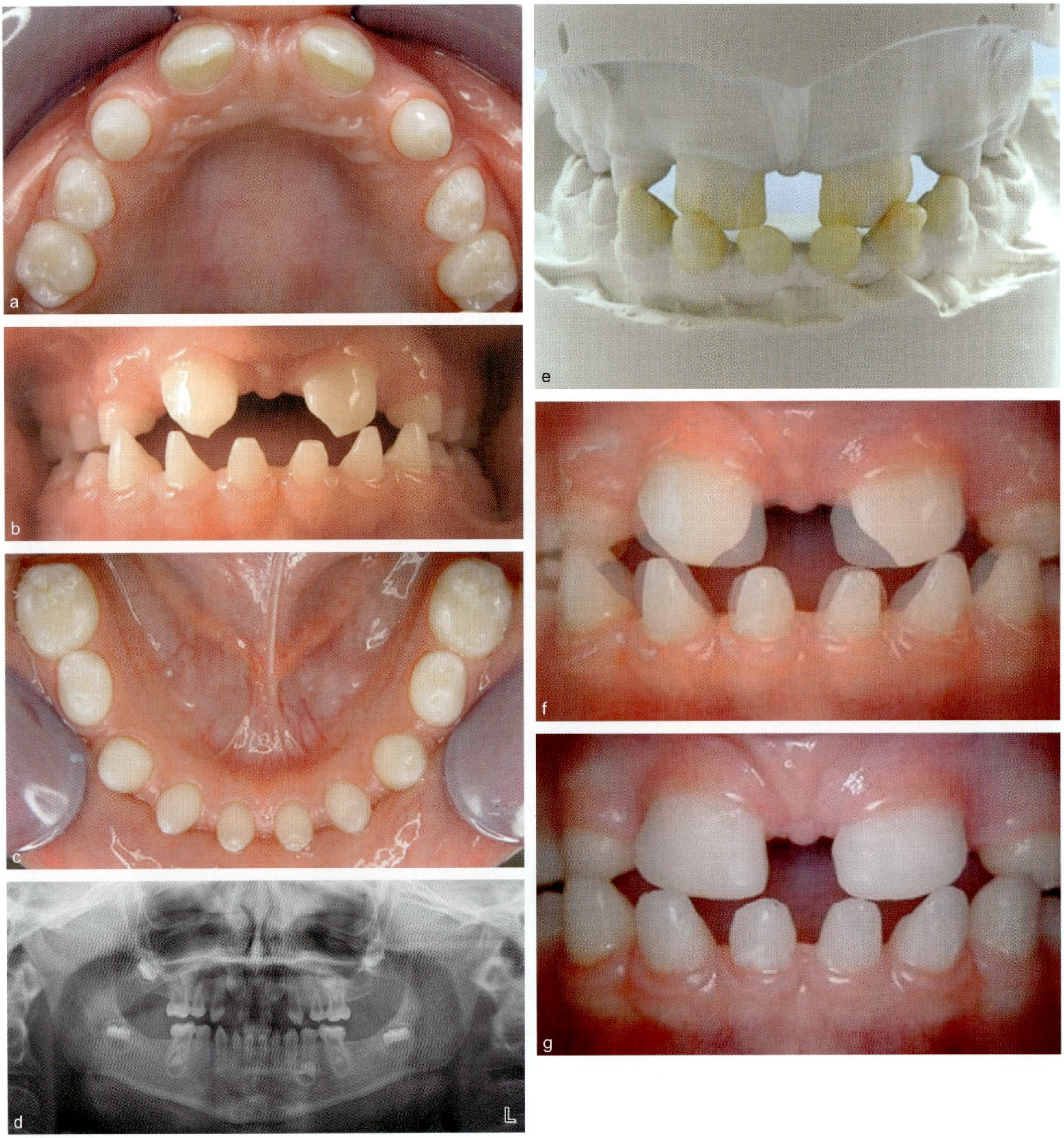

Abb. 16.6 a–g Oligodontie bei einer 8-jährigen Patientin mit ektodermaler Dysplasie
a) Intraorales Foto vom Oberkiefer der Patientin [M1118]
b) Zahnformanomalien bei derselben Patientin
c) Intraorales Foto des Unterkiefers
d) Orthopantomogramm der Patientin im Alter von 6 Jahren mit Nichtanlage der Zähne 52 und 62 im Milchgebiss sowie multiplen Nichtanlagen im bleibenden Gebiss
e) Diagnostisches Wax-up für den Aufbau der Zähne
f) Frontzähne vor dem Aufbau mit den entsprechenden Umrissen
g) Frontzähne nach dem Aufbau mit Kompositmaterial

- Ein bleibender Zahn kann auf den Platz des nicht angelegten Zahnes transplantiert werden.
- Der nicht angelegte Zahn kann prothetisch ersetzt werden.
- Die Lücke kann offen gehalten und später mit einem Implantat versorgt werden.

Bei der Behandlung von Patienten mit Nichtanlagen sollte zunächst immer eine Versorgung ohne prothetischen Ersatz bevorzugt werden, sofern dies kieferorthopädisch oder chirurgisch machbar ist.

Bei der **Behandlungsplanung** sind folgende **Faktoren** zu berücksichtigen:

- Alter des Patienten
- Anzahl der Nichtanlagen
- Lokalisation der Nichtanlagen
- Kieferrelation in der sagittalen und vertikalen Ebene
- Platzverhältnisse innerhalb der Zahnbögen und Größe der apikalen Basen

Bei Patienten mit einem Distalbiss und Nichtanlagen im Oberkiefer kann meistens ein Lückenschluss durch Retraktion der Frontzähne unter Beibehaltung der distalen Seitenzahnrelation erreicht werden. Liegt eine Klasse-III-Kieferrelation vor, sollten vorhandene Lücken im Oberkiefer prothetisch versorgt werden, um einen frontalen Kreuzbiss zu vermeiden.

Bestehen Nichtanlagen bei kieferorthopädischen Fehlstellungen mit Engstand, so kann die Zahnlücke zur Beseitigung des Engstands genutzt werden. In Fällen mit Weitstand und großen apikalen Basen sind die Voraussetzungen für einen Lückenschluss nicht so gut. Deshalb sollte in diesen Fällen – sofern möglich – der Milchzahn erhalten werden, oder es sollte eine Transplantation bzw. ein prothetischer Ersatz durchgeführt werden.

Bei mehreren Nichtanlagen innerhalb eines Quadranten ist die Behandlung meistens kombiniert kieferorthopädisch-prothetisch zu planen. Bei einzelnen Nichtanlagen von Prämolaren kommt in erster Linie der Lückenschluss von distal in Frage. Fehlt ein Prämolar im Oberkiefer, so lässt sich ein solcher Lückenschluss meistens erreichen. Im Unterkiefer hingegen kann der Lückenschluss – sofern ein Weitstand oder eine große apikale Basis vorliegt – schwierig sein. Deshalb müssen solche Lücken manchmal prothetisch versorgt werden.

Bestehen Nichtanlagen seitlicher (oberer) Schneidezähne, so ist bei der Entscheidung, ob die Lücke durch Mesialisierung des Eckzahnes geschlossen werden kann, die Bisslage des Patienten zu berücksichtigen: Besteht eine Tendenz zum Mesialbiss bei gleichzeitig fehlendem Behandlungsbedarf im Unterkiefer, sollte ein prothetischer Lückenschluss angestrebt werden, um einen Kreuzbiss zu vermeiden. In den Fällen, in denen die Lücke durch kieferorthopädische Maßnahmen geschlossen werden kann, sollte die Form des Eckzahnes anschließend durch Beschleifen und/oder „Verblendung“ mit Komposit an die Form des seitlichen Schneidezahnes angepasst werden.

16.3 Abweichungen der Zahngröße und der Zahnform

Abweichungen der Zahnform kommen bei oberen seitlichen Schneide- und Weisheitszähnen am häufigsten vor. Diese Zähne können als **Zapfenzähne** ausgebildet sein. Patienten mit Lippen-Kiefer-Gaumenspalten beispielsweise weisen in ca. 25 % der Fälle Formabweichungen der lateralen Inzisiven auf. Therapeutisch können solche Formabweichungen leicht durch einen Aufbau aus Kompositmaterialien versorgt werden, wobei Hybridwerkstoffen wegen der besseren mechanischen Eigenschaften der Vorzug zu geben ist.

Gelegentlich treten – vor allem bei den lateralen Inzisiven – auch **palatinale Höcker** auf, die die Okklusion stören können. Soll die Form der Zähne durch Beschleifen verändert werden, so sollte dies schrittweise erfolgen, damit sich die Pulpa durch Anlagerung von Sekundärdentin „zurückziehen“ kann.

Bei 10–30 % der ersten oberen Molaren tritt als zusätzlicher Höcker das **Tuberculum carabelli** auf.

Besonders auffällige Variationen der Zahnmorphologie sind der Dens invaginatus und der Taurodontismus.

16.3.1 Dens invaginatus

Beim Dens invaginatus („Dens in dente“) handelt es sich um eine Fehlbildung, die durch Einstülpung der Oberfläche (Invagination) des Zahnes zustande kommt. In der Literatur finden sich sehr unterschiedliche Angaben zur Häufigkeit dieser Fehlbildung: In den verschiedenen Studien war sie bei 0,25–10 % der untersuchten Personen zu finden [4].

Mit sehr hoher Wahrscheinlichkeit kommen Invaginationen, die vom Foramen caecum ausgehen, dadurch zustande, dass sich die Einstülpung des Foramens bis weit ins Zahninnere verlängert, im Extremfall kann sich sogar ein zweites Foramen ausbilden.

Zur Klassifizierung des Dens invaginatus hat sich die Einteilung von Oehlers bewährt (➤ Tab. 16.1) [7].

Bezogen auf Zähne tritt der Dens invaginatus am häufigsten bei **seitlichen oberen Schneidezähnen** auf, die Prävalenz liegt hier bei 0,3–7 %. Bei oberen mittleren Schneidezähnen, Prämolaren, Eckzähnen oder Molaren kann ebenfalls eine Invagination auftreten, allerdings wesentlich seltener als beim seitlichen oberen Schneidezahn.

In den meisten Fällen wird ein Dens invaginatus zufällig entdeckt. Der Verdacht auf eine Invagination ist gegeben, wenn beispielsweise der laterale obere Schneidezahn eine ungewöhnliche Kronenform aufweist, was sich in einer fassförmigen Kontur, einem ausgeprägten palatinalen Foramen und/oder einem zusätzlichen Höcker äußern kann (➤ Abb. 16.7 a). Da sich der Zugang zur Invagination häufig nicht sondieren lässt, sollte der klinische Befund durch eine

Tab. 16.1 Klassifikation des Dens invaginatus nach Oehlers [7]

Typ	Erscheinungsbild
I	Die Invagination dehnt sich in apikaler Richtung nicht weiter als bis zur Schmelz-Zement-Grenze aus.
II	Die Invagination reicht über die Schmelz-Zement-Grenze hinaus und endet als blinder Sack in der Zahnwurzel.
III	Die Invagination weist apikal oder lateral eine Verbindung zur Wurzel auf, es besteht aber keine direkte Verbindung zur Pulpa. Röntgenologisch kann an diesen Zähnen bei vitaler Pulpa eine Parodontitis apicalis auftreten, die via Invagination entstanden ist.

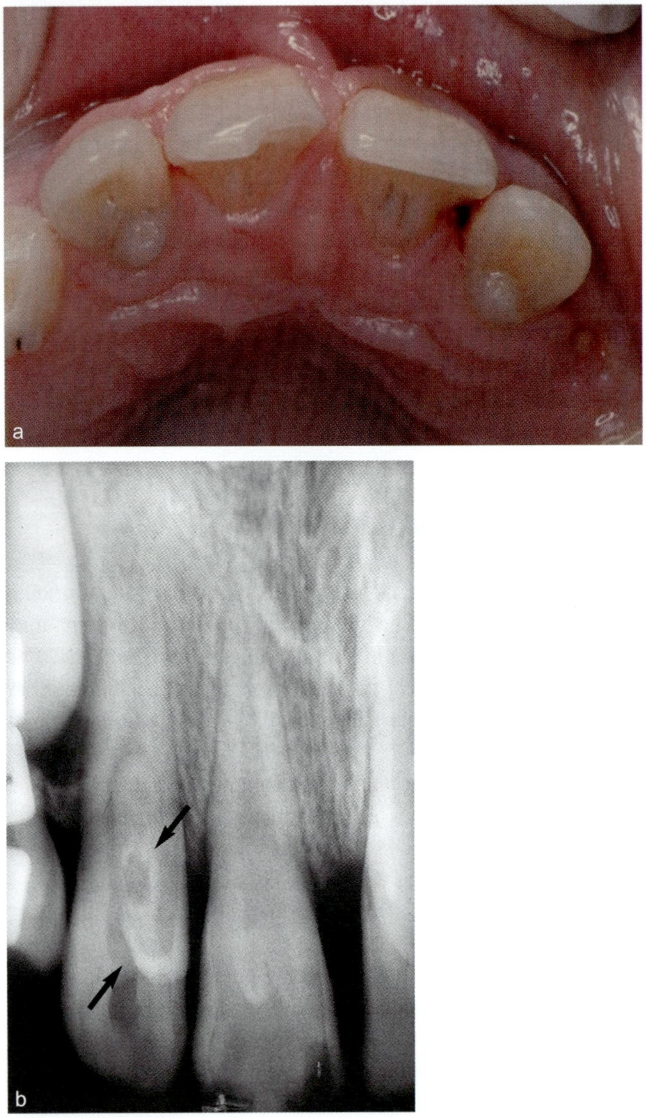

Abb. 16.7 a, b [R463]
a) Verdacht auf Invaginationen an den Zähnen 12 und 22 bei einem 11-jährigen Patienten
b) Der Zahnfilm der Regio 11, 12 bestätigt die Diagnose. An den mit Pfeilen bezeichneten Stellen befindet sich Schmelz.

röntgenologische Untersuchung ergänzt werden (➤ Abb. 16.7 b). Hülsmann weist darauf hin, dass wegen der Häufigkeit des **bilateralen Befalls** bei Verdacht auf Vorliegen einer Invagination immer auch die kontralateralen Zähne in die klinische und röntgenologische Untersuchung einbezogen werden sollten [8]. Auch Eltern und Geschwister der betroffenen Patientinnen und Patienten sollten nach Möglichkeit untersucht werden, da genetische Faktoren in der Ätiologie des Dens invaginatus eine Rolle spielen.

An den tiefen palatinalen Foramina bei Zähnen mit Invaginationen kommt es häufig zu **kariösen Prozessen,** da sich hier wegen der ungünstigen morphologischen Verhältnisse verstärkt Plaque anlagert. Als Folge können frühzeitig eine Pulpanekrose sowie Abszess- und Zystenbildung auftreten. Gelegentlich kommt es auch – sofern für längere Zeit eine chronische Entzündung bestand – zu internen Resorptionen.

Wurde die Diagnose „Dens invaginatus" röntgenologisch gesichert und liegen keine periapikalen Veränderungen vor, sollte – sofern der Sensibilitätstest positiv ausfällt – die Invagination gereinigt und anschließend präventiv versiegelt oder minimalinvasiv mit einer Kompositfüllung versorgt werden.

Leider wird der Dens invaginatus häufig erst entdeckt, wenn der Patient an dem betreffenden Zahn Schmerzen bekommt. Da sich die Invaginationen bis in die Nähe der Pulpa ausdehnen, kann die Pulpanekrose bereits kurz nach dem Zahndurchbruch auftreten, sodass eine endodontische Behandlung bei nicht abgeschlossenem Wurzelwachstum durchgeführt werden muss. Entscheidend für das weitere Vorgehen ist, ob es gelingt, neben der Invagination oder durch die Invagination hindurch Zugang zum Apex zu gewinnen. Falls in der Tiefe Schmelz vorhanden ist (siehe Röntgenbild!), muss beim Trepanieren darauf geachtet werden, dass der Schleifkörper sorgfältig in Achsrichtung des Zahns geführt wird. Da das komplexe Kanalsystem für Handinstrumente unter Umständen nicht vollständig zugänglich ist, sollte nach Auffassung von Hülsmann zur Reinigung ein endodontisches Ultraschallsystem eingesetzt werden [8]. Außerdem wird eine temporäre Versorgung mit einer Kalziumhydroxideinlage empfohlen. Wenn das Wurzelwachstum noch nicht abgeschlossen ist, kann der Versuch einer Apexifikation mit Kalziumhydroxid oder mit MTA (vgl. ➤ Kapitel 14.2) unternommen werden.

Eine Wurzelspitzenresektion sollte nur dann erfolgen, wenn mit einer konservativen endodontischen Behandlung kein erfolgreicher Abschluss erreicht werden kann. Die Extraktion schließlich sollte den Fällen vorbehalten bleiben, in denen andere Therapieversuche fehlschlugen.

16.3.2 Taurodontismus

Diese Formabweichung der Zähne findet sich bei bis zu 0,3 % der Europäer. Sie betrifft vor allem die **Molaren,** gelegentlich auch Prämolaren. Zähne mit Taurodontismus weisen eine weite Pulpahöhle auf, d. h., das Kronenkavum ist sehr weit nach apikal verlängert, wodurch die Wurzelkanäle verkürzt erscheinen. Makroskopisch weist die Zahnkrone eine normale Form auf und wird von einem breiten, kräftigen Wurzelkörper getragen, der erst weit apikal (oder gar nicht) in mehrere stark verkürzte Wurzeln ausläuft. Die meisten Forscher gehen davon aus, dass der Taurodontismus autosomal-dominant vererbt wird.

16.4 Doppelbildungen von Zähnen

16.4.1 Gemination

Die Zahnkeimpaarung stellt den unvollständigen Versuch eines Zahnkeims dar, sich zu teilen. Die entsprechenden Zähne können bis zu doppelt so breit wie normal sein. Betroffen sind vor allem Schneidezähne, wobei diese Anomalie im Milchgebiss häufiger auftritt als im bleibenden Gebiss. Die Anzahl der Zähne ist nicht verringert oder erhöht. Bei einer unvollständigen Paarung findet man eine eingekerbte Schneidekante, die sich in einer Einfurchung des Zahnes in zervikaler Richtung fortsetzt. Fertigt man eine Röntgenaufnahme an, so weist der betreffende Zahn ein einheitliches Pulpakavum auf, das sich allerdings koronal aufzweigen kann. Wird der gepaarte Zahn als Einheit betrachtet, so ist die Zahnzahl des entsprechenden Kiefers normal.

16.4.2 Schizodontie

Die Zwillingsbildung entsteht aus einer vollständigen Teilung eines Zahnkeims. Diese Anomalie führt dazu, dass es einen überzähligen Zahn gibt, der stark seinem Zwillingspartner ähnelt. Zwillingszähne sind komplett voneinander getrennte Einzelzähne.

16.4.3 Fusion

Bei der Zahnverschmelzung sind zwei ursprünglich getrennt angelegte benachbarte Zahnkeime im Dentin und Schmelzbereich verwachsen. Abhängig vom Zeitpunkt der Vereinigung kann die Verschmelzung nur den Kronen- oder aber auch den Wurzelbereich betreffen. In jedem Fall weisen die betroffenen Zähne röntgenologisch zwei getrennte Pulpakammern auf. Betrachtet man die verschmolzenen Zähne als Einheit, so resultiert aus der Fusion eine Zahnunterzahl.

Die Prävalenz von Doppelbildungen wird mit 0,5–2,5 % angegeben. Therapeutisch kann die kosmetische Situation des Patienten häufig dadurch verbessert werden, dass die entsprechenden Defekte/Spaltbildungen mit Komposit versorgt werden.

16.5 Strukturanomalien der Zähne

16.5.1 Genetisch bedingte Dysplasien

Bei diesen Strukturanomalien handelt es sich um hereditäre Erkrankungen, bei denen primär der Schmelz und/oder das Dentin betroffen sind. Sie treten meistens isoliert auf, können aber auch mit systemischen Erkrankungen oder Syndromen vergesellschaftet sein. Die hereditären Zahndysplasien werden in den meisten Fällen autosomal-dominant, gelegentlich aber auch autosomal-rezessiv oder geschlechtsgebunden vererbt und beruhen im Wesentlichen auf Einzelgendefekten [1]. Häufig treten Dysplasien auch als Nebenbefund bei genetisch bedingten systemischen Erkrankungen und Syndromen auf (➤ Tab. 16.2).

Amelogenesis imperfecta

Genetisch bedingte Dysplasien des Schmelzes werden als Amelogenesis imperfecta bezeichnet. Durch den genetischen Defekt wird die Differenzierung oder die Funktion der Ameloblasten gestört, sodass chemisch, quantitativ und/oder strukturell abnormaler Schmelz gebildet wird. Dabei ist die Dentinstruktur normal.

In der Literatur werden die verschiedenen Formen der Amelogenesis imperfecta auf bis zu 12 Untergruppen aufgeteilt [1] [9], die auf Hypoplasie, Hypomaturation oder Hypokalzifikation beruhen.

Bei einigen **hypoplastischen Formen** ist der normal gebildete Dentinkern von einer in der Dicke deutlich reduzierten Schmelzschicht überzogen. Die betroffenen Zähne weisen eine hellbraune Farbe auf, röntgenologisch ist der vorhandene Schmelz unauffällig.

Bei der **grübchenartig-hypoplastischen Form** sind die Zahnkronen tonnenförmig, der Schmelz weist eine annähernd normale Dicke und Farbe auf (➤ Abb. 16.8). Auf den freien Glattflächen der Zähne labial stärker ausgeprägt als lingual finden sich zahlreiche Grübchen im Schmelz, die teilweise säulenartig angeordnet sind. Da sich diese Grübchen exogen verfärben, wirken sie sehr auffällig.

Bei der auf **Hypomaturation** beruhenden Amelogenesis imperfecta bilden die Ameloblasten zwar in normaler Menge Schmelzmatrix, die Mineralisation erfolgt jedoch unvollständig, da die Rückresorption von Matrix und Wasser durch die Ameloblasten ausbleibt oder verringert ist. Es entsteht Schmelz, der zwar eine normale Dicke aufweist, aber eine deutlich verringerte Härte. Klinisch kommt es nach dem Durchbruch der Zähne zu rasch fortschreitenden Substanzverlusten, da Teile des Schmelzes absplittern (➤ Abb. 16.9 a).

Tab. 16.2 Genetisch bedingte systemische Erkrankungen und Syndrome, die mit Dysplasien des Schmelzes oder Dentins einhergehen können (nach [1])

Dysplasien des Schmelzes bei	Dysplasien des Dentins bei
• Amelo-Onchohypohidrose-Syndrom	• Albrights hereditärer Osteodystrophie
• Epidermolysis bullosa	• brachio-skelettal-genitalem Syndrom
• Mukopolysaccharidosen	• Ehlers-Danlos-Syndrom
• okulodentoossärer Dysplasie	• Hypophosphatämie (Vitamin-D-resistente Rachitis)
• tricho-dental-osteosklerotischem Syndrom	• tricho-dental-osteosklerotischem Syndrom
	• Hypophosphatasie

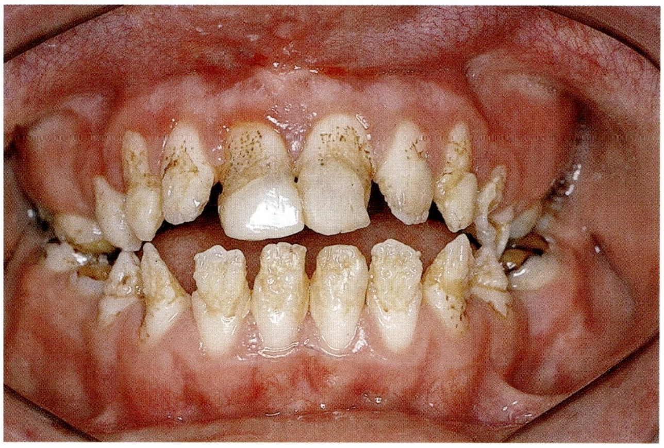

Abb. 16.8 Amelogenesis imperfecta bei einer 16-jährigen Patientin (grübchenartig-hypoplastische Form) [R463]

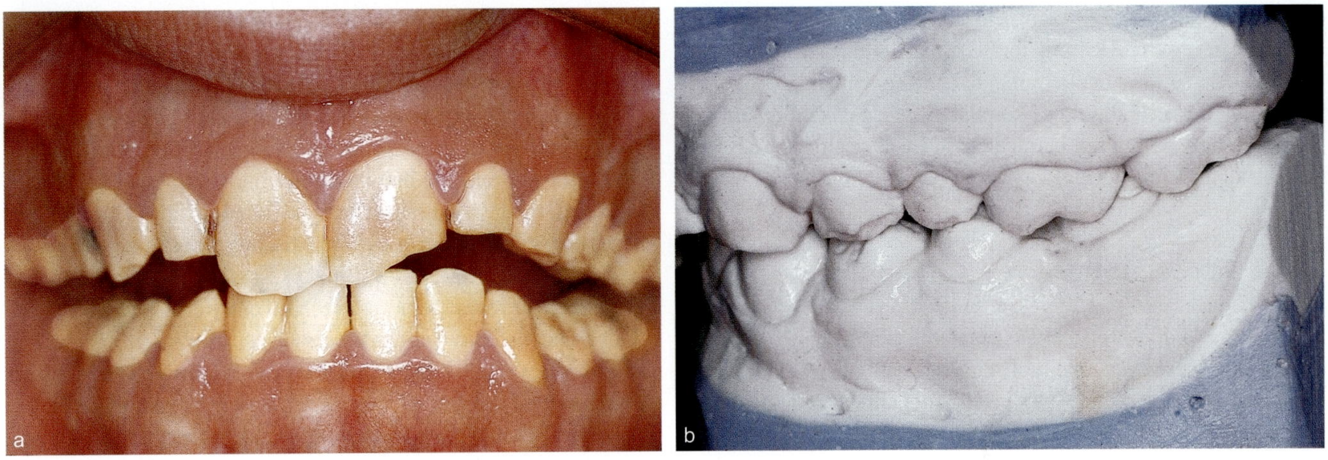

Abb. 16.9 a, b [R463]
a) Auf Hypomaturation beruhende Form der Amelogenesis imperfecta bei einem 15-jährigen Patienten
b) Die Modellanalyse deckt einen erheblichen Verlust der vertikalen Abstützung auf.

Bei der auf **Hypokalzifikation** beruhenden Amelogenesis imperfecta führen Defekte der Schmelzmatrix und mangelnde Kristallitentstehung dazu, dass der Schmelz sehr weich ist und eine gelblich-bräunliche Farbe hat. Infolge von Attrition geht der Schmelz innerhalb weniger Monate verloren, das freiliegende Dentin kann sehr schmerzempfindlich sein.

MERKE

Differenzialdiagnostisch weist unreifer Schmelz zwar eine geringere Härte auf als normaler Schmelz, aber eine größere Härte als unterverkalkter Schmelz. Letzterer ist so weich, dass er mit zahnärztlichen Instrumenten eingedrückt und entfernt werden kann [1].

Bei der zahnärztlichen **Behandlung** von Patienten mit Amelogenesis imperfecta ist zunächst auf eine intensive präventive Betreuung mit engen Recall-Terminen zu achten. Regelmäßige professionelle Plaqueentfernungen sind wichtig, da es an den rauen Schmelzoberflächen zu verstärkter Plaqueanlagerung kommt und auch die Zahnsteinbildung erhöht ist.

Neben den kosmetischen Beeinträchtigungen durch Verfärbungen können speziell die Substanzverluste im Seitenzahnbereich zu Problemen im Bereich der Stützzonen führen (➤ Abb. 16.9 b). In vielen Fällen müssen deshalb bereits frühzeitig (temporäre) Kronen im Seitenzahnbereich eingegliedert werden. Im Frontzahnbereich können kosmetische Probleme teilweise mit Kompositen behoben werden. In vielen Fällen müssen aber auch hier Kronen angefertigt werden.

Dentinogenesis imperfecta

Die Dentinogenesis imperfecta gehört mit einer Morbidität von 1:8000 zu den häufigsten autosomal-dominanten Erbkrankheiten. Sie kann isoliert oder zusammen mit einer Osteogenesis imperfecta auftreten. Bei dieser Erkrankung sind sowohl alle Milchzähne als auch alle bleibenden Zähne betroffen.

Speziell im Milchgebiss besteht eine große Tendenz, dass der Schmelz in großen Scherben entlang einer veränderten Schmelz-Dentin-Grenze absplittert (➤ Abb. 16.10). Dadurch können sich die Zähne sehr schnell abnutzen. **Klinisch** erscheinen insbesondere die betroffenen Milchzähne bernsteinfarben (➤ Abb. 16.11 a, d), bei den bleibenden Zähnen ist eher eine bläulich-graue Färbung zu beobachten (➤ Abb. 16.11 e).

Bei vielen Patienten mit Dentinogenesis imperfecta imponieren **röntgenologisch** kurze, im Zervikalbereich verschmälerte Wurzeln. **Histologisch** lassen sich eine gewellte Schmelz-Dentin-Grenze sowie irreguläres zirkumpulpäres Dentin nachweisen.

Bei der **restaurativen Versorgung** der betroffenen Zähne können im Milchgebiss konfektionierte Stahlkronen eingesetzt werden. Im bleibenden Gebiss können die Veränderungen im Frontzahnbereich mit Komposit oder Keramikschalen behoben werden (➤ Abb. 16.11 e–g). Im Seitenzahnbereich sind, sofern es zu größeren Substanzverlusten kommt, individuell gefertigte Kronen vorzuziehen. Auch bei der Dentinogenesis imperfecta können durch geeignete präventive Maßnahmen (professionelle Plaqueentfernung und Lokalfluoridierungen) im Rahmen häufiger Recall-Termine zusätzliche Kariesschäden verhindert werden.

Odontogenesis imperfecta

In seltenen Fällen können Gendefekte dazu führen, dass gleichzeitig eine Dysplasie von Schmelz und Dentin auftritt.

16.5.2 Schmelzhypoplasien

Im Gegensatz zu den hereditären Schmelzbildungsstörungen werden Schmelzhypoplasien meistens **postnatal** durch Umweltbedingungen oder Krankheiten verursacht. Diese sichtbaren Mineralisationsstörungen können sich nicht posteruptiv, sondern nur während der Entwicklung der Zahnkronen ausbilden. Für die Entstehung von Hypoplasien gibt es deshalb nur ein eng begrenztes Zeitfenster, das

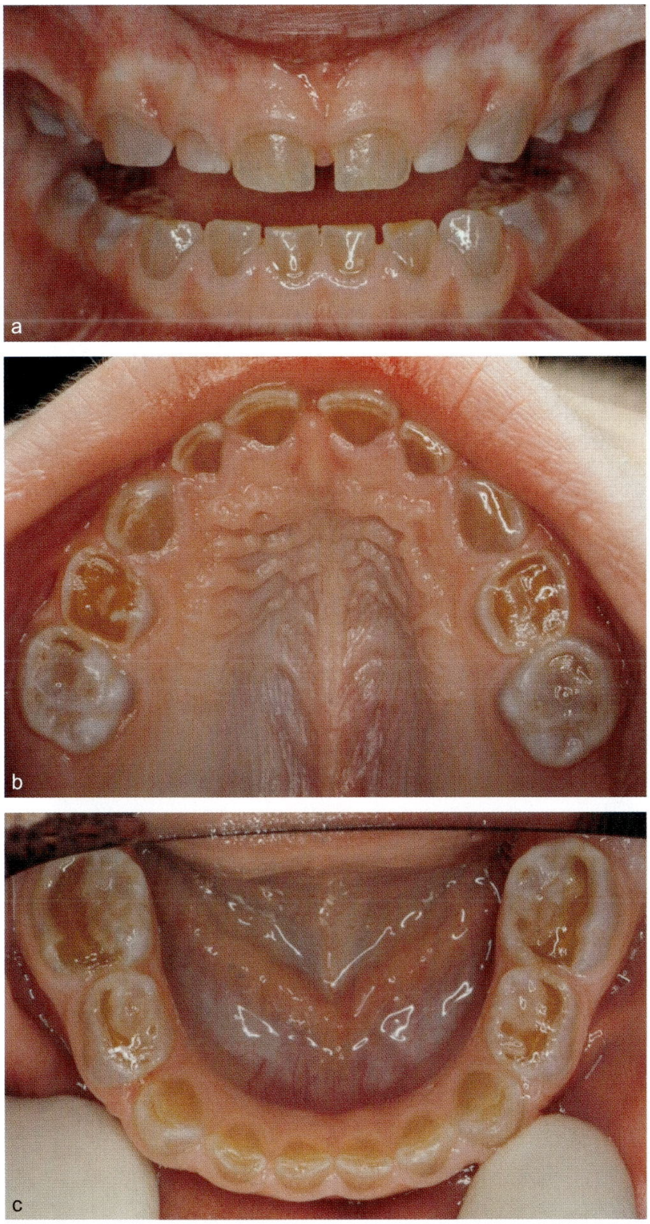

Abb. 16.10 a–c Dentinogenesis imperfecta im Milchgebiss [M1118]
a) Die Frontalansicht zeigt einen massiven Schmelzverlust an den Schneidezähnen.
b) Auch an den Palatinalflächen der Schneidezähne und auf den Kauflächen der Zähne 54 und 64 sind massive Schmelzverluste aufgetreten. Die Milchmolaren 55 und 65 sind weniger betroffen, da sie zum einen später durchgebrochen sind und zum anderen nicht auf der gesamten Kaufläche Antagonistenkontakt mit den unteren Milchmolaren haben.
c) Auch an den Milchmolaren im Unterkiefer ist Schmelz verloren gegangen.

für die Milchzähne bis zum Ende des 1. Lebensjahres, für die bleibenden Zähne bis zum Ende des 7. Lebensjahres reicht.

Schmelzhypoplasien kommen zustande, weil die Ameloblasten geschädigt oder in ihrem Stoffwechsel vorübergehend gestört werden. Die Störung kann dabei allgemeiner Art (z. B. Kalziumstoffwechselstörung) oder lokal begrenzt (Trauma, Infektion) sein. Nach lokal direkt einwirkenden Ursachen sind in der Regel nur Einzelzähne betroffen, bei generalisiert einwirkenden Ursachen sind jeweils die Schmelzareale betroffen, die in dem betreffenden Zeitraum mineralisiert wurden. Das heißt, in der Regel sind homologe Zähne in ähnlichem Ausmaß betroffen.

Schmelzhypoplasien sind **makroskopisch sichtbare** Schmelzdefekte, die in unterschiedlich starker Ausprägung auftreten können. Im einfachsten Fall handelt es sich um Opazitäten (weißliche Flecken) ohne Veränderungen der Zahnform (➢ Abb. 16.12). Bei stärkeren Ausprägungen treten Rillen bzw. in Linien angeordnete Grübchen auf. Bei schweren Störungen während der Zahnbildung kann es auch zu flächenförmigen Hypoplasien kommen. Entscheidend für Art und Form der Hypoplasien ist im Wesentlichen, wann die Schädigung eingetreten ist.

Schmelzopazitäten kommen vergleichsweise häufig vor: So stellten Murray und Shaw anlässlich einer Studie in den 1970er-Jahren fest, das 50 % der Kinder betroffen waren [10]. Nach Angaben dieser Autoren fanden sich Flecken vor allem auf den bukkalen Glattflächen und waren asymmetrisch verteilt, sodass es sich überwiegend um durch ein lokales Trauma hervorgerufene Schäden handeln dürfte (siehe auch [11]). Murray und Shaw stellten ebenfalls fest, dass Formdefekte bei 4–5 % der 6-Jährigen und etwa 9 % der 12- bis 14-jährigen Kinder vorkamen. Aus Deutschland wurde über deutlich niedrigere Prävalenzraten berichtet [12]. Anlässlich einer Untersuchung in der Oberpfalz zeigten sich bei 17,9 % der 3- bis 17-Jährigen entwicklungsbedingte Schmelzveränderungen, in über 90 % dieser Fälle lagen milde Ausprägungsformen vor.

Die wichtigsten Ursachen für Schmelzhypoplasien sollen im Folgenden dargestellt werden.

Traumatisch bedingte Hypoplasien

Traumatische Schädigungen entstehen in der Regel direkt lokal, in seltenen Fällen auch über den Stoffwechsel. Lokale Traumata wirken sich vor allem auf dem Weg über die Milchzahnwurzel aus, da sich die Wurzelspitzen der Milchzähne in unmittelbarer Nähe der Zahnkronen der Ersatzzähne befinden. Typisch für die mechanische Traumatisierung ist, dass meist nur ein Zahn (z. B. ein oberer Schneidezahn) betroffen ist (➢ Kapitel 18.6.2).

Nach Angaben von Schroeder führt eine geringgradige Traumatisierung, die sich im 2.–7. Lebensjahr ereignet, bei etwa 25 % der betroffenen bleibenden Zähne zu weißlichen oder gelbbräunlichen Schmelzflecken (➢ Abb. 16.13) [1] [12]. Mittelschwere Milchzahnluxationen, die sich um das 2. Lebensjahr abspielen, erzeugen in 12 % aller betroffenen Fälle an den bleibenden Zähnen weiß- oder gelbbraune Flecken und ringförmige Einziehungen der Schmelzoberfläche. Eine sehr starke Traumatisierung bzw. ausgeprägte Milchzahnintrusion um das 2. Lebensjahr führt nach Angaben desselben Autors in 3 % aller Fälle zu einer Abknickung der Kronenachse gegen die Wurzelachse (Dilazeration).

Neben dem Milchzahntrauma infolge eines Unfalls können auch Extraktionen von Milchzähnen oder Fehlbildungen des Gesichtsschädels zu Hypoplasien der bleibenden Zähne führen.

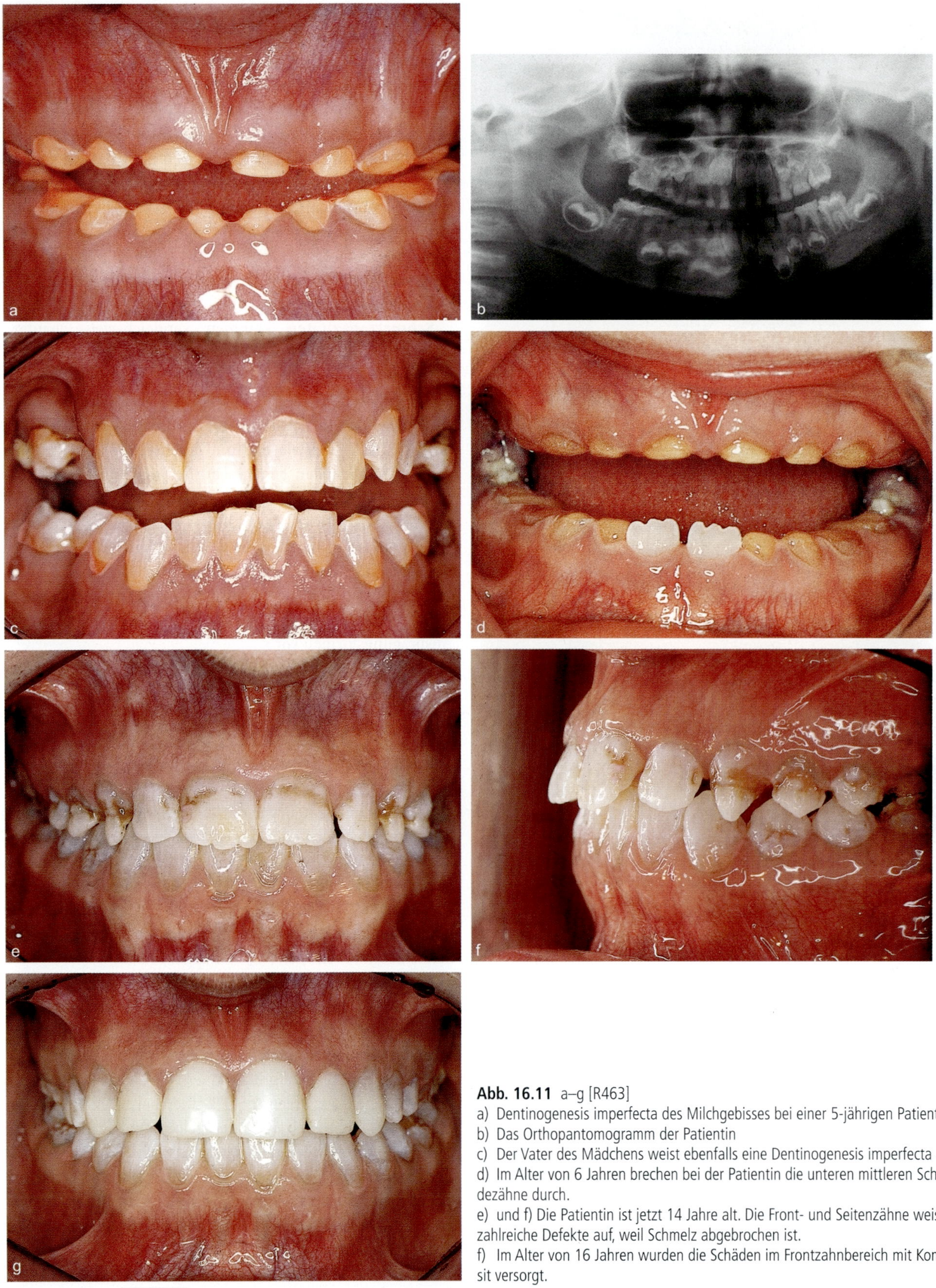

Abb. 16.11 a–g [R463]
a) Dentinogenesis imperfecta des Milchgebisses bei einer 5-jährigen Patientin
b) Das Orthopantomogramm der Patientin
c) Der Vater des Mädchens weist ebenfalls eine Dentinogenesis imperfecta auf.
d) Im Alter von 6 Jahren brechen bei der Patientin die unteren mittleren Schneidezähne durch.
e) und f) Die Patientin ist jetzt 14 Jahre alt. Die Front- und Seitenzähne weisen zahlreiche Defekte auf, weil Schmelz abgebrochen ist.
f) Im Alter von 16 Jahren wurden die Schäden im Frontzahnbereich mit Komposit versorgt.

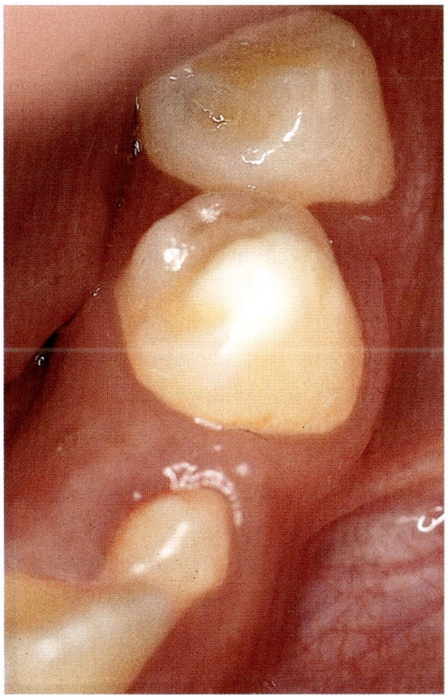

Abb. 16.12 Schmelzopazität als Folge einer Milchzahngangrän [R463]

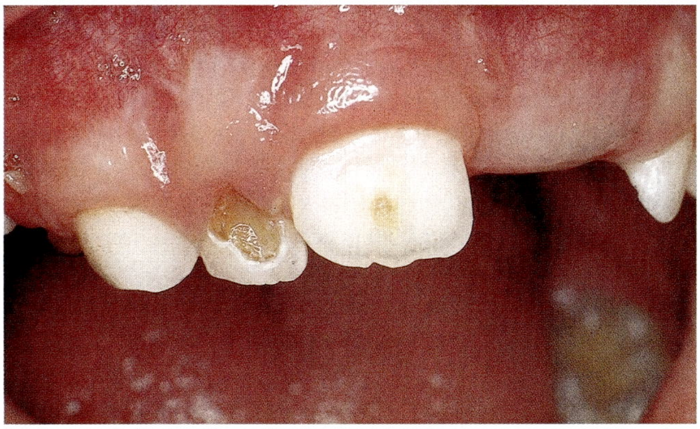

Abb. 16.13 Schmelzhypoplasie am Zahn 21 als Spätfolge eines Milchzahntraumas. Der Zahn 62 weist eine Glattflächenkaries auf. [R463]

MERKE

Durch lokale Traumatisierung erzeugte Schmelzhypoplasien weisen ein weißliches bis gelbbräunliches Aussehen und zumeist labial okklusal lokalisierte Oberflächendefekte auf.

Die wichtigsten pathophysiologischen Mechanismen, die sozusagen als generalisiert-metabolische Traumata Schmelzhypoplasien verursachen können, sind Sauerstoffmangel und Hypokalzämie. Der **Sauerstoffmangel während der Geburt** verursacht die so genannten **Neonatallinien,** anhand derer histologisch zwischen prä- und postnatal gebildetem Schmelz unterschieden werden kann. Bei der Neonatallinie handelt es sich um eine makroskopisch nicht sichtbare Hypoplasie von ca. 20–30 µm Breite.

Eine **Hypokalzämie,** die im Zusammenhang mit einer neo- oder postnatalen Tetanie auftritt, kann ebenfalls zu Schmelzhypoplasien führen. Zwischen 50 und 100 % der betroffenen Kinder zeigen ausgeprägte, symmetrisch verteilte Hypoplasien mit Formdefekten [13].

Durch Infektionen hervorgerufene Hypoplasien

Auch infektiöse Noxen, beispielsweise hervorgerufen durch einen gangränösen Milchzahn, können sich lokal oder generalisiert auswirken. Eine **lokale Infektion** im Bereich des Periapex des Milchzahnes kann den sogenannten **Turner-Zahn** verursachen. Turner-Zähne weisen Schmelzhypoplasien auf, zusätzlich können Formabweichungen an den Kronen und Wurzeln auftreten. **Pathogenetisch** folgt auf eine Milchzahnkaries eine Infektion der Milchzahnpulpa, schließlich die Nekrose der Pulpa und eine periapikale Entzündung mit bakterieller Infektion. Da die knöcherne Wandung zwischen Milchzahnwurzel und Zahnsäckchen sehr dünn ist, wird diese Wandung häufig durchbrochen, und es kann indirekt (durch Ödembildung und Druck) oder direkt durch Entzündung des Zahnkeims oder Resorption des Schmelzorgans die Zahnhartsubstanzbildung gestört werden.

Generalisierte Infektionen, die sich pränatal im Organismus von Mutter und Kind oder postnatal im Kind abspielen, verursachen meistens symmetrisch verteilte Hypoplasien. Dabei handelt es sich entweder um Viren (z. B. Röteln) oder Bakterien (z. B. Treponema pallidum). Wird ein Kind während der Entwicklung in utero mit Treponema pallidum infiziert, entwickelt sich die charakteristische **Hutchinson-Trias,** zu der im zahnmedizinischen Bereich Formabweichungen an den oberen bleibenden Schneidezähnen und den 6-Jahr-Molaren gehören. Zusätzliche Krankheitssymptome der Hutchinson-Trias sind Labyrinthschwerhörigkeit und Trübung der Hornhaut. Die Kinder werden auf dem Blutweg von der luetisch infizierten Mutter angesteckt, da die Plazenta nach der 16. Schwangerschaftswoche für Treponema pallidum durchlässig wird. **Hutchinson-Zähne** weisen ein charakteristisches klinisches Bild auf:

- In der Regel im Oberkiefer finden sich birnenförmige Kronen sowie zentral halbmondförmig eingebuchtete Schneidekanten. Die Ecken der Schneidekanten sind abgerundet.
- Die Kronen der 6-Jahr-Molaren sind ebenfalls stark verkleinert und weisen kauflächenwärts Einziehungen auf. Die Kauflächengestaltung ist abnormal und weist ein maulbeerförmiges Aussehen auf.

Hypoplasien als Folge von Allgemeinerkrankungen und Ernährungsstörungen

Salmonelleninfektionen im Säuglingsalter, die mit Diarrhöen vergesellschaftet sind, können zu Schmelzhypoplasien an Schneidezähnen, 6-Jahr-Molaren und anderen bleibenden Zähnen führen.

Bei den Allgemeinerkrankungen sind es vor allem **Stoffwechselstörungen** (Hypovitaminosen A, D, C) und **hormonelle Störungen** (Hypothyreoidismus und Hypoparathyreoidismus), die Schmelzhypoplasien nach sich ziehen.

Bei einer **chronischen Niereninsuffizienz** im Kindesalter können in der Folge Skelettveränderungen und Schmelzhypoplasien auftreten, die u. a. auf Störungen des Vitamin-D-Stoffwechsels zurückzuführen sind [14]. In entsprechenden Untersuchungen zeigte sich, dass 52 % der untersuchten Kinder mit chronischer Niereninsuffizienz Schmelzhypoplasien an bleibenden Zähnen aufwiesen. Als klinisches Bild zeigten sich Opazitätsschwankungen, Rillenbildungen sowie flächenhafte Defekte, wobei die Störungen stets symmetrisch auftraten.

In den letzten Jahren wurde ein gehäuftes Auftreten von Fehlstrukturierungen bei 6-Jahr-Molaren beobachtet. Eine entsprechende Studie legte den Schluss nahe, dass dieses Phänomen möglicherweise auf veränderte **Ernährungsgewohnheiten** zurückzuführen ist. Zur Prophylaxe dieser Störungen sollten im Kleinkindalter mehr kalziumhaltige Milchgetränke und weniger zuckrig-wässrige Getränke gegeben werden. Auch sollte auf eine ärztlich unkontrollierte Multimedikation und Gabe von Multivitamingetränken und -präparaten verzichtet werden.

Molaren-Inzisiven-Hypomineralisation

Die Molaren-Inzisiven-Hypomineralisation (MIH)) beschreibt einen qualitativen Schmelzdefekt, bei welchem ein verringert mineralisierter, anorganischer Schmelzanteil zu Opazitäten und ggf. Schmelzabbrüchen bei den betroffenen Zähnen führen kann. Klassisch betroffen ist mindestens ein bleibender Molar mit oder ohne Beteiligung der Inzisiven [15]. ➤ Kapitel 17 beleuchtet das Krankheitsbild im Detail.

Hypoplasien als Folge chemischer Schädigungen

Neben verschiedenen Medikamenten (z. B. Tetrazyklin) kann auch das Spurenelement Fluor Schmelzhypoplasien verursachen.

Schädigung durch Tetrazyklin Obwohl die Verordnung von Tetrazyklinen bei Kindern, Schwangeren oder stillenden Müttern kontraindiziert ist, kann man auch in Deutschland immer wieder durch Tetrazyklin verfärbte Zähne sehen. Dies gilt vor allem für Zugewanderte aus den osteuropäischen Ländern. Tetrazyklinverfärbungen der Zähne kommen zustande, weil dieser Wirkstoff eine hohe Affinität zu den Kalziumionen im Knochen und in den Zähnen hat und dort irreversibel gebunden wird. Die Art der Verfärbung, ihre Lokalisation und Intensität hängen vom Zeitpunkt, von der Dauer und Dosierung der Tetrazyklingaben ab. Je nach Art des verabreichten Präparats variiert die Verfärbung zwischen graubraun und bräunlich. Dabei kann die Verfärbung entweder auf die Bereiche beschränkt sein, die während der Tetrazyklingabe mineralisiert wurden, oder die ganzen Zahnkronen betreffen.

Zahnfluorose Eine Zahnfluorose entsteht, wenn während der Zahnbildung durch Nahrungsaufnahme oder Medikamentengabe zu viel Fluorid aufgenommen wird. Entsprechend der Mineralisationszeit der bleibenden Zähne sind wegen der möglichen ästhetischen Folgen die ersten 8 Lebensjahre besonders wichtig. In dieser Zeit können sich Fluoridüberdosierungen am Schmelz, in schwereren Fällen auch am Dentin manifestieren [11] [16].

Eine Übersichtsarbeit, die Studien aus verschiedenen Ländern einbezog, identifizierte folgende Risikofaktoren für die Entstehung einer Zahnfluorose [17]:

- Aufnahme von Trink- oder Mineralwasser mit höherem Fluoridgehalt
- Einnahme von Fluoridtabletten
- Früher Gebrauch fluoridierter Zahnpasta
- Verwendung fertiger Flaschennahrung

Je nach Schweregrad reichen die Mineralisationsstörungen am Schmelz von feinen, gleichmäßig an der Schmelzoberfläche verlaufenden Streifen über kreidige Schmelzflecken bis zu Stellen mit fehlendem Schmelz [16]. Möglicherweise sind mehrere Prozesse während der Mineralisation gestört [21]. Sie führen dazu, dass der Schmelz zunehmend poröser wird.

Thylstrup und Fejerskov ergänzten das klinische, epidemiologische und histologische Bild der Zahnfluorose und publizierten 1978 den Thylstrup-Fejerskov-Index (TFI), der eine valide Einschätzung fluorotischer Veränderungen der Zähne ermöglicht [18]. Sie stellten fest, dass die ersten Zeichen einer durch Fluorid hervorgerufenen Schmelzveränderung feine weißliche Linien sind (➤ Abb. 16.14), die die Perikymatien betonen und ziemlich gleichmäßig über die labiale Schmelzoberfläche verteilt sind (➤ Abb. 16.15). Wurde die Schmelzbildung stärker durch Fluorid beeinträchtigt, so werden diese Linien breiter und fließen zu irregulären Bezirken zusammen. Bei einer schwereren Zahnfluorose sind die Flecken kalkweiß, schließlich kommen auch Formdefekte mit lochartigen Vertiefungen hinzu. Wesentliches Charakteristikum fluorotisch veränderten Schmelzes ist, dass die Veränderungen bilateral-symmetrisch auftreten.

Wichtig bei der Abschätzung der Fluoridbilanz ist, dass alle Quellen berücksichtigt werden. So kann Säuglingsnahrung, die mit fluoridreichem Mineralwasser hergestellt wird, zu einer erhöhten Fluoridaufnahme führen. Dasselbe gilt für balancierte Säuglingsnahrung.

Fluorosezähne sind durch Porositäten (Häufung nichtmineralisierter Mikrobezirke) im Schmelz gekennzeichnet. Histologische Beobachtungen sprechen dafür, dass Kristallwachstum, Prismenentwicklung und Schmelzreifung durch zu hohe Fluoridkonzentrationen gestört werden. Mit steigendem Grad der Fluorose wird der Schmelz poröser, die poröse Zone erstreckt sich tiefer und tiefer in Richtung Schmelz-Dentin-Grenze. Je dicker die poröse Schmelzschicht wird, umso stärker weißlich, opak erscheint der Schmelz klinisch. An der Zahnoberfläche befindet sich jedoch eine dünne Schicht aus hypermineralisiertem Schmelz, die die mindermineralisierten Schmelzabschnitte bedeckt. Fejerskov et al. heben hervor, dass diese hypermineralisierte Zone nur bei fluoridbedingten Schmelzflecken zu beobachten sei; bei Schmelzflecken mit anderer Ursache fehle diese Deckschicht [16].

Nach Forsman können fluoridbedingte Schmelzhypoplasien auftreten, wenn die tägliche Fluoridzufuhr den Wert von 0,1 mg/kg Körpergewicht übersteigt [19]. Segreto et al. fanden sichtbare Schmelzflecken, wenn der Fluoridgehalt des Trinkwassers das Optimum um den Faktor 2,3 übersteigt. Es darf allerdings nicht übersehen werden, dass die Fluoridtoleranz noch von anderen Faktoren

Fluoroseindex TFI

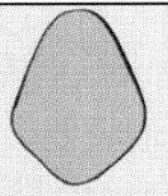	**Grad 0**	Die normale Transluzenz des gesamten cremig-weißen Schmelzes bleibt nach dem Trocknen der Oberfläche bestehen.
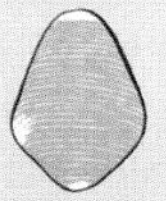	**Grad 1**	Dünne weiße Linien sind erkennbar in allen Teilen der Oberfläche. Die Linien stimmen mit der Lage der Perikymatien überein. In einigen Fällen kann schon ein leichtes „Schneekappenphänomen" der inzisalen Spitzen oder Ecken erkennbar sein.
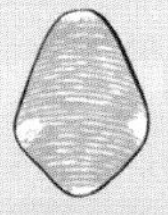	**Grad 2**	Die opaken weißen Linien sind betonter und fließen häufig zu kleinen Wolken zusammen, die sich über die ganze Oberfläche verteilen. „Schneekappen" an inzisalen Ecken und Spitzen treten gewöhnlich auf.
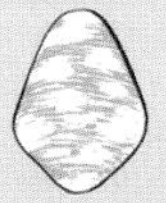	**Grad 3**	Die weißen Linien scheinen zusammenzufließen und wolkige opake Bezirke treten auf. Dazwischen können auch weiße Linien zu sehen sein.
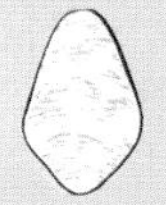	**Grad 4**	Die gesamte Oberfläche zeigt begrenzte Opazitäten oder erscheint kreidig weiß. Teile der Oberfläche, die Abrieb oder Abnutzung ausgesetzt sind können weniger betroffen erscheinen.
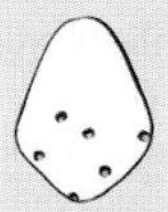	**Grad 5**	Die gesamte Oberfläche ist opak. Es gibt runde Grübchen (Verlust der äußersten Schmelzschicht), die kleiner als 2 mm im Durchmesser sind.
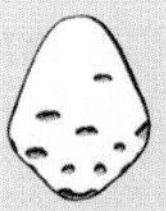	**Grad 6**	Kleine Grübchen sind häufiger und fließen im opaken Schmelz zu Bündeln zusammen, die kleiner als 2 mm in vertikaler Höhe sind. In diesen Score werden auch Oberflächen eingeschlossen, bei denen Inzisalkanten abgesplittert sind, wenn die vertikale Dimension der resultierenden Defekte weniger als 2 mm beträgt.
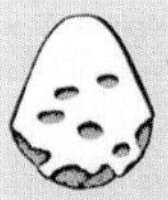	**Grad 7**	Es kommt zum Verlust der äußersten Schmelzschicht in unregelmäßigen Bezirken. Davon ist weniger als die Hälfte der Oberfläche betroffen. Der verbleibende Schmelz ist opak.
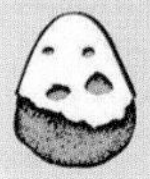	**Grad 8**	Der Schmelzverlust betrifft mehr als die Hälfte der Zahnoberfläche. Der verbleibende Schmelz ist opak.
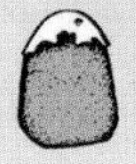	**Grad 9**	Der Verlust des Großteiles an Schmelz führt zu einer veränderten Oberflächen-/Zahnform. Ein vertikaler Rand von opakem Schmelz ist oft vorhanden.

Abb. 16.14 Klassifikation der Zahnfluorosen anhand des Thylstrup-Fejerskov-Index [18] [H267/L143]

abhängt. So vergrößert z. B. ein allgemein schlechter Ernährungszustand die Gefahr der Entstehung von Schmelzflecken [21].
In den 1990er-Jahren führten Studien aus den USA, die ein erhebliches Fluoroserisiko bei Kindern festgestellt hatten, zu einer Beunruhigung in europäischen Fachgesellschaften für Kinderzahnheilkunde. Dies veranlasste Pieper et al. dazu, eine Feldstudie in Thüringen, Niedersachen und Hessen durchzuführen [22]. Dabei wurden bei 15-Jährigen in drei Regionen mit unterschiedlichen Prophylaxeprogrammen die Fluoroseprävalenzen bestimmt.

Vor dem Jahr 1990 gab es in Kindergärten und Schulen in Ostdeutschland Präventionsprogramme, die staatlich organisiert waren. In Westdeutschland hingegen beruhten solche Aktivitäten zunächst auf den Bemühungen weniger engagierter Kolleginnen und Kollegen. Erst 1989 wurden durch Änderungen der Sozialgesetzgebung schrittweise die Voraussetzungen für die zahnmedizinische Prophylaxe verbessert. Trotz dieser Änderungen kommen nur in wenigen Regionen Deutschlands im Rahmen der Gruppenprophylaxe (GPR) Fluoridierungsmaßnahmen zum Einsatz. Deshalb konnten in die vorliegende Studie Regionen mit unterschiedlich intensiver Fluoridierung in Kindergärten und Schulen einbezogen und die Fluoroseprävalenz konnte mit unabhängigen Variablen verknüpft werden. Als Prüfgruppe wurde ein Kreis ausgewählt, in dem die GPR intensive Fluoridierungsmaßnahmen umfasst. Als Kontrollgruppen dienten die beiden anderen Kreise, in denen weniger bzw. gar keine Fluoridierungsmaßnahmen in der GPR stattfinden.

Zusätzlich zur Erhebung der Daten für die Berechnung der Fluoroseprävalenz wurden durch schriftliche Befragung der Eltern Besonderheiten der frühkindlichen Entwicklung und Ernährung sowie Merkmale der Prophylaxeexposition jedes einzelnen Probanden erfasst. Um potenzielle Zusammenhänge zwischen verschiedenen unabhängigen Variablen und dem Vorliegen einer Zahnfluorose festzustellen, wurden logistische Regressionsanalysen durchgeführt.

Im Ergebnis zeigten insgesamt 5,6 % der untersuchten Jugendlichen eine gesicherte Dentalfluorose. Lag der Wert in der Prüfgruppe

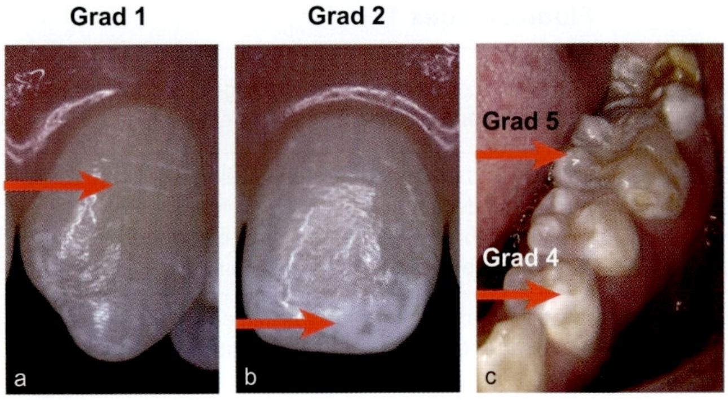

Abb. 16.15 a–c [M1118]
a) Fluorose TFI Grad 1 an Zahn 23: Dünne weiße Linien sind in allen Teilen der Oberfläche erkennbar. Die Linien stimmen mit der Lage der Perikymatien überein.
b) Fluorose TFI Grad 2 an Zahn 21: Die opaken weißen Linien sind betonter und fließen häufig zu kleinen Wolken zusammen, die sich über die ganze Oberfläche verteilen, „Schneekappe" an der inzisalen Ecke.
c) Fluorose TFI Grad 4 an Zahn 34: Die gesamte Oberfläche zeigt begrenzte Opazitäten oder erscheint kreidig weiß. Zusätzlich Fluorose TFI Grad 5 an Zahn 36: Die gesamte Oberfläche ist opak. Es gibt runde Grübchen (Verlust der äußersten Schmelzschicht), die kleiner als 2 mm im Durchmesser sind.

bei 5,8 %, so betrug er für die Kontrollgruppe I 4,9 % und für die Kontrollgruppe II 6,1 %, wobei der Unterschied mit p = 0,768 statistisch nicht signifikant war. In der logistischen Regression erwiesen sich der frühe Beginn der Zahnpflege mit F-Zahnpasta (p = 0,011; Odds Ratio = 1,86) sowie die häusliche Anwendung von Fluoridgelee (p = 0,048; OR = 1,60) als signifikante Faktoren für die Entstehung einer Zahnfluorose.

Im Rahmen der vorliegenden Studie wurde insgesamt eine unerwartet niedrige Fluoroseprävalenz festgestellt. Obwohl die Kinder in der Prüfgruppe bereits im Kindergarten sowohl an lokalen als auch an systemischen Fluoridierungsmaßnahmen teilgenommen hatten, war ihre Fluoroseprävalenz mit 5,8 % unerwartet niedrig. Dies lässt sich möglicherweise damit erklären, dass 45,1 % zu Hause keine Fluoridtabletten bekommen hatten. Außerdem hatten in der Prüfgruppe weniger Kinder früh mit der Zahnpflege begonnen als in den beiden Kontrollgruppen.

Zusammenfassend ist festzustellen, dass sich die niedrige Fluoroseprävalenz in Deutschland vermutlich damit erklären lässt, dass die Dosierungsempfehlungen für die Tablettenfluoridierung frühzeitig auf den Fluoridgehalt des Trinkwassers abgestimmt wurden und von der Bevölkerung überwiegend fluoridarme Trinkwässer konsumiert werden. Außerdem wurden zum Zeitpunkt der Untersuchung (September 2003 bis April 2004) noch Kinderzahnpasten mit reduziertem Fluoridgehalt (max. 500 ppm F-Konzentration) empfohlen.

Restaurative Therapie fluorotischer Zähne

Eine Fluorose zu behandeln ist kein absolutes Muss, sondern geschieht in der Regel aus ästhetischen Gründen. Dafür stehen bei leichten Formen die Mikroabrasion und die Bleichtherapie zur Verfügung sowie eine Kombination aus beiden. Bei der Mikroabrasion wird die oberste Schmelzschicht durch eine milde Ätzung (Ziel: erosiver Abtrag) in Kombination mit einem mäßig aggressiven Abrasivstoff (Wirkung: ein zusätzlicher abrasiver Abtrag) entfernt. Die Bleichtherapie kann mit Präparaten auf Carbamid- oder Wasserstoffperoxidbasis durchgeführt werden. Eine weitere Option bei leichter bis mittlerer Fluorose bietet die Infiltrationstechnik (➤ Kapitel 8), da hier durch den bekannten Maskierungseffekt eine verbesserte Ästhetik erzielt werden kann. Ausgeprägte fluorotische Schäden der Zähne können am besten mit Kompositrestaurationen oder Veneers behandelt werden.

LITERATUR

[1] Schroeder HE. Pathobiologie oraler Strukturen: Zähne, Pulpa, Parodont. Basel: Karger; 1983.

[2] Keil vA, Speth-Eschenbrenner J. Über Zahnanomalien bei 3400 Patienten nach Röntgenstaten. Dtsch Zahn-Mund-Kieferheilk. 1963; 40: 360–376.

[3] Koch H, Schwartz O, Klausen B. Indications for surgical removal of supernumerary teeth in the premaxilla. Int J Oral Maxillofac Surg. 1986; 15: 273–281.

[4] Hotz RP. Orthodontie in der täglichen Praxis. Bern: Huber, 1980.

[5] Gülzow HJ, Peters R. Zur Epidemiologie der Zahnunterzahl im bleibenden Gebiß. Dtsch Zahnärztl Z. 1977; 32: 545.

[6] Fleischer-Peters A, Ziegler P. Anomalien der bleibenden Zähne nach Rötelnembryopathie. Dtsch Zahnärztl Z. 1983; 38: 1060.

[7] Oehlers FA. Dens invaginatus (dilated composite odontome). I. Variations of the invagination process and associated anterior crown forms. Oral Surg Oral Med Oral Pathol. 1957; 10: 1204–1218 contd.

[8] Hülsmann M. Therapie des Dens invaginatus. Ein klinisches Konzept zur Prävention und Therapie bei Zähnen mit einem Dens invaginatus. Schweiz Monatsschr Zahnmed. 1995; 105: 1323–1334.

[9] Winter GB, Brook AH. Enamel hypoplasia and anomalies of the enamel. Dent Clin North Am. 1975; 19: 3–24.

[10] Murray JJ, Shaw L. Classification and prevalence of enamel opacities in the human deciduous and permanent dentitions. Arch Oral Biol. 1979; 24: 7–13.

[11] Wenzel A, Thylstrup A. Dental fluorosis and localized enamel opacities in fluoride and nonfluoride Danish communities. Caries Res. 1982; 16: 340–348.

[12] Schmalz G, Wilfart G, Reich E, Hiller K-A. Entwicklungsbedingte Schmelzänderungen bei niedriger Fluoridkonzentration des Trinkwassers. Dtsch Zahnärztl Z. 1993; 48: 629–633.

[13] Purvis RJ, Barrie WJ, MacKay GS, Wilkinson EM, Cockburn F, Belton NR. Enamel hypoplasia of the teeth associated with neonatal tetany: a manifestation of maternal vitamin-D deficiency. Lancet. 1973; 2: 811–814.

[14] Scheutzel P, Ritter W. Zahn- und Kieferveränderungen bei chronischer Niereninsuffizienz im Kindesalter. Dtsch Zahnärztl Z. 1989; 44: 115.

[15] Weerheijm KL, Jalevik B, Alaluusua S. Molar-incisor hypomineralisation. Caries Res. 2001; 35: 390–391.

[16] Fejerskov O, Thylstrup A, Larsen MJ. Clinical und structural features and possible pathogenic mechanisms of dental fluorosis. Scand J Dent Res. 1977; 85: 510.

[17] Mascarenhas AK, Burt BA. Risk factores for dental fluorosis: A review of the recent literature. Pediatr Dent. 2000; 22, 269–277.

[18] Thylstrup A, Fejerskov O. Clinical appearance of dental fluorosis in permanent teeth in relation to histologic changes. Community Dent Oral Epidemiol. 1978; 6: 315–328.

[19] Forsman B. Early supply of fluoride and enamel fluorosis. Scand J Dent Res. 1977; 85: 22–30.

[20] Segreto VA, Collins EM, Camann D, Smith CT. A current study of mottled enamel in Texas. J Am Dent Assoc. 1984; 108: 56–59.

[21] Moller IJ. Fluorides and dental fluorosis. Int Dent J. 1982; 32: 135–147.

[22] Pieper K, Neuhäuser A, Renner N, Abou-Fidah J, Rasch K, Kröplin M, Völkner-Stetefeld P, Heinzel-Gutenbrunner M, Jablonski-Momeni A. Fluoroseprävalenz bei 15-Jährigen in drei Regionen mit unterschiedlichen Prophylaxeprogrammen. Dtsch Zahnaerztl Z. 2008; 63: 16–29.

KAPITEL

17 Molaren-Inzisiven-Hypomineralisation

Katrin Bekes

17

Das weltweite Auftreten der Molaren-Inzisiven-Hypomineralisation (MIH) beschäftigt seit mehr als 30 Jahren die Kinder- und Jugendzahnheilkunde. In den öffentlichen Medien wird bereits von einer neuen Volkskrankheit gesprochen. Zu Beginn stand dieses Krankheitsbild wegen der im Vergleich zur Zahnkaries geringeren Prävalenz auch nicht so sehr im Fokus. Mittlerweile hat die MIH hohe klinische Relevanz erreicht und scheint in bestimmten Altersgruppen sogar das Auftreten von Karies überholt zu haben. Kennzeichnend sind Verfärbungen des Schmelzes, eventuell auftretende Schmelzeinbrüche und unter Umständen das Vorhandensein von Überempfindlichkeiten. Das vorliegende Kapitel soll einen Einblick in das klinische Bild, die Ätiologie, die Prävalenz, die Diagnostik und rezente Therapiemethoden der MIH geben.

17.1 Definition

Die Molaren-Inzisiven-Hypomineralisation (MIH) – im Volksmund auch Kreidezähne genannt – beschreibt einen qualitativen Schmelzdefekt, bei welchem ein verringert mineralisierter, anorganischer Schmelzanteil zu Opazitäten und ggf. Schmelzabbrüchen bei den betroffenen Zähnen führen kann. Klassischerweise wurde das Krankheitsbild für die ersten bleibenden Molaren und die Inzisiven definiert [1] (➤ Abb. 17.1). Der Fachterminus hat 2001 Eingang in die Literatur gefunden.

17.2 Klinisches Erscheinungsbild

Die klinische Ausprägung einer MIH kann stark variieren. An den betroffenen Zähnen sind unterschiedlich starke Opazitäten bis hin zu diversen Schmelzverlusten sichtbar. Die Mineralisationsstörung kann im Bereich der Molaren auf einzelne Bereiche beschränkt sein, das Fissurenrelief einbeziehen oder sich über die gesamte Glattfläche erstrecken [2]. Bei den Inzisiven ist die Mindermineralisation im bukkalen Bereich zu finden. Geringgradig veränderte Zähne sind durch weiß-gelbliche oder gelb-braune unregelmäßige Verfärbungen gekennzeichnet, schwere Hypomineralisationsformen weisen dagegen abgesplitterte oder fehlende Schmelz- und/oder Dentinareale unterschiedlichen Ausmaßes auf. Meist sind die Molaren häufiger und ausgeprägter befallen [3].

Ein weiteres klinisch wichtiges Merkmal der MIH neben dem Defekt selbst ist das Auftreten von Hypersensibilitäten. Vor allem MIH-Molaren können hier oft stark temperatur- und berührungsempfindlich sein. Als Ursache wird die Porosität des Schmelzes diskutiert, die frühzeitig zu einer Bakterieninvasion und einer chronischen Pulpaentzündung führt [4] [5] [6]. Diese Hypersensibilität schränkt die Kinder im Genuss kalter und heißer Nahrungsmittel sowie bei der Mundhygiene ein. Zudem kann sie die Behandlung dieser Zähne beeinträchtigen, da die chronische Pulpaentzündung eine erfolgreiche Lokalanästhesie erschweren kann [7].

Wie aus der oben angeführten Definition ersichtlich ist, sind in der Regel die ersten permanenten Molaren mit oder ohne Einbezug der bleibenden Inzisiven betroffen. Mittlerweile gibt es jedoch auch Beschreibungen, dass solche MIH-charakteristischen Defekte an anderen Zähnen der bleibenden Dentition oder im Milchgebiss beobachtet worden sind [8].

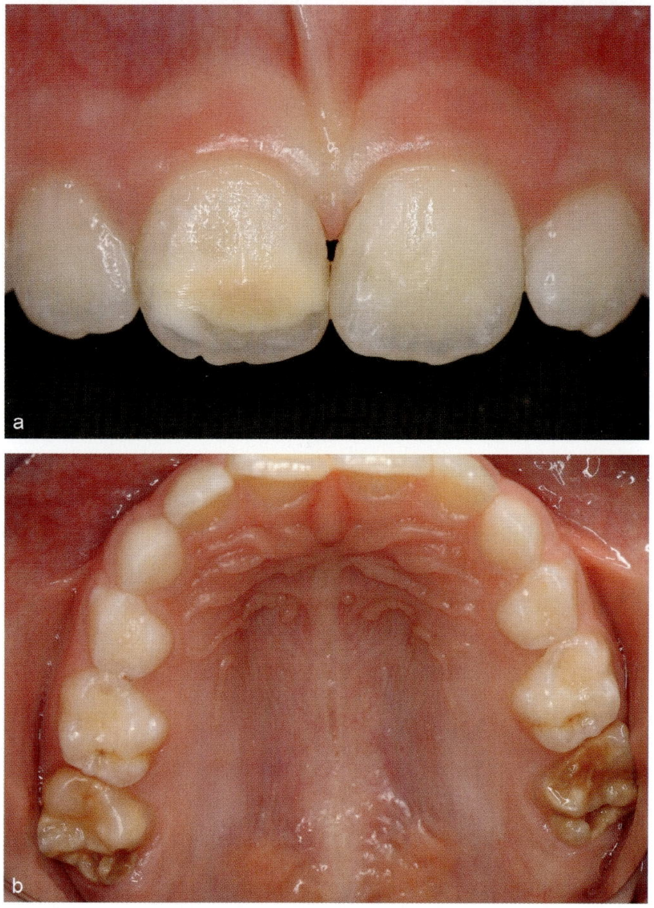

Abb. 17.1 a, b MIH bei einer achtjährigen Patientin [M1125]
a) MIH an Zahn 11: Eine abgegrenzte weiß-gelbliche Opazität ist erkennbar.
b) MIH an den beiden oberen Molaren: Zahn 16 zeigt eine weißliche Opazität im palatinalen Bereich sowie einen posteruptiven Schmelzeinbruch am distopalatinalen Höcker. Zahn 26 weist größere bräunliche Schmelzdefekte mit Einbrüchen im mesialen und distalen Areal auf.

17.3 Prävalenz

Die MIH tritt weltweit auf, allerdings schwanken die Angaben in der verfügbaren Literatur zur Prävalenz mit 0,5–40,2 % erheblich [9]. Eine jüngst publizierten Übersichtsarbeit bezifferte das durchschnittliche globale Vorkommen der MIH mit 13,1 % (11,7–14,3 %) [10]. In Deutschland weisen nach der aktuellen DMS-V-Studie 28,7 % der 12-Jährigen mindestens einen Molaren mit einer begrenzten Opazität auf. Allerdings lag bei den untersuchten Patienten mit einer MIH überwiegend (81,0 %) ein geringer Ausprägungsgrad vor. Regionale Studien aus Deutschland zeigen, dass im Durchschnitt 5,6–14,7 von 100 Kindern an MIH leiden [11].

17.4 Ätiologie

Die Ursachen für die Genese einer MIH sind bislang nicht abschließend geklärt [12]. Diskutiert wird in kausaler Hinsicht ein multifaktorielles Geschehen. Als Auslöser kommen Einflussfaktoren in Betracht, welche die Zahnentwicklung während der Amelogenese stören. Dies umfasst bei den der ersten bleibenden Molaren und den bleibenden Inzisiven ein Zeitfenster zwischen dem 8. Schwangerschaftsmonat und dem 4. Lebensjahr. Pränatale Faktoren wie Erkrankungen oder Medikamenteneinnahmen während der Schwangerschaft scheinen ebenso als potenzielle Faktoren infrage zu kommen wie geburtliche (Frühgeburt, geringes Geburtsgewicht, Kaiserschnittgeburt etc.) oder postnatale Ursachen. Nachgeburtlich spielen möglicherweise häufige Erkrankungen in den ersten vier Lebensjahren eine Rolle. Auffällig erscheinen diesbezüglich Fieberzustände und Atemwegserkrankungen (Pneumonien oder Asthma). Masern, Windpocken, Nierenerkrankungen, Magen-Darm-Erkrankungen, Bronchitis, Mandelentzündung, Adenoiditis und Otitis media werden ebenfalls mit der MIH in Verbindung gebracht, hier ist die empirische Datenlage aber noch zu dürftig. Als weiterer möglicher postnataler Faktor werden auch Antibiotikaeinnahmen in den ersten Lebensjahren, insbesondere Amoxicillin, in Erwägung gezogen. Ferner wird dem Einfluss eines erniedrigten Vitamin-D-Spiegels auf das Risiko der Ausbildung einer MIH eine gewisse Bedeutung zugemessen. Jedoch ist auch hier die Studienlage sehr dünn und teilweise widersprüchlich. Ebenfalls diskutiert wird der Einfluss von Bisphenol A (BPA) als Bestandteil von Weichmachern.

Da das Zeitfenster der Bildung der betroffenen Zähne größtenteils postnatal liegt, wird den nachgeburtlichen Einflüssen die größte Bedeutung zugemessen.

17.5 Diagnostik

In der Definition des Krankheitsbildes werden bereits die zwei wichtigsten diagnostischen Faktoren angeführt: Mindestens ein Molar ist immer beteiligt, eine Kombination von betroffenen Molaren mit zusätzlichen abgegrenzten Opazitäten an den Inzisiven ist möglich, aber nicht erforderlich [13]. Hypomineralisationen, die nur an den bleibenden Schneidezähnen auftreten, deuten auf eine andere Ursache hin und sollten deshalb nicht der MIH zugeordnet werden. Diagnostiziert werden können MIH-Zähne anhand der von der EAPD (European Academy of Paediatric Dentistry) publizierten klinischen Kriterien (➤ Tab. 17.1) [5] [14]: begrenzte Opazität, posteruptiver Schmelzeinbruch, atypische Restauration, Extraktion wegen MIH.

17.6 Klassifikation

Nach erfolgter Diagnostik kann anschließend eine Einteilung des Schweregrades vorgenommen werden. Hier bieten sich ebenfalls die Empfehlungen der EAPD an, die eine Einteilung in „mild“ und „schwer“ anregen, wobei der Zustand „schwer“ subjektiv gesteigert werden kann (➤ Tab. 17.2).

Tab. 17.1 EAPD-Kriterien zur Erfassung der hypomineralisierten Zähne (nach [5] [14])

Kriterium	Beschreibung
Umschriebene Opazitäten	• Klar abgegrenzte Opazität an den Okklusal- und Bukkalflächen der Zahnkrone • Defekte form- und größenvariabel • Farbe: weiß, cremefarben oder gelb-bräunlich • Defektgröße: vernachlässigbar klein oder nahezu die gesamte Zahnkrone umfassend • Empfehlung: keine Erfassung von Hypomineralisationen mit einer Größe < 1 mm
Schmelzeinbruch	• Variabler Mineralgehalt von umschriebenen Opazitäten • Möglicher Einbruch von schwer betroffenen Schmelzanteilen, die Kaukräften ausgesetzt sind, mit Dentinexposition und sich rasch entwickelnder Karies
Atypische Restaurationen	• Erste bleibende Molaren und Inzisiven mit Restaurationen, die eine ähnliche Ausdehnung wie umschriebene Opazitäten aufweisen • (= Restaurationen an Stellen, die nicht an Kariesprädilektionsstellen liegen)
Extrahierte Zähne	• Können nur bei Vorliegen von umschriebenen Opazitäten an anderen ersten bleibenden Molaren, die als MIH definiert wurden, diagnostiziert werden

Tab. 17.2 Klassifikation nach der EAPD (nach [5] [14] [15])

Index	Beschreibung
Mild	• Abgegrenzte Schmelzopazitäten ohne Schmelzeinbruch • Gelegentliche Sensibilitäten auf externe Stimuli (z. B. Luft, Wasser), aber nicht in Bezug auf Zähneputzen • Leichte ästhetische Beeinträchtigungen bei Verfärbungen der Inzisiven
Schwer	• Abgegrenzte Schmelzopazitäten mit Einbruch • Karies • Anhaltende/spontane Hypersensibilität, die die Funktion beeinträchtigt (z. B. während des Zähneputzens) • Starke ästhetische Beeinträchtigungen, die psychosoziale Auswirkungen haben können

Seit Kurzem ist zusätzlich ein im deutschsprachigen Raum entwickelter MIH-Treatment-Need-Index (MIH-TNI) zur Klassifizierung verfügbar, für den zudem ein darauf beruhender Therapieplan existiert (Würzburger Konzept) [16] [17] [18]. Der Index basiert auf den klinisch auftretenden Leitsymptomen der MIH, dem „Substanzdefekt“ und der „Hypersensibilität“. Es lassen sich vier Schweregrade einer MIH unterscheiden (➤ Tab. 17.3).

17.7 Therapiemöglichkeiten

Aufgrund der Variabilität des Krankheitsbildes kann die Behandlung von Kindern mit MIH eine therapeutische Herausforderung sein. Zur Entscheidungsfindung müssen verschiedene Faktoren gegeneinander abgewogen und eine für alle Beteiligten zufriedenstellende Lösungsstrategie gefunden werden. Dazu zählen der Schweregrad der MIH, das Vorhandensein von Symptomen, das Alter des Patienten sowie der soziale Hintergrund und die Erwartungshaltung des

Tab. 17.3 MIH-TNI (nach [16] [18])

Index	Beschreibung		
0	Keine MIH		
1	MIH ohne Hypersensibilität, kein Substanzdefekt		
2	MIH ohne Hyper-sensibilität, mit Substanzdefekt	2a 2b 2c	< 1/3 Defektausdehnung > 1/3 < 2/3 Defektausdehnung > 2/3 Defektausdehnung oder/und Defekt pulpanah oder Extraktion oder atypische Restauration
3	MIH mit Hypersensibilität, kein Substanzdefekt		
4	MIH mit Hyper-sensibilität, mit Substanzdefekt	4a 4b 4c	< 1/3 Defektausdehnung > 1/3 < 2/3 Defektausdehnung > 2/3 Defektausdehnung oder/und Defekt pulpanah oder Extraktion oder atypische Restauration

Kindes und seiner Eltern [5]. Die zu favorisierende Therapieform erstreckt sich von der Intensivprophylaxe bis hin zu restaurativen Maßnahmen oder eventuell sogar zur Extraktion [19].

Eine gute Übersicht hierzu bietet das bereits erwähnte Würzburger Konzept, welches immer mehr internationale Akzeptanz erreicht. Basierend auf dem MIH-TNI wurde in einem zweiten Schritt ein Therapieschema in Form eines Flussdiagramms entwickelt, welches in ➤ Abb. 17.2 dargestellt ist [17]. Es ist das erste MIH-Konzept, das sowohl einen Klassifizierungsindex als auch darauf aufbauend einen Therapieentwurf liefert.

17.7.1 Prophylaxe und Fissurenversiegelungen

Nach erfolgter Diagnosestellung sollten von einer MIH betroffene Kinder in ein engmaschiges Recall-Programm eingebunden werden. Für die häusliche Prophylaxe gelten zunächst einmal die aus der Kariesprophylaxe bekannten Empfehlungen: zweimal tägliches Zähneputzen ab dem 6. Lebensjahr mit einer fluoridhaltigen Zahn-

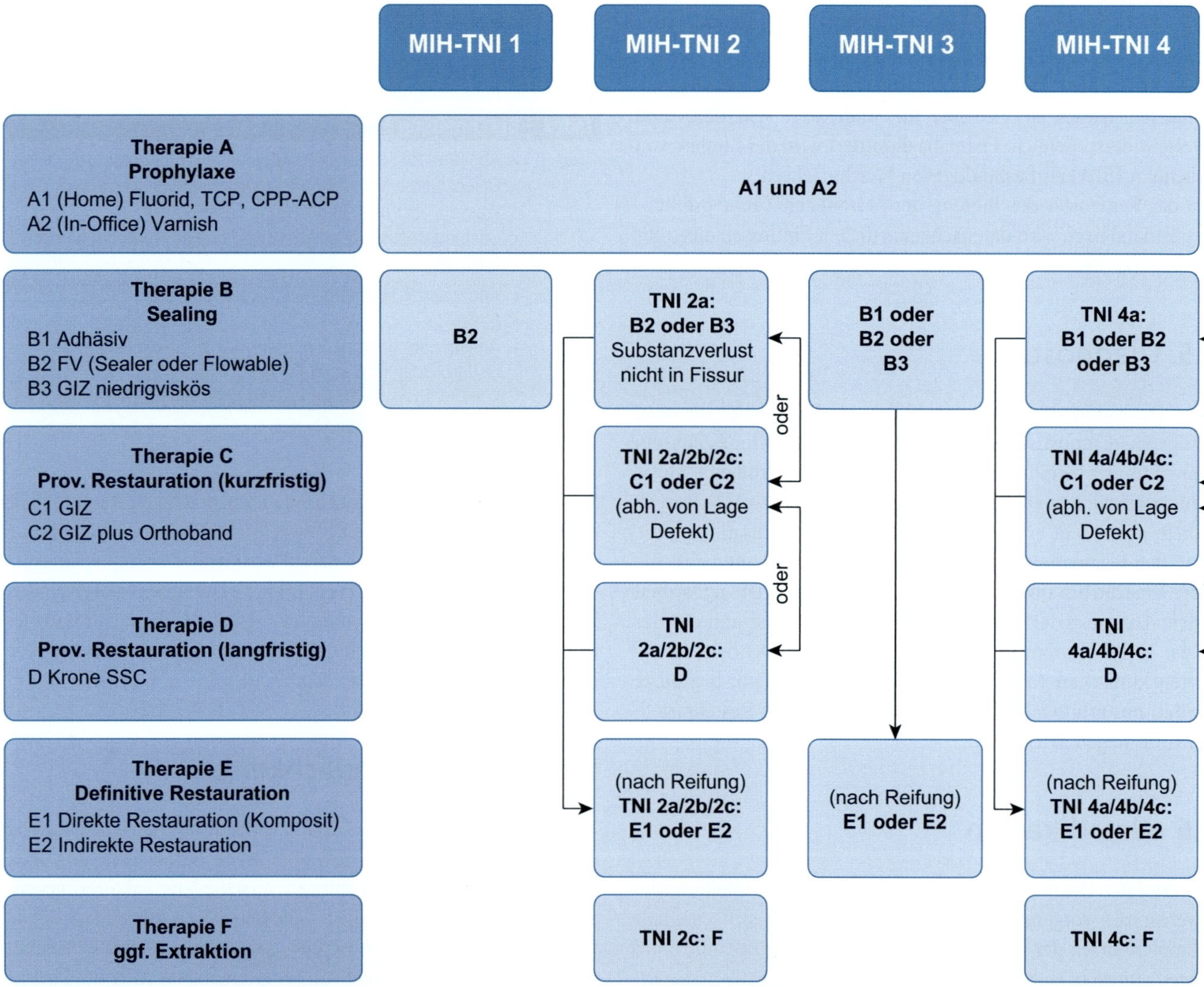

Abb. 17.2 Therapieschema basierend auf dem MIH-TNI bei niedrigem (blau) und bei hohem Kariesrisiko (rot) [F1105–002/L143]

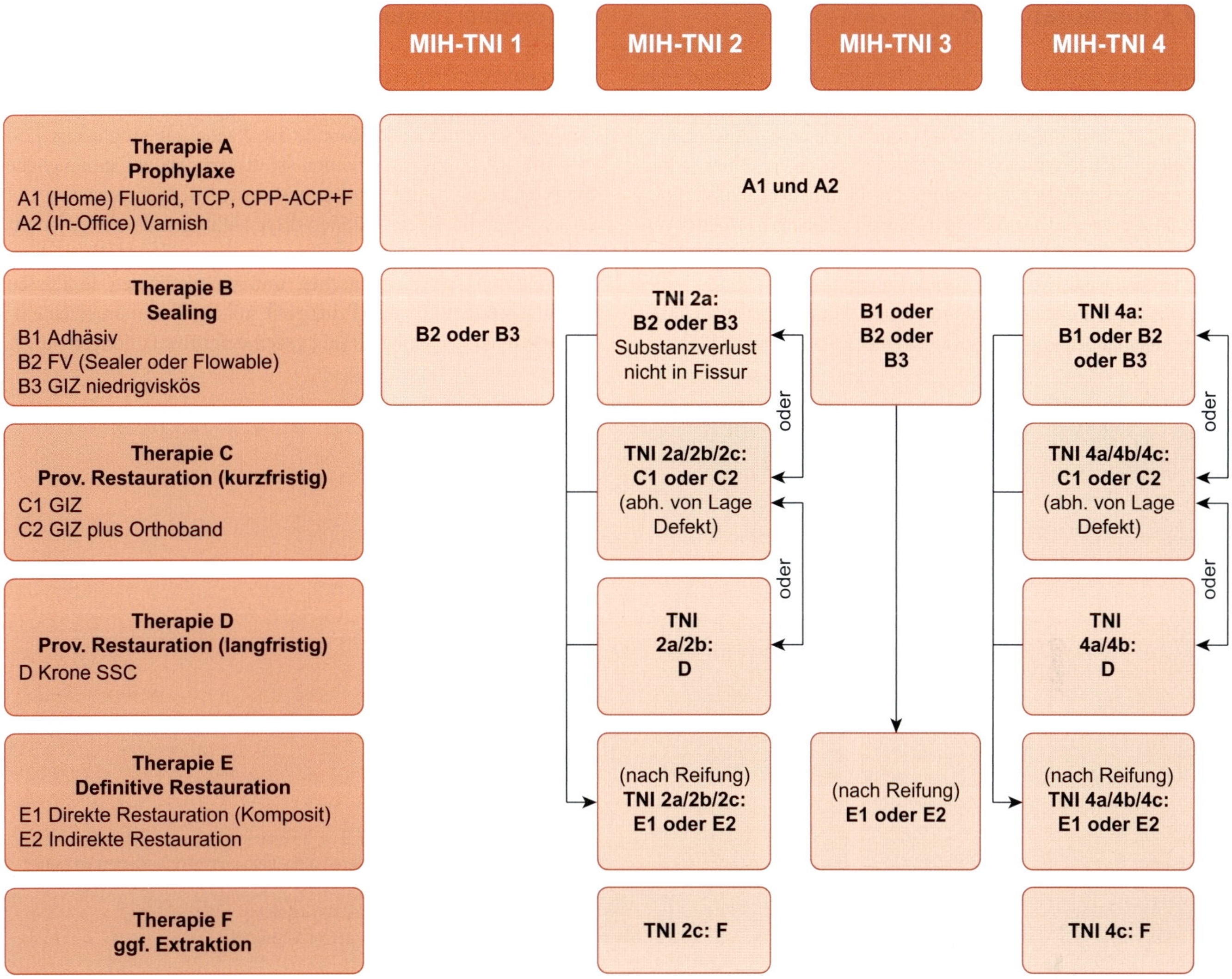

Abb. 17.2 Forts.

pasta mit mindestens 1450 ppm Fluorid [20]. Neben einer besonders sorgfältigen Mundhygiene sollte zudem ergänzend auf eine zahngesunde Ernährung geachtet werden.

Einige Autoren empfehlen die ergänzende häusliche Anwendung einer CPP-ACP-Creme (Casein-Phosphopeptid-amorphes Kalziumphosphat) für bioverfügbares Kalzium und Phosphat für eruptierende MIH-Zähne sowie zur Unterstützung der Mineralisierung und Desensibilisierung. Die klinischen Informationen diesbezüglich sind jedoch begrenzt [21]. Ein weiterer Ansatz könnte die Verwendung von auf 8 % Arginin und Kalizumkarbonat basierten Präparaten darstellen. Bekes et al. untersuchten diese im Rahmen der Behandlung von Überempfindlichkeiten bei MIH [22]. In den Ergebnissen zeigte sich, dass unmittelbar nach der Behandlung eine signifikante Reduktion der Hypersensibilität erreicht werden konnte. Dieser Effekt blieb über 8 Wochen hinweg stabil.

Fissurenversiegelungen können bei hypomineralisierten Molaren generell dann durchgeführt werden, wenn diese keine posteruptiven Schmelzeinbrüche im okklusalen Bereich aufweisen und nicht kariös kavitiert sind [16]. Dazu eignen sich klassische Fissurenversiegelungsmaterialien auf Kunststoffbasis (➤ Abb. 17.3). Die Retention von solchen Versiegelungen kann durch die vorherige Applikation eines Adhäsivs verbessert werden [23].

17.7.2 Schmerzkontrolle

Von MIH betroffene Molaren können auch stark hypersensibel reagieren. Dabei muss das Auftreten solcher Überempfindlichkeiten nicht unbedingt an das Vorhandensein einer eingebrochenen Oberfläche geknüpft sein. Kinder mit schmerzenden MIH-Zähnen bedürfen deshalb einer besonderen Verhaltensführung und Schmerzkontrolle. Da bei restaurativen Behandlungen eine schlechte Anästhesierbarkeit der MIH-Molaren auftreten kann, spielt die adäquate Anästhesietechnik eine eminente Rolle. Eine beträchtliche zusätzliche Hilfe besteht darin, diese Kinder vor einer anstehenden Behandlung mit einer analgetischen Prämedikation zu versorgen. Vorteilhaft scheint hier die Gabe von Schmerzmitteln (Paracetamol, Ibuprofen) > 24 h, 12 h, 6–8 h und 1 h vor der eigentlichen Lokalanästhesie zu sein [24].

17.7.3 Restaurationen

Bei einer notwendigen restaurativen Therapie – sei es aufgrund einer Karies oder eines posteruptiven Schmelzeinbruchs – ist es häufig schwierig, im hypomineralisierten Schmelz eine exakte Ausdehnung der Restauration festzulegen und einzuschätzen, ob verfärbter, jedoch noch nicht beschädigter MIH-Schmelz nicht in naher Zukunft plötzlich frakturieren wird. Deshalb kann es nicht selten nach erfolgter Versorgung zu größeren Schmelzfrakturen am Rande der Restaurationen kommen. Schwedische Untersuchungen ergaben, dass Kinder einer Studiengruppe annähernd zehnmal mehr Behandlungen an ihren ersten Molaren bekommen als Kinder einer Kontrollgruppe [25].

Glasionomerzemente

Glasionomerzemente eignen sich als restauratives Erstversorgungsmaterial von MIH-Molaren, bei denen aufgrund einer noch unvollständigen Eruption keine absolute Trockenlegung möglich ist [25] (➤ Abb. 17.4). Ihre Applikation ist einfach, da auf umfängliche Konditionierungs- und Trocknungsschritte weitgehend verzichtet werden kann. Bei Bedarf können diese Füllungen durch orthodontische Bänder unterstützt werden, mit denen die Molaren dann vor Frakturen sowie chemischen und physikalischen Einflüssen geschützt werden können. Prinzipiell sollten Glasionomerzementrestaurationen jedoch langfristig gegen definitive Füllungen ausge-

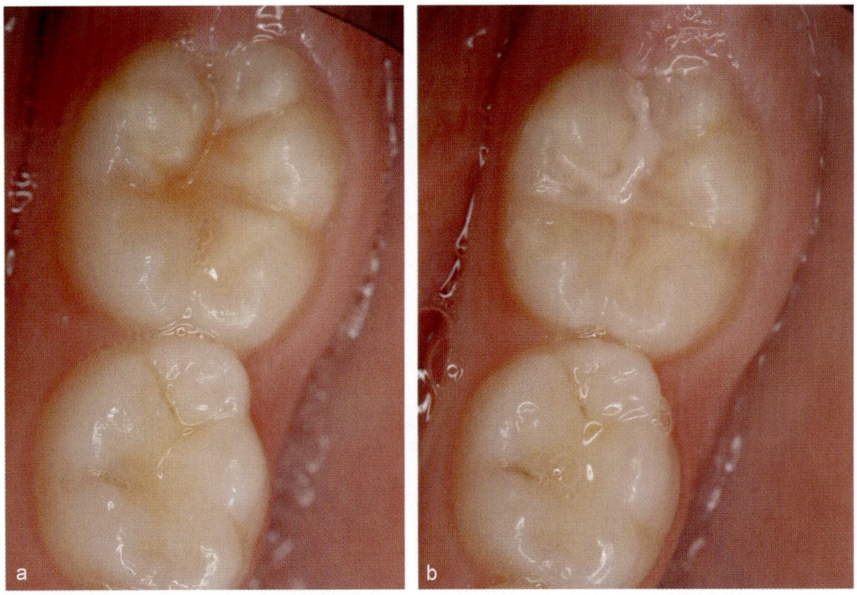

Abb. 17.3 a, b Fissurenversiegelung an einem MIH-Molaren mit einem kunststoffbasierten Versiegler [M1125]
a) Vor der Versiegelung
b) Nach der Versiegelung

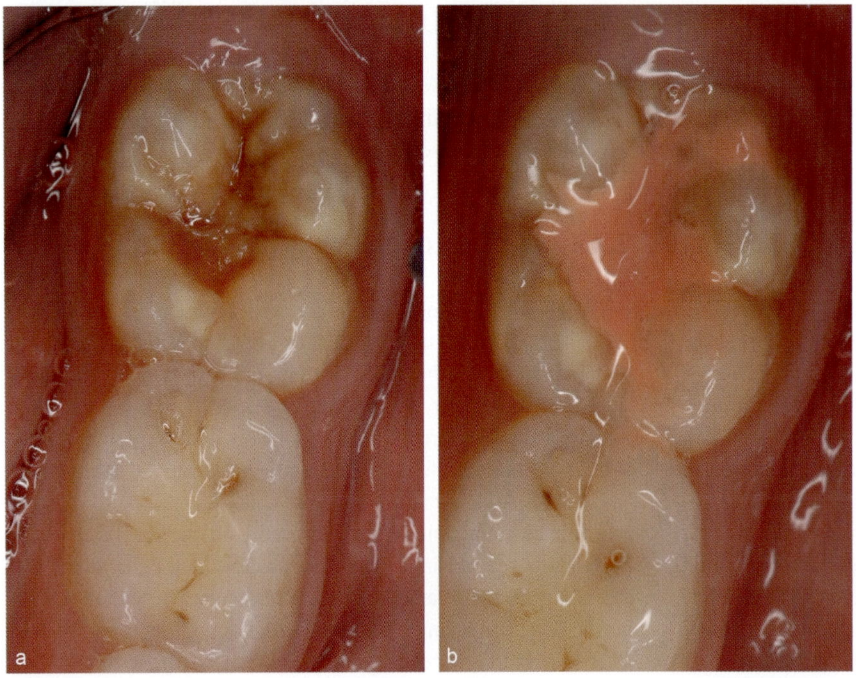

Abb. 17.4 a, b Im Durchbruch befindlicher erster permanenter Molar, der bereits Hypersensibilitäten aufweist [M1125]
a) Vor der Behandlung
b) Nach Abdeckung mit einem Glasionomerzement

tauscht werden, da der Ersatz großflächiger kaubelasteter Bereiche durch diese Materialien aufgrund ihrer niedrigen Biegefestigkeit und der geringen Abrasionsstabilität nicht erfolgreich gewährleistet werden kann.

Komposite

Im Rahmen der MIH-Versorgung stellen Komposite das definitive Restaurationsmaterial der Wahl dar (➤ Abb. 17.5). Sie zeigen bei adäquater Verarbeitung auch bei hypomineralisierten Zähnen eine gute Überlebensrate [26]. Um dies zu gewährleisten, sollten die Füllungsränder allerdings komplett im gesunden Schmelz liegen. Somit muss eigentlich der defekte Schmelz komplett entfernt werden. Dies ist klinisch jedoch nicht immer umsetzbar. In diesen Fällen kann es aufgrund des eingeschränkten adhäsiven Verbundes in diesen Grenzbereichen zu weiteren Schmelzeinbrüchen an den Füllungen kommen [26]. Vor dem Hintergrund der möglichen hohen Empfindlichkeit von MIH-Molaren scheint die Anwendung von selbstätzenden Adhäsiven günstig, da hier der Ätzungs- und Spülschritt konventioneller Adhäsivsysteme entfällt. In einer aktuellen klinischen Studie konnte gezeigt werden, dass das verwendete selbstätzende Adhäsivsystem dem separat ätzenden System gegenüber bei der Versorgung von MIH Molaren nach 18 Monaten gleichwertig war [27].

Konfektionierte Kronen

Als zeitlich begrenzte mittelfristige und effektive Interimslösung können betroffene MIH-Molaren auch mit konfektionierten Kronen versorgt werden [28] (➤ Abb. 17.6). Bei Vorliegen eines massiven Substanzverlustes (insbesondere bei einer signifikanten Höckerbeteiligung sowie subgingivalen Präparationsrändern) sowie ausgeprägten Hypersensibilitäten kann die Eingliederung einer solchen Krone in Betracht gezogen werden. Diese Versorgungsform ist prinzipiell einfach durchführbar, wenig techniksensitiv und verhindert weitere Schmelzabbrüche bzw. -defekte. Ein potenzieller Nachteil liegt in der Präparationsnotwendigkeit begründet, die zum Verlust von gesunder Zahnhartsubstanz führen kann. Als Materialien sind – wie auch im Milchgebiss – Stahlkronen oder zahnfarbene Kronen aus Zirkondioxid verfügbar.

Indirekte Restaurationen

Bei mehrflächigen Zahnhartsubstanzdefekten sind direkten Kompositrestaurationen, insbesondere im Seitenzahngebiet, klinische Grenzen gesetzt. In Situationen mit einer (nahezu) vollständigen Einbeziehung der Okklusalfläche können hier indirekte laborgefertigte Restaurationen in Form von Onlays, Teilkronen oder Vollkronen aus verschiedenen Materialien, die durch die Möglichkeiten der CAD/CAM-Fertigungstechniken ergänzt werden, eine sinnvolle Therapiealternative darstellen [29] (➤ Abb. 17.7). Dem Einsatz indirekter

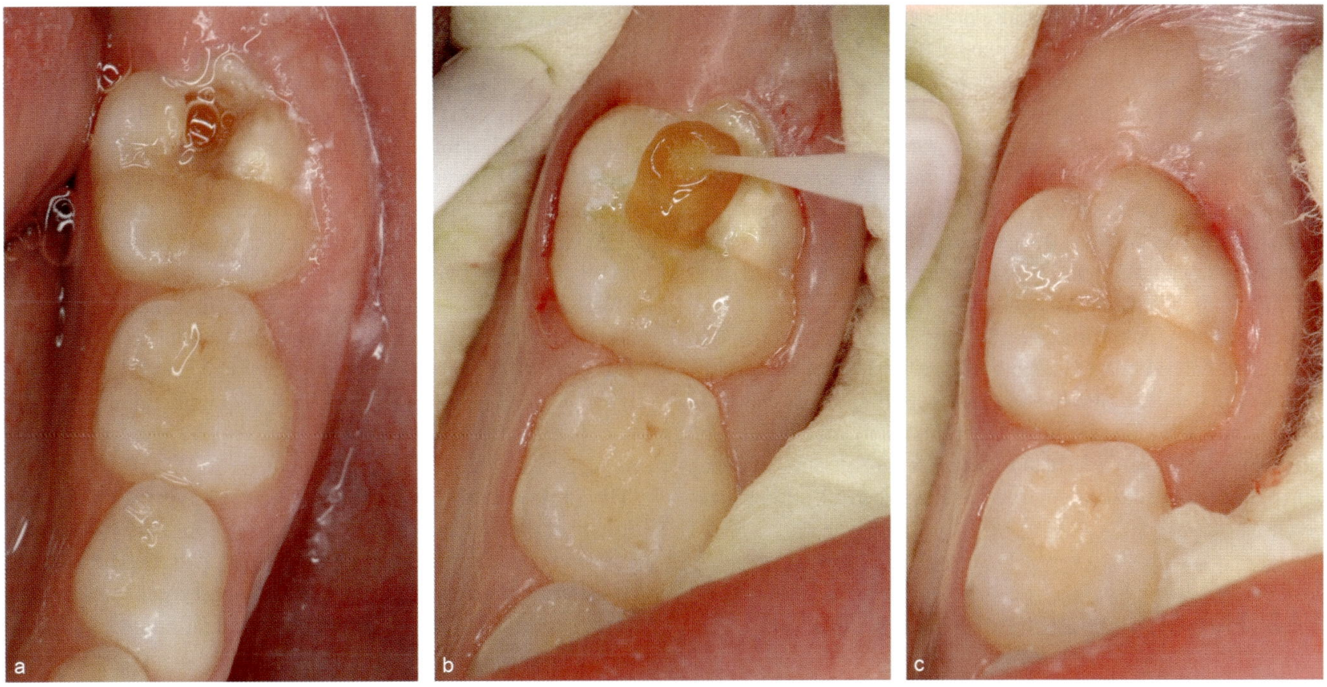

Abb. 17.5 a–c Im Durchbruch befindlicher erster permanenter Molar, der bereits Hypersensibilitäten aufweist [U399]
a) Vor der Behandlung
b) Nach der Präparation
c) Nach der Füllungslegung

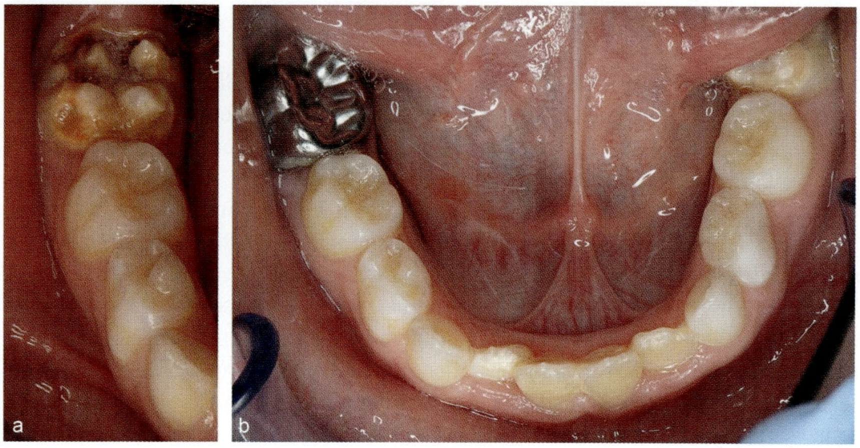

Abb. 17.6 a, b Starker posteruptiver Zahnschmelzverlust eines unteren 6-Jahr-Molaren mit Hypersensibilitäten und anschließende Versorgung des Zahnes mit einer konfektionierten Stahlkrone [U399]
a) Vor der Behandlung
b) Nach Versorgung mit einer konfektionierten Stahlkrone. Der kontralaterale MIH-Molar weist Opazitäten auf.

Restaurationen steht in erster Linie der klinische und labortechnische Aufwand entgegen, welcher die Kooperationsfähigkeit kindlicher Patientinnen und Patienten bislang in der Regel weit überschritt. Mit der Verfügbarkeit von CAD/CAM-Fertigungstechniken, die chairside eine einzeitige und schnelle Herstellung indirekter Restaurationen ermöglichen, scheint das Dogma der Nichtanwendbarkeit in der Kinderzahnheilkunde jedoch etwas zu verblassen, insbesondere wenn Sanierungen in Allgemeinanästhesie vorgenommen werden. Langzeiterfahrungen bei der MIH stehen allerdings aus.

17.7.4 Extraktion

Bei starker kariöser Zerstörung des von MIH befallenen Zahnes sowie ausgeprägten Substanzverlusten der ganzen Zahnkrone und/oder endodontischen Problemen muss als Therapieoption auch die Extraktion der befallenen Molaren in Betracht gezogen werden. Die Frage nach der Erhaltungswürdigkeit und Prognose des Zahnes sollte jedoch sorgfältig abgewogen und auf Einzelfälle beschränkt sein. Zudem sollte ein Kieferorthopäde mit in die Entscheidungsfindung eingebunden werden. Kieferorthopädische Faktoren, die zusätzlich eine Extraktion von stark hypomineralisierten Molaren unterstützen, sind [30]: ein (primärer oder sekundärer) Platzmangel im Zahnbogen, keine Nichtanlagen/Zahnverluste (Prämolaren, Weisheitszähne), das Vorliegen günstiger genereller, lokaler und sekundärer Extraktionsparameter, z. B. eines vertikalen Wachstumsmusters mit Tendenz zum offenen Biss (sog. High-Angle-Fälle). In der Literatur wird ein optimaler Extraktionszeitpunkt für die ersten bleibenden Molaren für den Unterkiefer im Zeitraum zwischen dem 8. und 11. Lebensjahr, im Oberkiefer vor dem 10,5. Lebensjahr beschrieben.

17.8 Hypomineralisierte Inzisiven

Hypomineralisationen im Bereich der Inzisiven imponieren in erster Linie als Opazitäten unterschiedlicher Farbgebung und Ausweitung. Weiß-gelbliche Opazitäten sind dabei weniger schwerwiegend als gelb-bräunliche Verfärbungen. Posteruptive Schmelzeinbrüche und Hypersensibilitäten sind möglich, treten aber im Vergleich zu den Molaren seltener auf. Diese Opazitäten in der Front können das ästhetische Erscheinungsbild und die Lebensqualität des Kindes beeinträchtigen.

Behandlungsoptionen umfassen das Bleichen, die Mikroabrasion, die Infiltration und die minimalinvasive restaurative Versorgung. Diese Ansätze können allein oder in einer Kombination von Methoden eingesetzt werden [31] (➤ Abb. 17.8).

17.9 Milchmolaren-Hypomineralisation

Neben der klassischen MIH werden zunehmend auch qualitative Schmelzveränderungen im Milchgebiss, vornehmlich an den zweiten Milchmolaren, beobachtet (➤ Abb. 17.9). Gesprochen wird hier von der sog. Milchmolaren-Hypomineralisation (MMH) [34], im angloamerikanischen Sprachraum auch als Hypomineralized Second Primary Molars (HSPM) oder Deciduous Molar Hypomineralisation (DMH) betitelt.

Auch diese Strukturstörung erfordert eine frühzeitige Diagnostik und Therapie. Die charakteristischen Merkmale der MMH sind dieselben wie bei der MIH: Opazitäten, die von weiß über gelb nach braun variieren können, posteruptive Schmelzeinbrüche, atypische Restaurationen und/oder ausgedehnte Karies mit Opazitäten an den Rändern und Überempfindlichkeiten [32]. Opazitäten gelten dabei wie bei der MIH als milde Form und atypische Extraktionen als die schwerste Variante. Die Milchmolaren-Hypomineralisation kann, muss aber nicht mit einer MIH im bleibenden Gebiss kombiniert sein.

Die Prävalenz der Hypomineralisationsstörung im Milchgebiss wird in internationalen Studien auf ca. 5 % beziffert [34], wobei Werte zwischen 0 und 21,8 % zu finden sind. Wie auch im bleibenden Gebiss können in der ersten Dentition ebenfalls neben dem klassischen Bild der MMH auch Mindermineralisationen an anderen Milchzähnen präsent sein. Häufig betroffen ist hier der Eckzahn (➤ Abb. 17.10).

Die Therapiemaßnahmen orientieren sich am Ausmaß der Hypomineralisation. Verschiedene Füllungsmaterialen zur restaurativen Versorgung können hierbei zur Anwendung kommen. Eine erste

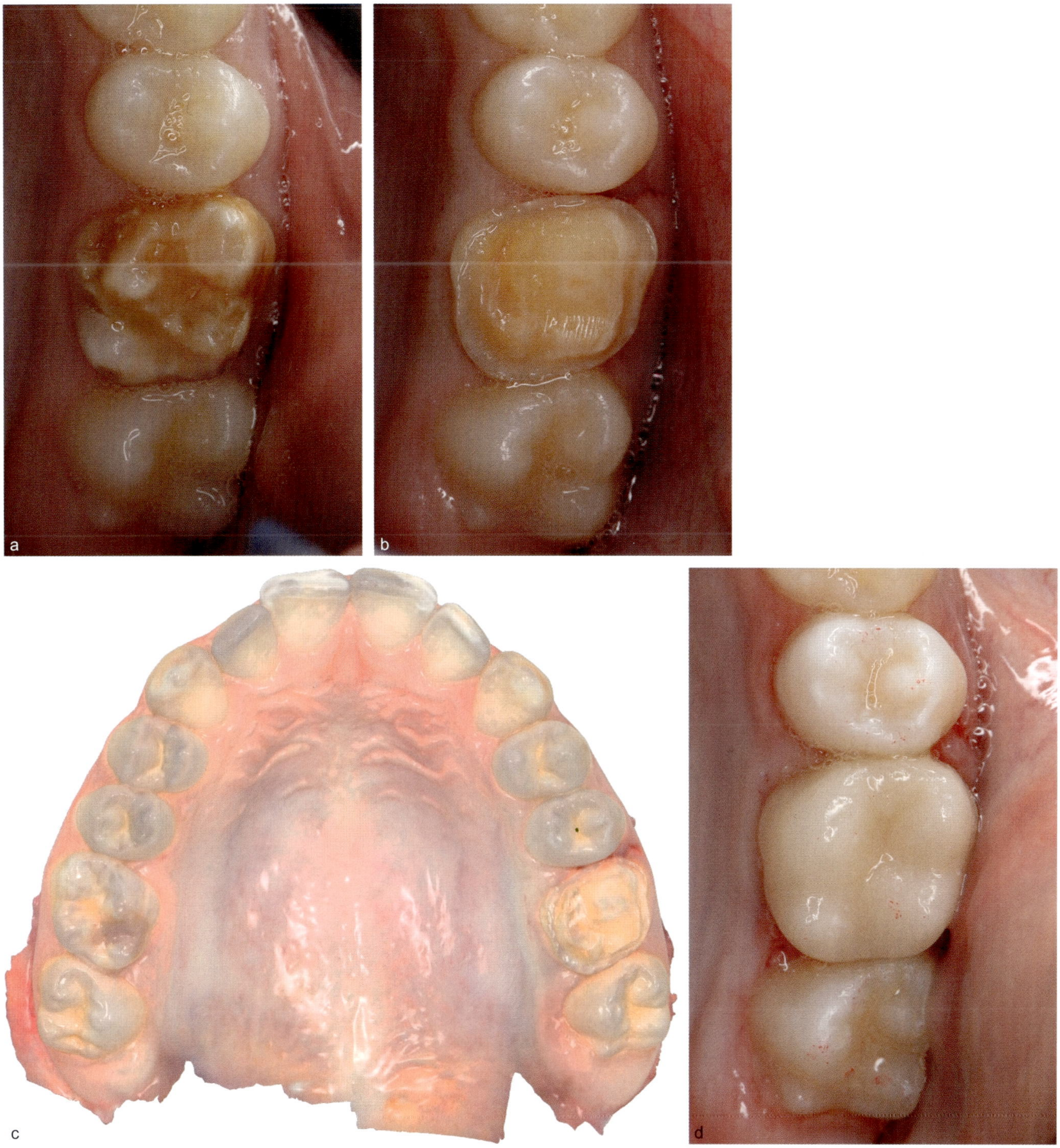

Abb. 17.7 a–d Versorgung eines oberen hypomineralisierten Molaren einer 14 Jahre alten Patientin im digitalen Workflow [F1107]
a) Ausgangsbefund
b) Präparation mit Entfernung aller hypomineralisierten Bereiche
c) Intraoraler Scan der Präparation
d) Eingesetzte Restauration (Lithium-Disilikat-Glaskeramik; e.max; Ivoclar Vivadent, Schaan, Liechtenstein)

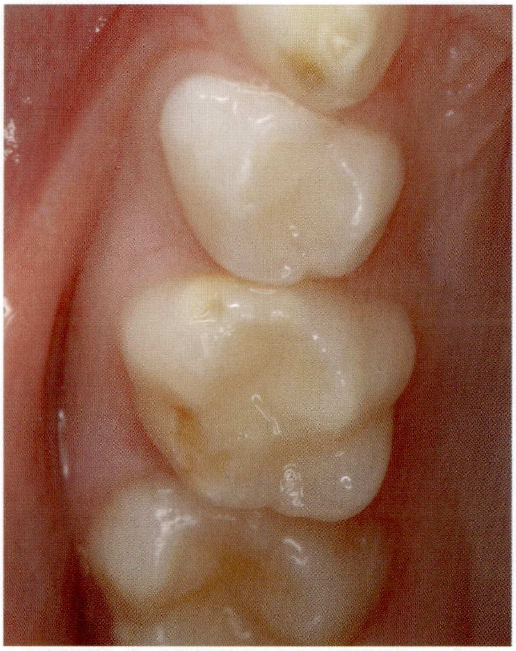

Abb. 17.9 Mindermineralisierter zweiter Milchmolar mit Opazität im mesialen Bereich und posteruptivem Schmelzeinbruch auf der vestibulären Seite [M1125]

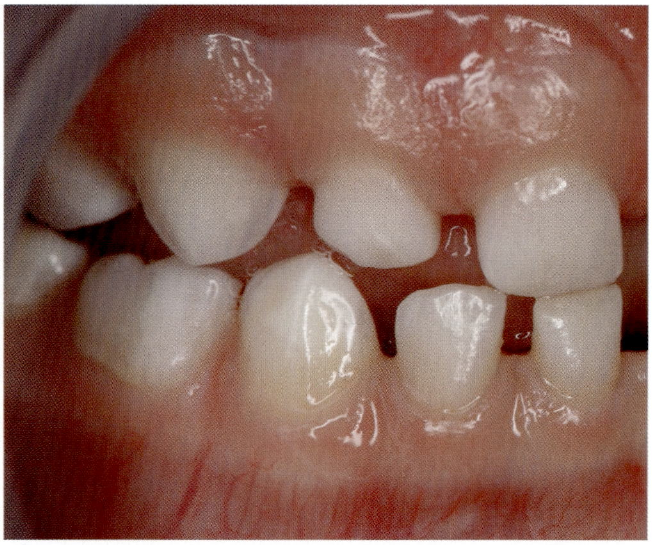

Abb. 17.10 3-jährige Patientin mit einer MMH, die zudem Opazitäten an den Milcheckzähnen aufweist [M1125]

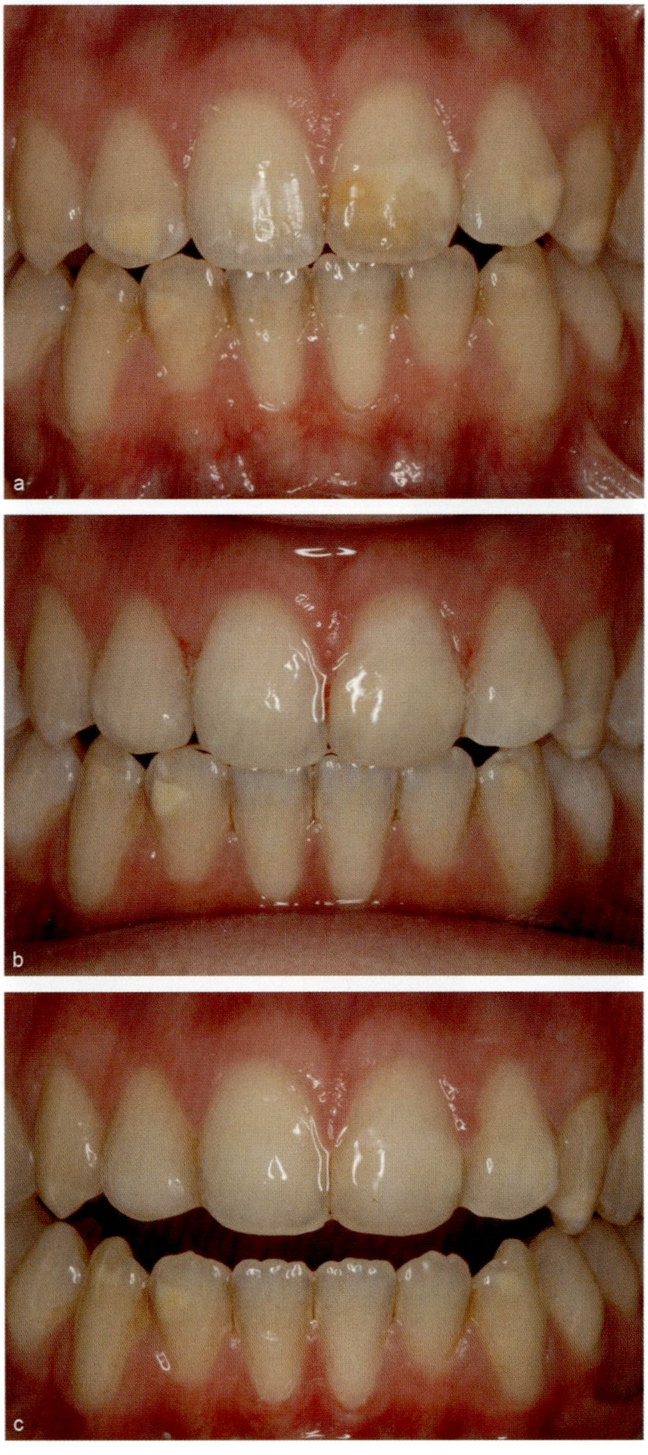

Abb. 17.8 a–c Behandlung der oberen hypomineralisierten Inzisiven mittels Infiltrationstechnik (S. Altner) [O709]
a) Ausgangsbefund
b) Nach Infiltration: Die Opazitäten wurden jeweils über 4 Zyklen zu je 2 Minuten geätzt.
c) Situation nach 1 Jahr

Abdeckung zur Reduktion der Hypersensibilitäten und zur Prävention des evtl. weiteren Zerfalls kann mit Glasionomerzement erfolgen. Oberflächliche und nicht sekundär kariöse Läsionen können nach einer Reinigung mit adhäsiven Techniken (z. B. Kompomerfüllungen) versorgt werden. Für sehr ausgedehnte Defekte und tief kariös zerstörte Zahnkronen bietet sich die Versorgung mit einer Stahlkrone an, die einen guten Schutz vor weiterem Verlust der Zahnhartsubstanz bietet und sich auch bei kariösen Milchmolaren, die mehrflächige Läsionen aufweisen, bewährt hat.

17.10 Zusammenfassung

Die Behandlung von Kindern mit MIH ist aus der Kinderzahnheilkunde nicht mehr wegzudenken und nimmt einen immer größeren Stellenwert ein. Die Ausprägung der Hypomineralisationen, die Möglichkeit des Auftretens von starken Hypersensibilitäten und die daraus resultierende Problematik können stark differieren. Kinder mit einer MIH sollten frühzeitig erfasst und in ein Behandlungskonzept eingebunden werden. Die mögliche Therapie erstreckt sich von der Intensivprophylaxe bis hin zu restaurativen Maßnahmen oder sogar zur Extraktion und ist individuell auf den Patienten abzustimmen.

LITERATUR

[1] Weerheijm KL, Jalevik B, Alaluusua S. Molar-incisor hypomineralisation. Caries Res. 2001; 35(5):390–391.

[2] Koch G, Hallonsten AL, Ludvigsson N, Hansson BO, Holst A, Ullbro C. Epidemiologic study of idiopathic enamel hypomineralization in permanent teeth of Swedish children. Community Dent Oral Epidemiol. 1987; 15(5):279–285.

[3] Leppaniemi A, Lukinmaa PL, Alaluusua S. Nonfluoride hypomineralizations in the permanent first molars and their impact on the treatment need. Caries Res. 2001; 35(1):36–40.

[4] Fagrell TG, Lingstrom P, Olsson S, Steiniger F, Noren JG. Bacterial invasion of dentinal tubules beneath apparently intact but hypomineralized enamel in molar teeth with molar incisor hypomineralization. Int J Paediatr Dent. 2008; 18(5):333–340.

[5] Lygidakis NA, Wong F, Jalevik B, Vierrou AM, Alaluusua S, Espelid I. Best Clinical Practice Guidance for clinicians dealing with children presenting with Molar-Incisor-Hypomineralisation (MIH): An EAPD Policy Document. Eur Arch Paediatr Dent. 2010; 11(2):75–81.

[6] Rodd HD, Morgan CR, Day PF, Boissonade FM. Pulpal expression of TRPV1 in molar incisor hypomineralisation. Eur Arch Paediatr Dent. 2007; 8(4):184–188.

[7] Lygidakis NA. Treatment modalities in children with teeth affected by molar-incisor enamel hypomineralisation (MIH): A systematic review. Eur Arch Paediatr Dent. 2010; 11(2):65–74.

[8] Kevrekidou A, Kosma I, Kotsanos I, Arapostathis KN, Kotsanos N. Enamel opacities in all other than Molar Incisor Hypomineralisation index teeth of adolescents. Int J Paediatr Dent. 2021; 31(2):270–277.

[9] Zhao D, Dong B, Yu D, Ren Q, Sun Y. The prevalence of molar incisor hypomineralization: evidence from 70 studies. Int J Paediatr Dent. 2018; 28(2):170–179.

[10] Schwendicke F, Elhennawy K, Reda S, Bekes K, Manton DJ, Krois J. Global burden of molar incisor hypomineralization. J Dent. 2018; 68(10–18.

[11] Bekes K. Prävalenz. In: K. Bekes (eds.). Molaren Inzisiven Hypomineralisation. Berlin: Quintessenz Verlag; 2021. S. 31–35.

[12] Garot E, Rouas P, Somani C, Taylor GD, Wong F, Lygidakis NA. An update of the aetiological factors involved in molar incisor hypomineralisation (MIH): a systematic review and meta-analysis. Eur Arch Paediatr Dent. 2022;23(1):23–38.

[13] Weerheijm KL, Duggal M, Mejare I, Papagiannoulis L, Koch G, Martens LC, Hallonsten AL. Judgement criteria for molar incisor hypomineralisation (MIH) in epidemiologic studies: a summary of the European meeting on MIH held in Athens, 2003. Eur J Paediatr Dent. 2003; 4(3):110–113.

[14] Lygidakis NA, Garot W, Somani C, Taylor GD, Rouas P, Wong FSL: Best clinical practice guidance for clinicians dealing with children presenting with molar-incisor-hypomineralisation (MIH): an updated European Academy of Paediatric Dentistry policy document. 2022; 23:3–21.

[15] Lygidakis NA, Dimou G, Briseniou E. Molar-Incisor-Hypomineralisation (MIH). Retrospective clinical study in Greek children. I. Prevalence and defect characteristics. Eur Arch Paediatr Dent. 2008; 9(4):200–206.

[16] Bekes K, Steffen R. Das Würzburger MIH-Konzept: Teil 1. Der MIH-Treatment Need Index (MIH-TNI). Ein neuer Index zur Befunderhebung und Therapieplanung bei Patienten mit Molaren-Inzisiven-Hypomineralisation (MIH). Oralprophylaxe & Kinderzahnheilkunde. 2016; 38(4):165–170.

[17] Bekes K, Krämer N, van Waes H, Steffen R. Das Würzburger MIH-Konzept: Teil 2. Der Therapieplan. Oralprophylaxe & Kinderzahnheilkunde. 2016; 38(4):171–175.

[18] Steffen R, Krämer N, Bekes K. The Wurzburg MIH concept: the MIH treatment need index (MIH TNI): A new index to assess and plan treatment in patients with molar incisior hypomineralisation (MIH). Eur Arch Paediatr Dent. 2017; 18(5):355–361.

[19] Bekes K. Therapiekonzepte. In: K. Bekes (eds.). Molaren Inzisiven Hypomineralisation. Berlin: Quintessenz Verlag; 2021. S. 71–77.

[20] Bekes K. Prophylaxe und Desensibilisierung. In: K. Bekes (eds.). Molaren Inzisiven Hypomineralisation. Berlin: Quintessenz Verlag; 2021. S. 89–96.

[21] Ghanim A, Silva MJ, Elfrink MEC, Lygidakis NA, Marino RJ, Weerheijm KL, Manton DJ. Molar incisor hypomineralisation (MIH) training manual for clinical field surveys and practice. Eur Arch Paediatr Dent. 2017; 18(4):225–242.

[22] Bekes K, Heinzelmann K, Lettner S, Schaller HG. Efficacy of desensitizing products containing 8 % arginine and calcium carbonate for hypersensitivity relief in MIH-affected molars: an 8-week clinical study. Clin Oral Investig. 2017; 21(7):2311–2317.

[23] Lygidakis NA, Dimou G, Stamataki E. Retention of fissure sealants using two different methods of application in teeth with hypomineralised molars (MIH): a 4 year clinical study. Eur Arch Paediatr Dent. 2009; 10(4):223–226.

[24] Steffen R, van Waes H. Therapie der Molaren-Inzisiven-Hypomineralisation in einem schwierigen Umfeld. Eine Herausforderung bei der Schmerzkontrolle und Verhaltenssteuerung. Quintessenz. 2011; 62(12):1585–1592.

[25] Jälevik B, Klingberg GA. Dental treatment, dental fear and behaviour management problems in children with severe enamel hypomineralization of their permanent first molars. Int J Paediatr Dent. 2002; 12(1):24–32.

[26] Lygidakis NA, Chaliasou A, Siounas G. Evaluation of composite restorations in hypomineralised permanent molars: a four year clinical study. Eur J Paediatr Dent. 2003; 4(3):143–148.

[27] de Souza JF, Fragelli CB, Jeremias F, Paschoal MAB, Santos-Pinto L, de Cassia Loiola Cordeiro R. Eighteen-month clinical performance of composite resin restorations with two different adhesive systems for molars affected by molar incisor hypomineralization. Clin Oral Investig. 2017; 21(5):1725–1733.

[28] Zagdwon AM, Fayle SA, Pollard MA. A prospective clinical trial comparing preformed metal crowns and cast restorations for defective first permanent molars. Eur J Paediatr Dent. 2003; 4(3):138–142.

[29] Bekes K. Indirekte Restaurationen. In: K. Bekes (eds.). Molaren Inzisiven Hypomineralisation. Berlin: Quintessenz Verlag; 2021. S. 117–137.

[30] Bekes K, Kirschneck C. Extraktionstherapie. In: K. Bekes (eds.). Molaren Inzisiven Hypomineralisation. Berlin: Quintessenz Publishing; 2021.

[31] Bekes K. Behandlungsmöglichkeiten bei hypomineralisierten Inzisiven. In: K. Bekes (eds.). Molaren Inzisiven Hypomineralisation. Berlin: Quintessenz Verlag; 2021. S. 149–160.

[32] Elfrink ME, Weerheijm KL. Hypomineralized second primary molars. In: K. Bekes (eds.). Molar incisor hypomineralization – a clinical guide to diagnosis and treatment. Cham, Switzerland: Springer; 2020. S. 71–85.

KAPITEL

18 Zahntrauma bei Kindern und Jugendlichen

Gabriel Krastl, Roland Weiger und Andreas Filippi

18.1 Einleitung

Bei Verletzungen im Mundbereich sind in über 90 % der Fälle die Zähne beteiligt. Zahnunfälle weisen eine hohe Prävalenz auf und verursachen hohe Kosten im Gesundheitswesen. Gerade im Kindes- oder Jugendalter ist die Wahrscheinlichkeit, eine Zahnverletzung zu erleiden, größer, als davon verschont zu bleiben. In den ersten zwei Lebensdekaden ereignen sich Zahnunfälle besonders häufig im 3. und 4. Lebensjahr (Milchzähne), zwischen dem 8. und 12. Lebensjahr sowie um das 16. Lebensjahr, was mit unterschiedlichen Entwicklungsstadien bezüglich Bewegung und Verhalten korreliert („Laufen lernen, raufen lernen, saufen lernen"). Aufgrund der elastischeren Struktur des Alveolarknochens bei Kleinkindern sind Dislokationsverletzungen im Milchgebiss deutlich häufiger als Zahnfrakturen. Letztere dominieren im bleibenden Gebiss [1] (➤ Abb. 18.1).

Die begrenzte Verweildauer in der Mundhöhle lässt die Bemühungen um einen Erhalt traumatisierter Milchzähne oftmals in den Hintergrund treten. Zwar hat die im Seitenzahngebiet wichtige Platzhalterfunktion der Milchzähne im Frontzahngebiet keine große Bedeutung, jedoch kann der Verlust eines Frontzahns der ersten Dentition sowohl die Sprachentwicklung als auch die psychische Entwicklung des Kindes beeinträchtigen. Aus biologischer Sicht gelten für die Behandlung von Milchzahnverletzungen die gleichen Prinzipien wie im bleibenden Gebiss. Andererseits wird die Therapie durch verschiedene Faktoren erschwert. Allen voran bestimmt die Behandlungsfähigkeit des Kindes, ob eine Behandlung adäquat, kompromissbehaftet oder überhaupt nicht möglich ist [2].

18

Auch die Behandlung traumatisierter bleibender Zähne weist im Kindesalter Besonderheiten auf. In den ersten Jahren nach Zahndurchbruch sind die Wurzeln der betroffenen Zähne noch nicht vollständig entwickelt. In solchen Fällen sollten alle Bemühungen unternommen werden, die Vitalität der Pulpa als Voraussetzung für die weitere Wurzelentwicklung zu erhalten [3].

18.2 Risikofaktoren und präventive Maßnahmen

Das Risiko, ein Zahntrauma im Kindes- und Jugendalter zu erleiden, kann durch verschiedene Aktivitäten (z. B. Ausüben von Risikosportarten), Verhaltensweisen (z. B. Hyperaktivität) und körperliche Merkmale (z. B. Zahnstellungsanomalien) zunehmen. Zu den bekannten Risiken für Zahnunfälle zählen darüber hinaus männliches Geschlecht, kindliches Übergewicht und die sozioökonomische Umgebung. Zusätzlich scheint ein gewisses genetisches Risiko vorzuliegen.

Es ist Aufgabe der Zahnärztin oder des Zahnarztes, Risikofaktoren für ein Zahntrauma bei den Patientinnen und Patienten zu identifizieren, dementsprechend aufzuklären und soweit möglich präventive Maßnahmen zu ergreifen. Dies kann bei Zahnstellungsanomalien (großer Overjet, Protrusion der Oberkieferfrontzähne, insuffizienter Lippenschluss) eine frühzeitige kieferorthopädische Intervention sein. Allerdings werden die Kosten hierfür derzeit erst ab einem Overjet von 6 mm von den gesetzlichen Krankenkassen in Deutschland übernommen. Eine Metaanalyse konnte zeigen, dass ein vergrößerter Overjet das Risiko für Frontzahntraumata verdoppeln oder sogar verdreifachen kann und dass auf globaler Ebene ein vergrößerter Overjet für ca. 100–300 Millionen Zahnunfälle mitverantwortlich ist [5]. In den meisten Studien werden 6 mm als Schwellenwert für einen vergrößerten Overjet genannt. Allerdings kann auch ein Overjet von mehr als 3 mm das Risiko für ein Frontzahntrauma signifikant erhöhen.

Bei sogenannten Risikosportarten wie Eishockey, Handball, Basketball und vielen Kampfsportarten sollte das Tragen eines Zahnschutzes empfohlen werden. Der Heilungsverlauf nach einem Zahnunfall hängt primär vom Schweregrad der Verletzungen und der erfolgten Therapie ab, wird aber bereits maßgeblich vom Verhalten am Unfallort beeinflusst. Daher ist es ebenfalls Aufgabe des zahnärztlichen Berufsstandes, für Aufklärung zum richtigen Handeln am Unfallort zu sorgen. Für diesen Zweck wurden in den Zahnunfall-

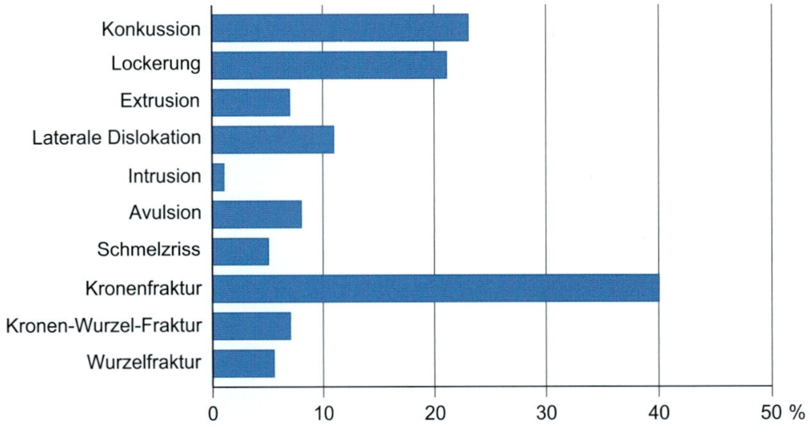

Abb. 18.1 Häufigkeit der Zahnverletzungen im bleibenden Gebiss (nach [4]) [T1235; T1236/L143]

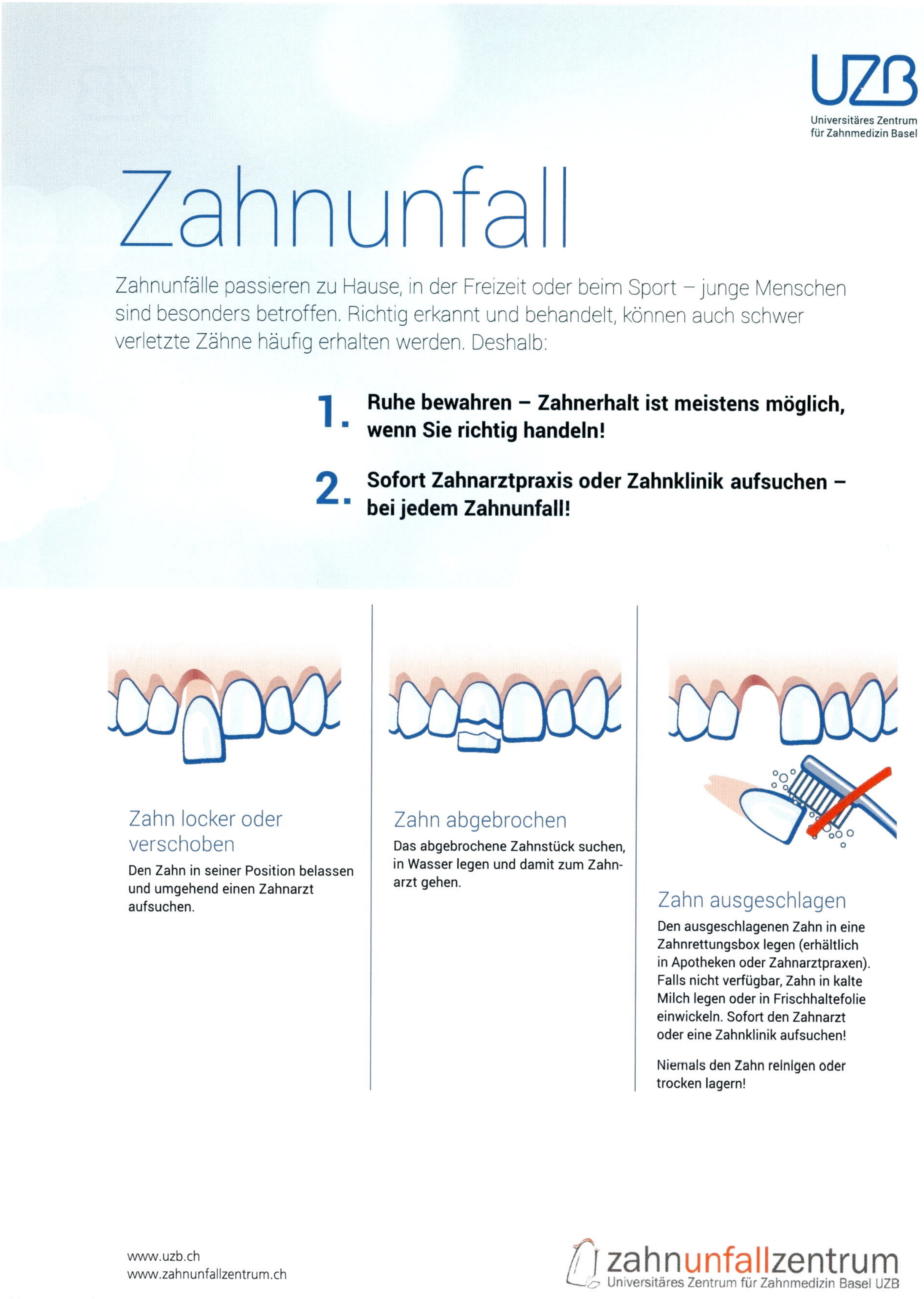

Abb. 18.2 Aufklärungsposter für Zahnunfälle bleibender Zähne [T1232]

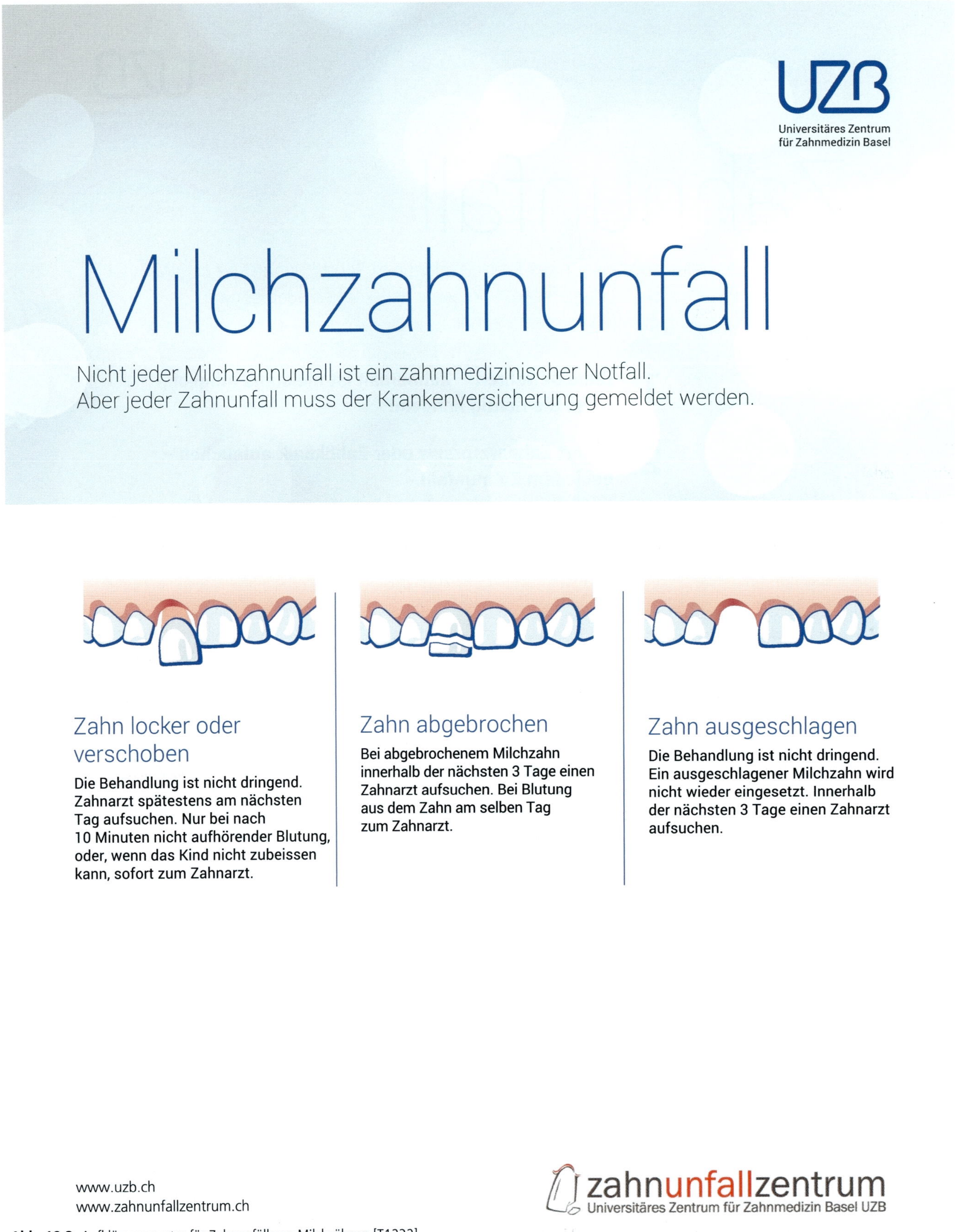

Abb. 18.3 Aufklärungsposter für Zahnunfälle an Milchzähnen [T1232]

zentren der Autoren Poster erstellt (➤ Abb. 18.2, ➤ Abb. 18.3). Auch die aktuelle Patienteninformation der DGZMK (downloadbar unter: https://www.dgzmk.de/documents/10165/1430990/PI_Zahntrauma+Kinder_2020.pdf) kann hierzu eingesetzt werden.

18.3 Anamnese und Diagnostik nach Zahntrauma

Vor Beginn der klinischen Untersuchung sollte eine vollständige Anamnese einschließlich des allgemeinen Gesundheitszustands und der zahnmedizinischen Vorgeschichte erhoben werden, um zu vermeiden, dass pathologische Befunde übersehen werden, die nicht mit der Verletzung zusammenhängen. Der Unfallhergang sollte genau erfasst und dokumentiert werden.

18.3.1 Allgemeinmedizinische Aspekte

Oberste Priorität im Rahmen der Diagnostik hat der Ausschluss eines Schädel-Hirn-Traumas. Ferner sind Alveolarfortsatz-, Unterkiefer- und Mittelgesichtsfrakturen sowie andere möglicherweise schwerwiegendere nicht dentogene Verletzungen auszuschließen. Der Tetanus-Impfschutz muss überprüft werden. Aus forensischen Gründen ist zu dokumentieren, dass eine Abklärung dieser wichtigen allgemeinmedizinischen Aspekte tatsächlich stattgefunden hat. Noch bevor die weitere zahnärztliche Untersuchung erfolgt, muss sichergestellt werden, dass eventuell mitgebrachte avulsierte Zähne sofort in eine Zahnrettungsbox gelegt werden.

18.3.2 Extraorale Untersuchung

Die klinische Untersuchung nach Zahntrauma sollte mit einer extraoralen Untersuchung beginnen. Dabei sollen extraorale Wunden im Kopfbereich visuell festgestellt werden. Die Lage dieser Wunden kann darauf hinweisen, wo knöcherne oder dentale Verletzungen zu vermuten sind. Beispielsweise deutet eine unter dem Kinn liegende Wunde ggf. auf eine Mandibulafraktur hin. Auch die Palpation des Gesichtsskeletts ist hilfreich, um z. B. Unterkiefer-, Mittelgesichtsfrakturen oder weitere schwerwiegendere Verletzungen im Kopf-Hals-Bereich zu identifizieren oder auszuschließen. Dies ist auch aus forensischen Gründen von Bedeutung. Im Einzelfall ist eine umgehende Überweisung an die Mund-, Kiefer- und Gesichtschirurgie einzuleiten.

18.3.3 Intraorale Untersuchung

Die intraorale Untersuchung beinhaltet die Feststellung von Zahnfrakturen, Zahnlockerungen, Dislokationen sowie die Überprüfung von Sensibilität und Perkussion. Da häufig mit kombinierten Verletzungen zu rechnen ist, dürfen weniger offensichtliche Verletzungen am selben Zahn, an Nachbarzähnen oder an antagonistischen Zähnen nicht übersehen werden. Darüber hinaus müssen die intraoralen Weichteile auf Verletzungen untersucht werden. Hämatome und vertikale Risswunden an der Alveole können Anzeichen für eine darunter liegende knöcherne Fraktur sein. Weitere Anzeichen sind Okklusionsstörungen, die nicht auf einen dislozierten Zahn zurückzuführen sind.

Verdacht auf Kindesmisshandlung

Jede Verletzung, die untypisch für den geschilderten Unfallhergang erscheint, kann die Folge einer Kindesmisshandlung sein. Daher ist eine sorgfältige Erhebung der Anamnese essenziell, um die Plausibilität des Unfallhergangs überprüfen zu können. Zahnverletzungen durch Kindesmisshandlung wurden in verschiedenen Altersgruppen beschrieben, sind jedoch zwischen dem 2. und dem 4. Lebensjahr am häufigsten. Mehr als die Hälfte der Fälle von Kindesmisshandlung beinhalten Kopf-, Gesichts- und Halsverletzungen. Dazu gehören Risswunden an Zunge, Gingiva und Schleimhaut, frakturierte, dislozierte oder avulsierte Zähne oder gebrochene Kiefer. Auch multiple Hämatome an Armen und Beinen sind zu beachten. Als möglicher Hinweis auf eine Kindesmisshandlung wird in der Literatur ein eingerissenes Lippenbändchen angegeben. Andererseits muss beachtet werden, dass dentoalveoläre Verletzungen häufig mit solchen Befunden einhergehen können und daher nicht zwingend eine Kindesmisshandlung vorliegen muss.

Bei begründetem Verdacht auf Kindesmisshandlung muss die Zahnärztin oder der Zahnarzt sämtliche Hinweise diskret dokumentieren und adäquate Folgeschritte einleiten. Hierbei kann in Deutschland die Medizinische Kinderschutzhotline (www.kinderschutzhotline.de) unterstützen, ein vom Bundesministerium für Familie, Senioren, Frauen und Jugend (BMFSFJ) gefördertes bundesweites kostenfreies und 24 Stunden erreichbares telefonisches Beratungsangebot für Angehörige der Heilberufe.

18.3.4 Sensibilitätsprüfung

Die Beurteilung des Pulpazustandes traumatisierter Zähne kann wichtige Hinweise auf den Schweregrad der Pulpaverletzung liefern und somit den Therapieentscheid beeinflussen. Hierzu wären diagnostische Verfahren, die in der Lage sind, die Durchblutung der Pulpa zu messen, am besten geeignet. Die laser- oder ultraschallgestützte Durchflussmessung – beruhend auf dem Doppler-Effekt – oder die Pulsoxymetrie sind hierzu prinzipiell geeignet. Allerdings sind klinisch problemlos und zuverlässig einsetzbare Geräte zur Blutflussmessung in der Pulpa derzeit (noch) nicht verfügbar. Daher werden auch in der dentalen Traumatologie routinemäßig Sensibilitätstests, die auf thermischer oder elektrischer Stimulation von Nervfasern beruhen, angewendet. Thermische Tests aktivieren die A-delta-Fasern durch Bewegung von Dentinfluid innerhalb der Dentintubuli, während die elektrischen Sensibilitätstest zu einer direkten Stimulation der A-delta-Fasern führen. Beide Tests sind physiologisch von einer funktionierenden

Gefäßversorgung abhängig. Daher wird die Reaktion auf Sensibilitätstests als indirekter Indikator für eine vitale, also durchblutete Pulpa gewertet.

Allerdings ist der Sensibilitätstest bei traumatisierten Zähnen mit mehreren Einschränkungen verbunden. Nach Dislokationsverletzungen kann es auch bei weitgehend intakter Blutversorgung der Pulpa zu einem vorübergehenden Sensibilitätsausfall kommen. In solchen Fällen kann es mehrere Wochen dauern, bis wieder eine Reaktion auf die Sensibilitätsprüfung erfolgt. Darüber hinaus schreitet die Regeneration neuronaler Strukturen im Vergleich zur Gefäßregeneration langsamer voran oder sie bleibt sogar aus. Keine Reaktion auf den Sensibilitätstest nach einem Trauma deutet also nicht unbedingt auf eine Pulpanekrose hin.

Ein weiterer Faktor, der bei der Beurteilung des Pulpastatus nach einem Zahntrauma zu berücksichtigen ist, ist das Stadium der Wurzelentwicklung. Wurzelunreife Zähne sind nicht vollständig innerviert und daher mit einer erhöhten Erregungsschwelle assoziiert, was zu einer erhöhten Rate falsch negativer Ergebnisse führen kann, insbesondere nach elektrischem Sensibilitätstest. Daher können elektrische Pulpatester nach Zahntrauma nicht uneingeschränkt empfohlen werden.

Die Aussagekraft von Sensibilitätstest kann ferner bei kleinen, noch unkooperativen Kindern eingeschränkt sein. Nicht zu vernachlässigen ist das Risiko falsch positiver Sensibilitätstest, die gerade bei kleinen Kindern zu therapeutischen Fehlentscheidungen führen können (z. B. durch alleiniges Berühren des Zahnes).

Auch Farbveränderungen der Zahnkrone können als Begleiterscheinung einer traumatisierten Pulpa beobachtet werden. Kurz nach dem Unfall auftretende rötliche Verfärbungen, die aus einer Einblutung ins Dentin resultieren (➤ Abb. 18.4), können reversibel sein. Wird die Zahnkrone jedoch zunehmend grau, kann dies auf eine Pulpanekrose hindeuten.

Alle diese Faktoren gilt es bei der Beurteilung des Zustandes der Pulpa nach einem Zahntrauma zu berücksichtigen. Eine korrekte, d. h. sehr wahrscheinliche Pulpadiagnose kann nur aus der kombinierten Beurteilung aller verfügbarem klinischem und radiologischem Befunde abgeleitet werden [6].

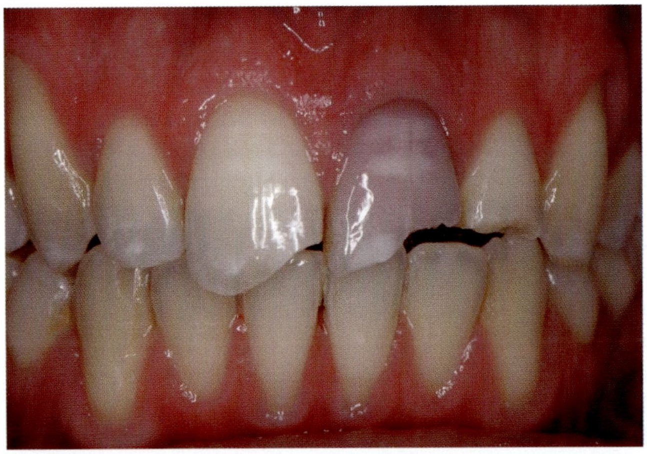

Abb. 18.4 Kronenfrakturen an 11, 21, 22 und 23 sowie rötliche Verfärbung 21 als Folge einer Einblutung ins Dentin [T1235; T1236]

18.3.5 Röntgendiagnostik

Jeder traumatisierte bleibende Zahn sollte bei bestehender rechtfertigender Indikation radiologisch untersucht werden. Ausnahmen müssen ggf. bei nicht kooperativen Kindern in Kauf genommen werden.

Trotz der Einschränkungen der konventionellen 2D-Röntgenaufnahme bei der Visualisierung dreidimensionaler anatomischer Strukturen bleibt der Zahnfilm in Kombination mit der klinischen Untersuchung der Standard im Rahmen der Erstuntersuchung des Patienten. Eine Panoramaschichtaufnahme kann die meist betroffene Frontzahnregion nicht adäquat abbilden, ist jedoch bei Verdacht auf Alveolarfortsatzfrakturen, Kiefergelenkfrakturen oder Frakturen der Mandibula angezeigt.

Zahnfilme können sowohl Frakturen als auch Dislokationen zumindest zweidimensional visualisieren. Wenn möglich sind standardisierte Einstellungen zu wählen, die im Rahmen der Nachkontrollen beibehalten werden. So kann im weiteren Verlauf z. B. der Vergleich der Ausdehnung des Pulpahohlraums zwischen verletztem Zahn und möglicherweise nicht betroffenen kontralateralen Zähnen oder Nachbarzähnen Hinweise auf den Vitalitätszustand der Pulpa geben. Bei Dislokationsverletzungen an Milchzähnen kann das Röntgenbild – adäquate Projektionsrichtung vorausgesetzt – Aufschluss über die Verlagerung der Wurzel in Bezug auf den bleibenden Zahnkeim geben. Weiterhin lässt sich das Ausmaß der physiologischen Wurzelresorption beurteilen.

Eine digitale Volumentomografie (DVT) kann wertvolle zusätzliche Informationen liefern, aber ihr Einsatz sollte grundsätzlich gegen die möglichen Risiken abgewogen werden. Einerseits können sich Verletzungen, die auf dem Zahnfilm nicht oder kaum sichtbar sind, anders und deutlich komplexer darstellen, wenn sie dreidimensional beurteilt werden. Gleichzeitig sollte berücksichtigt werden, dass insbesondere bei Kindern die Gewebe empfindlicher auf ionisierende Strahlung reagieren, wobei Kinder unter 10 Jahren eine dreifach höhere Wahrscheinlichkeit für strahleninduzierte stochastische Effekte im Vergleich zu einem 30-Jährigen aufweisen [7]. Daher sollten DVTs nur in Situationen in Betracht gezogen werden, in denen die Diagnose und dementsprechend der Behandlungsplan unklar sind [8]. Dies gilt insbesondere für Fälle mit komplexen dentoalveolären Verletzungen, Wurzelfrakturen, bei denen eine Kommunikation der Frakturlinien mit der Mundhöhle vermutet wird, und für Komplikationen wie Wurzelresorptionen [9] [10].

18.3.6 Klinische Fotos

Die Erstellung klinischer Fotos wird im Rahmen der Erstversorgung vor Therapiebeginn zur Dokumentation empfohlen. Gerade bei Dislokationsverletzungen geben Fotos (immer von labial und von inzisal) wichtige Hinweise auf den Typ und den Schweregrad der Dislokation [11]. Auch vom Patienten oder der Patientin möglicherweise am Unfallort mit dem Smartphone aufgenommene Selfies können hier hilfreich sein. Bei diesen ist zu berücksichtigen, dass je nach Typ und Einstellung des Smartphones Fotos gespiegelt gespeichert werden und es daher bei flüchtiger Betrachtung zu Verwechslungen kommen kann, falls bereits am Unfallort dislozierte Zähne reponiert wurden.

Darüber hinaus ermöglicht die fotografische Dokumentation im Rahmen der Nachuntersuchungen eine optimale Überwachung der Wundheilungsvorgänge, die Beurteilung von Zahnverfärbungen, die Kontrolle der Spontaneruption intrudierter Milchzähne oder auch die Entwicklung einer Infraposition ankylosierter Zähne bei Patientinnen und Patienten im Wachstum.

Insgesamt können Fotos mit wenig Aufwand (Smartphonekamera genügt) wertvolle Informationen festhalten, die radiologisch nicht erfasst werden können und auch im Zuge der schriftlichen Dokumentation nur mit (Schreib-)Aufwand präzise beschrieben werden können. Die technische Qualität der Fotos ist dabei nicht entscheidend.

18.4 Klassifikation und Dokumentation

Zahnunfälle werden in Frakturen und Dislokationsverletzungen eingeteilt (➤ Tab. 18.1). Während Zahnfrakturen nach ihrer Lage klassifiziert werden, richtet sich die Einteilung von Dislokationsverletzungen nach der Richtung der traumatischen Auslenkung des Zahnes aus seiner ursprünglichen Position (➤ Tab. 18.2). Ein Drittel aller Zahnunfälle sind Kombinationen aus Dislokationsverletzungen und Frakturen. In solchen Fällen sind Frakturen meist einfach erkennbar und werden registriert, während insbesondere geringfügige Dislokationsverletzungen häufiger übersehen werden.

Die Klassifikationen unfallbedingter Zahnverletzungen aus ➤ Tab. 18.1 und ➤ Tab. 18.2 sind international etabliert, didaktisch sinnvoll und werden daher auch in diesem Kapitel verwendet. Diese Einteilung animiert jedoch dazu, jedem verletzten Zahn nur die Hauptdiagnose zuzuordnen(beispielsweise *Kronenfraktur Zahn 11*) und weitere Begleitverletzungen (beispielsweise Lockerung oder Dislokation) unberücksichtigt zu lassen. Eine sinnvolle Erweiterung bietet der ZEPAG-Ansatz, der sich aus den Anfangsbuchstaben der fünf Gewebe, die von einem Zahnunfall betroffen sein können – 1. Zahnhartsubstanzen, 2. Endodont, 3. Parodont, 4. Alveolarknochen und 5. Gingiva/Oralmukosa – ableitet [12]. Diese Gewebe werden im Rahmen der Diagnostik bewusst einzeln betrachtet und bewertet. Diese Vorgehensweise reduziert die Gefahr, relevante Befunde zu übersehen, und stellt sicher, dass alle Diagnosen korrekt erfasst werden. Einfache grafische Dokumentationsbögen haben sich in den Zahnunfallzentren der Autoren hierfür bewährt (➤ Abb. 18.5). Die neue Version der Accident App (V3.0) bietet auch die Möglichkeit zur Dokumentation von Zahnunfällen [13].

Tab. 18.1 Klassifikation Zahnfrakturen

Art der Zahnfraktur	Beschreibung
Schmelzriss, Schmelzsprung	Unvollständige Fraktur ohne Substanzverlust
Kronenfraktur (mit oder ohne Pulpaexposition)	Schmelz- oder Schmelz-Dentin-Fraktur mit möglicher Exposition der Pulpa
Kronen-Wurzel-Fraktur (mit oder ohne Pulpaexposition)	Bis in die Wurzel extendierte Kronenfraktur. Mobiles Kronenfragment ist oftmals noch an der Gingiva befestigt. Eine Exposition der Pulpa ist häufig, aber nicht zwingend.
Wurzelfraktur	Fast immer schräge Fraktur der Zahnwurzel Oftmals erhöhte Mobilität des koronalen Fragments, ggf. mit Dislokation. In Abhängigkeit von der Lokalisation des Frakturspalts ist eine Kommunikation zur Mundhöhle über den Sulkus möglich.

Tab. 18.2 Klassifikation Zahndislokationen

Art der Dislokation	Beschreibung
Konkussion	Erschütterung des Zahnes Zahn berührungsempfindlich Keine erhöhte Mobilität, keine Dislokation Ödeme und Blutungen im Parodont und am Apex
Lockerung	Lockerung des Zahnes ohne Verlagerung Erhöhte Mobilität Parodontalfasern teilweise zerrissen Blutung aus dem Parodontalspalt Vorübergehende Ischämie der Pulpa
Laterale Dislokation	Zahnkrone im Oberkiefer meist nach palatinal verlagert Eventuell Fraktur der bukkalen Knochenwand Oftmals „Verkeilung" in der verlagerten Position oder deutlich erhöhte Mobilität bei erweiterter Alveole Apikales Desmodont palatinal zerrissen und vestibulär komprimiert (bei palatinaler Dislokation) Pulpaabriss ab ca. 1 mm Dislokation
Extrusion	Zahn elongiert und mobil Parodontalfasern weitgehend zerrissen Blutung aus Parodontalspalt Pulpa gedehnt, evtl. abgerissen Radiologisch teilweise apikal leere Alveole
Intrusion	Zahn erscheint verkürzt Verkeilung im Alveolarknochen bei metallischem Perkussionsschall Großflächige Quetschungen des Parodonts Oftmals kragenförmige Einstülpung der Gingiva Radiologisch fehlender Parodontalspalt
Avulsion	Leere Alveole; der Zahn wurde vollständig aus der Alveole „disloziert".

18.5 Therapie von Frakturverletzungen

18.5.1 Schmelzriss und Schmelzfraktur

Schmelzrisse sind vergleichsweise harmlose Zahnverletzungen. Es handelt sich hierbei um unvollständige Frakturen ohne Substanzverlust (➤ Abb. 18.6). Schmelzrisse können bis in das Dentin reichen; jedoch ist eine genaue Abschätzung der Risstiefe nicht möglich. Obwohl Schmelzrisse als potenzielle Wege für die Invasion von Mikroorganismen identifiziert wurden, ist eine Infektion einer gesunden Pulpa sehr unwahrscheinlich, sofern die Blutversorgung zum Endodont nicht durch eine begleitende Dislokationsverletzung kompromittiert ist. Aus therapeutischer Sicht ist eine adhäsive Versiegelung von Schmelzrissen denkbar. Allerdings gibt es keine Daten, die die Notwendigkeit einer Therapie belegen.

zahnunfallzentrum Universitäres Zentrum für Zahnmedizin Basel UZB **Trauma-Chart** zahnunfallzentrum Universitätsklinikum Würzburg

Name, Vorname: ______________________________

Geburtsdatum: ____ . ____ . ______ Patienten ID: ______________

Unfalldatum: ____ . ____ . ______ Befunddatum: ____ . ____ . ______

Bemerkungen (z.B. Rettungskette nach Avulsion, Fragmente vorhanden etc.) :

____

Schädel-Hirn-Trauma (Zutreffendes einkreisen)**:**

ansprechbar/orientiert: ja / nein Übelkeit/Erbrechen: ja / nein

Starker Kopfschmerz: ja / nein Amnesie / Bewusslosigkeit: ja / nein

Befund der Zähne:

1. Frakturen: wie von bukkal zu sehen oder wie auf dem Zahnfilm abgebildet als Linie auf die Zähne zeichnen
2. Dislokationen: Anfangsbuchstabe der Dislokationsverletzung in die Krone schreiben: **K**onkussion, **L**ockerung, (laterale) **D**islokation, **E**xtrusion, **I**ntrusion, **A**vulsion
3. Ausmass der Dislokation in mm in das darunter stehende Kästchen schreiben
4. IMMER Fotos von bukkal und von inzisal (Smartphone reicht)

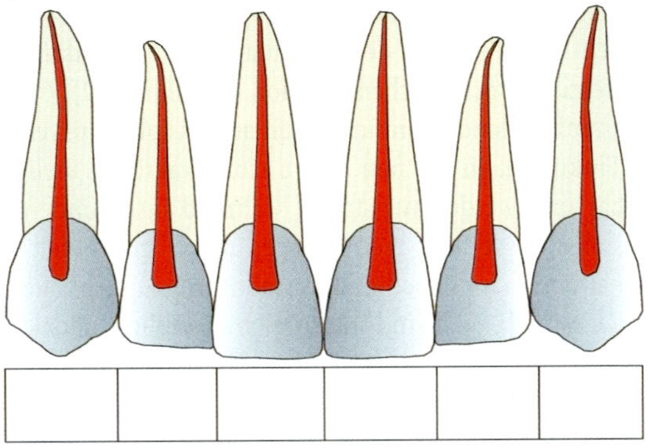

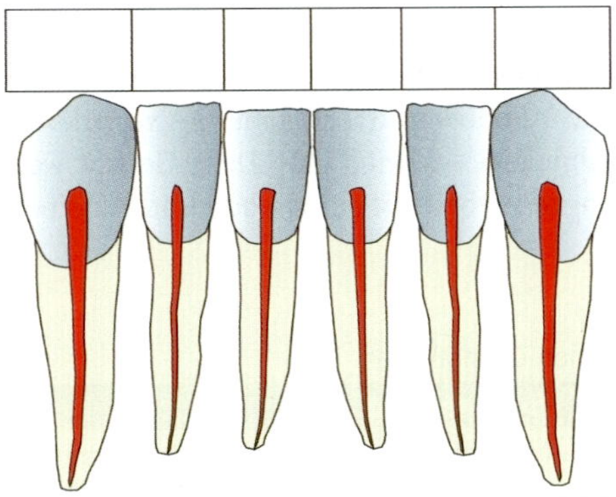

Primärversorgung:

____

____

Weiterbehandlung:

____

____

Abb. 18.5 Beispiel für einen einfachen Zahntrauma Dokumentationsbogen [T1232]

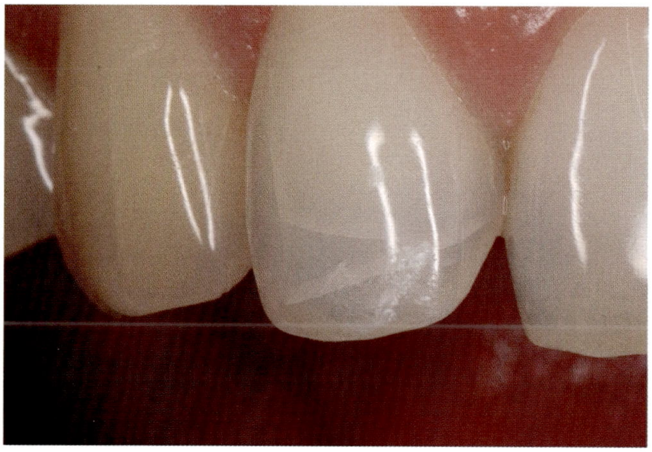

Abb. 18.6 Unfallbedingte Schmelzrisse an Zahn 12 [T1235; T1236]

Schmelzfrakturen sind auf den Schmelz beschränkte Frakturen der Zahnkrone ohne Dentinexposition. Eine restaurative Versorgung ist in den meisten Fällen nicht erforderlich. Vorhandene scharfe Kanten werden geglättet und poliert. Wenn aus ästhetischen Gründen indiziert, bietet sich die Versorgung mit Komposit an.

18.5.2 Kronenfraktur

Bleibende Zähne

Die meisten Kronenfrakturen hinterlassen eine Dentinwunde. In pulpanahen Bereichen besteht die Gesamtquerschnittsfläche zu 80 % aus den Lumina der Dentintubuli. Dies birgt eine hohe Infektionsgefahr für die Pulpa. Bei gleichzeitiger Dislokationsverletzung ist die Abwehrfähigkeit der Pulpa aufgrund einer kompromittierten Durchblutung maßgeblich reduziert und das Risiko einer Pulpanekrose erhöht.

Bereits im Rahmen der Primärversorgung sind Maßnahmen zu ergreifen, die eine Infektion der Pulpa über offene Dentintubuli verhindern. Eine definitive bakteriendichte Restauration ist im Rahmen der Notfallversorgung meistens aus zeitlichen Gründen nicht möglich. Als einfache und schnell umzusetzende Alternative wird die sofortige Dentinversiegelung mit einem Dentinadhäsiv und einer Schicht aus fließfähigem Komposit durchgeführt. Der Dentinschutz mit einem Kalziumhydroxidzement oder einem Glasionomerzement ist weniger wirksam, kann jedoch angewendet werden, wenn die definitive Restauration innerhalb der nächsten Tage angefertigt wird. Diese erfolgt entweder durch adhäsive Befestigung des frakturierten Kronenfragmentes (falls vorhanden) oder mit einer Kompositrestauration (➤ Abb. 18.7).

Bei traumatischer Pulpaexposition eines zuvor unversehrten Zahnes (➤ Abb. 18.8) kann meistens von einer gesunden, regenerationsfähigen Pulpa ausgegangen werden. Günstige Voraussetzungen für vitalerhaltende Maßnahmen sind insbesondere bei jungen Patienten ohne pulpale Vorschädigung durch Karies oder frühere Traumata gegeben, sofern die Blutversorgung nicht durch eine begleitende Dislokationsverletzung beeinträchtigt ist.

Die **direkte Überkappung** ist innerhalb der ersten zwei Stunden nach dem Unfall indiziert und sieht das Überschichten des freigelegten Pulpagewebes mit einem Überkappungsmaterial vor. Für die Mehrzahl der Fälle ist eine **partielle Pulpotomie** indiziert, insbesondere dann, wenn die Pulpa breitflächig exponiert ist und die Behandlung nicht innerhalb der ersten wenigen Stunden nach Trauma durchgeführt werden kann.

Das Überleben der Pulpa nach komplizierter Kronenfrakturen kann nach direkter Pulpaüberkappung in über 80 % der Fälle erreicht werden und in über 90 % nach partieller Pulpotomie. Angesichts der höheren Erfolgsraten der partiellen Pulpotomie im Vergleich zur direkten Überkappung ist die partielle Pulpotomie zumindest im Zweifelsfall vorzuziehen [14].

Milchzähne

Die restaurative Versorgung frakturierter Milchzähne unterscheidet sich nicht wesentlich von der Versorgung bleibender Zähne. Auch bei Milchzähnen ist freigelegtes Dentin im Sinne einer Infektionsprophylaxe des endodontischen Systems zeitnah zu versorgen. Universalkomposite oder Kompomere erlauben eine zügige suffiziente Versorgung. Spezielle Schichttechniken zum Aufbau des Zahnes sind nicht erforderlich und sollten vor dem Hintergrund des höheren Zeitbedarfs nicht zum Einsatz kommen. Bei vorhandener Pulpaeröffnung ist auch bei Milchzähnen (bei denen keine anderen Gründe dagegensprechen) die Vitalerhaltung mittels (partieller) Pulpotomie das Mittel der Wahl.

18.5.3 Kronen-Wurzel-Fraktur

Bleibende Zähne

Kronen-Wurzel-Frakturen weisen bei Oberkieferfrontzähnen einen typischen Verlauf auf: Während die Fraktur im labialen Schmelzbereich para- oder supragingival lokalisiert ist, reicht der Defekt palatinal oftmals weit in den Wurzelbereich hinein (➤ Abb. 18.9). Typischerweise ist das Fragment locker, aber palatinal noch durch den Faserapparat befestigt. Röntgenologisch fällt bei oberen Inzisivi meistens nur eine Frakturlinie auf. Sie entspricht dem bukkalen Frakturverlauf. Die palatinal gelegene Fraktur lässt sich aufgrund der Überlagerung mit dem Alveolarknochen und der fehlenden Diastase zwischen den Fragmenten in diesem Bereich radiologisch meistens nicht gut darstellen. Detailliert stellt sich die Situation erst nach Entfernung des koronalen Fragments dar. Eine Beteiligung der Pulpa im Sinne der Eröffnung ist aber nicht zwingend gegeben.

Die restaurative Versorgung von Zähnen mit Kronen-Wurzel-Frakturen ist durch die subgingival liegenden Defektgrenzen und häufig durch weitere kleinere Dentinaussprengungen im palatinalen Wurzelbereich erheblich erschwert. Diese müssen ebenfalls entfernt werden, um die Situation vollständig beurteilen und die beste Therapieoption (➤ Tab. 18.3) einleiten zu können.

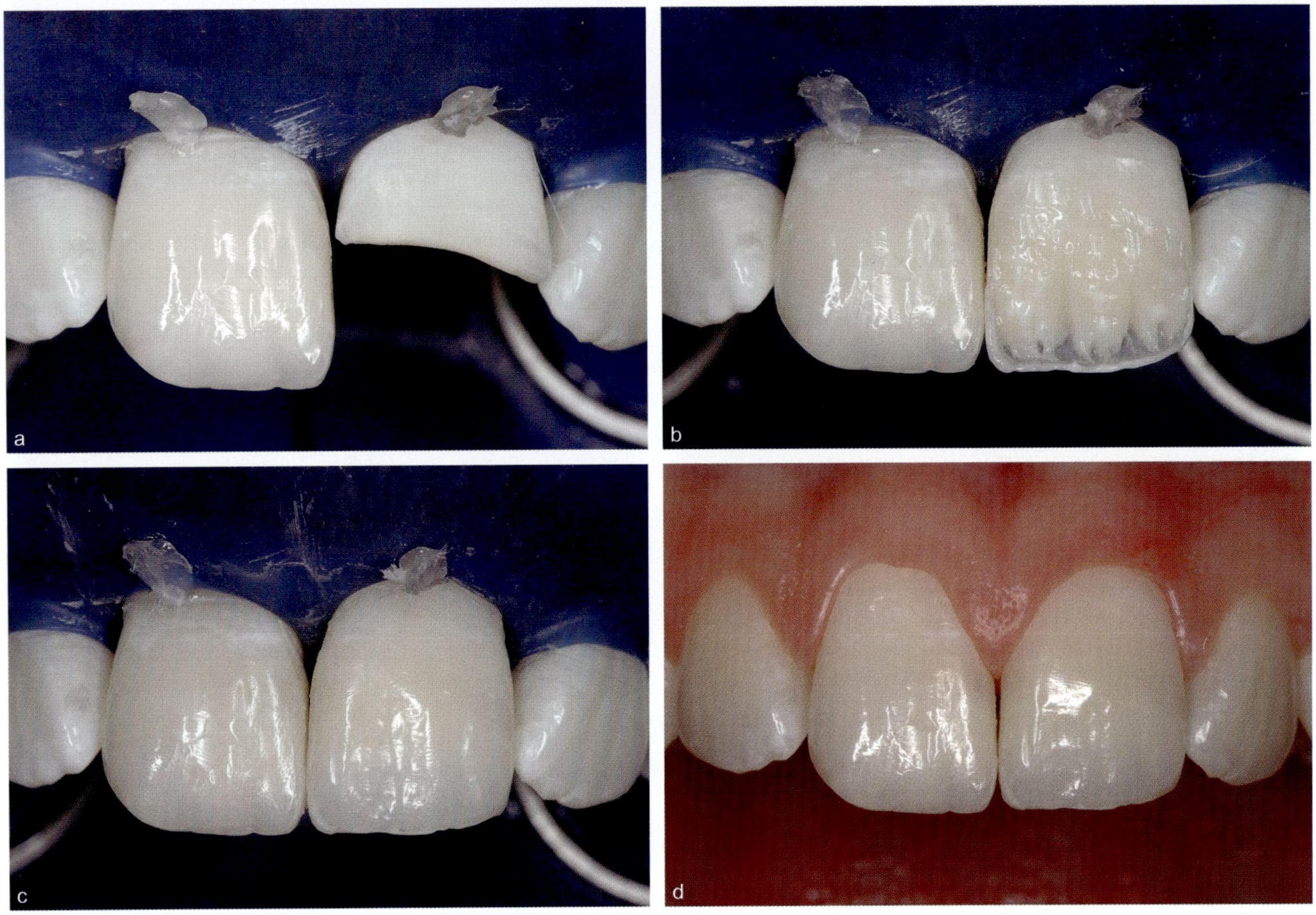

Abb. 18.7 a–d Direkter Kompositaufbau 21 nach Kronenfraktur (Zahn 11 ist bereits aufgebaut) [T1235; T1236]
a) Situation unter Kofferdam
b) Dentinkern
c) Fertige Restauration
d) Situation nach 2 Wochen

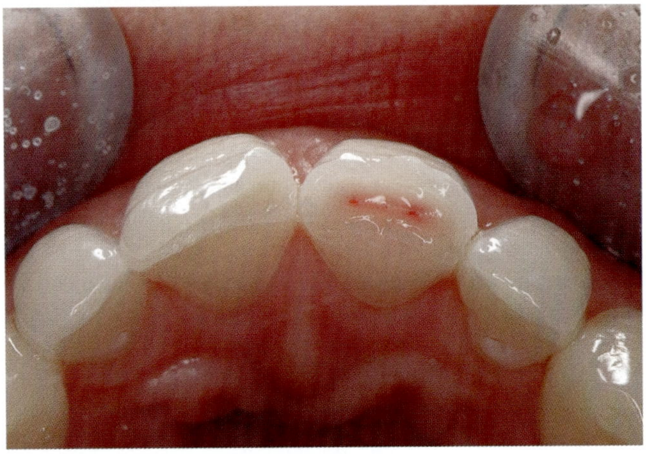

Abb. 18.8 Kronenfraktur ohne Pulpaexposition an Zahn 11 und mit Pulpaexposition an Zahn 21 [T1235; T1236]

Die adhäsive Befestigung des koronalen Fragmentes sollte immer in Erwägung gezogen werden, zumal dieses meistens vorhanden ist. Allerdings ist diese Maßnahme nur dann sinnvoll, wenn suffiziente Bedingungen für eine adhäsive Restauration geschaffen werden können. Dies gilt in gleichem Maß für die Versorgung mit Komposit.

Bei tiefem und steilem Frakturverlauf kann als Kompromiss auf eine komplette Fassung der ursprünglichen Defektgrenzen verzichtet werden.

In vielen Fällen setzt jedoch eine adäquate Versorgung einen guten Zugang zum Defekt voraus. Hierfür kann im nicht sichtbaren Bereich eine chirurgische Kronenverlängerung vorgenommen werden. Wenngleich das gezielte Abtragen des Alveolarknochens den Defekt für eine restaurative Versorgung zugänglich macht und die biologische Breite wieder herstellt, sollte dieses Verfahren auf Frontzähne beschränkt werden, deren Defektgrenzen im nicht sichtbaren Bereich liegen und nur bis zum Alveolarknochen reichen.

Bei intraalveolären Defektanteilen bietet sich die Extrusion der verbliebenen Wurzel an. Diese kann entweder kieferorthopädisch oder chirurgisch im Sinne einer intraalveolären Transplantation erfolgen. Hierbei wird im Sinne einer intentionellen Replantation die Wurzel gewebeschonend entfernt, (ggf. nach Drehung um 180°) replantiert und in einer weiter koronal gelegenen Position geschient. Bei vorsichtiger (vertikaler) Extraktionstechnik ist der mechanische Schaden für

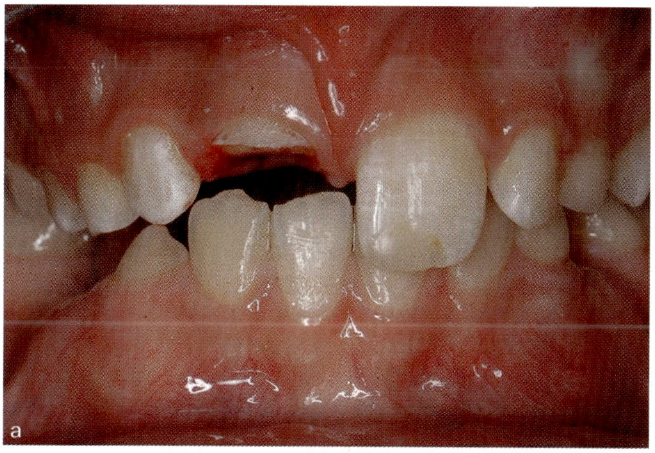

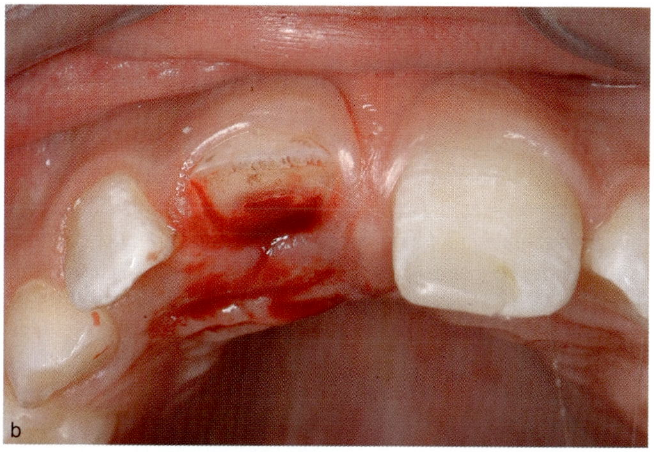

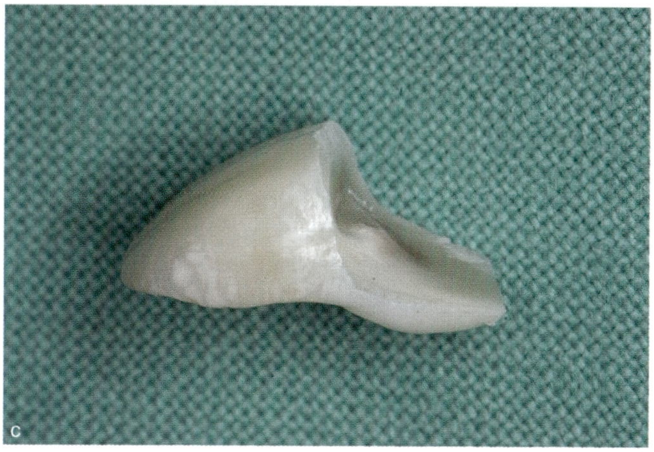

Abb. 18.9 a–c [T1235; T1236]
a) Kronen-Wurzel-Fraktur an Zahn 11
b) Inzisale Ansicht: weit subgingival lokalisierte Defektgrenze palatinal und Pulpaexposition
c) Fragment mit typischem Frakturverlauf

die Wurzelzementschicht gering. Demzufolge ist (vergleichbar mit einer Avulsion unter Idealbedingungen) eine parodontale Regeneration (ohne Ankylose) bei richtigem Vorgehen zu erwarten.

Die ästhetische Rehabilitation schließt – in Abhängigkeit von der verbliebenen Restzahnsubstanz – alle Möglichkeiten der restaurativen Versorgung vom Kompositaufbau bis zur Überkronung mit ein.

Tab. 18.3 Behandlungsoptionen bei Kronen-Wurzel-Frakturen

Klinische Situation	Optionen für die restaurative Versorgung
Nur leicht subgingivaler Defekt, mit gutem Zugang nach Legen eines Retraktionsfadens, Elektrotomie oder Aufklappung	**Option 1:** Fragmentbefestigung oder Kompositrestauration
Unzugänglicher Defekt durch tiefe subgingivale/subkrestale Ausdehnung	**Option 2:** Restaurative Versorgung ausschließlich der zugänglichen (supragingivalen) Bereiche **Option 3:** Chirurgische Kronenverlängerung + Restauration **Option 4:** Kieferorthopädische Extrusion + Restauration **Option 5:** Chirurgische Extrusion (intentionelle Replantation) + Restauration
Nicht restaurierbarer Zahn aufgrund tiefer subossärer Ausdehnung und/oder zusätzlicher Frakturen der Wurzel	**Option 6:** Zahnentfernung

Fraglos gehört die Therapie von Kronen-Wurzel-Frakturen zu den technisch anspruchsvollsten Maßnahmen in der zahnärztlichen Traumatologie. Bei richtiger Indikationsstellung und adäquater Umsetzung können solche Zähen über viele Jahre erhalten werden. Insbesondere bei Kindern, Jugendlichen und jungen Erwachsenen bieten die dargestellten Behandlungsvarianten die Möglichkeit des Zahnerhalts bis ins implantationsfähige Alter.

18

Milchzähne

Unter Berücksichtigung der Tatsache, dass zur adäquaten Behandlung von Kronen-Wurzel-Frakturen im bleibenden Gebiss oftmals chirurgische Maßnahmen erforderlich sind, wird man im Milchgebiss in den meisten Fällen von einem Zahnerhalt absehen.

18.5.4 Wurzelfraktur

Bleibende Zähne

Üblicherweise werden Wurzelquerfrakturen nach ihrer Lokalisation im koronalen, mittleren oder apikalen Drittel klassifiziert. Die Relevanz dieser Einteilung für die Therapie ist allerdings fraglich. Diese hängt vielmehr von der Lage des Frakturspaltes in Relation zum gingivalen Sulkus und vom Dislokationsgrad des koronalen Fragments ab.

Im Einzelzahnröntgenbild sind Wurzelfrakturen nicht immer eindeutig erkennbar. Zur Visualisierung vermuteter Wurzelfrakturen können zusätzlich exzentrische Aufnahmen von kranial, seltener von kaudal hilfreich sein. Der genaue Frakturverlauf ist meistens nur schwer abschätzbar. An Oberkieferfrontzähnen zeigen unfallbedingte Wurzelfrakturen zumeist einen schrägen Verlauf und können in ungünstigen Fällen palatinal eine Verbindung zum gingivalen Sulkus aufweisen [15].

Günstige Voraussetzungen für den Erhalt beider Fragmente bestehen bei intraalveolären Frakturen aufgrund der fehlenden Verbindung zwischen Frakturspalt und Mundhöhle. Die vorsichtige Reposition eines dislozierten koronalen Fragments und die anschließende Schienung zielen auf pulpale Regeneration und im Idealfall auf Einlagerung von osteoidem Hartgewebe in den Frakturspalt ab. Der Schienungszeitraum beträgt etwa 4 Wochen. Frakturen im zervikalen Bereich können allerdings längere Schienungszeiten von bis zu 3 Monaten erforderlich machen. Bei sehr starker Beweglichkeit des koronalen Fragments ist eine Dauerschienung (palatinaler Retainer) in Betracht zu ziehen. Bestehen trotz ausgeprägter Dislokation realistische Chancen auf eine Regeneration der Pulpa im koronalen Fragment (bei großem Wurzelkanaldurchmesser an der Frakturstelle), ist ein längeres Abwarten ohne endodontische Intervention gerechtfertigt – unter der Voraussetzung, dass sich klinisch und röntgenologisch keine Hinweise auf infektionsbedingte Veränderungen ergeben [16].

Im Verlauf stellt sich bei fast 80 % der intraalveolären Frakturen ein Behandlungserfolg ein. Dieser schließt ein, dass das koronale Fragment funktionstüchtig ist, die Pulpa Zeichen von Vitalität zeigt und sich röntgenologisch keine pathologischen Befunde ergeben. In ca. 30 % der Fälle erfolgt im Zuge der Heilung eine Vereinigung der Fragmente durch osteoides Hartgewebe im Frakturspalt. Mit höherer Wahrscheinlichkeit bleiben die Fragmente durch Bindegewebe oder auch durch Knochen separiert. In letzterem Fall lassen sich röntgenologisch zwei getrennte Fragmente mit jeweils eigenem Parodontalspalt feststellen. In der Regel wird eine Abrundung von „Kanten" im Frakturbereich beobachtet (➤ Abb. 18.10).

Laterale Läsionen auf Höhe der Frakturlinie können radiologisch in ca. 20 % der Fälle identifiziert werden und resultieren aus einer Infektion des Endodonts im koronalen Fragment, während die Pulpa im apikalen Fragment üblicherweise nicht betroffen ist. Daher ist auch die erforderliche Wurzelkanalbehandlung auf das koronale Fragment zu beschränken. Weitlumige Kanäle machen die Verwendung von MTA (oder eines vergleichbaren Materials aus der Gruppe der hydraulischen Kalziumsilikatzemente) als apikalem Verschluss an der Frakturstelle erforderlich. Lässt sich eine Kommunikation zwischen Frakturspalt und Mundhöhle ausmachen, ist das koronale Fragment nicht zu erhalten. Bei günstigem Frakturverlauf und ausreichend langer Restwurzel kann der Erhalt des apikalen Fragments in Erwägung gezogen werden. Dieses kann nach kieferorthopädischer oder chirurgischer Extrusion einer restaurativen Versorgung zugänglich gemacht werden.

Milchzähne

Milchzähne mit Wurzelfrakturen bedürfen bei geringfügiger Lockerung und posttraumatisch weitgehend unveränderter Zahnposition keiner Therapie. Bei starker Dislokation und/oder Lockerung ist die Entfernung des koronalen Fragments indiziert. Das apikale Fragment wird belassen. Im Rahmen der Heilung bleibt dieses i. d. R. vital und wird der physiologischen Resorption durch den bleibenden Keim überlassen. Verzögerungen im Zahndurchbruch sind dadurch nicht zu erwarten.

18.6 Therapie von Dislokationsverletzungen

Dislokationsverletzungen treten in unterschiedlichem Ausmaß auf und schädigen primär das Parodont, aber auch die Pulpa in Abhängigkeit von der Auslenkung des Zahnes. Die Primärtherapie solcher Zähne sieht die Schienung nach möglichst adäquater Reposition bzw. Replantation vor. Die Schienung wird in der Regel labial angebracht und soll folgende Anforderungen erfüllen:

- schnelle Adaptation an den Zahnbogen und einfache Anwendung mittels Adhäsivtechnik;
- ausreichende Flexibilität, die eine funktionelle Belastung erlaubt und so die Regeneration parodontaler Strukturen fördert;
- Gewährleistung einer möglichst effektiven Plaquekontrolle approximal und marginal an den verletzten Zähnen.

In der zahnärztlichen Traumatologie hat sich in den letzten 20 Jahren die TTS-Schiene (Titanium Trauma Spint, Medartis, Basel) als Standard etabliert [17] (➤ Abb. 18.11). Sie erfüllt alle Anforderungen und hat entscheidende Vorteile in der Handhabung. Die Schienung unter Einbezug eines gesunden Nachbarzahnes auf beiden Seiten des verletzten Zahnes ist ausreichend. In Einzelfällen (z. B. bei stark mobilen und kurz vor der Exfoliation befindlichen Milchzähnen oder bleibenden Zähnen im Durchbruch als Nachbarzähne) kann der traumatisierte Zahn auch nur an einem Nachbarzahn fixiert werden.

Die üblichen Empfehlungen für die Dauer der Schienung richten sich üblicherweise nach dem Verletzungstyp (➤ Tab. 18.4).

Aus biologischer Sicht kann die Schienungsdauer je nach Primärstabilität des Zahnes (= Lockerungsgrad nach Reposition) und Ankyloserisiko (= Schweregrad der parodontalen Schädigung) variiert werden. Bei ausgeprägten Intrusionen oder lateralen Dislokationen, die üblicherweise mit einer Erweiterung der Alveole und einer daraus resultierenden geringen Primärstabilität des reponierten Zahnes einhergehen, sind grundsätzlich längere Schienungszeiten erforderlich als nach Avulsion. Bei avulsierten Zähnen ist die Alveole erfahrungsgemäß kaum erweitert. Die geringere Mobilität des replantierten Zahns erlaubt daher kurze Schienungszeiten. Dies ist auch aufgrund des erhöhten Resorptionsrisikos sinnvoll.

Die Möglichkeiten zur Schienung sind im Milchgebiss häufig durch anatomische und morphologische Gegebenheiten (geringe Fläche zur Schienenfixierung und ungünstiges Ätzmuster nach Phosphorsäureapplikation) sowie durch eine möglicherweise mangelnde Behandlungsfähigkeit des Kindes eingeschränkt. Vor diesem Hintergrund müssen stark gelockerte und dislozierte Zähne – auch im Sinne der Prävention einer Aspiration – oft entfernt werden.

18.6.1 Konkussion und Lockerung

Bleibende Zähne

Bleibende Zähne mit einer Konkussion bedürfen meist keiner Behandlung, da auch ohne Intervention ohnehin sehr gute Prognose zu erwarten ist. Dennoch ist eine flexible Schienung für die Patientin

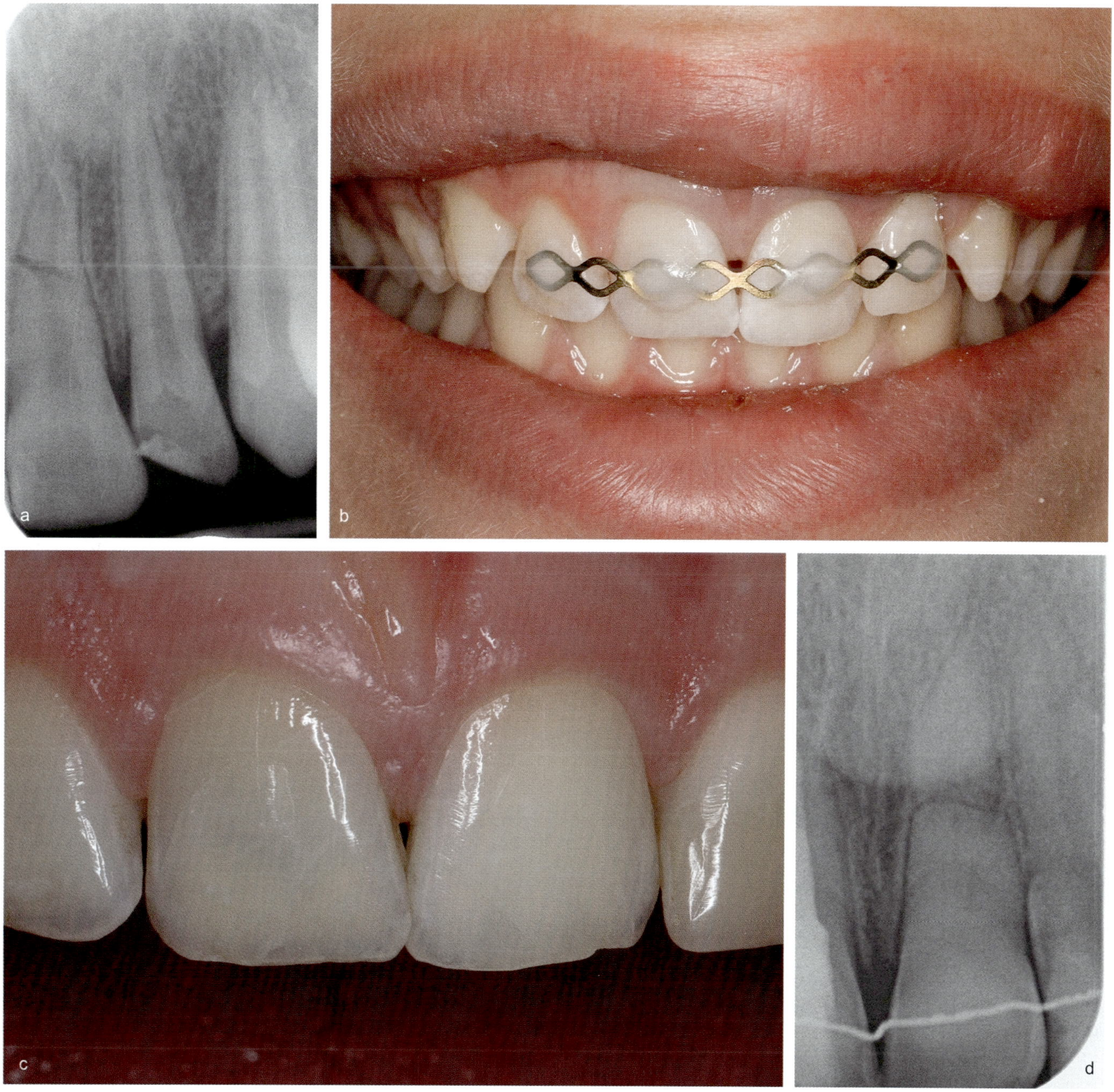

Abb. 18.10 a–d [T1235; T1236]
a) Wurzelfraktur an Zahn 11
b) Schienung
c) Klinische Situation nach 4 Jahren
d) Röntgenkontrolle nach 4 Jahren: Frakturheilung durch Interposition von Bindegewebe und Knochen sowie Obliteration der Pulpa in beiden Fragmenten

oder den Patienten gelegentlich vorteilhaft, da sie die Berührungsempfindlichkeit der betroffenen Zähne reduziert und damit den Kaukomfort erhöht.

Bei einer unfallbedingten Zahnlockerung ist von einer gewissen traumabedingten Erweiterung der Alveole auszugehen und daher zur Reduktion der Mobilität eine Schienung sinnvoll. Insbesondere bei hoher Mobilität und fehlender Schienung könnte der Zutritt von Speichel in den initial traumatisch erweiterten Parodontalspalt die Heilungsvorgänge ungünstig beeinflussen.

Milchzähne

Bei Milchzähnen mit Konkussion oder Lockerung wird in der Regel auf eine Therapie verzichtet. Bei sehr starker Lockerung mit Gefahr der Aspiration des Zahnes empfiehlt sich die Entfernung.

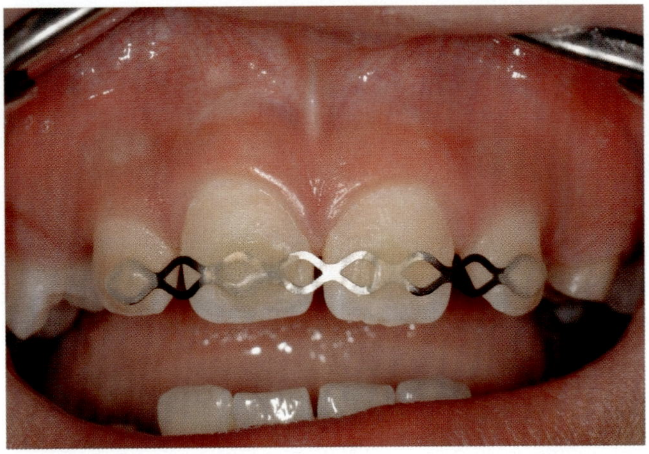

Abb. 18.11 Situation 10 Tage nach Dislokationsverletzung der Zähne 11 und 21, Reposition und Schienung [T1235; T1236]

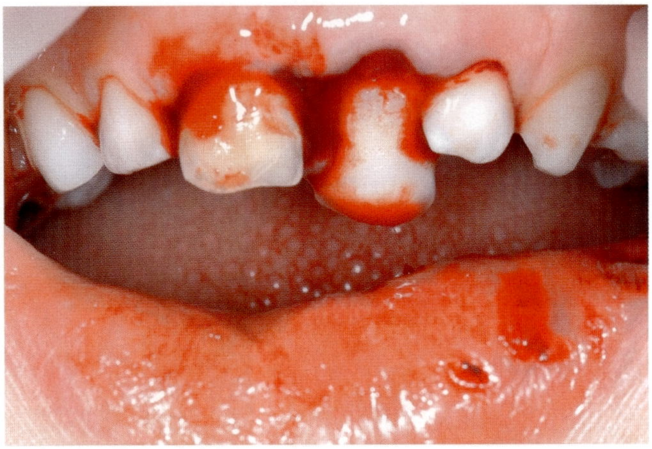

Abb. 18.12 Extrusion 61 [T1235; T1236]

Tab. 18.4 Empfehlungen zur Schienung bleibender Zähne nach Zahntrauma

Dislokationsverletzung	Empfohlene Schienungszeit
Konkussion	ca. 2 Wochen (aus Gründen des Patientenkomforts)
Lockerung	ca. 2 Wochen
Extrusion	ca. 2 Wochen
Laterale Dislokation	2–4 Wochen
Intrusion	2–4 Wochen
Avulsion	1–3 Wochen
Wurzelfraktur	ca. 4 Wochen (bis 12 Wochen, ggf. auch Dauerschienung)
Alveolarfortsatzfraktur	4–6 Wochen

18.6.2 Extrusion und laterale Dislokation

Bleibende Zähne

Zähne mit lateraler Dislokation müssen zeitnah reponiert und geschient werden. Da viele dislozierte Zähne mit der Wurzelspitze im Alvolarknochen verkeilt sind, müssen sie zunächst vorsichtig gelockert werden. Die häufig als Begleiterscheinung der Zahndislokation auftretende Fraktur der labialen Knochenwand bedarf nach Reposition, Zahnschienung und digitaler Kompression der Alveolenwand keiner weiteren Therapie. Verstreicht zu viel Zeit bis zur Erstversorgung, steht ein verfestigtes Blutkoagulum einer korrekten und schonenden Reposition möglicherweise im Wege.

Das vermutete Ausmaß der Pulpaverletzung am Apex entscheidet über deren Schicksal. Beträgt die unfallbedingte Auslenkung des Zahnes aus seiner ursprünglichen Position mehr als 1 mm, ist bei abgeschlossenem Wurzelwachstum von einem Abriss der Pulpa am Apex (= Pulpanekrose) auszugehen. Eine Revaskularisierung mit Regeneration der pulpalen Strukturen ist bei geringem Durchmesser des Foramen apicale äußerst unwahrscheinlich und die Infektion des endodontischen Systems (über Dentintubuli) auch bei intakter Zahnkrone zu erwarten. Folglich sollte die Entscheidung über die Notwendigkeit einer Wurzelkanalbehandlung am Unfalltag gefällt werden, auch wenn diese nicht zwingend sofort eingeleitet werden muss.

Die Primärbehandlung unfallbedingt extrudierter Zähne entspricht im Wesentlichen der von Zähnen mit lateraler Dislokation. Die Reposition ist meistens deutlich einfacher, sofern sie rechtzeitig erfolgt und kein bereits festes Blutkoagulum die Reposition erschwert.

Milchzähne

Aufgrund des vielfach beobachteten offenen Bisses im Kleinkindalter führt eine Milchzahndislokation nicht zwingend zu einer Okklusionsstörung, sodass bei geringer Verlagerung eine „spontane" Reposition des Zahnes abgewartet werden kann (z. B. durch Zungendruck bei palatinaler Dislokation). Dennoch kann eine schonende Reposition sinnvoll sein. Dies gilt insbesondere, wenn die Gefahr einer Verlagerung der Milchzahnwurzel in den bleibenden Zahnkeim gegeben ist (bukkale Dislokation). Eine druckarme Reposition dislozierter Milchzähne gelingt am ehesten unmittelbar nach dem Unfall. Zu einem späteren Zeitpunkt steht ein bereits organisiertes Blutkoagulum einer schonenden vollständigen Reposition möglicherweise im Weg. Vor dem Hintergrund einer eventuellen Keimschädigung ist in diesen Fällen das Abwarten auf eine spontane Reposition eher zu rechtfertigen. Bei starker Lockerung kann die Entfernung erforderlich werden (➤ Abb. 18.12).

18.6.3 Intrusion

Bleibende Zähne

Die Intrusion ist aus zellbiologischer Sicht die schwerste Zahnverletzung. Sie führt zu einer erheblichen Schädigung des Parodonts und der Pulpa und erfordert daher eine konsequente Primärversorgung (➤ Abb. 18.13). Aufgrund der ausgedehnten Zementschädigung und des daraus resultierenden hohen Resorptionsrisikos ist bei wurzelreifen Zähnen eine möglichst baldige Wurzelkanalbehandlung entschei-

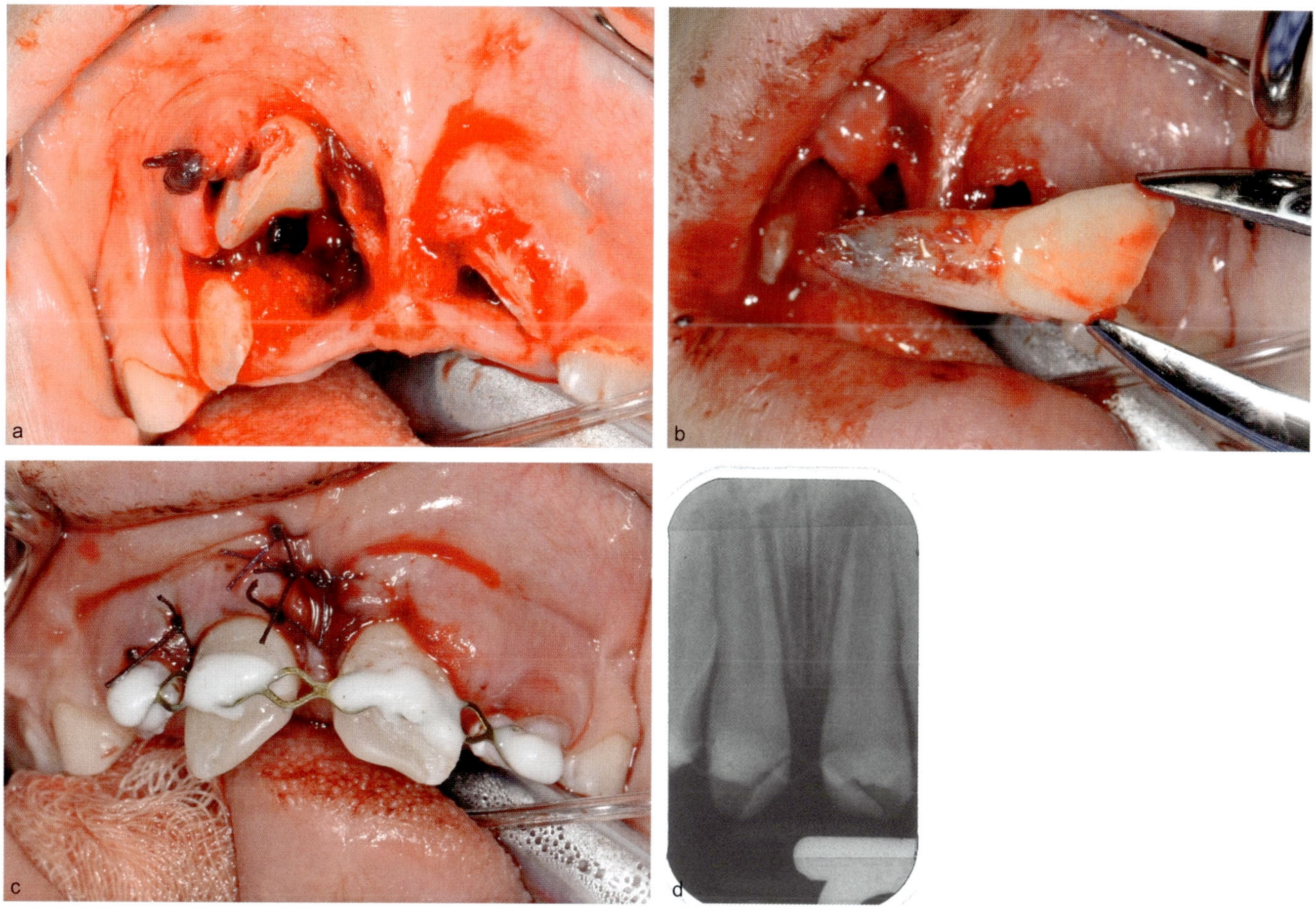

Abb. 18.13 a–d [T1235; T1236]
a) Schwere Intrusion mit gleichzeitigen Kronenfrakturen der Zähne 11 und 21 bei einem 10-jährigen Patienten (Behandlung in Intubationsnarkose)
b) Entfernung der Zähne 11 und 21 aus ihrer verkeilten Situation
c) Situation nach Reposition, Schienung, adhäsivem Dentinverband und Versorgung der verletzten Weichgewebe
d) Radiologische Kontrolle nach Reposition und Schienung

dend für die Prognose. Um dies zu ermöglichen, empfiehlt es sich, der sofortigen chirurgischen statt einer kieferorthopädischen Reposition des intrudierten Zahnes den Vorzug zu geben. Diese erlaubt sofort im Anschluss an die Schienung einen adäquaten Zugang zum Wurzelkanal. Als frühzeitige intrakanaläre Einlage sind kortikoidhaltige Präparate (z. B. Ledermix) geeignet. Das Warten auf eine Spontaneruption sollte – ein engmaschiges Recall vorausgesetzt – auf geringfügig intrudierte Zähne mit offenem Apex beschränkt bleiben.

Aufgrund der antiresorptiven Eigenschaften wird bei schweren Dislokationsverletzungen bleibender Zähne (Intrusion und Avulsion) ab dem 8. Lebensjahr die systemische Gabe von Doxycyclin empfohlen, obwohl die Datenlage in Bezug auf den tatsächlichen klinischen Nutzen nicht eindeutig ist. Der Einsatz beginnt am Tag der Replantation und wird über 5–7 Tage beibehalten. Die Dosierung beträgt für Erwachsene und Jugendliche über 50 kg Körpergewicht 100 mg pro Tag und für Kinder ab 8 Jahren mit einem Gewicht unter 50 kg 2 mg/kg Körpergewicht, wobei jeweils am ersten Tag die doppelte Dosis einzunehmen ist. Tetracyclinverfärbungen sind ab dem 8. Lebensjahr sehr unwahrscheinlich, da bei allen Zahnkronen – bis auf diejenigen dritter und eventuell zweiter Molaren – bereits eine vollständige Mineralisierung stattgefunden hat. Darüber hinaus sind sichtbare Verfärbungen auch aufgrund der kurzen Gabedauer nicht zu erwarten.

Milchzähne

Die Intrusion ist auch im Milchgebiss die schwerwiegendste Verletzungsart (➤ Abb. 18.14). Sie betrifft mit bis zu 22 % einen hohen Prozentsatz traumatisierter Milchzähne. Darüber hinaus ist in einer Vielzahl der Fälle (65 %) mit einer Entwicklungsstörung des bleibenden Zahnkeims zu rechnen. Die Therapie sollte daher auf eine Minimierung möglicher negativer Auswirkungen für die bleibenden Zähne fokussiert sein.

In den meisten Fällen (80 %) begünstigt die nach labial gekrümmte Wurzelspitze des Milchzahnes eine traumabedingte Verlagerung durch die labiale Knochenlamelle, also weg vom bleibenden Zahnkeim. Eine ungünstigere Verlagerung nach palatinal in den Zahnkeim hinein wird selten beobachtet (20 %). Die Beurteilung ist anspruchsvoll und erfolgt soweit möglich klinisch und im Zweifelsfall (z. B. bei

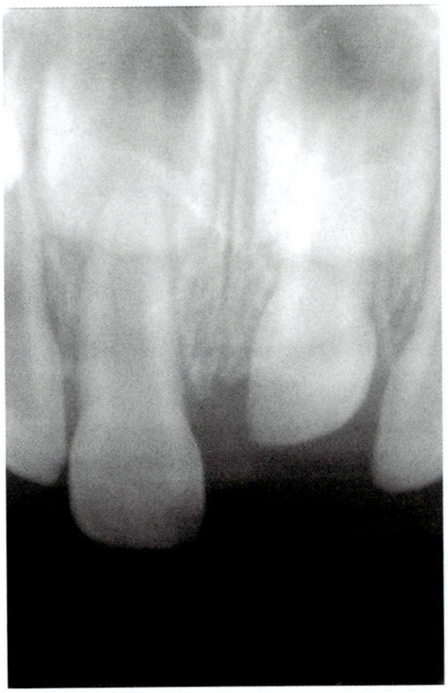

Abb. 18.14 Milchzahnintrusion 61 [T1235; T1236]

vollständigen Intrusionen) auch radiologisch. Von einer Labialverlagerung kann ausgegangen werden, wenn der intrudierte Zahn als harte Schwellung des Alveolarfortsatzes palpierbar ist und auf einer Aufbissaufnahme (falls indiziert und durchführbar) im Vergleich zum nicht verletzten kontralateralen Zahn verkürzt dargestellt wird. Alternativ können laterale Aufnahmen mit einem seitlich am Gesicht festgehaltenen Aufbissfilm bzw. Sensor die Lage des intrudierten Zahnes darstellen. Für intrudierte seitliche Schneidezähne oder im Fall multipler Intrusionen ist die laterale Aufnahme nicht hilfreich und daher nicht indiziert. Gleichfalls ist bei partiellen Intrusionen mit geringer Gefahr einer Mitbeteiligung des Zahnkeims die Notwendigkeit einer Röntgenaufnahme kritisch zu hinterfragen.

Vor diesem Hintergrund ist das Warten auf eine Reeruption in der Mehrzahl der Fälle gerechtfertigt und auch erfolgreich. Die Reeruption erfolgt üblicherweise innerhalb der ersten 3–6 Monate nach dem Unfall. Ist in den ersten 6 Wochen keine Tendenz zur Reeruption erkennbar, sollte der intrudierte Milchzahn entfernt werden. Gleiches gilt für die seltenen Fälle einer gesicherten Intrusion in den bleibenden Zahnkeim hinein. Hier ist die chirurgische Entfernung als Maßnahme zur Schadensbegrenzung angezeigt. Zu beachten ist, dass im Rahmen des chirurgischen Eingriffs der bleibende Zahnkeim nicht zusätzlich mechanisch geschädigt wird. Daher ist es ratsam, diese Maßnahme (Beurteilung und Durchführung) durch einen traumatologisch-chirurgisch erfahrenen Behandler durchführen zu lassen.

18.6.4 Avulsion

Bleibende Zähne

Bei der Avulsion wird der Zahn vollständig aus der Alveole herausgeschlagen [18]. Die perialveoläre Begleitverletzungen sind in vielen Fällen weniger ausgeprägt als nach Intrusion. Gingiva und Alveolarknochen sind oftmals nur leicht gequetscht, die Zahnhartsubstanzen meist nicht frakturiert. Die Pulpa ist vollständig abgerissen. Der Zustand der verbliebenen Zellen auf der Wurzeloberfläche des avulsierten Zahnes kann anhand der extraoralen Lagerungsbedingungen zumindest grob abgeschätzt werden. Eine Zahnrettungsbox ist für die Zwischenlagerung ideal und ermöglicht den Erhalt der Vitalität parodontaler Zellen über mindestens 24 Stunden. Aber auch nach Lagerung in kalter H-Milch oder Einwickeln des Zahnes in Frischhaltefolie zur Vermeidung weiterer Austrocknung können Zeiträume bis zu 2 Stunden überbrückt werden. Aufgrund fehlender Nährstoffe wird physiologische Kochsalzlösung diesbezüglich ungünstiger eingeschätzt. Den avulsierten Zahn bis zur Replantation in der Mundhöhle aufzubewahren, ist aufgrund der hohen bakteriellen Besiedelung der Mundhöhle und der hypotonen Eigenschaften des Speichels nicht empfehlenswert. Ungeeignet ist eine Lagerung in Leitungswasser; die trockene Lagerung ist naheliegend die schlechteste Alternative (➤ Abb. 18.15).

Grundsätzlich gilt, dass ein avulsierter Zahn – sofern nicht bereits erfolgt – umgehend nach Eintreffen der Patientin oder des Patienten in der Praxis in eine Zahnrettungsbox gelegt werden soll, da in der Regel bis zur Replantation noch einige Zeit verstreicht (Diagnostik, Aufklärung, Vorbereitung der Patientin/des Patienten). Eine 30-minütige Lagerung im Zellkulturmedium der Zahnrettungsbox vor der Replantation bietet zudem gute Möglichkeiten für eine Regeneration der geschädigten Zellen. Antiresorptive Zusätze für die Zahnrettungsbox (1 mg Tetracyclin + 1 mg Dexamethason) sollen diesen Effekt verstärken und außerdem eine spätere Revaskularisation von Zähnen mit offenem Apex begünstigen. Die topische Applikation von Emdogain (ohne vorherige PrefGel-Konditionierung!) unmittelbar vor der Replantation kann als zusätzliche Maßnahme erfolgen, wobei die Evidenzlage in Bezug auf die Förderung der parodontalen Heilung nicht eindeutig ist.

Der Replantation sollte eine sorgfältige kurzzeitige Spülung der Wurzeloberfläche mit physiologischer Kochsalzlösung vorausgehen, um mögliche Verunreinigung zu entfernen. Die Zahnlänge sollte ebenfalls zur Erleichterung der nachfolgenden Wurzelkanalaufbereitung festgehalten werden. Das Absaugen eines bereits verfestigten Blutkoagulums, das Spülen mit physiologischer Kochsalzlösung und die Inspektion der Alveole schließen sich an. Hindernisse, die einer schonenden Replantation entgegenstehen, müssen erkannt werden. So kann eine Fraktur der (labialen) Alveolenwand eine vorsichtige Reposition unter Zuhilfenahme eines stumpfen Instruments erforderlich machen. Die Replantation erfolgt langsam und mit wenig Druck, um eine zusätzliche Schädigung des Wurzelzements zu vermeiden. Danach wird der Zahn geschient.

In gleicher Form wie bei einer Intrusion wird nach Replantation die systemische Gabe von Doxycyclin im Sinne einer antiresorptiven Therapie empfohlen.

Aktuelle antiresorptive regenerationsfördernde Therapiekonzepte sehen zudem für Zähne mit weitgehend abgeschlossenem Wurzelwachstum eine möglichst zeitnahe Trepanation (innerhalb einer Woche) und die Anwendung einer kortikoidhaltigen intrakanalären Einlage vor [16]. Dies kann bereits am Unfalltag unmittelbar nach Replantation und Schienung erfolgen (➤ Abb. 18.16).

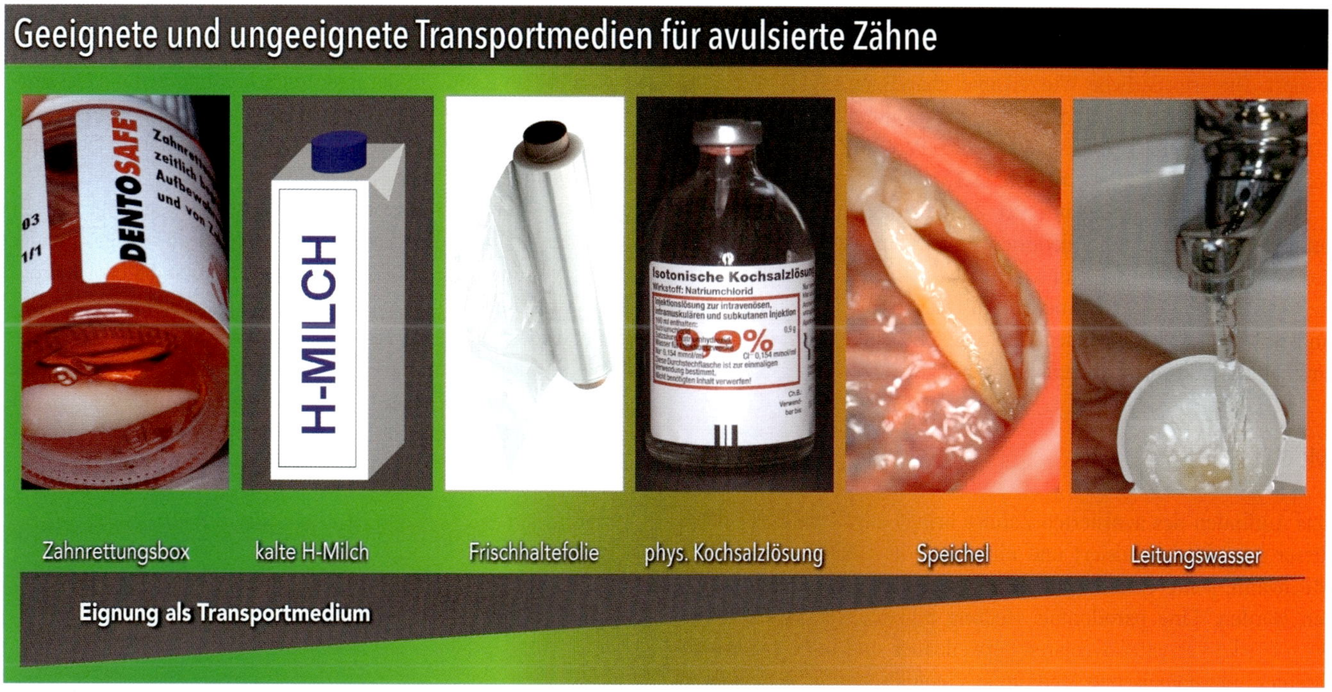

Abb. 18.15 Lagerungsmedien für avulsierte Zähne [T1235; T1236]

Therapieempfehlung Avulsion
bei (bedingt) regenerationsfähigem Parodont

Ein (zumindest bedingt) regenerationsfähiges Parodont wird z. B. angenommen bei

- ⇨ Lagerung in Zahnrettungsbox
- ⇨ Lagerung in suboptimalen Lagerungsmedien (Speichel, Kochsalzlösung, Milch) für wenige Stunden
- ⇨ Lagerung in Wasser oder trockener Lagerung unter 60 Minuten

1.
30 Minuten Zwischenlagerung in Zahnrettungsbox, falls verfügbar mit antiresorptivem Zusatz (1 mg Dexamethason, 1 mg Tetracyclin)

2.
Replantation/flexible Schienung für 1–2 Wochen

3. Wurzelreifer Zahn

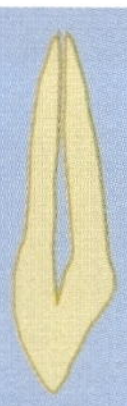

Trepanation (am Unfalltag oder Folgetag)
- Einlage Odontopaste (oder Ledermix) für 1–3 Wochen
- danach $Ca(OH)_2$ für 1–3 Wochen
- WF

3. Wurzelunreifer Zahn

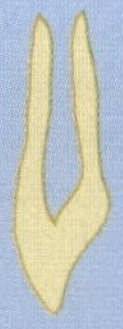

Keine WKB, wenn Chance auf Revaskularisierung, aber sehr engmaschige Kontrollen zur frühen Erkennung möglicher infektionsbedingter Resorptionen

Abb. 18.16 Therapieempfehlung Avulsion bei (bedingt) regenerationsfähigem Parodont [T1235; T1236/L143]

Nur bei Zähnen mit günstiger Rettungskette, die zudem aufgrund eines weit offenen Apex berechtigte Chancen auf eine Revaskularisierung der Pulpa bieten, kann ein Abwarten gerechtfertigt sein. Allerdings sind engmaschige radiologische Kontrollen (2 Wochen, 4 Wochen, 6–8 Wochen, 3 Monate, 6 Monate) zwingend erforderlich, um beginnende infektionsbedingte Resorptionen frühzeitig erkennen und therapieren zu können.

Ist die Rettungskette so ungünstig, dass mit Sicherheit keine parodontale Heilung mehr zu erwarten ist (z. B. trockene Lagerung für deutlich mehr als eine Stunde) und stattdessen eine Ankylose in Kauf genommen werden muss, wäre es wünschenswert, die zu erwartenden resorptiven Vorgänge im Sinne einer Ersatzresorption zumindest zu verlangsamen. Hierfür kann der Zahn vor der Replantation vom nekrotischen Desmodont befreit (mechanische Entfernung mit Kürette) und in einer Fluoridlösung gelagert werden. Der Effekt dieser Maßnahme ist allerdings nicht durch klinische Studien untermauert. Die erforderliche Wurzelkanalbehandlung inklusive Wurzelkanalfüllung kann extraoral erfolgen, da durch die extraorale Manipulation – anders als bei noch vitalem Parodont – kein weiterer Schaden zu befürchten ist (➤ Abb. 18.17).

Die Replantation wurzelunreifer Zähne mit ungünstiger Lagerung führt im Zuge der Ankylosierung allerdings zu einem Stopp des lokalen Kieferwachstums. Trotzdem werden zunächst die Replantation sowie der Zahnerhalt aus ästhetischen, funktionellen und psychologischen Gründen empfohlen, bis ein zumeist interdisziplinär abgestimmter Therapieplan vorliegt.

Milchzähne

Das Auffinden des avulsierten Zahnes bringt die Gewissheit, dass dieser tatsächlich avulsiert und nicht intrudiert wurde. Fehlt der Milchzahn, sollte eine Intrusion immer radiologisch ausgeschlossen werden. Eine parodontale Heilung replantierter Milchzähne wäre bei kurzer extraalveolärer Verweildauer und/oder Lagerung in einem physiologischen Medium aus biologischer Sicht möglich. Aufgrund fehlender Studien und möglicher Risiken für den bleibenden Keim wird die Replantation avulsierter Milchzähne aus heutiger Sicht grundsätzlich nicht empfohlen [19] (➤ Abb. 18.18).

18.7 Therapie von Weichteil- und Knochenverletzungen

Die Schienungsdauer für Alveolarfortsatzfrakturen beträgt 4–6 Wochen, wobei rigidere Schienungen empfohlen werden. Sind mehrere Zähne von einem Trauma betroffen und weisen unterschiedliche Dislokationsverletzungen (ohne Alveolarfortsatzfraktur) auf, so bestimmt der Zahn mit der längsten Schienungszeit die Gesamtschienungsdauer. Gehen solche multiplen Verletzungen zusätzlich mit einer Alveolarfortsatzfraktur einher, belässt man es bei einer 4- bis 6-wöchigen rigideren Schienung.

Intraorale Weichgewebsverletzungen aller Art sind gründlich mit steriler isotoner Kochsalzlösung zu reinigen: Eingesprengte Fremdkörper oder Zahnfragmente müssen in jedem Fall vollständig entfernt sein. Eine adäquate Nahtversorgung schließt sich an: Dies bedeutet in der ästhetischen Zone dünnes und monofiles Nahtmaterial, bei kleineren Kindern auch resorbierbar. Bei sehr stark verschmutzten und oder großen Riss-Quetsch-Wunden kann ein systemischer Antibiotikaschutz über 5 Tage sinnvoll sein.

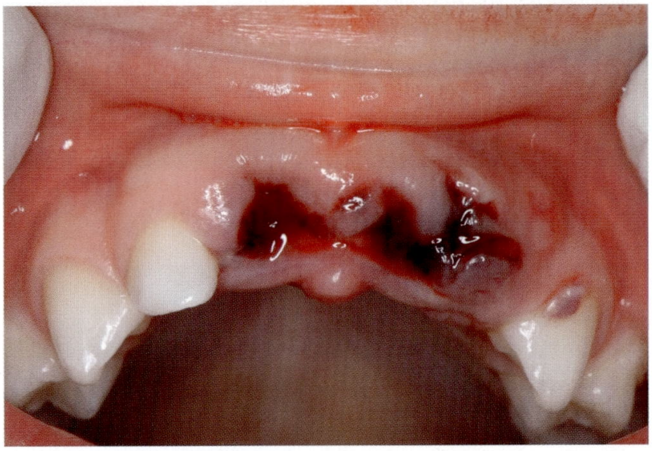

Abb. 18.18 Avulsion der Zähne 51, 61 und 62 im Milchgebiss [T1235; T1236]

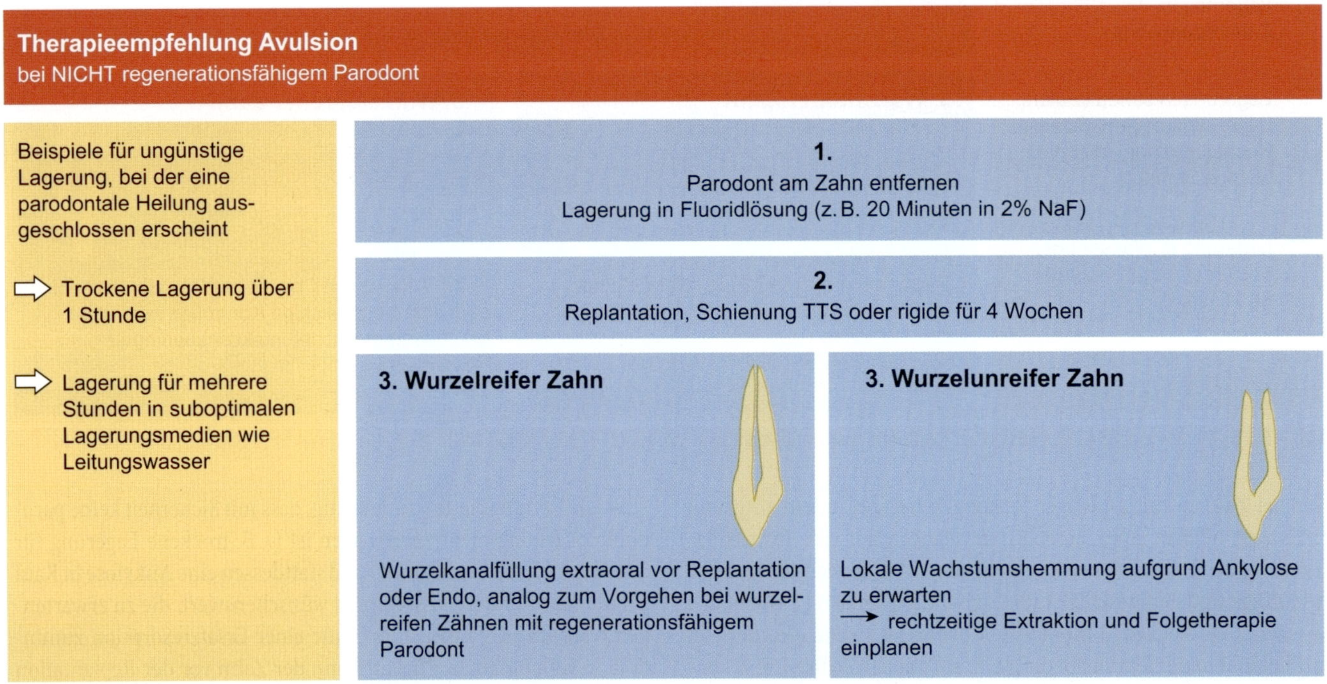

Abb. 18.17 Therapieempfehlung Avulsion bei nicht regenerationsfähigem Parodont [T1235; T1236/L143]

18.8 Besondere Therapiemaßnahmen nach Zahntrauma

18.8.1 Partielle Pulpotomie

Bei der partiellen Pulpotomie wird die Kronenpulpa von der exponierten Stelle ausgehend 2 mm hochtourig mit einer Diamantwalze – idealerweise unter kontinuierlicher Spülung mit physiologischer Kochsalzlösung – abgetragen, um potenziell entzündete und irreversibel geschädigte Pulpaanteile zu entfernen. Aus Gründen der Praktikabilität erfolgt die Amputation üblicherweise unter Wasserkühlung mit einem Winkelstück. Nachteile im Sinne einer geringeren Erfolgssicherheit sind bei der Verwendung korrekt aufbereiteter Winkelstücke nicht belegt. Die Blutstillung und Desinfektion wird vorzugsweise mit 1 bis 5%-igem Natriumhypochlorit durchgeführt. Nachdem die nach Amputation verbliebene Kronenpulpa weitestgehend entzündungsfrei (= gesund) ist, ist mit einem Sistieren der Blutung innerhalb von 5 Minuten zu rechnen. Steht die Blutung innerhalb dieser Zeit nicht, kann eine zervikale Pulpotomie, also die Entfernung der gesamten Kronenpulpa als Ultima Ratio, zur Vitalerhaltung erwogen werden. Auf die artifiziell freigelegte Pulpaoberfläche wird eine Kalziumhydroxidsuspension oder ein hydraulischer Kalziumsilikatzement aufgebracht und lokal mit einem erhärtenden Material dünn überschichtet. Aus biologischer Sicht ist die Überkappung mit hydraulischen Kalziumsilikatzementen günstiger. Allerdings sind Materialien zu verwenden, die möglichst keine Zahnverfärbungen induzieren (z. B. Biodentine). Die bakteriendichte Restauration schließt sich an.

18.8.2 MTA Apexifikation

Die endodontische Behandlung wurzelunreifer Zähne mit Pulpanekrose stellt sowohl eine endodontische als auch eine restaurative Herausforderung dar. Durch Verlust der vitalen Pulpa sistiert auch das weitere Wurzelwachstum. Es verbleiben dünne Dentinwände, die anfällig für Frakturen sind. Die mechanische Entfernung von Wurzeldentin im Rahmen der Wurzelkanalaufbereitung sollte auf ein Minimum beschränkt werden. Stattdessen liegt der Fokus der Behandlung auf einer ausgiebigen Spülung mit Natriumhypochlorit zur Entfernung von nekrotischem Pulpagewebe und zur Desinfektion des Wurzelkanals. Trotz bestehender Bedenken, dass die Spüllösung über den offenen Apex in das periapikale Gewebe überpresst werden könnten, scheint die Verwendung von Natriumhypochlorit bis zu einer Konzentration von 5 % sicher zu sein, solange eine adäquate Technik (kein Verklemmen der Spülkanüle im Wurzelkanal, Eindringtiefe nicht weiter als 2 mm vor dem Apex, Vermeiden eines übermäßigen Spüldrucks) angewendet wird. Eine Ultraschall- oder Schallaktivierung ist empfehlenswert, um die Reinigungswirkung zu erhöhen. Die Wurzelkanallänge kann mit modernen elektronischen Apexlokatoren ausreichend genau bestimmt werden.

Vor Einführung von MTA wurden Apexifikationsverfahren mit Kalziumhydroxid durchgeführt – mit dem Ziel, eine apikale Hartgewebsbarriere zu induzieren, die wiederum günstigere Bedingungen für die Applikation einer konventionellen Wurzelkanalfüllung schafft. Hierzu waren mehrmonatige Langzeiteinlagen von Kalziumhydroxid nötig, die in regelmäßigen Intervallen gewechselt wurden. Trotz belegter klinischer Erfolge gibt es mehrere Nachteile im Zusammenhang mit dieser Methode. Besonders problematisch ist das hohe Risiko für zervikale Wurzelfrakturen: Dies liegt zum einem am negativen Einfluss der Langzeiteinlage auf die mechanischen Dentineigenschaften und zum anderen an der Dauer von i. d. R. 6 bis 18 Monaten, während der die dünnen Dentinwände im zervikalen Bereich nicht adhäsiv stabilisiert werden können.

Mittlerweile gilt die MTA Apexifikation als Verfahren der Wahl zum apikalen Verschluss weitlumiger Wurzelkanäle (➤ Kapitel 14.2.8). Nach einer einmaligen Kalziumhydroxideinlage wird MTA (oder ein vergleichbares Material aus der Gruppe der hydraulischen Kalziumsilikatzemente) nach Entfernung der Kalziumhydroxideinlage und Trocknung des Wurzelkanals mit geeigneten Pluggern in Inkrementen apikal platziert und vorsichtig kondensiert. Die zielgenaue Applikation von MTA ist allerdings techniksensitiv und lässt sich am sichersten mithilfe spezieller Applikatoren unter dem Operationsmikroskops bewerkstelligen. Ein apikaler MTA-Plug von 3–5 mm dient als apikaler Abschluss und als mechanische Barriere für die nachfolgende Wurzelkanalfüllung. Diese erfolgt vorzugsweise mit erwärmter Guttapercha und einem Sealer. Die sich anschließende postendodontische Restauration hat das Ziel, die dünnen Dentinwände, insbesondere im zervikalen Bereich, zu verstärken. Eine adhäsive Restauration vorzugsweise mit dualhärtendem Komposit und geeignetem Adhäsivsystem sollte daher bis mindestens 3 mm unterhalb der Schmelz-Zement-Grenze reichen.

Eine zusätzliche Stabilisierung durch einen glasfaserverstärkten Wurzelkanalstift wird diskutiert. Jedoch konnten die meisten Studien keinen Zusatzeffekt im Vergleich zur alleinigen Verwendung eines Komposits im Wurzelkanal nachweisen. Eine Langzeitstudie konnte eine Erfolgsrate von 96 % für wurzelunreife Zähne nach MTA Apexifikation nachweisen [20].

18.8.3 Revitalisierung

Mit der Revitalisierung steht heutzutage eine alternative Behandlungsoption mit ähnlichen Erfolgsaussichten für wurzelunreife Zähne mit infizierter Pulpanekrose zur Verfügung (➤ Kapitel 14.2.9). Für Details zur Indikation und zur Durchführung wird auf das Positionspapier der Europäischen Gesellschaft für Endodontologie verwiesen [21]. Im Gegensatz zur One-Step-Apexifikation kann es zusätzlich zur Ausheilung der apikalen Parodontitis zu einem Voranschreiten des Wurzelwachstums kommen, auch wenn die Ergebnisse diesbezüglich nicht immer vorhersagbar sind.

18.9 Spätfolgen nach Zahntrauma und Nachsorge

Spätfolgen nach einem dentalen Trauma können Monate oder Jahre nach dem Unfallereignis auftreten und den Zahnerhalt nachhaltig gefährden. Art und Schweregrad möglicher Spätfolgen nach einem Zahntrauma sind eng mit dem Ausmaß der pulpalen Schädigung, dem Umfang der parodontalen Verletzung und der einsetzenden

Infektion des Wurzelkanalsystems verknüpft [22]. Eine nicht sachgerechte Primärtherapie erhöht das Risiko späterer Komplikationen.

Die Nachsorge nach Abschluss der Primärtherapie dient zur Früherkennung potenzieller Komplikationen wie periapikaler Entzündungen und Resorptionen (➤ Abb. 18.19). Sie ist ein wichtiger Bestandteil im Hinblick auf weitere notwendige Therapiemaßnahmen, die den langfristigen Zahnerhalt sicherstellen sollen. Für die meisten Verletzungsarten sind Kontrollen zu den Zeitpunkten: 2 Wochen, 4 Wochen, 6–8 Wochen, 3 Monate, 6 Monate, 12 Monte sinnvoll. Grundsätzlich gilt: Je schwerer die Verletzung, desto wichtiger werden engmaschige Kontrollen im ersten Jahr nach Unfall. Anschließend sollten jährliche Nachkontrollen zumindest in den ersten 5 Jahren durchgeführt werden. Im Einzelfall sind Abweichungen von den genannten Kontrollintervallen insbesondere bezüglich der röntgenologischen Nachuntersuchungen möglich und diese abhängig von der klinischen Situation festzulegen.

18.9.1 Pulpanekrose bei bleibenden Zähnen

Eine apikale Parodontitis gehört zu den häufigsten Spätfolgen nach einem Zahntrauma. Mikroorganismen können über verschiedene Zutrittspforten in das Wurzelkanalsystem gelangen und dort von einer traumatisch zum Teil erheblich (neurovaskulär) vorgeschädigten Pulpa nicht mehr eliminiert werden. Es kommt allmählich zur vollständigen mikrobiellen Besiedlung des Wurzelkanalsystems („infizierte Pulpanekrose") und im weiteren Verlauf zu einer apikalen Parodontitis, die mit einer Wurzelkanalbehandlung therapiert werden muss (➤ Abb. 18.20).

18.9.2 Wurzelresorption bei bleibenden Zähnen

Die Wurzelresorption an bleibenden Zähnen ist Ausdruck eines pathologischen Prozesses und bezeichnet den progressiven Verlust von Zahnhartgewebe als Folge odontoklastischer Zellaktivität. Gesunde bleibende Zähne sind durch eine resorptionsresistente Auskleidung auf der Wurzeloberfläche (Wurzelzement) und im Endodont (Prädentin) vor resorptiven Vorgängen geschützt. Eine Beschädigung dieser Schutzschichten führt zu einer direkten Exposition der darunter befindlichen Dentinschicht, die so für Odontoklasten zugänglich wird. Nach erfolgreicher Adhäsion auf der exponierten mineralisierten Hartsubstanzschicht setzen die resorbierenden Zellen Wasserstoffionen und proteolytische Enzyme frei. Dadurch werden sowohl die mineralische als auch die organische Substanz (Kollagen) abgebaut und Resorptionslakunen gebildet.

Transiente (heilungsbedingte) externe Wurzelresorptionen bei bleibenden Zähnen

Transiente externe Resorption können nach Dislokationsverletzungen auftreten und werden als Folge eines selbstlimitierenden Reparationsprozesses interpretiert. Vorhandene kleinflächige und geringgradig beschädigte Wurzelareale ziehen Makrophagen an, die nekrotische Gewebsanteile beseitigen. Ohne eine zusätzliche Stimulation bleibt die Besiedlung dieser Wurzelflächen mit phagozytierenden Zellen zeitlich begrenzt. Die Ausbildung einer neuen Zementschicht als Voraussetzung für die Wiederherstellung des Desmodonts geht von Zementoblasten des angrenzenden Zements sowie Zellen des umliegenden Gewebes aus und vollzieht sich innerhalb der ersten Wochen nach dem Zahntrauma. Durch diese oberflächlichen Wurzelresorptionen erfährt die Wurzeloberfläche eine geringfügige Veränderung der Außenkontur. Die Veränderungen sind in der Regel so gering ausgeprägt, dass sie im Zahnfilm meistens unentdeckt bleiben. Transiente externe Resorption erfordern keine Therapie und beeinflussen die Prognose des Zahnes nicht.

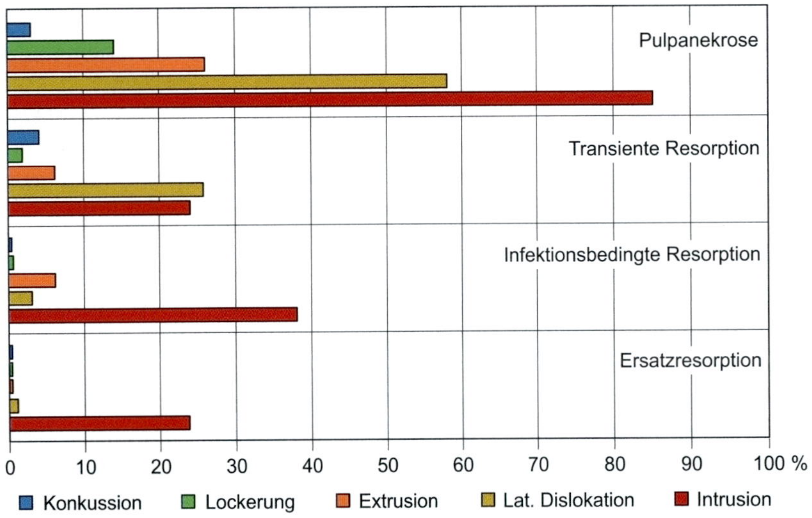

Abb. 18.19 Häufigkeit von Spätfolgen in Abhängigkeit von der Verletzungsart (nach [23]) [T1235; T1236/L143]

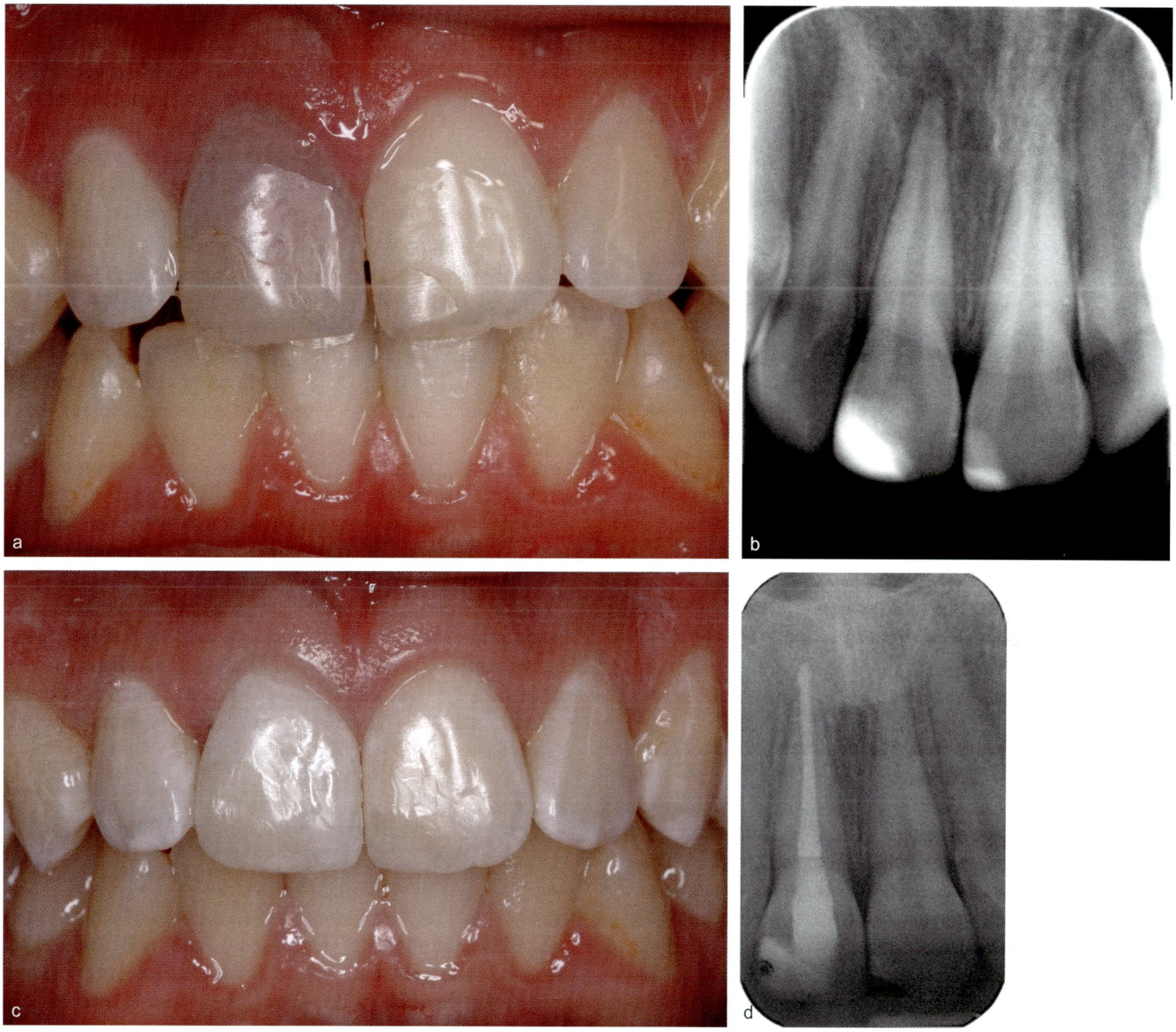

Abb. 18.20 a–d [T1235; T1236]
a) Spätfolge nach Kronenfraktur und Dislokation an Zahn 11
b) Apikale Parodontitis 11
c) Zustand nach internem Bleaching 11 und Anfertigung neuer Kompositrestaurationen
d) Zustand 8 Monate nach Wurzelkanalbehandlung

Infektionsbedingte externe Wurzelresorptionen bei bleibenden Zähnen

Infektionsbedingte Resorptionen treten typischerweise nach schweren Dislokationsverletzungen (Intrusion und Avulsion) infolge einer unterlassenen Wurzelkanalbehandlung auf (➤ Abb. 18.21). Der Prozess wird mit zunehmender Schädigung des Wurzelzements und einsetzender bakterieller Besiedlung des Endodonts ausgelöst.

Pathohistologisch ist den Bezirken mit nekrotischem oder fehlendem Wurzelzement entzündlich infiltriertes Gewebe eng benachbart. Unterhalten wird der resorptive Prozess durch Mikroorganismen und deren Toxine, die via Wurzelkanal über offene Dentinkanälchen in das entzündlich veränderte Gewebe an der Wurzeloberfläche gelangen. Abgesehen von der fehlenden Reaktion auf den Sensibilitätstest fallen Zähne mit infektionsbedingten Resorptionen nicht auf, denn der Verlauf ist meist asymptomatisch. Erst im fortgeschrittenen Stadium können ein erhöhter Lockerungsgrad mit einem dumpfen Perkussionsschall, eine Perkussionsempfindlichkeit und/oder eine Fistelbildung resultieren. Die schnelle Progression führt bei Kindern häufig zu einer vollständigen Resorption der Wurzel innerhalb von Monaten. Röntgenologisch finden sich transluzente Zonen („schüsselförmige“ Resorptionslakunen) unterschiedlicher Größe entlang einer unregelmäßigen Wurzelaußenkontur. Die Transluzenz betrifft sowohl die Wurzel als auch

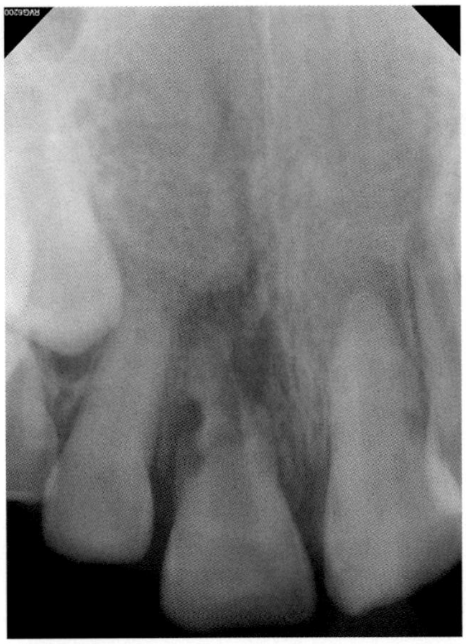

Abb. 18.21 Infektionsbedingte Resorptionen 11, 21 nach Avulsion 11 und Intrusion 21 durch unterlassene Wurzelkanalbehandlungen [T1235; T1236]

den Alveolarknochen. Aus therapeutischer Sicht steht bei Erkennung erster Anzeichen infektionsbedingter externer Resorptionen die sofortige Wurzelkanalaufbereitung (Elimination der Infektion) im Mittelpunkt.

Infektionsbedingte interne Wurzelresorptionen bei bleibenden Zähnen

In seltenen Fällen geht die aufgrund eindringender Mikroorganismen und Toxine einsetzende Pulpitis und nachfolgende Pulpanekrose mit internen, im Röntgenbild sichtbaren Resorptionen einher. Der Zahn ist klinisch symptomlos und reagiert auf den Kältetest. Eine exzentrische Röntgenaufnahme hilft bei der Abgrenzung von externen zervikalen Resorptionen. Der intern lokalisierte Resorptionsprozess schreitet fort, solange die Versorgung des Resorptionsgewebes über den apikalen, vitalen Pulpaanteil gewährleistet ist. Eine endodontische Behandlung ist angezeigt.

Ersatzgewebsresorptionen bei bleibenden Zähnen

Ersatzgewebsresorptionen sind Wurzelresorptionen mit gleichzeitiger „reparativer“ Knochenneubildung (engl. „osseous replacement“). Sie treten nach ausgedehnten Nekrosen des parodontalen Ligaments und nach Abklingen der entzündlichen Prozesse in der Umgebung der Wurzeloberfläche auf.

Die Zahnwurzel wird allmählich von Odontoklasten resorbiert, gleichzeitig werden die resorbierten Bezirke durch Knochen ersetzt. Die in den Umbauprozess des Knochens involvierten Zellen sind nicht in der Lage, Wurzeldentin von Alveolarknochen zu unterscheiden. Klinisch lassen sich Zähne mit ausgedehnten Ersatzresorptionen anhand ihrer fehlenden Beweglichkeit (Ankylose) identifizieren. Die axiale Perkussion resultiert in einem typischen metallähnlichen Klang. Röntgenologisch erkennt man die ankylotischen Bezirke am Fehlen des Desmodontalspaltes und an einem irregulären Erscheinungsbild der Wurzelaußenkontur. Radioluzente Bereiche existieren nicht. Allerdings können kleinere ankylotische Areale röntgenologisch aufgrund der zweidimensionalen Darstellung des Zahnes verborgen bleiben. Dies gilt insbesondere für Resorptionslakunen im Bereich labialer und oraler, aber auch approximaler Wurzelflächen. Obwohl die Ersatzresorption langfristig zur vollständigen Auflösung der Zahnwurzel führt, ist sie in der Regel günstiger als die infektionsbedingte Resorption zu bewerten.

Die Geschwindigkeit, mit der Ersatzgewebsresorptionen fortschreiten, hängt neben anderen Faktoren von der metabolischen Umsatzrate und dem Alter des Patienten ab. Bei Erwachsenen dauert es in den meisten Fällen viele Jahre, bis die Zahnwurzel vollständig resorbiert ist. Wenn die Patientinnen und Patienten sich noch im Wachstum befinden, stellt die Ankylose aufgrund der damit assoziierten Wachstumshemmung des Alveolarknochens in diesem Gebiet ein nicht zu vernachlässigendes Problem und eine große therapeutische Herausforderung dar.

Bei Kindern ist aufgrund der Wachstumshemmung oft eine vorzeitige Entfernung oder Dekoronation ankylosierter und in Infraposition stehender Zähne erforderlich.

Der kieferorthopädische Lückenschluss oder die Autotransplantation geeigneter Zähne mit anschließender Zahnumformung bieten sich zur Wiederherstellung von Funktion und Ästhetik nach der Zahnentfernung an. Die Eingliederung einer Adhäsivbrücke zum Ersatz des fehlenden Zahnes ist eine weitere Option zur Überbrückung der Zeit, bis eine Implantation sinnvoll erscheint.

Invasive zervikale Resorptionen bei bleibenden Zähnen

Invasive zervikale Resorptionen stellen eine Sonderform der externen Wurzelresorption dar, deren Ätiologie nicht vollständig geklärt ist. Ein Zahntrauma mit Verletzung des Wurzelzements im zervikalen Bereich zählt zu den vermuteten, wahrscheinlichen kausalen Faktoren, wobei die Resorption meistens als Spätfolge – oft viele Jahre nach dem Trauma – auftritt. Meistens sind vitale Zähne betroffen, aber auch pulpatote bzw. wurzelkanalbehandelte Zähne können gelegentlich zervikale Resorptionen aufweisen. Die Eintrittspforte der Resorption in den Zahn befindet sich subgingival auf Höhe des Alveolarknochens (epikrestal). Von dort aus gelangt die Resorption ins Dentin und hinterlässt multiple Resorptionskanäle, die an anderen Stellen in das Parodont durchbrechen können. Eine Verbindung zur meist vitalen Pulpa entsteht initial nicht, da der Wurzelkanal durch eine perikanaläre resorptionsresistente Schicht (PRRS) bis weit in das Endstadium der Resorption geschützt bleibt. Diese etwa 200 µm starke Umscheidung der Pulpa besteht aus Prädentin, Dentin und mineralisiertem Reparationsgewebe.

Im fortgeschrittenen Stadium der Resorption findet man parallel zur Destruktion von Zahnhartsubstanz auch reparative Vorgänge. So kommt es zum teilweisen Ersatz des Granulationsgewebes im Zahn durch knochenähnliches Hartgewebe, das eine korallenähnliche Morphologie aufweist und sich radiologisch als irregulär begrenzte, gesprenkelte Radioluzenz darstellt. Die PRRS ist im Röntgenbild ebenfalls gewöhnlich als charakteristische radiopake Ummantelung des Wurzelkanals gut sichtbar.

Im Hinblick auf die Frage nach der Erhaltungswürdigkeit und der richtigen Auswahl aus verschiedenen Therapieoptionen ist die Anfertigung eines kleinvolumigen digitalen Volumentomogramms mit geringer Voxelgröße zur genauen Beurteilung der Lokalisation und Größe der resorptiven Eintrittspforte sowie des Ausmaßes und der Morphologie der Resorption fast zwingend erforderlich.

Für die Therapie existieren in Abhängigkeit von Defekttiefe, Lokalisation und Morphologie der Resorption verschiedene Therapieoptionen, die von „Belassen und beobachten" über die restaurative Versorgung von extern nach Aufklappung oder von intern im Rahmen einer Wurzelkanalbehandlung bis hin zur intentionellen Replantation reichen [24].

18.9.3 Obliteration bei bleibenden Zähnen

Die Obliteration des Wurzelkanalsystems ist eine häufige Folgeerscheinung von Dislokationsverletzungen. Kommt es infolge der Schädigung der neurovaskulären Versorgung der Pulpa zu einer Heilung des Endodonts, kann dieser Prozess mit einer beschleunigten Hartsubstanzapposition an den Wurzelkanalwänden einhergehen. Die Wahrscheinlichkeit einer Obliteration hängt vom Schweregrad der Dislokationsverletzung ab und wird bei lateralen Dislokationen in bis zu 40 % der Fälle beobachtet. Die Obliteration des Endodonts verläuft meistens asymptomatisch und wird entweder zufällig im Rahmen einer Röntgenkontrolle oder durch eine Gelbfärbung der klinischen Krone bemerkt.

Auch wenn der Sensibilitätstest bei obliterierten Zähnen oft negativ ausfällt, ist die Dentinapposition im Wurzelkanal als indirektes Vitalitätszeichen der Pulpa zu werten. Eine Wurzelkanalbehandlung ist daher nicht indiziert [25]. Allerdings können obliterierte Zähne nach Jahren eine apikale Parodontitis entwickeln und somit einen Behandlungsbedarf nach sich ziehen. Eine apikale Parodontitis als Folge eines infizierten Wurzelkanalsystems zeigt sich bei pulpaobliterierten Zähnen in 8,5 % der Fälle nach einer mittleren Beobachtungsdauer von 16 Jahren. Mit zunehmender Beobachtungdauer nimmt das Risiko auf bis zu 25 % der Fälle zu.

Eine Wurzelkanalbehandlung an Zähnen mit einem obliterierten Wurzelkanal ist selbst unter Einsatz des Operationsmikroskops technisch schwierig und birgt Risiken wie Substanzverlust oder Perforation.

18.9.4 Schäden bleibender Zähne nach Milchzahntrauma

Eine Schädigung des bleibenden Keims nach Milchzahntrauma kann entweder durch mechanische Einflüsse oder durch die Entzündungsreaktion infolge einer Infektion der Milchzahnpulpa ausgelöst werden. Neben dem eigentlichen Trauma (➤ Abb. 18.22). kann ein mechanischer Schaden auch Folge einer Manipulation im Rahmen der Therapie (z. B. forcierte Reposition eines dislozierten Milchzahns) sein. Traumainduzierte Zahnkeimschäden sind sehr vielfältig und schließen folgende anatomische und histologische Veränderungen mit ein:

- weiße oder gelb-braune Schmelzverfärbungen mit oder ohne Schmelzhypoplasie,
- Dilazerationen der Krone oder der Wurzel
- odontomähnliche Missbildungen,
- Wurzelduplikationen,
- Wurzelangulationen,
- Stillstand des Wurzelwachstums,
- Sequestration des Keims,
- Störungen des Zahndurchbruchs.

Art und Lokalisation der Entwicklungsstörungen hängen maßgeblich vom Entwicklungsstadium des bleibenden Keims und damit vom Patientenalter zum Zeitpunkt des Unfalls ab (➤ Abb. 18.23). Entwicklungsstörungen bleibender Frontzahnkronen sind beispielsweise im Alter von ca. 2 Jahren häufig zu verzeichnen, wenn die Mineralisation der Zahnkronen bleibender Frontzähne begonnen hat, aber noch nicht abgeschlossen ist.

Spätere Milchzahntraumata (im Alter von 2 bis 5 Jahren) mit Einfluss auf den bleibenden Zahnkeim wirken sich eher auf die in Bildung befindlichen Wurzelanteile aus.

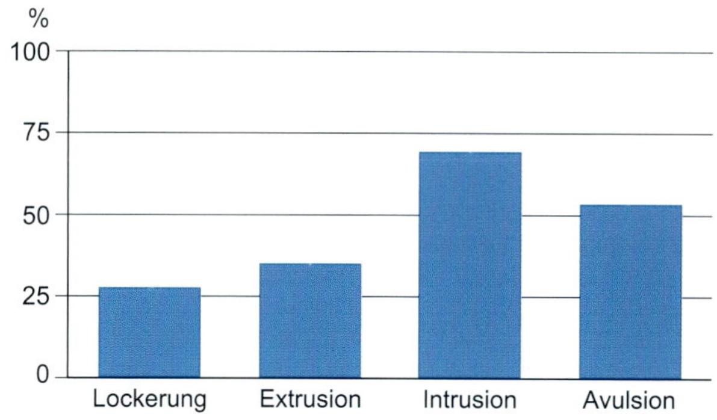

Abb. 18.22 Risiko für Entwicklungsstörungen des bleibenden Zahnes in Abhängigkeit vom Verletzungstyp im Milchgebiss (nach [26]) [T1235; T1236/L143]

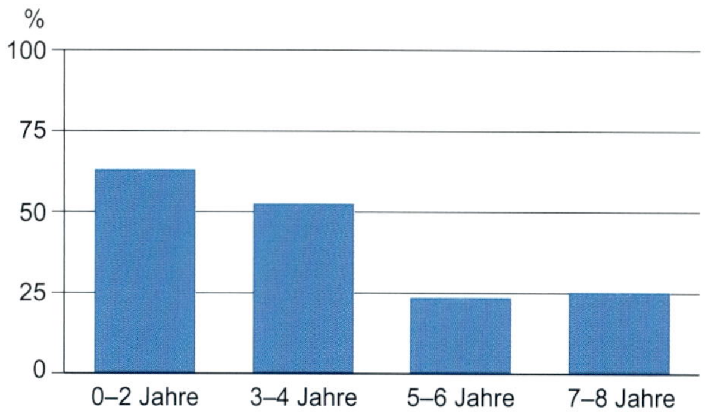

Abb. 18.23 Risiko für Entwicklungsstörungen des bleibenden Zahnes in Abhängigkeit vom Alter zum Zeitpunkt des Milchzahntraumas (nach [26]) [T1235; T1236/L143]

LITERATUR

[1] Andreasen JO, Andreasen FM, Andersson L. Textbook and color atlas of traumatic injuries to the teeth, 5th ed. Oxford: Wiley Blackwell; 2018.

[2] Levin L, Day P, Hicks L, O'Connell A, Fouad A, Bourguignon C, Abbott P. International Association of Dental Traumatology guidelines for the management of traumatic dental injuries: General Introduction. Dent Traumatol. 2020; 36: 309–313.

[3] Krastl G, Weiger R, Filippi A. Zahntrauma. Therapieoptionen für die Praxis. Berlin: Quintessenz; 2020.

[4] Borum MK, Andreasen JO. Therapeutic and economic implications of traumatic dental injuries in Denmark: an estimate based on 7549 patients treated at a major trauma centre. Int J Paediatr.Dent. 2001; 11: 249–58.

[5] Petti S. Over two hundred million injuries to anterior teeth attributable to large overjet: a meta-analysis. Dent Traumatol. 2015; 31:1–8.

[6] Krastl G, Weiger R, Filippi A, Van Waes H, Ebeleseder K, Ree M, Connert T, Widbiller M, Tjäderhane L, Dummer P, Galler K. Endodontic management of traumatized permanent teeth: a comprehensive review. Int Endod J. 2021; 54: 1221–45.

[7] Horner K, Rushton V, Tsiklakis K et al. European guidelines on radiation protection in dental radiology. The safe use of radiographs in dental practice. In: Communities OfOPotE, ed. Luxembourg: Office for Official Publications of the European Communities; 2004.

[8] Bourguignon C, Cohenca N, Lauridsen E, Flores MT, O'Connell A, Day P, Tsinlingaridis G, Abbott P, Fouad A, Hicks L, Andreasen JO, Cehreli Z, Harlamb S, Kahler B, Oginni A, Semper M, Levin L. International Association of Dental Traumatology guidelines for the management of traumatic dental injuries: 1. Fractures and luxations. Dent Traumatol. 2020; 36: 314–330.

[9] Dula K, Bornstein MM, Buser D, Dagassan-Berndt D, Ettlin D, Filippi A, Gabioud F, Katsaros C, Krastl G, Lambrecht T, Lauber R, Lübbers H, Pazera P, Türp J. SADMFR guidelines for the use of Cone-Beam Computed Tomography/Digital Volume Tomography. Swiss Dent J. 2014; 124: 1169–83.

[10] Patel S, Brown J, Semper M, Abella F, Mannocci F. European Society of Endodontology position statement: Use of cone beam computed tomography in Endodontics. Int Endod J. 2019; 52: 1675–8.

[11] Joos M, Joos R, Berli C, Filippi A. Photographic assessment of simulated dental luxation injuries. Dent Traumatol. 2021; 37: 601–7.

[12] Filippi A, Tschan J, Pohl Y, Berthold H, Ebeleseder K. A retrospective classification of tooth injuries using a new scoring system. Clin Oral Invest. 2000; 4: 173–5.

[13] Weiger R, Krastl G, Filippi A, Lienert N (2019) AcciDent 3.0 (App for iOS and Android).

[14] Dammaschke T, Galler KM, Krastl G. Aktuelle Empfehlungen zur Vitalerhaltung der Pulpa. Dtsch Zahnärztl Z. 2019; 74: 40–9.

[15] Eggmann F, Weiger R. Wurzelfrakturen. Berlin: Quintessenz. 2019; 70: 1056–62.

[16] European Society of Endodontology developed by Krastl G, Weiger R, Filippi A, Van Waes H, Ebeleseder K, Ree M, Connert T, Widbiller M, Tjäderhane L, Dummer P, Galler K. European Society of Endodontology position statement: endodontic management of traumatized permanent teeth. Int Endod J. 2021; 54: 1473–81.

[17] Filippi A, von Arx T, Lussi A. Comfort and discomfort of dental trauma splints – a comparison of a new device (TTS) with three commonly used splinting techniques. Dent.Traumatol. 2002; 18: 275–80.

[18] Fouad AF, Abbott PV, Tsilingaridis G, Cohenca N, Lauridsen E, Bourguignon C, O'Connell A, Flores MT, Day P, Hicks L, Andreasen JO, Cehreli Z, Harlamb S, Kahler B, Oginni A, Semper M, Levin L. International Association of Dental Traumatology guidelines for the management of traumatic dental injuries: 2. Avulsion of permanent teeth. Dent Traumatol. 2020; 36: 331–42.

[19] Day P, Flores MT, O'Connell A, Abbott PV, Tsilingaridis G, Fouad AF, Cohenca N, Lauridsen E, Bourguignon C, Hicks L, Andreasen JO, Cehreli Z, Harlamb S, Kahler B, Oginni A, Semper M, Levin L. International Association of Dental Traumatology guidelines for the management of traumatic dental injuries: 3. Injuries in the primary dentition. Dent Traumatol. 2020; 36: 343–59.

[20] Ree MH, Schwartz RS. Long-term success of nonvital, immature permanent incisors treated with a mineral trioxide aggregate plug and adhesive restorations: a case series from a private endodontic practice. J Endod. 2017; 43: 1370–7.

[21] Galler KM, Krastl G, Simon S, Van Gorp G, Meschi N, Vahedi B, Lambrechts P. European Society of Endodontology position statement: Revitalization procedures. Int Endod J. 2016; 49: 717–23.

[22] Weiger R, Krastl G. Endodontische Spätfolgen nach Zahntrauma: Update 2019. Berlin: Quintessenz. 2019; 70: 1012–9.

[23] Andreasen FM, Vestergaard-Pedersen B. Prognosis of luxated permanent teeth-the development of pulp necrosis. Endod Dent Traumatol. 1985; 1: 207–20.

[24] Patel S, Lambrechts P, Shemesh H, Mavridou A. European Society of Endodontology position statement: External Cervical Resorption. Int Endod J. 2018; 51: 1323–26.

[25] McCabe PS, Dummer PM. Pulp canal obliteration: an endodontic diagnosis and treatment challenge. Int Endod J 2012; 45: 177–97.

[26] Andreasen JO, Ravn JJ. The effect of traumatic injuries to primary teeth on their permanent successors. II. A clinical and radiographic follow-up study of 213 teeth. Scand J Dent Res. 1971; 79: 284–94.

KAPITEL

19 Chirurgie

Jürgen Becker und Kathrin Becker

19.1 Einleitung

Das Spektrum der zahnärztlich-chirurgischen Eingriffe im Kindes- und Jugendalter zeigt hinsichtlich der Indikationsstellung andere Schwerpunkte als im Erwachsenenalter. Im Vordergrund steht hier die interdisziplinäre Zusammenarbeit mit einer Kieferorthopädin oder einem Kieferorthopäden vor allem bei der Therapie retinierter Zähne, überzähliger Zähne oder von Zahnnichtanlagen sowie auch bei der Behandlung nach traumatischen Ereignissen.

Ein nicht zu unterschätzendes Problem ist gerade bei Kleinkindern auch die unterschiedliche Kooperationsbereitschaft, sodass umfangreiche operative Eingriffe oftmals in Intubationsnarkose durchgeführt werden müssen. Vor jeder beabsichtigten Entfernung vor allem von bleibenden Zähnen sollten die Indikation und der Zeitpunkt der operativen Maßnahme in der Regel interdisziplinär mit einer Kieferorthopädin oder einem Kieferorthopäden abgestimmt werden.

19.2 Zahnärztlich-chirurgische Maßnahmen

19.2.1 Extraktion von Zähnen der ersten Dentition

Ist eine Extraktion von Zähnen indiziert, kann diese in Lokalanästhesie (ggf. unter Prämedikation/Analgosedierung) oder Allgemeinanästhesie erfolgen. Insbesondere der intraligamentären Anästhesie kommt bei Kindern eine hohe Bedeutung zu.

19

Grundsätzlich sind bei Zähnen der ersten Dentition das **Ausmaß der physiologischen Wurzelresorption** sowie die **Lagebeziehung** des nachfolgenden bleibenden Zahns röntgenologisch abzuklären. Ist bei der Extraktion von Milchmolaren zu befürchten, dass es zu einer iatrogenen Keimverlagerung oder einer akzidentellen Extraktion eines bleibenden Zahnkeims kommen kann, empfiehlt sich eine Trennung der Milchmolaren. Generell kann durch ein Trennen eines Milchmolaren (z. B. mit einem Diamantschleifer) auch das Risiko einer Wurzelfraktur oder einer Nervschädigung verringert werden (➤ Abb. 19.1).

Sollte es trotz aller Vorsichtsmaßnahmen zur iatrogenen **Extraktion eines bleibenden Zahnkeims** gekommen sein, sollte dieser umgehend replantiert werden. Kommt es im Rahmen der Extraktion zur Wurzelfraktur, muss entschieden werden, ob der Wurzelrest durch Osteotomie entfernt werden muss oder ob er der physiologischen Resorption überlassen werden kann. Falls die Wurzelspitze infiziert war, falls sie den Durchbruch des nachfolgenden Zahns behindert oder eine kieferorthopädische Behandlung stört, sollte sie entfernt werden. Nach Extraktionen in der ersten Dentition ist in der Regel eine digitale Kompression der Alveolen nicht notwendig, da der Alveolarfortsatz in seinem physiologischen Umfang für den Durchbruch der bleibenden Zähne benötigt wird.

19.2.2 Extraktion von Zähnen der zweiten Dentition

Ist ein Zahn nicht erhaltungswürdig oder wird im Rahmen einer kieferorthopädischen Therapie die Indikation zur Extraktion (vor allem von Prämolaren oder von Zähnen mit schlechter Prognose wie z. B. einer Hypomineralisation) gestellt, sind diese so schonend wie möglich zu extrahieren. Durch ein **Trennen der Molaren** kann auch hier das Risiko einer Wurzelfraktur mit dann ggf. notwendiger Abtragung von Knochen verringert werden. Auch ist nach einer Separation der Molaren der Kraftaufwand für die Luxation geringer. Eine Kompression der Alveole ist nicht indiziert, wenn die physiologische Kieferkammbreite für eine orthodontische Zahnbewegung benötigt wird. In diesem Fall sollte bei einer Wurzelfraktur im Rahmen der Extraktion auch der Wurzelrest entfernt werden, da er die orthodontische Behandlung behindern könnte. Eine Osteotomie sollte nach Möglichkeit über die Alveole (vorsichtiges Umfräsen des Wurzelrests) und bei Molaren über das interradikuläre Knochenseptum erfolgen, damit die bukkale Kortikalis nicht beschädigt wird. Die Abtragung der bukkalen Kortikalis sollte erst dann erfolgen, wenn ein Wurzelrest nicht anders zu entfernen ist.

Bei der Extraktion erhaltungswürdiger Zähne bieten sich folgende Möglichkeiten:

- Autotransplantation [1] (➤ Kapitel 19.4.1)
- Gefrierkonservierung in einem Gewebearchiv für eine spätere Re- oder Autotransplantation
- Allotransplantation, z. B. vom jugendlichen Patienten mit Indikation zur Zahnextraktion auf die Eltern [2]

19.2.3 Operative Entfernung der dritten Molaren

Die Entfernung der dritten Molaren zählt mit zu den häufigsten chirurgischen Eingriffen, obwohl diese Zähne von allen **am häufigsten nicht angelegt** sind. Für das klinische Vorgehen ist von zentraler Bedeutung, ob ein dritter Molar überhaupt durchbrechen oder impaktiert bleiben wird und ob ein dritter Molar negative Einflüsse auf die Zahnstellung vor allem im Unterkieferfrontzahnbereich haben wird (➤ Tab. 19.1). Da der Durchbruchszeitpunkt der dritten Molaren stark variiert, kann meistens keine sichere Prognose angestellt werden, ob ein dritter Molar durchbrechen wird oder nicht. Auch die Inzidenz einer Impaktion eines dritten Molaren ist in den verschiedenen Teilen der Welt sehr unterschiedlich (zwischen 9,5 und 39 %). Im Allgemeinen brechen sie durch, bevor das Wurzelwachstum abgeschlossen ist. Ein fehlender Durchbruch ist am wahrscheinlichsten auf Platzmangel oder eine Kippung des Zahns zurückzuführen, wobei jedoch untere dritte Molaren im Verlauf der Wurzelbildung eine deutliche Tendenz aufweisen, sich aufzurichten [3]. Deshalb ist eine eindeutige Aussage darüber, ob ein dritter Molar impaktiert bleiben wird, erst dann möglich, wenn das Wurzelwachstum fast vollständig abgeschlossen ist oder eine ausgeprägte Kippung einen Durchbruch unmöglich erscheinen lässt [3].

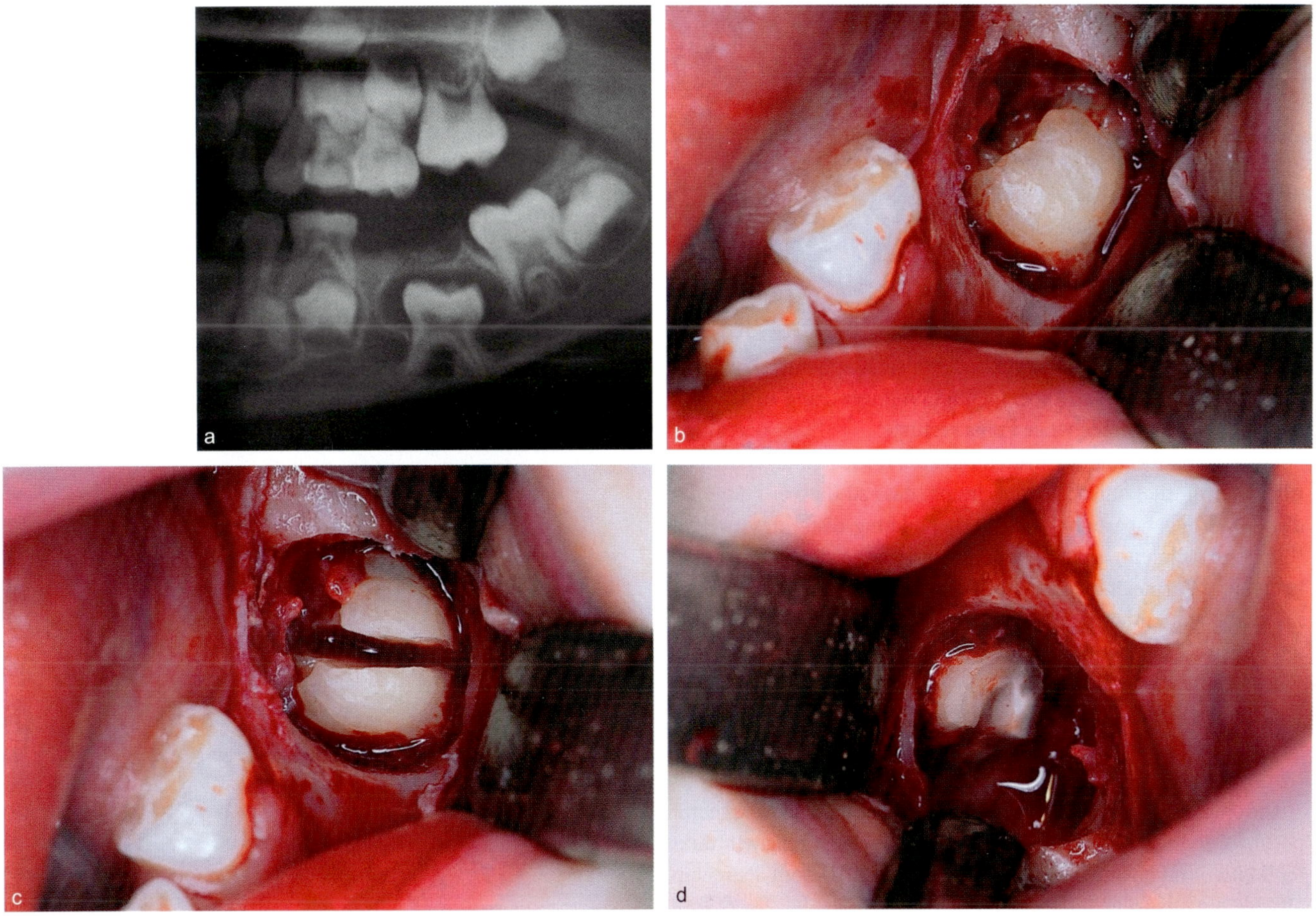

Abb. 19.1 a–d Operative Entfernung eines Milchmolaren [R464]
a) Ausschnitt aus einer Panoramaschichtaufnahme mit einem tief verlagerten Milchmolaren in Regio 45
b) In Intubationsnarkose (ITN) wurde nach intravenöser Prämedikation mit einem Oralpenicillin und 100 mg Solu-Decortin® zur Schwellungsprophylaxe zunächst ein Kieferkammschnitt von 74 bis Regio 37 vorgenommen, am Ende erfolgten jeweils Entlastungen im Vestibulum. Nach oberflächlicher Abtragung des Knochens über der Milchzahnzyste wurde die Krone zirkulär vollständig freigelegt.
c) Aufgrund der engen Lagebeziehung der Wurzeln mit dem N. alveolaris inferior erfolgte eine Trennung der Zahnkrone zu ca. zwei Dritteln mit einer Lindemannfräse, sodass der Zahn mit einem Hebel getrennt werden konnte.
d) Da die mesiale Wurzel nicht luxiert werden konnte, wurde die klinische Krone horizontal abgetrennt. Danach konnte das Wurzelfragment vorsichtig luxiert und entfernt werden. Die Wundversorgung bestand in einer Auffüllung mit Kollagenvlies und einem dichten Nahtverschluss.

19

Bislang konnte kein ursächlicher Zusammenhang zwischen einem tertiären Engstand und Weisheitszähnen gefunden werden. Nach heutigem Kenntnisstand sind dritte Molaren nicht für Zahnfehlstellungen im Unterkieferfrontzahnbereich verantwortlich. Deshalb besteht keine grundsätzliche Indikation zur frühzeitigen operativen Entfernung dritter Molaren [4], weiterhin ist weder ein tertiärer Engstand noch dessen Prophylaxe eine Indikation für die Entfernung von Weisheitszähnen. Auch für eine Distalisation der Molaren im Oberkiefer oder Unterkiefer müssen die Weisheitszähne nicht grundsätzlich entfernt werden, sofern ein ausreichendes Platzangebot besteht.

Gerade im Oberkiefer ist eine Germektomie aufgrund einer in der Regel tiefen Keimlage meist schwierig und somit stärker belastend als eine spätere Entfernung zu einem Zeitpunkt, wenn sich Zahn und Tuber weiterentwickelt haben. Falls aufgrund eines Platzmangels davon auszugehen ist, dass die dritten Molaren entfernt werden müssen, sollte dies jedoch erst dann erfolgen, wenn abzusehen ist, dass

- die ersten und zweiten Molaren eindeutig erhaltungswürdig sind,
- keine kieferorthopädische Extraktionstherapie mit Einordnung der Weisheitszähne mehr geplant ist und
- ein dritter Molar nicht als Autotransplantat benötigt wird.

Andererseits sollten die dritten unteren Molaren aus chirurgischer Sicht zu einem Zeitpunkt entfernt werden, an dem das **Wurzelwachstum noch nicht vollständig abgeschlossen** ist, um der Gefahr einer Schädigung des N. alveolaris inferior durch eine direkte Lagebeziehung zwischen (oftmals grazilen) Zahnwurzeln und Nerv und einer möglichen Umfassung des Nervs durch die Wurzelspitzen vorzubeugen. Auch das Risiko einer Fraktur der oft grazil abgewinkelten Wurzelspitzen ist vor Abschluss des Wurzelwachstums wesentlich geringer.

Bei der Entfernung retinierter dritter Molaren können **Wurzelfrakturen** auftreten. Im Einzelfall kann es empfehlenswert sein, kleinere Wurzelfragmente in situ zu belassen, wenn deren Entfernung zu einer Gefährdung wichtiger anatomischer Strukturen

Tab. 19.1 Gründe für die operative Entfernung von dritten Molaren
• Verlagerung, abnorme Keimlage
• Dentitio difficilis
• Zysten
• Platzmangel im Kiefer
• Kieferchirurgische Bisslagenkorrektur per kombiniert kieferorthopädisch/kieferchirurgischem Vorgehen (Entfernung der 8er zur Prävention von Unterkieferfrakturen im Rahmen der Umstellungsosteotomie)
• Unterkieferfrakturen mit Zahn im Bruchspalt

führen würde oder mit einem unverhältnismäßig hohen Knochenverlust verbunden wäre. Eine wichtige Voraussetzung hierfür ist, dass der Zahn über eine vitale Pulpa verfügte.

Für eine Entfernung der dritten Molaren im späten jugendlichen Alter spricht die klinische Beobachtung, dass zu diesem Zeitpunkt die Gefahr einer parodontalen Taschenbildung distal des zweiten (unteren) Molaren geringer ist. Aus den aufgezeigten Gründen ist heute eine Germektomie nur noch selten indiziert. Der günstigste Zeitpunkt zur Entfernung eines retinierten und impaktierten dritten Molaren ist damit der Zeitraum, in dem die Zahnwurzel zu drei Vierteln oder ganz ausgebildet ist.

Eine ausführliche Information und Entscheidungshilfe auch zum Umfang der notwendigen Bildgebung gibt die S2k-Leitlinie „Operative Entfernung von Weisheitszähnen" [5].

Die operative Entfernung retinierter dritter Molaren ist häufig mit postoperativen Beschwerden in Form von Ödemen, eingeschränkter Mundöffnung und Schmerzen verbunden, die vom Patienten oftmals als unangenehmer empfunden werden als der eigentliche operative Eingriff. Durch eine perioperative antiphlogistische Therapie können diese Beschwerden reduziert werden. Hier befindet sich eine S3-Leitlinie der AWMF mit Titel „Behandlung akuter perioperativer und posttraumatischer Schmerzen" nach der Anmeldung am 13.09.2016 kurz vor der geplanten Veröffentlichung [6].

Eine Möglichkeit der Verminderung perioperativer Beschwerden ist die Therapie mit Kortikosteroiden, wobei die Kontraindikationen (z. B. Diabetes mellitus) beachtet werden müssen. [7].

19.2.4 Chirurgische Zahnerhaltung

MERKE

Prinzipiell unterscheiden sich die Grundlagen der Operationstechnik und der Schnittführung bei Kindern und Jugendlichen nicht von der Behandlung beim Erwachsenen. Die chirurgische Zahnerhaltung bei Kindern ist jedoch entscheidend vom physiologischen Zahnalter abhängig.

Wurzelspitzenresektionen sind nur dann angezeigt, wenn eine endodontische Revisionsbehandlung nicht möglich oder nicht erfolgreich war und das Wurzelwachstum vollständig abgeschlossen ist. Bei nicht abgeschlossenem Wurzelwachstum und sicherer Diagnose einer chronisch apikalen Parodontitis sollte eine mehrmalige und sich über mehrere Monate erstreckende endodontische Therapie mit Kalziumhydroxideinlagen (angemischt mit sterilem *Aqua dest)* oder Mineral Trioxid Aggregat (MTA) erfolgen, um einen Abschluss der Wurzelbildung und eine **Apexifikation** der Wurzelspitze zu erreichen [8]. Der Behandlungserfolg sollte durch eine röntgenologische Kontrolluntersuchung dokumentiert werden. Die Strahlenexposition sollte durch eine Einblendung des Nutzstrahlfeldes möglichst gering sein [9].

Für die Wurzelspitzenresektion wurde eine Vielzahl von **Schnittführungen** beschrieben (➤ Abb. 19.2). Hierbei ist zu berücksichtigen, dass es nach einer horizontalen Schnittführung im Bereich der beweglichen Schleimhaut zu sichtbaren Narbenzügen kommen kann (➤ Abb. 19.3), die in einzelnen Fällen postoperative

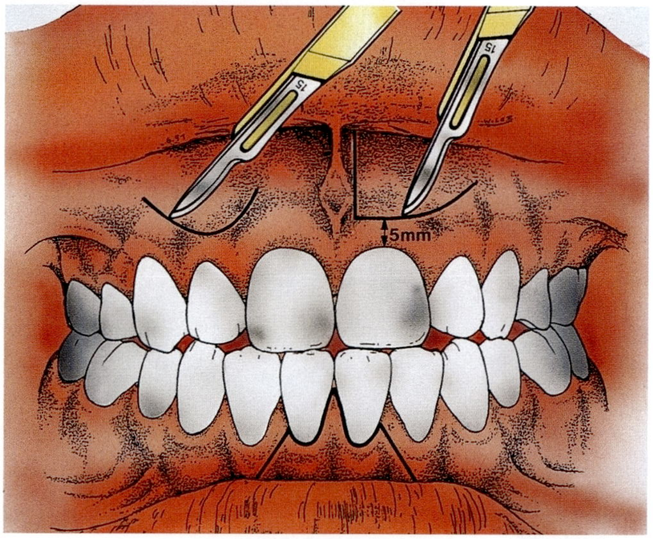

Abb. 19.2 Schnittführungen für die Wurzelspitzenresektion: Bei einem paramarginalen Schnitt sollte die Breite der fixierten und keratinisierten Gingiva mindestens 5 mm betragen. Anderweitig ist einem Zahnfleischrandschnitt der Vorzug zu geben. Beim mittleren oberen Schneidezahn erfolgt die mesiale Entlastung beim Winkelschnitt nach Reinmöller direkt neben dem Lippenbändchen. Generell ist darauf zu achten, dass horizontale Inzisionen nicht im Bereich der beweglichen Schleimhaut liegen sollten, um ausgeprägte Narbenbildungen zu vermeiden. [R463/L106]

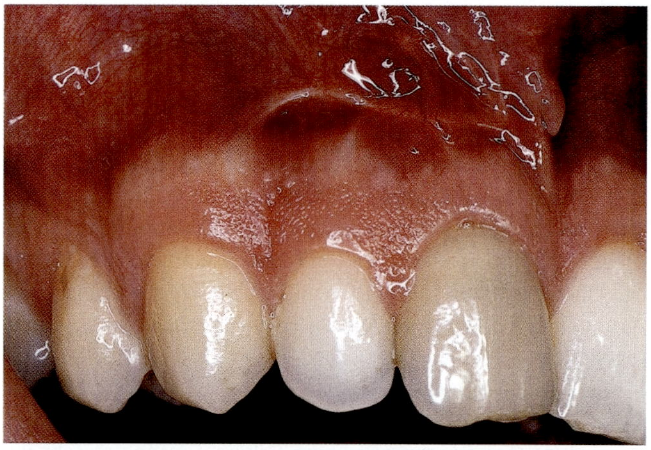

Abb. 19.3 Situation 4 Monate nach einer alio loco durchgeführten Wurzelspitzenresektion am Zahn 11. Da die horizontale Inzision im Bereich der beweglichen Schleimhaut lag, ist es dort zu einer deutlichen Narbenbildung gekommen. [R463]

Beschwerden verursachen können. Um diese Narbenbildungen im Vestibulum nach Möglichkeit zu vermeiden, sollten bei der Schnittführung folgende Empfehlungen beachtet werden:

- Dem Zahnfleischrandschnitt sollte der Vorzug gegeben werden, wenn bleibende Zähne nicht überkront sind.
- Vor allem bei einer Breite der keratinisierten Gingiva von weniger als 5 mm sollte ein Zahnfleischrandschnitt mit mesialer bzw. distaler Entlastung gewählt werden.
- Bei einer Breite der keratinisierten Gingiva von über 5 mm kann die horizontale Inzision in der keratinisierten Gingiva bzw. im Grenzbereich zwischen keratinisierter und beweglicher Gingiva erfolgen (Winkelschnitt nach Reinmöller).
- Im Bereich der beweglichen Schleimhaut sollte primär nur vertikal (nicht bogenförmig) inzidiert werden.

19.3 Zahndurchbruchsstörungen

19.3.1 Retention, Verlagerung, Impaktion

Ein Zahn wird als **retiniert** bezeichnet, wenn seine morphologische Entwicklung fortgeschrittener ist als die Vertikalentwicklung und er sich zur Zeit seines physiologischen Durchbruchs nicht in den Zahnbogen eingereiht hat [10]. Ist der gleiche Zahn der Gegenseite schon durchgebrochen, liegt es nahe, dass der fragliche Zahn retiniert ist. Differenzialdiagnostisch ist die Zahnretention von der Dentitio tarda abzugrenzen, die eine ganze Zahngeneration betrifft und bei der die morphologische und vertikale Zahnentwicklung aller Zähne verzögert ist.

Ist ein dentales Durchbruchshindernis ursächlich für einen fehlenden Zahndurchbruch, so spricht man von einer **Impaktion** [11]. Befindet sich ein retinierter Zahn außerhalb seines physiologischen Durchbruchspfads, so spricht man von einer **Verlagerung** [12].

Besteht der Verdacht auf eine Retention, so ist anamnestisch abzuklären, ob ein Trauma ursächlich sein kann. Weiterhin sollte geprüft werden, ob der retinierte Zahn bereits palpierbar ist und ob ein Platzmangel besteht. Zur weiteren diagnostischen Abklärung ist häufig ein Röntgenbild erforderlich.

19.3.2 Häufigkeiten

Zähne der ersten Dentition sind selten retiniert, während Zähne der zweiten Dentition häufiger im Ober- als im Unterkiefer nicht regelrecht durchbrechen. Folgende Zähne sind am häufigsten betroffen [13] [14] [15]:

- Weisheitszähne (73 %)
- Eckzähne Oberkiefer (1–3 %)
- Zweite Prämolaren im Unterkiefer (0,3 %)
- Mittlere Schneidezähne im Oberkiefer (0,2 %)
- Eckzähne im Unterkiefer (0,1 %)
- Restliche Zähne (< 0,1 %)

Ein auffälliger **Geschlechtsunterschied** besteht für die Eckzähne des Oberkiefers, die bei Mädchen häufiger retiniert sind als bei Jungen (Verhältnis 2,3:1). Etwa die Hälfte der verlagerten Eckzähne befindet sich palatinal [16]. Etwa die Hälfte der palatinal verlagerten oberen Eckzähne geht mit einer Nichtanlage der seitlichen oberen Inzisiven einher, während eine bukkale Verlagerung nahezu immer auf einen Platzmangel zurückzuführen ist [17] [18].

19.3.3 Therapiemöglichkeiten

Zur Therapie retinierter Zähne bei Kindern und Jugendlichen stehen heute je nach Ätiologie der Retention verschiedene Verfahren zur Verfügung, deren Operationstechnik und Langzeitprognose ausführlich beschrieben worden sind. Folgende Maßnahmen sollten in der Therapieplanung patientenindividuell abgewogen werden:

- Freilegung und orthodontische Einordnung
- Operative Entfernung des retinierten Zahnes
- Belassen des retinierten Zahns (unter regelmäßigen radiologischen Kontrollen und Entfernung im Falle von Komplikationen, z. B. Ausbildung einer follikuläre Zyste oder Gefahr von Wurzelresorption anderer Zähne)

Nicht das chronologische Alter des Kindes oder Jugendlichen sollte als Kriterium für die operative Freilegung eines retinierten Zahns herangezogen werden, sondern das Zahnalter. Ausschlaggebend ist hier der **morphologische Entwicklungsstand** des retinierten Zahns. Die Wurzel sollte nahezu vollständig – mindestens jedoch zu zwei Dritteln der erwarteten Wurzellänge – ausgebildet sein. Entscheidend für den Erfolg der orthodontischen Einordnung sind das Ausmaß der Verlagerung, die Zugänglichkeit der Krone bei der Freilegung und ein intaktes Parodontalligament (➤ Abb. 19.4).

Die Indikation zur Freilegung und Einreihung kann für jeden Zahn gestellt werden. Zu beachten sind jedoch folgende **Kriterien:**

- Die Diagnose „retinierter Zahn" sollte möglichst zur Zeit des physiologischen Durchbruchs des Zahns gestellt werden. Generell gilt: Je später retinierte Zähne diagnostiziert werden, desto ungünstiger ist ihre Prognose, da das Risiko einer Ankylose mit zunehmendem Alter steigt [19]. Wenn keine Verlagerung vorliegt, sollte geprüft werden, ob der entsprechende Zahn auf der Gegenseite bereits durchgebrochen ist.
- Dem retinierten Zahn muss eine ausreichend große Lücke zur Verfügung stehen. Sollte das nicht der Fall sein, so muss diese durch eine zusätzliche orthodontische (Vor-)Behandlung erweitert werden.
- Die Ätiologie der Retention sollte beachtet werden, damit kausaltherapeutisch vorgegangen werden kann. Die Entfernung von Durchbruchshindernissen sollte abgewogen werden (z. B. asymmetrische Resorption und Persistenz eines Milchzahnes, Durchbruchshindernisse wie z. B. Mesiodentes) (➤ Abb. 19.5).

Möglichkeiten zur Einordnung ankylosierter Zähne sind Gegenstand von ➤ Kapitel 19.3.6.

19.3.4 Operatives Vorgehen bei der Freilegung

Auch bei einer Freilegung sollten horizontale Schnittführungen im Bereich der beweglichen Schleimhaut vermieden werden. Ein besonderes Augenmerk bei der Operationsplanung und der Wahl

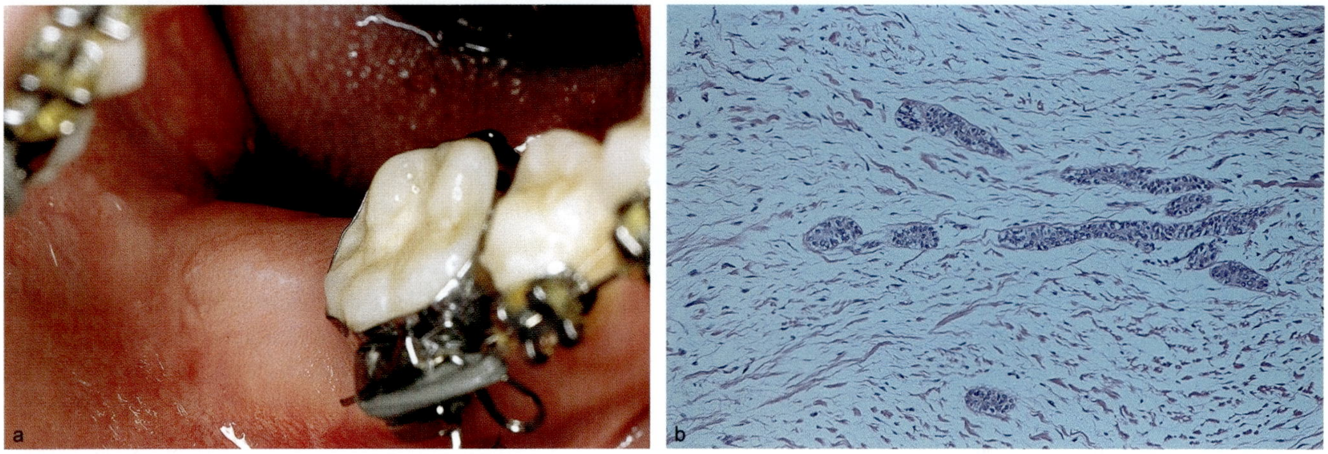

Abb. 19.4 a, b [R463]
a) Bei diesem 14-jährigen Patienten fand sich eine Retention des Zahns 47. Die Schleimhaut in diesem Bereich ist klinisch unauffällig. Alle anderen zweiten Molaren waren vollständig durchgebrochen.
b) Histologisch fanden sich im subepithelialen Bindegewebe des bei der Freilegung entnommenen Operculums diffus verteilte Stränge mit odontogenem Epithel, sodass die Diagnose odontogene Riesenzellfibromatose gestellt wurde (H & E, × 80).

der Schnittführung muss auf das ästhetische Ergebnis der Weichgewebe nach erfolgreicher orthodontischer Einordnung gelegt werden. Prinzipiell sind folgende Maßnahmen möglich:

- Freilegung des (direkt unter der Schleimhaut zu palpierenden) retinierten Zahns durch eine **Exzision der bedeckenden Schleimhaut.** Bei dieser Schnittführung ist zu berücksichtigen, dass gerade bei vestibulärer Retention ein Teil der keratinisierten Gingiva verloren gehen kann und ein ungünstigeres parodontales Ergebnis resultieren kann. Weiterhin sollte diese Technik nur bei einer oberflächlichen, vestibulären Lage des Zahnes angewendet werden.
- Offene Technik: Freilegung des retinierten Zahns durch die **Bildung eines vestibulär gestielten Trapezlappens,** der nach Freilegung des Zahns ins Vestibulum verlagert wird, sodass die Zahnkrone freiliegt. Nach erfolgreicher orthodontischer Einordnung wird der apikal verlagerte Trapezlappen nach koronal reponiert, sodass der Gingivalsaum harmonisch verläuft. Vorteile dieser Technik sind ein beschleunigter Zahndurchbruch und der offene Zugang im Falle des Verlusts von orthodontischen Attachments. Nachteile bestehen in der limitierten Anwendbarkeit (nicht geeignet bei weit vom Zahnbogen verlagerten Zähnen), in der posttherapeutisch längeren Krone, einem oft unregelmäßigen Gingivarand und gingivalen Einziehungen.
- Minimalinvasive **Freilegung** des retinierten Zahns, ggf. Kleben eines Attachments und **Reposition des Mukoperiostlappens.** Im Rahmen der orthodontischen Therapie bricht der Zahn die befestigte Gingiva durch und die Breite der physiologischen keratinisierten Schleimhaut bleibt erhalten. Der Knochen in Bewegungsrichtung des Zahnes wird hierbei nicht entfernt oder geschwächt.
- Historische Techniken: Freilegung des Zahns und Ausdünnung des Mukoperiostlappens (**Rolllappentechnik** nach Tränkmann [20]). Dieser wird knapp eingeschlagen und durch eine Matratzennaht dem retinierten Zahn und seiner Umgebung adaptiert und immobilisiert. Eine Tamponade ist bei dieser Vorgehensweise nicht erforderlich [10].

Diese Technik sollte nach Ansicht der Autoren heute nicht mehr verwendet werden, da im Vergleich zu den anderen Techniken das parodontale Ergebnis schlechter ist.

19.3.5 Orthodontische Einordnung

Bei ausreichender Lücke für den retinierten Zahn erübrigt sich meist eine apparative kieferorthopädische Behandlung. Falls keine Verlagerung vorliegt, ist in der Regel allein die operative Freilegung ausreichend für die spontane Einordnung des retinierten Zahnes in den Zahnbogen. Zeigt der freigelegte Zahn jedoch keinen weiteren Durchbruch oder ist aufgrund einer abnormen Keimlage eine spontane Einordnung in den Zahnbogen nicht zu erwarten, muss der Zahn orthodontisch eingeordnet werden. Prinzipiell kann dazu ein Attachment intraoperativ während der Freilegung oder erst später angebracht werden.

Falls intraoperativ eine ausreichende Übersicht und Blutleere vorliegt, wird das Attachment intraoperativ angebracht. Dieses kann z. B. ein **Bracket** sein, welches (z. B. mit einer Drahtligatur) an einer orthodontischen Apparatur (z. B. Teilbogen, Overlay-Bogen oder Ballista-Feder) befestigt wird. Das intraoperative Kleben eines Brackets an einem verlagerten Zahn kann angewendet werden, wenn der Zahn bereits sehr oberflächlich und vestibulär liegt (und wenn die Schleimhaut bereits perforiert ist). Eine auch für stark verlagerte Zähne geeignete Alternative ist die temporäre Freilegung mit Kleben eines Eyelets per Säureätztechnik, an welchem ein Silber- respektive Goldkettchen befestigt ist [21]. Vorteil dieser **Kettchen-Technik** ist die geschmeidige Form der Verbindung zwischen Zahn und kieferorthopädischer Apparatur (➤ Abb. 19.6).

Durch die aktive orthodontische Belastung nach operativer Freilegung kann es prinzipiell zu einer **Ankylose** zwischen Zahnwurzel

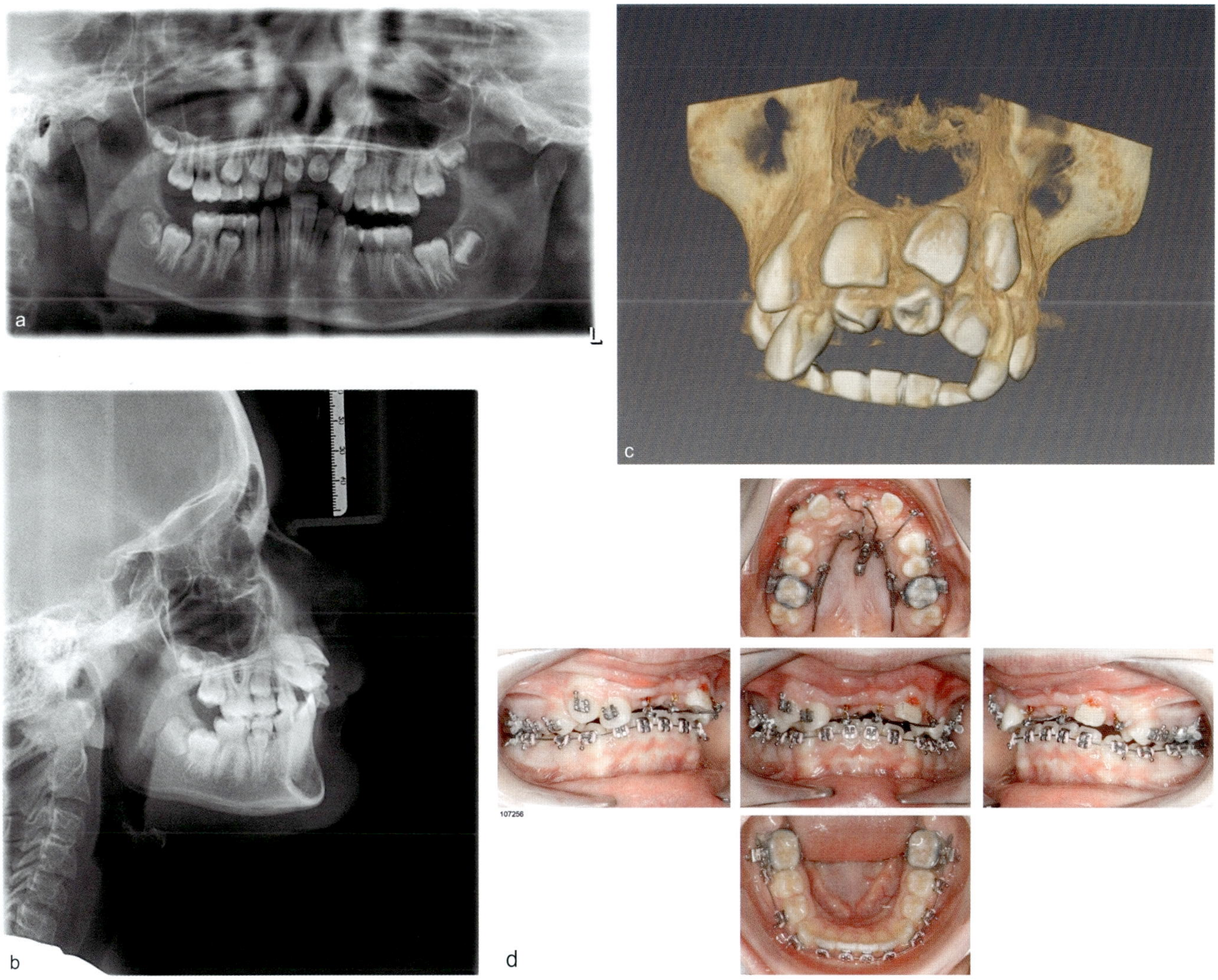

Abb. 19.5 a–d [M1136; M1137]
a) Panoramaschichtaufnahme einer Patientin mit zwei dysmorphen Mesiodentes und verlagerten Zähnen 11, 12, 23
b) Fernröntgenseitenbild der Patientin, auch hier wird die annähernd horizontale Lage der Zähne 11 und 21 ersichtlich.
c) Dreidimensionales Rendering des im Ultra Low Dose angefertigten DVTs. Die dysmorphe prämolarenartige Morphologie der Mesiodentes wird deutlich.
d) Intraorale Fotos, die die kieferorthopädische Apparatur zur Einordnung und zum Platzschaffen (durch Distalisierung) zeigen

und Kieferknochen kommen. Deshalb sollten für die orthodontische Einordnung nur sehr niedrige Kräfte eingesetzt werden. Weiterhin sollten aufgrund des Ankyloserisikos persistierende Milchzähne nach Möglichkeit so lange belassen werden, bis feststeht, dass der retinierte Zahn orthodontisch bewegt werden kann. Falls wegen eines Platzmangels erste Prämolaren extrahiert werden sollen, sollte abgewartet werden, bis die zweiten Prämolaren durchgebrochen sind und feststeht, dass die retinierten Zähne bewegt werden können.

Auch eine **zu lange klinische Krone** des ursprünglich retinierten Zahns ist möglich, wenn die Vertikalentwicklung des Alveolarfortsatzes einer zu schnellen Vertikalbewegung des freigelegten Zahns nicht folgen kann. Dies tritt insbesondere dann auf, wenn ein Zahn unter Anwendung sehr hoher Kräfte forciert extrudiert wird.

Spätestens 6 Monate nach Beginn der orthodontischen Einordnung sollten die einzuordnenden Zähne eine deutliche Bewegung gezeigt haben. Dies kann ggf. per Röntgenkontrolle überprüft werden. Zeigt der Zahn radiologisch keine Bewegung, so ist zu prüfen, ob die Zugrichtung optimiert werden kann (da z. B. ein Hindernis bestand). Anderenfalls ist davon auszugehen, dass der Zahn ankylosiert ist.

Nach vollständiger Vertikalentwicklung ist bei den freigelegten Zähnen ein **physiologisches marginales Parodont** zu erwarten [10]. Eine Studie von Barwart [22] zeigte, dass die parodontale Situation (Breite der keratinisierten Gingiva, Attachmentverlust, Sondierungstiefe, klinische Kronenhöhe) retinierter Eckzähne nach Abschluss ihrer Einordnung mittels Silberkettchen keine signifikanten Unterschiede zu den spontan durchgebrochenen Eckzähnen der Gegenseite aufwies.

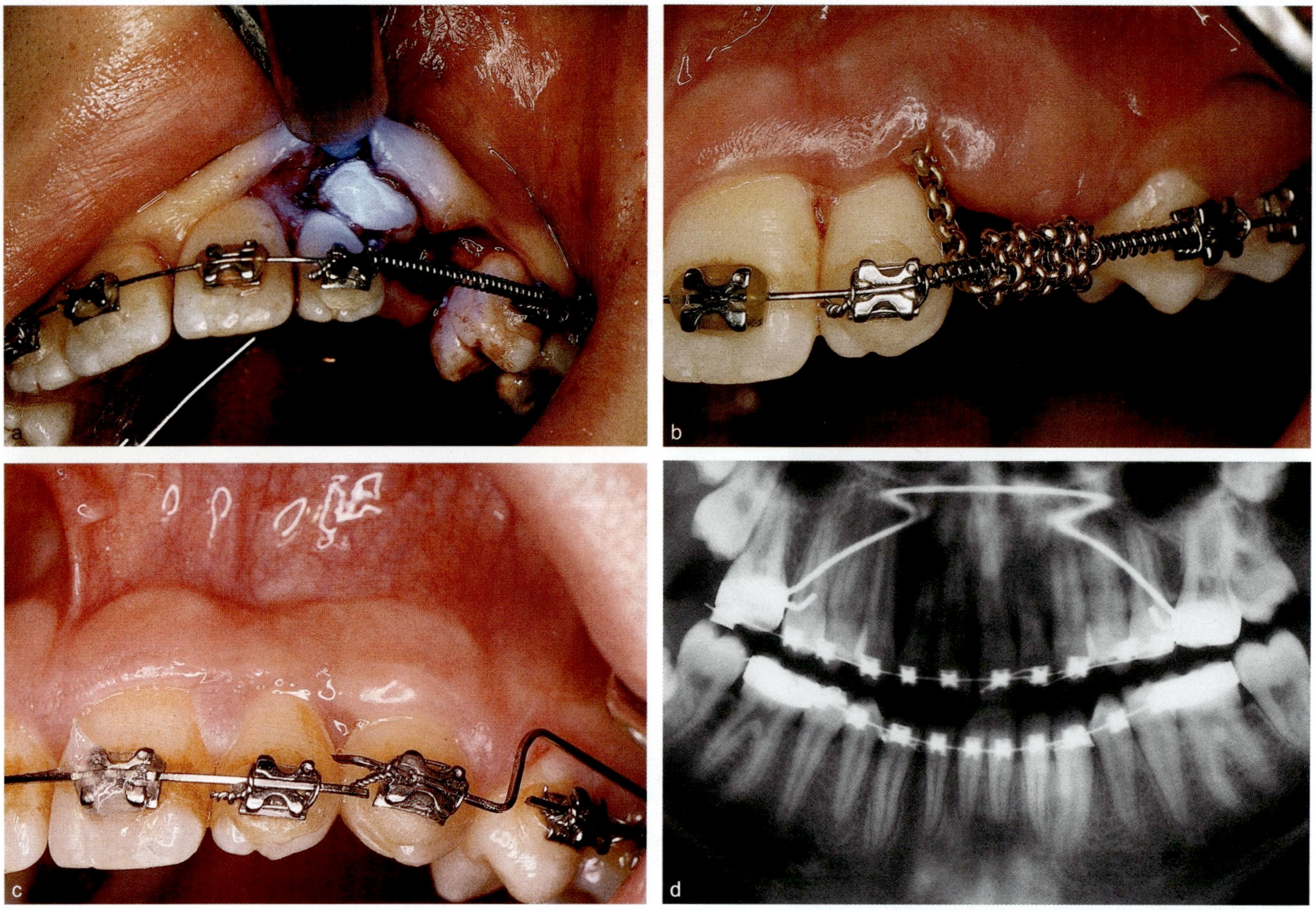

Abb. 19.6 a–d [R463]
a) Freilegung des retinierten Zahns 23 mit einem Zahnfleischrandschnitt von 21 bis 24 ohne vertikale Entlastung. Durch die Säureätztechnik wird ein Bracket mit einem Goldkettchen an der Zahnkrone befestigt.
b) Situation eine Woche postoperativ. Der Mukoperiostlappen war reponiert und durch Situationsnähte adaptiert worden, sodass es nun während der orthodontischen Therapie zum Durchbruch des Zahns kommen kann. Das Goldkettchen wird dann entsprechend dem erfolgten Zahndurchbruch gekürzt.
c) Klinische Situation 12 Monate postoperativ nach kieferorthopädischer Einordnung des Zahns 23
d) Röntgenologischer Befund 12 Monate postoperativ nach Einordnung des Zahns 23

19.3.6 Einordnung ankylosierter Zähne

Zur kieferorthopädischen Einordnung ankylosierter Zähne bestehen verschiedene Möglichkeiten, die im Folgenden erläutert werden.

Nach der operativen Darstellung der klinischen Krone wird der Zahn vorsichtig anluxiert, bis eine Bewegung sichtbar wird. Bis zur geplanten orthodontischen Einordnung wird der Zahn zunächst in seiner Position belassen, damit die Gefäßversorgung nicht unterbrochen wird. Nach dem operativen Eingriff erfolgt dann die orthodontische Einordnung des ankylosierten Zahnes. In der Literatur wird dieses Verfahren auch forcierte Aufrichtung (rédressement forcé) genannt [1], zu beachten ist das relativ hohe Risiko einer Reankylose [23].

Bei der Segmentosteotomie mit Distraktionsosteogenese wird um den ankylosierten Zahn per Osteotomie ein Knochensegment präpariert, das nach einer Latenzzeit von 5–7 Tagen per Distraktor mobilisiert wird [24]. Wichtig für die Induktion der Knochen- und Weichgewebeneubildung ist eine Distraktionsgeschwindigkeit von ca. 0,5 mm bis 1,0 mm pro Tag. Nachteile dieses Verfahren sind die hohe Invasivität und der relativ hohe Platzbedarf für die Präparation des Knochensegments. Anderenfalls besteht ein Verletzungsrisiko benachbarter Zahnwurzeln. Auch kann der Distraktor ein ästhetisches Problem sein [25].

Das Prinzip einer Distraktion lässt sich auch auf das Desmodont anwenden (vertikale desmodontale Distraktion). Hier umfasst das Behandlungsprotokoll die Freilegung und Luxation des verlagerten Zahnes, die adhäsive Befestigung eines Attachments und die Distraktion mit einer Geschwindigkeit von 0,5 mm/Tag nach einer Latenzzeit von 5–7 Tagen. Um eine Intrusion der Nachbarzähne zu vermeiden, kann der Distaktor auch skelettal per orthodontischen Mini-Implantaten verankert werden [25].

19.3.7 Primary Failure of Eruption

Ein Spezialfall der Retention ist die Primary Failure of Eruption (PFE) (0,06 % der Bevölkerung). Leitsymptom ist ein fehlender Zahndurchbruch in Gegenwart eines physiologischen Durchbruchspfads. Es werden drei Typen unterschieden:

Typ I beschreibt einen progredient offenen Biss (von den betroffenen Zähnen ist der mesialste Zahn am wenigsten, der am weitesten distal stehende Zahn am meisten betroffen), beim Typ II ist der am weitesten mesial stehende Zahn am stärksten betroffen, Typ III beschreibt das gemischte Auftreten von Typ I und II in unterschiedlichen Quadranten [26]. Weiterhin wird zwischen Zähnen unterschieden, die bereits das orale Epithel penetriert haben, und Zähnen, die noch nicht durchgebrochen sind [27]. Zu beachten ist, dass eine orthodontische Einordnung nicht möglich ist, da die betroffenen Zähne bei einem Bewegungsversuch sofort ankylosieren [28]. Am häufigsten betroffen sind die posterioren Zähne, genetisch ist eine Mutation des PTH1R-Gens mit der Mutation assoziiert [26].

Besteht der Verdacht auf eine PFE, sollte aufgrund des hohen Ankyloserisikos keine orthodontische Extrusion erfolgen, bevor eine genetische Untersuchung erfolgt ist. Bestätigt sich der Verdacht, bestehen folgende therapeutische Optionen [29]:

- Kompositaufbau, spätere prothetische Versorgung im Erwachsenenalter
- Extraktion und Implantation
- Segmentosteotomie
- PDL-Distraktion
- Herausnehmbarer Zahnersatz

19.3.8 Odontogene Riesenzellfibromatose

Philipsen [32] konnte anhand der histopathologischen Untersuchung von 74 Opercula über Molaren weitere Ursachen für Durchbruchsstörungen aufzeigen. Von den histologisch untersuchten Opercula nach chirurgischer Freilegung retinierter Zähne, die klinisch eine normale Mundschleimhaut zeigten, konnten 24 % der Biopsate der Gruppe der „klassischen“ odontogenen Tumoren wie ameloblastisches Fibrom, ameloblastisches Fibrodentinom, ameloblastisches Fibroodontom und komplexes Odontom zugeordnet werden. Weitere 30 % zeigten dagegen eine bisher nicht bekannte Struktur, die als odontogene Riesenzellfibromatose bezeichnet wurde. In den übrigen 46 % der Biopsate konnten keine histomorphologischen Veränderungen festgestellt werden. Die odontogenen Tumoren waren häufiger mit den ersten Molaren als mit den zweiten Molaren assoziiert (8:1), wobei die odontogene Riesenzellfibromatose immer bei Molaren des Unterkiefers zu finden war.

Diese Ergebnisse unterstreichen, dass odontogene Tumoren und die odontogene Riesenzellfibromatose im subepithelialen Bindegewebe der Kieferkammschleimhaut **eng mit einem gestörten Zahndurchbruch** assoziiert sind. Bei der Freilegung von retinierten Zähnen sollte das entnommene Gewebe deshalb **immer** einer **histopathologischen Untersuchung** unterzogen werden (➤ Abb. 19.4).

19.4 Zahnunterzahlen

Nichtanlagen sind – ohne Berücksichtigung der Weisheitszähne – mit einer Prävalenz von ca. 5,5 % in der europäischen Bevölkerung relativ häufig [31]. Am häufigsten fehlen die unteren zweiten Prämolaren, gefolgt von den oberen seitlichen Schneidezähnen und den oberen zweiten Prämolaren. Eine Oligodontie (Nichtanlage von > 6 Zähnen) ist mit einer Prävalenz von 0,43 % hingegen eher selten [32].

Je nach Anzahl und Lokalisation der fehlenden Zähne, Alter der Patienten und weiterer Befunde ergeben sich verschiedene Behandlungsoptionen.

Bei der Nichtanlage einzelner Zähne bietet sich oft ein kieferorthopädischer Lückenschluss oder auch die Autotransplantation (➤ Kapitel 19.4.1) an. Mittels skelettaler Verankerung sind neben dem bilateralen auch ein einseitiger Lückenschluss sowie die Korrektur von Frontmittenverschiebungen durch einseitige Distalisation und einseitige Mesialisierung möglich, ohne dass dabei ein klinisch relevanter Verankerungsverlust auftritt [33].

Weiterhin können bei guter Prognose auch Milchzähne belassen werden (dies ist insbesondere bei unteren Milch-5ern häufig der Fall). Beim Erhalt von Milchzähnen sollte über den möglichen späteren Bedarf einer implantatprothetischen Versorgung aufgeklärt werden, zudem können im Fall von Ankylosen Infraokklusionen entstehen.

Schließlich besteht auch die Möglichkeit des Lückenerhalts oder der kieferorthopädischen Lückenöffnung für eine spätere Implantation. Ein Lückenerhalt über längere Zeit beinhaltet grundsätzlich das Risiko eines Knochenverlustes.

Bei multiplen Nichtanlagen ist häufig im Jugendalter eine Pfeilerverteilung für eine spätere implantatprothetische Versorgung indiziert. Bei Bedarf sollten zudem auch orthopädische Maßnahmen wie z. B. eine Gaumennahterweiterung, maxilläre Protraktion oder Klasse-II-Behandlung durchgeführt werden.

Nach der AWMF S3-Leitlinie „Zahnimplantatversorgungen bei multiplen Zahnnichtanlagen und Syndromen“ [34] sind in seltenen Fällen enossale Implantate bei Kindern möglich (➤ Kapitel 19.4.2). Die Leitlinie gibt Hilfestellungen, wann nach deutschem Recht eine Ausnahmeindikation zur Kostenübernahme von Zahnimplantaten durch die gesetzlichen Krankenversicherungen besteht.

19.4.1 Autotransplantation

Die Autotransplantation von Zähnen kann eine orthodontische Therapie vollständig ersetzen oder die Dauer deutlich verkürzen. Zudem bietet sie eine „Therapiefreiheit“, da Zähne über weite Distanzen verlegt werden können, sogar in den Gegenkiefer. Jedoch ist das Zeitfenster nach einer Extraktion in der Regel begrenzt, da es nach einer Zahnentfernung meist zu einer deutlichen Verschmälerung der Alveole kommt, sodass für ein Autotransplantat in der Breite dann ggf. kein ausreichendes Aufnahmelager mehr zur Verfügung steht [1].

Bevor die Entscheidung über eine Therapie getroffen wird, sind die möglichen Risiken (z. B. eine Beschädigung des Transplantates bei der operativen Entfernung) und eine realistische Bewertung der Langzeitprognose zu berücksichtigen.

Günstige Voraussetzungen für eine Autotransplantation bestehen dann, wenn das Wurzelwachstum zu ca. zwei Dritteln bis drei Vierteln abgeschlossen ist und das Foramen apicale noch offen ist. In diesem Fall ist zu erwarten, dass es zu einer Revaskularisation und Reinnervation der Pulpa kommen. Entsprechend erfolgreich transplantierte Zähne weisen später eine ausgezeichnete Langzeitprognose auf [1].

Werden Zähne mit abgeschlossenem Wurzelwachstum transplantiert, ist in der Regel postoperativ eine endodontische Behandlung notwendig [1]. Diese stellt jedoch keine Kontraindikation für eine anschließende orthodontische Bewegung der transplantierten Zähne dar.

Aus diesem Grund ist die Autotransplantation in Fällen zu erwägen, wo das Transplantat atraumatisch entnommen werden kann, das Wurzelwachstum nicht abgeschlossen ist und die Empfängerstelle ein ausreichendes Knochenangebot für die Schaffung einer Alveole aufweist [35]. Aktuelle Studien zeigen, dass auch bei abgeschlossenem Wurzelwachstum und nachfolgender endodontischer Therapie (!) ein gutes Langzeitergebnis bei Autotransplantationen erzielt werden kann [36] [37]. Die endodontische Behandlung sollte 10–14 Tage nach der Autotransplantation von Zähnen mit abgeschlossenem Wurzelwachstum erfolgen, alternativ kann sie auch vor der Transplantation oder perioperativ durchgeführt werden [1] [38].

Besonders gut geeignete Zähne für die Autotransplantation sind (untere) Prämolaren und Weisheitszähne.

Durch die außerordentlich guten Langzeitergebnisse enossaler Implantate in funktioneller und ästhetischer Hinsicht hat die Autotransplantation bei Erwachsenen an Bedeutung verloren. Gerade bei Heranwachsenden ist jedoch zu beobachten, dass sich bei autotransplantierten Zähnen in der Regel wieder ein PDL ausbildet, sodass die autotransplantierten Zähne dem alveolären Wachstum folgen und sich nach Wachstumsabschluss in der Regel nicht in einer Infraposition befinden [39].

Etwa 12 Wochen nach einer Autotransplantation können die Zähne orthodontisch bewegt werden. Neueren Studien zufolge reduziert möglicherweise eine Zahnbewegung mit leichten Kräften nach 4–8 Wochen das Ankyloserisiko autotransplantierter Zähne [1] [40].

19.4.2 Enossale Implantate

Der Einsatz von enossalen Implantaten im Jugendalter unterscheidet sich deutlich von der Therapie beim erwachsenen Patienten. Während beim Erwachsenen Fragen wie die Knochenqualität und -quantität, die Ästhetik und die vertikale Distanz für die prothetische Suprakonstruktion im Vordergrund stehen, muss im Wachstumsalter zusätzlich berücksichtigt werden, dass es bis zum Abschluss des Körperwachstums und ggf. auch danach noch zu Veränderungen im Kieferbereich in allen drei Dimensionen kommen kann. Im Gegensatz zu Zähnen mit intaktem Desmodont bleiben Implantate am Ort der Implantation stationär und nehmen an den Umbau- und Wachstumsvorgängen nicht teil. Aus diesen Gründen ist es möglich, dass Implantate je nach Lebensalter des Patienten zum Zeitpunkt der Implantation stationär bleiben. Werden Implantate z. B. im Oberkieferfrontzahnbereich vor Abschluss des skelettalen Wachstums inseriert, finden sich in Abhängigkeit vom weiteren Wachstum eine **Infraokklusion** und eine **apikale Verlagerung der Gingiva,** die das ästhetische Ergebnis beeinträchtigen.

Der Umfang des nachfolgenden skelettalen Wachstums bestimmt später das Ausmaß der Infraokklusion des Zahnersatzes. Bei der kieferorthopädischen oder auch prothetischen Behandlung bis zum Zeitpunkt der Implantation muss berücksichtigt werden, dass eine ausreichend breite Lücke offengehalten wird (➤ Abb. 19.7). Generell sollte die Knochenlamelle des Implantates zum benachbarten Desmodont mindestens eine Breite von ca. 1,5 mm aufweisen. Auch sollten die benachbarten Zähne aufgerichtet sein und parallel stehen.

Die S3-Leitlinie „Zahnimplantatversorgungen bei multiplen Zahnnichtanlagen und Syndromen“ [34] gibt Empfehlungen zur kaufunktionellen Rehabilitation von Patienten mit Zahnnichtanlagen unter Einbeziehung von Implantaten.

Unterschieden werden drei Altersgruppen, für die in der Leitlinie Empfehlungen erarbeitet wurden:

- bis 12 Jahre,
- von 12–18 Jahren und
- von 18–30 Jahren.

Die Empfehlungen der Leitlinie beinhalten u. a. folgende Aussagen [34]:

- „Die Erhaltung des Milchzahnes an der Stelle eines nicht angelegten bleibenden Zahnes kann eine lange Verweildauer ergeben und bewirkt eine Erhaltung des Alveolarfortsatzes im krestalen Anteil, sodass eine temporäre Erhaltung bis zur Implantationsfähigkeit sinnvoll sein kann.“
- „Bei Milchzahnankylosen kann eine rechtzeitige Entfernung des persistierenden Milchzahnes sinnvoll sein, um eine Wachstumshemmung zu verhindern.“
- „Die Implantatversorgung im Kindesalter vor dem 12. Lebensjahr sollte nur im Ausnahmefall erfolgen.“
- „Eine Implantation sollte in seltenen Ausnahmefällen bei Anodontie und schwerer Oligodontie auch vor dem 12. Lebensjahr erwogen werden, z. B. nur für eine temporäre Versorgung bis zum Wachstumsabschluss. Bevorzugter Bereich ist die Unterkieferfront, da der Alveolarfortsatz dort nach dem Zahnwechsel kaum noch in Höhe und Breite wächst.“

Die Autoren führen aus, dass das primäre Risiko im Alter vom 12. bis 18. Lebensjahr eine Wachstumshemmung des Alveolarfortsatzes am Implantatort ist. Dies betrifft vor allem den Oberkieferfrontzahnbereich. Deshalb erfordern Implantationen im Wachstumsalter immer eine interdisziplinäre Zusammenarbeit und eine sorgfältige Abwägung der Vor- und Nachteile [34].

19.5 Zahnüberzahlen

Als Zahnüberzahl bezeichnet man das Vorliegen eines oder mehrerer zusätzlicher Zähne bzw. Zahnkeime. Überzählige Zähne in der Prämaxilla bezeichnet man als **Mesiodens/Mesiodentes,** überzählige Zähne in der distal oder innerhalb der Molarenregion werden als **Distomolaren bzw. Paramolaren** bezeichnet. Ihre Morphologie kann regelrechten Zähnen ähneln (eumorphe überzählige Zähne) oder davon abweichen (dysmorphe überzählige Zähne). Weiterhin werden auch Odontome als zusätzliche Zahnanlagen bezeichnet. Unechte Hyperodontien liegen vor, wenn ein bleibender Zahn durchbricht und der entsprechende Milchzahn noch persistiert.

Überzählige Zähne haben eine hohe erbliche Komponente. Sie gehen zudem häufig mit angeborenen Fehlbildungen oder Syndromen einher, insbesondere mit Lippen- und Kieferspalten, einer Dysostosis cleidocranialis und dem Gardner-Syndrom [41].

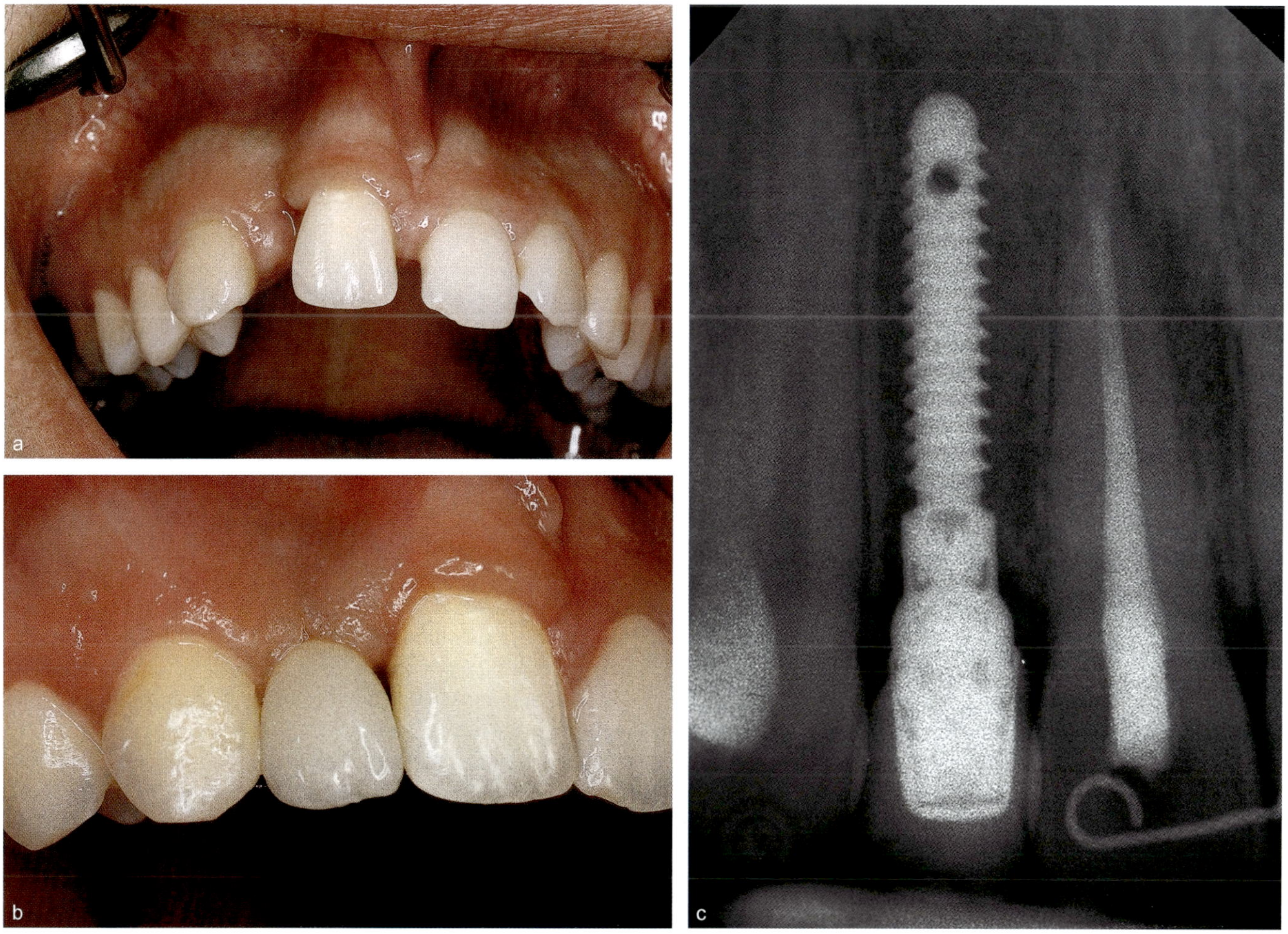

Abb. 19.7 a–c [R463]
a) Zustand nach Frontzahntrauma mit vollständiger Luxation des Zahns 12 und Intrusion des Zahns 11. Eine Implantatversorgung ist bei dieser 17-jährigen Patientin aufgrund der eingeengten Zahnlücke ohne orthodontische Vorbehandlung nicht möglich.
b) Nach 6-monatiger orthodontischer Therapie erfolgte die Implantation. Das klinische Bild zeigt die Situation 4 Wochen nach prothetischer Versorgung. In der Regel kommt es ca. 3 Monate nach prothetischer Versorgung zur Regeneration der Papillen, da der Abstand vom Kontaktpunkt zum Kieferkamm weniger als 5 mm beträgt.
c) Aufgrund der schmalen Zahnlücke wurde ein Implantat mit einer Dicke von 2,9 mm ausgewählt, sodass ein Abstand von mindestens 1,5 mm zum Desmodont der benachbarten Zähne eingehalten wurde.

19.5.1 Häufigkeiten

Eine Zahnüberzahl tritt mit einer Prävalenz von 0,2–3,0 % auf und kann die erste und zweite Dentition betreffen, wobei die zweite Dentition deutlich häufiger betroffen ist [41]. Jungen sind im Allgemeinen häufiger betroffen Mädchen. Überzählige Zähne finden sich zudem deutlich häufiger im Oberkiefer als im Unterkiefer (8:1), am häufigsten ist die Anlage eines Mesiodens.

19.5.2 Therapie

Therapeutisch ist patientenindividuell zu entscheiden, ob eine Extraktion indiziert ist. Zusätzliche Zahnanlagen in der Prämaxilla behindern häufig den Durchbruch der Inzisiven, was sich in einem Diastema oder einer Impaktion äußern kann. In diesem Fall sollte möglichst frühzeitig die Entfernung der Zusatzanlage(n) erfolgen. Distomolaren oder zusätzliche untere Schneidezähne hingegen können, wenn das Platzangebot ausreichend ist, zunächst belassen werden.

Bei ausgeprägten Hyperodontien, die zum Beispiel bei einer Dysostosis cleidocranialis auftreten, kann die Diskrimination zwischen zusätzlichen und regelrechten Zähnen schwer sein. In diesem Fall sollte interdisziplinär besprochen werden, welche Zähne eingeordnet bzw. entfernt werden sollen. Der Behandlungszeitpunkt sollte nach den in ➤ Kapitel 19.2.2 und ➤ 19.3.5 genannten Kriterien ausgewählt werden.

19.6 Odontogene und maxillofaziale Knochentumoren im Kindes- und Jugendalter

Die 4. Ausgabe der Klassifikation der Weltgesundheitsorganisation (WHO) zu den Kopf- und Halstumoren wurde im Januar 2017 publiziert [42]. Für die Zahnmedizin sind die Änderungen in Kapitel 4 (Tumoren der Mundhöhle und beweglichen Zunge) und in Kapitel 8 (odontogene und maxillofaziale Knochentumoren) von besonderer Bedeutung. Hier ergaben sich Änderungen im Vergleich zur 3. Ausgabe aus dem Jahr 2005. Die Bezeichnung „keratozystisch odontogener Tumor" aus der 3. Ausgabe wurde aufgegeben, und es erfolgte eine erneute Umbenennung zurück in die Gruppe der Zysten als odontogene Keratozyste.

Die odontogenen Zysten wurden in der 4. Ausgabe wieder aufgenommen, nachdem sie in der 3. Ausgabe fehlten. Hier erfolgte im Vergleich zur Klassifikation aus dem Jahr 1992 eine umfangreiche Neugliederung. Auch wurden zahlreiche neue Tumoren, die seit 2005 beschreiben wurden, aufgenommen [42].

In einer umfangreichen retrospektiven Studie an brasilianischen Patienten zeigte sich, dass die radikuläre Zyste am häufigsten mit einem Anteil von 61 % auftrat, gefolgt von der follikulären Zyste mit einer Prävalenz von 25,3 % und der odontogenen Keratozyste mit 7,2 % [43].

Den Keratozysten kommt beim erblichen Gorlin-Goltz-Syndrom eine besondere Bedeutung zu, da sie bereits im Kindesalter multipel auftreten und bei der Diagnosestellung ein Kriterium sind (➤ Abb. 19.8).

Bei den odontogenen Tumoren wurde die Einteilung im Vergleich zur 3. Ausgabe vereinfacht, sodass nun zwischen benignen und malignen odontogenen Tumoren unterschieden wird [42].

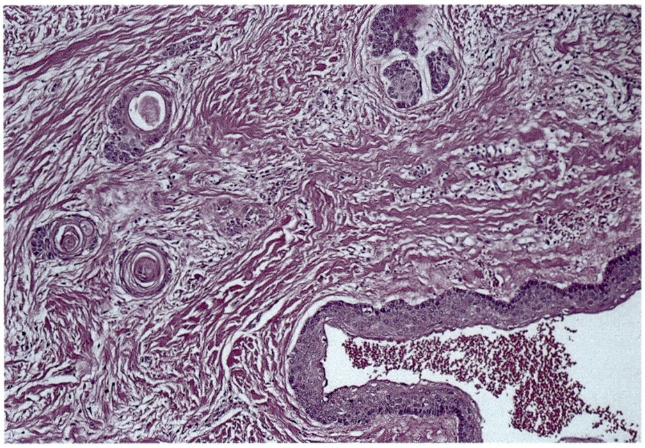

Abb. 19.8 Bei einem 12-jährigen Jungen mit Gorlin-Goltz-Syndrom fanden sich beidseits im Unterkiefer perikoronare Transluzenzen um die retinierten Zähne 37 und 47. Im histologischen Präparat nach Zystektomie und Exzision der bedeckenden Weichgewebe findet sich das charakteristische Bild einer odontogenen Keratozyste mit den palisadenartig stehenden hochprismatischen Basalzellen. Um die Hauptzyste finden sich multiple Epithelinseln mit beginnenden Mikrozysten. Die bedeckende Kieferkammschleimhaut wurde vollständig exzidiert und in mehreren Schichtebenen histologisch untersucht, um sicherzustellen, dass sich im Randbereich keine Satellitenzysten mehr befinden. [R463]

19.6.1 Therapie der Kieferzysten

Kieferzysten treten hauptsächlich in der zweiten bis vierten Lebensdekade auf. Eine Ausnahme betrifft die Durchbruchszyste, die primär in der ersten Lebensdekade auftritt.

In der Mehrzahl der Fälle handelt es sich bei **Milchzahnzysten** um radikuläre Zysten an tief zerstörten Milchzähnen oder Milchzahnwurzelresten. Da die Gefahr der Schädigung der bleibenden Zähne gegeben ist, sollten diese Zysten gefenstert werden. Gleichzeitig erfolgt die Entfernung der verursachenden Milchzähne bzw. Milchzahnreste.

In Zusammenarbeit mit dem Kieferorthopäden oder der Kieferorthopädin kann im Anschluss an die Operation zur Steuerung des Zahnwechsels und zur Nachbehandlung der Zyste ein orthodontisches Gerät mit einem Obturator kombiniert werden.

Die odontogene Keratozyste hat ihren Ursprung von Resten der Zahnleiste oder dem bedeckenden Epithel der Mundschleimhaut über einer Keratozyste. Die Diagnose wird aufgrund der histopathologischen Befunde gestellt, hilfreich sind ggf. auch die Röntgenbefunde mit einer gekammerten Transluzenz und der klinische Inhalt der Zyste, der sich durch seine hochvisköse, gelartige Konsistenz vom gelblich-flüssigen Inhalt einer follikulären Zyste unterscheidet. Die Keratozyste hat eine hohe Rezidivhäufigkeit und kann ein aggressives Wachstum zeigen [45].

In der Literatur besteht derzeit kein Konsens zur operativen Therapie der Keratozysten, wobei jedoch auf engmaschige röntgenologische Kontrollen bis zu 10 Jahre postoperativ hingewiesen wird. Die chirurgischen Therapiekonzepte reichen von mehr konservativen Maßnahmen bis zu einem radikaleren Vorgehen. Die Erstgenannten beinhalten die Marsupialisation, Dekompression und sekundäre Enukleation, während die radikaleren Verfahren eine Osteotomie der Zystenumgebung, die zusätzliche Fixierung mit Carnoyscher Lösung oder eine Kryotherapie der Zyste mit flüssigem Stickstoff beinhalten. Die Kieferteilresektion wird insbesondere dann erwogen, wenn es eine Ausbreitung in die Pterygoidmuskulatur gibt. Da in über 50 % der Keratozysten epitheliale Zellnester und auch Mikrozysten unterhalb der bedeckenden Mundschleimhaut nachgewiesen werden konnten, kommt der Entfernung der bedeckenden Mundschleimhaut bei allen operativen Verfahren eine hohe Bedeutung zu, um Rezidive aus diesem Bereich zu vermindern [45].

Zielsetzung der Marsupialisation und Dekompression ist es, das Volumen der Zyste zu verkleinern und wichtige anatomische Strukturen wie den Nervus alveolaris inferior und auch retinierte vitale Zähne zu erhalten. In einer Metaanalyse konnte gezeigt werden, dass durch eine initiale Marsupialisation und nachfolgende Enukleation des Zystenbalges nach 12 bis 18 Monaten die Rezidivrate gegenüber einer alleinigen Enukleation verringert werden konnte. Die Autoren weisen einschränkend darauf hin, dass diese Ergebnisse durch weitere Studien untermauert werden müssen [45]. Ihre Schlussfolgerung war, dass die Marsupialisation bei mittleren oder großen Zysten im Unterkiefer empfohlen werden kann, um das Rezidivrisiko zu verringern. ➤ Abb. 19.9 zeigt ein klinisches Beispiel dieses konservativen Vorgehens bei einer großen odontogenen Keratozyste, um die retinierten Zähne zu erhalten [46].

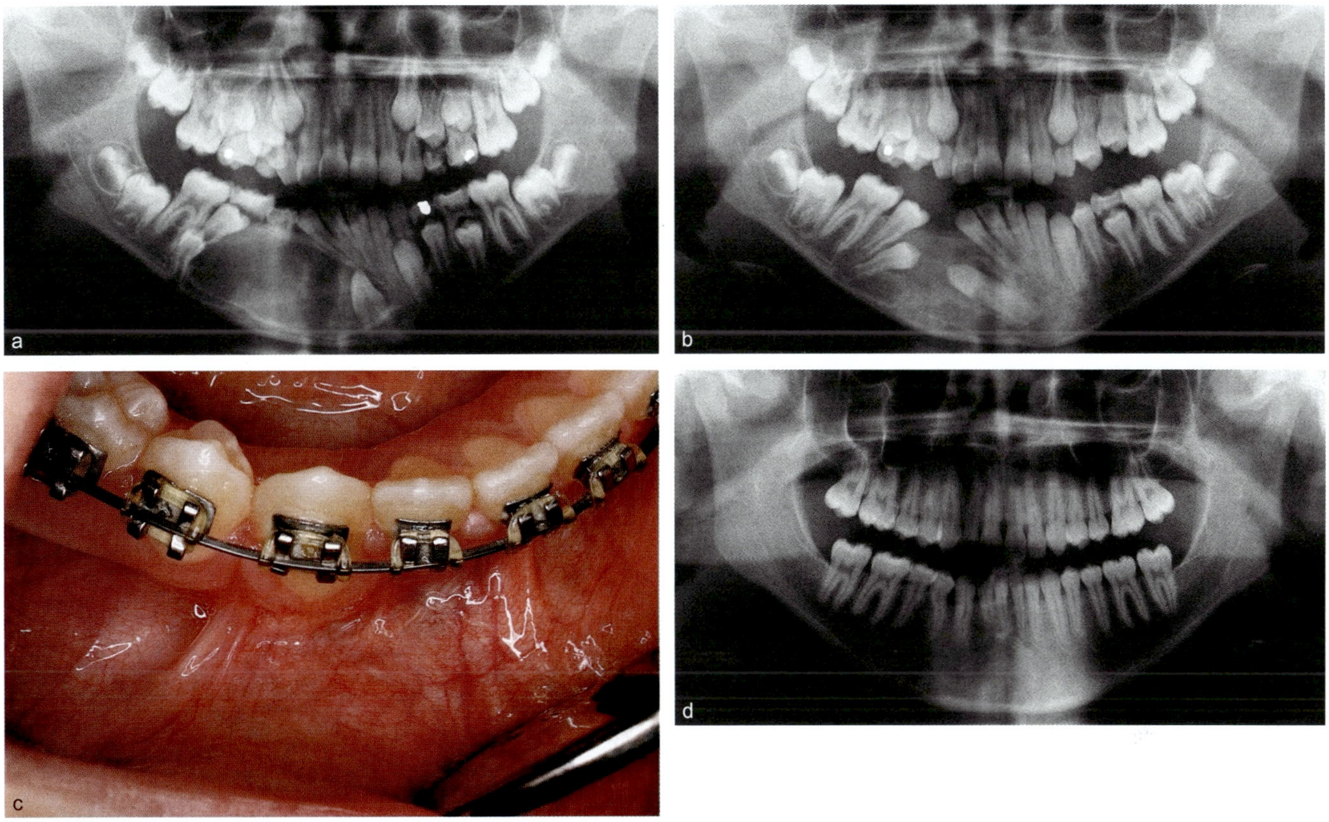

Abb. 19.9 a–d [R463]
a) Röntgenologischer Befund einer odontogenen Keratozyste in Regio 33–46 mit deutlicher Dislokation der Zähne 45, 44 und 43 und Kippung der Unterkieferfrontzähne. Die verlagerten Zähne sollen kieferorthopädisch eingeordnet werden.
b) Um die Vitalität der retinierten Zähne zu erhalten und eine Schädigung des N. alveolaris inferior auszuschließen, erfolgte zunächst eine Entfernung der bedeckenden Mundschleimhaut und eine Marsupialisation in Regio 42–44 mit anschließender Obturatorbehandlung ohne Anwendung von Carnoyscher Lösung. 7 Monate postoperativ findet sich eine deutliche Verkleinerung des Zystenlumens. Der Zahn 45 ist zu diesem Zeitpunkt bereits durchgebrochen. Die Zähne 43 und 44 zeigen spontan ein deutliches Wachstum in Richtung ihrer physiologischen Position im Zahnbogen.
c) Die klinische Situation 3 Jahre nach Beginn der Behandlung. Die retinierten Zähne 45, 44 und 43 konnten bei Erhalt der Vitalität in den Zahnbogen eingeordnet werden.
d) Röntgenbefund 6 Jahre nach Beginn der Behandlung. Die 3. Molaren wurden zwischenzeitlich entfernt. Im Bereich der ursprünglichen Keratozyste findet sich eine vollständige knöcherne Regeneration.

Die Behandlung einer odontogenen Keratozyste im Oberkiefer erfordert eine besondere Umsicht, da sie sich zur Schädelbasis ausbreiten kann und das Ausmaß in der Panoramaschichtaufnahme oft nicht vollständig erfasst werden kann. Der Magnetresonanztomografie kommt als bildgebendem Untersuchungsverfahren gerade bei Kindern eine besondere Bedeutung zu, da keine Strahlenexposition auftritt und odontogene Keratozysten gut gegen angrenzende Weich- und Hartgewebe abgegrenzt werden können (➢ Abb. 19.10).

Das postoperative Follow-up sollte sich bei odontogenen Keratozysten über einen Zeitraum von 5–10 Jahren erstrecken, wobei in der Anfangsphase zu jährlichen Röntgenaufnahmen geraten wird. In einem späteren Stadium reichen Kontrollaufnahmen in zweijährlichen Abständen aus.

19.6.2 Therapie kleinerer follikuläre Zysten

Follikuläre Zysten umschließen die Krone eines nicht durchgebrochenen Zahnes und inserieren an der Schmelz-Zement-Grenze. Sie entwickeln sich aus einem expandierten Zahnsäckchen. Die follikuläre Zyste ist in der Mundhöhle die zweithäufigste odontogene Zyste nach der radikulären Zyste. In der Umgebung verlagerter Zähne ist sie die häufigste odontogene Veränderung, gefolgt von Keratozysten und Ameloblastomen.

Histopathologisch ist sie durch ein mehrschichtiges, nicht verhornendes Plattenepithel mit Ausbildung von Reteleisten und einer kollagenfaserreichen Bindegewebekapsel (➢ Abb. 19.11) gekennzeichnet. Odontogenes Gewebe, das verlagerte Zähne umgibt, hat grundsätzlich ein Potenzial, sich in eine Vielzahl von Gewebetypen zu differenzieren, einschließlich Zysten und Tumoren.

Im Zystenbalg von follikulären Zysten wurden Anteile von odontogenem Epithel beschrieben, häufiger bei jüngeren als bei älteren Patienten. Allgemein wird angenommen, dass diese odontogenen Epithelinseln inaktiv sind, doch haben sie wahrscheinlich auch das Potenzial, sich in seltenen Fällen in Ameloblastome zu differenzieren [48].

Dies hat für die Praxis folgende Bedeutung:

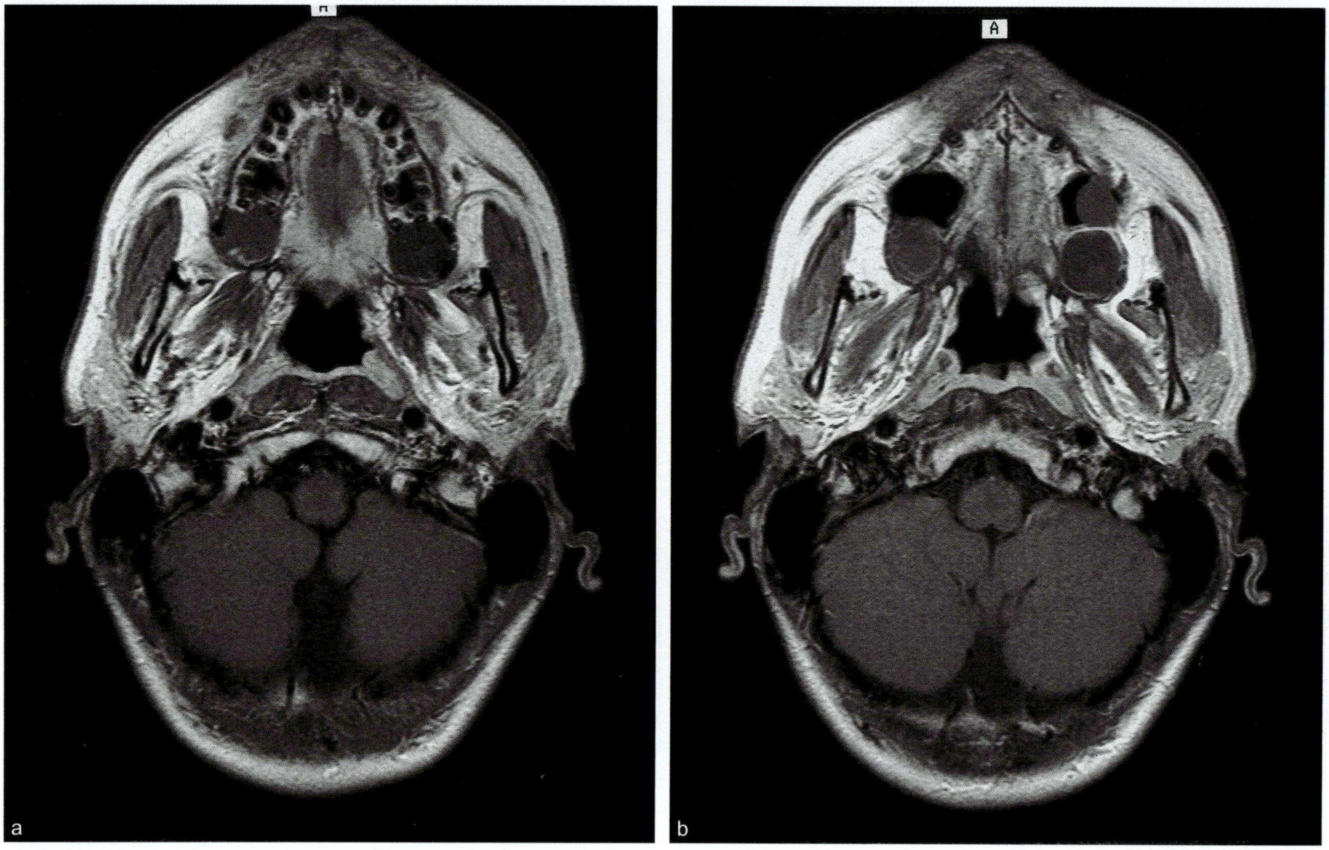

Abb. 19.10 a, b [R463]
a) Darstellung von zwei Keratozysten in Regio 18 und 28 (Pfeile) bei einem 14-jährigen Jungen mit Gorlin-Goltz-Syndrom in der Kernspinresonanztomografie (TR 690, TE 15; T_1-gewichtete Aufnahme; Kontrastmitteldarstellung mit Magnevist®). Die horizontale Schichtebene befindet sich im Bereich der Wurzelspitzen der oberen Molaren. Deutlich ist der Zahnaufbau mit Desmodontalspalt, Dentin und Pulpa zu erkennen. Zwischen den Wurzelspitzen des 2. Molaren ist das basale Lumen der Kieferhöhle (signalarme, dunkle Darstellung) zu erkennen.
b) In einer weiteren koronalen Schicht ist die Ausdehnung der keratozystischen odontogenen Tumoren in die Kieferhöhle abzuschätzen (Pfeile). In der linken Kieferhöhle findet sich eine deutlich von der Keratozyste abgegrenzte Mukozele (Pfeilspitze).

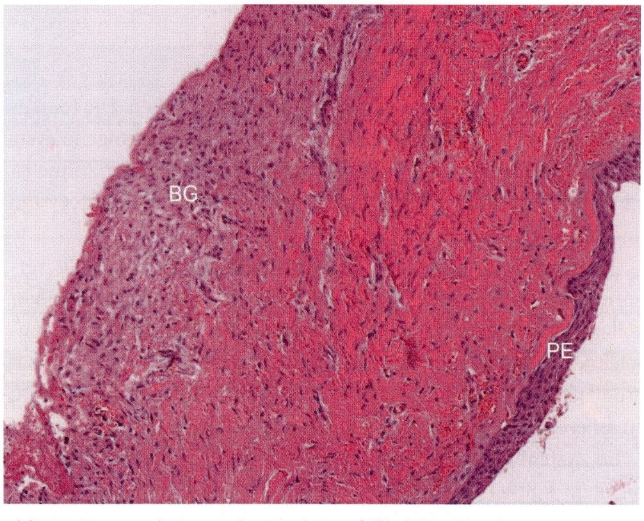

Abb. 19.11 Ausschnitt aus der Wand einer follikulären Zyste (EP = Epithel). Das angrenzende Bindegewebe (BG) des Zystenbalgs ist reich an Kollagenfasern. [M1136; M1137]

MERKE

Bei der Entfernung einer follikulären Zyste mit dem retinierten Zahn sollte der Zystenbalg vollständig entfernt und histologisch untersucht werden.

19.6.3 Therapie größerer follikulärer Zysten mit Verlagerung von bleibenden Zähnen

Im Rahmen des osmotischen Zystenwachstums kann es zu einer Verlagerung von bleibenden Zähnen kommen. Wenn der Erhalt dieser Zähne angestrebt wird, bestehen folgende Therapieoptionen:

- Zystostomie und Offenhalten des Zuganges durch einen Obturator. Röntgenologische Kontrolle z. B. nach 3–6 Monaten, ob die verlagerten Zähne ein spontanes Wachstum in ihre ursprüngliche Position zeigen. Falls sich keine Einstellung der retinierten Zähne andeutet, Freilegung und Kleben eines Retentionslementes und kieferorthopädische Bewegung.
- Zystostomie und zusätzliche Eröffnung der Zyste über der Krone des verlagerten Zahnes und Kleben eines Retentionselementes, Führen eines Kettchens z. B. über die Obturatoröffnung. Röntgenologische Kontrolle z. B. nach 3–6 Monaten, ob die verlagerten

Zähne ein spontanes Wachstum in ihre ursprüngliche Position zeigen. Falls sich keine Einstellung der retinierten Zähne andeutet, Beginn der kieferorthopädischen Extrusion.

Nach Einordnung der verlagerten Zähne sollten die restlichen Anteile der follikulären Zyste entfernt werden, um mögliche Anteile eines odontogenen Epithels oder eines Ameloblastoms zu entfernen [46].

19.7 Lippen- und Zungenbandplastiken

19.7.1 Therapie des Ankyloglossums

Hier handelt es sich um ein verkürztes oder zu dickes Zungenbändchen, das zu vielfältigen klinischen Symptomen führen kann. Die Ursache ist wahrscheinlich genetisch bedingt.

Oftmals fällt dieser Befund bereits nach der Geburt auf. Vor allem dann, wenn das Stillen beeinträchtigt ist, kann bereits sehr früh eine Indikation zur Therapie bestehen.

Folgende klinische Befunde können auftreten:

- Fixierung der Zunge am Mundboden
- Sprachbeeinträchtigungen
- Eingeschränkte Hygienefähigkeit durch die fehlende Beweglichkeit der Zunge

Eine Indikation zur Frenektomie kann sowohl beim Neugeborenen als auch im späteren Lebensalter bestehen, in der Regel dann, wenn eine deutliche Einschränkung der Funktion und Beweglichkeit der Zunge festgestellt wird.

Die Frenektomie ist ein relativ einfacher chirurgischer Eingriff, bei dem die Zunge mit zwei Fingern oder einem Spatel angehoben und dann das Bändchen scharf durchtrennt wird. Je nach Kooperationsfähigkeit der Patienten kann auch eine unterstützende Naht zur Blutstillung erfolgen. Eine freie Granulation der Wundränder ist ebenfalls eine Option, vor allem bei Neugeborenen.

Therapeutisch unterscheidet man die einfache Frenotomie (Durchtrennung des Zungenbändchens per Skalpell oder Schere) von operativ aufwendigeren Verfahren. Alternativ ist auch eine Frenektomie per Laserbehandlung (z. B. mit einem Diodenlaser) möglich. Vorteil ist hierbei die unmittelbare Blutstillung.

In der Regel kommt es bei allen therapeutischen Verfahren zu einer schnellen und auch langanhaltenden Verbesserung der Mobilität der Zunge.

19.7.2 Lippenbandplastik

Bei einem hoch ansetzenden Lippenband handelt es sich in der Regel um eine Schleimhautstruktur, die auch Muskelfasern enthält, die ihren Ursprung am M. orbicularis oris haben. Wie für das Ankyloglossum finden sich in der Literatur zahlreiche Komplikationen, die mit einem hoch ansetzenden Lippenband assoziiert sein sollen, sodass Patienten, Eltern und Behandler oftmals vor der Frage stehen, ob und wann eine Indikation zur Therapie besteht.

Als mögliche Komplikationen werden Probleme beim Stillen wie auch bei der Flaschenernährung genannt. Darüber hinaus wird diskutiert, ob gingivale Rezessionen, ein Trema oder auch Sprachprobleme assoziiert sein können.

Selbst wenn seit vielen Jahren verschiedene Operationsverfahren für die Lippenbandplastik beschreiben sind, so fehlen auch heute noch wissenschaftliche Daten, bei welchen Patienten eine Frenektomie indiziert ist und wann der ideale Behandlungszeitpunkt ist. In einer prospektiven Studie konnten Naimer et al. 2021 zeigen, dass Probleme beim Stillen, bei der Flaschenernährung, der Sprache und auch der Mundhygiene sich nicht signifikant von einer Kontrollgruppe unterschieden [49]. Aus Sicht dieser Autoren ergibt sich deshalb nur selten eine Indikation zur Lippenbandplastik in der frühen Kindheit.

Aus kieferorthopädischer Sicht ist diese empfehlenswert, wenn das Lippenband mit einem Diastema mediale assoziiert ist und aufgrund seines Einstrahlens bis nach palatinal den Lückenschluss behindert. Es empfiehlt sich, die Oberlippe nach ventral zu ziehen und zu prüfen, ob das Lippenbändchen bis in den anterioren Gaumen einstrahlt. Ein günstiger Zeitpunkt zur Operation besteht dann, wenn die Eckzähne durchgebrochen sind und sich das Trema bis zu diesem Zeitpunkt noch nicht geschlossen hat.

Operative Durchführung

Für die Lippenbandplastik sind verschiedene Operationsverfahren etabliert. In der Regel wird der Frenektomie der Vorzug gegeben. Alternativ kann eine Ypsilon-förmige Schnittführung gewählt werden, bei der das Lippenband oberhalb des Periosts gelöst und nach apikal verlegt wird. In diesem Fall verbleibt ein Bereich, der über freie Granulation verheilen kann.

Zur Verbesserung der Ästhetik besteht auch die Möglichkeit, den dreieckigen Defektbereich mit einem freien Schleimhauttransplantat abzudecken. Auf diesem Wege wird einem Rezidiv vorgebeugt.

DANKSAGUNG

Das Bild der follikulären Zyste (➤ Abb. 19.11) wurde von Priv.-Doz. Dr. Alberto Perez Bouza (Institut für Pathologie, Troisdorf) bereitgestellt.

LITERATUR

[1] Andreasen JO. Farbatlas der Replantation und Transplantation von Zähnen. Köln: Deutscher Ärzte-Verlag; 1993.
[2] Schwartz O. Allotransplantation menschlicher Zähne. Farbatlas der Replantation und Transplantation von Zähnen, Andreasen JO (ed.). Köln: Deutscher Ärzte Verlag; 1993.
[3] Richardson M. Changes in lower third molar position in the young adult. Am J Orthod Dentofacial Orthop. 1992; 102(4): p. 320–7.
[4] Ades AG, et al. A long-term study of the relationship of third molars to changes in the mandibular dental arch. Am J Orthod Dentofacial Orthop. 1990; 97(4): p. 323–35.
[5] Kunkel M, et al. S2k-Leitlinie (Langversion) Operative Entfernung von Weisheitszähnen AWMF-Registernummer: 007–003. Stand: August 2019, gültig bis: August 2024. 2006 [cited August 11th, 2021]. Available from: https://www.awmf.org/uploads/tx_szleitlinien/007-003l_S2k_Weisheitszahnentfernung_2019-08.pdf.
[6] Pogatzki-Zahn E, and Meissner W. Behandlung akuter perioperativer und posttraumatischer Schmerzen – Angemeldetes Leitlinienvorhaben. 2021. Available from: https://www.awmf.org/leitlinien/detail/anmeldung/1/ll/001-025.html.

[7] Skjelbred P, and Lökken P. Pain and other squelae after surgery – mechanisms and management. Textbook and Color Atlas of Tooth Impactions; Andreasen JO, Petersen JK, Laskin DM (eds). Kopenhagen: Munksgaard; 1997.
[8] Reichart PA. Dentoalveoläre Chirurgie. Mund- Kiefer- und Gesichtschirurgie; Hausamen JE, Machtens E, Reuther J (eds.). Berlin–Heidelberg–New York: Springer; 1995.
[9] Wikström A, et al. What is the best long-term treatment modality for immature permanent teeth with pulp necrosis and apical periodontitis? European Archives of Paediatric Dentistry. 2021; 22(3): p. 311–340.
[10] Becker J. Verringerung der Strahlenexposition bei der enoralen Röntgendiagnostik durch eine Einblendung des Nutzstrahlfeldes. Quintessenz. 1995; 46(1201).
[11] Tränkmann J. Ätiologie, Diagnose und Therapie retinierter Zähne. Prakt Kieferorthop. 1987; 1(217).
[12] World Health Organisation. ICD-10 Version 2019. 2019 [cited Aug 8th, 2021]. Available from: https://icd.who.int/browse10/2019/en#/K01.1.
[13] Weber T. Retention/Verlagerung, in Memorix Zahnmedizin; Weber T (ed.). Thieme Verlag; 2016.
[14] Thilander B, and Myrberg N. The prevalence of malocclusion in Swedish schoolchildren. Scand J Dent Res. 1973; 81(1): p. 12–21.
[15] Ericson S, and Kurol J. Radiographic examination of ectopically erupting maxillary canines. Am J Orthod Dentofacial Orthop. 1987; 91(6): p. 483–92.
[16] Al-Zoubi H, et al. Frequency of impacted teeth and categorization of impacted canines: A retrospective radiographic study using orthopantomograms. Eur J Dent. 2017; 11(1): p. 117–121.
[17] Ericson S, and Kurol J. Incisor root resorptions due to ectopic maxillary canines imaged by computerized tomography: a comparative study in extracted teeth. Angle Orthod. 2000; 70(4): p. 276–83.
[18] Jacoby H. The etiology of maxillary canine impactions. Am J Orthod. 1983; 84(2): p. 125–32.
[19] Parkin N, et al. Interventions for promoting the eruption of palatally displaced permanent canine teeth, without the need for surgical exposure, in children aged 9 to 14 years. The Cochrane Database of Systematic Reviews. 2017(10); p. CD012851.
[20] Becker A, and Chaushu S. Success rate and duration of orthodontic treatment for adult patients with palatally impacted maxillary canines. Am J Orthod Dentofacial Orthop. 2003; 124(5): p. 509–14.
[21] Tränkmann J. Eine neue Methode der operativen Freilegung retinierter Zähne. Dtsch Zahnärztl Z. 1971; 26(830).
[22] Manhartsberger C, and Richter M. Der palatinal impaktierte Eckzahn – Neue Möglichkeiten zur kieferorthopädischen Einreihung. Prakt Kieferorthop. 1992; 6(161).
[23] Barwart O, et al. Die parodontale Situation retinierter Eckzähne nach kieferorthopädischer Einreihung. Prakt Kieferorthop. 1993; 7(129).
[24] Kurol J. Impacted and ankylosed teeth: Why, when, and how to intervene. American Journal of Orthodontics and Dentofacial Orthopedics. 2006; 129(4. Supplement): p. S86-S90.
[25] Huck L, et al. Distraction osteogenesis of ankylosed front teeth with subsequent orthodontic fine adjustment. J Orofac Orthop. 2006; 67(4): p. 297–307.
[26] Wilmes B, et al. Einordnung ankylosierter Zähne im digitalen Zeitalter. Orthodontie & Kieferorthopädie. 2021; 53(02): p. 133–142.
[27] Frazier-Bowers SA, et al. Primary failure of eruption: further characterization of a rare eruption disorder. Am J Orthod Dentofacial Orthop. 2007; 131(5): p. 578.e1–11.
[28] Raghoebar GM, et al. Eruption disturbances of permanent molars: a review. J Oral Pathol Med. 1991; 20(4): p. 159–66.
[29] Proffit WR, and Vig KW. Primary failure of eruption: a possible cause of posterior open-bite. Am J Orthod. 1981; 80(2): p. 173–90.
[30] Hanisch M, et al. Primary failure of eruption (PFE): a systematic review. Head Face Med. 2018; 14(1): p. 5.
[31] Philipsen HP, et al. Adenomatoid odontogenic tumor: biologic profile based on 499 cases. J Oral Pathol Med. 1991; 20(4): p. 149–58.
[32] Polder BJ, et al. A meta-analysis of the prevalence of dental agenesis of permanent teeth. Community Dentistry and Oral Epidemiology. 2004; 32(3): p. 217–226.
[33] Shimizu T, and Maeda T. Prevalence and genetic basis of tooth agenesis. Japanese Dental Science Review. 2009; 45(1): p. 52–58.
[34] Becker K, et al. Skeletally anchored mesialization of molars using digitized casts and two surface-matching approaches : Analysis of treatment effects. J Orofac Orthop. 2018; 79(1): p. 11–18.
[35] Terheyden H, and Tetsch J. S3-Leitlinie Zahnimplantatversorgungen bei multiplen Zahnnichtanlagen und Syndromen – AWMF-Registernummer: 083–024 2016 [cited August 11th, 2021]. Available from: https://www.awmf.org/uploads/tx_szleitlinien/083-024l_S3_Implantate_bei_Zahnnichtanlagen_2018-02.pdf.
[36] Czochrowska EM, et al. Outcome of tooth transplantation: survival and success rates 17–41 years posttreatment. Am J Orthod Dentofacial Orthop. 2002; 121(2): p. 110–9; quiz 193.
[37] Tsukiboshi M, Yamauchi N, and Tsukiboshi Y. Long-term Outcomes of Autotransplantation of Teeth: A Case Series. J Endod. 2019; 45(12 s): p. S72–S83.
[38] Yu HJ, et al. Autotransplantation of third molars with completely formed roots into surgically created sockets and fresh extraction sockets: a 10-year comparative study. Int J Oral Maxillofac Surg. 2017; 46(4): p. 531–538.
[39] Jang Y, et al. Prognostic Factors for Clinical Outcomes in Autotransplantation of Teeth with Complete Root Formation: Survival Analysis for up to 12 Years. J Endod. 2016; 42(2): p. 198–205.
[40] Abella F, and Roig M. Tooth Autotransplantation: A Proven Therapeutic Option; 2021 [cited August 13th, 2021]. Available from: https://www.aae.org/specialty/communique/tooth-autotransplantation-a-proven-therapeutic-option/.
[41] Kokai S, et al. Retrospective study of 100 autotransplanted teeth with complete root formation and subsequent orthodontic treatment. Am J Orthod Dentofacial Orthop. 2015; 148(6): p. 982–9.
[42] Subasioglu A, et al. Genetic background of supernumerary teeth. Eur J Dent. 2015; 9(1): p. 153–158.
[43] Wright JM, and Vered M. Update from the 4th Edition of the World Health Organization Classification of Head and Neck Tumours: Odontogenic and Maxillofacial Bone Tumors. Head Neck Pathol. 2017; 11(1): p. 68–77.
[44] Grossmann SM, et al. Demographic profile of odontogenic and selected nonodontogenic cysts in a Brazilian population. Oral Surg Oral Med Oral Pathol Oral Radiol Endod. 2007; 104(6): p. e35–41.
[45] de Castro MS, Caixeta CA, de Carli ML, Ribeiro Júnior NV, Miyazawa M, Pereira AAC, Sperandio FF, Hanemann JAC. Conservative surgical treatments for nonsyndromic odontogenic keratocysts: a systematic review and meta-analysis. Clin Oral Investig. 2018 Jun; 22(5): 2089–2101. doi: https://doi.org/10.1007/s00784-017-2315-8. Epub 2017 Dec 20. PMID: 29264656.
[46] Slusarenko da Silva Y, Stoelinga PJW, Naclério-Homem MDG. Recurrence of nonsyndromic odontogenic keratocyst after marsupialization and delayed enucleation vs. enucleation alone: a systematic review and meta-analysis. Oral Maxillofac Surg. 2019; 23(1): p. 1–11.
[47] Meleti M., and van der Waal I. Clinicopathological evaluation of 164 dental follicles and dentigerous cysts with emphasis on the presence of odontogenic epithelium in the connective tissue. The hypothesis of "focal ameloblastoma". Med Oral Patol Oral Cir Bucal. 2013; 18(1): p. e60–4.
[48] Naimer SA, Israel A, Gabbay A. Significance of the tethered maxillary frenulum: a questionnaire-based observational cohort study. Clin Exp Pediatr. 2021; 64(3): p. 130–135

KAPITEL

20 Mund-, Kiefer- und Gesichtserkrankungen

Emeka Nkenke und Barbara Hofstadler

20.1 Mund- und Zungenschleimhauterkrankungen

20.1.1 Infektiöse Allgemeinerkrankungen/ Kinderkrankheiten

Eine Vielzahl von Kinderkrankheiten zeigt Manifestationen auf der Mundschleimhaut (➤ Tab. 20.1). Gelegentlich kann diese Manifestation das erste Symptom der Erkrankung sein. Die Koordination der Therapie wird vonseiten der Pädiatrie vorgenommen. Es ist die zahnärztliche Aufgabe, die Symptome im Fachgebiet zu erkennen und eine Zuweisung zur weiteren pädiatrischen Behandlung vorzunehmen. Da es sich um infektiöse Erkrankungen handelt, muss der Kontakt zwischen dem Patienten und anderen Kindern ab dem Zeitpunkt des Erkennens vermieden werden. Die Therapie der intraoralen Manifestationen erfolgt in der Regel symptomatisch durch sorgfältige Mundhygiene und bedarfsorientierte Analgetikagabe.

20.1.2 Erkrankungen der Mundschleimhaut

Veränderungen der Mundschleimhaut können durch Viren, Bakterien oder Pilze (z. B. Candida albicans) bedingt sein. Mechanische, thermische oder chemische Reize können die Entwicklung von Mundschleimhautentzündungen unterstützen und unterhalten. Daneben bestehen Mundschleimhauterkrankungen, die keine infektiöse Komponente haben und z. B. auf Basis von Systemerkrankungen wie dem Morbus Behçet entstehen.

Infektiöse Mundschleimhauterkrankungen

Als Verursacher der infektiösen Mundschleimhauterkrankungen dominiert das Herpes-simplex-Virus. Im Akutstadium der Herpes-labialis-Infektion treten schmerzhafte periorale Bläschen auf. Bei der Gingivostomatitis herpetica liegen Bläschen und Ulzerationen der gesamten Mundschleimhaut vor, die ebenfalls ausgesprochen schmerzhaft sind. Therapeutisch werden Virustatika lokal oder systemisch angewendet.

Bei der Diphtherie handelt es sich um eine bakteriell bedingte Erkrankung, die als orale Manifestation Pseudomembranen im Rahmen der Angina tonsillaris erzeugt. Die Diphtherie tritt heute aufgrund der hohen Durchimpfungsrate nur noch vereinzelt auf. Symptome der Erkrankung müssen jedoch wegen der potenziell lebensgefährlichen Auswirkungen sehr ernst genommen werden.

Die Candida-Stomatitis ist durch Pilze (v. a. Candida albicans) bedingt. Das Auftreten wird durch Immunsuppression oder längerfristige Antibiotikagabe begünstigt. Die Therapie besteht in der topischen Anwendung von Antimykotika (➤ Tab. 20.2).

Nichtinfektiöse Mundschleimhauterkrankungen

Mechanische, thermische und chemische Reize können zu schmerzhaften Schädigungen der Mundschleimhaut führen, die sich gelegentlich auch sekundär infizieren. Die Therapie besteht hier im Ausschalten der Schleimhautnoxen.
Die Ursache der rezidivierenden benignen Aphthosis ist weiterhin ungeklärt. Die Therapie erfolgt symptomatisch.

Tab. 20.1 Infektiöse Allgemeinerkrankungen

	Erreger	Intraorale Manifestationen	Krankheitsverlauf und extraorale Manifestationen	Komplikationen	Therapie
Windpocken (Varizellen)	Varizella-Zoster-Virus	Bläschen an Mundschleimhaut und Zunge	„Sternenhimmel"-Exanthem (unregelmäßige Bläschen unterschiedlicher Größe)	Enzephalitis, bakterielle Superinfektionen	Symptomatisch
Masern	Masernvirus	Enanthem mit Koplik-Flecken (weiße Punkte der Wangenschleimhaut)	Prodromalstadium (Fieber, Konjunktivitis, Atemwegskatarrh), makulopapulöses Exanthem mit hohem Fieber	Bakterielle Superinfektionen, Pneumonie, Enzephalitis	Symptomatisch
Scharlach	Streptococcus pyogenes	Angina tonsillaris, Enanthem am Weichgaumen, „Himbeerzunge"	Prodromalstadium (hoher Fieberanstieg, Halsschmerzen), Wangenröte mit perioraler Blässe, feinfleckiges, Exanthem mit nachfolgender Schuppung	Bakterielle Ausbreitung (Peritonsillar-/Retropharyngealabszess), immunvermittelte Folgeerkrankungen	Antibiotikagabe, symptomatisch
Mumps	Mumpsvirus	Gerötetes Ostium der Parotis-Ausführungsgänge	Sialadenitis der Parotis (meist beidseitig), Fieber, Allgemeinsymptome	Meningoenzephalitis, Pankreatitis, Orchitis	Symptomatisch
Dreitagefieber (Exanthema subitum)	Herpesvirus 6/7	Nagayama-Flecken (Enanthem an Weichgaumen und Uvula)	Initial hohes Fieber, im Verlauf Fieberabfall mit generalisiertem, feinfleckigem, makulösem Exanthem	Meningoenzephalitis	Symptomatisch
Pfeiffer-Drüsenfieber	Epstein-Barr-Virus	Angina tonsillaris (ggf. mit grau-weißlichen Belägen), petechiales Enanthem am Hartgaumen	Fieber, Lymphadenopathie, generalisiertes Exanthem, ausgeprägte Allgemeinsymptomatik (Fatigue), Organbeteiligungen (z. B. Splenomegalie)	Milzruptur bei Splenomegalie, EBV-assoziierte Malignome	Symptomatisch
Coxsackie-A-Virus-Infektionen	Coxsackie-A-Virus	Hand-Fuß-Mund-Krankheit (Bläschenstomatitis, Bläschendermatitis an Handflächen und Fußsohlen) Herpangina (Bläschen im Rachenraum und an Tonsillen, hohes Fieber, reduzierter Allgemeinzustand)		Aseptische Meningoenzephalitis	Symptomatisch

Tab. 20.2 Infektiöse Erkrankungen der Mundschleimhaut

	Genese	Klinik	Therapie
Herpes labialis	Sekundärmanifestation bei Herpes-simplex-Virus Typ 1 oder 2 (Reaktivierung in Stresssituationen)	Rezidivierende, schmerzhafte periorale Bläschen	Aciclovir lokal
Gingivostomatitis herpetica	Schwer verlaufende Primärmanifestation bei Herpes-simplex-Virus Typ 1 (v.a. bei Erstinfektion im Kleinkindalter oder bei Immundefekten)	Schmerzhafte Bläschen und Ulzerationen der Mundschleimhaut und perioral Lymphadenopathie, Fieber, Allgemeinsymptome	Analgesie, Mundhygiene Aciclovir systemisch
Diphtherie	Infektion durch Corneybacterium diphtheriae	Angina tonsillaris mit Pseudomembranen (grau-weißliche, nicht abstreifbare Beläge) Faulig-süßlicher Foetor ex ore Erstickungsgefahr bei progredientem Verlauf	Diphterie-Antitoxin Antibiotikagabe
Candida-Stomatitis	Infektion durch Candida albicans (90 %) bei unzureichender Mundhygiene, Immunsuppression oder längerfristiger systemischer Antibiotikagabe	Weißliche, leicht abwischbare Beläge	Topische Antimykotika

Besondere Aufmerksamkeit verdienen hämorrhagisch-verkrustende Läsionen der Mundschleimhaut. Sie treten in Rahmen des Erythema exsudativum multiforme auf. Die Erkrankung kann einen potenziell tödlichen Verlauf nehmen. Eine sofortige Zuweisung auf ein spezialisiertes pädiatrisches Zentrum ist deshalb notwendig (➤ Tab. 20.3).

20.1.3 Veränderungen der Zungenschleimhaut

Viele Veränderungen der Zungenschleimhaut weisen als führendes Symptom das Zungenbrennen auf. Vitamin- und Eisenmangel sind Hauptgründe für das Auftreten von Zungenschleimhauterkrankungen. Differenzialdiagnostisch muss auch immer an die Folgen einer Immunsuppression gedacht werden, die medikamentös bedingt sein kann oder sich auf Basis einer Systemerkrankung (z.B. Leukämie oder AIDS) entwickelt.

Veränderungen der Zungenschleimhaut mit Krankheitswert

Die Himbeerzunge zeichnet sich durch hypertrophe Papillen aus. Sie tritt im Rahmen der Scharlach-Infektion auf, wird aber auch bei Vaskulitiden (z.B. Kawasaki-Syndrom) beobachtet. Durch

Tab. 20.3 Nichtinfektiöse Erkrankungen der Mundschleimhaut

	Genese	Klinik	Therapie
Stomatitis, orale Mukositis	Exogene Irritation der Schleimhaut	Rötung, Schwellung, selten Erosionen	Symptomatisch, Ausschalten der Noxe
Rezidivierende benigne Aphthosis	Unklar, z.T. bei systemischen Erkrankungen (z.B. Morbus Behçet)	Milde Verlaufsform: einzelne oberflächliche Aphten (bis zu sechsmal jährlich) Schwere Verlaufsform: hochschmerzhafte, nahezu permanent auftretende tiefe fibrinbelegte Ulzera	Topische Medikamentengabe (Antiseptika, Lokalanästhetika, adstringierende und antiinflammatorisch wirkende Substanzen)
Erythema exsudativum multiforme	Unklar, evtl. infekt-allergische Reaktion nach Virusinfektion	Schießscheibenartige Plaques (Korkarden) mit starkem Juckreiz Schleimhautbeteiligung (50 %) als hämorrhagisch-verkrustende Läsionen	Stationäre Aufnahme, Antiseptika, Glukokortikoide (lokal und systemisch)

die Therapie der Grunderkrankung wird die Zungenveränderung behoben.

Die Hunter-Glossitis („Lackzunge") ist durch atrophierte Papillen charakterisiert. Der Veränderung liegt ein Vitamin-B12-Mangel zugrunde.

Die orale Haarzell-Leukoplakie bezeichnet eine weißliche Veränderung am Zungenrand. Sie tritt im Rahmen einer EBV-Infektion bei gleichzeitigem Vorliegen von AIDS in einem immunsuppressiven Stadium auf (➤ Tab. 20.4).

Veränderungen der Zungenschleimhaut ohne Krankheitswert

Es existieren verschiedene charakteristische Veränderungen der Zungenschleimhaut, die keiner Therapie zugeführt werden müssen. Typische Vertreter sind die Glossitis rhombica median, die Lingua geographica, die Lingua nigra und die Lingua plicata (➤ Tab. 20.5). Um die Einleitung unnötiger Biopsien und Therapieversuche zu vermeiden, sollten zahnärztlich Tätige in der Lage sein, diese Veränderungen entsprechend zu interpretieren.

20.2 Angeborene Fehlbildungen und Entwicklungsstörungen

20.2.1 Submuköse (okkulte) Gaumenspalte

Die submuköse Gaumenspalte ist eine Mikroform der Lippen-Kiefer-Gaumenspalte. Betroffene Kinder zeigen eine Spaltung des knöchernen harten Gaumens und der Muskulatur des Weichgaumens bei intakter Schleimhautbedeckung (➤ Abb. 20.1).

Tab. 20.4 Veränderungen der Zungenschleimhaut mit Krankheitswert

	Beschreibung	Ätiologie
Himbeerzunge	Gerötete Zunge mit hypertrophen Papillen	Scharlach (siehe ➤ Tab. 20.1) Kawasaki-Syndrom (Vaskulitis)
Hunter-Glossitis („Lackzunge")	Gerötete Zunge mit atrophierten Zungenpapillen, Zungenbrennen	Vitamin-B12-Mangel
Orale Haarleukoplakie	Nicht abstreifbare weißliche Beläge am seitlichen Zungenrand	EBV-Infektion bei gleichzeitiger Immunsuppression (v. a. AIDS)

Tab. 20.5 Veränderungen der Zungenschleimhaut ohne Krankheitswert

Glossitis rhombica mediana	Rautenförmig begrenztes, glattes, dunkelrotes Schleimhautareal im mittleren bis hinteren Zungendrittel ohne Papillen
Lingua geographica	Rundlich begrenzte rötliche Areale mit weißem Randsaum, ggf. Zungenbrennen
Lingua nigra	Ablagerung dunkler Beläge bei hyperplastischen Papillen
Lingua plicata	Verstärkt ausgebildete Längs- und Querfalten

Ätiologie

Submuköse Gaumenspalten können isoliert oder syndromal, beispielsweise beim Down-Syndrom, auftreten. Ursächlich ist eine fehlerhafte Verschmelzung der seitlichen Oberkieferwülste in der Medianebene zwischen der 10. und 12. Schwangerschaftswoche. Sowohl endogene (z. B. Gendefekte) als auch exogene Faktoren (z. B. Nikotinabusus der Mutter während der Schwangerschaft) können prädisponierend wirken.

20

Klinik und Diagnostik

Bei der submukösen Gaumenspalte ist die Gaumenschleimhaut intakt. Darunter liegt jedoch eine mediane Spaltung des knöchernen harten Gaumens vor. Ebenfalls ist die Velummuskulatur unterbrochen und zeigt beidseits eine Fehlinsertion an der doppelt vorliegenden Spina nasalis posterior. Als klinische Trias liegt vor:

- Uvula bifida (nicht obligat)
- Median verlaufende muskuläre Spalte des Weichgaumens
- Tastbare V-förmige Kerbe am Hartgaumen

Die Uvula bifida hat keinen Krankheitswert und muss keiner Behandlung unterzogen werden.

Während die Diagnose der klassischen Lippen-Kiefer-Gaumenspalte heute bereits vorgeburtlich über sonografische und Magnetresonanztomografie-Untersuchungen gestellt werden kann, wird die submuköse Gaumenspalte häufig erst bei reduzierter Verständlichkeit des Sprechens im Rahmen des Schulbesuchs diagnostiziert. Typisch ist ein offenes Näseln (Rhinolalia aperta), das durch eine velopharyngeale Insuffizienz entsteht. Beim Heben des Gaumensegels während des Sprechens wird kein adäquater velopharyngealer Abschluss erzielt, und Luft entweicht unerwünscht durch die Nase. Durch die Funktionsstörung der Velummuskulatur ist auch die Öffnung der Tuba auditiva eingeschränkt. Die Folge können Belüftungsstörungen des Mittelohrs mit rezidivierenden Paukenergüssen und Mittelohrentzündungen sein. Folglich müssen die Kinder auch regelmäßig HNO-ärztlich untersucht werden.

Bei klinischem Verdacht auf eine submuköse Gaumenspalte werden zunächst eine Untersuchung des Gaumens und eine transnasale Transillumination veranlasst [1]. Bei einem positiven Befund wird die Spinal nasalis posterior nicht median als einzelner Punkt, sondern gedoppelt nach lateral versetzt am Übergang zwischen Hart- und Weichgaumen palpiert. Bei der transnasalen Transillumination wird eine Lichtquelle in die Nasenhöhle eingeführt.

Therapie

Bei der submukösen Gaumenspalte besteht die Indikation zur operativen Korrektur, wenn Einschränkungen beim Sprechen vorliegen. Der zentrale Aspekt des chirurgischen Eingriffs ist die Herstellung eines anatomisch korrekten Verlaufs der Velummuskulatur. Eine isolierte Uvula bifida stellt keine Operationsindikation dar. Bei der Operation werden die Muskelstümpfe der Velummuskulatur von der Fehlinsertion an der gedoppelten Spina nasalis posterior abgelöst, entsprechend auch aus der Umleitung am Hamulus pterygoideus befreit und median vereinigt. Ergänzend kann in einem zweiten, separaten Schritt eine Velopharyngoplastik vorgenommen werden, die eine typisch sprechverbessernde Operation ist [2]. Unabhängig von der Operationsmethode ist eine enge logopädische Betreuung der Kinder entscheidend, um das bestmögliche Ergebnis beim Sprechen zu erzielen.

20.2.2 Makroglossie

Makroglossie bezeichnet eine Vergrößerung der Zunge, die dazu führt, dass sich die Zunge in der Ruheposition zwischen die Zahnreihen legt (➤ Abb. 20.2).

Ätiologie

Ätiologisch wird zwischen einer echten und einer relativen Makroglossie sowie einer angeborenen und einer erworbenen Form differenziert (➤ Tab. 20.6). Als echte Makroglossie bezeichnet man eine Vergrößerung der Zunge, die durch eine sowohl volumetrisch als auch histopathologisch nachweisbare Gewebevermehrung bedingt ist. Die relative Makroglossie ist über ein Missverhältnis zwischen der Größe der Zunge und dem Raumangebot der Mundhöhle definiert. Sie zeigt keine histopathologischen Veränderungen des Zungengewebes [3].

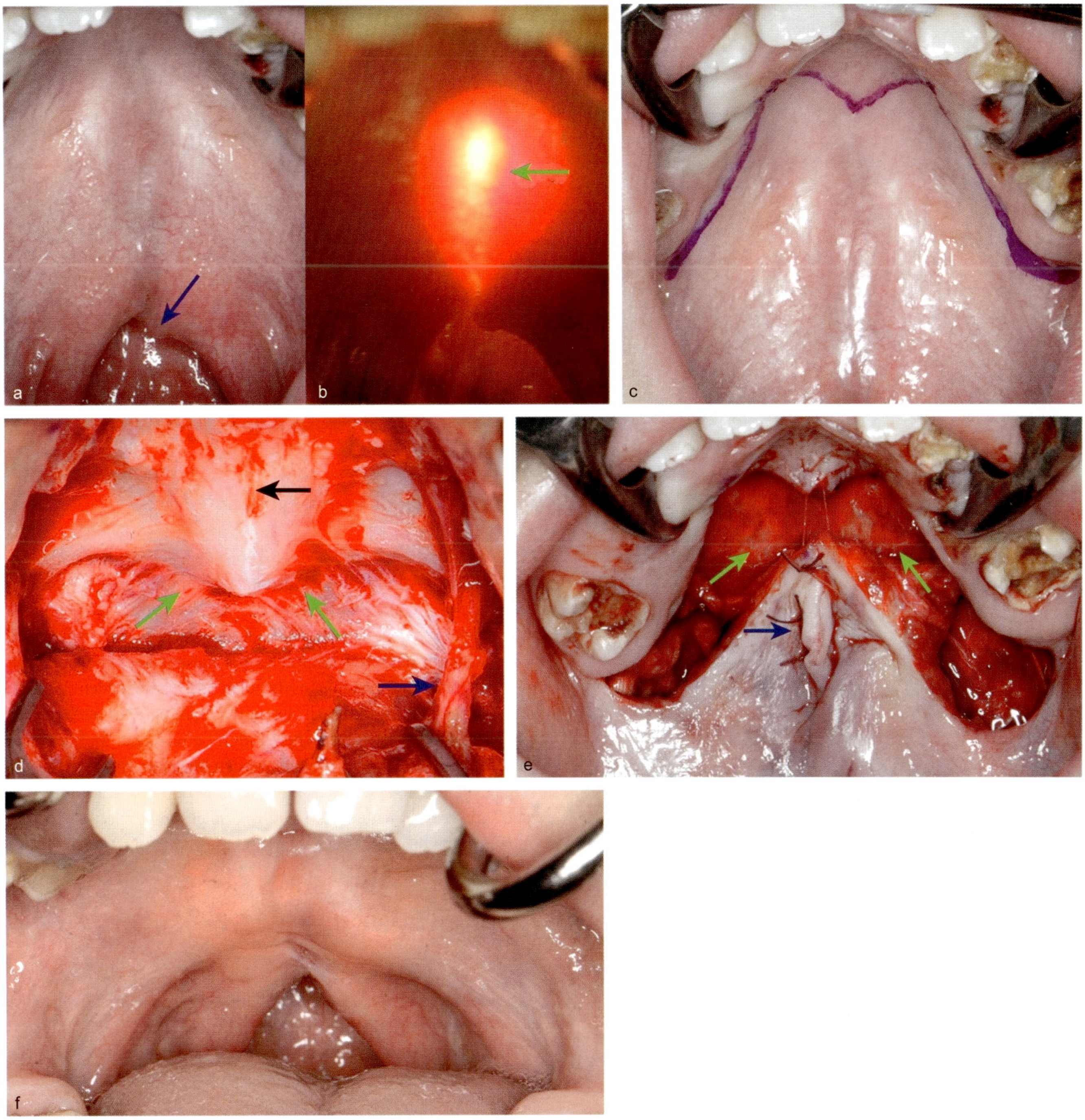

Abb. 20.1 a–f [M1134]
a) Der Gaumen wirkt durch die nur rudimentär angelegte Uvula (grüner Pfeil) auffällig.
b) Die Transillumination (grüner Pfeil) mittels eines nasal eingeführten Endoskops zeigt die fehlende Verbindung zwischen dem rechten und linken knöchernen Gaumen.
c) Der Zugang zur Velummuskulatur wird über eine M-förmige Schnittführung geschaffen.
d) Nach Abheben der Gaumenschleimhaut wird die Fehlinsertion der Velummuskulatur (grüne Pfeile) an der geteilten Spina nasalis posterior sichtbar. Die bindegewebige Überbrückung (schwarzer Pfeil) der knöchernen Spaltbildung wird erhalten. Blauer Pfeil: Arteria palatina major
e) Die Spitzen der M-förmigen Schnittführung werden durch Nähte vereinigt (blauer Pfeil) und die Gaumenschleimhaut wird nach dorsal verschoben, um eine Verlängerung des Weichgaumens zu erreichen und den velopharyngealen Abschluss zu erleichtern. Die nicht mit Schleimhaut bedeckten Anteile des harten Gaumens werden der freien Granulation überlassen (grüne Pfeile).
f) Die Weichgewebedefekte am Gaumen heilen narbenfrei ab. Zwischenzeitlich ist die Behandlung der kariösen Läsionen erfolgt.

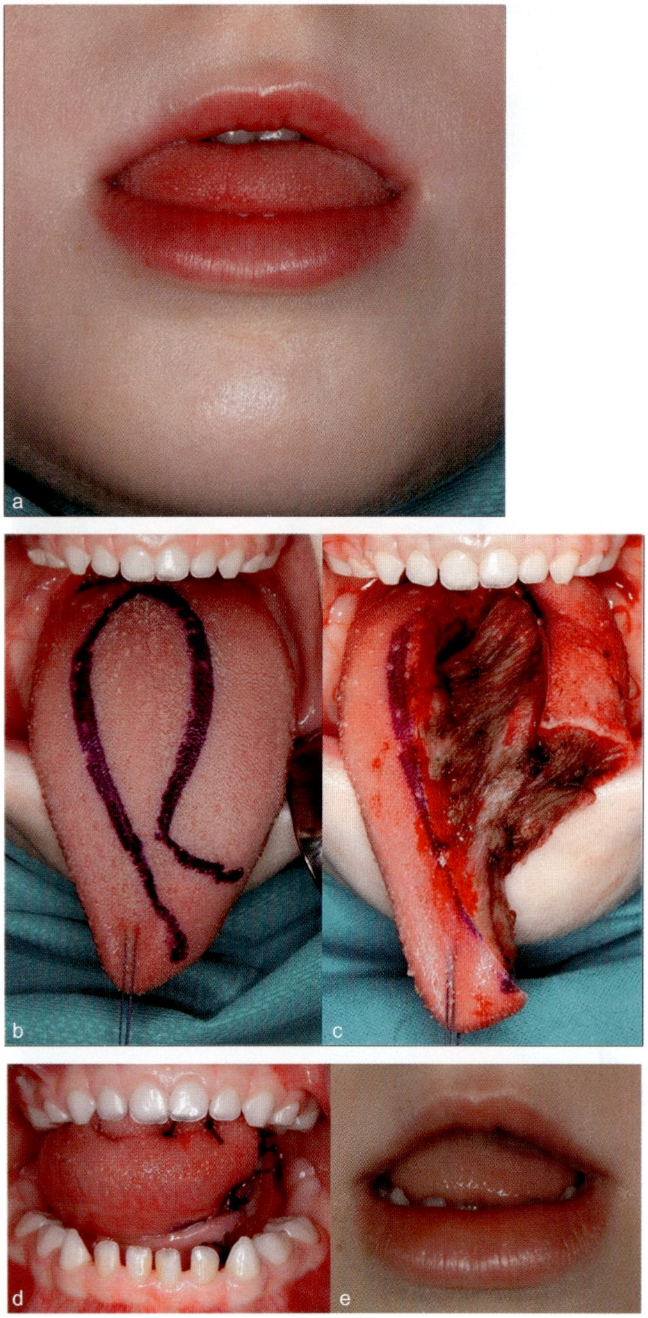

Abb. 20.2 a–e [M1134]
a) Das klinische Bild zeigt eine ausgeprägte Makroglossie, bei der sich die entspannte Zunge zwischen die Zahnreihen legt.
b) Die typische Schnittführung zur Durchführung einer Zungenreduktionsplastik erhält die Zungenspitze.
c) Wegen der guten Blutversorgung der Zunge ist eine umfassende Koagulation von Blutungspunkten notwendig.
d) Der Wundverschluss wird so durchgeführt, dass keine Narbe im Bereich der neu geformten Zungenspitze entstehen kann.
e) Nach der Zungenreduktionsplastik lagert sich die Zunge in entspanntem Zustand nicht mehr zwischen die Zahnreihen.

20

Tab. 20.6 Ätiologie der Makroglossie

Echte Makroglossie	Angeboren • Muskuläre Hypertrophie (Beckwith-Wiedemann-Syndrom) • Speicherkrankheiten mit intra- und extrazellulärer Ablagerung von Substanzen (z. B. Mukopolysaccharidose) • Tumore • Vaskuläre Malformationen Erworben • Tumore • Systemische Erkrankungen (Amyloidose, Gigantismus) • Lokal-reaktive Veränderungen (traumatische, allergische Ödembildung)
Relative Makroglossie	Angeboren • Down-Syndrom • Kongenitale Hypothyreose Erworben • Elevation (Mundbodenabszess, Zahnlosigkeit) • Systemische Erkrankungen (Myxödem)

Beckwith-Wiedemann-Syndrom

Eine besondere Stellung in der Gruppe der echten, kongenitalen Makroglossien nimmt die syndromale Manifestation im Rahmen des Beckwith-Wiedemann-Syndroms ein. Aufgrund von genetischen oder epigenetischen Veränderungen mit Überexpression von Wachstumsfaktoren kommt es bei diesem Krankheitsbild zu einem bereits intrauterin einsetzenden überschießenden Wachstum. Dieses manifestiert sich neben der Makroglossie auch durch eine Großwüchsigkeit mit hoher Endgröße und eine Makrosomie einzelner innerer Organe. Weiters werden Begleiterscheinungen wie Hypoglykämie, Exopthalmus, Omphalozele und bösartige embryonale Tumore beobachtet. Die Therapie erfolgt symptomatisch und ist abhängig von der individuellen Symptomausprägung.

Klinik und Diagnostik

Ausgeprägte Formen der Makroglossie stellen eine Blickdiagnose dar. Weniger ausgeprägte Fälle äußern sich durch Atemgeräusche oder Schwierigkeiten beim Füttern des Kindes. Die Schluckfähigkeit ist reduziert. Dadurch entsteht der Eindruck eines verstärkten Speichelflusses. Wenn die Zungenspitze sich permanent außerhalb der Mundhöhle befindet, können Erosionen und Ulzerationen auftreten. Ohne Therapie treten Zahnfehlstellungen und Okklusionsstörungen auf. Außerdem kann die Sprechverständlichkeit eingeschränkt sein (kloßige Sprache). Bei starker Ausprägung der Makroglossie können während des Schlafes Apnoephasen auftreten.

Die weiterführende apparative Diagnostik für die Abklärung der Ätiologie und die Operationsplanung erfolgt mittels Sonografie, Computertomografie oder Magnetresonanztomografie. So können das Zungenvolumen quantitativ beurteilt und wichtige Differenzialdiagnosen wie Tumore ausgeschlossen werden. Zusätzlich erfolgt präoperativ eine Biopsie der Zunge mit histopathologischer Aufarbeitung. Bei Verdacht auf syndromale Erkrankungen sollten diese z. B. humangenetisch ausgeschlossen werden.

Therapie

Die Therapie der Makroglossie ist abhängig von der Ursache der Erkrankung. Wenn möglich wird eine kausale Therapie angestrebt (z. B. operative Entfernung von Tumoren, Enzymersatztherapie bei Mukopolysaccharidose).

Nach Ausschluss bzw. Behandlung von Grunderkrankungen ist die Zungenreduktionsplastik angezeigt. Sie behebt funktionelle und ästhetische Probleme und ermöglicht eine normale Sprachentwicklung. Bei der Operation wird das Zungenvolumen reduziert. Die typische Form der Zunge bleibt jedoch erhalten. Motorik, Geschmacks- und Berührungsempfinden werden dabei nicht beeinträchtigt.

20.2.3 Nasenrückenzysten und -fisteln

Nasenrückenzysten und -fisteln sind angeborene Fehlbildungen, die bei einer von 30000 Geburten auftreten [4]. Es handelt sich um mit Epithel ausgekleidete Hohlräume oder Verbindungsgänge, die durch Schwellungen bzw. Fistelmäuler am Nasenrücken klinisch auffällig werden (> Abb. 20.3).

Ätiologie

Nasenrückenzysten und -fisteln treten ohne syndromalen Bezug, jedoch familiär gehäuft auf. Sie entstehen durch eine Fehlentwicklung in der Embryogenese des Mittelgesichts zwischen der 4. und 8. Schwangerschaftswoche. In diesem Zeitraum entwickelt sich ein neuroektodermaler Trakt aus einer Aussackung der Dura mater. Dieser Trakt beginnt in der vorderen Schädelgrube im Bereich der Crista galli, zieht durch das Foramen caecum und kann bis zur Nasenspitze reichen. Physiologischerweise erfolgt direkt nach Erreichen der vollen Länge eine rasche, totale Regression des Trakts. Wenn dies unterbleibt, entstehen Nasenrückenzysten und -fisteln variabler Größe und Ausdehnung [5].

Klinik und Diagnostik

Als klinische Zeichen bestehen in der Mitte des Nasenrückens gelegene Schwellungen und Fistelmäuler. Das Fistelmaul zeigt sich als nadelförmige Öffnung, aus der sich auf Druck gelbliches Sekret entleert. Länge und Verlauf der Fisteln sind variabel (> Tab. 20.7). Sie können einen kurzen, oberflächlichen Fistelgang mit blindem Ende aufweisen (Typ 1) oder bis nach intrakraniell reichen (Typ 3 und 4) [6].

Nasenrückenfisteln sind Prädilektionsstellen für bakterielle Infektionen, die bei betroffenen Kindern rezidivierend auftreten. Bei Typ-1-Fisteln ist die Entzündungsreaktion lokal begrenzt. Bei Typ-3- und -4-Fisteln können Meningitiden und epidurale Abszesse auftreten.

Zur Klassifikation und Operationsplanung erfolgt die weiterführende Bildgebung bevorzugt mittels Magnetresonanztomografie. Hinweise für eine intrakranielle Ausbreitung der Fistel sind eine Erweiterung des Foramen caecum und eine zweigespaltene Crista galli [5]. Differenzialdiagnostisch müssen Meningoenzephalozelen und Gliome ausgeschlossen werden.

Therapie

Aufgrund der rezidivierenden Entzündungen besteht die Indikation zur operativen Entfernung von Nasenrückenzysten und -fisteln. Der Fistelgang muss vollständig entfernt werden, da ansonsten über 50 % der Fisteln rezidivieren [4]. Um die vollständige Entfernung des Fistelganges sicherzustellen, müssen ggf. anhaftende Knochenanteile bei der Operation mitentfernt werden.

20.2.4 Kraniosynostosen

Kraniosynostosen entstehen als Folge einer vorzeitigen Verknöcherung der Schädelnähte (Suturen) und führen aufgrund eines veränderten Schädelwachstums zu charakteristischen Schädeldeformitäten (> Abb. 20.4).

Ätiologie

Kraniosynostosen können sowohl isoliert als auch im Rahmen von syndromalen Erkrankungen auftreten. Sowohl exogene Faktoren (z. B. Nikotinkonsum in der Schwangerschaft) als auch genetische Faktoren werden als mögliche Ursachen diskutiert. Etwa 20 % aller Kraniosynostosen werden durch Genmutationen (autosomal-dominanter Erbgang oder Neumutationen) ausgelöst. Mutationsbedingte Kraniosynostosen (FGFR-2-Gen) treten insbesondere bei M. Apert und bei M. Crouzon auf.

Klinik und Diagnostik

Der knöcherne Schädel des Säuglings und des Kleinkindes besteht aus mehreren Knochenfragmenten, die über Suturen verbunden sind. Diese gewährleisten ein appositionelles Schädelwachstum, welches durch den Expansionsdruck des wachsenden Gehirns gesteuert wird. Bei vorzeitigem Verschluss einzelner oder mehrerer Schädelnähte ist das Schädelwachstum eingeschränkt. Da der Wachstumsdruck des Gehirns jedoch weiterhin bestehen bleibt, kommt es zu einem kompensatorischen Wachstum, das parallel zur betroffenen Sutur abläuft (> Abb. 20.5). Es entstehen die für Kraniosynostosen typische Schädelformen (> Tab. 20.8) [7].

Wenn das kompensatorische Wachstum nicht ausreicht, kann es zu einem erhöhten Hirndruck kommen. Ein Frühsymptom ist die Papillenstauung des Sehnervs. Diese wird durch Spiegelung des Augenhintergrundes nachgewiesen. Bei stärkerem Hirndruckanstieg treten Symptome wie Übelkeit, Erbrechen, Kopfschmerzen und Schläfrigkeit hinzu. Zur Beurteilung der Schädelnähte und des Gehirns wird bevorzugt eine Magnetresonanztomografie durchgeführt. Weiters ist bei Vorliegen einer Kraniosynostose eine humangenetische Abklärung notwendig.

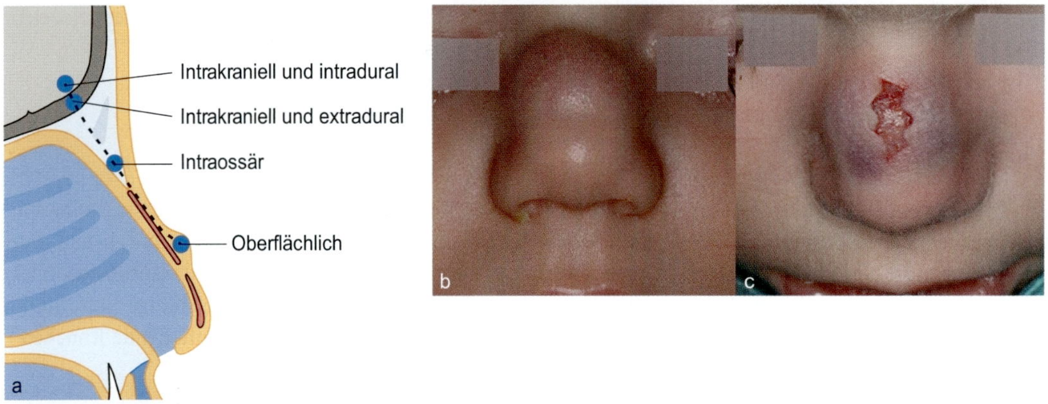

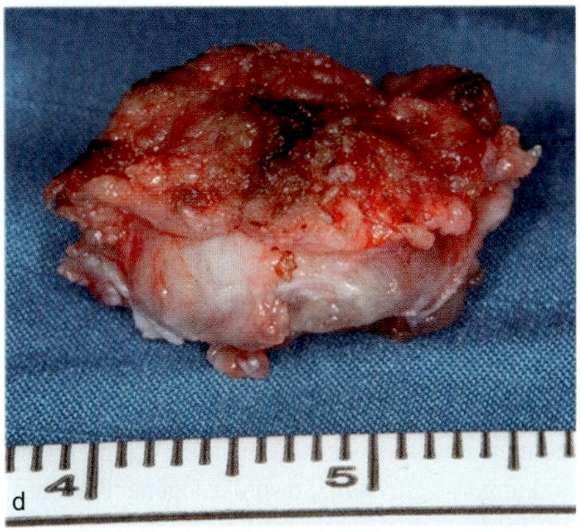

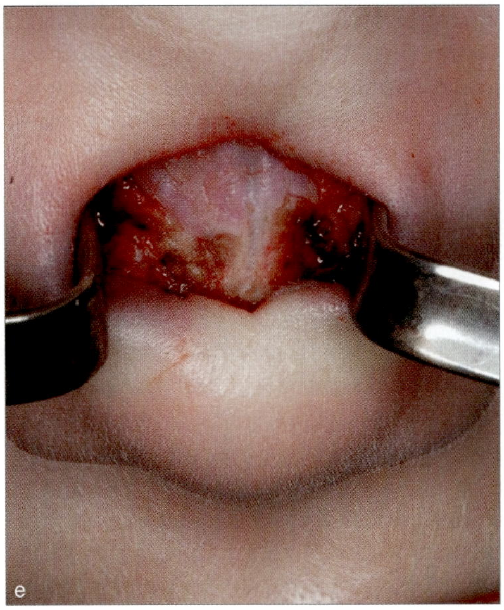

Abb. 20.3 a–e [M1134]
a) Typische Lokalisationen von Nasenrückenzysten und -fisteln (modifiziert nach [6]) [M1134/L143]
b) Das klinische Bild zeigt eine ausgedehnte Nasenrückenzyste.
c) Der Zugang zur Darstellung der Zyste erfolgt über eine Broken-Line-Schnittführung, um eine unauffällige Narbe zu gewährleisten.
d) Die Entfernung der Nasenrückenzyste erfolgt mit einem großzügigen Weichgewebemantel, um sicherzustellen, dass die Zyste nicht intraoperativ kollabiert und Fistelgänge vollständig erfasst werden.
e) Eine Präparation bis auf den knöchernen und knorpeligen Nasenrücken ist in der überwiegenden Zahl der Fälle notwendig.

Tab. 20.7 Ausdehnung der Nasenrückenfistel

Typ I	Oberflächlicher Typ
Typ II	Intraossärer Typ (Invasion von Knorpel und Knochen)
Typ III	Intrakranieller, epiduraler Typ
Typ IV	Intrakranieller, duraler Typ

Kraniosynostosen im Rahmen syndromaler Erkrankungen

M. Apert und M. Crouzon sind typische syndromale Erkrankungen, die mit Kraniosynostosen einhergehen. Beide werden durch autosomal-dominante Mutationen im Wachstumsfaktor-Rezeptor der Fibroblasten (FGFR-2) ausgelöst. Bei M. Apert ist das Auftreten des Brachycephalus typisch. Daneben liegen eine Mittelge-

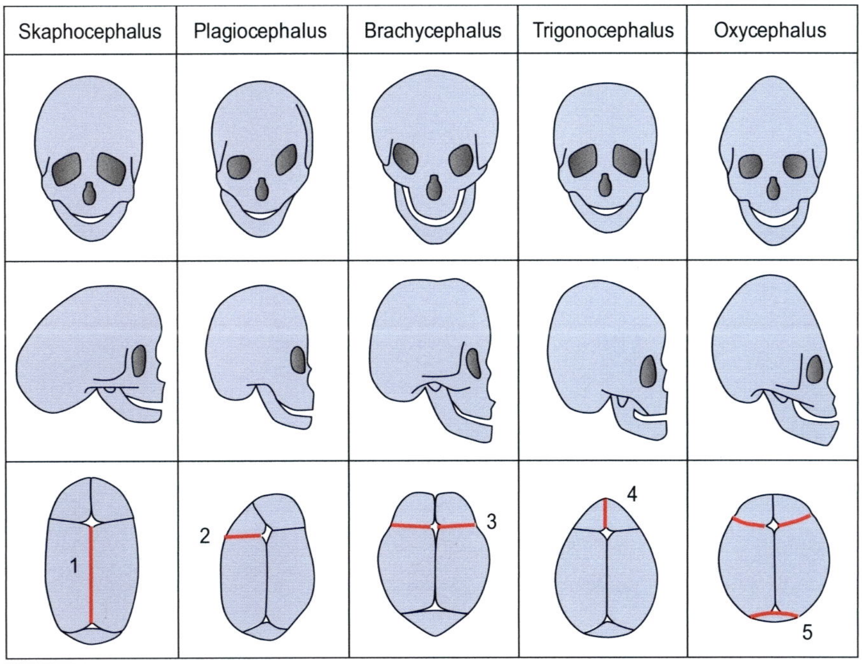

Abb. 20.4 Typische Schädelformen, die durch vorzeitige Verknöcherung von Schädelnähten während des Wachstums bedingt sind (modifiziert nach [8]) [L143] Sagittalnaht: 1; Coronarnaht einseitig: 2; Coronarnaht beidseitig: 3; metopische Naht: 4; Lambdanaht: 5

sichtshypoplasie und Syndaktylien an Fingern und Zehen vor. Man spricht von einer Akrocephalusyndaktylie. Bei M. Crouzon fehlt die Beteiligung der Extremitäten. Es werden jedoch ebenfalls der Brachycephalus sowie die maxilläre Hypoplasie, die mandibuläre Prognathie und der Hypertelorismus mit Exophthalmus gefunden. Ohne Behandlung entwickeln zwei Drittel der Crouzon-Patienten einen erhöhten Hirndruck [9].

Therapie

Wenn keine Hirndruckzeichen vorliegen, erfolgt die operative Behandlung von Kraniosynostosen um den 6. Lebensmonat. Bestehen Hirndruckzeichen, muss ggf. früher interveniert werden. Die Operation besteht in einer Remodellierung der betroffenen Hirnschädelanteile. Das während des ersten Lebensjahrs ausgeprägt ablaufende Schädelwachstum wird ausgenutzt, um die Remodellierung des Schädeldachs auf natürliche Weise zu unterstützen.

20.2.5 Kondyläre Hyperplasie

Die kondyläre Hyperplasie bezeichnet ein überschießendes Wachstum des Kiefergelenkköpfchens, das in der Folge eine Gesichtsasymmetrie bewirken kann (➤ Abb. 20.6).

Ätiologie

Ätiologisch müssen externe und interne Einflüsse wie Traumata, Infektionen oder hormonelle Veränderungen in Betracht gezogen werden. Die Erkrankung tritt meist in der Pubertät auf und ist selbstlimitierend.

Klinik und Diagnostik

Das unilaterale überschießende Wachstum des Kiefergelenkköpfchens bewirkt eine Verlängerung dieser Gesichtsseite und eine Abweichung des Unterkiefers zur Gegenseite. Als Folge des Wachstums können Patientinnen und Patienten Okklusionsstörungen mit einem Abfallen der Kauebene zur betroffenen Seite entwickeln.

Die Erkrankung kann in der Panoramaschichtaufnahme dargestellt, in der Computertomografie jedoch genauer beurteilt werden. Die Wachstumsaktivität des Kiefergelenkköpfchens wird mit der Einzelphotonen-Emissionscomputertomografie (SPECT) bestimmt. Die Aktivität des Knochenstoffwechsels wird dabei über die Aufnahme radioaktiver Transmittersubstanzen quantifiziert. Ein relevantes überschießendes Wachstum liegt vor, wenn die Aktivität auf der betroffenen Seite um mindestens 10 % höher ist als auf der gesunden Seite.

Die kondyläre Hyperplasie muss von hemimandibulärer Hyperplasie und hemimandibulärer Elongation abgegrenzt werden: Die hemimandibuläre Hyperplasie ist durch eine dreidimensionale Vergrößerung einer gesamten Unterkieferseite charakterisiert. Bei hemimandibulärer Elongation erfolgt eine eindimensionale, horizontale Verlängerung einer Unterkieferseite mit Mittellinienverschiebung des Kinns zur gesunden Seite. Bei beiden Formen treten am Kiefergelenkköpfchen keine Veränderungen auf. Mischformen der verschiedenen Krankheitsbilder sind möglich.

Therapie

Die Therapie der kondylären Hyperplasie ist chirurgisch und kann sowohl in der aktiven Wachstumsphase als auch nach Ausbrennen der Erkrankung erfolgen.

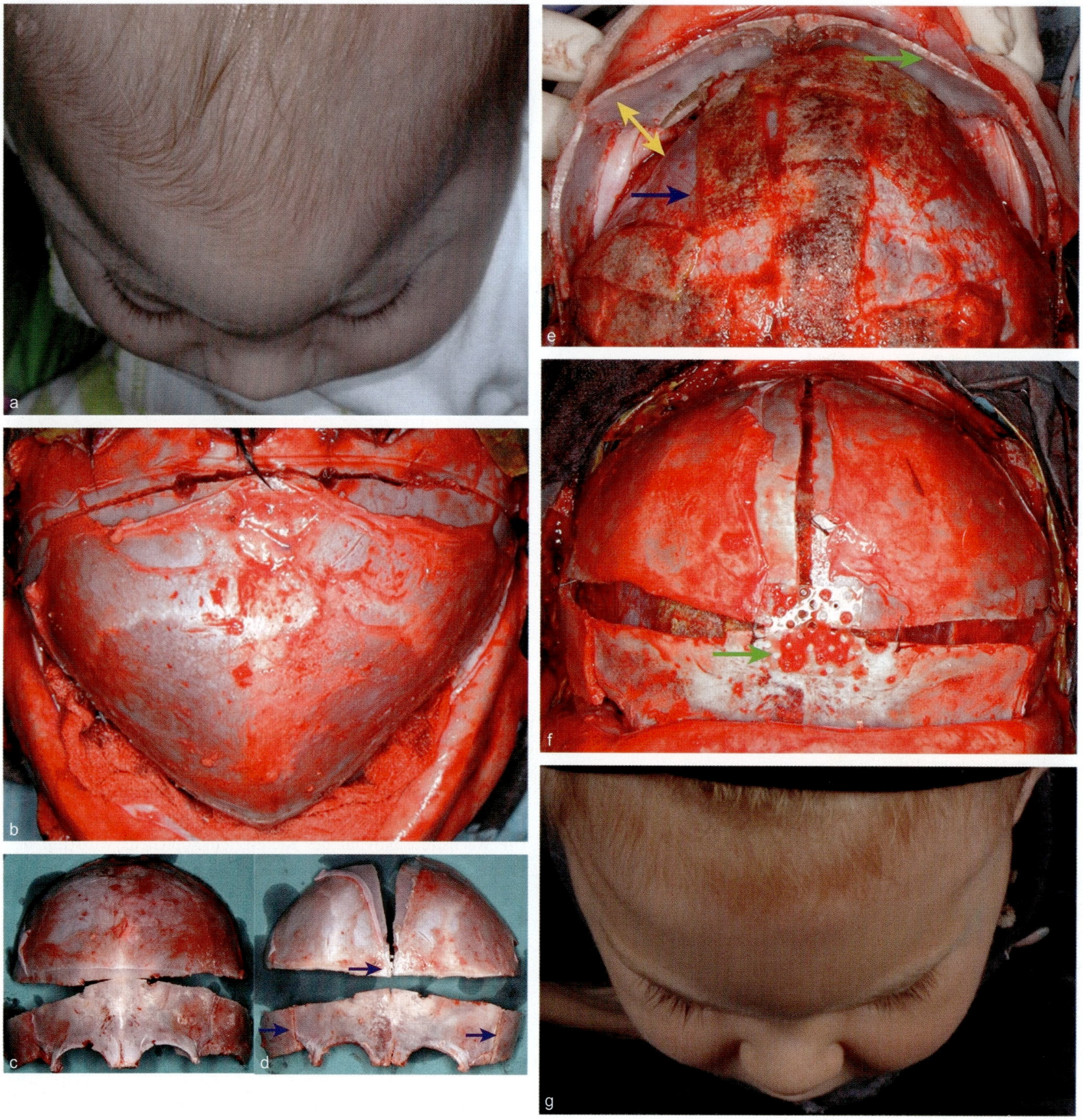

Abb. 20.5 a–g [M1134]
a) Trigonocephalus
b) Nach coronarer Schnittführung kann die Schädelkalotte dargestellt und osteotomiert werden.
c) Das Os frontale und das frontoorbitale Bandeau werden zur Remodellierung entnommen.
d) Die Remodellierung erfolgt durch das Anbringen von Osteotomien (blaue Pfeile).
e) Durch die Neuformung des Schädelknochens wird das Volumen des Gehirnschädels vergrößert. Dura mater mit zur Blutstillung aufgelegten Kollagenschwämmen: blauer Pfeil; frontoorbitales Bandeau: grüner Pfeil; neu geschaffene Distanz zwischen Dura und frontoorbitalem Bandeau: gelber Doppelpfeil
f) Die Knochenanteile werden mit resorbierbarem Osteosynthesematerial und Nähten in der neuen Position fixiert. Resorbierbare Osteosyntheseplatte: grüner Pfeil
g) Situation nach Remodellierung des frontoorbitalen Bandeaus und des Os frontale

Tab. 20.8 Relative Häufigkeit und betroffene Suturen bei Kraniosynostosen

	Relative Häufigkeit	Betroffene Suturen
Skaphocephalus	40–55 %	Sagittalnaht
Frontaler Plagiocephalus	20–25 %	Kranznaht (einseitig)
Okzipitaler Plagiocephalus	3–5 %	Lambdanaht (einseitig)
Trigonocephalus	14 %	Frontalnaht
Oxycephalus	5 %	Kranznaht (beidseitig)
Brachycephalus		Multiple Suturen (Schädelbasis mitbetroffen)

Als Operationsmethode kommt die hohe Condylektomie zur Anwendung. Dabei erfolgt die Remodellierung des Kiefergelenköpfchens durch Abtragen der äußeren Schale. So werden die biologisch aktiven Wachstumszonen entfernt und das überschießende Wachstum beendet. Bleiben Gesichtsasymmetrien bestehen, so können diese durch Umstellungsosteotomien behoben werden.

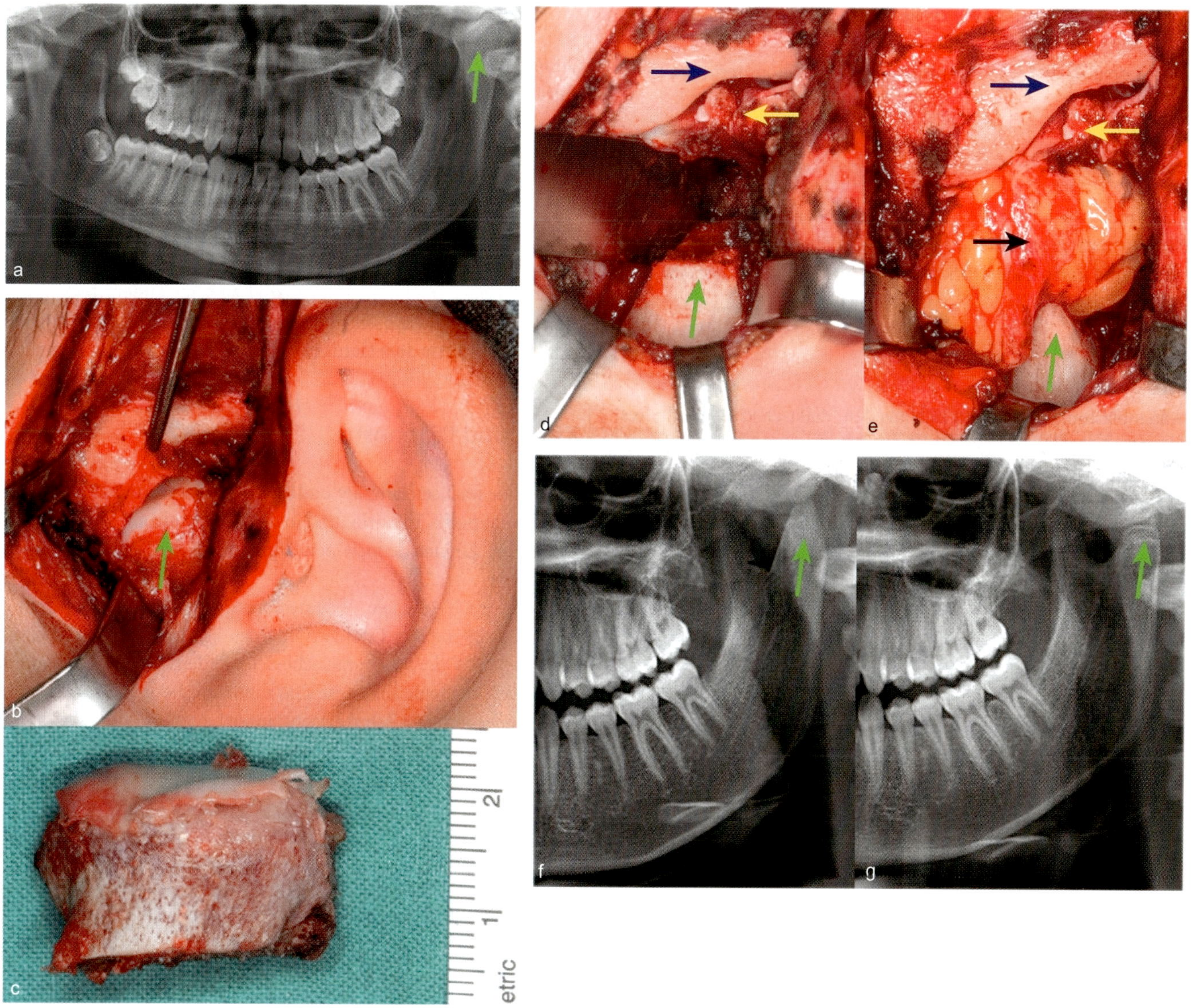

Abb. 20.6 a–g [M1134]
a) Die Panoramaschichtaufnahme zeigt eine ausgeprägte kondyläre Hypoplasie (Pfeil) bei einem 14-jährigen Patienten.
b) Über einen präaurikulären Zugang wird der linke Condylus (Pfeil) dargestellt.
c) Der Condylus wird abgetragen (Condylektomie).
d) Aus dem verbliebenen Kiefergelenkhals wird ein Neo-Condylus (grüner Pfeil) geformt. Der Discus articularis (gelber Pfeil) wird erhalten. Der blaue Pfeil markiert den Jochbogen.
e) Der zunächst durch die Operation vergrößerte Kiefergelenkspalt wird mit einem Dermis-Fett-Transplantat (schwarzer Pfeil) aufgefüllt. Neo-Condylus: grüner Pfeil; Discus articularis: gelber Pfeil; Jochbogen: blauer Pfeil
f) Die Panoramaschichtaufnahme zeigt die initiale postoperative Situation (Neo-Condylus: grüner Pfeil)
g) Die Panoramaschichtaufnahme zeigt die Remodellierung des Neo-Condylus (grüner Pfeil) nach einem postoperativen Jahr.

20.3 Benigne Tumore der Mund-Kiefer-Gesichtsregion

Benigne Tumore sind seltene Krankheitsbilder, die sich aus allen Gewebsstrukturen der Region entwickeln können. Es werden mehrere Gruppen unterschieden:

- Odontogene Tumore:
  - Epitheliale odontogene Tumore: Ameloblastom
  - Epithelial-mesenchymale odontogene Tumore: Odontom
  - Mesenchymale odontogene Tumore: odontogenes Fibrom, Zementoblastom
- Mesenchymale Tumore
  - Gefäßtumore: Hämangiom, Lymphangiom
  - Bindegewebstumore: Fibrom
  - Muskeltumore: Rhabdomyom, Leiomyom
  - Knorpel- und Knochentumore: Osteom, Chondrom

20.3.1 Ameloblastom

Das Ameloblastom ist der häufigste benigne odontogene Tumor des Kindes- und Jugendalters. Es kann ein lokal-invasives Wachstum zeigen und in einzelnen Fällen eine Metastasierung aufweisen.

Ätiologie und Klassifikation

Ameloblastome entwickeln sich aus den Mallasez'schen Epithelresten. Die 4. Auflage der WHO-Klassifikation unterscheidet folgende Subtypen [10]:

- Konventionell (früher: solide/multizystisch)
- Extraossär/peripher
- Unizystisch
- Metastasierend

Der unizystische Subtyp ist die häufigste Form bei Kindern und Jugendlichen. Es werden drei Wachstumsmuster unterschieden: intraluminal, luminal, mural. Dabei erfolgt das Wachstum des intraluminalen Ameloblastoms in das Zystenlumen hinein und des luminalen Ameloblastoms innerhalb der epithelialen Zystenoberfläche. Demgegenüber zeigt die murale Variante eine Infiltration des begrenzenden Kieferknochens.

Klinik und Diagnostik

Ameloblastome wachsen langsam und expansiv. Als erstes Symptom wird häufig eine schmerzlose Auftreibung des Kiefers wahrgenommen. Auch Zahnlockerungen und -verlagerungen, die mit Okklusionsstörungen einhergehen, können Symptome sein.

Nach Durchführung einer Panoramaschichtaufnahme werden ggf. zur genaueren Einschätzung eine digitale Volumentomografie oder eine Computertomografie notwendig. Es zeigen sich scharf begrenzte Osteolysen, die bevorzugt im Bereich der Molarenregion liegen. Die Sicherung der Diagnose erfolgt histopathologisch.

Therapie

Die Therapie des Ameloblastoms ist vom vorliegenden Subtyp abhängig. Meist ist die Enukleation die Therapie der Wahl. Bei der muralen Variante wird dagegen eine Segmentresektion empfohlen [11]. In allen Fällen ist eine regelmäßige Nachsorge zum Rezidivausschluss notwendig.

20.3.2 Odontom

Odontome sind benigne, epithelial-mesenchmale odontogene Tumore, welche zu einer Bildung von Dentin, Schmelz und Zement führen (➤ Abb. 20.7).

Ätiologie

Die Entwicklung von Odontomen scheint durch lokale Einflüsse wie Traumata oder Infektionen begünstigt zu sein. Zudem zeigen sich eine familiäre Prädisposition und eine Assoziation mit syndromalen Erkrankungen wie dem Gardner-Syndrom.

Klinik und Diagnostik

Odontome wachsen langsam und bleiben meist asymptomatisch. Sie werden häufig als Zufallsbefund in der Röntgendiagnostik entdeckt. Odontome können jedoch den Durchbruch benachbarter Zähne behindern.

Radiologisch (digitale Volumentomografie/Computertomografie) können das komplexe Odontom und das Verbundodontom (zusammengesetztes Odontom) unterschieden werden. Das Verbundodontom weist Odontoide auf. Diese sind zahnähnliche Strukturen, die aus regulär angeordneten Zahnhartsubstanzen bestehen. Komplexe Odontome enthalten ebenfalls alle Zahnhartsubstanzen, jedoch ohne strukturierten Aufbau. Radiologisch erscheinen Odontome im Frühstadium eher radioluzent, während im Verlauf die Radioopazität zunimmt.

Beim Auftreten von multiplen Odontomen bei jungen Patienten sollte ein Gardner-Syndrom ausgeschlossen werden.

Therapie

Das Odontom wird mit der umgebenden Bindegewebskapsel vollständig entfernt. Durch eine frühzeitige Therapie können Durchbruchsprobleme und Verlagerungen der Nachbarzähne reduziert oder sogar verhindert werden. Bei vollständiger Entfernung des Tumors ist nicht mit Rezidiven zu rechnen.

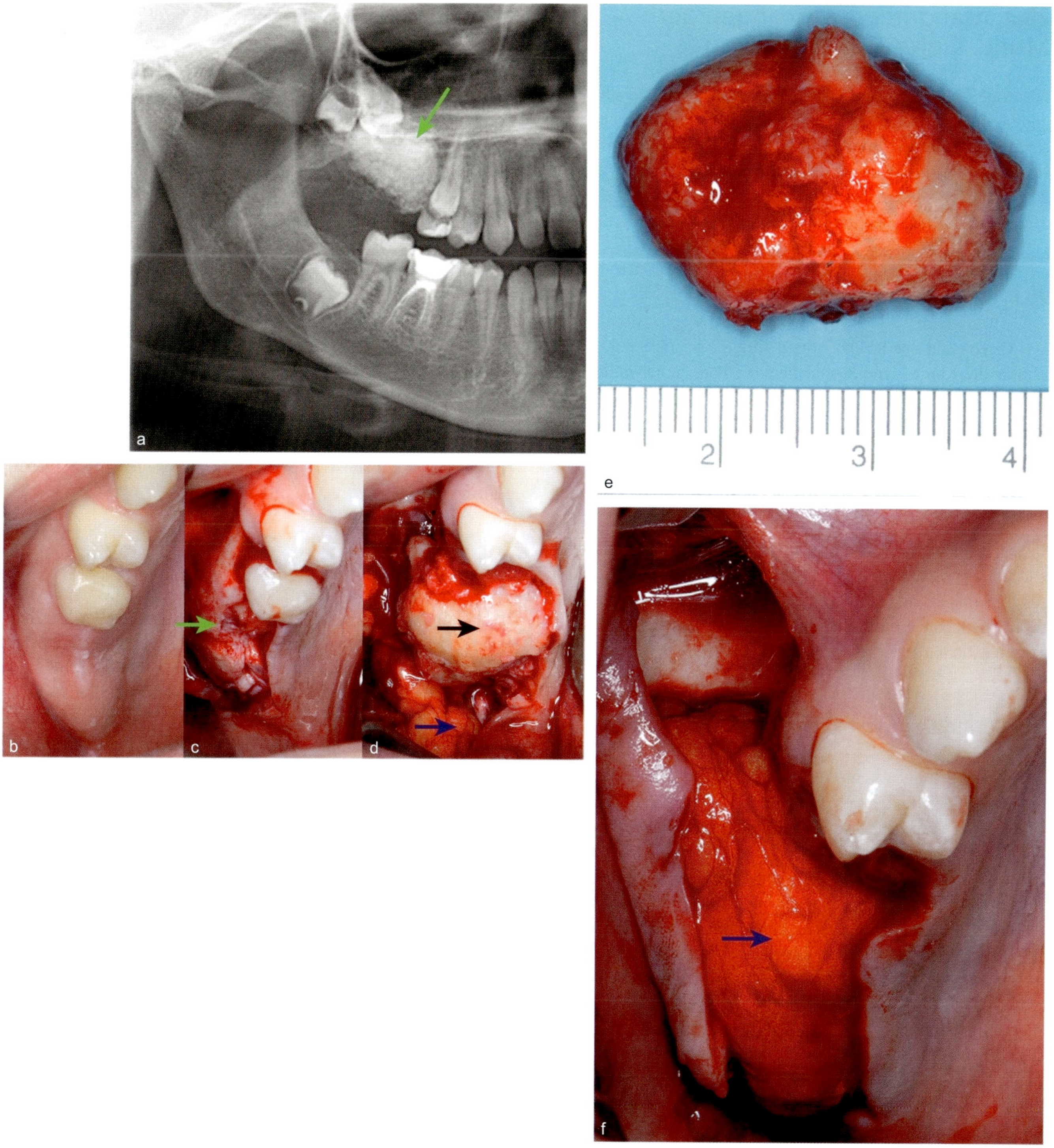

Abb. 20.7 a–f [M1134]
a) Eine Magnetresonanztomografie in axialer Schichtung zeigt die Ausdehnung des Befundes (grüner Pfeil).
b) Klinisch zeigt sich die Gingiva im Bereich des darüber liegenden Odontoms unauffällig.
c) Nach Heben eines Mukoperiostlappens zeigt sich eine überwiegend intakte Corticalisschicht (grüner Pfeil) des dorsalen rechten Alveolarfortsatzes.
d) Nach Abtragen der Corticalis kann das Odontom (grüner Pfeil) mobilisiert und entfernt werden. Bichat'scher Fettpropf: blauer Pfeil
e) Odontom
f) Der Bichat'sche Fettpropf (blauer Pfeil) wird in den entstandenen Defekt eingelagert, um die Hämatombildung zu reduzieren.

20.4 Maligne Erkrankungen der Mund-Kiefer-Gesichtsregion

Bösartige Tumore im Kopf-Hals-Bereich umfassen 12 % aller Malignome im Kindesalter. Die häufigsten soliden Tumore sind Knochensarkome (Osteo- und Ewing-Sarkom), Weichgewebssarkome (Rhabdomyosarkom) und maligne Lymphome (siehe ➤ Kapitel 20.5). Zudem können bei akuten Leukämien Symptome in der Mund-Kiefer-Gesichtsregion auftreten.

20.4.1 Knochensarkome

Das Osteo- und das Ewing-Sarkom sind die häufigsten Knochentumore des Kindes- und Jugendalters. Sie können neben den Röhrenknochen der Extremitäten auch Schädelknochen, Ober- und Unterkiefer befallen.

Ätiologie

In der Ätiologie des Osteosarkoms spielen sowohl genetische als auch exogene Faktoren wie chemische Karzinogene und ionisierende Strahlen eine Rolle. Beim Ewing-Sarkom kommt primär der Genetik eine große Bedeutung zu, da vor allem chromosomale Translokationen regelmäßig nachgewiesen werden.

Klinik und Diagnostik

Osteo- und Ewing-Sarkome können lange asymptomatisch bleiben. Im Verlauf berichten Patientinnen und Patienten über Schmerzen, Schwellungen und lokale Überwärmungen. Allgemeinsymptome wie B-Symptomatik (Fieber, Nachtschweiß, Gewichtsverlust) werden erst in fortgeschrittenen Stadien beobachtet. Laborchemisch zeigen Patientinnen und Patienten häufig eine isolierte Erhöhung der Laktatdehydrogenase. Zusätzlich kann die alkalische Phosphatase aufgrund des gesteigerten Knochenumbaus ansteigen.

Die Bildgebung erfolgt bevorzugt mittels Magnetresonanztomografie. Für das Osteosarkom ist das gleichzeitige Vorhandensein von mottenfraßähnlichen Osteolysen und osteosklerostischen Bereichen charakteristisch. Zudem zeigen radiologische Aufnahmen häufig ein Codman-Dreieck (trianguläre Abhebung des Periosts) und Spiculae (senkrecht zum Knochen wachsende feine Knochenzacken). Das Ewing-Sarkom ist durch ein rein osteolytisches Wachstum und durch zwiebelschalenartige Verkalkungen des Periosts gekennzeichnet. Zum Ausschluss von Metastasen (z. B. Lunge) wird die PET-Magnetresonanztomografie eingesetzt.

Die Diagnosestellung erfordert die histopathologische Aufarbeitung des Tumorgewebes. Um den Tumor zu klassifizieren, müssen immunhistochemische und molekulargenetische Untersuchungen erfolgen.

Therapie

Die Therapie maligner Knochentumore erfolgt interdisziplinär und kombiniert Tumorresektion, Chemotherapie und Bestrahlung.

20.4.2 Rhabdomyosarkom

Rhabdomyosarkome sind aggressiv wachsende Tumore, die sich aus quergestreiften Muskelzellen entwickeln und ein relativ hohes Risiko für Lokalrezidive nach Primärtherapie aufweisen (➤ Abb. 20.8).

Ätiologie

Rhabdomyosarkome entstehen durch eine fehlerhafte Differenzierung von Vorläuferzellen der quergestreiften Skelettmuskulatur. Sie können auch im Rahmen von Tumor-Prädispositionssyndromen (z. B. Neurofibromatose Typ 1, Beckwith-Wiedemann-Syndrom) auftreten.

Klinik und Diagnostik

Rhabdomyosarkome treten insbesondere im Bereich der Halsmuskulatur, der mimischen Muskeln oder der Muskulatur der Orbita auf. Ein erstes Symptom kann eine rasch zunehmende derbe Schwellung sein, die ohne oder mit wenig Schmerzen einhergeht. Bei Lokalisation in der Orbita tritt ein Exophthalmus mit Doppeltsehen durch Verdrängung und Motilitätseinschränkungen des Bulbus auf. Nasopharyngeale Rhabdomyosarkome äußern sich durch Nasenatmungsbehinderung und chronische Nasennebenhöhlenentzündungen.

Bei klinischem Verdacht ist als Bildgebung die Magnetresonanztomografie mit Kontrastmittel führend. Es wird ein radiologisches Staging zum Ausschluss einer Metastasierung durchgeführt. Dazu eignet sich insbesondere die PET-Magnetresonanztomografie. Am häufigsten treten Lungenmetastasen auf.

Eine Biopsiegewinnung ist zur exakten histopathologischen Subklassifizierung des Rhabdomyosarkoms notwendig. Wichtig ist vor allem die Differenzierung zwischen dem embryonalen und dem alveolären Rhabdomyosarkom. Embryonale Rhabdomyosarkome treten bei jüngeren Kindern auf (Altersgipfel 2–6 Jahre vs. 10–18 Jahre) und haben eine signifikant bessere Prognose als alveoläre Rhabdomyosarkome [12].

Therapie

Die Therapie wird in einem interdisziplinären Team aus Kinderonkologen, Kinderzahnärzten, Strahlentherapeuten, Mund-, Kiefer- und Gesichtschirurgen, Kinderchirurgen, Pathologen, Radiologen und Psychologen festgelegt. Sie besteht aus der Kombination von Tumorresektion, Strahlentherapie und Chemotherapie.

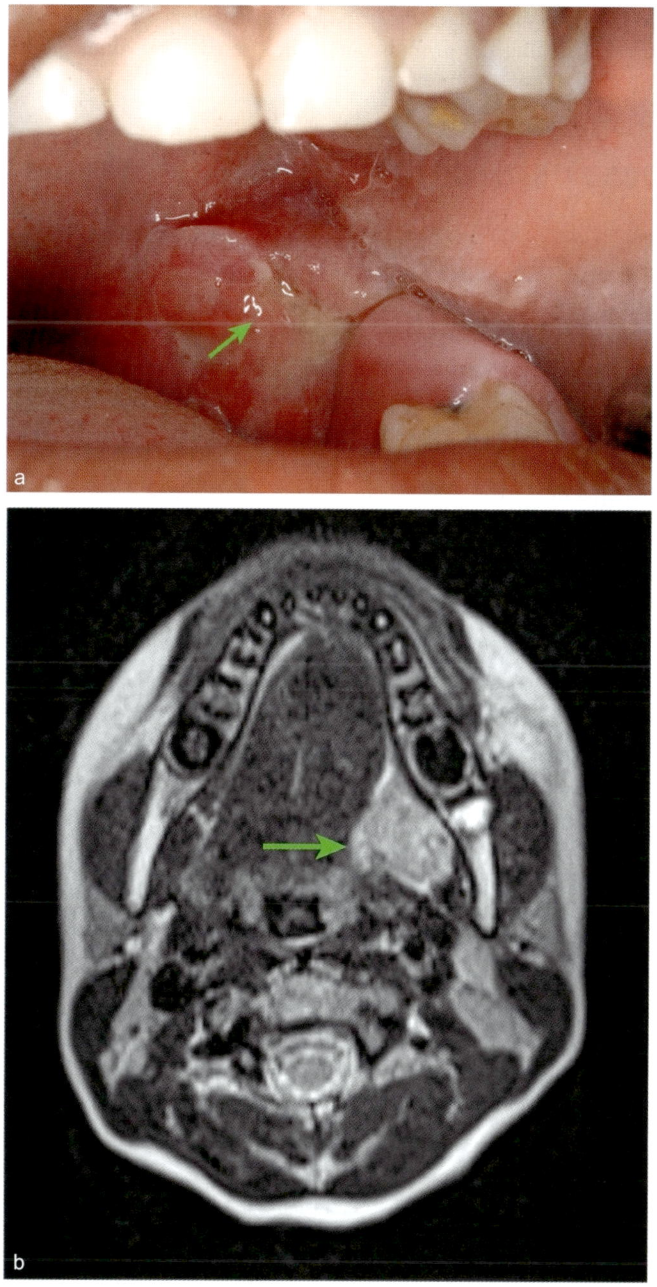

Abb. 20.8 a, b [M1134]
a) Klinisches Bild eines retromolar gelegenen Rhabdomyosarkoms, das eine ausgeprägte entzündliche Komponente aufweist.
b) Eine Magnetresonanztomografie in axialer Schichtung zeigt die Ausdehnung des Befundes (grüner Pfeil).

20.4.3 Akute Leukämie

Neben soliden Tumoren können auch akute Leukämien zu Krankheitsmanifestationen in der Mund-Kiefer-Gesichtsregion führen. Bei der akuten myeloischen Leukämie (AML) zeigen die meisten Kinder Veränderungen der Mundschleimhaut, welche häufig die Erstsymptome darstellen. Zu den möglichen Symptomen zählen spontane Schleimhautblutungen, Ulzerationen und Gingivahyperplasie. Außerdem können Zahnlockerungen und Zahnschmerzen auftreten. Die akute lymphatische Leukämie (ALL), welche mit 75 % die häufigste Leukämie des Kindesalters ist, führt seltener zu oralen Manifestationen. Bei der ALL werden hauptsächlich entzündliche Veränderungen (z. B. Mukositis und Gingivitis) und Störungen der Zahnentwicklung (z. B. Mikrodontie) beobachtet.

20.5 Zervikale Lymphadenopathie

Unter dem Begriff „zervikale Lymphadenopathie“ werden unterschiedliche Veränderungen der Größe und Konsistenz der Halslymphknoten zusammengefasst. Sie stellen einen im Kindesalter häufig beobachteten Befund dar (➤ Abb. 20.9).

20.5.1 Ätiologie

Ätiologisch werden vier Gruppen unterschieden: infektiös, neoplastisch, immunologisch und metabolisch (➤ Tab. 20.9). Meist ist die

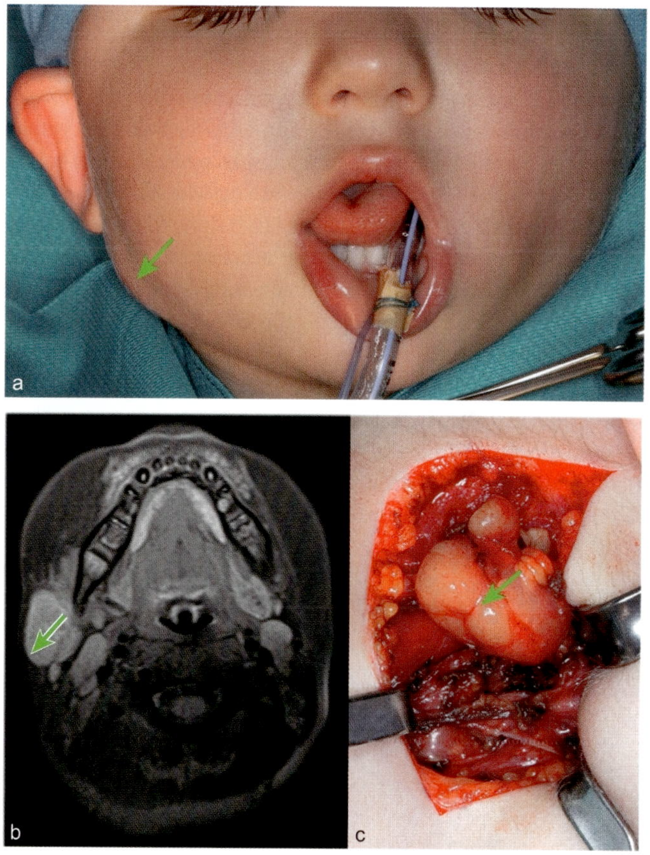

Abb. 20.9 a–c [M1134]
a) Im Bereich des rechten Kieferwinkels besteht eine harte, jedoch verschiebliche Schwellung (grüner Pfeil).
b) In der axialen Schichtung einer Magnetresonanztomografie zeigt sich ein auffällig großes Lymphknotenpaket (grüner Pfeil) direkt subkutan im Bereich des rechten Kieferwinkels.
c) Das Lymphknotenpaket (grüner Pfeil) wird über einen retromandibulären Schnitt dargestellt, entfernt und der pathologisch-histologischen Untersuchung zugeführt.

zervikale Lymphadenopathie durch eine transiente entzündliche Lymphadenitis bedingt, die durch eine Mitreaktion bei viralen oder bakteriellen Kopf-Hals-Infektionen entsteht. Seltener handelt es sich um spezifische Infektionen der Lymphknoten, welche z. B. durch Mykobakterien, Parasiten oder Pilze hervorgerufen werden können.

Die neoplastische, immunologische und metabolische Genese werden in Kindesalter deutlich seltener beobachtet. Hierbei handelt es sich meist um Multisystemerkrankungen [13].

20.5.2 Klinik und Diagnostik

Die Anamnese mit Schwerpunkt auf dem zeitlichen Verlauf der Lymphknotenschwellung und die klinische Untersuchung sind diagnostisch wegweisend. Die Unterscheidung zwischen einer akuten (< 2 Wochen), einer subakuten (2–6 Wochen) und einer chronischen (> 6 Wochen) Lymphadenopathie ermöglicht häufig bereits eine orientierende Einordnung der zugrunde liegenden Erkrankung. Eine akute Lymphadenopathie geht häufig mit einer Druckdolenz einher und wird hauptsächlich durch bakterielle oder virale Infektionen hervorgerufen. Die chronische Lymphadenopathie ist klinisch symptomarm und zeigt einen derben, mit dem umgebenden Gewebe verbackenen Tastbefund. Als mögliche Ursache muss dabei auch an neoplastische Prozesse oder opportunistische Erreger gedacht werden.

Laborchemisch zeigt sich bei der unspezifischen akuten Lymphadenitis eine Erhöhung der Entzündungsparameter und bei bakterieller Genese eine Leukozytose. Eine serologische Abklärung sollte bei Verdacht auf spezifische Infektionen (z. B. Tuberkulose) erfolgen.

Metabolische, immunologische oder neoplastische Ursachen sind mit lange persistierenden Lymphknotenschwellungen vergesellschaftet. Bei diesen Erkrankungen kann eine Vielzahl an weiteren Symptomen auftreten. Dazu zählen Gelenkschmerzen bei rheumatoider Arthritis, Hautmanifestationen bei Kollagenosen oder B-Symptomatik (Fieber, Nachtschweiß, Gewichtsverlust) bei Neoplasien. In solchen Fällen ist eine weiterführende Abklärung indiziert. Diese besteht zunächst aus einer bildgebenden Darstellung (Sonografie, Magnetresonanztomografie) des Lymphknotenpakets. Kann durch die Bildgebung keine Diagnose gestellt werden, erfolgt die Entfernung der Lymphknoten und deren histopathologische Untersuchung.

Tab. 20.9 Ätiologie der zervikalen Lymphadenopathie

Infektionsbedingt	• Viren: Adenoviren, Rhinoviren, Parainfluenza-Virus, respiratorischer Synzytial-Virus (RSV), Epstein-Barr-Virus (EBV), Zytomegalievirus (CMV) • Bakterien: Staphylococcus aureus, A-Streptokokken, Mykobakterien (v. a. atypische) • Parasiten, Pilze
Neoplastisch	• Maligne Lymphome • Akute Leukämie • Weichgewebsmalignome
Immunologisch	• Rheumatoide Arthritis • Kollagenosen: Lupus erythematodes, Dermatomyositis • Vaskulitiden • Sarkoidose
Metabolisch	• Speichererkrankungen: Morbus Gaucher • Amyloidose • Medikamenteninduziert Lymphadenopathie

20.5.3 Therapie

Die Therapie der zervikalen Lymphadenopathie erfolgt in Abhängigkeit von der zugrunde liegenden Erkrankung. Lymphknotenschwellungen entzündlicher Genese erfordern keine Therapie, solange es nicht zu einer Einschmelzung der betroffenen Lymphknoten kommt. Nach der Entfernung eines eingeschmolzenen, nekrotischen Lymphknotens ist keine weitere Therapie erforderlich.

Bei länger persistierenden Lymphadenopathien erfolgt die Entfernung der betroffenen Lymphknoten mit histopathologischer Aufarbeitung. Die weitere Therapie wird in Abhängigkeit vom Krankheitsbild gewählt.

20.6 Gerinnungsstörungen

Gerinnungsstörungen sind angeborene Defekte der Thrombozytenfunktion oder der plasmatischen Gerinnung, die zu einer erhöhten Blutungsneigung führen. Sie müssen anamnestisch ausgeschlossen werden, wenn bei Kindern Zahnextraktionen oder andere oralchirurgische Eingriffe erfolgen.

20.6.1 Ätiologie und Klassifikation

Gerinnungsstörungen sind hereditäre Erkrankungen mit unterschiedlichen Erbgängen. Zu den häufigsten Formen angeborener Gerinnungsstörungen zählen das Von-Willebrand-Syndrom, Hämophilie A und B, seltene Mängel anderer Gerinnungsfaktoren (v. a. Mangel der Faktoren I, V, VII, X, XIII) oder unterschiedliche Subtypen der hereditären Thrombozytopathie (➤ Tab. 20.10) [14].

Tab. 20.10 Klassifikation der häufigsten Gerinnungsstörungen

Gerinnungsstörung	Betroffener Faktor	Erbgang	Häufigkeit/ Inzidenz
Von-Willebrand-Syndrom	Von-Willebrand-Faktor	Autosomal-dominant	1:5000
Hämophilie A	Faktor VIII	X-chromosomal rezessiv	1:10000
Hämophilie B	Faktor IX	X-chromosomal rezessiv	1:60000
Faktor VII-Mangel	Faktor VII	Autosomal-rezessiv	1:500000
Weitere Gerinnungsfaktoren-Mangel	Faktor I, V, X, XIII,	Autosomal-rezessiv	Jeweils 1:1000000
Hereditäre Thrombozytopathien	Defekte unterschiedlicher Thrombozyten-Rezeptoren	Unterschiedliche Erbgänge möglich	Jeweils < 1:1000000

Das Von-Willebrand-Syndrom ist die häufigste angeborene Gerinnungsstörung und wird durch einen quantitativen Mangel oder eine Funktionsstörung des Von-Willebrand-Faktors (VWF) ausgelöst (➤ Tab. 20.11) [15]. Sie ist eine kombinierte Gerinnungsstörung, die zu einer Beeinträchtigung sowohl der Thrombozytenaggregation als auch der plasmatischen Gerinnung führt.

Hämophilie A und B sind X-chromosomal vererbte Mangelerkrankungen der Gerinnungsfaktoren VIII und IX, bei denen aufgrund des Erbgangs primär männliche Familienmitglieder betroffen sind. Anhand der Restaktivität noch vorhandener Gerinnungsfaktoren werden unterschiedliche Schweregrade der Hämophilie unterschieden (➤ Tab. 20.12) [16].

20.6.2 Diagnostik

Da Gerinnungsstörungen der Eltern oder älterer Geschwister meist bereits bekannt sind, kann die Anamnese bereits eine Klärung herbeiführen.

Die Screening-Gerinnungstests wie International Normalised Ratio (INR) und aktivierte partielle Thromboplastinzeit (aPTT) sind bei den beschriebenen angeborenen Gerinnungsstörungen nicht zielführend. Eine Beurteilung des Schweregrads der jeweiligen Gerinnungsstörung ist nur durch Einzelfaktorbestimmungen möglich.

Tab. 20.11 Subtypen des Von-Willebrand-Syndroms

	Häufigkeit	Beschreibung
Typ 1	70–80 %	Quantitative Verminderung des VWF
Typ 2	20 %	Qualitativer Funktionsverminderung des VWF (bei normaler oder reduzierter Konzentration)
Typ 3	< 5 %	Absolutes Fehlen des VWF

Tab. 20.12 Klassifikation der Hämophilie A und B

Schweregrad	Restaktivität des Faktors	Alter bei Diagnosestellung	Klinik
Mild	> 5 %	Oft langfristig unauffällig	Verstärkte postoperative oder posttraumatische Nachblutungen möglich
Moderat	1–5 %	< 5–6 Jahre	Gelegentliche Spontanblutungen Schwere postoperative oder posttraumatische Nachblutungen
Schwer	< 1 %	< 1 Jahr	Häufige Spontanblutungen Gelenk- und Muskeleinblutungen

20.6.3 Management oralchirurgischer Eingriffe

In Abhängigkeit von der Ausprägung der Gerinnungsstörung werden Gerinnungsfaktoren substituiert (Hämophilie A und B), oder es wird durch Verabreichung anderer Medikamente die Entspeicherung von Gerinnungsfaktoren unterstützt (antidiuretisches Hormon, ADH, bei Von-Willebrand-Syndrom).

Bei den oralchirurgischen Eingriffen werden zusätzlich lokal hämostyptische Maßnahmen wie die Einlage von Oxycellulose oder das Einbringen von Fibrinkleber angewendet. Es wird resorbierbares Nahtmaterial eingesetzt.

LITERATUR

[1] Jamal YS, et al. The efficacy of transnasal palatal transillumination for the diagnosis of submucous cleft palate. Annals of Pediatric Surgery. 2021; 17(1): p. 25.

[2] Gilleard O, et al. Submucous cleft palate: a systematic review of surgical management based on perceptual and instrumental analysis. Cleft Palate Craniofac J. 2014; 51(6): p. 686–95.

[3] Vogel JE, Mulliken JB, Kaban LB. Macroglossia: a review of the condition and a new classification. Plast Reconstr Surg. 1986; 78(6): p. 715–23.

[4] Zapata S, and Kearns DB. Nasal dermoids. Curr Opin Otolaryngol Head Neck Surg. 2006; 14(6): p. 406–11.

[5] Singh V, et al. Nasal dermoid cyst with intracranial extension and an atretic dermal sinus tract. Medical Journal of Dr. D.Y. Patil University. 2012; 5(1): p. 47–50.

[6] Hartley BE, et al. Nasal dermoids in children: a proposal for a new classification based on 103 cases at Great Ormond Street Hospital. Int J Pediatr Otorhinolaryngol. 2015; 79(1): p. 18–22.

[7] Greenwood J, et al. Familial incidence and associated symptoms in a population of individuals with nonsyndromic craniosynostosis. Genet Med. 2014; 16(4): p. 302–10.

[8] Mühling J, et al. Kraniofaziale Chirurgie. In: Hausamen JE, Machtens E, Reuther J, et al. (Hrsg.) Kirschnersche allgemeine und spezielle Operationslehre, Bd. 2: Mund-, Kiefer- und Gesichtschirurgie, 3. Aufl. Berlin Heidelberg: Springer; 1995.

[9] Governale LS. Craniosynostosis. Pediatr Neurol. 2015; 53(5): p. 394–401.

[10] Speight PM, and Takata T. New tumour entities in the 4th edition of the World Health Organization Classification of Head and Neck tumours: odontogenic and maxillofacial bone tumours. Virchows Arch. 2018; 472(3): p. 331–339.

[11] Zhang J, et al. Ameloblastoma in children and adolescents. Br J Oral Maxillofac Surg. 2010; 48(7): p. 549–54.

[12] Dasgupta R, Fuchs J, Rodeberg D. Rhabdomyosarcoma. Semin Pediatr Surg. 2016; 25(5): p. 276–283.

[13] Lang S, and Kansy B. Cervical lymph node diseases in children. GMS Curr Top Otorhinolaryngol Head Neck Surg. 2014; 13: p. Doc08.

[14] Di Minno G, et al. Pathogen safety of long-term treatments for bleeding disorders: still relevant to current practice. Haematologica. 2013; 98(10): p. 1495–8.

[15] Leebeek FW, and Eikenboom JC. Von Willebrand's Disease. N Engl J Med. 2016; 375(21): p. 2067–2080.

[16] Kasper CK. Protocols for the treatment of haemophilia and von Willebrand disease. Haemophilia. 2000; 6 Suppl 1: p. 84–93.

KAPITEL

21

Andreas G. Schulte

Zahnmedizinische Betreuung von Kindern und Jugendlichen mit Behinderung

21.1 Einleitung

Der Begriff „Behinderung" umfasst sehr viele Arten von Beeinträchtigungen, die in sehr unterschiedlicher Weise einen Einfluss auf das Leben und die Anforderungen an die medizinische Versorgung von Kindern und Jugendlichen mit Behinderung haben. Die Definition von Behinderung unterliegt einem ständigen Wandel. Sehr häufig werden hierfür die Formulierungen gewählt, die die Verfasser der Behindertenrechtskonvention der Vereinten Nationen in ihrem Dokument anführen [1]. Dort heißt es in der Präambel unter anderem, dass Kinder mit Behinderungen gleichberechtigt mit anderen Kindern alle Menschenrechte und Grundfreiheiten in vollem Umfang genießen sollen. Die Vertragsstaaten dieses Übereinkommens vereinbarten u. a. Folgendes:

„Zweck dieses Übereinkommens ist es, den vollen und gleichberechtigten Genuss aller Menschenrechte und Grundfreiheiten durch alle Menschen mit Behinderungen zu fördern, zu schützen und zu gewährleisten und die Achtung der ihnen innewohnenden Würde zu fördern.

Zu den Menschen mit Behinderungen zählen Menschen, die langfristige körperliche, seelische, geistige oder Sinnesbeeinträchtigungen haben, welche sie in Wechselwirkung mit verschiedenen Barrieren an der vollen, wirksamen und gleichberechtigten Teilhabe an der Gesellschaft hindern können."

Ende 2019 betrug die Zahl der Menschen mit amtlich anerkannter Schwerbehinderung in Deutschland 7,9 Millionen, wovon 2 % Kinder und Jugendliche im Alter von 0 bis 17 Jahren waren [2]. Der Anteil der Personen, deren Schwerbehinderung von Geburt an bestand bzw. im 1. Lebensjahr festgestellt wurde, beläuft sich auf ca. 3 % [2]. Diese Zahlen machen deutlich, dass der allergrößte Teil der schweren Behinderungen nicht von Geburt an besteht, sondern im Laufe des Lebens im Erwachsenenalter auftritt.

Aus den Formulierungen in der UN-Behindertenrechtskonvention und den Zahlen des Statistischen Bundesamts in Deutschland ergibt sich ein weites Spektrum an Behinderungen, aber nicht alle haben einen negativen Einfluss auf die Mundgesundheit oder sind zahnmedizinisch relevant. Es ist nicht möglich, eine vollständige Liste der Behinderungsarten zu erstellen, für die die letztgenannten Aussagen zutreffen. Deshalb wird in diesem Kapitel auf die Behinderungen eingegangen, die im klinischen Alltag in der Zahnmedizin eine wichtige Rolle einnehmen. Dabei handelt es sich vorwiegend um Kinder und Jugendliche mit einer geistigen Einschränkung. Weitere Beeinträchtigungen können in Form einer Körperbehinderung, einer psychoemotionalen Störung oder einer sensorischen Behinderung vorliegen. Darüber hinaus können Kinder und Jugendliche mehrere Arten von Beeinträchtigungen im Sinne einer Mehrfachbehinderung aufweisen.

Die Ursachen für eine geistige Behinderung bei Kindern sind vielfältig. Zu ihnen zählen genetisch bedingte Faktoren, erworbene Störungen durch Infektionen während der Embryonalzeit, Impfkomplikationen, Alkoholkonsum der Mutter während der Schwangerschaft, Unfälle des Kindes sowie Komplikationen vor, während und nach der Geburt.

Zahlreiche Syndrome mit genetischer Ursache sind mit einer geistigen Behinderung assoziiert. Dazu zählen u. a. Down-Syndrom, Fragiles X-Syndrom, Rett-Syndrom, Angelman-Syndrom und Williams-Beuren-Syndrom. Daneben gibt es noch sehr viele andere Syndrome, für die das zutrifft, die aber sehr selten auftreten. Weitere Informationen zu den seltenen Syndromen finden sich in der Monografie von Neuhäuser [3].

Eine besondere Stellung nimmt die Gruppe der Kinder und Jugendlichen mit einer Autismus-Spektrum-Störung ein. Die Betroffenen lassen sich in Kinder mit frühkindlichem Autismus, Kinder mit atypischem Autismus und Kinder mit Asperger-Syndrom unterteilen. Gemeinsam ist allen, dass sie zeitlebens Schwierigkeiten im Umgang mit anderen Menschen haben. Zusätzlich besteht bei Kindern und Jugendlichen mit frühkindlichem Autismus eine mehr oder weniger ausgeprägte geistige Behinderung. Weitere Informationen zum frühkindlichen Autismus finden sich in ➤ Kapitel 21.6.2.

21.2 Epidemiologie oraler Erkrankungen bei Kindern und Jugendlichen mit Behinderung

In den letzten Jahrzehnten wurden in Deutschland nur einige wenige und dazu fast nur regionale Studien zur Epidemiologie oraler Erkrankungen bei Kindern mit Behinderung durchgeführt [4] [5] [6] [7]. In ihnen wurden Kariesprävalenzraten und Karieserfahrung bestimmt. Aus diesen Untersuchungen geht u. a. hervor, dass die Kariesprävalenzrate bei 6- und 7-jährigen Kindern mit Behinderung um mindestens 40 % höher ist als bei Gleichaltrigen der Allgemeinbevölkerung [7]. Es konnte außerdem gezeigt werden, dass Kinder mit geistiger Behinderung eine höhere Karieserfahrung haben als Kinder mit Körperbehinderung [6].

In kariesepidemiologischen Studien ist es nur mit großem Aufwand möglich, direkte Zusammenhänge zwischen kariespräventiven Maßnahmen und Kariesprävalenz bzw. Karieserfahrungen herzustellen. Eine Ausnahme stellt hier die Fissurenversiegelung dar, deren Vorhandensein im Rahmen von kariesepidemiologischen Untersuchungen recht einfach ermittelt werden kann und deren kariespräventiver Effekt in systematischen Reviews bestätigt wurde [8]. So wurde in einigen Studien beobachtet, dass bei Kindern und Jugendlichen mit Behinderung der Anteil der Personen, die mindestens eine Fissurenversiegelung haben, deutlich geringer ist als bei Kindern und Jugendlichen ohne Behinderung [4] [5]. Dennoch konnte festgestellt werden, dass der mittlere DMF-T-Wert bei Kindern und Jugendlichen mit Behinderung und mit mindestens einer Fissurenversiegelung deutlich niedriger ist als in der Gruppe der Kinder und Jugendlichen mit Behinderung ohne Fissurenversiegelungen [4] [5] [9]. Allerdings konnte auch in der erstgenannten Gruppe ein niedrigerer mittlerer DMF-T-Wert festgestellt werden als in der Gruppe der Kinder und Jugendlichen mit Behinderung ohne Fissurenversiegelungen [4] [5] [9].

Untersuchungen zur Kariesprävalenz von Kindern mit einem speziellen Syndrom bzw. einer speziellen Behinderungsart wurden extrem selten und am ehesten noch bei Kindern mit Down-Syndrom durchgeführt. Die Autoren einer diesbezüglichen Übersichtsarbeit berücksichtigten Studien aus der ganzen Welt und stellten fest, dass Kinder mit Down-Syndrom im Durchschnitt kein höheres Kariesrisiko haben als Kinder der Allgemeinbevölkerung [10].

21.3 Veränderungen im Bereich der Zähne und der Mundhöhle bei Kindern und Jugendlichen mit Behinderung

Bei Kindern mit geistiger Behinderung und vor allem bei solchen mit einem Syndrom können sehr unterschiedliche Veränderungen im Bereich der Zähne und der Mundhöhle auftreten. Im Rahmen eines Buchbeitrags ist es nicht möglich, im Detail zu beschreiben, welche Veränderungen bei bestimmten Syndromen auftreten. Nachfolgend werden deshalb nur die zahnmedizinisch relevanten Abweichungen von der Norm besprochen. Für weitergehende Informationen sei z. B. auf die Internetportale von Orphanet, des Nationalen Aktionsbündnisses für Menschen mit seltenen Erkrankungen (NAMSE) oder der Allianz Chronischer Seltener Erkrankungen (ACHSE) verwiesen.

Im Bereich der Zähne werden Nichtanlagen der Zähne, Mikrodontie, verspäteter Zahndurchbruch und große Abweichungen von der Reihenfolge des Zahndurchbruchs beobachtet. Die ersten drei Symptome werden z. B. sehr häufig bei Kindern mit Down-Syndrom beobachtet.

In Bezug auf die Kau- und Gesichtsmuskulatur kann sowohl ein Hypotonus als auch ein Hypertonus bestehen. Das Vorliegen eines Hypotonus, der z. B. regelmäßig bei Kindern mit Down-Syndrom besteht, kann weitere Konsequenzen nach sich ziehen. Dazu zählen Probleme beim Lippenschluss und eine scheinbar zu große Zunge. Ein Hypertonus der Muskulatur kann z. B. bei Kindern mit Zerebralparese beobachtet werden. Je nachdem, welche Muskelgruppen von dem Hypertonus betroffen sind, kann bei diesen Kindern durch einen schweren Krampf der Streckmuskulatur des Halses und des Rückens ein Opisthotonus auftreten, der mit extremer dorsalkonkaver Körperhaltung einhergeht. Dies wiederum kann einen fehlenden Mundschluss hervorrufen. Das Symptom des fehlenden Mundschlusses bewirkt, dass das physiologisch vorgesehene regelmäßige Schlucken von Speichel stark erschwert oder fast unmöglich ist. Dies hat wiederum zur Folge, dass bei vielen dieser Personen mehr oder weniger regelmäßig Speichel aus dem Mund läuft. In ➤ Kapitel 21.5 werden Möglichkeiten beschrieben, wie der Mundschluss verbessert werden kann.

Als weitere Besonderheit können im Bereich der Mundschleimhaut überschießende **Abwehrreflexe** auftreten, die bei Berührung ausgelöst werden und zu starken Abwehrreaktionen des Patienten führen können. Dieses Phänomen wird z. B. bei einem Teil der Kinder mit Zerebralparese beobachtet [11].

21.4 Zahnmedizinische Versorgung von Kindern und Jugendlichen mit Behinderung

Kinder mit Behinderung sollen genauso wie Kinder ohne Behinderung in einer Zahnarztpraxis oder Zahnklinik zur Kontrolle und Beratung vorgestellt werden, sobald der erste Milchzahn in der Mundhöhle erscheint. Im Folgenden werden spezielle Aspekte der zahnmedizinischen Versorgung beschrieben. Da Kinder nicht immer so früh einer Zahnärztin oder einem Zahnarzt vorgestellt werden wie oben empfohlen und da einige Eltern aus verschiedenen Gründen die Zahnarztpraxis im Laufe der Zeit wechseln, beziehen sich die nachfolgenden Informationen zur Anamneseerhebung, zum Vertrauensaufbau und zur orientierenden Erstuntersuchung in erster Linie auf die Neuvorstellung in einer zahnmedizinischen Ambulanz. Die erste Begegnung zwischen einem Kind und einer Zahnärztin oder einem Zahnarzt entscheidet maßgeblich darüber, ob ein Vertrauensverhältnis zwischen beiden aufgebaut werden kann und damit eine erfolgreiche zahnmedizinische Betreuung möglich ist.

21.4.1 Spezielle Aspekte bei der Erhebung der Anamnese

Vor der klinischen Untersuchung eines Patienten müssen sowohl die allgemeine als auch die spezielle Anamnese erhoben werden. Bei Kindern mit Behinderung sollten zusätzlich verschiedene spezielle Aspekte erfragt werden. Dazu gehört, wie sich die Mund- und Zahnpflege bei dem betreffenden Kind gestalten. Es ist in diesem Zusammenhang wichtig zu erfahren, ob das Kind beim Zähneputzen kooperativ ist oder Abwehrreaktionen zeigt, die nicht dem Alter entsprechen, und ob fluoridhaltige Zahnpasta verwendet wird.

Ferner sollte in Erfahrung gebracht werden, ob es Probleme bei der Nahrungsaufnahme und/oder beim Trinken gibt. Man muss immer damit rechnen, dass der Schluckakt verlangsamt ist oder dass das Kind nicht in der Lage ist, zu kauen. Probleme beim Trinken können dazu führen, dass Saugerflaschen oder Trinktassen mit Hilfsmitteln über das Säuglingsalter hinaus verwendet werden. Wenn die damit verabreichten Getränke zuckerhaltig sind, erhöht sich das Kariesrisiko. In einigen wenigen Fällen wird man möglicherweise die Antwort erhalten, dass die Nahrungsaufnahme nur oder überwiegend mit einer PEG-Sonde möglich ist. Diese wird im Rahmen einer perkutanen endoskopischen Gastrostomie (PEG) gelegt.

Weiterhin sollte abgefragt werden, ob der Mundschluss problemlos möglich ist oder ob der Mund meistens geöffnet ist. Wird Letzteres bejaht, sollte sich die Frage anschließen, ob ein ständiger Speichelfluss aus dem Mund heraus besteht (sog. „Drooling") und wie oft deswegen die Kleidung gewechselt werden muss. In diesem Zusammenhang ist es auch wichtig zu erfahren, ob sich das Kind in logopädischer Therapie befindet bzw. befunden hat. Wenn dies bejaht wird, sollte zusätzlich erfragt werden, ob dabei die Therapie nach Castillo Morales mit Einsatz von intraoralen Stimulationsplatten zur Anwendung kam.

Ein weiterer Fragenkomplex bezieht sich darauf, ob schon einmal eine zahnmedizinische Untersuchung oder Therapie in Allgemeinanästhesie stattgefunden hat. Wenn dies der Fall war, sollte die Zahnärztin oder der Zahnarzt auch fragen, warum dies erforderlich war, welche Therapie durchgeführt wurde und ob diese Behandlung ambulant oder unter stationären Bedingungen erfolgte.

Des Weiteren muss unbedingt die Information eingeholt werden, ob dem Kind ein Pflegegrad zuerkannt wurde, und wenn ja, um welchen Grad es sich handelt und für welchen Zeitraum dieser gilt. Diese Informationen müssen in der Patientenkarte hinterlegt werden, weil die gesetzlichen Krankenkassen für alle Personen mit offiziell anerkanntem Pflegegrad bestimmte zahnmedizinisch-präventiven Leistungen bezahlen [12].

An dieser Stelle sei darauf hingewiesen, dass die Anamnese rein mündlich, rein schriftlich mithilfe eines standardisierten Fragebogens oder kombiniert mündlich-schriftlich erhoben werden kann.

21.4.2 Vertrauensaufbau und Verhaltensführung

Bei sehr vielen Kindern und Jugendlichen ist es möglich, mit geeigneten Methoden des Vertrauensaufbaus zumindest eine Kooperation bei den zahnärztlichen Untersuchungen und bei der Anwendung von zahnmedizinisch präventiven Leistungen zu erreichen. Die Tell-Show-Do-Technik ist ein ganz wichtiger Bestandteil zum Aufbau und zur Erhaltung eines Vertrauensverhältnisses (➤ Kapitel 22.2.2). Bei Kindern mit geistiger Behinderung empfiehlt es sich, diese Technik in modifizierter Form als Tell-Show-Show-Feel-Do-Technik anzuwenden [13]. Dies bedeutet, dass das Zeigen von Instrumenten und Materialien über mindestens zwei Stufen erfolgt. Zunächst soll z. B. die Funktion des Polierkelches bei einer Handpuppe oder bei einer Begleitperson demonstriert werden und danach erst auf dem Fingernagel des Kindes. Wir bieten Kindern mit geistiger Behinderung immer an, Instrumente und Materialien anzufassen, und geben ihnen dafür auch genügend Zeit. Laute Geräusche, wie sie z. B. durch den Gebrauch der Absauganlage entstehen, sind zu vermeiden oder auf ein Minimum zu reduzieren. Der Vertrauensaufbau und die Erhaltung des Vertrauens müssen davon geleitet werden, dass ein Kind oder Jugendlicher mit geistiger Behinderung nicht überfordert werden darf.

Ein weiterer Aspekt, der vor allem bei der Begrüßung von Kindern, die zum ersten Mal kommen, eine wichtige Rolle spielt, ist der Blickkontakt zwischen Zahnarzt und Kind bei der Begrüßung und bei der mundfernen Annäherung auf Augenhöhe. Dies bedeutet, dass sich der Zahnarzt in Augenhöhe des Kindes begeben sollte, auch wenn er dafür in die Hocke gehen muss.

Es hat sich bewährt, die hier beschriebenen Grundsätze bereits bei der orientierenden Erstuntersuchung anzuwenden.

21.4.3 Orientierende intraorale Erstuntersuchung

Nach Abschluss der Anamneseerhebung erfolgt die orientierende intraorale Erstuntersuchung. Denn man kann nicht davon ausgehen, dass bereits in der ersten Sitzung, die ja auch dem gegenseitigen Kennenlernen dient, eine *genaue* intraorale Befunderhebung möglich ist. Ziel soll in der ersten Sitzung sein, zumindest festzustellen, welcher Art und wie dringend und umfangreich der zahnmedizinische Betreuungsbedarf ist: rein präventiv, restaurativ oder chirurgisch bzw. eine Kombination aus den drei Elementen.

Für die orientierende Befunderhebung ist es nicht erforderlich, dass das Kind im Behandlungsstuhl Platz nimmt, sondern dass es bereit ist, kurzzeitig die Mundhöhle mit Licht ohne den Einsatz von zahnärztlichen Instrumenten inspizieren zu lassen. Als Lichtquelle kann die OP-Leuchte der Behandlungseinheit, aber auch eine Taschenlampe dienen. Die Untersuchung kann auf dem Arm der stehenden Begleitperson oder auf dem Schoß der Begleitperson, die auf einem normalen Stuhl sitzt, erfolgen. Genauso gut kann die Untersuchung erfolgen, wenn das Kind an einer Stelle im Behandlungszimmer steht. Sitzt ein Kind mit Behinderung im Rollstuhl, kann die orientierende Erstuntersuchung auch dort durchgeführt werden.

Je nachdem, ob die intraorale Untersuchung vollständig möglich ist oder nicht, kann eine vollständige oder nur eine vorläufige Diagnose gestellt werden. Darauf bauen dann die entsprechenden Therapiepläne auf. In der Regel ist die Zahnärztin oder der Zahnarzt gut beraten, in der ersten Sitzung mit einem bisher unbekannten Kind keine Therapie durchzuführen, sondern damit erst in der nachfolgenden Sitzung zu beginnen. Dabei ist zu berücksichtigen, dass die zahnmedizinische Betreuung von Kindern und Jugendlichen nicht nur aus Therapiemaßnahmen, sondern auch aus Beratungen und Trainingseinheiten besteht. Dies bezieht vor allem auf die zahngesunde Ernährung und die Mundpflege.

21.4.4 Mundhygieneunterweisung und Mundhygieneübungen

Besonders bei Kindern mit geistigen Einschränkungen oder zahnmedizinisch relevanten körperlichen Behinderungen spielen die Mundhygieneunterweisungen der unterstützenden Personen eine zentrale Rolle. Bereits bei Kindern ohne geistige Einschränkung dauert es bis etwa zum 9. Lebensjahr, bis sie motorisch und intellektuell in der Lage sind, die Zähne eigenständig in hinreichender Weise zu putzen. Wenn Kinder eine geistige Einschränkung haben, muss man damit rechnen, dass diese Personen vielleicht nie in der Lage sein werden, die Zähne eigenständig und in hinreichender Weise zu putzen. Dies bedeutet, dass diese Kinder auch im Jugend- und Erwachsenenalter auf Unterstützung angewiesen sind.

Jedoch kann immer wieder beobachtet werden, dass die betroffenen Kinder die Unterstützung bei der Zahnpflege mit Beginn der Pubertät und damit dem Eintritt ins Jugendalter teilweise oder vollständig ablehnen. In diesen Fällen kommt es darauf an, dass einerseits dem Streben nach Unabhängigkeit und andererseits dem Unterstützungsbedarf Rechnung getragen wird. Dies kann bedeuten, dass vorübergehend die unterstützende Mundpflege reduziert wird, um permanente Auseinandersetzungen zwischen Jugendlichem und Eltern bzw. Betreuungspersonen zu vermeiden.

Wie bei Kindern ohne Behinderung soll auch bei Kindern mit Behinderung die Zahnpflege vom Durchbruch des ersten Milchzahns an mit fluoridhaltiger Zahnpasta erfolgen. Es empfiehlt sich, die entsprechenden Beratungen der Eltern oder Sorgeberechtigten durch Demonstrationen in der zahnärztlichen Praxis dahingehend zu ergänzen, wie im jeweiligen Einzelfall die Zahnpflegemaßnahmen durchgeführt werden sollen. Wenn man als Zahnärztin oder Zahnarzt bei den nachfolgenden Recall-Sitzungen feststellt, dass noch deutlich Plaque auf den Zähnen des Kindes vorhanden ist, sollte man die Eltern bitten, ihrem Kind im Behandlungszimmer die Zähne zu putzen, und sie dabei beobachten. Dabei kann man feststellen, welche Schwierigkeiten die Eltern bei der unterstützenden Zahnpflege haben. Dies wiederum ermöglicht anschließend eine gezielte Beratung zur Durchführung der unterstützenden Zahnpflege. Erleichtern kann man die Mundhygieneunterweisungen, wenn die Zahnplaque durch spezielle Färbemittel besser sichtbar gemacht wird. Diesen Schritt sollte man aber erst durchführen, wenn der Vertrauensaufbau zwischen Kind und Zahnärztin oder Zahnarzt gelungen ist.

An dieser Stelle soll auf eine Besonderheit aufmerksam gemacht werden, die bei vielen Personen mit geistiger Behinderung aller Altersgruppen beobachtet werden kann. Sie besteht darin, dass sie bei der unterstützenden Mundpflege die Unterlippe anspannen und gegen die Unterkiefer-Frontzähne pressen. Dies erschwert die Mundpflege durch Betreuungspersonen sehr, und man muss diesen demonstrieren, wie man die Unterlippe so abhalten kann, dass die Unterkiefer-Frontzähne geputzt werden können.

In einigen Fällen besteht bei Kindern und Jugendlichen mit Behinderung eine schwere Gingivitis. Diese kann schneller reduziert werden, indem die Betreuungspersonen vorübergehend, d. h. etwa eine Woche lang, die Zähne nicht mit Zahnpasta reinigen, sondern mit antibakteriell wirksamen Produkten. Dazu eignen sich chlorhexidinhaltige Lösungen oder Gele sowie zinnfluoridhaltige Lösungen.

Die Schwierigkeiten der Eltern bei der unterstützenden Mundpflege können vielfältige Ursachen haben. Es ist sehr wichtig, dass man zusammen mit den Eltern erarbeitet, worin die Schwierigkeiten bestehen. Danach wird gemeinsam nach Lösungen gesucht, wobei es wichtig ist, solche Lösungen zu finden, die es den Eltern ermöglichen, die Zahnpflege wirksam durchzuführen, aber ohne dabei in Stress zu geraten. So kann es sein, dass einige Kinder mit Behinderung die unterstützende Zahnpflege immer nur kurzzeitig akzeptieren. In solchen Fällen ist es ratsam, die Empfehlung zu geben, dass z. B. morgens nur die Zähne im Unterkiefer und abends nur die Zähne im Oberkiefer geputzt werden.

Die Eltern fragen häufig, ob sie für die Zahnpflege bei ihren Kindern Handzahnbürsten oder elektrische Zahnbürsten verwenden sollen. In Bezug auf Kinder und Jugendliche mit geistiger Behinderung gibt es darauf keine eindeutige Antwort, weil die Akzeptanz beider Hilfsmittel individuell sehr unterschiedlich ist. Es kann z. B. sein, dass die Geräusche, die eine elektrische Zahnbürste verursacht, von einigen Kindern als so unangenehm empfunden werden, dass sie diese bei der Mundpflege ablehnen. Des Weiteren gibt es einige Kinder, die bei der Mundpflege immer wieder auf der Zahnbürste kauen und dadurch den Elektromotor der Zahnbürste beschädigen. Deshalb sollte man die Eltern so beraten, dass sie austesten, welche Zahnbürstenart von ihrem Kind besser akzeptiert wird.

21.4.5 Zahnmedizinisch-präventive Betreuung

Da die Hauptaufgabe der zahnmedizinischen Betreuung von Kindern und Jugendlichen mit Behinderung in der Gesunderhaltung der Zähne besteht, stellt sich die Frage, inwieweit entsprechende Maßnahmen zulasten der gesetzlichen Krankenversicherung erfolgen können. Erfreulicherweise zahlen diese seit 2019 für Personen mit Pflegegrad oder Bezug von Eingliederungshilfe zahnmedizinisch-präventive Leistungen vom 1. Lebensjahr an.

Die in ➢ Kapitel 7 beschriebenen zahnmedizinisch-präventiven Leistungen, die Kinder und Jugendliche in der Altersgruppe von 0 bis 5 Jahren (Frühuntersuchungen und Fluoridlackapplikation) bzw. in der Altersgruppe von 6 bis 17 Jahren (IP-Positionen) zulasten der gesetzlichen Krankenversicherung in Anspruch nehmen können, gelten auf jeden Fall auch für Kinder und Jugendliche mit Behinderung, die gesetzlich versichert sind.

Darüber hinaus können Zahnärztinnen und Zahnärzte bei allen Patienten, denen ein Pflegegrad zuerkannt wurde, unabhängig vom Alter drei weitere Arten von präventiven Leistungen erbringen. Dabei handelt es sich um die Erhebung eines Mundhygienestatus und die Erstellung eines Mundpflegeplans, eine Mundgesundheitsberatung und die Entfernung von Zahnstein. An dieser Stelle sei darauf hingewiesen, dass fast allen Kindern mit geistiger Behinderung oder Mehrfachbehinderung ein Pflegegrad zuerkannt wird. Eine Befragung ergab zum Beispiel, dass 92 % der Personen mit Down-Syndrom über einen Pflegegrad verfügen [14].

Alle diese Leistungen ermöglichen es, dass Kinder und Jugendliche mit geistiger Behinderung nicht nur 1- bis 2-mal pro Jahr zur zahnmedizinischen Untersuchung kommen können, sondern dass je nach Kariesrisiko und Mundpflegestatus bis zu 6-mal pro Jahr bei ihnen zahnmedizinisch-präventive Leistungen erbracht werden können.

Das zahnmedizinische Personal sollte Eltern von Kindern mit geistiger Behinderung empfehlen, möglichst vom 1. Lebensjahr an regelmäßig und mehrmals pro Jahr die präventiven Leistungen in der Zahnarztpraxis oder in einer Zahnklinik in Anspruch zu nehmen. Auf die besondere Bedeutung der Beratungen und Übungen zur Mundpflege wurde bereits hingewiesen. Diesbezüglich ist erwähnenswert, dass nur 25 % der Eltern eines Kindes mit Down-Syndrom angaben, bei diesem vom Durchbruch des ersten Milchzahns an mit dem Zähneputzen begonnen zu haben [14]. Deshalb ist es ganz wichtig, bei jeder passenden Gelegenheit darauf hinzuweisen, dass die regelmäßige Zahnpflege ab dem Durchbruch des ersten Milchzahns beginnen soll. In Abhängigkeit von den zahnmedizinischen Befunden sollten im Rahmen der präventiven Betreuung vom ersten Zahn an Zahnreinigungen und Applikationen von Fluoridlack erfolgen. Nähere Angaben zur Frequenz der Applikation von Fluoridlack finden sich in ➢ Kapitel 7.

Mit dem Durchbruch der 6-Jahr-Molaren wird das Spektrum der präventiven Leistungen um die Fissurenversiegelung bei den bleibenden Molaren erweitert. Es sollte darauf geachtet werden, Fissurenversiegelungen auch bei Kindern und Jugendlichen mit Behinderung konsequent zu applizieren. Studien zeigen, dass dies bisher nicht der Fall ist [4] [5]. Sollten Eltern skeptisch in Bezug auf die Inanspruchnahme von zahnmedizinisch-präventiven Leistungen sein, kann auf eine kariesepidemiologische Studie verwiesen werden, die bei jungen Erwachsenen mit geistiger Behinderung im Alter von 18 bis 34 Jahren durchgeführt wurde. Aus ihr geht hervor, dass die Personen, bei denen mindestens ein Zahn mit einer Fissurenversiegelung versorgt war, im Mittel einen DMF-T-Wert von 3,0 hatten. Im Gegensatz dazu betrug der mittlere DMF-T-Wert der Personen ohne Fissurenversiegelung 6,7 [15].

Die eigene klinische Erfahrung zeigt auch bei Kindern und Jugendlichen mit Behinderung, dass sie durch die regelmäßige Teilnahme an einem strukturierten präventiven Recall-System von einem weiteren Effekt profitieren. Es lässt sich nämlich vielfach beobachten, dass es bei den auf diese Weise betreuten Personen gelingt, trotz geistiger Einschränkung eine restaurative Behandlung im Wachzustand durchzuführen.

21.4.6 Zahnmedizinische Therapie im Wachzustand

Die zahnmedizinische Therapie im Wachzustand wird bei Kindern in der Regel durch zwei übergeordnete Gesichtspunkte bestimmt: erstens die Durchführung von Maßnahmen, die aus fachlicher Sicht erforderlich sind (beispielsweise eine direkte Restauration, eine endodontologische Therapie oder eine Extraktion), und zweitens die Einschätzung, wie viel dem Kind in einer Therapiesitzung zugemutet werden kann und wie viele Therapiesitzungen in welchem Zeitraum erforderlich sind. Letztere Überlegung gilt noch eindringlicher für Kinder mit geistiger Behinderung. Grundsätzlich sollte man bei diesen zunächst davon ausgehen, dass pro Sitzung zunächst nur ein Zahn restauriert werden kann. Außerdem ist zu bedenken, dass die Therapiemaßnahmen noch kleinschrittiger als bei Kindern ohne Behinderung erfolgen müssen. Dies bezieht sich z. B. darauf, dass man bei der Therapie von kariösen Defekten auf jeden Fall zunächst mit Handinstrumenten arbeitet. Dadurch werden unangenehme Geräusche und Vibrationen vermieden, die beim Einsatz von rotierenden Instrumenten und von Saugern entstehen. Dabei gewinnen wir als Zahnärztinnen und Zahnärzte einen Eindruck, ob dieses Vorgehen akzeptiert wird und ob man das Behandlungsspektrum durch Verwendung von rotierenden Instrumenten erweitern kann. Außerdem sollte man sich davon leiten lassen, dass zu Beginn einer Serie von Maßnahmen ein schneller Erfolg wichtig ist. Dies kann auch bedeuten, dass man ggf. kariöses Gewebe zunächst nicht vollständig entfernt und den Defekt im Sinne eines Langzeitprovisoriums verschließt. In weiteren Sitzungen kann das kariöse Gewebe schrittweise exkaviert und der Defekt abschließend restauriert werden.

Wenn Zähne kariös zerstört und nicht erhaltungswürdig sind, sollte man Extraktionen nicht an den Anfang von Therapiemaßnahmen stellen, weil sie immer eine Lokalanästhesie erfordern und dieser Eingriff von den Kindern als sehr belastend empfunden wird. Diese Aussage gilt natürlich nur, wenn die extraktionswürdigen Zähne keine Schmerzen verursachen und nicht mit akuten Entzündungen im Zusammenhang stehen. Dies bedeutet, dass man zunächst die restaurativen Therapiemaßnahmen durchführen sollte. Wenn dafür kein Bedarf besteht, können wir die Seitenzähne zunächst präventiv versiegeln, damit sich die Patienten an die Zahnbehandlung gewöhnen.

21.4.7 Zahnmedizinische Therapie in Allgemeinanästhesie

Nicht immer lässt sich die zahnmedizinische Therapie bei Kindern mit Behinderung im Wachzustand durchführen, sondern muss in bestimmten Fällen in Allgemeinanästhesie erfolgen. Folgende häufig auftretende Situationen sprechen für eine Therapie in Allgemeinanästhesie:

- Eine klinische und/oder röntgenologische Untersuchung ist wegen Beschwerden oder Verdacht auf Beschwerden erforderlich, aber im Wachzustand nicht möglich. Dies gilt beispielsweise für die Anfertigung einer Panoramaaufnahme, wenn der Patient nicht lange genug stillhalten kann. Auch reagieren viele Kinder mit Behinderung abwehrend, wenn ein Röntgenzahnfilm in ihrem Mund platziert werden soll. Dies gilt besonders für Kinder mit Zerebralparese. Bei ihnen muss unabhängig davon, ob eine geistige Behinderung vorliegt oder nicht, damit gerechnet werden, dass im Bereich der Mundschleimhaut *überschießende* Schutzreflexe bestehen und dass dadurch das Positionieren von Röntgenzahnfilmen nicht möglich ist.
- Die erforderliche Therapie kann nur unter umfassender Schmerzausschaltung erfolgen, die vermutlich mit einer Lokalanästhesie allein nicht erreicht werden kann. Dies kann z. B. bei Vorliegen von Infiltraten oder Abszessen, die von einem Zahn ausgehen, der Fall sein.
- Es besteht ein dringender Behandlungsbedarf und es steht nicht genügend Zeit für den Vertrauensaufbau zur Verfügung. Das gleiche gilt, wenn die Therapie so umfangreich ist, dass sie unter Berücksichtigung der aktuellen Belastbarkeit des Kindes nicht im Wachzustand durchgeführt werden kann. Dies trifft z. B. zu, wenn zahlreiche Zähne extrahiert oder restauriert werden müssen. In einigen Fällen besteht aufgrund von schwerer geistiger Behinderung eine unzureichende Kooperationsfähigkeit. Auch kann in einzelnen Fällen eine extreme motorische Unruhe des Patienten mit Behinderung vorliegen, die keine Therapie im Wachzustand ermöglicht.

Zusätzlich gibt es weitere Konstellationen, die eine Behandlung in Allgemeinanästhesie erforderlich machen, aber nicht so häufig vorkommen. Bei der Entscheidung, ob eine zahnmedizinische Therapie in Allgemeinanästhesie erfolgen soll, spielt auch die Erfahrung der Zahnärztin oder des Zahnarztes im Umgang mit Kindern, bei denen eine sensible Verhaltensführung erforderlich ist, eine Rolle. Behandelnde mit geringer Erfahrung auf diesem Gebiet werden eher darauf angewiesen sein, bestimmte zahnmedizinische Therapien in Allgemeinanästhesie durchzuführen, als diejenigen, die auf diesem Gebiet schon viele Erfahrungen sammeln konnten.

Durch die Therapie in Allgemeinanästhesie sollen folgende Ziele erreicht werden:

- Die Behandlung soll schmerzfrei durchgeführt werden.
- Nach der Gebisssanierung soll der Patient nicht mehr unter Schmerzen leiden.
- Nach der Therapie soll ein entzündungsfreier Zustand in der Mundhöhle vorliegen bzw. ermöglicht werden. Dies trifft vor allem zu, wenn Wurzelreste oder stark zerstörte Zähne entfernt werden müssen bzw. wenn Zähne mit einer Pulpanekrose

oder irreversiblen Pulpitis endodontologisch therapiert werden müssen. Durch die restaurative Therapie bei Zähnen mit kariösen Defekten wird eine Erhaltung der Zähne ermöglicht und gleichzeitig das Risiko für das Entstehen neuer kariöser Defekte gesenkt.

Die beiden letzten Beispiele verdeutlichen, dass das Primat der zahnärztlichen Therapie auch in Allgemeinanästhesie die Erhaltung von Zähnen ist und dass dies Vorrang vor rein chirurgischen Therapiemaßnahmen hat. Neben den invasiven Therapien dürfen auch präventive Leistungen nicht vergessen werden. Diese bestehen in einer professionellen Zahnreinigung und ggf. in der Applikation von Fissurenversiegelungen.

Sobald die Entscheidung zur Therapie in Allgemeinanästhesie getroffen ist, müssen die Sorgeberechtigten, in der Regel die Eltern, über die geplanten zahnmedizinischen Maßnahmen und die damit ggf. verbundenen Risiken informiert und aufgeklärt werden. In diesem Zusammenhang sind die Sorgeberechtigten ggf. auch darüber aufzuklären, dass die geplante Therapie nicht in einer Sitzung abgeschlossen werden kann und dass eine weitere Sitzung in Allgemeinanästhesie erfolgen muss. Dies kann z. B. im Rahmen einer endodontologischen Therapie erforderlich sein. Danach muss eine schriftliche Einwilligung in die geplante Therapie erfolgen.

Bei Kindern und Jugendlichen mit Behinderung ist es häufig nicht möglich, vor der Therapieplanung einen genauen Befund zu erheben. In diesen Fällen sollte die Einwilligung sinngemäß die Information enthalten, dass die Sorgeberechtigten einer sogenannten Eingriffserweiterung zustimmen. In der Einwilligungserklärung sollte auch der Grund aufgeführt werden, warum präoperativ keine genaue Untersuchung vorgenommen werden konnte.

Danach ist der Patient der Person, die die Vollnarkose durchführen soll, zur Voruntersuchung vorzustellen. Die Sorgeberechtigten des Kindes müssen von der Anästhesistin oder dem Anästhesisten über den anästhesiologischen Eingriff und die damit ggf. verbundenen Risiken aufgeklärt werden und diesem schriftlich zustimmen. Es liegt in der Verantwortung der Anästhesistin oder des Anästhesisten, präoperativ ggf. weitere medizinische Untersuchungen zu veranlassen. Sie bzw. er muss auch entscheiden, ob die Vollnarkose ambulant durchgeführt werden kann oder ob dies unter stationären Bedingungen erfolgen muss.

Die Erfahrung zeigt, dass die zahnmedizinische Therapie in Vollnarkose bei vielen Kindern und Jugendlichen mit geistiger Behinderung ambulant durchgeführt werden kann. Dies kann auch in einer zahnärztlichen Praxis erfolgen, wenn dort die Anforderungen erfüllt sind, die ein Anästhesist für die Ausübung seiner Tätigkeit benötigt [16].

Für den Ablauf der zahnmedizinischen Therapie in Allgemeinanästhesie hat sich folgendes Vorgehen bewährt.

1. Nach erfolgreicher Einleitung der Vollnarkose führt die Anästhesistin oder der Anästhesist die Lagerung des Patienten gemeinsam mit der Zahnärztin oder dem Zahnarzt durch, damit beide gute Arbeitsbedingungen haben.
2. Legen einer Rachentamponade durch die Zahnärztin oder den Zahnarzt, damit während der zahnmedizinischen Therapie keine Fremdkörper aspiriert werden.
3. Durchführung einer professionellen Zahnreinigung.
4. Nach deren Abschluss genaue klinische Befunderhebung sowie ggf. Anfertigung von intraoralen Röntgenbildern. Dies stellt die Basis für den genauen Therapieplan dar.
5. Beginn der Therapie mit direkter Restauration von kariösen Defekten. Als Materialien kommen hierfür Komposite oder Kompomere in Frage. Wenn bei Milchmolaren große Defekte vorliegen, können hier auch konfektionierte Stahlkronen zum Einsatz kommen.
6. Sollte es im Rahmen der Entfernung von kariösem Zahnhartgewebe zu einer Pulpaeröffnung kommen, ist in der Regel eine adäquate endodontologische Therapie erforderlich. Die früher häufig auch in Universitäts-ZMK-Kliniken vertretene Auffassung, dass solche Zähne grundsätzlich extrahiert werden müssen, ist heute als obsolet zu betrachten.
7. Versorgung von kariesfreien Fissuren von Molaren und ggf. auch von Prämolaren mit Fissurenversiegelungen.
8. Extraktion von nicht erhaltungswürdigen Zähnen und ggf. Entfernung von Wurzelresten.
9. Abschluss der zahnmedizinischen Therapie durch eine sorgfältige Inspektion der Mundhöhle, um auszuschließen, dass dort noch Fremdkörper wie z. B. Materialreste, Tupfer oder Watterollen verblieben sind, sowie abschließend Entfernung der Rachentamponade.

Danach erfolgen die Ausleitung des Patienten durch die Anästhesistin oder den Anästhesisten sowie die in ihrer bzw. seiner Verantwortung stehende postoperative Überwachung. Die Entlassung des Patienten erfolgt erst dann, wenn die Anästhesistin oder der Anästhesist dies für vertretbar hält und sich die Zahnärztin oder der Zahnarzt davon überzeugt hat, dass zu diesem Zeitpunkt keine Nachblutungen oder anderen zahnmedizinischen Komplikationen bestehen.

21.4.8 Strukturierte Nachsorge nach Gebisssanierung in Allgemeinanästhesie

Im Anschluss an die zahnmedizinische Therapie in Allgemeinanästhesie ist regelmäßig eine strukturierte präventiv orientierte Nachsorge durchzuführen. Diese Empfehlung hat den Hintergrund, dass die zahnärztliche Therapie in Allgemeinanästhesie sehr aufwendig ist und nicht unbedingt sicherstellt, dass im Anschluss daran keine neuen kariösen Defekte auftreten.

Bereits bei der Planung einer Therapie in Allgemeinanästhesie sollte mit den Eltern besprochen werden, dass die Kinder auf jeden Fall im ersten postoperativen Jahr ca. alle 3 Monate zu einem kariespräventiven Recall vorgestellt werden. Diese Recall-Sitzungen bieten einerseits die Möglichkeit zu einem Vertrauensaufbau und sollen andererseits genutzt werden, um ein gezieltes Mundhygienetraining und die Applikation von Fluoridlack durchzuführen. Diese Maßnahmen ermöglichen es, weitere Gebisssanierungen in Allgemeinanästhesie zu vermeiden oder soweit wie möglich hinauszuschieben.

Nach Ablauf des ersten postoperativen Jahres muss evaluiert werden, ob das Kind weiterhin im Abstand von 3 Monaten zu einer präventiven Recall-Sitzung vorgestellt werden soll oder ob die diesbezüglichen Abstände verlängert werden können.

21.5 Therapie von orofazialen Störungen

In ➤ Kapitel 21.3 wurde bereits auf die Problematik hingewiesen, dass es aufgrund einer hypotonen oder hypertonen Mund- und Gesichtsmuskulatur Probleme beim Mundschluss geben kann. Dies hat in vielen Fällen zur Folge, dass die betroffenen Kinder vermehrt Speichel verlieren. Daraus resultieren dann weitere Herausforderungen: Der aus dem Mund tropfende Speichel durchnässt die Kleidung im Oberkörperbereich und erfordert mehrmals täglich einen Kleidungswechsel.

In diesem Zusammenhang berichten Angehörige häufig, dass dadurch die Teilhabe am gesellschaftlichen Leben stark beeinträchtigt ist. Deshalb werden oral-sensomotorische Therapien empfohlen [17], z. B. nach Castillo Morales, die in der Regel durch speziell geschulte Logopädinnen oder Logopäden durchgeführt werden. Diese Therapie soll möglichst durch den Einsatz von intraoralen, die Oberkieferzähne und den Gaumen bedeckenden Stimulationsplatten ergänzt werden [17] [18], stets in enger Abstimmung mit und unter Kontrolle durch Logopädinnen oder Logopäden.

Voraussetzung für den Einsatz von intraoralen Stimulationsplatten ist, dass die Abformung des Oberkiefers gelingt. Die klinische Erfahrung zeigt, dass dies bei der Mehrzahl der Kinder mit Behinderung unter Beachtung der Tell-Show-Show-Feel-Do-Technik möglich ist. Einige wenige Kinder benötigen eine schrittweise Heranführung an die Abformung. Im ersten Schritt muss das Kind lernen, die Platzierung des Abdrucklöffels ohne Abdruckmaterial im Mund zu tolerieren. Danach sollte eine kleine Portion von Abformmaterial ohne Abdrucklöffel im Mund des Kindes abbinden. Je nach Reaktion des Kindes sollte sich daran die Abformung eines Teils der Zähne im Oberkiefer mit einem Teillöffel anschließen. Wenn dies problemlos gelingt, kann die Abformung aller Oberkieferzähne und des Gaumens erfolgen. Danach wird die Stimulationsplatte in einem zahntechnischen Labor hergestellt.

Wesentliches Merkmal der Stimulationsplatte ist das Anbringen von knopfartigen Elementen im dorsalen Gaumenbereich der Platte. Dieses Element bewirkt, dass die Kinder nach dem Einsetzen der Stimulationsplatte getriggert werden, häufige Dorsalbewegungen mit der Zunge ausführen. Durch diese wiederholten Bewegungen wird die Zungenmuskulatur gestärkt, und die Kinder können die Zunge besser im Mund halten, wodurch ein besserer Mundschluss erreicht wird. Diese Stimulationsplatten werden, anders als kieferorthopädische Geräte oder Knirscherschienen, nicht viele Stunden am Tag, sondern mehrmals täglich für ca. 30–60 Minuten getragen. In einer wissenschaftlichen Studie konnte gezeigt werden, dass der temporäre Einsatz derartiger intraoraler Stimulationsplatten bei der Mehrzahl der damit therapierten Kinder mit Down-Syndrom zu einer langfristigen Verbesserung der habituellen Mundhaltung und der Zungenposition führt [18]. Dadurch wird bei vielen Kindern das Tropfen von Speichel aus dem Mund vermieden, was von den Eltern sehr positiv aufgenommen wird.

21.6 Wichtige Entwicklungsstörungen und Syndrome bei Kindern und Jugendlichen

21.6.1 Zerebralparese

In den letzten Jahren wurde der Begriff „Infantile Zerebralparese" durch „Zerebralparese" ersetzt, weil dieser Zustand nicht nur im Kindesalter, sondern ein Leben lang besteht. Die mit einer Zerebralparese einhergehenden Störungen sind sehr komplex, und Personen mit dieser Diagnose sind in sehr unterschiedlichem Ausmaß und Schweregrad davon betroffen. Die nachfolgende Beschreibung ist einem Lehrbuch zur Zerebralparese entnommen und zeigt sehr deutlich die Komplexität der damit einhergehenden Behinderungen:

„Die Zerebralparese beschreibt eine Gruppe von dauerhaften Störungen der Entwicklung der Bewegung und Haltung, was zur Einschränkung der Aktivität führt, die auf Grund einer nicht progressiven Störung des sich entwickelnden fetalen und/oder kindlichen Gehirns hervorgerufen wird. Die motorischen Störungen der zerebralen Lähmung sind oft von Störungen der Empfindung, der Wahrnehmung, der Kognition, der Kommunikation, des Verhaltens und von Epilepsie begleitet. Die Störung führt auch zu sekundären Erkrankungen des Bewegungsapparates" [19].

Aus internationalen Erhebungen geht hervor, dass eine Zerebralparese etwa bei 2–3 von 1000 lebend geborenen Kindern auftritt. Es gibt zahlreiche Hinweise, dass das Risiko für die Entstehung einer Zerebralparese bei frühgeborenen Kindern und bei Mehrlingsgeburten steigt. Es wird geschätzt, dass ca. 50 % der Kinder mit Zerebralparese in sehr unterschiedlichem Ausmaß eine geistige Beeinträchtigung aufweisen [20]. Diese kann sich in einem Spektrum von leichter Lernbehinderung bis zu schwerer geistiger Behinderung äußern.

In Europa wurde vor vielen Jahren das Netzwerk Surveillance Cerebral Palsy Europe (SCPE) gebildet, um sich auf internationaler Ebene auf eine Standardisierung der Diagnostik und der Therapieempfehlungen zu verständigen [21]. Die Einteilung der Zerebralparese erfolgt entsprechend der SCPE in folgende Subtypen:

- Bilateral-spastische Zerebralparese
- Unilateral-spastische Zerebralparese
- Dyskinetische Zerebralparese
- Ataktische Zerebralparese

Hinter diesen Begriffen verbirgt sich, dass die motorischen Funktionen durch die beeinträchtigte zentralnervöse Steuerung in sehr unterschiedlichem Ausmaß gestört sein können. Die Störung kann z. B. die Beine, den Arm und das Bein einer Körperhälfte oder sogar alle vier Extremitäten betreffen. Daneben kann die Kau- und Schluckmuskulatur beeinträchtigt sein. Klinisch fallen bei Personen mit Zerebralparese ungewöhnliche Haltungs- und Bewegungsmuster auf. Bei den spastischen Formen liegt ein gesteigerter Muskeltonus vor, der in seiner Ausprägung sehr unterschiedlich ist und der bei derselben Person in Abhängigkeit von der Tagesform variieren kann.

Zur Beschreibung der Fähigkeiten auf den Gebieten Gehen, manuelle Fertigkeiten, kommunikative Fähigkeiten sowie Essen und Trinken wurden verschiedene 5-stufige Klassifikationssysteme entwickelt. Diese liefern nicht nur für die Pädiaterin oder den Pädiater, sondern auch für die Zahnärztin oder den Zahnarzt hilfreiche Informationen. Sie erleichtern das Verständnis für das breite Spektrum an Schwierigkeiten, mit denen Personen mit Zerebralparese konfrontiert sein können.

Das **Gross Motor Function Classification System (GMFCS)** umfasst folgende Abstufungen:

1. GMFCS Level 1: freies Gehen, Treppensteigen, Springen und Rennen, aber Beeinträchtigung in Geschwindigkeit, Balance und Koordination.
2. GMFCS Level 2: Freies Gehen ist möglich, aber Treppensteigen nur mit Festhalten am Geländer; Beeinträchtigungen auf unebenem Untergrund und bei Steigungen sind bemerkbar.
3. GMFCS Level 3: Gehen ist nur mit Hilfsmitteln möglich, das Treppensteigen ist auch mit Festhalten erschwert, für längere Strecken auf unebenem Grund wird ein Rollstuhl benötigt.
4. GMFCS Level 4: Gehen ist nur mit einem Rollator auf kurzen Strecken möglich, ansonsten wird überwiegend ein Rollstuhl benötigt.
5. GMFCS Level 5: Jegliche motorische Funktion ist eingeschränkt ist, die Körperhaltung gegen die Schwerkraft ist nicht möglich ist, eine selbstständige Mobilität kann nicht erfolgen.

Die Fähigkeiten, die oberen Extremitäten zu benutzen, können mit dem 5-stufigen **Manual Ability Classification System (MACS)** beschrieben werden.

1. MACS Level 1: kann ohne wesentliche Schwierigkeiten mit Objekten umgehen
2. MACS Level 2: kann mit den meisten Objekten umgehen, aber mit reduzierter Qualität und/oder Geschwindigkeit der Durchführung
3. MACS Level 3: benutzt Objekte mit Schwierigkeiten, braucht Hilfe bei der Vorbereitung und/oder Modifizierung der Aktivitäten
4. MACS Level 4: benutzt eine begrenzte Anzahl von leicht zu handhabenden Objekten in an die Fähigkeit angepassten Ausgangssituationen
5. MACS Level 5: kein Gebrauch von Objekten möglich und deutliche Einschränkung in der Fähigkeit, auch einfach Handlungen durchzuführen

Da bei Kindern und Jugendlichen mit Zerebralparese nicht nur bei der Motorik, sondern auch im Bereich Essen und Trinken sowie der Kommunikation Beeinträchtigungen auftreten, wurden auch für diese Bereiche Klassifikationen entwickelt.

In Bezug auf Essen und Trinken lassen sich folgende Stufen im Rahmen des **Eating and Drinking Ability Classification Systems (EADCS)** unterscheiden:

1. EADCS Level 1: Essen und Trinken sicher und effizient möglich
2. EADCS Level 2: Essen und Trinken sicher, aber mit einigen Einschränkungen in der Effektivität möglich
3. EADCS Level 3: Essen und Trinken nur eingeschränkt sicher und mit evtl. eingeschränkter Effektivität möglich
4. EADCS Level 4: Essen und Trinken nur mit deutlichen Einschränkungen in der Sicherheit möglich
5. EADCS Level 5: Unfähig, sicher zu essen und zu trinken, Ernährungssonde möglicherweise notwendig für ausreichende Ernährung

Das **Communication Function Classification System (CFCS)** umfasst ebenfalls 5 Stufen:

1. CFCS Level 1: wirksamer Sender und Empfänger mit unvertrauten und vertrauten Personen
2. CFCS Level 2: wirksamer, aber langsamer Sender und/oder Empfänger mit unvertrauten und/oder vertrauten Partnern
3. CFCS Level 3: wirksamer Sender und wirksamer Empfänger mit vertrauten Personen
4. CFCS Level 4: gelegentlich wirksamer Sender und/oder Empfänger mit vertrauten Personen
5. CFCS Level 5: selten wirksamer Sender und Empfänger auch mit vertrauten Personen

Aus den Bestandteilen dieser Klassifizierungen lässt sich bereits erkennen, dass die mit einer Zerebralparese einhergehenden Beeinträchtigungen negative Auswirkungen auf die Mundgesundheit haben können, wenn auch in sehr unterschiedlichem Ausmaß. Dabei handelt es sich um indirekte Effekte. So führt die in vielen Fällen vorliegende Beeinträchtigung der motorischen Fähigkeiten im Arm- und Handbereich dazu, dass die Zahnpflege von der betroffenen Person nicht in ausreichendem Maß selbstständig durchgeführt werden kann. Diese Problematik wird verstärkt, wenn zusätzlich eine geistige Beeinträchtigung vorliegt.

Bei schweren Formen der Zerebralparese treten neben der geistigen Beeinträchtigung weitere Besonderheiten in Form eines oder mehrerer persistierender und/oder überschießender Reflexe in der Mundhöhle auf. Zu diesen zählen der Suchreflex, der Saugreflex, der Schluckreflex, der Beißreflex und der Würgereflex [11]. Der Such- und der Saugreflex dienen eigentlich der Nahrungsaufnahme beim Stillen im Säuglings- und Kleinkindalter, die bei Kindern ohne Zerebralparese nach dieser Altersphase abklingen. Schluckreflex, Beißreflex und Würgereflex können nicht nur bei Kindern und Jugendlichen mit Zerebralparese, sondern auch bei Erwachsenen mit Zerebralparese übermäßig stark ausgeprägt sein. Das Vorliegen derartiger Reaktionen erschwert die häusliche Mundpflege sehr stark. In diesen Fällen müssen sich die Zahnärzte mit den Eltern oder unterstützenden Personen beraten, um ein individuelles Vorgehen bei der Mundpflege empfehlen zu können. Dies kann z. B. darin bestehen, dass bei jedem Putzvorgang nicht die gesamten Zähne, sondern alternierend ein Teil der Zähne geputzt wird. Ein solches Vorgehen ist sowohl für die betroffenen Personen mit schwerer Zerebralparese als auch für die betreuenden Personen nicht so anstrengend und führt in der Regel zu einem akzeptablen Mundhygienezustand.

Die persistierenden und/oder überschießenden Reflexe in der Mundhöhle werden in Situationen, die die betroffene Person als Stress erlebt, noch stärker. Dies fordert die Zahnärztin oder den Zahnarzt bei der intraoralen Untersuchung sehr stark heraus. Deshalb ist zunächst der Aufbau eines Vertrauensverhältnisses zwischen Zahnarzt und Patient sehr wichtig. Die Befundung der Zähne sollte sehr vorsichtig und bei unbekannten bzw. wenig bekannten Patienten ohne Zahnarztspiegel erfolgen. Die Gefahr ist groß, dass durch die Berührung von Zunge oder Mundschleimhaut ein Beißreflex ausgelöst wird und im ungünstigen Fall der Patient auf den Mundspiegel beißt. Dies kann zur Folge haben, dass das Spiegelglas zersplittert und Scherben aus der Mundhöhle entfernt werden müssen.

Je nach Verfassung und Ausprägung der Reflexe sollte die intraorale Befunderhebung in Intervallen erfolgen. Dies kann auch bedeuten, dass die Untersuchung auf mehrere Sitzungen verteilt werden muss. Der Autor dieses Kapitels hat die Erfahrung gemacht, dass es durch regelmäßige Vorstellung dieser Patienten mit schwerer Zerebralparese in vierteljährlichen Abständen möglich wird, ein gutes Vertrauensverhältnis aufzubauen und zu stabilisieren. Dies wiederum erlaubt es, in jeder Sitzung eine professionelle Zahnreinigung zumindest bei einem großen Teil der Zähne durchzuführen.

Eine weitere besondere Herausforderung stellt die Anfertigung von Röntgenbildern bei Personen mit schwerer Zerebralparese dar. Intraorale Zahnfilme können in vielen Fällen wegen der genannten Reflexe kaum angefertigt werden. Panoramaaufnahmen bzw. Teil-Panoramaaufnahmen sind nur möglich, wenn diese Patienten ausreichend lange ruhig stehen können. Deshalb kann diese Art von Röntgenbildern in vielen Fällen ebenfalls nicht angefertigt werden. Die Anfertigung von Röntgenbildern gelingt dann nur in Allgemeinanästhesie oder Sedierung mit Stand-by durch eine Anästhesistin oder einen Anästhesisten.

Aus diesen Ausführungen wird nachvollziehbar, dass ein Teil der zahnmedizinischen Diagnostik und Therapie bei vielen Kindern und Jugendlichen mit schwerer Zerebralparese nicht im Wachzustand erfolgen kann, sondern in Allgemeinanästhesie durchgeführt werden muss. Umso wichtiger ist gerade bei dieser Patientengruppe, dass sie danach engmaschig in einem präventiven Recall betreut werden.

21.6.2 Frühkindlicher Autismus

Der frühkindliche Autismus gehört zu den Autismus-Spektrum-Störungen (ASS). Die Ursachen für die Entstehung von ASS sind nicht bekannt. Es gibt jedoch Hinweise, dass die Einnahme bestimmter Medikamente während der Schwangerschaft (z. B. Valproinsäure oder selektive Serotonin-Wiederaufnahme-Hemmer) das Auftreten von ASS beim werdenden Kind begünstigen kann. Außerdem erhöht eine Rötelninfektion der Mutter während der Schwangerschaft das Risiko für die Entstehung von ASS bei dem werdenden Kind.

Die Angaben zur Prävalenz der von ASS betroffenen Kinder liegen in einem Bereich von 5–10 von 1000 Kindern. Jungen sind 3-bis 5-mal häufiger von ASS betroffen als Mädchen. Leitsymptome des ASS sind Defizite der sozialen Interaktion und reziproken Kommunikation sowie sich wiederholende Verhaltensweisen. Auffällig ist häufig, dass die betroffenen Kinder eingeschränkte Aktivitäten und Interessen haben. Diese Symptome bleiben zeitlebens erhalten und treten in allen Lebensbereichen auf. Die veränderte Beziehungsfähigkeit gilt in Bezug auf Familienangehörige, Gleichaltrige und Ansprechpartner in Kindergarten und Schule. Die Diagnose kann im Alter von 3 oder 4 Jahren auf der Grundlage von klinischen und psychologischen Tests gestellt werden. Es gibt typische Veränderungen, die zur Verdachtsdiagnose „frühkindlicher Autismus" führen [22]:

1. Fehlendes Verfolgen der Blickrichtung einer anderen Person
2. Fehlendes „Als-ob-Spielen"
3. Mangelnder oder fehlender Blickkontakt
4. Fehlendes Bringen zum Zeigen von Gegenständen
5. Fehlende oder abgeschwächte Reaktion auf die Nennung des eigenen Namens
6. Fehlende mimische Reaktion oder fehlender Blickkontakt auf die Schmerzensäußerung anderer Menschen
7. Rückschritt oder Verlust bereits erworbener Fähigkeiten in der Sprache oder in der Interaktion mit anderen Menschen

Typisch ist auch, dass autistische Kinder Schwierigkeiten haben, das Gelernte auf andere Kontexte, d. h. Situationen, Personen oder Orte, zu übertragen. Der frühkindliche Autismus geht in vielen Fällen mit einer geistigen Behinderung einher. Dies und die oben beschriebenen spezifischen Symptome spielen zeitlebens auch bei der Mund- und Zahnpflege sowie bei der Kooperation im zahnmedizinischen Setting eine Rolle.

Da autistische Kinder und Jugendliche eine große Vorliebe für ritualisierte Tagesabläufe haben, sollen die Mund- und Zahnpflege bei ihnen so früh wie möglich ein fester Bestandteil des Tagesablaufs werden. Auch sollte die zahnärztliche Betreuung so früh wie möglich beginnen. Die Ritualisierung der Zahnarztbesuche, die ja nicht täglich stattfinden, ist schwieriger zu erreichen. In der Literatur werden verschiedene Tools beschreiben, wie solche Termine vorbereitet bzw. unterstützend durchgeführt werden können [23]. So kann der Ablauf einer zahnärztlichen Kontrolle z. B. mit Motivkarten oder Filmsequenzen bebildert werden. Im klinischen Alltag haben wir die Erfahrung gemacht, dass z. B. ein Foto von der behandelnden Ärztin oder Zahnärztin bzw. vom behandelnden Arzt oder Zahnarzt auf einer Bildkarte dazu beitragen kann, das Vertrauensverhältnis der Kinder zu den behandelnden Personen anzubahnen. In der Zahnarztpraxis sollte den Betroffenen z. B. ermöglicht werden, dass sie bei einem Termin nur kurz im Wartezimmer warten müssen. Der behandelnde Zahnarzt muss diesen Kindern noch mehr als anderen Kindern mit geistiger Beeinträchtigung Gelegenheit geben, neue Instrumente und Materialien nach und nach im Sinne der Tell-Show-Show-Feel-Do-Technik kennenzulernen. Hilfreich ist außerdem, dass diese Kinder möglichst immer im selben Behandlungszimmer von derselben Person untersucht und ggf. behandelt werden.

21.6.3 Down-Syndrom

Das Down-Syndrom wurde von dem englischen Arzt John Langdon Down im 19. Jahrhundert aufgrund der klinisch erkennbaren Besonderheiten der Betroffenen beschrieben. Deshalb wurde das Syndrom nach ihm benannt. Die genetische Ursache, nämlich das dreifache Vorliegen des Chromosoms 21, wurden erst in der Mitte des 20. Jahrhunderts sowohl von einer amerikanischen als auch von einer französischen Forschergruppe aufgedeckt. Seitdem wird das Down-Syndrom auch als Trisomie 21 bezeichnet.

Ein Kennzeichen dieses Syndroms ist, dass bei den davon betroffenen Personen immer auch eine geistige Beeinträchtigung vorliegt, die sehr unterschiedlich ausgeprägt sein kann. Zu diesem Syndrom gehört außerdem eine Vielzahl an organischen Veränderungen, die aber nicht bei jeder Person mit Trisomie 21 vollständig vorliegen. Die Mehrzahl der Kinder mit Down-Syndrom wird mit kardialen Problemen (z. B. Atriumseptumdefekt oder atrioventrikulärem Septumdefekt) geboren. In den letzten Jahrzehnten ist es möglich geworden, diese Defekte operativ zu verschließen. Darüber hinaus können die folgenden Symptome bzw. Organveränderungen vorliegen: Hypothyreose, Ohrschädigungen mit daraus resultierenden Hörproblemen, Hypotonus im Muskelbereich und ein beeinträchtigtes Immunsystem.

Aus zahnmedizinischer Sicht sind folgende Bestandteile des Syndroms relevant: starker Hypotonus der Kau- und Schluckmuskulatur sowie der Zungenmuskulatur, Mikrodontie und Hypodontie (➤ Kapitel 16). Der Hypotonus der genannten Muskulatur führt in den meisten Fällen zu einer Unterentwicklung des Mittelgesichts. Darüber hinaus bewirkt er, dass die Zunge vergrößert erscheint. Dieses Phänomen wird als Pseudo-Makroglossie bezeichnet und kann dazu führen, dass die Zunge nicht vollständig in der Mundhöhle verbleibt. Liegt die Zunge zwischen den Lippen, kann es nicht zu einem regelrechten Mundschluss kommen. Dies wiederum kann zur Folge haben, dass vermehrt Speichel aus dem Mund läuft.

Im Rahmen der zahnmedizinischen Betreuung von Kindern und Jugendlichen mit Down-Syndrom sollten folgende Punkte unbedingt Berücksichtigung finden: Bei der Erstuntersuchung ist unabhängig vom Alter zu überprüfen, ob ein regulärer Mundschluss möglich ist oder ob eine Pseudo-Makroglossie vorliegt. Sollte Letzteres der Fall sein, muss abgeklärt werden, ob bereits eine logopädische Therapie eingeleitet ist und ob dabei auch Elemente der Castillo Morales-Therapie wie z. B. intraorale Stimulationsplatten eingesetzt werden. Wenn dies nicht der Fall ist, sollte eine entsprechende Überweisung zu einer Logopädin erfolgen. Außerdem benötigen Kinder und Jugendliche mit Down-Syndrom eine zahnmedizinische Intensivprophylaxe mit Fokus auf Gesunderhaltung von Gingiva und Parodont. Der Grund hierfür ist, dass Personen mit Down-Syndrom ein stark erhöhtes Risiko haben, wegen eines Immundefektes bereits im jungen Erwachsenenalter an Parodontitis zu erkranken.

21.6.4 Fragiles X-Syndrom

Das Fragile X-Syndrom (FXS) gehört zu den seltenen Erkrankungen und tritt als Folge einer speziellen Veränderung auf dem X-Chromosom auf. Dabei handelt es sich um das Fragile X Mental Retardation 1 Gene (FMR1-Gen). Von 3000 bis 4000 lebend geborenen Kindern weist eines die FMR1-Vollmutation auf und entwickelt in unterschiedlichem Ausmaß Formen des Fragilen X-Syndroms. Personen mit diesem Syndrom sind zu ca. 90 % männlich. Wenn Mädchen davon betroffen sind, ist die Ausprägung der syndrombedingten Symptome meistens sehr viel milder als bei Jungen.

Als besondere körperliche Merkmale fallen meist große Ohren und ein langes Gesicht, überbewegliche Gelenke und ein schwacher Muskeltonus auf. Charakteristisch sind eine geistige Beeinträchtigung sowie Verzögerungen bei der Sprachentwicklung und der motorischen Entwicklung. Auch wird häufig eine sensorische Überempfindlichkeit beim Berühren von Stoffen, bei der Wahrnehmung lauter Geräusche und gegenüber dem Geruch, der Konsistenz und dem Geschmack von Nahrungsmitteln beobachtet. Vor allem im Kindes- und Jugendalter lassen sich bei den Betroffenen deutliche Zeichen von Impulsivität, Hyperaktivität und Konzentrationsstörungen beobachten. Des Weiteren zeigen viele dieser Kinder autistische Symptome wie Vermeidung von Augenkontakt, Ablehnung von Körperkontakt und Unsicherheiten im Umgang mit Menschen. Kinder mit Fragilem X-Syndrom haben auch besondere Stärken wie eine große visuelle Auffassungsgabe und ein in der Regel ausgesprochen freundliches Wesen.

Die hier beschriebenen Eigenschaften stellen besondere Anforderungen an die zahnmedizinische Versorgung von Kindern und Jugendlichen mit Fragilem X-Syndrom. Hierfür gelten größtenteils die Empfehlungen, die in ➤ Kapitel 21.6.1 gegeben wurden. Darüber hinaus muss die Zahnärztin oder der Zahnarzt gerade bei Kindern und Jugendlichen mit Fragilem X-Syndrom damit rechnen, dass das eine oder andere Material, z. B. ein Fluoridlack oder eine Polierpaste, aufgrund des Geschmacks oder Geruchs abgelehnt wird. In solchen Fällen ist es hilfreich, Alternativprodukte zur Verfügung zu haben.

21.6.5 Rett-Syndrom

Das Rett-Syndrom gehört ebenfalls zu den seltenen Erkrankungen. Aufgrund einer genetischen Veränderung tritt eine Entwicklungsstörung des Zentralnervensystems auf. Die betroffenen Personen weisen Mutationen des MECP2 (methyl CpG-bindung protein 2)-Gens auf. Dieses Gen befindet sich auf dem X-Chromosom, und es sind fast nur Mädchen davon betroffen.

Verlauf und Schweregrad der Erkrankung können sehr unterschiedlich sein. Im 1. Lebensjahr zeigen die Mädchen meist keine Entwicklungsauffälligkeiten. Danach treten bestimmte Symptome auf, die zur Verdachtsdiagnose Rett-Syndrom führen. Diese kann nur durch eine genetische Untersuchung bestätigt werden. Zu den wichtigsten Symptomen, die auf ein Rett-Syndrom hinweisen können, zählen:

1. Bereits erlernte feinmotorische Fähigkeiten wie gezieltes Greifen gehen verloren.
2. Es treten motorische Stereotypien in Form von immer wiederkehrenden Handbewegungen wie z. B. „Händewaschen", klatschen oder auch in die Hände beißen auf.
3. Manche Mädchen erlernen das freie Gehen nicht und bei denen, die das Laufen erlernt haben, wird das Gehen im Laufe der Zeit zunehmend schwieriger.
4. Die Sprachentwicklung ist oft von Beginn an verzögert. Auch wird häufig beobachtet, dass bereits erlernte sprachliche Äußerungen bald wieder verloren gehen. In einigen Fällen fehlt die Sprache völlig.

Die betroffenen Kinder verhalten sich häufig sozial und emotional in sich zurückgezogen und haben Probleme, mit der Umwelt zu kommunizieren. Vor allem in den beiden ersten Lebensjahrzehnten stellen epileptische Anfälle bei den meisten Mädchen mit Rett-Syndrom ein häufiges Problem dar und erfordern eine spezifische

21

medikamentöse Therapie. Typischerweise wird bei den betroffenen Mädchen ein Bruxismus beobachtet.

Aus zahnmedizinischer Sicht gelten dieselben Empfehlungen wie für Kinder und Jugendliche mit frühkindlichem Autismus (➤ Kapitel 21.6.2). Es ist sehr hilfreich, ein gutes und dauerhaftes Vertrauensverhältnis zwischen einer Patientin mit Rett-Syndrom und der Zahnärztin bzw. dem Zahnarzt aufzubauen und zu erhalten. Hintergrund für diese Empfehlung ist, dass es in vielen Fällen wegen des starken Bruxismus notwendig ist, Knirscherschienen anzufertigen. Damit sollen zum einen die Zähne vor starkem Substanzverlust geschützt werden und zum anderen die Belastung der Familienangehörigen durch die starken Reibegeräusche mit den Zähnen reduziert werden. Hierfür ist es erforderlich, eine Abformung im Oberkiefer und/oder Unterkiefer durchzuführen. Dabei sollte man so vorgehen wie in ➤ Kapitel 21.5 beschrieben.

LITERATUR

[1] Beauftragte der Bundesregierung für die Belange von Menschen mit Behinderungen. UN-Behindertenrechtskonvention. Bonn; 2017.

[2] Destatis – Statistisches Bundesamt (2020). 7,9 Millionen schwerbehinderte Menschen leben in Deutschland. Aus: https://www.destatis.de/DE/Presse/Pressemitteilungen/2020/06/PD20_230_227.html. (letzter Zugriff: 11. Dezember 2021).

[3] Neuhäuser G. Syndrome bei Menschen mit geistiger Behinderung. Ursachen, Erscheinungsformen und Folgen. Marburg: Lebenshilfe Verlag; 2010.

[4] Bissar AR, Kaschke I, Schulte AG. Oral health in 12- to 17-year-old athletes participating in the German Special Olympics. Int J Paediatr Dent. 2010; 20: 451–457.

[5] Hempel E, Limberger K, Möller M, Heinrich-Weltzien R. Mundgesundheit von Erfurter Schüler/innen mit und ohne Behinderungen. Gesundheitswesen. 2015; 16: 263–268.

[6] Dziwak M, Heinrich-Weltzien R, Limberger K, Ifland S, Gottstein I, Lehmann T, Schüler I. Dental health and odontogenic infections among 6- to 16-year-old German students with special health care needs (SHCN). Clin Oral Investig. 2018;21: 1997–2006.

[7] Schmidt P, Petrakakis P, Schulte AG. Caries prevalence in 6- to 10-year-old German schoolchildren with and without disability. Community Dent Health. 2020; 37: 281–286.

[8] Ahovuo-Saloranta A, Forss H, Walsh T, Nordblad A, Makela M, Worthington HV. Pit and fissure sealants for preventing dental decay in permanent teeth. Cochrane Database Syst Rev. 2017; 7, CD001830.

[9] Schmidt P, Petrakakis P, Schulte AG. Zahngesundheit von Kindern und Jugendlichen des Rhein-Erft-Kreises mit Haupt- bzw. Förderschulbedarf im 5-Jahresvergleich. Gesundheitswesen. 2021; online am 15.3.2021. doi: 10.1055/a-1371–1450

[10] Deps TD; Angelo GL, Martins CC, Paiva SM, Pordeus IA, Borges-Oliveira A. Association between dental caries and Down Syndrome: A systematic Review and Meta-Analysis. PLOS One. 2015; 10(6): e0127484; doi: https://doi.org/10.1371/journal.pone.0127484.

[11] Dos Santos MTBR, Nogueira MLG. Infantile reflexes and their effects on dental caries and oral hygiene in cerebral palsy individuals. J Oral Rehabil. 2005 32; 880–885.

[12] Schulte AG. Patienten mit Behinderung – besondere Anforderungen in der Praxis. ZWR-Das Deutsche Zahnärzteblatt. 2019; 128:510–513.

[13] Schulte AG, Egermann M, Schmidt P, Goedicke-Padligur G, Crawford L, Ehlers JP. Bewertung eines studentischen Kommunikationspraktikums in Behindertenorientierter Zahnmedizin. Deutsche Zahnärztliche Zeitschrift. 2021; 76: 357–365.

[14] Suchy L. Einschätzung der zahnmedizinischen Versorgung von Personen mit Down-Syndrom durch Eltern und Angehörige. Med Diss Universität Witten/Herdecke; 2021.

[15] Schmidt P, Egermann M, Sauerland C, Schulte AG. Caries Experience of Adults with Intellectual Disability in the Western Part of Germany. J Clin Med. 2021; 10: 2602.

[16] Empfehlungen DGAI und BDA. Mindestanforderungen an den anästhesiologischen Arbeitsplatz. Anästh Intensivmed. 2013; 59: 551–552.

[17] Limbrock JG. Störungen der Mundmotorik bei Kindern mit infantiler Zerebralparese (ICP). J Neurol Neurochirur Psychiatr. 2011; 12: 360–365.

[18] Korbmacher H, Limbrock JG, Kahl-Nieke B. Die Entwicklung der orofazialen Symptomatik bei Kindern mit Down-Syndrom zwölf Jahre nach der Frühbehandlung mit Stimulationsplatten. J Orofac Orthop. 2004; 65: 60–73.

[19] Baumann T, Dierauer S, Meyer-Heim A. Zerebralparese: Diagnose, Therapie und multidisziplinäres Management. Stuttgart: Thieme; 2018.

[20] Novak I, Hines M, Goldsmith S, Barclay R. Clinical prognostic messages from a systematic review on cerebral palsy. Pediatrics. 2012; 130: e1285.

[21] Wurst C. Zerebralparesen – Ein Überblick. Ärzteblatt Thüringen. 2017; 28: 412–417.

[22] Fricke O, Lechmann C. Autismus-Spektrum-Störungen im Kindesalter. Pädiatrie Up2date. 2019; 14: 19–34.

[23] Schmidt P, Goedicke-Padligur G, Schulte AG, Fricke O. Zahnärztliche Versorgung von Patienten mit Autismus-Spektrum-Störungen – ein Überblick unter besonderer Berücksichtigung des frühkindlichen Autismus. Plaque ´n Care. 2021; 156: 126–132.

KAPITEL

22 Alltägliche Herausforderungen einer Zahnarztpraxis für Kinder

Nicola Meißner, Uta Salomon und Toni Heidrich

22.1 Einleitung

Ein wichtiger psychologischer Aspekt der Kinderzahnmedizin ist es, die Kinder und Jugendlichen in ihren Fähigkeiten zur Kooperation zu bestärken und sie und ihre Eltern zur Mitarbeit zu motivieren. Dies wird durch eine auf die kindlichen Bedürfnisse abgestimmte Praxisstruktur und -organisation unterstützt, in welcher auch die wirtschaftlichen Aspekte berücksichtigt werden. Die Praxisphilosophie einer Kinderzahnarztpraxis besteht also darin, Kinder und ihre Zähne sowohl kindgerecht als auch qualitativ hochwertig zu versorgen. So kann der Praxisbesuch für Kinder, Eltern und das Praxisteam zu einem positiven Erlebnis werden und zugleich effizient gestaltet werden, damit der Grundstein gelegt wird für eine lebenslang positive Einstellung zu Zähnen, Mundhygiene und Zahnarztbesuch.

22.2 Psychologische Aspekte der Verhaltensführung

Nicola Meißner

Im Unterschied zur Erwachsenenzahnmedizin beeinflusst das Verhalten des Kindes entscheidend die Wahl des Therapieverfahrens. Je nach Alter und Compliance des Kindes –sowie nach Umfang der Behandlung – ergeben sich daraus die jeweiligen Behandlungsempfehlungen.

Entsprechende Algorithmen zur Behandlungsplanung unterscheiden sich zwar innerhalb der verschiedenen Praxiskonzepte, grundsätzlich jedoch sollte die für das Kind risikoärmste Behandlungsmethode gewählt werden, insbesondere die Indikation zur Narkosebehandlung betreffend. Gute Kenntnisse auf dem Gebiet der Verhaltensführung tragen wesentlich dazu bei, diesem Anspruch besser gerecht zu werden.

Hintergrundinformation

Unter Verhaltensführung oder Behavior Management werden die verschiedenen Techniken der **nichtpharmakologischen Angst- und Schmerzkontrolle** verstanden [1] [2] [3]. Eine große, alltägliche Herausforderung in der Kinderzahnmedizin besteht darin, die kindliche Compliance adäquat einzuschätzen und diese mithilfe nachfolgend genannter Methoden gezielt zu fördern.

22.2.1 Ersttermin und Stufenkonzept

Der erste Besuch in der Zahnarztpraxis ist für viele Kinder ein aufregendes, neues Erlebnis und stellt wichtige Weichen für deren weitere Mitarbeit. Zahnärztlich beinhaltet der Ersttermin die Erhebung der Anamnese, die Befundaufnahme (intraoral, radiologisch) und die Einschätzung der kindlichen Compliance. Auf Basis dieser Parameter wird eine vorläufige Therapieplanung erstellt und möglichst anschaulich mit den Eltern besprochen (➤ Kapitel 22.3.5).

Lediglich in Ausnahmefällen – bei kooperativen Kindern oder mithilfe medikamentöser Unterstützung – wird sofort behandelt.

MERKE

Beim Erstgespräch mit den Eltern hilft eine wertschätzende, keinesfalls Schuldgefühle vermittelnde Haltung. Die Beratung sollte sich auf Relevantes beschränken, nach Möglichkeit eine Behandlungsalternative beinhalten und Rückfragen zum besseren Verständnis ermöglichen.

Am Beispiel einer Neuaufnahme wird in ➤ Abb. 22.1 zunächst das psychologische Konzept der Verhaltensführung vorgestellt, im Folgenden werden die einzelnen Methoden dann genauer beschrieben.

Kinder lernen in kleinen Schritten und reagieren überfordert, wenn „zu viel zu schnell" erklärt wird. Das neu Erlernte sollte also Zeit haben, sich zu verfestigen. In einzelnen Steigerungsstufen (➤ Abb. 22.2) wird das Kind an invasivere Behandlungen herangeführt.

- Die Behandlungsschritte und deren Geschwindigkeit sollten den Fähigkeiten des Kindes entsprechen. Einen guten Start ermöglicht ein Prophylaxetermin zur Desensibilisierung bzw. als Behandlungstraining.
- Die Vereinbarung eines Stopp-Signals (Hand heben oder senken, Zauberstab wackeln) gibt Kindern Sicherheit und ist zu respektieren. Jedes Kind wird dieses Signal mindestens einmal testen, bei kleinen Dauerunterbrechern kann man zunächst die Zeit eingrenzen (z. B. bis drei zählen) oder bei Bedarf ein anderes Therapieverfahren wählen (➤ Kapitel 22.2.7).
- Das Kind sollte am Ende eines Termins wissen, was bei der nächsten Behandlung geplant ist.

Oft kommen Neupatienten als akute Schmerzkinder in die Praxis, und deren Eltern wünschen ausdrücklich die sofortige Behandlung. Die Entscheidung, beim Ersttermin gleich zu behandeln, sollte sich allerdings nicht nach dem Elternwunsch, sondern nach den Möglichkeiten des Kindes zur Kooperation sowie nach dem Befund richten. Eine traumatisierende Erfahrung, beispielsweise die Extraktion eines infizierten Milchzahns bei unzureichender Schmerzausschaltung, ist ein denkbar schlechter Einstieg. In diesen Fällen ist, je nach weiterem Behandlungsumfang, die Behandlung in Sedierung oder Narkose bzw. nach vorheriger Antibiose zu planen (➤ Kapitel 13).

22.2.2 Tell-Show-Do (TSD)

Kinder reagieren häufig mit Ablehnung und Verweigerung, wenn sie unangekündigt mit zahnärztlichen Geräten oder Geräuschen konfrontiert werden. Beispielsweise kann der Anblick von Ätzgel in einer stumpfen Kanüle („Spritze") oder das plötzliche laute Rauschen des großen Saugers derartig bedrohlich auf sie wirken, dass auch nachgereichte Erklärungen nicht mehr ankommen und die Behandlung abgebrochen werden muss. Für den kinderunerfahrenen Behandler sind sowohl die Geschwindigkeit als auch die Vehemenz dieser Abwehrreaktion oft überraschend.

Das Grundprinzip der zahnärztlichen Kinderbehandlung lautet deshalb „Tell-Show-Do" (TSD) und wurde bereits 1959 von Addel-

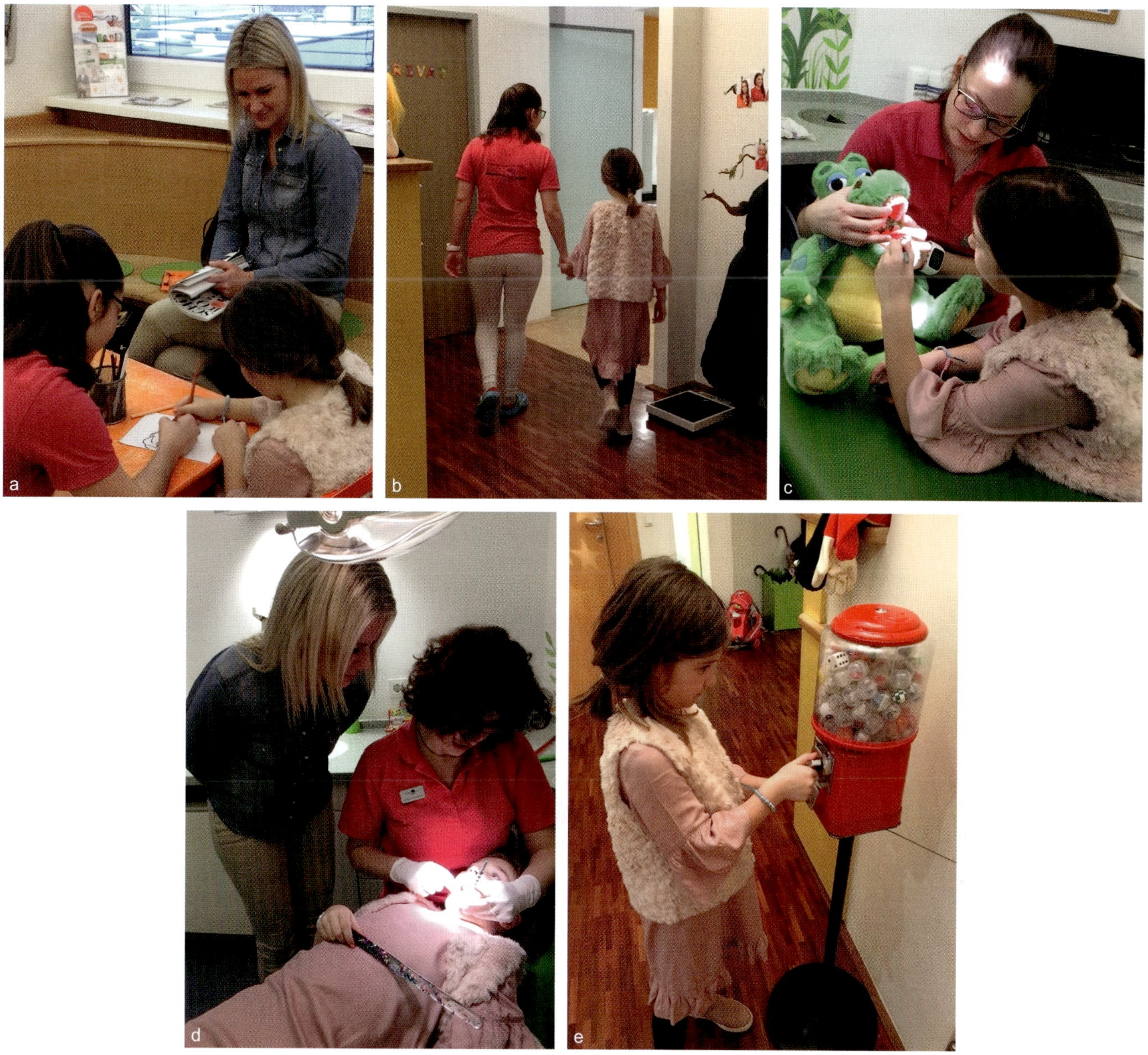

Abb. 22.1 a–e Psychologisches Konzept der Verhaltensführung am Beispiel einer Neuaufnahme [M1128]
a) Abholen eines Kindes aus dem Wartezimmer. Nach der Begrüßung auf Augenhöhe – erst das Kind, dann die Begleitung – wird durch Interesse an der momentanen Tätigkeit eine erste Verbindung, sog. Rapport (➤ Kapitel 22.2.5) aufgebaut.
b) Auf dem Weg ins Behandlungszimmer bleibt diese Verbindung durch Körperkontakt, wie das Geben der Hand, idealerweise bestehen.
c) Im Behandlungszimmer wird zunächst am Modell spielerisch der Ablauf der Untersuchung erklärt, bevor sich das Kind selbst auf die Liege bzw. den Behandlungsstuhl legt (➤ Kapitel 22.2.4). Alle Untersuchungsschritte, beispielsweise die Trocknung der Zähne mit Luft, werden zuerst am Finger gezeigt und danach erst im Mund vorgenommen (➤ Kapitel 22.2.2).
d) Der zahnärztliche Befund wird den Eltern im Mund ihres Kindes gezeigt und erläutert. Dadurch fühlen sich die Eltern „mit im Boot", können den etwaigen Behandlungsbedarf selbst sehen und z. B. besser nachvollziehen, weshalb Röntgenbilder zur Sicherung der Diagnose sinnvoll sind.
e) Belohnung am Ende der Untersuchung bzw. der Behandlung. Im Sinne eines positiven Verstärkers (➤ Kapitel 22.2.3) erhält das Kind eine Münze für den Belohnungsautomaten an der Rezeption. So wird der Behandlungsraum nicht durch lange Auswahl („Wählen heißt verzichten") blockiert, zudem wirkt der zentral positionierte Automat als Anreiz auf andere Kinder.

ston [4] beschrieben. Es vereinbart verschiedene Aspekte der Lerntheorie und entspricht einer verkürzten Form der **systematischen Desensibilisierung** (➤ Abb. 22.3).

Für versierte Kinderzahnärztinnen und -ärzte bilden die verschiedenen Variationen von TSD die Basis der Verhaltensführung und sind buchstäblich „in Fleisch und Blut" übergegangen. Bei routinierten Kindern, zusätzlicher audiovisueller Distraktion (Deckenfernsehen) oder bei begrenzter Aufmerksamkeitsspanne kann das Vorgehen auf „Tell-Do" verkürzt werden. Manche Autoren empfehlen als eigenen Schritt, das Einverständnis des Kindes einzuholen und fügen

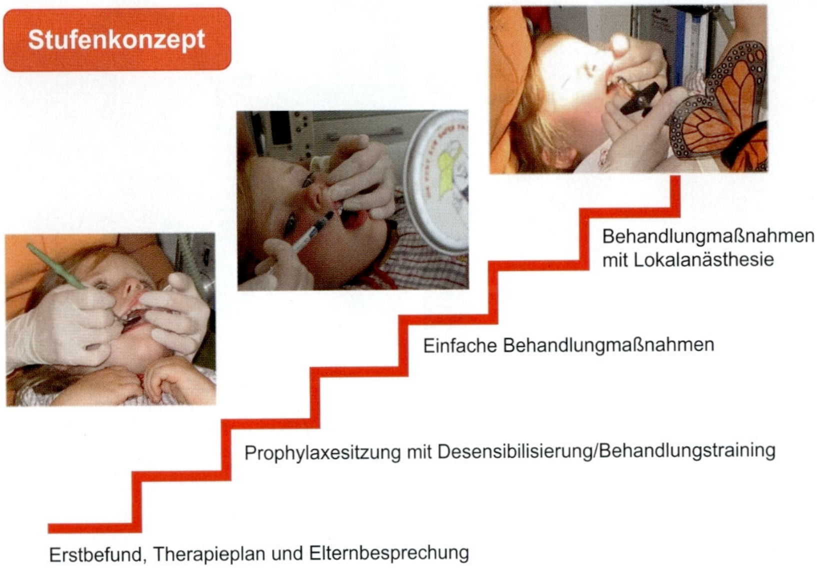

Abb. 22.2 Damit Kinder nicht überfordert werden, steigert sich die Abfolge der Termine von einfachen Behandlungen hin zu invasiveren oder komplexeren Sitzungen. [M1128/L143]

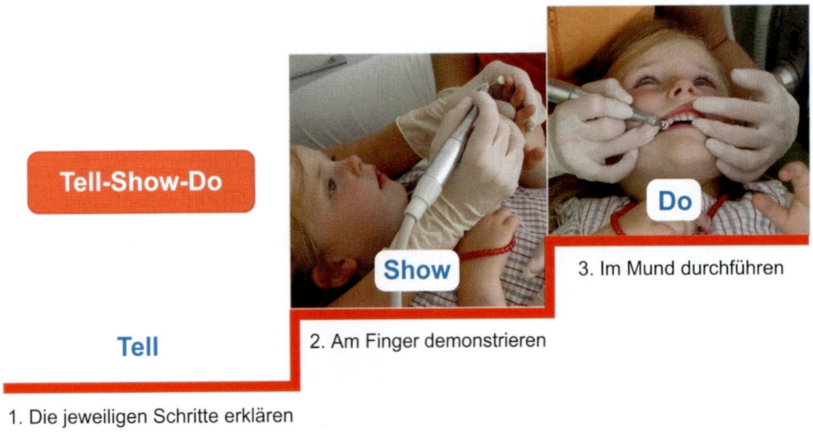

Abb. 22.3 Tell-Show-Do [M1128/L143]
Tell: Durch altersgerechte, d.h. den kognitiven Fähigkeiten des Kindes entsprechende Verbalerklärung des Vorgehens wird die spätere Behandlung gebahnt (Priming).
Show: Um die Angst vor dem Unbekannten zu verringern, wird der jeweilige Behandlungsschritt an einer „neutralen" Stelle, z.B. dem Finger, gezeigt.
Do: Die Behandlung wird im Mund des Kindes durchgeführt.

„Tell-Show-**Ask**-Do" ein [5]. Bei sehr ängstlichen und skeptischen Kindern kann der Schritt „Show" unterteilt werden in „Show-on-me/Show-on-you" oder das Vorführen ganzer Behandlungsabläufe am Finger oder Modell.

22

Je ängstlicher und nervöser ein Kind ist, desto weniger gut wirken die Verbalerklärungen. Bekanntlich nimmt in stressigen Situationen die Fähigkeit der kognitiven Verarbeitung in den evolutionär jüngeren Gehirnanteilen wie dem präfrontalen Kortex ab. Bei zunehmendem Stress werden deshalb ältere Bereiche im Stamm- und Zwischenhirn aktiviert, bis hin zum Auslösen des Flucht-Kampf-Totstell-Reflexes. Eine wesentliche Bereicherung erfährt TSD deshalb durch Grundkenntnisse auf dem Gebiet der Hypnotherapie und kann so auf tieferer Ebene, besonders im limbischen System, wirksam werden.

22.2.3 Konditionieren

Der berühmte Pawlow'sche Hund (1927) ist wohl das bekannteste Beispiel der **klassischen Konditionierung,** wobei unmittelbar aufeinandertreffende Reize (Futter und Glocke) ein bestimmtes Verhalten (Speichelfluss) auslösen.

Operantes Konditionieren bedeutet *Lernen am Erfolg* und besagt, dass ein Verhalten häufiger wird, wenn sich eine Verstärkung daran anschließt (➤ Abb. 22.1 e). Jeder noch so kleine Erfolg sollte deshalb vom zahnärztlichen Team anerkennend kommentiert werden. Ein **positiver Verstärker** belohnt also das Verhalten verbal (Lob, Anerkennung), materiell (Spielzeug, Nahrung) oder sozial (Zuwendung, Zugehörigkeit). Ein **negativer Verstärker** ist nicht gleichzusetzen mit Bestrafung, sondern bedeutet Wegfall eines negativen Reizes. Ein Kind, das beispielsweise lernt, dass es durch die zahnärztliche Behandlung von seinen Schmerzen befreit wird, erlebt folglich einen negativen Verstärker.

MERKE
Eine gezielt eingesetzte Belohnung, z. B. eine Münze für den Belohnungsautomaten oder das Vorführen von Zaubertricks unmittelbar im Anschluss an die Behandlung („… weil der Mund heute noch länger und noch weiter offen war als das letzte Mal") wirkt als positiver Verstärker und erhöht die Wahrscheinlichkeit, dass das gewünschte Verhalten beim nächsten Mal wiederholt wird.

Noch effektiver sind Verstärker, wenn zusätzlich ein **Körperanker** gesetzt wird: „Und immer, wenn du auf dein Armbändchen blickst, darfst du dich daran erinnern, wie toll du deinen Zahn heute stillgehalten hast", verbunden mit der **posthypnotischen Suggestion:** „Ich freue mich schon auf deinen nächsten Besuch und bin gespannt, wie gut du …". Mehr noch als der rein materielle Wert wirkt hier die **intrinsische Motivation** des Erfolgserlebnisses. Eine im Vorfeld von den Eltern versprochene Belohnung macht diese intrinsische Motivation zunichte, weil sie Erfolgsdruck auslöst und zudem impliziert, dass die Aufgabe als solche sehr unangenehm oder schwer sein muss. Die Übergänge zwischen Belohnung und Bestechung (**extrinsische Motivation**) sind fließend. Manche Kinder verhalten sich durchaus berechnend und sind „bestechlich", wobei die Motivationswirkung meist nur kurzfristig ist.

22.2.4 Kognitives Modellieren

Durch Beobachtung des Verhaltens anderer erfolgt **Lernen am Modell** und ist besonders in der Altersgruppe der 3- bis 6-Jährigen wirksam. Häufig sind diese Vorbilder die Eltern oder älteren Geschwister. Zeigen diese eine positive Einstellung, kann sich besonders unter Geschwistern eine regelrechte Dynamik entwickeln mit Streitigkeiten, wer zuerst auf die Zahnarztliege klettern darf.

MERKE
Die Elternempfehlung, ihr Kind zu eigenen Terminen mitzunehmen, gilt nicht uneingeschränkt. Etwa 60 % aller Erwachsenen verspüren negative Gefühle beim Zahnarztbesuch. Viele Kinder erfassen intuitiv die Körpersprache ihrer Eltern mit Zeichen von Nervosität oder gar Angst und können dieses Verhalten übernehmen.

Im Konzept einer reinen Kinderzahnarztpraxis oder an speziellen Kinderbehandlungstagen lernen Kinder schon im Wartebereich am Modell anderer, Normalität vermittelnder Kinder. Ängstliche Kinder können an Handpuppen (➤ Abb. 22.1 c) oder am „mutigen lebendigen Modell" lernen, indem sie beispielsweise einen Blick ins Prophylaxe-Zimmer werfen, wenn dort ein kleiner, möglichst gleichaltriger oder sogar jüngerer Zahnarztheld auf dem Stuhl sitzt.

22.2.5 Hypnose in der Kinderbehandlung

Der deutsche Begriff „Hypnose" ist nicht einheitlich definiert, er beschreibt sowohl das *Verfahren* zum Erzielen von Trance als auch den *Zustand* der Trance selbst. Kennzeichnend sind tiefe Entspannung und fokussierte Aufmerksamkeit, wobei Nebenreize weitgehend ausgeblendet werden. Die Hypnotherapie ist mittlerweile anerkannt und der Einsatz insbesondere in der Zahnmedizin gilt als wertvolle Bereicherung des Repertoires [5] [6].

MERKE
In zahlreichen Praxen bilden hypnotische Sprachführung und Behandlung die Basis des Konzepts, nehmen Einfluss auf die Methoden der Verhaltensführung, bereichern die Elternkommunikation und tragen wesentlich zu einem entspannteren Berufsalltag bei.

Empathische Behandlerinnen und Behandler wenden intuitiv bereits zahlreiche Elemente an, dennoch ist eine postgraduierte Ausbildung auf diesem Gebiet sehr zu empfehlen. Im Folgenden wird anhand wichtiger Schlagworte ein Überblick über kinderzahnärztlich relevante Aspekte der Hypnotherapie gegeben.

Die Sprache der Hypnose Das Unbewusste reagiert wortwörtlich, d. h., es kennt keine Verneinung. Ein beliebtes Beispiel dafür ist die negative Botschaft von „Du brauchst keine Angst zu haben, das tut gar nicht weh". Die Worte „Angst" und „weh" lösen dabei auf unbewusster Ebene Alarm aus. Sprache erzeugt Bilder im Gehirn, im negativen wie im positiven Sinn. So lassen sich für angstbehaftete oder fremdartige Begriffe positive, kindgerechte Umschreibungen finden, die angenehmere Gefühle auslösen. Jede Praxis wird ihr eigenes, individuell-authentisches Vokabular verwenden, beispielsweise „Zahndusche" (Turbine/rotes Winkelstück), „Schlafkügelchen" (Lokalanästhesie), „Kitzelkugel" (Rosenbohrer) u. v. m.

Rapport Bedeutet Beziehungsaufbau auf verbaler und nonverbaler Ebene. In der Kinderbehandlung kann dies über die Kleidung („Du hast ja ein tolles Dinosaurier T-Shirt an"), kindgerechten Themen oder Comic-Kinderhelden-Figuren stattfinden. Bereits wenn das Kind aus dem Spielzimmer abgeholt und in den Behandlungsraum begleitet wird, findet dieses „Andocken", auch wortwörtlich durch Körperkontakt wie „Hand geben", statt (➤ Abb. 22.1 a). Körperkontakt sichert den Rapport und sollte auch während der zahnärztlichen Behandlung stets aufrechterhalten werden.

Tranceinduktion Anders als die meisten Erwachsenen gehen Kinder schnell in Trance und kehren ebenso schnell wieder zurück. Sie können sich vollkommen ins Spiel vertiefen und schon im nächsten Moment einer anderen Sache zuwenden. Deshalb kommt es naturgemäß häufig vor, dass die Hypnose unterbrochen wird **(Fraktionierung).** Aufgrund der ungewohnten Praxissituation befinden sich Kinder oft schon in tranceartig verändertem Bewusstseinszustand und können dort „abgeholt" werden, sodass sich die klassische Induktion, beispielsweise durch Punktfixation oder Zählen, erübrigt. Um die Trance zu vertiefen, eignet sich im kinderzahnärztlichen Setting die **Doppelinduktion.** Assistenz und Behandlerin oder Behandler geben synchron verbale Informationen und überladen dadurch die kindliche Aufmerksamkeit. Sind diese Informationen zusammenhangslos und verwirrend, so entspricht dies der **Konfusionstechnik.**

Pacing Stärkt den Rapport, indem Körperhaltung, Atmung, Stimme und Tonlage sich dem Patienten angleichen („Spiegeln"). Besonders hilfreich sind bestimmte Grifftechniken (➤ Abb. 22.4) und das Pacing der Atmung. Durch Auflegen der Hand auf den Bauch und leichten Druck beim Ausatmen wird die Atemexkursion verlangsamt und führt so zu einer Beruhigung des vegetativen Nervensystems.

Leading beinhaltet das Führen durch bestimmte therapeutische Verhaltensweisen. Dabei werden die Fähigkeiten und Handlungen des Kindes **utilisiert,** d. h. nutzbar gemacht im Sinne von **Ressourcen.** Bringt ein unruhiges Kind beispielsweise ein schön gezeichnetes Bild mit, könnte dies wie folgt genutzt werden: „Du kannst wirklich besonders schön zeichnen, gewiss hat dieses Bild lange gedauert, du bist dafür ganz ruhig dagesessen, hast den Stift langsam und vorsichtig bewegt, …"

Reframing Bezeichnet die Methode, eine vorhandene Situation in einen anderen Kontext zu setzen. So kann beispielsweise aus dem vibrierenden Rosenbohrer ein holpernder Traktor oder ein galoppierendes Pferd werden. Ganze Zahnbehandlungen hindurch werden die jeweiligen Schritte und Empfindungen durch Reframing in eine Geschichte eingebettet.

Distraktion Kinder lassen sich auditiv (Erzählungen, Audios) oder visuell (Deckenfernsehen, Zauberstab) sehr gut ablenken. Ebenso können physische Nebenreize gesetzt oder der Fokus auf eine Körperaktion gerichtet werden, wie beispielsweise bestimmte Beinbewegungen („Zeichne mal für den Papa mit dem angehobenen Fuß ein Herz in die Luft"), während die Lokalanästhesie gesetzt wird.

Rituale Geben Kindern Sicherheit durch immer wiederkehrende und damit vorhersagbare Situationen. Der Vorteil für das zahnärztliche Team besteht in gleichlautenden Arbeitsabläufen und Zeitersparnis, wenn diese Rituale in ein Konzept eigebettet werden [7].

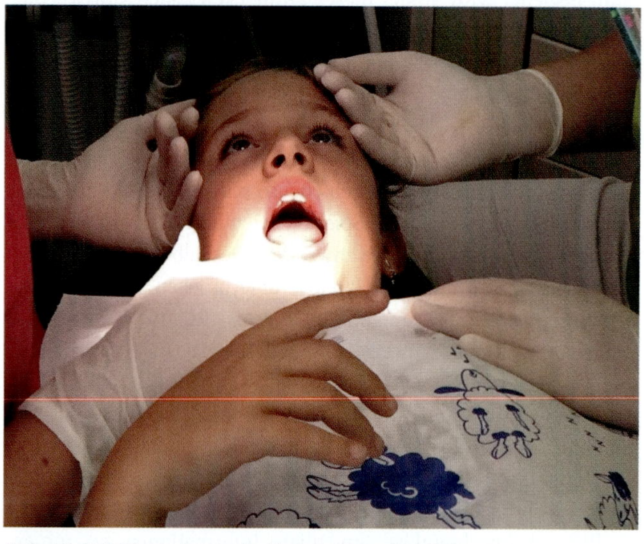

Abb. 22.4 Grifftechniken in der Kinderhypnose [M1128]
Kinder sprechen stark an auf Körperkontakt und bestimmte Grifftechniken, besonders den Schläfengriff. Trancezeichen wie Handlevitation, Tunnelblick und fokussierte Aufmerksamkeit (TV-Distraktion) sind erkennbar, der Mund bleibt geöffnet. Ein Zauberstab kann zur Blickfixation und als Stopp-Zeichen eingesetzt werden.

22.2.6 Kritisch zu bewertende Methoden

Die Wandlung des Erziehungsstils der Eltern von autoritär zu permissiv sowie Erkenntnisse aus der Gehirn- und Verhaltensforschung lassen bestimmte Methoden der Verhaltensführung fragwürdig in ihrer Umsetzung und Ethik erscheinen [2] [5].

MERKE
Während die bisher genannten Methoden als allgemein akzeptierter Standard gelten, sind die im Folgenden genannten Techniken nur mit ausdrücklicher Zustimmung der Eltern anzuwenden, wobei das Recht der Kinder auf zeitgemäße und nicht traumatisierende Behandlung Vorrang haben sollte.

Voice Control Der Behandler verändert Stimme und Tonfall bis hin zum Anschreien der Kinder. In den USA wendet die Mehrzahl der Kinderzahnärzte diese Technik nach wie vor an zur Verbesserung der Aufmerksamkeit unkooperativer Kinder [1]. In Europa wird sie überwiegend abgelehnt und trifft seitens der Eltern auf wenig Akzeptanz. In einem moderaten Sinn, d. h. Flüstern oder Anheben der Stimme als Warnsignal bzw. zur **Musterunterbrechung** („Schreispiegeln") gibt es mögliche Ausnahmeindikationen.

Parental Presence/Absence Technique (PPA) Bei dieser Methode werden die Eltern des Zimmers verwiesen, sobald sich die Kinder nicht adäquat verhalten und – im Sinne eines negativen Verstärkers – erst wieder eingelassen, wenn sich das kindliche Verhalten bessert [8]. Besonders junge Kinder können durch diesen Verlust der Bezugsperson regelrecht traumatisiert werden. Bei älteren (Schul-) Kindern mag es Indikationen geben, beispielsweise wenn sie das zahnärztliche Team ignorieren oder ihre Eltern als „Publikum für eine Trotzshow" benutzen oder Eltern störend in die Behandlung eingreifen. Das „Eltern raus" darf dabei nicht als Liebesentzug oder Ausgrenzung der Eltern bewertet werden, sondern als Möglichkeit einer altersgerechten Auge-in-Auge-Interaktion. Selbst für den erfahrenen Zahnarzt bedeutet es eine Gratwanderung mit dem Ziel, dass sich das Kind am Ende der Sitzung als selbstwirksam („Ich brauche meine Eltern nicht") erlebt und stolz den Behandlungsraum verlässt. Häufig kommt beim nächsten Termin sogar seitens des Kindes der Wunsch, ohne die Eltern ins Behandlungszimmer zu gehen.

Protective Stabilization Bedeutet das Festhalten eines Kindes bei der Zahnbehandlung. Während der Gabe von Lokalanästhesie ist das Sichern des Kindes zum Eigenschutz als kurze Intervention sinnvoll, keinesfalls sollte jedoch eine längere, traumatisierende Behandlung gegen den Willen des Kindes durch Fixieren vorgenommen werden [9].

Hand Over Mouth (HOM) Das Zuhalten des Mundes bei inadäquatem Verhalten – und Entfernen der abdeckenden Hand zur Belohnung – kann Erstickungsgefühle auslösen, als sehr traumatisierend erlebt werden und ist ethisch abzulehnen.

22.2.7 Medikamentöse Unterstützung

Zwar beziehen sich die Techniken der Verhaltensführung grundsätzlich auf die nichtpharmakologische Angst- und Schmerzkontrolle, jedoch kommt der Lachgassedierung eine Art Zwischenposition zu.

MERKE
Aufgrund seiner anxiolytischen Wirkung erleichtert Lachgas die weitere Verhaltensführung und wirkt bei hypnotherapeutischen Interventionen im Sinne einer Turboinduktion.

Die Grenzen der Verhaltensführung sind dann erreicht, wenn ein Missverhältnis besteht zwischen dem Alter des Kindes und dem Umfang der Behandlung, bei präkooperativen Kindern, die kognitiv noch nicht in der Lage sind, die Behandlung zu verarbeiten, bei fehlender lokaler Schmerzausschaltung oder bei mangelnder Compliance aufgrund geistiger Beeinträchtigung oder negativer Vorerfahrungen. Die Ausführungen dazu sowie weitere Verfahren der Sedierung und Narkose sind in ➤ Kapitel 13 beschrieben.

22.3 Organisatorische Aspekte

Uta Salomon

22.3.1 Kinder – eine besondere Klientel

Die zahnmedizinische Behandlung von Kindern ist eine inspirierende und herausfordernde Aufgabe zugleich. Auf Kinderzahnheilkunde spezialisierte Praxen betreuen üblicherweise Kinder im Alter von 0 bis ca. 12 Jahren. Der Hauptanteil entfällt auf die Altersgruppe der 6- bis 9-Jährigen [10]. Die Kinder weisen meist eine hohe Kariesinzidenz auf, sind präkooperativ oder hatten bereits negative Behandlungserfahrungen [11]. Oft werden auch Kinder aus Familien mit Migrationshintergrund sowie Kinder mit besonderen Erkrankungen oder Behinderungen überwiesen.

22.3.2 Niederlassung und Praxisimmobilie

Die Spezialisierung auf Kinderzahnheilkunde ist häufig ein **Alleinstellungsmerkmal** und lässt sich am besten als Kinderzahnarztpraxis oder eigenständige Abteilung in einer Praxis mit mehreren Behandlern verwirklichen. In den USA gibt es laut Schätzung einen Spezialisten pro 11.000 Kinder. Die Praxen befinden sich meist in größeren Städten [12]. Eine ausreichende Zahl zahnärztlicher Kollegen und Kinderärzte, die als Überweiser fungieren, ist ein wichtiger Faktor für das wirtschaftliche Überleben einer Praxis für Kinderzahnheilkunde [13].

Die Praxis sollte verkehrsgünstig liegen und über ausreichend **Parkplätze** verfügen [13]. Dies stellt einen Pluspunkt dar, besonders wenn Geschwisterkinder einbestellt bzw. Behandlungen in Sedierung oder Narkose geplant sind. Die Räume sollten sowohl für Kinderwagen als auch für Rollstühle geeignet sein und eine behindertengerechte Ausstattung aufweisen [11]. Da die Zeitspanne, in welcher Kinder einen Kinderzahnarzt benötigen, relativ kurz ist und stetig Neupatienten aufgenommen werden, wird die räumliche und personelle Kapazitätsgrenze oft schnell erreicht. Daher ist es sinnvoll, schon bei der Wahl der Räumlichkeiten an die Möglichkeit zur Erweiterung zu denken.

22.3.3 Raumplanung

Der erste Eindruck zählt. Kinder und ihre Eltern sollten bereits beim Betreten der Praxis spüren, dass sie hier die Hauptpersonen sind.

MERKE
Die Gestaltung der Praxis ist für die Eltern neben der Qualität der Beratung und der Kommunikation ein Indikator für die vom Team zu erwartende Behandlungsqualität ihrer Kinder!

Die Auswahl der Farben unterstützt dies, denn jede Farbe bzw. Farbkombination löst differenzierte Stimmungen oder reizinduzierte Wahrnehmungen aus. Empfehlenswert sind Farben, die eine ruhige, positive synästhetische Wirkung besitzen. Kinderfreundliche bzw. kindliche Farben, welche sich für die Gestaltung von optischen Ruhe- und Spielzonen eignen, sind eine Mischung aus Rosa-, Gelb- und Blau-Nuancen mit etwas Grün [14].

Die räumliche Anordnung der unterschiedlichen Praxisbereiche, ihre sinnvolle Einrichtung und Funktionalität sowie das individuelle Praxisdesign sollten harmonisch ineinandergreifen. So entstehen kurze Wege und effektive Arbeitsabläufe.

Rezeption und Wartebereich

Da das Kind zum vereinbarten Termin von mindestens einer Person begleitet wird, ist der Eingangs- und Rezeptionsbereich großzügig gestaltet. Kinder fühlen sich „groß", wenn sie mit ihrem Namen begrüßt werden und sich selbst anmelden können. Dazu kann die Rezeption an einer Stelle für Kinder einsehbar sein.

Der **Wartebereich** ist in Kinderzahnarztpraxen **größer** als in üblichen Praxen, da aufgrund der meist kurzen Termine mehr Patienten gleichzeitig anwesend sind. Alternativ kann ein weiteres Wartezimmer, z. B. für Kinder, die auf eine Sedierung warten, eingeplant werden. Formschönes, haptisch angenehmes, die kindliche Kreativität anregendes bzw. entspannendes Spielzeug wie Kugelbahnen, Motorikschleifen, o. Ä. haben sich bewährt (➤ Abb. 22.5 a). Das Spielzeug sollte für alle Altersgruppen geeignet sein, keine verschluckbaren Kleinteile enthalten und regelmäßig desinfiziert werden.

Bilderbücher laden zum Entspannen ein. Jedoch sind nicht alle Kinderbücher zum Thema Mundgesundheit und Zahnarzt als Wartezimmerlektüre geeignet, da sie mitunter angsteinflößende Vorurteile über Instrumente o. Ä. verstärken.

Aufgrund des Geräuschpegels sind im Rezeptions- und abgetrennten Wartebereich **Schallschutzdecken** oder andere **schallisolierende Dekorationselemente** sinnvoll.

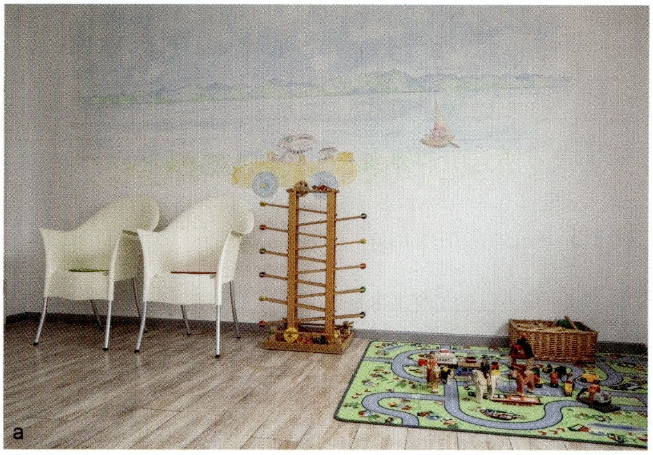

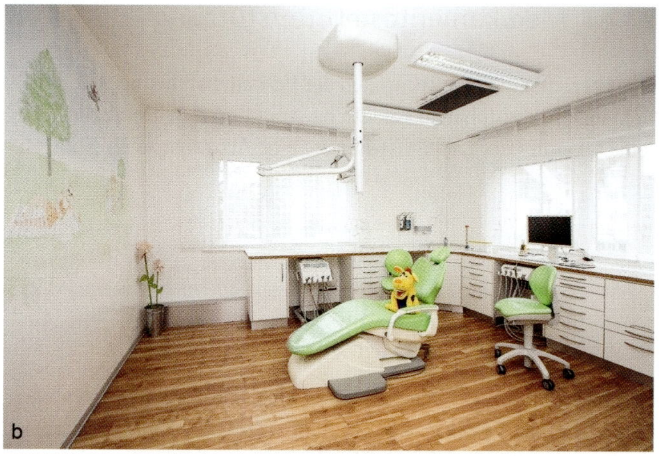

Abb. 22.5 a, b Warte- und Behandlungsräume [M1129]
a) Kinderwartezimmer, das sowohl zum Spielen einlädt als auch Rückzugsorte bietet
b) Ausstattung eines Kinderbehandlungszimmers. Absaugung und Ablagetray hinter dem Kopf des Kindes, ohne Mundspülbecken und Instrumenten-Traysäule am Stuhl. Geräte, Instrumente und Materialien sind für das Kind unsichtbar in Schrankeinbauten, Auszügen und Schubladen gelagert.

Behandlungszimmer und Instrumentierung

Für die Behandlungszimmer ist eine Fläche von ca. 12–15 m^2 ausreichend. Um eine ruhige Behandlungsatmosphäre zu gewährleisten, sollte nur eine Begleitperson (Ausnahme: Neupatient oder Sprachprobleme) anwesend sein. Viele Kinderzahnärzte bevorzugen statt eines konventionellen Behandlungsstuhles spezielle „Pedoliegen“, ähnlich den Untersuchungsliegen beim Kinderarzt. Unter diesen befindet sich ein für Kinder unsichtbarer Auszug, der mit Anschlüssen für Turbine, Winkelstücke und Multifunktionsspritze bestückt ist. Fällt die Wahl auf einen konventionellen Behandlungsstuhl, so hat es sich bewährt, nur den Behandlungsstuhl aufzustellen (➤ Abb. 22.5 b). Ein mobiles Cart für rotierende Geräte etc. kann in der Schrankzeile unsichtbar verstaut werden. Beide Varianten **verzichten auf einen Schwebetisch und Mundspülbecken.** Ablagetrays für Instrumente befinden sich auf dem Auszug bzw. mobilen Cart und hinter dem Kopf des Kindes, wo auch die Absaugung angebracht ist. Diese Anordnung ermöglicht ein effektives Arbeiten, Instrumente und Materialien werden über der Brust des Kindes oder hinter dem Kopf angereicht. Als Ergänzung zur Verhaltensführung während der Behandlung (➤ Kapitel 22.2) kann zur Ablenkung des Kindes an der **Decke** ein **Suchbild** oder ein **Monitor** zum Abspielen von altersentsprechenden Filmen angebracht werden.

MERKE

Während der Kinderbehandlung verschwinden zahnärztliche Geräte, Instrumente und Materialien unsichtbar hinter Schrankeinbauten, in Schubladen oder Auszügen. Es empfiehlt sich, einmal in „Kinderhöhe“ und „mit den Augen eines Kindes“ durch die Praxis zu gehen.

Bietet eine Praxis Behandlungen in **Lachgassedierung** an, stellt sich je nach Praxisgröße und Anzahl dieser Behandlungen die Frage, ob mobile Geräte oder eine zentrale Gasanlage installiert werden (➤ Kapitel 13).

Der **Prophylaxebereich** stellt den Mittelpunkt einer spezialisierten Praxis dar. Prophylaxepuppen, Modelle oder spezielle Spiegel, welche die Kinder in die Hand nehmen können, sind ausgezeichnete Möglichkeiten, Kinder und Eltern für die Mundhygiene zu begeistern. Schaukästen als Blickfang mit Materialien zur Mundhygiene und Ernährungstipps ergänzen das Setting.

Der **Röntgenraum** mit Zahnfilm-Röntgengerät und OPG sollte nahe an den Behandlungszimmern liegen. Die Technik kann in die Raumgestaltung mit Motiven, z. B. aus der Raumfahrt, der Unterwasserwelt o. Ä. einbezogen werden.

Funktionsräume

Für Sterilisation, Materiallagerung, Verwaltung und Archiv ist ausreichend Raum einzuplanen. Ein einladender, großzügiger Sozialraum stellt eine absolute Notwendigkeit für ein zufriedenes Team dar.

Intubationsnarkose (ITN)

Werden in der Praxis Behandlungen in ITN durchgeführt, so ist es von Vorteil, den „OP-Trakt“ räumlich von den anderen Behandlungsräumen zu trennen. Alternativ werden an OP-Tagen möglichst keine weiteren Patiententermine eingeplant, da der Anblick bzw. das Verhalten von sedierten oder aus der Narkose aufwachenden Kindern für andere Patienten und deren Eltern befremdlich sein kann [11].

Behandlungszimmer, in denen Narkosebehandlungen stattfinden, sind mit 20–25 m^2 etwas größer zu planen, da das Anästhesieteam und dessen Geräte zusätzlich Platz benötigen. An eine geeignete Raumabsaugung sowie ein Zahnfilm-Röntgengerät am Behandlungsstuhl ist zu denken.

In unmittelbarerer Nähe zum OP sind mindestens zwei Aufwachräume mit zentraler Überwachungseinheit, Anschlüsse für Sauerstoff und medizinische Absaugung sowie ein Zimmer für Prämedikationsgespräche empfehlenswert.

22.3.4 Terminmanagement

MERKE
Der Alltag in einer Kinderzahnarztpraxis wird durch viele kurze Termine (10–30 min) bestimmt, was ein hohes Patientenaufkommen bedeutet.

Spontane Absagen sind die Regel, Kinder mit Schmerzen oder Trauma erfordern Terminflexibilität. Ein **strukturiertes Terminmanagement** ist daher ein wichtiger Baustein für den Praxiserfolg.

Standardisierte Zeitblöcke von 15, 30 und 45 Minuten sind hilfreich. So kann am besten berücksichtigt werden, dass Kinder nicht beliebig lang und zu jeder Tageszeit gleich gut behandelbar sind und ausreichend Zeit für jede Behandlung (z. B. 30 Minuten für eine Quadrantensanierung mit oder ohne Lachgassedierung) eingeplant ist. Termine für **Kindergartenkinder** und **invasive Behandlungen** sollten **vormittags** vergeben werden. Nachmittagstermine sind so für Schulkinder frei. Werden zwischen anstrengenden Behandlungen kurze Kontrollen einbestellt, bietet dies dem Behandler eine kurze Rekreationsphase.

Folgende den Behandlungsarten entsprechende **Zeitblöcke** werden in der Kinderbehandlung eingerichtet: Neuaufnahme, Recall bzw. Kontrolle, Prophylaxe, Behandlung/Lachgasbehandlung, Schmerzbehandlung, Sedierung und ITN (mit Anästhesieteam). Das kontinuierliche Einhalten der Zeitblöcke schützt vor Zeitverzug, welcher sowohl Patientenrückstau (übliche Wartezeit ca. 10–30 Minuten), negative Auswirkungen auf die kindliche Kooperation und Überstunden für das Team bedeutet. Aus wirtschaftlicher Sicht rechtfertigt in Einzelfällen die gute Mitarbeit eines Kindes einen moderaten Zeitüberzug für die Sanierung eines weiteren Quadranten (➤ Kapitel 22.4.1).

Die oben genannten Zeitblöcke stellen zusätzlich eine Möglichkeit dar, einer „Überalterung" der Praxis entgegenzusteuern. Denn nach einigen Jahren blockieren häufig zu viele Recall-Patienten die Behandlungszeiten und zeitnah sind keine Termine für Neuaufnahmen verfügbar [15].

Weiterhin bieten sie den Vorteil, dass ein Behandler mehrere Zimmer parallel betreuen kann und Mitarbeiter leichter einzuteilen sind.

22.3.5 Standardisierung und Strukturierung der Behandlung

MERKE
Standardisierte, strukturierte Arbeitsabläufe steigern sowohl die Qualität als auch die Effizienz der Arbeit. Klare Anweisungen, ggf. schriftlich, sind für das Team entscheidend, minimieren Fehler und erleichtern sowohl die Dokumentation als auch die Einarbeitung neuer Mitarbeiterinnen. Gleichzeitig geben sie dem Kind ein verlässliches Setting, innerhalb dessen fast jede Behandlung stattfinden kann.

Für einen reibungslosen Ablauf werden den Eltern von Neupatienten an der Rezeption ein Kinderanamnesebogen und der „Praxisleitfaden für Eltern" ausgehändigt. In den Behandlungszimmern erleichtern Schaumodelle und Infokarten zu Diagnosen und Therapieoptionen die Aufklärungsgespräche mit den Eltern. Wichtige Formulare und Informationen sind in Mappen für Prophylaxe, Sedierung oder ITN zusammengefasst. Am Tag der Befundaufnahme und Diagnose erfolgt die Planung der Therapie und – je nach Anamnese, Kooperation, Alter und Behandlungsumfang – der Behandlungsart. Diese umfasst verhaltensführende Maßnahmen, eventuell in Kombination mit einer Lachgassedierung oder Sanierungen in ITN. Bei einem ängstlichen 3-jährigen Kind mit großem Behandlungsumfang wird beispielsweise pharmakologische Unterstützung erforderlich sein. Sofern keine Kontraindikationen vorliegen, ist die Methode der Wahl oftmals die Sanierung in Narkose (➤ Kapitel 13).

Behandlungsvorbereitung

MERKE
Bei der Vorbereitung von invasiven Behandlungen werden alle nötigen Instrumente und Materialien bereitgelegt. Alle Unterbrechungen sind unbedingt zu vermeiden, da sie zu Kooperationsproblemen führen.

Der Einsatz von unterschiedlichen **Traysystemen** hat sich hier bewährt. Diese werden im Voraus mit den benötigten Instrumenten befüllt und mit einem speziell bestückten „Bohrerständer" ergänzt.

Behandlungsdurchführung

MERKE
Wird bei Recall- und Neupatienten eine Mitarbeiterin im Behandlungszimmer eingeteilt, so ist es bei invasiven Behandlungen, Sedierungen oder ITN-Behandlungen für ein zügiges Vorgehen von Vorteil, wenn eine Zweitassistenz anwesend ist.

Die Planung bzw. Durchführung von **Quadrantensanierungen** verringert die Anzahl der Behandlungstermine sowie die Menge an benötigtem Lokalanästhetikum. Daraus resultiert eine **Stressreduktion** für das Kind, seine Eltern und das Behandlungsteam. Neben verhaltensführenden Techniken (➤ Kapitel 22.2) bedient sich das kinderzahnärztliche Team der Technik der **„Four-handed Dentistry"** (➤ Abb. 22.6), um effektiv zu arbeiten. Die Augen des Behandlers bleiben dabei immer auf den Mund des Kindes gerichtet. Die Assistenz nimmt die Instrumente des Behandlers mit dem kleinen Finger einer Hand (meist der linken) auf, dreht sie und legt mit derselben Hand das neue Instrument in die Hand des Behandlers. So muss dieser seine Hände nie mehr als ein paar Zentimeter vom Mund entfernen [13]. Der Instrumentenwechsel verläuft schnell, wortlos und elegant sowie unsichtbar für das Kind.

Wird die Sanierung in **ITN** durchgeführt, können Röntgenbilder, soweit noch nicht vorhanden, am intubierten Kind angefertigt werden. Zur Erleichterung der zahnärztlichen Behandlung erfolgt die **Intubation** möglichst **nasal.** Nach der Zahnreinigung schließt sich dann die **Komplettsanierung in einem Termin** an.
Alle Behandlungen benötigen eine vollständige **Dokumentation.** Diese umfasst neben den Befunden, Diagnosen und Abrechnungspositionen auch Besonderheiten im Gespräch bzw. der Behandlung.

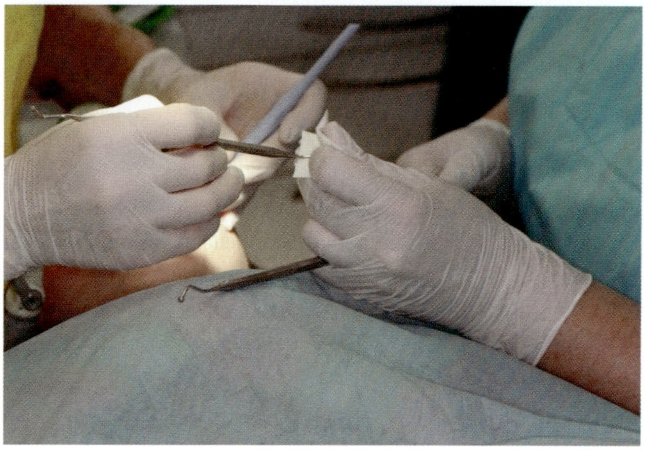

Abb. 22.6 Four-handed Dentistry ermöglicht einen schnellen, wortlosen und für das Kind unsichtbaren Instrumentenwechsel. [M1129]

Aus forensischen Gründen werden der Name des Behandlers und der Assistenz (Zeuge) notiert (➤ Kapitel 23). Der Behandlungseintrag endet mit einer Notiz über die Mitarbeit des Kindes und der Planung für den nächsten Termin.

22.3.6 Erfolgreiche Mitarbeiterführung

Teambildung – welche Mitarbeiterin passt ins Team

MERKE
Kinder haben sehr feine Antennen und spüren sofort, ob das Team harmoniert und gut zusammenarbeitet.

Das **DISG®-Persönlichkeitsprofil** erlaubt, sich selbst und seine Mitarbeitenden besser kennenzulernen [16] [17]. Viele Unternehmen bedienen sich des Profils, welches in unterschiedlichen Bereichen – von Führungsaufgaben bis Konfliktmanagement – eingesetzt werden kann. Durch einen wissenschaftlichen Fragebogen auf Basis der Einteilung in die vier Grundtypen **d**ominant – **i**nitiativ – **s**tetig –**g**ewissenhaft ergeben sich griffige Erkenntnisse über die **persönlichen Verhaltenstendenzen** und **Stärken** sowie den **eigenen Arbeits- und Kommunikationsstil** [17]. So kann es den Praxisinhaber zu einer kritischen Selbstreflexion motivieren, das Verständnis für sein Team schärfen und ihm wertvolle Hinweise für eine gelingende Zusammenarbeit geben.

MERKE
Eine zufriedene, erfolgreiche Arbeitsatmosphäre mit tragfähigen Beziehungen entsteht nur, wenn persönliche Unterschiede erkannt und verstanden werden, Konflikte aufgedeckt und bearbeitet oder auf ein Minimum begrenzt werden [16] [17] [18].

Bei der Suche nach einer neuen Mitarbeiterin oder einem neuen Mitarbeiter werden nicht nur die Anforderungen definiert, es wird auch festgelegt, wie diese erfüllt werden sollen [17]. Das ist hilfreich zur Auswahl geeigneter Mitarbeiterinnen und Mitarbeiter für die verschiedenen Funktionsbereiche: Mitarbeitende für die kinderzahnärztliche Assistenz sollten z. B. aufgeschlossen, empathisch und kreativ mit den kleinen Patientinnen und Patienten umgehen sowie geduldig, verlässlich und sorgfältig assistieren – alles Eigenschaften der Verhaltenstendenzen „initiativ" und „stetig". Eine Mitarbeiterin oder ein Mitarbeiter für die Abrechnung hingegen sollte eher Eigenschaften aus „gewissenhaft" mitbringen, z. B. präzise, logisch, strukturiert [16] [17].

MERKE
Da die Mitarbeiter entsprechend ihren persönlichen Eigenschaften und Potenzialen am richtigen Arbeitsplatz gefördert und gefordert werden, ist die emotionale Bindung an die Praxis hoch. So empfinden sie die Aufgaben der Kinderzahnarztpraxis als sinnstiftend und handeln aus innerer Motivation und Zufriedenheit heraus [16] [17] [18].

Eltern und Kinder spüren dann, dass **das Leitbild und die Ziele der Praxis vom Team authentisch gelebt werden** und alle Freude an der Arbeit haben. Solche hochmotivierten, mit großen Fähigkeiten ausgestatteten Mitarbeitende sind außergewöhnlich in ihrer Leistungsbereitschaft, Aufmerksamkeit, Kommunikationsfähigkeit und Flexibilität. Sie stellen die Leistungsträgerinnen und -träger im Team dar und sind Erstkraft oder Praxismanagerin mit einem entsprechenden Gehalt. Vertrauen in die Mitarbeitenden, proaktive Angebote zu Weiterbildung bzw. Qualifikation (z. B. ZFA für Kinderzahnheilkunde) motivieren diese Mitarbeitenden.

Phasen der Teamentwicklung

Um im kinderzahnärztlichen Team Hand in Hand arbeiten zu können, sollte Zeit in den Teamentwicklungsprozess investiert werden. Dieser wird immer wieder in Teilen neu durchlaufen, wenn neue Mitarbeiter kommen oder Ziele sich ändern [19].

In der ersten Phase **„Forming"** lernen neue Mitarbeitende das Team in einer freundlichen, respektvollen Atmosphäre kennen. Der Praxisinhaber gibt die Praxisregeln und -strukturen vor.

Nach einiger Zeit treten erste Konflikte und Machtkämpfe auf. In dieser Chaos- und Konfliktphase **„Storming"** benötigt das Team eine Führungskraft, die ihm zur Seite steht, um aufbrechende Konflikte offen kommunizieren zu können. Organigramme mit Verantwortlichkeiten, Zuständigkeiten etc. sind hilfreich. In dieser Phase entscheidet sich, ob das Team zusammenwächst und sich mit der Praxis identifiziert.

In der folgenden Regelphase **„Norming"** werden die Regeln der Zusammenarbeit festgelegt. Die einzelnen Mitarbeitenden finden ihre Rolle und Aufgaben, Teamgeist entsteht durch Feedback und offene Diskussionen. Der Zahnarzt oder die Zahnärztin hat nur noch eine koordinierende Aufgabe und wird als Führungskraft akzeptiert [17].

Es lohnt sich, das kräftezehrende Storming und Norming mit Einsatz durchzustehen, denn es lockt danach die Arbeitsphase **„Performing"**, in welcher personelle Probleme gelöst und Rollen verteilt sind und das kinderzahnärztliche Team motiviert und effektiv zusammenarbeitet [17] [19].

MERKE

In der Probezeit einer neuen Mitarbeiterin zeigt sich, ob Motivation und Fähigkeiten ausreichen. Falsche Personalentscheidungen bringen nicht nur Unruhe, sondern kosten zusätzlich ca. das 2- bis 2,5fache eines Mitarbeiterjahresgehalts [20].

Kommunikationsstrukturen und Mitarbeitergespräche

Eine Feedbackkultur ist wichtig, da sich im Praxisalltag zwar vieles planen und als Ziel definieren lässt, jedoch können sich Rahmenbedingungen ändern und eine Neujustierung erfordern. Die Durchführung von jährlichen Teamschulungen, z. B. Notfallmanagement, stärkt zusätzlich das Vertrauen und den Zusammenhalt im Team. Regelmäßige morgendliche Kurzbesprechungen, monatlich stattfindende Teamsitzungen und Mitarbeitergespräche erweisen sich als positiv [18].

Beim **jährlichen Mitarbeitergespräch** dient ein vorher von den Mitarbeitenden ausgefüllter Fragebogen als Gesprächsgrundlage. Durch „aktives Zuhören" erfährt der Chef, wo sein jeweiliges Gegenüber zum Zeitpunkt steht und was sie oder er über das Arbeitsumfeld und Arbeitsbedingungen denkt. Eigene Ideen und Verbesserungsvorschläge, z. B. zu Abläufen in der Praxis o. Ä., sind willkommen und steigern die Motivation [18]. Hier ist Platz für Wünsche, z. B. andere Arbeitszeiten oder Fortbildungen [17]. Ebenfalls wird thematisiert, wo die Mitarbeiterin oder der Mitarbeiter leistungsmäßig steht bzw. die Erwartungen an sie liegen. Messbare und machbare Ziele für die nächsten Monate werden festgelegt [17] [18].

Werden diese Kommunikationsformen umgesetzt, so fallen auch **Kritik- bzw. Konfliktgespräche** leichter bzw. reduzieren sich. Diese zeitnah geführten Gespräche bewirken eine konstruktive „Richtungsänderung", falls bestimmtes Verhalten oder Arbeitsleistungen den Frieden gefährden [18]. Langfristig entsteht so eine Praxiskultur, in der ein engagiertes Mitarbeiterteam Konflikte oder Probleme im Sinne aller Beteiligten bzw. der Praxis lösen kann [18].

Ein solches Team kann mit der obigen Praxisorganisation die kleinen Patienten optimal zahnärztlich versorgen.

22.4 Wirtschaftliche Aspekte

Toni Heidrich

Im Folgenden sollen zunächst einmal die strukturellen Besonderheiten einer spezialisierten Kinderzahnarztpraxis aufgezeigt werden, die zu beachten sind, um die Praxis wirtschaftlich erfolgreich führen zu können.

Ein wesentlicher Vorteil eines spezialisierten Praxiskonzepts besteht in der **Kostenersparnis** durch ein reduziertes, an den Tätigkeitsbereich Kinderzahnheilkunde angepasstes Sortiment von Dentalgeräten, Instrumenten und Materialien. Kostenintensive Fremdlaborkosten entfallen in einer Kinderzahnarztpraxis.

Ein **positiver Marketingeffekt** kann für eine Mehrbehandlerpraxis mit unterschiedlichen Spezialisierungen zustande kommen, wenn die Kinderzahnheilkunde ein Bestandteil davon ist. Der einfühlsame Umgang mit Kindern zieht auch Erwachsene als Patientinnen und Patienten an, wodurch für einen kontinuierlichen Patientenzufluss gesorgt ist.

Aufgrund der eingeschränkten Aufmerksamkeitsspanne der Kinder ergeben sich viele kurze Termine, wodurch die effektive Behandlungszeit reduziert wird und hohe Rüstkosten (➤ Kapitel 22.4.1) entstehen. Zudem erfordern die zahlreichen Patienten und Begleitpersonen mehr Mitarbeitende und ein großzügigeres Raumkonzept [13] (➤ Kapitel 22.3.3). Hier wird im vergleichsweise großen Rezeptions- und Wartebereich im Gegensatz zu den Behandlungsräumen keine abrechenbare Leistung erwirtschaftet.

Die wirtschaftlichen Aspekte konzentrieren sich folglich auf den Ausgleich der möglichen Nachteile einer spezialisierten Kinderzahnarztpraxis.

22.4.1 Rüstkosten und Leerkosten

Unter diesen beiden Begriffen versteht man alle anfallenden Kosten, bei denen kein Ertrag, d. h. kein Umsatz, generiert wird. **Rüstkosten** entstehen beispielsweise durch die Vorbereitung des Behandlungszimmers, Begrüßung und Verabschiedung der Patienten oder das Aussuchen der Belohnung. Durch eine Erhöhung der Leistungen pro Behandlungssitzung, z. B. durch die Kombination eines Termins zur Kontrolle und Prophylaxe im selben Behandlungszimmer, können diese Rüstkosten minimiert werden. Es wird so weniger Zeit für die Vorbereitung etc. benötigt, und weitere, kurze Folgetermine entfallen. Einige Beispiele für indizierte Leistungen, die am Termin nicht geplant waren, jedoch bei guter Kooperation des Kindes zusätzlich durchgeführt werden, sofern es das Zeitkonzept gestattet, sind:

- einfache Behandlungen im Zuge einer Kontrolle (erweiterte Fissurenversiegelung, kleine Füllungen, Extraktion eines „Haifischzahnes", d. h., der Milchzahn steht in 2. Reihe beim Durchbruch des bleibenden Zahnes),
- geplante, indizierte Röntgenbilder beim Kontroll- oder Versiegelungstermin,
- Aufnahme eines Neupatienten mit anschließender Prophylaxe,
- Sanierung eines zusätzlichen, zweiten Quadranten,
- Befundung, Diagnose und Narkoseplanung bzw. -aufklärung durch den Zahnarzt mit anschließendem Narkosevorgespräch beim Anästhesisten,
- zusätzlicher Einsatz von Lachgas während einer Behandlung, wenn die Gegebenheiten und die Kooperation des Patienten oder der Patientin dies erforderlich machen und so ein Behandlungsabbruch vermieden werden kann.

MERKE

Zunächst ungeplante, jedoch indizierte Leistungen sind nur ausführbar, wenn in der Praxis genügend geschultes Personal anwesend ist und ggf. noch zusätzliche Behandlungszimmer zur Verfügung stehen.

Leerkosten werden verursacht durch Terminausfälle oder Behandlungen, die auf Kulanz stattfinden. Um das Potenzial der Behandlungszeit voll auszuschöpfen, sollten Leerzeiten, welche aufgrund kurzfristiger Terminabsagen entstehen, anhand einer Dringlichkeitsliste der kleinen Patientinnen und Patienten möglichst gefüllt werden. Alternativ können die Ausfallzeiten durch Verschiebung anderer Patiententermine gebündelt werden, sodass die frei gewordene Zeit sinnvoll am Stück für andere administrative Aufgaben oder Gewährung von Freizeitausgleich für das Personal genutzt werden kann.

MERKE

Aus wirtschaftlicher Sicht sollten die Rüstzeiten durch kombinierte Termine (z. B. Kontrolle und Prophylaxe) gering gehalten und die Leerkosten durch hohe Praxisauslastung gesenkt werden.

22.4.2 Kosten und Umsatzbetrachtungen

Eine Praxis sollte zu jedem Zeitpunkt in der Lage sein, den Zahlungsverpflichtungen nachzukommen, d. h. ihre **Liquidität** zu sichern [17]. Um in der Gewinnzone arbeiten zu können, reicht es nicht aus, den Blick nur auf die Umsätze zu lenken. Eine Praxis kann beispielsweise gute Umsätze erzielen, aufgrund zu hoher Fixkosten (Raummiete, Gehälter, Materialien, Versicherungen etc.) jedoch einen geringen **Gewinn** erwirtschaften und damit begrenzt rentabel sein.

Die **Rentabilität** einer Praxis wird definiert anhand des Verhältnisses vom Ergebnis vor Steuer zu den Gesamteinnahmen [17] [21].

Rentabilität = (Gewinn ÷ Umsatz) × 100

Lage, Konzept sowie Struktur und Größe der Praxis spielen eine entscheidende Rolle. Eine Kinderzahnarztpraxis mit mehreren angestellten Zahnärzten und -ärztinnen kann zum Beispiel nur 30 % oder weniger Rentabilität erreichen, aufgrund des insgesamt hohen Umsatzes jedoch einen guten Gewinn erwirtschaften. Ein „Praxis-Benchmark", also der Vergleich zu anderen Kinderzahnarztpraxen mit gleicher Größe und Struktur, ist aufgrund der geringen Anzahl von spezialisierten Praxen im Vergleich zu herkömmlichen Zahnarztpraxen schwer möglich. Deshalb empfiehlt sich ein praxisindividuelles Controllingsystem für Planumsätze, Plankosten und Plangewinn. Zudem ist es wichtig, die jeweiligen Umsätze und deren korrespondierende Kosten einander gegenüberzustellen.

MERKE

Der „Break-Even-Point" ist dann erreicht, wenn der Umsatz die Kosten der Praxis deckt [22]. Um diesen notwendigen Stundenumsatz zu ermitteln, werden die Jahreskosten durch Jahresarbeitsstunden dividiert. Erst darüber beginnt die Gewinnzone.

Oft lässt die Höhe der Fixkosten nur wenig Spielraum für eine Reduktion zu, weshalb es leichter ist, den Umsatz zu erhöhen, als die Kosten zu reduzieren.

Beispiel 1: Senkung der Kosten Die Materialkosten von 5.000 Euro pro Monat sollen um 10 % reduziert werden. Das entspricht einer Ersparnis von 500 Euro pro Monat, also 6.000 Euro pro Jahr. Hierzu muss eine Mitarbeiterin in ihrer Arbeitszeit Angebote vergleichen. Aufgrund der Personalkosten und des zeitlichen Mehraufwandes liegt die tatsächliche Ersparnis deutlich unter 500 Euro pro Monat.

Beispiel 2: Umsatzsteigerung Durch Optimierung der Abläufe können täglich zwei zusätzliche Termine angeboten werden (bei 20 Arbeitstagen entspricht dies monatlich 40 weiteren Terminen). Werden diese Termine ausschließlich mit Individualprophylaxe (IP) gesetzlich Versicherter gefüllt, ergibt sich dadurch ein Mehrumsatz von ca. 3.000 Euro monatlich, also 36.000 Euro pro Jahr (abrechenbare Leistungen von gesetzlich Versicherten z.Zt. ca. 75 Euro pro IP-Sitzung inkl. Kontrolle). Werden in dieser Zeit statt IPs zahnärztliche Leistungen erbracht, lässt sich der Umsatz weiter steigern.

Es zeigt sich hier, dass eine strikte und klare Bestellpolitik für die Wirtschaftlichkeit sehr wichtig ist (➤ Kapitel 22.3.4).

Kennzahlen des Umsatzes

Um einen Überblick über die Zusammensetzung des Umsatzes zu erhalten, ist eine Unterteilung nach Art der Behandlung (Prophylaxe oder konservierende Leistung) und der Versicherung (gesetzlich, privat oder private Mehrkostenleistung) hilfreich (➤ Abb. 22.7).

Diese Umsatzfilterung ist mit aktueller Dentalsoftware möglich und zeigt, welche Leistungen sich positiv auf die Wirtschaftlichkeit der Praxis auswirken oder ausbaufähig sind.

Der monatliche Abgleich mit der Jahresumsatzplanung, welche mit einem Berater bzw. einer Beraterin oder der Praxisführung erarbeitet wurde, ist empfehlenswert.

Kennzahlen sind:

1. **Tagesumsatz:** Dieser ermittelt die frühzeitige Tendenz des Monatsumsatzes und ermöglicht schnelles Handeln.
   Beispiel: Am 5. Arbeitstag ist ein Umsatz von 15.000 Euro erreicht. Bei 20 Arbeitstagen sollte der Monatsumsatz folglich bei 60.000 Euro liegen.

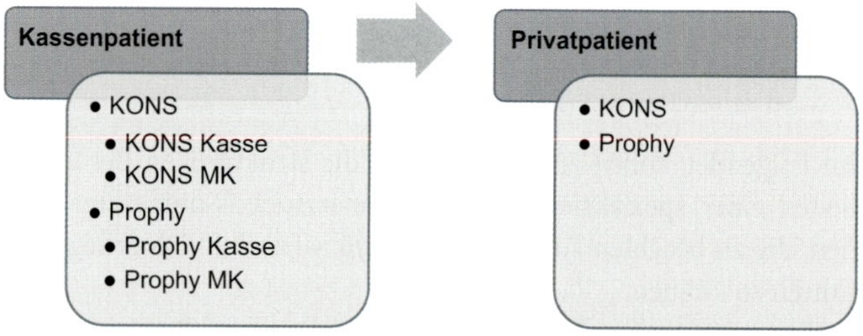

Abb. 22.7 Umsätze aufgeschlüsselt nach Art der Krankenkasse bzw. privater Mehrkostenvereinbarung sowie nach erbrachten Leistungen [M1130]

2. **Patientenfallzahl:** Gibt Auskunft über das Patientenaufkommen je gefilterter Periode.
3. **Neupatienten:** Es erfolgt eine Aufgliederung in gesetzlich sowie privat Versicherte und ggf. in Altersgruppen, um frühzeitig das Marketing anzupassen.
4. **ITN-Termine:** Während der Behandlung in ITN wird durch geringe Rüstkosten und zeiteffektives Arbeiten der höchste Stundenumsatz in der Kinderzahnheilkunde erwirtschaftet.
5. **Versäumte Termine:** Entspricht dies mehr als 5 % des Tagesgeschehens, kann dem durch Überbuchen der Termine entgegengewirkt werden.

22.4.3 Marketing

Im Gegensatz zur Werbung, die darauf ausgerichtet ist Bedürfnisse zu wecken, zielt Marketing auf Vertrauen und Glaubwürdigkeit. Im Idealfall wird anhand des Marketings die Praxisphilosophie nach außen transportiert.

Erfreulicherweise nehmen immer mehr Zahnärztinnen und -ärzte die Fortbildungsangebote an, die Dichte der Kinderzahnärzte steigt. Daher spielen Marketingkampagnen eine immer größere Rolle. Die Möglichkeiten hierfür sind vielfältig. Für die Praxisinhaberin oder den Praxisinhaber lohnt es sich, zu diesem Thema mit Firmen zusammenzuarbeiten, die sich auf Zahnmedizin spezialisiert haben. So kann die passende Zielgruppe angesprochen werden.

Internes Marketing

Ein zufriedenes Team wirkt sich positiv auf die gesamte Stimmung innerhalb der Praxis aus und sorgt dafür, dass sich Eltern und Kinder wohl fühlen. Da das Team meist die Führung widerspiegelt, kommt dem Praxisinhaber und/oder Praxismanagement besondere Verantwortung hinsichtlich des Führungsstils zu (➤ Kapitel 22.3.6).

MERKE

Das professionelle Auftreten der Mitarbeiter im Sinne von Corporate Identity und Corporate Behavior sind sowohl Qualitätsmerkmal als auch Marketinginstrument.

Externes Marketing

Neuzugänge informieren sich oftmals vorab im Internet, weshalb das **Patientenbewertungsmanagement** immer wichtiger wird.

Der **eigene Internetauftritt** bietet die Möglichkeit, sich in gewünschter Weise darzustellen. So können das Team, die Räume, das Leistungsangebot und die Praxisphilosophie vorgestellt werden. Für eine schnelle Kontaktaufnahme ist es empfehlenswert, dass auf jeder Unterseite Telefonnummer und E-Mail-Adresse auffindbar sind. Die gesetzlichen Vorgaben sind zu beachten.

Online-Marketingkampagnen können über Soziale Medien geschaltet werden. Dort lässt sich die Zielgruppe gezielt nach Geschlecht, Alter, Region, Interessen etc. auswählen.

Redaktionelle Beiträge in Form von Fachartikeln oder Interviews in Zeitungen oder Journalen unterstreichen die Kompetenz des kinderzahnärztlichen Praxisteams.

Printwerbung wie Plakate oder Zeitungsanzeigen in regelmäßigen Frequenzen sind geeignet für den Wiedererkennungswert der Praxis.

Postwurfsendungen sind eine gute Möglichkeit in ausgewählten Regionen zu bestimmten Anlässen, z. B. Beginn des Schuljahres oder der Ferien, zu werben.

Überweisermanagement: Neben der klassischen Visitenkarte kann auch in den jeweiligen Arztbriefen an die Überweiser eine Karte mit Gründen beigelegt werden, warum es positiv ist, mit der jeweiligen Praxis zusammenzuarbeiten.

Welche **Marketingaktion** zielführend ist, kann anhand der Frage auf dem Anamnesebogen „Wie wurden Sie auf die Praxis aufmerksam?" ermittelt und über eine Funktion der Dentalsoftware statistisch ausgewertet werden. Dementsprechend kann entschieden werden, ob die Aktionskosten im Verhältnis zum erzielten Umsatz stehen.

22.4.4 Fazit

Aus wirtschaftlicher Sicht hat die Kinderzahnmedizin zunächst Nachteile wie hohe Rüstkosten durch viele kurze Termine und Leerkosten durch krankheitsbedingte Ausfälle oder Behandlungsabbrüche. Andererseits bieten sich durch gutes Terminmanagement, „schlanke Struktur", d. h. Beschränkung des Instrumenten- und Materialienspektrum sowie aufgrund positiver Marketingeffekte auch Vorteile, welche die Nachteile ausgleichen.

So wird der Umgang mit Kindern in diesem sinnstiftenden Tätigkeitsbereich zu einer persönlichen Bereicherung, macht Freude und ist eine tägliche Motivation für das gesamte kinderzahnärztliche Team.

LITERATUR

[1] American Academy of Pediatric Dentistry. Behavior guidance for the pediatric dental patient. The Reference Manual of Pediatric Dentistry. Chicago, Ill.: American Academy of Pediatric Dentistry. 2020; 292–310.
[2] Roberts JF, et al. Review: Behaviour management techniques in paediatric dentistry. Eur Arch Paediatr Dent. 2010; 11(4): 166–74.
[3] De Stefano R, et al. Fear and anxiety managing methods during dental treatments: a systematic review of recent data. Minerva Stomatol. 2019; 68(6): 317–331.
[4] Addelston H. Child patient training. Fort Rev Chicago Dent Soc. 1959; 9: 27–29.
[5] Kossak H-C, Zehner G. Hypnose beim Kinder-Zahnarzt. Berlin, Heidelberg: Springer Verlag; 2011.
[6] Peretz B, Bercovich R, Blumer S. Using elements of hypnosis prior to or during pediatric dental treatment. Pediatr Dent. 2013; 35(1): 33–36.
[7] Beckers-Lingener B. Die ritualisierte Verhaltensführung. ZMK online. Spitta Verlag; 2015.
[8] Riba H, et al. Parental Presence/Absence in the dental operatory as a behavior management technique: a review and modified view. J Contemp Dent Pract. 2018; 1; 19(2): 237–241.
[9] American Academy of Pediatric Dentistry. Use of protective stabilization for pediatric dental patients. The Reference Manual of Pediatric Dentistry. Chicago, Ill.: American Academy of Pediatric Dentistry. 2020; 311–7.

[10] Chalmers NI, et al. Trends in pediatric dental care use. Dent Clin N Am. 2018; 62: 295–317.
[11] Meißner N. Praxismanagement für Kinder- und Familienpraxen. ZWP. 2015; 6: 52–58.
[12] Surdu S, et al. The pediatric dental workforce in 2016 and beyond. JADA. 2019; 150 (7): 609–617.
[13] Butz CL. Psychologische Aspekte bei der Organisation einer Zahnarztpraxis für Kinder. In: Einwag J, Pieper K. (Hrsg.). Kinderzahnheilkunde. München: Urban & Fischer; 2008, S. 381–395.
[14] Venn A, Schmitmeier H, Venn-Rosky J. Farben der Gesundheit – Colours of Health & Care. In: Karl, WD (Hrsg.) München: Callwey; 2011.
[15] Meißner N. Stressreduktion durch Struktur: Individuelle Praxisorganisation. Quintessenz. 2018; 69 (11): 2–9.
[16] Dauth G. Führen mit dem DISG® Persönlichkeitsprofil. DISG®-Wissen Mitarbeiterführung. Offenbach: GABAL Verlag GmbH; 2012.
[17] Tafuro F, Franzen N. Unternehmen Zahnarztpraxis – die Bausteine des Erfolgs. Berlin Heidelberg: Springer-Verlag; 2012.
[18] Karweina D. Kompakt – Mitarbeiterführung für Ärzte und Praxismanagerinnen. Norderstedt: BoD – Books on Demand; 2016.
[19] Tuckman BW. Developmental sequence in small groups. Psychological Bulletin.1965; 63: 384–399.
[20] Knoblauch J, Kurz J. Die besten Mitarbeiter finden und halten. Die ABC-Strategie nutzen. Frankfurt: Campus Verlag; 2009.
[21] Olfert K. Investitionen (Kompendium der praktischen Betriebswirtschaft) 14. Aktualisierte Auflage. Herne: NWB Verlag; 2019.
[22] Lechner K, Egger A, Schauer R. Einführung in die Allgemeine Betriebswirtschaftslehre. Ausgabe 24. Wien: Linde Verlag; 2008. https://de.wikipedia.org/wiki/Spezial:ISBN-Suche/9783707313512.

KAPITEL

23

Axel Maag

Rechtliche Aspekte bei der zahnärztlichen Behandlung Minderjähriger

23.1 Einleitung

Aufgrund der fortschreitenden und immer früher eintretenden Verselbstständigung und der damit verbundenen zunehmenden Selbstbestimmungsfähigkeit der heutigen Jugend gewinnt die (zahn-)ärztliche Behandlung minderjähriger Patientinnen und Patienten unter rechtlichen Gesichtspunkten zusehends an Bedeutung. Dabei geht es insbesondere um folgende Rechtsfragen:

- Was ist beim Abschluss des Behandlungsvertrages zu beachten?
- Wer hat die Einwilligung bei Eingriffen in das Persönlichkeitsrecht bzw. die körperliche Integrität des bzw. der Minderjährigen zu erteilen?
- Wie verhält es sich mit der ärztlichen Schweigepflicht?
- Was ist bei der Dokumentation zu beachten?

Da es zu diesen Fragestellungen noch keine oder nur uneinheitliche Rechtsprechung gibt, soll im nachfolgenden Beitrag versucht werden, die im Rahmen der Behandlung Minderjähriger sich ergebenden Probleme aufzuzeigen und eine Entscheidungshilfe zu geben.

23.2 Behandlungsvertrag

Der Behandlungsvertrag ist im Bürgerlichen Gesetzbuch (BGB) in den §§ 630 a ff geregelt. Dort werden die Pflichten genannt, an die Zahnärztinnen und Zahnärzte sich halten müssen, also eine Behandlung nach dem allgemein anerkannten fachlichen Standard, soweit nichts anderes vereinbart ist. Der „Behandelnde" ist der, der die (zahn-)medizinische Behandlung zusagt. Ganz generell ist der Behandlungsvertrag an keine spezielle Form gebunden, er kann auch mündlich oder durch schlüssiges Verhalten zustande kommen.

Rechtlich relevante Unterschiede bei der Behandlung Minderjähriger gegenüber der Behandlung Volljähriger ergeben sich zunächst in Bezug auf den Abschluss des Behandlungsvertrages selbst. Der Behandlungsvertrag kommt grundsätzlich zwischen den Vertragsparteien zustande. Die Ansprüche aus dem Vertragsverhältnis stehen den jeweiligen Vertragsparteien zu. Wer Vertragspartei ist bzw. wem welche Rechte aus dem Vertragsverhältnis zustehen, unterscheidet sich danach, ob die behandelte Person geschäftsfähig, beschränkt geschäftsfähig oder gar geschäftsunfähig ist.

23.2.1 Geschäftsfähige Personen

Für die Geschäftsfähigkeit zieht das Gesetz im Interesse eines sicheren rechtsgeschäftlichen Verkehrs klare Grenzen (§§ 104 ff BGB). Mit Vollendung des 18. Lebensjahres tritt, unabhängig vom individuellen Reifegrad, die volle Geschäftsfähigkeit ein.

23.2.2 Geschäftsunfähige Personen

Personen, die das **7. Lebensjahr noch nicht vollendet** haben, sind geschäftsunfähig (§ 104 Nr.1 BGB) und können weder rechtsverbindliche Willenserklärungen abgeben noch Rechtshandlungen vornehmen. Aufgrund der daraus resultierenden Nichtigkeit ihrer Willenserklärung (§ 105 Abs. 1 BGB) können sie mithin auch keinen Behandlungsvertrag abschließen. Der Behandlungsvertrag muss unmittelbar mit den gesetzlichen Vertretern, in der Regel mit den Eltern (§ 1629 BGB), abgeschlossen werden.

Dritte Personen (Eltern, Vormund oder Pflegeperson) können als Vertragspartnerin oder -partner einen Behandlungsvertrag entweder im eigenen Namen oder im Namen oder zugunsten der behandelten Person – des minderjährigen Kindes – abschließen, sodass sie aus dem Vertrag allein verpflichtet, die minderjährige Person hingegen ausschließlich berechtigt wird. Ein solcher Vertrag zugunsten Dritter kommt regelmäßig dann in Betracht, wenn Eltern ihr minderjähriges Kind in (zahn-)ärztliche Behandlung geben [1].

23.2.3 Beschränkt geschäftsfähige Minderjährige

Mit Vollendung des 7. Lebensjahres bis zur Vollendung des 18. Lebensjahres sind Minderjährige gemäß § 106 BGB beschränkt geschäftsfähig. Sie können in bestimmtem Umfang (§§ 107–113 BGB) selbst Rechtsgeschäfte wirksam abschließen. Grundsätzlich bedürfen sie aber der Zustimmung ihres gesetzlichen Vertreters. Zustimmung ist eine einseitige, empfangsbedürftige Willenserklärung, die im Voraus (= Einwilligung) oder nach Abschluss des Rechtsgeschäftes (= Genehmigung) erteilt werden kann [2].

Der Eintritt der Volljährigkeit während der Behandlung hat keinen Einfluss auf den abgeschlossenen Behandlungsvertrag. Es ändert sich nichts in Bezug darauf, wer Vertragspartner ist.

Minderjährige Person erscheint in Begleitung der gesetzlichen Vertretung in der Praxis

Erscheint ein Kind in Begleitung seiner gesetzlichen Vertretung zur Behandlung, kommt in aller Regel der Vertrag mit den Sorgeberechtigten zustande. Das gleiche gilt, wenn nur ein Elternteil das gemeinsame Kind begleitet, denn ist nur ein Elternteil für die Behandlung des Kindes ursächlich geworden, kann im Falle einer bestehenden Ehe davon ausgegangen werden, dass die Hinzuziehung des (Zahn-)Arztes im Rahmen der sog. „Schlüsselgewalt" (§ 1357 BGB) erfolgt. Danach ist jeder Ehegatte berechtigt, Geschäfte zur angemessenen Deckung des Lebensbedarfs der Familie mit Wirkung auch für den anderen Ehegatten zu besorgen. Durch solche Geschäfte werden beide Ehegatten berechtigt und verpflichtet. Für den zahnärztlichen Behandlungsvertrag bedeutet dies, dass dieser zwischen beiden Ehegatten und dem Zahnarzt bzw. der Zahnärztin zustande kommt, es sei denn, dass sich aus den Umständen des Einzelfalls etwas anderes ergibt oder ein Ehegatte die Berechtigung des anderen Ehegatten beschränkt oder ausgeschlossen hat.

Die Mitverpflichtung des anderen Ehegatten findet dort ihre **Grenze,** wo der Rahmen der angemessenen Unterhaltspflicht (§ 1360, § 1360a BGB) überschritten wird [3]. Nach der Rechtsprechung [4] bestimmt sich diese Frage familienindividuell nach den finanziellen Verhältnissen. Allerdings ist es weder üblich noch zumutbar, dass die Zahnärztin bzw. der Zahnarzt bei der Übernahme der Behandlung eines Kindes Nachforschungen über die Einkommensverhältnisse der Eltern anzustellen hat. Für die Anwendung des § 1357 BGB kommt es deshalb auf den nach außen in Erscheinung tretenden Lebenszuschnitt der Familie an [5]. Handelt es sich um eine besonders kostenaufwändige Behandlung, ist zu empfehlen, dass sich die Zahnärztin der Einwilligung bzw. Mitverpflichtung des anderen Ehegatten versichert und dies dann auch schriftlich dokumentiert.

Zu beachten ist, dass die Bestimmung des § 1357 BGB dann nicht gilt, wenn die Ehegatten dauernd **getrennt leben** oder **geschieden** sind. Maßgeblich ist der Zeitpunkt des Vertragsschlusses. Für den Fall, dass die Zahnärztin eine Behandlung aufgrund der Einwilligung eines Elternteils durchgeführt hat und der andere Elternteil nachträglich der Behandlung mit der Begründung widerspricht, die eheliche Lebensgemeinschaft habe nicht bestanden, ist die Zahnärztin für die Tatsache, dass die eheliche Lebensgemeinschaft doch Bestand hat, darlegungs- und beweispflichtig.

Die Rechtsprechung gesteht der behandelnden Person im Zweifel die Vermutung zu, dass ein Elternteil durch den anderen zur Erteilung der Einwilligung in die Behandlung bevollmächtigt ist [6]. Diese Vermutung ist aber abhängig von der Tragweite der Behandlungsmaßnahme und greift nicht, wenn sich im Vorfeld der Behandlung beide Elternteile wegen desselben Krankheitsbildes mit der Zahnärztin oder dem Zahnarzt in Verbindung gesetzt haben.

Der Bundesgerichtshof [7] hat zur Klärung der Frage, wann ein Elternteil allein vertretungsberechtigt ist, eine **Dreistufentheorie** aufgestellt:

- Bei **Routinebehandlungen** des täglichen Lebens (z. B. einfache konservierende Behandlungsmaßnahmen) kann die Zahnärztin, solange keine gegenteiligen Umstände bekannt sind, davon ausgehen, dass der die minderjährige Person begleitende Elternteil aufgrund einer allgemeinen Funktionsaufteilung zwischen den Eltern ermächtigt ist, für den nicht erschienenen Elternteil mit zu handeln.
- Handelt es sich um einen **Eingriff schwererer Art** mit nicht unbedeutenden Risiken (z. B. Extraktionen, sonstigen chirurgischen Eingriffen oder der Anfertigung von Röntgenaufnahmen), hat sich die Zahnärztin durch entsprechendes Nachfragen davon zu überzeugen, ob der erschienene Elternteil eine solche Ermächtigung des anderen Elternteils hat und wie weit diese reicht. Solange keine konkreten Anhaltspunkte vorliegen, kann darauf vertraut werden, dass hierzu wahrheitsgemäße Angaben gemacht werden.
- Bei **Behandlungen mit besonders großen und einschneidenden Risiken** kann die Zahnärztin nicht ohne Weiteres davon ausgehen, dass der erschienene Elternteil allein ermächtigt ist. In diesem Fall ist entweder das Gespräch mit beiden Elternteilen zu suchen, zumindest aber vom nicht erschienenen Elternteil (auch telefonisch möglich) sich ausdrücklich versichern zu lassen, dass der andere Elternteil ermächtigt ist, die Entscheidung alleine zu treffen.
- Im Fall einer notwendigen Behandlung **(Notfallmaßnahme)** ist auch ein Elternteil allein berechtigt, in Vollmacht des Ehegatten einen Behandlungsvertrag für das gemeinsame Kind abzuschließen [8].

Minderjährige Person erscheint allein in der Praxis

Erscheint ein Minderjähriger allein zur Behandlung in der Praxis, so kann gleichwohl der Vertrag mit den gesetzlichen Vertretern zustande kommen, wenn nach den Umständen des Einzelfalls, z. B. ausgehend von Äußerungen des Minderjährigen, dem früheren Verhalten der Beteiligten, insbesondere der gesetzlichen Vertreter, oder der erkennbaren Interessenlage, davon ausgegangen werden kann, dass der Minderjährige eine Willenserklärung seiner Eltern übermittelt. In diesem Fall kommt der Vertrag zwischen dem Zahnarzt und den gesetzlichen Vertretern des Minderjährigen zustande. Der Minderjährige ist in diesem Fall berechtigter Dritter in Form eines Vertrages zugunsten Dritter (§ 328 BGB).

Zur Verdeutlichung soll folgendes Beispiel dienen: Erscheint ein 13-Jähriger in der Zahnarztpraxis mit einer Krankenversichertenkarte, so kann der Zahnarzt die Einwilligung der Eltern zur Behandlung unterstellen, denn sie haben dem Minderjährigen ja die Krankenversichertenkarte zum Besuch in der Zahnarztpraxis ausgehändigt.

MERKE

Auf der rechtlich sicheren Seite befindet man sich jedenfalls dann, wenn man sich – insbesondere vor größeren Eingriffen oder aufwendigeren Maßnahmen – dahingehend Klarheit verschafft, ob eine Einwilligung vorliegt und mit wem der Behandlungsvertrag zustande kommen soll. Das kann sowohl schriftlich als auch telefonisch geschehen, sollte aus forensischen Gründen jedoch in jedem Fall in der Patientenkartei dokumentiert werden.

Sind die gesetzlichen Vertreter der minderjährigen Person nicht erreichbar und handelt es sich um eine aufschiebbare Behandlungsmaßnahme, sollte die Zahnärztin im eigenen Interesse von deren Durchführung Abstand nehmen und zunächst die Einwilligung der gesetzlichen Vertreter einholen. Handelt es sich um eine unaufschiebbare Notfallmaßnahme, kann diese auch ohne vorherige Einwilligung durchgeführt werden, sie bedarf allerdings nachträglich der Genehmigung.

Der Mitwirkung des gesetzlichen Vertreters bedarf es bei Rechtsgeschäften nicht, wenn die beschränkt geschäftsfähige Person durch die Willenserklärung lediglich einen rechtlichen Vorteil erlangt (§ 107 BGB). Im Rahmen einer (zahn-)ärztlichen Behandlung kann hiervon aber nicht ernsthaft ausgegangen werden.

Tritt eine minderjährige Person als Vertragspartner auf, so hängt die Rechtswirksamkeit des Behandlungsvertrages mit den daran anknüpfenden zivilrechtlichen Folgen mithin von der Einwilligung der gesetzlichen Vertreter ab, denn die gesetzliche Norm stellt hinsichtlich dem Erfordernis der Einwilligung allein auf das Vorliegen eines rechtlichen Nachteils für den Minderjährigen ab. Die Pflichtigkeit des elterlichen Sorgerechts führt nicht zu einer anderen Beurteilung der Rechtslage.

Der Bundesgerichtshof (BGH) hat bereits im Jahre 1974 [9] entschieden, dass die Rücksicht auf die Persönlichkeit von Minderjährigen es gebietet, diesen für gewisse eng begrenzte Teilbereiche schon vor Eintritt der Volljährigkeit einen eigenen Verantwortungsbereich einzuräumen.

Auf der Vertragsschlussebene bedarf es nicht des Ausschlusses des Zustimmungserfordernisses im Hinblick auf die Grundrechte der Minderjährigen, denn mit dem Abschluss des Behandlungsvertrages als solchem ist noch kein Grundrechtseingriff auf Seiten der Minderjährigen verbunden. Die Rechte von Minderjährigen werden erst durch die Einwilligung zu einem Eingriff in deren Persönlichkeitsrecht, wie z. B. durch die Entbindung von der Schweigepflicht oder die Einwilligung zu einem ärztlichen Heileingriff, verletzt. Auf der vermögensrechtlichen Seite liegt die Kompetenz zum Abschluss des Behandlungsvertrages allein bei den Sorgeberechtigten.

Differenzierter stellt sich die Rechtslage beim **gesetzlich versicherten Minderjährigen** dar. Diese benötigen mit Erreichen des 15. Lebensjahres für die Inanspruchnahme (zahn-)ärztlicher Leistungen nicht mehr die Einwilligung des gesetzlichen Vertreters (Sozialleistungsmündigkeit).

Grund hierfür ist nicht, dass die minderjährige gesetzlich versicherte Person nicht Schuldnerin oder Schuldner des (zahn-) ärztlichen Vergütungsanspruches wird. Hier obliegen ebenfalls Mitwirkungspflichten hinsichtlich der Bereitstellung des Honorars durch den Sozialversicherungsträger und – wie bei jedem anderen Patienten auch – Mitteilungspflichten gegenüber dem (Zahn-) Arzt [10], sodass der Abschluss des Behandlungsvertrages rechtlich nachteilig im Sinne des § 107 BGB bliebe. Entscheidend ist vielmehr der Umstand, dass ein Individualvertrag mit dem Arzt bzw. Zahnarzt erst gar nicht zustande kommt. Nach herrschender Meinung schließt die Krankenkasse mit ihrem Vertragspartner einen Vertrag zugunsten der gesetzlich versicherten Person [11]. Nicht nur die Versicherungsnehmerinnen und -nehmer selbst, sondern auch die über die Familie mitversicherten Minderjährigen haben einen eigenen Leistungsanspruch nach § 10 Absatz 2 SGB V. Diesen Anspruch auf Sozialleistungen können Minderjährige mit Vollendung des 15. Lebensjahres nach § 36 Abs.1 Satz 1 SGB I selbstständig stellen und verfolgen und gleichzeitig Sozialleistungen entgegennehmen. Die Handlungsfähigkeit von Minderjährigen kann jedoch vom gesetzlichen Vertreter durch schriftliche Erklärung gegenüber dem Leistungsträger eingeschränkt werden.

Der mit der minderjährigen Person abgeschlossene Behandlungsvertrag wird wirksam und bedarf nicht der Einwilligung des gesetzlichen Vertreters, wenn dessen Gegenleistung von der minderjährigen Person aus Mitteln beglichen wird, die ihr zu diesem Zweck oder frei zur Verfügung überlassen worden sind (§ 110 BGB – **„Taschengeldparagraf"**). Bei Behandlungsverträgen wird diese Fallkonstellation aufgrund des finanziellen Umfangs jedoch meist nicht greifen.

Ebenfalls entbehrlich ist die Einwilligung, wenn die Voraussetzungen einer **„partiellen Geschäftsfähigkeit"** nach den §§ 112, 113 BGB vorliegen. Danach sind Minderjährige im Rahmen der normalen Geschäfte eines vom gesetzlichen Vertreter gestatteten Dienst- oder Arbeitsverhältnisses oder für solche Geschäfte, die der genehmigte Betrieb eines Erwerbsgeschäfts mit sich bringt, unbeschränkt geschäftsfähig. So kann die Zahnärztin Minderjährige bei Vorlage einer Krankenversicherungskarte regelmäßig als unbeschränkt geschäftsfähig erachten, wenn die Behandlung der Erhaltung oder der Wiederherstellung der Arbeitskraft dient [12].

Mangelnde Geschäftsfähigkeit kann also dazu führen, dass der Behandlungsvertrag nicht wirksam zustande gekommen ist und der Vergütungsanspruch der behandelnden Zahnärztin infrage steht. Wesentlich gravierendere Auswirkungen für die Zahnärztin hat allerdings eine fehlende oder unwirksame Einwilligung in die Behandlung. Ein solcher Mangel führt dazu, dass selbst eine fehlerfreie Behandlung als Eingriff in die körperliche Integrität und mithin als Körperverletzung zu bewerten ist, für die die Zahnärztin strafrechtlich belangt werden kann.

Die erbrachten Leistungen sind direkt gegenüber den gesetzlichen Vertretern abzurechnen.

Zu beachten ist in diesem Zusammenhang, dass Rechnung oder Mahnung gegenüber einem Elternteil keine Wirkung gegenüber dem anderen Elternteil hat. Es ist deshalb zu empfehlen, bei unklaren Familienverhältnissen Rechnung und Mahnung an beide Elternteile zu adressieren und dabei als Rechnungsadressat beide Elternteile anzugeben. Um Doppelzahlungen zu vermeiden, sollte dies unter *einer* (1) Rechnungsnummer erfolgen.

Schließen Minderjährig einen Behandlungsvertrag ohne die erforderliche Einwilligung ihrer gesetzlichen Vertreter ab, hängt die Wirksamkeit des Vertrages von deren **nachträglichen Genehmigung** ab (§ 108 Abs.1 BGB). Fordert die Zahnärztin die gesetzlichen Vertreter zur Genehmigung auf und erfolgt die Erklärung gegenüber der Zahnärztin, wird der Behandlungsvertrag rückwirkend auf den Zeitpunkt seines Abschlusses wirksam. Die Genehmigung der Eltern muss nicht ausdrücklich erteilt werden, es genügt auch eine konkludente Einwilligung durch entsprechendes Verhalten. Wird die Genehmigung versagt, kommt ein Behandlungsvertrag nicht zustande, mit den zuvor beschriebenen Rechtsfolgen.

23.3 Aufklärung und Einwilligungsbefugnis

Ein weiterer rechtlich relevanter Aspekt bei der Behandlung Minderjähriger ergibt sich aus der Frage, wer Aufklärungsadressat und mithin Träger der Einwilligungsbefugnis ist. Grundsätzlich soll die Aufklärung derjenigen Person zuteilwerden, die die Einwilligung in den Eingriff zu geben hat.

23.3.1 Einwilligungsfähigkeit

Anders als für den Abschluss eines Behandlungsvertrages ist diese Frage nach Aufklärungsadressatin oder -adressat jedoch nicht mittels Zugrundelegung der eindeutig gesetzlichen Vorschriften über die Geschäftsfähigkeit zu beantworten, denn die Einwilligung in eine Behandlung ist keine rechtsgeschäftliche Willenserklärung, und die Befähigung zur Entgegennahme der Aufklärung und zur Abgabe der Einwilligung ist daher auch nicht mit der bürgerlich-rechtlichen Geschäftsfähigkeit identisch, sondern hängt von der geistigen und sittlichen Reife und somit von der natürlichen **Einsichts- und Urteilsfähigkeit der minderjährigen Person** ab [13].

MERKE

Anders als bei der Geschäftsfähigkeit sind mithin bei der Einwilligungsfähigkeit keine gesetzlichen Altersgrenzen bestimmt [14].

Der Zahnärztin bzw. dem Zahnarzt bleibt es deshalb nicht erspart, sich in jedem Einzelfall von der Einwilligungsfähigkeit der minderjährigen Person zu überzeugen. Hierbei sind die gesamten Umstände wie Alter, physische und psychische Konstitution, Grad der Verständnisfähigkeit, Herkunft, kulturelle Tradition etc. zu berücksichtigen.

Nach höchstrichterlicher Rechtsprechung [15] kommt es darauf an, ob Jugendliche nach ihrer geistigen und sittlichen Reife in der Lage sind, die Bedeutung und Tragweite des Eingriffs und dessen Gestattung zu ermessen. Maßgeblich ist in diesem Zusammenhang, ob die minderjährige Person dem Aufklärungsgespräch folgen kann und die Antriebskraft besitzt, weiterführende Fragen zu stellen oder imstande ist, den Zahnarzt auf Besonderheiten der eigenen Lebensumstände hinzuweisen, und ob die mitgeteilten Informationen verarbeiten und bei der Entscheidung berücksichtigen werden können. Berücksichtigt man allerdings, wie eingeschränkt diese Fähigkeit selbst bei Volljährigen, namentlich Älteren zum Teil ist, ohne dass hier von einer Betreuungsnotwendigkeit ausgegangen wird, wird man hier die Anforderungen an Minderjährige nicht zu hoch ansetzen dürfen.

Als Beispiel mag die Entscheidung des Amtsgericht Freiburg (Az: 3 C 2354/93) dienen, das die Honorierung für die Behandlung zweier Minderjähriger abgelehnt hat, da kein Behandlungsvertrag zustande gekommen sei. Die beiden, die seit Jahren mit Zustimmung der Eltern in zahnärztlicher Behandlung waren, erschienen in der Praxis mit der Aufforderung der Schule zur zahnärztlichen Untersuchung. Bei der 17-Jährigen wurde eine Röntgenaufnahme und bei ihrem Bruder eine Fluoridierung und Fissurenversiegelung durchgeführt. Im Urteil heißt es hierzu, die Röntgenaufnahme habe nicht ohne Einwilligung der Eltern erfolgen dürfen, da es sich hierbei um einen nicht ganz unerheblichen körperlichen Eingriff handeln würde, der vom Auftrag zur zahnärztlichen Untersuchung nicht gedeckt sei. Auch hinsichtlich der Fluoridierung und Fissurenversiegelung bemängelte das Gericht das Fehlen eines Auftrags. Es spiele keine Rolle, dass diese Maßnahmen sinnvolle Prophylaxemaßnahmen darstellen würden, denn es bliebe jedem selbst überlassen, inwieweit er solche Vorsorgemaßnahmen bei sich durchführen lassen wolle. Nach Auffassung des Gerichts könne allenfalls dann etwas anderes gelten, wenn ein Kind jahrelang bei einem Zahnarzt in Behandlung sei und diese Maßnahmen routinemäßig durchgeführt und nie beanstandet worden seien.

Unter einem Altern von 14 Jahren, das die Grenze der strafrechtlichen Schuldfähigkeit des Kindes nach § 19 Strafgesetzbuch (StGB) darstellt, wird man eine rechtswirksame Einwilligungsfähigkeit von Minderjährigen in aller Regel als nicht gegeben anzusehen haben. Aufklärungsadressat und Träger der Einwilligungsbefugnis sind in diesem Fall die gesetzlichen Vertreter.

MERKE

Je weiter sich eine minderjährige Person der Volljährigkeit nähert, desto eher wird man unter Berücksichtigung der individuellen Gegebenheiten, der Bedeutung und der Tragweite der geplanten Behandlung sowie ihrer Risiken und Auswirkungen auf das weitere Leben von ihrer Einwilligungsfähigkeit ausgehen können.

Inwieweit die Einwilligung von dazu fähigen Minderjährigen ausreicht oder ob neben deren Vorliegen gleichwohl auch die Einwilligung der gesetzlichen Vertreter einzuholen ist, wurde – soweit hier ersichtlich – bisher von der Rechtsprechung nicht entschieden. Zu berücksichtigen ist hierbei allerdings eine ältere Entscheidung des Bundesverfassungsgerichts vom 9.2.1982, wonach das Elternrecht zurücktreten muss, wenn das Kind ein Alter erreicht hat, in dem es eine genügende Reife zur selbstständigen Beurteilung der Lebensverhältnisse und zum eigenverantwortlichen Auftreten im Rechtsverkehr erlangt hat. Als ein Recht, das um des Kindes und dessen Persönlichkeitsentfaltung willen bestehe, liege es in seiner Struktur begründet, dass es in dem Maße, in dem das Kind in die Mündigkeit hinauswachse, überflüssig und gegenstandlos werde [16].

Probleme treten dann auf, wenn die gesetzlichen Vertreter einer Behandlung zustimmen, die noch minderjährige – jedoch einwilligungsfähige – Person der Behandlung jedoch widerspricht. Da die Berücksichtigung des eigenen Willens der einwilligungsfähigen minderjährigen Person allerdings nur dann einen Sinn macht, wenn dieser konsequenterweise im Falle des Widerspruchs auch als verbindlich angesehen wird, sollte die Zahnärztin diesen Willen respektieren. Dies jedenfalls so lange, wie nicht eine absolut indizierte Behandlung in Frage steht, deren Unterlassung zu erheblichen, für diese Person aufgrund ihrer mangelnden Lebenserfahrung noch nicht abschätzbaren Risiken und Folgen für das weitere Leben führen könnte [17].

MERKE

Ist die Einsichtsfähigkeit bei Minderjährigen zu bejahen, sind sie mithin auch Adressatinnen und Adressaten der Aufklärung und Träger der Einwilligungsbefugnis. Die Aufklärung an sich steht einer Aufklärung von Volljährigen in nichts nach. Die Aufklärung hat in jedem Fall in einer für die Minderjährigen leicht verständlichen Weise zu erfolgen.

23.3.2 Minderjährigkeit der Mutter

Die Personensorge steht einer minderjährigen Mutter nicht alleine zu, vielmehr muss sie diese mit ihrem Ehepartner – soweit vorhanden – dem sorgeberechtigten Vater, einem Vormund oder einer Pflegeperson teilen.

Kommt es zu Meinungsverschiedenheiten zwischen der minderjährigen Mutter und dem gesetzlichen Vertreter des Kindes, ist wie folgt zu unterscheiden (§ 1673 Abs. 2, S. 3 BGB):

- Ist der gesetzliche Vertreter der (volljährige) Vater des Kindes, ist der Streit wie unter volljährigen Elternteilen auszutragen und ggf. vom Familiengericht zu entscheiden.
- Ist der gesetzliche Vertreter des Kindes ein Vormund oder eine Pflegeperson, ist die Meinung der minderjährigen Mutter maßgeblich.

Die minderjährige Mutter kann zwar ihr Kind nicht alleine gesetzlich vertreten, aber in Ausübung der tatsächlichen Personensorge wirksam in eine (zahn-)ärztliche Behandlung einwilligen, soweit sie auch ihre eigene Person betreffend als einwilligungsfähig zu erachten ist. Kommt also eine minderjährige Mutter allein mit ihrem Kind in die Praxis, so kann davon ausgegangen werden, dass sie ermächtigt ist, in die (zahn-)ärztliche Behandlung einzuwilligen [18].

Kommt der Vormund mit dem Kind in die Praxis, so hat der Zahnarzt nicht nur die Vormundschaftsstellung zu prüfen, sondern auch noch die Übereinstimmung der Einwilligung mit dem Willen der minderjährigen Mutter.

23.4 Ärztliche Schweigepflicht

Hinsichtlich der ärztlichen Schweigepflicht bei der Behandlung Minderjähriger stellt sich die Frage, ob die Verschwiegenheitsverpflichtung der Zahnärztin bzw. des Zahnarztes auch gegenüber den gesetzlichen Vertretern greift.

Obwohl die Schweigepflicht neben den rein medizinischen Erkenntnissen und den Geschehnissen des Privatlebens auch die beruflichen, wirtschaftlichen und finanziellen Verhältnisse der behandelten Person betrifft, ist die Entbindung von ihr nicht der Vermögenssorge zuzuordnen.

Die zivilrechtliche Schweigepflicht eines Zahnarztes hat zwei Funktionen: Ihr obliegt zunächst der medizinische Zweck, die individuelle Gesundheit der jeweiligen minderjährigen Person wieder herzustellen oder zumindest die Heilungschancen zu wahren. Daneben zielt sie aufgrund ihrer verfassungsrechtlichen Wurzeln auf den Schutz des allgemeinen Persönlichkeitsrechts (grundrechtlich geschütztes Selbstbestimmungsrecht) ab. Dieser Schutzzweck bewirkt, dass die Disposition des Sorgeberechtigten über die Verpflichtung des Zahnarztes zum Schweigen ausschließlich der Personensorge unterfällt.

Bei der Behandlung Minderjähriger hat jede behandelnde Person auf das Sorgfältigste abzuwägen und zu prüfen, wessen Interessen vorrangig sind: das Geheimhaltungsinteresse der heranwachsenden minderjährigen Person oder das auf „elterlicher Sorge" (§ 1626 BGB) begründete Interesse der Eltern zu erfahren, wie es um den Gesundheitszustand ihres Kindes bestellt ist. Im Einzelnen kann wie folgt differenziert werden:

- Ist die minderjährige Person noch **nicht einwilligungsfähig,** müssen die Einzelheiten der anstehenden Behandlung mit den gesetzlichen Vertretern besprochen werden. Insoweit gilt keine Verschwiegenheitsverpflichtung des Zahnarztes.
- Ist die minderjährige Person **einwilligungsfähig,** kann sie die ärztliche Schweigepflicht durch den behandelnden Zahnarzt einfordern, mit der Folge, dass die gesetzlichen Vertreter nicht in die Behandlung eingeschaltet werden. Allein die Tatsache, dass der Minderjährige sich in Behandlung befindet, unterfällt dabei schon der Schweigepflicht.
- Hat der Zahnarzt **Zweifel an der Einwilligungsfähigkeit** der minderjährigen Person, benötigt er zuverlässige Auskünfte für die Anamnese oder die Unterstützung der gesetzlichen Vertreter für die Behandlung, sprechen gute Gründe dafür, mit den gesetzlichen Vertretern Kontakt aufzunehmen. Das Wohl der minderjährigen Person erfordert jedenfalls dann eine Mitteilung an die Eltern, wenn eine erfolgreiche Behandlung des Kindes nur im Zusammenhang mit den Eltern gewährleistet ist [19].

Mit abnehmender Pflege- und Erziehungsbedürftigkeit auf Elternseite und einer zunehmenden Selbstbestimmungsfähigkeit auf Kindesseite werden die im Elternrecht wurzelnden Rechtsbefugnisse zurückgedrängt, bis sie schließlich mit der Volljährigkeit des Kindes erlöschen [20]. Als Faustregel kann gelten: Bei Minderjährigen ist mit Vollendung des 14. Lebensjahres in der Regel deren Geheimhaltungsinteresse zu respektieren.

Da das Recht, über die Verwendung der personenbezogenen Daten selbst zu bestimmen, eine zentrale Ausprägung des allgemeinen Persönlichkeitsrechts darstellt, ist es vom Stellenwert und vom Schutzniveau vergleichbar mit dem Recht auf körperliche Unversehrtheit. Es erscheint daher angemessen, ebenso wie bei schweren Heileingriffen, für die Einwilligung in die Weitergabe personenbezogener Gesundheitsdaten Minderjähriger zu Abrechnungszwecken die Zustimmung beider sorgeberechtigter Elternteile zu verlangen [21].

23.5 Dokumentation

Die Dokumentation birgt bei der Behandlung Minderjähriger keine Besonderheiten. Die Dokumentationspflicht ist Teil der (zahn-)ärztlichen Aufklärungspflicht und resultiert aus der berufsrechtlichen Pflicht zur Führung von Behandlungsunterlagen sowie als selbstständige vertragliche Nebenpflicht aus dem Behandlungsvertrag. Art, Inhalt und Umfang der (zahn-)ärztlichen Dokumentationspflicht bestimmen sich weitgehend nach deren Zwecken (Therapiesicherung, Beweissicherung und Rechnungslegung), die jedoch bei Minderjährigen mit den Dokumentationszwecken bei Volljährigen identisch sind.

Aus Beweissicherungsgründen wird empfohlen, dass gegebenenfalls die Einwilligung der gesetzlichen Vertreter in die Behandlung von Minderjährigen – obwohl diese nicht formbedürftig ist, also auch mündlich wirksam erklärt werden kann – schriftlich eingeholt und in der Patientenkartei festgehalten wird. Hierbei sollte beachtet werden, dass eine schriftlich erteilte Einwilligungserklärung, deren Inhalt nur ganz allgemein gehalten und daher nicht aussagekräftig ist, nicht ausreichend ist. Um späteren Missverständnissen vorzubeugen, müssen die besonderen Umstände des Einzelfalls, der Zeitpunkt und die wesentlichen Inhalte des Aufklärungsgesprächs, die Ergebnisse der Untersuchung sowie die erforderlichen Behandlungsmaßnahmen dokumentiert werden.

23.6 Ergebnis

Im Ergebnis lässt sich sagen, dass sich die Behandlung Minderjähriger hinsichtlich der Rechtspflichten nicht von einer Behandlung Volljähriger unterscheidet. Lediglich beim Abschluss des Behandlungsvertrages sowie der Aufklärung und Einwilligungsbefugnis sind bei der (zahn-)ärztlichen Behandlung Minderjähriger einige Besonderheiten und Modifikationen zu beachten, die zu Konfliktstoff führen können.

LITERATUR

[1] BGHZ 47, 75, 81; 89, 263 in NJW; 1984, 1400.
[2] Ellenberger in Palandt BGB-Kommentar, 78. Auflage; 2019, Einf. v. § 182 Rn. 1,3.
[3] Brudermüller in Palandt BGB-Kommentar, ebenda, § 1360a BGB Rn. 1 f.
[4] BVerfG, Beschluss vom 03.10.1989; AZ: 1 BvL 78/86, 1BvL 79/86.
[5] BGHZ 94, 1, 6; 116, 184 in NJW 1992; 909.
[6] Laufs/Kern/Rehborn, Handbuch des Arztrechts, 5. Auflage; 2019, § 43 Rn. 42.
[7] BGHZ, 105, 45; BGH, Urteil vom 15.06.2010, Az: VI ZR 204/09; OLG Hamm, Urteil vom 29.09.2015, Az: I-26 U 1/15.
[8] BGH, Urteil vom 27.11.1991, AZ: XII ZR 226/90.
[9] BGH, Urteil vom 02.07.1974, AZ: VI ZR 121/73.
[10] Bender A, in MedR 1997, 7 ff.
[11] Bender A, ebenda.
[12] Laufs/Kern/Rehborn, ebenda, § 43 Rn. 36.
[13] Figgener L. Rechtliche Aspekte der zahnärztlichen/anästhesiologischen Minderjährigen-Behandlung in Anästhesiologie & Intensivmedizin. 2003; 43, Seite 37 ff.; vgl. auch Urteil des BGH vom 12.05.2020, Az: 1 StR 368/19.
[14] Laufs/Kern/Rehborn, ebenda, § 149 Rn. 65.
[15] BVerfG, Urteil vom 09.02.1982, AZ: 1 BvR 845/79.
[16] BVerfGE, 59, 360, 387; Belling, Die Entscheidungskompetenz für ärztliche Eingriffe bei Minderjährigen in FuR 2/90, Seite 68 ff.
[17] Figgener L, ebenda; BGH, NJW 2007, 217 (218).
[18] Laufs/Kern/Rehborn, ebenda, § 67 Rn. 11 ff; § 145 Rn. 34.
[19] Ludyga in NZF am 2017, 1121 (1123).
[20] Ludyga in NZF am 2017, 1121 (1122).
[21] BGH, Urteil vom 10.07.1991, AZ: VIII ZR 296/90.

23

Register